U0273865

国家出版基金项目
NATIONAL PUBLICATION FOUNDATION

郭霭春全集（卷二）

总主编　张伯礼　郭洪耀　郭洪图

黄帝内经素问校注语译

郭霭春　编著

全国百佳图书出版单位
中国中医药出版社
·北京·

图书在版编目（CIP）数据

黄帝内经素问校注语译 / 郭霭春编著 . —北京：
中国中医药出版社，2021.6
（郭霭春全集；卷二）
ISBN 978-7-5132-6111-1

Ⅰ . ①黄… Ⅱ . ①郭… Ⅲ . ①《素问》—注释 ②《素问》—译文 Ⅳ . ① R221.1

中国版本图书馆 CIP 数据核字（2020）第 020404 号

中国中医药出版社出版
北京经济技术开发区科创十三街 31 号院二区 8 号楼
邮政编码　100176
传真　010-64405721
山东临沂新华印刷物流集团有限责任公司印刷
各地新华书店经销

开本 710×1000　1/16　印张 53.75　彩插 0.5　字数 958 千字
2021 年 6 月第 1 版　2021 年 6 月第 1 次印刷
书号　ISBN 978 - 7 - 5132 - 6111 - 1

定价　328.00 元
网址　www.cptcm.com

社 长 热 线　010-64405720
购 书 热 线　010-89535836
维 权 打 假　010-64405753

微信服务号　zgzyycbs
微商城网址　https://kdt.im/LIdUGr
官 方 微 博　http://e.weibo.com/cptcm
天猫旗舰店网址　https://zgzyycbs.tmall.com

如有印装质量问题请与本社出版部联系（010-64405510）

总目录

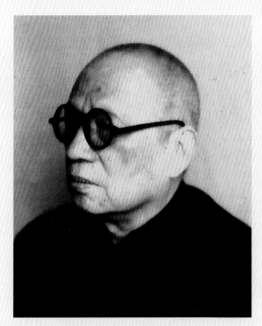

郭霭春教授（摄于 1989 年）

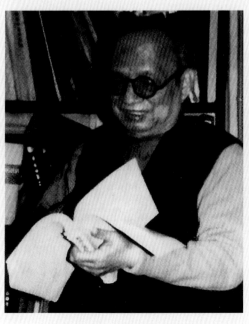

郭霭春教授书斋翻检文献

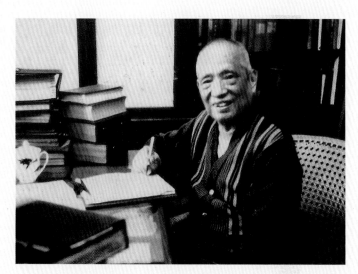

郭霭春教授写作中见访

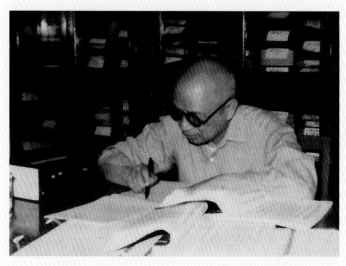

郭霭春教授在图书馆写作中（摄于 1984 年）

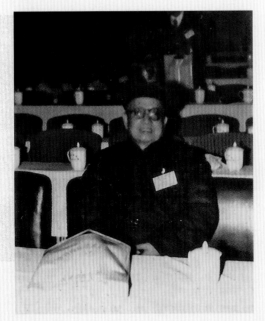

郭霭春教授参加中日《内经》学术交流会

（摄于 1985 年）

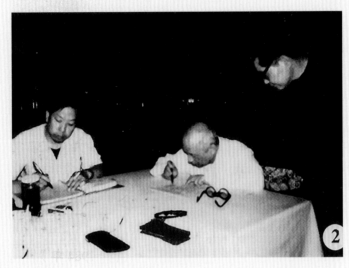

郭霭春教授参加在沈阳召开的《素问》研究论证会

（摄于 1986 年）

翻卷則思
勿見異思遷
勿畏難中止
勿矜勿躁
勿怠勿荒
持之以恒
期於有過
敬錄
郭霭翁座右銘
受業趙益新
辛未七月七日

郭霭春教授的座右铭

郭霭春教授博学多识，治儒通医，文理医理融会贯通，精通史学、国学，于目录、版本、校勘、训诂、音韵等方面造诣精深。他深研中医基础理论，精医史、通文献、善临证，治学精勤，著述颇丰，为中医文献研究与整理做出了较为卓越的贡献，有"津沽杏林三杰"之一，是我国现代著名的医史文献学家、中医学家、目录学家、校勘学家、教育家、史学家，是中医文献整理研究的一代宗师。郭霭春教授对中国史学的研究也曾引起史学界震动，他所编撰的《续资治通鉴目录》等著作拾遗补缺，为史学界所赞赏。

本次整理出版的《郭霭春全集》融汇了郭霭春教授七十余年中医文献研究成果。收选范围以郭霭春教授主编与编著的医学著作为主，共计14种（包括《医论》《残吟剩草》），按11卷（12分册）编排。

在整理的过程中，需要说明的事项：

1.《黄帝内经素问校注》原书以繁体竖排在人民卫生出版社出版，本次整理以简体横排出版。

2.《黄帝内经素问白话解》由郭霭春教授编撰，中国中医药出版社出版。同属白话解形式的《黄帝内经素问语译》，由郭霭春教授主编，人民卫生出版社出版。本次整理以中国中医药出版社出版的版本为底本，《黄帝内经素问语译》未予收选。

3.《黄帝内经灵枢校释》，原书名《灵枢经校释》，由郭霭春教授主编，曾由人民卫生出版社出版。本次整理以人民卫生出版社出版的版本为底本。

4.内容有雷同的著作，如《黄帝内经素问校注语译》与《黄帝内经素问白话解》，《黄帝内经灵枢校释》《黄帝内经灵枢校注语译》与《黄帝内经灵枢白话解》，考虑不同的读者需求，分别予以出版。

5.《伤寒论校注语译》《金匮要略校注语译》，先后由天津科学技术出版社与中国中医药出版社出版，后根据读者需要改为《伤寒论白话解》《金匮要略白话解》，由中国中医药出版社出版。本次整理恢复原书名，《伤寒论校注语译》以天津科学技术出版社出版的版本为底本；《金匮要略校注语译》以中国中医药出版社出版的版本为底本。

6.郭霭春教授，不仅对中医文献学做出突出贡献，在史学研究方面成就斐然，相关著作先后由中华书局、商务印书馆、山西人民出版社出版，按照出版社专业化分工的要求，故本次整理未收选郭霭春教授史学方面的专著。

7.本次整理原则是在保持原书原貌及尊重作者原创旨意的前提下进行编辑修订，如认真核对底本及引用文献、补充部分引用文献出处等，力求文献翔实可靠。但由于时间跨度较大和历史条件的限制，书中难免存有与当代编辑出版及中医古籍整理要求不契合之处，希冀批评指正，以便修订时日臻完善。

编者

2020 年 3 月

郭霭春（1912—2001），又名郭瑞生，男，汉族，天津市人，天津中医学院（现天津中医药大学）终身教授，我国著名医史文献学家、中医学家、目录学家、校勘学家、教育家、史学家。

郭霭春教授因教学和科研工作成绩卓著，贡献重大，获得了各种奖励和众多荣誉。主持并完成的部级科研项目"《素问》整理研究"，获得国家科学技术进步二等奖，国家中医药管理局中医药科学技术进步一等奖。主编的《灵枢经校释》，获得国家中医药管理局中医药科学技术进步二等奖。1962年、1980年、1982年、1984年，郭霭春教授先后四次被评为天津市劳动模范，并于1992年获批享受国务院政府特殊津贴。曾获得天津市高教局"培养硕士研究生优秀教师"的荣誉称号，1990年获得国家教委颁发的科教成绩显著的荣誉证书，曾先后获得国家教委和天津市卫生局所授予的"伯乐奖"。

郭霭春教授博学多识，治儒通医，文理医理融会贯通，精通史学、国学，于目录、版本、校勘、训诂、音韵等专门之学，造诣精深。他深研基础理论，精医史，善临证，尤以文献研究和中医内科见长。郭霭春教授治学精勤，著述颇丰，其主编、编撰出版《黄帝内经素问校注语译》等近20部中医学及史学专著，为中医文献整理和阐释做出了重大贡献。

郭霭春教授致力于中医事业七十余年，在教学、科研、临床上均取得了突出成就，特别是对继承和发扬中医药学贡献卓著，是一位国内外颇有影响的中医学者，是中医文献整理研究的一代宗师。

一、生平与治学之路

郭霭春教授，世居天津市，七岁入塾，及长，先后从朴学大师长洲章钰（式之）先生、史学大师沔阳卢弼（慎之）先生学习小学、经学、史学等专门学问，在目录、版本、校勘、训诂、音韵方面均有较深造诣。十九岁考入天津市崇化学会历史专修科，又系统地深造了经史之学。1933年毕业后，执教于该学会，主讲《论语》《左传》《史记》《汉书·艺文志》，与津门殷墟文字专家王襄、训诂学专家裴学海等人交游，不断切磋学术。他才思敏捷，聪颖过人，学有成就，二十四岁时就著有《颜习斋学谱》，二十六岁时著《补周书艺文志》，三十岁时编写了《续资治通鉴目录》等书，分别由商务印书馆等出版社出版。《续资治通鉴目录》封面题签者为著名版本目录学家傅增湘先生，扉页题字者是著名书法家华世奎先生，著名历史学家卢弼、郭绍虞先生分别为该书撰写了序言。

1937年，天津市沦陷，他拜宝坻儒医赵镕轩为师，潜心学医四年。赵镕轩先生精通《内》《难》之学，尤对《医宗金鉴》《寿世保元》《医家四要》等书探索颇深，对其影响甚大。

1945 年，中国抗日战争胜利后，郭霭春教授任天津市崇化学会会务主任，主持学会日常工作，为家乡培育人才。1949 年，天津市解放，他从事中学教育，任天津市崇化中学校长多年。他办学严谨，治校有方，经常深入教学第一线，体恤教师，关心学生，他办学治校的事情，至今仍为人们津津乐道。其间教务余暇，为患者诊病省疾，从未间断，医术日进。

1957 年，天津市成立中医学校，郭霭春教授转职任医史教员；1958 年，中医学校晋为中医学院后，任医学史教研室主任；1968 年，在天津中医学院并入河北新医大学后，任中医基础理论教研组副组长；1978 年，天津中医学院恢复重建后，兼任医学史、医古文、各家学说三教研室主任；后任中医系顾问、《天津中医学院学报》和《天津中医》两杂志主编、医史文献研究室主任等职，并兼任《中国医学百科全书》编辑委员会编委、光明中医函授大学顾问、张仲景国医大学名誉教授及《中医杂志》（英文版）编委等职。

1963 年，郭霭春教授承担了国家科技部"七本古书校释"项目中《灵枢经校释》主编工作，历经 17 年，于 1980 年出版。1982 年，在卫生部、国家中医药管理局组织领导下，郭霭春教授承担了《中医古籍整理丛书·黄帝内经素问校注》主编工作，历经 10 年出版，并获国家科学技术进步二等奖、国家中医药管理局中医药科学技术进步一等奖。他用了二十多年的研究，于 1981 年终于著成《黄帝内经素问校注语译》一书，并于 1981 年由天津科学技术出版社出版，是中华人民共和国成立后系统研究整理《素问》的第一部个人专著。全书引用善本 20 余种，元代以前重要医籍 60 种以上，共出校语 2450 余处，加注文 3180 余条。《黄帝内经素问校注语译》一经问世，便在学术界和社会上引起了强烈反响，被国内外许多有关单位作为研究《黄帝内经素问》必备参考书，并引起日本、美国、德国等学者的关注。学术界普遍认为，该书是我国目前整理研究《黄帝内经素问》成就最大、学术水平最高的著作，也标志着他在中医文献整理研究上取得了历史性、创新性的突破。

郭霭春教授有感于浩如烟海的中医古籍书目的缺如，独辟蹊径，自1958年始，充分利用地方志这一尚未被开发的资料宝库，正式组织进行编写工作，足迹遍及全国各省市图书馆，共查阅了4000余种地方志，历尽艰辛，饱尝困苦，至1984年完成了《中国分省医籍考》编写工作。全书250余万字，共著录医籍8000余种，附录作者小传4000余篇，是我国目前著录医籍最多的一部传录体医学目录专著。该书所录的资料，绝大部分在历代史志、公私书目及其他著作中未曾刊录过，也未被发现和利用，因此，可以说本书为研究我国医史文献提供了大量有价值的第一手素材。通过分省著录，不但为地方医学的研究创造了条件，还能突出地反映各省医学的特点，尤其可以看出区域性社会因素对医学发展的影响。该书采用传录体编写，补充了医史上缺佚的名医传记，发掘了民间医家的医术、医方及其医德修养，指出了名医成功之路，给后来者以启迪。总之，该书不但在著录的条目上超出了以往同类书目的数倍，并且独具特色。该书1985年由天津科学技术出版社出版后，受到中医学界、史学界的高度重视，开创了中医史志学研究之先河，对中医文献学、目录学做出了贡献。

在繁重的教学、科研之余，郭霭春教授从不忽视临床医学的研究，从20世纪30年代学医到80年代成为著名中医教授，一以贯之，热心为广大患者解除疾病痛苦。他医德高尚，医术精湛，临诊认真负责，一丝不苟。每逢诊病，必冥思苦想，处方用药，几经斟酌，诊后回家，反复思索，查阅名家医案，如《古今医案按》《得心堂医案》《雪雅堂医案》等，以待复诊时处方增减，从不师心自用，且能够"通古今之变，成一家之言"，有着自己独到见地。

郭霭春教授最善奖掖后学，以"学而不厌，诲人不倦"为行动准则，除担负指导研究生的任务外，还定期为中青年教师讲课，以提高师资素质。他几十年如一日，呕心沥血，培养了大批优秀人才，大多在科研、教学、临床上做出了显著成绩。他创建并领导了天津市高教系统重点学科医史文献学。他曾获得天津市高等教育局"培养硕士研究生优秀教师"荣誉称号，其撰写的《我是怎样带研究生的》论文，获1989年天津市高教局优秀教学成果二等奖。

郭霭春教授治学严谨，著作宏富，从20世纪30年代一直至90年代，先后撰著出版了医学和史学著作近20部，总字数近千万字。如果没有"焚膏油以继晷，恒兀兀以穷年"的勤奋读书与写作，是难以完成的。

二、主要学术成就与贡献

郭霭春教授为了继承和发扬中医学宝贵遗产和弘扬民族文化，为了中医事业发展，孜孜不倦，不遗余力，奉献了毕生的精力。他的学术成就与贡献可归纳为六个方面。

一是在中医文献整理研究，特别是中医经典著作整理工作方面贡献巨大。在对《黄帝内经素问》《灵枢经》《伤寒论》《金匮要略》《难经》等中医经典著作的整理上，郭霭春教授始终坚持普及与提高、继承与创新、去粗取精、去伪存真、实事求是的原则，以中医理论为指导，结合临床经验，将目录、校勘、训诂、音韵等专门之学，正确、合理地运用到中医典籍整理上，达到文理医理融会贯通、完美结合。

二是在史学研究上，著有《补周书艺文志》《续资治通鉴目录》《清史稿艺文志拾遗》《颜习斋学谱》等，拾遗补缺，补前人之未备，得到了史学界的高度评价。郭霭春教授依照司马光《通鉴目录》的体例，年经事纬，提纲挈领，编纂成《续资治通鉴目录》20卷。该书把几百万字的原著浓缩成20万字的大事记，完全可以作为独立著作来阅读。不仅给史学研究工作者提供了极大方便，也为历史编年和目录、工具书方面的著作弥补了缺憾。史学家卢弼、郭绍虞阅读了此书，并撰写了序言，认为作者"独为其难""己处其劳"，而人享其逸，为史学界做了一件好事。郭霭春教授在史学方面的贡献，还反映在中国医学史研究上。我国医学发源甚早，但文献记载比较散乱，东鳞西爪，头绪纷繁。研究者欲利用医史资料，检索甚为困难。郭霭春教授有感于此，独任其劳，积多年之功，广泛收集资料，运用汉代史学家司马迁所创的"年表"形式，将上起远古，下迄公元1966年（为第二版修订版截至时间，本次整理出版的截至时间为1947年）的数千年医史事件、各朝医事制度和政令、医药发展和对外交流、疾病流行情况、医学著作的编著和问世、医家活动与生卒，按照年代顺序排列出来，1976年编成《中国医史年表》，随即出版，后又再版。《中国医史年表》的出版，填补了中国医学史研究上的空白，洵为前无古人的开创性著作。

三是在目录学上的贡献，写作历时最久、查阅资料最多、用力最勤，并且最具创新精神的当为《中国分省医籍考》。本书在取材和编写方法、编写体例上，均与其他医学专科书目迥然不同，独具特色，其学术价值甚大，鸿篇巨帙，嘉慧医林。因此，出版后即成为中医学研究者的一部重要的工具书，荣获华北十省市优秀图书二等奖，被文化部评为全国优秀书目，1992年获全国优秀医史文献及工具书金奖。该书被赵国漳、潘树广主编的《文献学词典》收录，列为词目之一，并撰写了提要。

四是长期从事中医教育事业，教书育人，诲人不倦，热心指导青年教师，积极培养教学骨干，注重提高中青年教师的业务水平。郭霭春教授培养青年教师和研究生的方法是：点面结合，重点培养。形式上，除集体讲授外，主张面对面、一对一单独指导，口传心授。培养了多名硕士研究生和大批中医药人才，成为中医教学、科研、临床及管理方面的骨干力量。

五是在致力于教学、科研工作之余，郭霭春教授从未间断临证，为众多患者解除病痛，但不以医为业。在为患者诊治疾病时，认真负责，一丝不苟。他提倡治未病，以预防为主，强调饮食药物综合治疗。他医术精湛，医德高尚，医风淳朴，为患者治病不取报酬，深受患者的尊重和爱戴。

六是对文献工作做出了巨大贡献，除了自己整理了大量文献外，郭霭春教授还将许多珍贵文献史籍捐献给国家，如将卢慎之先生的《三国志集解》手稿捐献给了南开大学图书馆，将黄立夫先生的《资治通鉴目录校文》手稿捐献给天津图书馆。

郭霭春教授一生淡泊于名利、地位，执著、勤奋地致力于读书、著述和教书育人，尤其在史学和中医古籍的整理研究方面留下了众多的传世之作，他的卓越贡献将永载史册。

（说明：本文是在孙中堂、王玉兴、吴仕骥三位教授撰写的《郭霭春》一文的基础上进行修订。）

　　本书是我多年在《黄帝内经》校勘、训诂、音韵、版本、目录等方面研究心得，集中反映了我个人毕生研究成果。

　　本书设原文、校、注、语译、按等项，兹具体说明如下。

　　一、本书采用人民卫生出版社影印出版的明顾从德本为底本。

　　二、原书繁体竖排，今改为简体横排，并进行现代标点。宋代林亿的序文未收录。

　　三、为保持原书原貌，正文如有脱、误、倒、衍，不轻擅改，只在校文内说明。凡通假字、古今字、异体字、俗写字，只在字句相混时，予以校出，例不一一具校。

　　四、各本互校，如有异同，只曰某本某字作某。至于各本误字，不作某本某字误作某，以省繁文。

　　五、校文、注文，都用脚注序码，标注句下，分在正文各段之后，依次排列。

　　六、在校注中为便于叙述，多用"某某人说"的形式，少数情况为"某某书曰"。人名、书名只引一种，注明出自何书的不另标明作者；以某人所述方式出现的，则不再注明该文出自何书。如查考，可在本书所列校注引用各书书目中进行对照。

七、按语是对原文精义的阐述与发挥，及相关问题的讨论，偶有发微，予以列出。

编者

1979 年

　　《黄帝内经素问校注语译》印行后，得到广大读者惠予支持，令人感动振奋；先后所接来函，无论是奖勉、批评，那种与人为善的态度，更是令人拜嘉之至。

　　本书自 1981 年出版以来，迄今已 15 年，几经反复检查，并参考读者意见，发现其中不少错误，确实有负读者厚望。现经商得天津科学技术出版社允诺，可以修订重印，借以满足实际需要。因此进而细核该书中的误字、脱字、重复、颠倒以及标点之不规范，繁简字体之参杂，逐处做了改正，力求瘢痕全消，有益阅读。

　　新增校文八则，其中据《伤寒论》成无己注引《内经》的校文，发现现存本（包括各善本）《素问》里《四气调神大论》《阴阳应象大论》两篇，分别有脱句，而从来学者们未曾察及，今据成氏引文校出，它的意义，涉及医理和版本学问题，可以引发人的深刻思考。

　　更为使读者检用本书便利起见，在修订时，由李君炳德协助，钩分《素问》全书字句，增编索引 *。凡此种种，就是想使这本书成为既能够易读易懂，又能够利于研究参考的一种佳本。

此番订补工作，虽说做些功夫，而由于水平所限，仍会潜有错误之处，为此诚恳地敬请读者随时不吝指正是幸。

郭霭春

1995 年 12 月于天津中医学院

---

* 原书索引，本次整理时未予收录。

风雨鸡鸣守一编，心肝欲碎砚将穿。

若云白鬓成新作，此事何能让昔贤。

医有百家说万千，灵兰要旨孰拳拳。

鬼臾已去雷公死，欲捧遗篇问帝天。

邈矣岐黄仰大医，素灵诸注诧分歧。

杨王未易轻轩轾，一管微窥只自知。

胡校孙逡敢力追，梦魂香草几萦思，

入张出马谁真是，所恨无人一正之。

旁搜佳椠握丹铅，参校时惊得妙诠。

倘使九原真可问，料应太仆亦欣然。

勤求古训穷医理，仲景心传未可更，

偏是郢书成燕说，无端曲解总难名。

几叶敦煌订旧笺，每将新获着先鞭。

曲园寂寂吾寥落，惟望长洲哭逝川。

八里台边悼李公，内经稽古两心同。

茫茫谁识其中意，毁誉聊将一笑空。

附注：亡友李君笠任教南开大学，精《素问》之学，兹稿恨未就正于君也。

郭霭春学草

　　《素问》是《黄帝内经》的一部分，是中医学最早的古典著作。它对人与自然、生命的起源、形神的关系、疾病的发生和防治等各个方面都做了朴素唯物论和辩证法的论述。这不仅为古代医学奠定了理论基础，它的理论精华，一直煦育着历代医家，它的科学价值，永为历代劳动人民所推崇，它是中医学中最宝贵、光辉的遗产。关于它的成书年代，近人任应秋先生说是"战国至东汉一段时间"。我基本上同意他的说法。

　　公元前213年，秦始皇颁布了焚书令，医书不在焚烧范围之内，所以，西汉初年，《素问》之学，好像还流传着。在《史记·扁鹊仓公列传》里，虽然未提到《素问》书名，但看仓公传授公乘阳庆的医书，有些与《素问》里所引的书名相似。在这点上，就足以证明仓公之学与《素问》之学，似不无关系的。这种发展，到了汉武帝时，董仲舒提出了"罢黜百家"，此后，儒家就占领了学官的独尊地位，而医家地位，在政治上就渐渐降低了。经过一百多年，刘向领校秘书，侍医李柱国同校方技，不仅《上经》《下经》等医书，在《七略》里未曾著录，就是《素问》之名亦无记载。周贞亮说得好："《内经》一书，载在《汉志》者，为《黄帝内经》十八卷，并无《素问》之名。后汉时张机《伤寒论》引之，始称《素问》。晋·皇甫谧《甲乙经》序称'《针经》九卷，《素问》九卷，皆为《内经》'。与《汉志》十八卷之数合。是《素问》之名，实起于汉晋之间，故其书《隋志》始著于录。"

关于《素问》的注解，王冰的次注，算是最古的本子。他"精勤博访，历十二年"，这样笃实精神，是永远可敬的。王冰整理《素问》的方法，据其自序，主要有三点：一移补，二加字，三删繁。

关于移补之例，如《缪刺论》："嗌中肿，不能内唾，时不能出唾者，刺然骨之前，出血立已，左刺右，右刺左。"这二十八字，本错简在邪客手足少阴太阴、足阳明之络前，王冰迁移于此。

关于加字之例，如《阴阳应象大论》："阳之气以天地之疾风名之。"据王注，旧本无"名之"二字，这二字是王冰寻前类例加的。

关于删繁之例，遍检王注，是不难举出例来的。王冰次注《素问》，成书于唐宝应元年（762）。我试举唐代几部古书所引《素问》，和王冰次注之本对勘一下，就可约略看出王冰所谓"削去繁杂"之说，就其所删内容来看，繁杂有之，并非繁杂之处被删削的也为数不少。

张守节《史记正义》成书于公元734年，比王注成书早28年。在《史记·扁鹊仓公列传》正义所引《素问》，如：

"面色青，脉当弦急。面色赤，脉当浮而短。面色黑，脉当沉浮而滑"。

"好哭者肺病，好歌者脾病，好妄言者心病，好呻吟者肾病，好叫呼者肝病"。

"欲得温而不欲见人者，脏家病；欲得寒而见人者，腑家病也"。

"延缘落，络脉也"。

"阳脉下遂难反，阴脉上争如弦。"

"纽，赤脉也"。

"肢者顺节，兰者横节"。

在《史记·扁鹊仓公列传》正义所引《素问》，如：

"得病于筋，肝之和也"。

"脉有不及有太过，有经有络，和即经主病，大则络有过"。

"血气易处曰不平。脉候动不定曰代"。

"乳下阳明，胃络也"。

"疾病之生于五脏，五脏之合，合于六腑，肝合气于胆，心合气于小肠，脾合气于胃，肺合气于大肠，肾合气于膀胱，三焦内主劳"。

"在脉口曰少阴，少阴之前名厥阴，右脉口曰太阴，此三阴之脉"。

"奇经之脉往来舒，时一止而复来，名之曰结"。

"病在心，愈在夏，甚于冬。病在脾，愈在秋，甚于春。病在肺，愈在冬，甚于夏。病在肾，愈在春，甚于夏。病在肝，愈在夏，甚于秋"。

以上《史记正义》所引十五条，仅"病在心"一条，见于今《脏气法时论》外，其余十四条都被删去了。

《后汉书》李贤注，约于公元677年成书，比王注成书早85年。在《陈忠传》贤注所引《素问》，如：

"针头如芒，气出如筐也"。

以上贤注所引的两句话，在今《素问》里是没有的。

《外台秘要》于公元752年成书，比王注成书早10年，在该书卷十五《隐疹风疹》所引《素问》，如：

"风邪客于肌中，肌虚，真气致散，又被寒搏皮肤，外发腠理，淫气行之则痒也。所以隐疹瘙疾，皆由于此。有赤疹忽起，如蚊蚋啄、烦痒，重沓垒起，搔之遂手起也"。

在卷二十四《痈疽》所引《素问》，如：

"寒风客于经络，血凝渗涩不行，雍结为痈疽也。不言热之作也。其后成痈，又阳气凑集，寒化为热，热盛则肉腐为脓也"。

以上《外台》所引两则，在今《素问》里亦是遍检不得的。从前三书引文来看，王冰对于《素问》做了极大删削，是显然可见的。

不但如此，王注在《素问》某些地方，并把原来文字次序打乱了。姑举一例，如《艺文类聚》（简称《类聚》）在公元642年成书，比王注早120年。在《类聚》卷一《天部》引《素问》，如"积阳为天，故天者清阳也"。在卷六《地部》引《素问》，如"积阴为地，故地者浊阴也"。上引两则，在《北堂书钞》（简称《书钞》）卷一百四十九《天部》、卷一百五十七《地理部》所引和《类聚》是相同的。但是，在今《阴阳应象大论》篇里，却把以前句式分改成为"故积阳为天，积阴为地""故清阳为天，浊阴为地。"这和《类聚》《书钞》所引就不同了。从这点滴资料来看，王注本有些处，可能把《素问》原来文字重新做了编排，它的变动全貌，已无从查证了。

不难看出，在王注前的《素问》原文，较在王注以后有些被删掉了，有些文句形式也变样了，这样，就使《素问》内容受到削弱。王注整理《素问》之功，历代医家都给以较高的评价，但有些推崇，只是皮相之论。清·莫熺说："王太仆注，依经注解，理入化机，发明奥理，羽翼《圣经》。"（《医门约理》）像这泛泛的话，并未说清王注的功过所在。我认为王注对于中医学的理论，确有不少发挥，对于《素问》的解释，也确起到"文字昭晰，义理环周，一以参详，群疑冰释"的作用；但另一方面，经过他的次注整理，使《素问》内容减少一些，是令人不无遗憾的。

王冰说："凡所加字，皆朱书其文，使今古必分。字不杂揉。"（按：王之朱书，不仅限于加字一项，即错简等亦朱书。见《六节藏象论》王注。）假如现在仍有朱书墨字的本子流传，那么问题就不大了。致憾是，不仅这种朱书墨字的本子失传，并且后人还利用王注"朱书"之例，又在王注里做了朱书的伪语，混淆其中（《刺腰痛篇》林校语），斌玞乱玉，分析辨别，真是困难极了。在北宋朝代，对于《素问》先后做了四次校正刊印，一是天圣四年（1026），一是景祐二年（1035），一是嘉祐二年（1057），一是政和八年（1118）（《玉海》卷六十三）。这四次整理，只有嘉祐的整理纪录，如《新校正》还传到现在，其余三次的整理意见，连片言只字的资料都难觅到，文献不足，这对探讨《素问》来说，是会增加困难的。

《素问》一书，一向认为难读、难懂。

难读的原因，主要是《素问》流传年代久远，辗转抄刻，渐渐造成许多衍误脱倒的错误，为阅读增加了困难。王冰说："三坟之书，俗久沦坠，人少披习，字多传写误。"（《经脉别论》注）可见王冰早就认识到这个问题了，不过，他在次注里，校正的较少；就是宋代林亿等的《新校正》，亦有极多疏漏的地方；清代钱氏守山阁校刻《素问》，顾观光做了《校记》，一般称为精审。但对于《素问》书里的脱误问题，所遗仍然很多。本书为解决这一问题，以"去粗取精，去伪存真，由此及彼，由表及里"为指导思想，在校文方面，是从以下四点着手的。

一、以各本对校

"书非校不可读"，就是说，用善本校过的书，可以减少难解、误解的困难。例如《金匮真言论》："五脏应四时，各有收受乎。""收受"二字极难索解，旧注都牵强，经用万历四十三年朝鲜刻本校后，发现"收"是"攸"的误字，"收""攸"形误。"攸"有"所"义，"各有攸受"就是"各有所受"。这详，语意就明白易懂了。又例如《腹中论》王注："芳草，浓美也。""浓美"如何令人发狂？亦是费解的。经用柯校本对校，才知道"浓美"应作"农果"。"农果"，一名"防葵"。"英乳"与此芳草的"农果"，都是药名。检《本草纲目》卷十七《草部》引《小品方》云："防葵多服，令人迷惑恍惚如狂。"这就证明王注对于"芳草发狂"的解释，是如何确切，而"浓美"二字的错误，也就清楚了。

二、以王注、杨注及唐宋诸医书参校

校书利用善本，这仅是一个方面。林亿《素问·序》云：

"袤集众本，正其讹舛，十得其三四，余不能具。"这就是说，校书只靠善本，还不能充分解决讹舛的问题，例如《上古天真论》："而动作不衰者，以其德全不危也。"细绎文义，"危"下当有脱字，校各本不脱，但检《疏五过论》王注引本句"危"下有"故"字。"以其德全不危故也"，这样读起来，语意就觉得显豁了。又例如《三部九候论》："余闻九针于夫子。""针"是错字。本篇只论脉，九针何谓？检《太平圣惠方》卷一《辨九候》引"九针"作"九候"，则文义就符合了。因此单靠善本，有些问题就解决不了。为此通校了《难经》《脉经》《太素》《甲乙》及其他唐宋医书，凡引用《素问》之处，都逐一互校，是正谬误，是非常多的。

三、以类书及古书注核校

采用类书及古书注作为校订古书的资料，这是治学所常用的方法，同样，用它校正古医书，亦是完全适宜的。例如《生气通天论》："上逆而咳。"《类说》卷三十七引"上"作"冬"。究竟作"上"作"冬"哪个字比较合理呢？核各本都作"上"，但衡以《灵枢·论疾诊尺》《素问·阴阳应象大论》并有"秋伤于湿，冬生咳嗽"之文，则作"冬"是。再以医理言之，季夏土润，湿气内踞于脾，酿久成痰，痰袭于肺，气分壅塞，治节无权，直待冬来，稍感风寒，潜伏之湿邪，随气而逆，遂成咳嗽之病。亦以作"冬"为较合。又例如《玉机真脏论》："肺痹，弗治，肺即传而行之肝。"这句话有衍文，因为它和下文不一律，如肝痹，弗治，肝传之脾；脾风，弗治，脾传之肾；疝瘕，弗治，肾传之心。何独"肺痹"多"即而行"三字呢？《永乐大典》卷一万三千八百七十七引"肺即传而行之肝"作"肺传之肝"和"肝传之脾"等句式一律，则前所假定的衍文，就肯定了。又例如《离合真邪论》"邪独内著"。《文选·七发》善注引"独"作"气"。我认为作"气"是，上曰"真气已失"，下曰"邪气内著"，真气、邪气正是对文。

四、以文字类例及声形字体校

"执今日传刻之书，而以为古人之真本，譬犹闻人言笋可食，归而煮其簀也，此古书疑义所以日滋"（《古书疑义举例·序》）。因此校勘古书，除上述各方法外，而比较文字，辨正声形，亦可能补订讹舛。例如《上古天真论》："七八，肝气衰，筋不能动，天癸竭，精少，肾脏衰，形体皆极。"照这样说，七八已经"形体皆极"了，到了八八，仅"齿发去"，如何讲得下去。核四八文下王注："丈夫天癸，八八而终。"是王冰就认为"天癸竭"应属于"八八"，而不应属于"七八"。因此这段话，应作"七八，肝气衰，筋不能动。八八，天癸竭，精少，肾脏衰，则齿发去，形体皆极"。这和女子的"六七""七七"的文例，就前后一致了。又例如《阴阳类论》："阳气不能止阴。""止阴"二字难解，"止"是错字，应作"制"，"止""制"声误。王注："阳气不能制心。"作"制"是对的，而"心"是错字，"心""阴"又是声误。又例如《著至教论》："是世主学尽矣。"这句话，显得非常不明白。世主之学，与医何涉。其实"主"是误字，应作"至"。草书"主""至"异字同写，并书如"𡈼"形，故易混误，"至学"与"至道"同义，这就和篇义相符了。又例如《五脏生成》篇："黑脉之至也，上坚而大。"汪昂说："上字未解。"汪之所以认为不解者，是说病在肾，积气在小腹与阴，就脉来讲，是应该在"下"。因而说"上"字讲不通。实际上,"上"字传抄错了。清代王引之在总结古书形伪的问题,有因书写形似而讹一项。本句就是其例,金文"上"作"二","下"作"二",这两个字极易混误,把"下坚"讹作"上坚",所以不解了。

难懂的原因,主要由于旧注在训诂方面,讲究得不够。陈澧说:"时有古今,犹地有东西南北,相隔远则言语不通矣。地远则有翻译,时远则有训诂,有翻译则能使别国如乡邻,有训诂则能使古今如旦暮。"(《东塾读书记》卷十一)《素问》是先秦前后之书,文字比较古奥,有些解释,离开了古语规律,所以使人感觉难以理解。举个例来说吧,如《生气通天论》:"气立如故。"旧注有的说:"邪气不克,故真气独立而如常。"有的又说:"人受天地之气以立命,故曰气立。"经文是说气,注却搬出"立命"来,"立命"是儒家的思想,与医何关。另一方面也说明注者仅仅知道"立"的常训做"站立"解,而不知道"立"的反训应作"行"解,所以讲起来,就难免牵强。什么是反训呢?如"以徂为存,以乱为治,以故为今也"。(《尔雅·释诂》郭注)"气立如故",就是说气之运行如常。这和上文"气血皆从"是相应的。什么"独立",什么"立命",都是游谈无根而已。

至于所引有关训诂之书,则采《尔雅》《说文》《方言》《释名》《广雅》《一切经音义》及先秦诸子古注,或解字音,或诂字义,或以今字释古字,或以数字说明一字的义蕴,言必有据,避免烦琐。

对于语译译法,主要是忠实原文,结合校、注两方面,把经文直译成为浅显语言,其中并不夹杂所谓有所阐发。"我倒赞

成理论书硬译，有个好处，准确。"（毛泽东《同音乐工作者的谈话》）

　　本书编写，虽然经过相当努力，但对于《素问》的难读、难懂问题，不一定能够解决多少。更限于个人学识肤浅，在内容里一定存在许多错误和不足之处。我诚挚地希望医林长者及广大读者给予批评指正。片言之锡，皆为吾师。这是本人衷心的表示，谨在此殷切伫盼着。

郭霭春

一九六四年六月初稿

一九七九年三月定稿于天津中医学院

一、善本简目

书内校文，底本采用人民卫生出版社影印顾从德本为底本，另用他本参校。兹将各本列下：

金刻本　　存卷三、卷五、卷十一至十八、卷二十　简称金本

元至元五年胡氏古林书堂刻本　简称胡本

元读书堂刻本　简称读本

元刻残本　　存卷四、卷五、卷六、半页十三行、行廿三字　简称元残一　北京中医研究院藏

元刻残本　　存卷九、卷十、卷十一、卷十二　简称元残二　北京中医研究院藏

明绣谷书林周曰校刻本　简称周本

明嘉靖间金溪吴悌校刊本　简称吴本

明嘉靖间赵简王朱厚煜居敬堂刊本　简称赵本

涵芬楼影印明正统道藏书　简称藏本

明成化十年熊氏种德堂刻本　简称熊本

明万历四十三年朝鲜内医院刻本　简称朝本

明万历壬子闽建乔木山房刻本《读素问钞》　简称滑抄本

明绿格抄本　半页八行、行十七字　北京中医研究院藏

明抄本　半页十行、行廿二字　南京图书馆藏

四库全书本 <small>商务印书馆影印 简称四库本</small>

守山阁刊本 <small>中国学会影印 简称守校本</small>

清莫友芝校本 <small>简称莫校本</small>

清柯逢时校本 <small>简称柯校本</small>

明万历十四年天宝堂刻印马莳注本

明万历二十二年甲午刻印吴崑注本

金闾童涌泉刊本张介宾《类经》 <small>人民卫生出版社影印</small>

清康熙九年刻印张志聪注本

二、各书简目

（元以下医书及注释所引书目不列）

《灵枢经》 <small>四部丛刊影印赵府居敬堂刊本</small>

《黄帝内经太素》 <small>人民卫生出版社排印本 简称《太素》</small>

《难经集注》 <small>四部丛刊影印佚存丛书本</small>

《脉经》 <small>四部丛刊影印元广勤书堂刊本</small>

敦煌无名氏《脉经》残叶 <small>北京图书馆缩微胶卷</small>

《甲乙经》 <small>人民卫生出版社刘衡如校本 简称《甲乙》</small>

《鬼遗方》 <small>人民卫生出版社影印本</small>

《中藏经》 <small>商务印书馆丛书集成本</small>

《诸病源候论》 <small>人民卫生出版社影印本 简称《病源》</small>

《备急千金要方》 <small>人民卫生出版社影印本 简称《千金》</small>

《千金翼方》 <small>人民卫生出版社影印本</small>

《外台秘要》 <small>人民卫生出版社影印本 简称《外台》</small>

《太平圣惠方》 <small>人民卫生出版社排印本</small>

《铜人针灸腧穴图经》 <small>人民卫生出版社影印本 简称《图经》</small>

《医心方》 <small>人民卫生出版社影印本</small>

《伤寒总病论》 <small>商务印书馆排印本</small>

《校证活人书》 <small>丛书集成本</small>

《伤寒补亡论》 <small>梁园豫医双璧本</small>

《伤寒百证歌》 <small>丛书集成本</small>

《伤寒九十论》 丛书集成本

《伤寒微旨论》 丛书集成本

《医经正本书》 丛书集成本

《医说》 嘉靖二十三年甲辰上海顾定芳刻本

《三因极一病证方论》 商务印书馆排印本 简称《三因方》

魏了翁《学医随笔》 丛书集成本

《史载之方》 十万卷楼丛书本

《全生指迷方》 商务印书馆排印

《鸡峰普济方》 汪氏影刻本

《类编朱氏经验医方》 故宫博物院影印宛委别藏本

《博济方》 商务印书馆排印本

《济生方》 人民卫生出版社排印本

《素问入式运气论奥》 道藏本

《察病指南》 上海卫生出版社排印本

《普济本事方》 日本享保二十年向井八三郎刻本

《本草衍义》 丛书集成本

《政和经史证类备急本草》 人民卫生出版社影印本

成无己《注解伤寒论》 四部丛刊影印明嘉靖汪济明刊本

《伤寒明理论》 商务印书馆排印本

《圣济经》 丛书集成本

《圣济总录》 日本文化癸酉重印元大德刊本

《针灸资生经》 上海科学技术出版社排印本

《素问玄机原病式》 人民卫生出版社刊印本 简称《原病式》

《素问病机气宜保命集》 宣德六年辛亥怀德堂刻本

《儒门事亲》 嘉靖辛丑刻本

《兰室秘藏》 明敦化堂东垣十书本

《济生拔萃》 上海涵芬楼影元刻本

《医垒元戎》 嘉靖二十二年刊本

《卫生宝鉴》 永乐五年丁酉吴郡韩氏刻本

《针经指南》 日人旧抄本

《五行大义》 知不足斋丛书本

《初学记》 中华书局点校本

《艺文类聚》 中华书局影印本

《北堂书钞》 通行本

《太平御览》 嘉庆二十三年鲍崇城刻本

《类说》 文学古籍出版社影印天启刊本

《云笈七签》 四部丛刊影印本

《永乐大典》残本 中华书局影印本

《天中记》 万历乙未刊本

黄帝内经素问序

王冰撰

夫释缚脱艰❶，全真导气，拯黎元于仁寿，济羸劣以获安者，非三圣道则不能致之矣。孔安国序《尚书》曰：伏羲、神农、黄帝之书，谓之三坟，言大道也。班固《汉书·艺文志》曰：《黄帝内经》十八卷，《素问》即其经之❷九卷也，兼《灵枢》九卷，乃其数焉。虽复年移代革，而授学犹存，惧非其人，而时有所隐，故第七一卷，师氏藏之，今之奉行，惟八卷尔。然而其文简，其意博，其理奥，其趣深，天地之象分，阴阳之候列，变化之由表，死生之兆彰，不谋而遐迩自同，勿约而幽明斯契，稽其言有征，验之事不忒，诚可谓至道之宗，奉❸生之始矣。

【校】

❶ 脱艰：熊本"艰"作"难"。

❷ 其经之：熊本"其"下无"经之"二字。

❸ 奉：吴本、藏本"奉"并作"养"。

假若天机迅发，妙识玄通，蕆❶谋虽属乎生知，标格亦资

I

于诂训，未尝有行不由径，出不由户者也。然刻意研精，探微索隐，或识契真要，则目牛无全，故动则有成，犹鬼神幽赞，而命世奇杰，时时间出焉。则周有秦公❷，魏有张公、华公，皆得斯妙道者也。咸日新其用，大❸济蒸人，华叶递荣，声实相副，盖教之著矣，亦天之假也。

【校】

❶ 葳：熊本"葳"作"藏"。

❷ 秦公：林校引别本作"和缓"。

❸ 大：赵本、吴本、藏本"大"并作"太"。

冰弱龄慕道，夙好养生，幸遇真经，式为龟镜。而世本纰缪，篇目重叠，前后不伦❶，文义悬隔，施行不易，披会亦难，岁月既淹，袭❷以成弊。或一篇重出，而别立二名，或两论并吞❸，而都为一目，或问答未已，别❹树篇题，或脱简不书，而云世阙，重《合经❺》而冠《针服》，并《方宜》而为《咳篇》，隔《虚实》而为《逆从》，合《经络》而为《论要❻》，节《皮部》为《经络》，退《至教❼》以《先针》，诸如此流，不可胜数。且将升岱岳，非径奚为，欲诣扶桑，无舟莫适。乃精勤博访，而并有其人，历十二年，方臻理要，询谋得失，深遂夙心。时于先生郭子斋堂，受得先师张公秘本，文字昭晰，义理环❽周，一以参详，群疑冰释。恐散于末学，绝彼师资，因而撰注，用传不朽，兼旧藏之卷，合八十一篇，二十四卷，勒成一部，冀乎究尾明首，寻注会经，开发童蒙，宣扬至理而已。

【校】

❶ 伦：《原病式》引"伦"作"备"。

❷ 袭：《原病式》引"袭"作"习"。

❸ 吞：《原病式》引"吞"作"合"。

❹ 别：《原病式》引"别"上有"而"字。
❺ 合经：守校本作"经合"。
❻ 论要：《原病式》引作"要论"。
❼ 教：胡本、赵本、吴本、藏本、朝本、熊本"教"并作"道"。
❽ 环：藏本"环"作"还"。

　　其中简脱文断，义不相接者，搜求经论所有，迁移以补其处，篇目坠缺，指事不明者，量❶其意趣，加字以昭其义。篇论吞并❷，义不相涉，阙漏名目者，区分事类，别目以冠篇首。君臣请问，礼仪乖失❸者，考校尊卑，增益以光其意。错简碎文，前后重叠者，详其指趣，削去繁杂，以存其要。辞理秘密，难粗论述者，别撰《玄珠》，以陈其道。凡所加字，皆朱书其文，使今古必分，字不杂糅❹。庶厥昭彰圣旨，敷畅玄言，有如列宿高悬，奎张不乱，深泉净滢，鳞介咸分，君臣无夭枉之期，夷夏有延龄之望，俾工徒勿误，学者惟明，至道流行，徽音累属，千载之后，方知大圣之慈惠无穷。

时大唐宝应元年岁次壬寅序

【校】
❶ 量：《原病式》引"量"作"详"。
❷ 并：胡本、赵本、藏本"并"并作"併"。
❸ 失：《原病式》引"失"作"戾"。
❹ 糅：朝本"糅"作"揉"。《原病式》引亦作"揉"，与朝本合。

目录

I

上古天真论篇第一

本篇说明了古代相传的保精养神的方法；并根据人体生长衰老的自然规律，提出了古代医学对人体生理的认识。

昔在黄帝，生而神灵，弱而能言，幼而徇齐，长而敦敏，成而登天。

【按】

"昔在"以下二十四字，不是《素问》原文，疑为王冰所增。唐代崇奉道家，在高宗上元元年（674），曾有"王公以下皆习老子"的诏令。王冰任过太仆令的官职，他是表示过要执行这一政令的，所以在次注《黄帝内经素问》时，他就袭用了《大戴记·五帝德篇》的成语，给黄帝粉饰上极美的赞词；又在《上古天真论》注里引了九次老子之说。黄老并称，很明显地反映出了王冰尊仰道家的思想。这用王冰自序中所说"昭彰圣旨，敷畅玄言"的话，是可以证明的。实际上这二十四字与医理没有任何联系，因此不加译注。

乃问于天师^①曰：余闻上古之人，春秋^②皆度^③百岁，而动作不衰；今时之人，年^❶半百而动作皆^❷衰者，时世异耶？人将^❸失之耶？

【校】

❶ 年：《千金》卷二十七第一"年"下有"至"字。

❷ 皆：《史载之方》卷下《为医总论》引"皆"作"有"。

❸ 人将：《千金》"人将"乙作"将人"。

【注】

① 天师：是黄帝对岐伯的尊称。

② 春秋：指年岁说。《汉书·苏武传》："陛下春秋高。"

③ 度：度过。

【语译】

黄帝向岐伯问道：我听说上古时代的人，都能够年过百岁而还没有衰老的现象，但现在的人，年龄到了五十岁，动作有的就显出衰老了。这是因为时代环境不同呢，还是人们失去了养生之法的缘故呢？

岐伯对曰：上古之人，其知道者，法于阴阳①，和❶于术数②，食饮有❷节，起居有常❸，不妄作劳，故能形与神俱③，而尽终其天年④，度百岁乃去。今时之人不然也，以酒为浆，以妄❹为常⑤，醉以❺入房⑥，以欲竭其精，以耗❻散其真⑦，不知持满⑧，不时❼御神⑨，务快其心，逆于生乐，起居无节，故半百而衰也。

【校】

❶ 和：《类说》卷三十七引作"知"。

❷ 有：《千金》"有"下有"常"字。

❸ 常：《千金》"常"下有"度"字。

❹ 妄：《甲乙》卷十一第七"妄"作"安"。

❺ 以：《千金》卷七第一、《外台》卷十八"以"并作"已"。

❻ 耗：林校引《甲乙》"耗"作"好"。

❼ 时：林校引别本"时"作"解"。

【注】

① 阴阳：指天地自然变化之规律。

② 术数：指调养精气之法，如导引、按跷等。

③ 形与神俱："形"指形体，"神"指神气，"俱"有合同的意思。这是说，形神两者是相称合的。

④ 尽终其天年："尽终"同义复词，《玉篇·皿部》："尽，终也。""天年"指

寿命说。

⑤ 以妄为常："妄"是"安"之误字。以安为常，是好逸恶劳，好逸则损害身体，如久卧伤气，久坐伤肉。

⑥ 醉以入房："以"应作"已"，醉已是醉甚。本书《五脏生成篇》王注："醉甚入房，故心气上胜于肺。"

⑦ 耗散其真："耗"应作"好"。"好"指嗜好说，与上嗜酒好逸相应，上"欲"字与贪色相应，"真"谓真气、真元。

⑧ 持满：谓保持精气的充沛。

⑨ 不时御神："时"作"解"是。"解"与"知"对文。"御"有"节"义。见孔广居《说文疑疑》，不解御神，谓不明白节省精神的道理。

【语译】

岐伯回答说：上古时代的人，他们大都懂得养生的道理，效法阴阳，明白术数，饮食有一定节制，作息有一定规律，不妄事操劳，所以能够形体与精神两相称合，活到应该终了的寿命，度过百岁才死去。现在的人就不是这样了，把酒当作水浆那样贪饮，习惯于好逸恶劳，酒醉极了，还肆行房事，纵情色欲，因而竭尽了精气，散失了真元。不知道保持精气的充沛，不明了节省精神的重要，只顾一时之快，违背着养生真正的乐趣，作息没有一定的规律，所以到五十岁便衰老了。

夫上古圣人之教下①也❶，皆谓之❷②，虚邪贼风③，避之有时，恬惔虚无❸④，真气从❹之，精神内守⑤，病安从来。是以志闲而少欲，心安而不惧，形劳而不倦，气❺从⑥以顺，各从其欲，皆得所愿。故美❻其食⑦，任其服，乐其俗，高下不相慕，其民故曰❼朴。是以嗜欲不能劳其目，淫邪不能惑其心，愚智贤不肖不惧于物⑧，故合于道，所以能年皆度百岁而动作不衰者，以其德⑨全不危❽也。

【校】

❶ 下也："下也"二字误倒，应据《千金》乙正。"下"字属下读。

❷ 谓之："谓"字声误，应据《千金》改作"为"。"为之"断句。

❸ 无：《云笈七签》卷五十七第六引"无"作"寂"。

❹ 从：《云笈七签》引"从"作"居"。

❺ 气：《甲乙》"气"上有"神"字。

❻ 美：林校引别本"美"作"甘"。

❼ 曰："曰"是"自"的误字。王注："我无欲而民自朴。"王冰所据本原作"自"。

❽ 危："危"下脱"故"字，应据《疏五过论》"故事有五过四德"句王注引补。

【注】

① 教：教导人民。

② 皆谓之：胡澍说："下皆为之，下皆化之也。"

③ 虚邪贼风：四时不正之气，皆谓之虚邪贼风。

④ 恬惔（tiándàn 甜淡）虚无："惔"之本字作"偞"。《广雅·释诂四》："恬惔，静也。""虚无"就是无欲无求。

⑤ 精神内守：精无妄伤，神无妄动。

⑥ 从："从"作"从容"解。

⑦ 美其食：谓所食不择精粗。

⑧ 不惧于物："攫"有"取"义，"不攫于物，似说不寻求酒色之事。"按"惧"应作"攫"，"惧""攫"偏旁形误。

⑨ 德："德"谓修养而有得于心。

【语译】

在上古时代，对于深明修养道理者的教诲，人们都能够遵从。对于四时不正的虚邪贼风，能够适时回避；同时思想上保持清静，无欲无求，真气居藏于内，精神内守而不耗散，这样的话，病从哪里来呢？所以他们精神都很安闲，欲望很少；心境安定，没有恐惧；形体虽劳，并不过分疲倦；真气平和而调顺；每人顺着自己的心思，都能达到满意；吃什么都香甜，穿什么都舒服，对于习俗随遇而安，互相之间不羡慕地位的高下，人们都自然朴实。所以不正当的嗜好，不会干扰他的视听；淫乱邪说，也不会诱惑他的心绪；不论愚者、智者、贤者、不肖者，对于酒色等事，都不急于寻求，这就合于养生之道。总之，他们之所以都能够过百岁而动作还不衰颓，这都是因为他们的养生之道完备而无偏颇啊。

帝曰：人年老而无子者，材力①尽邪？将天数②然也。

【注】

① 材力：即筋力。"材力"叠韵，同义。《说文部首》："力，筋也。"

② 天数：即天癸之数（如女七七，男八八就天癸竭）。

【语译】

黄帝问道：人的年岁老了，就不会再生育子女，是筋力不足呢，还是天癸之数使他这样呢？

岐伯曰：女子七岁，肾气盛，齿更发长。二七而❶天癸①至，任脉②通，太❷冲脉③盛，月事以时下，故有子。三七，肾气平均，故真牙生而长极④。四七，筋骨坚，发长极，身体盛壮。五七，阳明脉⑤衰，面始焦⑥，发始堕⑦。六七，三阳脉⑧衰于上，面皆焦，发始❸白。七七，任脉虚，太冲脉衰少，天癸竭，地道不通⑨，故形坏⑩而无子也。

【校】

❶ 而：《甲乙》卷六第十二无"而"字。

❷ 太：《太素》卷二《寿限》"太"作"伏"。（伏即伏之误字，伏古太字。）《太平圣惠方》卷一，《圣济总录》卷一百五十一引并无"太"字。

❸ 始：《太素》无"始"字。

【注】

① 天癸：指男女之肾精。杨上善说："天癸，精气也。"

② 任脉：奇经八脉之一，起于小腹内（胞中），沿着脊椎骨内部上行。同时又出于会阴部，上至前阴，沿着腹部正中线，通过脐部，上至胸部、颈部，至下唇中央，由此分为左右两支止于眼部。

③ 太冲脉：太冲脉即冲脉，奇经八脉之一，起于小腹内（胞中），沿着脊椎骨内部上行。同时由阴部的两侧开始，夹脐两旁而上，到胸部而止。

④ 真牙生而长极："真牙"即"智齿"，最里边的两对臼齿。"长"，根据柯逢时的说法是"身长"。

⑤ 阳明脉：是十二经脉中的手阳明、足阳明经脉，这两条经脉上行于头面发际，如果经气衰退，则不能营于头面而致面焦发脱。

⑥ 焦:"焦"为"憔"之假借字,有枯槁之意。

⑦ 堕:"堕"谓脱落。

⑧ 三阳脉:指会于头部手足太阳、手足阳明、手足少阳六条经脉而言。

⑨ 地道不通:足少阴为下部地,地道不通,肾气衰,月经停止来潮。

⑩ 形坏:就是发白齿落面焦,而老弱不堪的样子。

【语译】

岐伯回答说:按一般生理过程来讲,女子到了七岁,肾气就充盛,牙齿更换,毛发也长。到了十四岁时,天癸发育成熟,任脉通畅,冲脉旺盛,月经按时而行,所以能够生育。到了二十一岁,肾气平和,智齿生长,身量也长得够了。到了二十八岁,筋骨坚强,毛发长到了极点,身体非常强壮。到了三十五岁,阳明经脉衰微,面部开始枯焦,头发也开始脱落。到了四十二岁,三阳经脉都衰退了,面部枯槁,头发变白。到了四十九岁,任脉空虚,冲脉衰微,天癸枯竭,月经断绝,所以形体衰老,不能再生育了。

丈夫八岁,肾气实❶,发长齿更。二八,肾气盛❷,天癸至,精气溢泻❸,阴阳和①,故能❹有子。三八,肾气平均,筋骨劲强,故真牙生而长极。四八,筋骨隆盛,肌肉满壮❺。五八,肾气衰②,发堕齿槁③。六八,阳气衰竭于上④,面焦,发鬓颁❻白。七八,肝气衰,筋不能动⑤,天癸竭,精少,肾脏衰,形体皆极❼⑥。八八,则齿发去。肾者⑧主水,受五脏六腑之精而藏之,故五脏⑨盛,乃能泻。今五脏皆衰,筋骨解堕⑩⑦,天癸尽矣。故发鬓白,身体重,行步不正,而无子耳。

【校】

❶ 实:《圣济总录》引"实"作"盛"。

❷ 肾气盛:此三字是衍文,蒙上文致误,以前"女子二七"例之,当删。

❸ 泻:《伤寒九十论》第八《类说》引并无"泻"字。

❹ 能:《类说》引无"能"字。

❺ 满壮:《太素》无"壮"字。《太平圣惠方》引"满壮"作"充满"。

⑥颂:《太平圣惠方》引无"颂"字。检王注亦无"颂"字。

⑦天癸竭……形体皆极:此十二字,疑是错简,应属于下"八八"文内,否则,如"七八……形体皆极",已经衰老不堪。"八八"仅"齿发去"而已,如何讲得通呢?检"四八"文下王注"丈夫天癸,八八而终"。根据王说,则"天癸竭"应属于八八之年,而不属于七八之岁,是显然的。所以对照女子"七七"文例,应作"七八,肝气衰,筋不能动。八八,天癸竭,精少,肾脏衰,则齿发去,形体皆极。"如此上下文义方合。

⑧肾者:四库本"肾"下无"者"字。

⑨五脏:魏了翁《学医随笔》引"五脏"作"脏腑"。

⑩堕:赵本"堕"作"惰"。

【注】

①和:"和"是"和合"。

②肾气衰:《素问绍识》说:"肾为生气之原,男子衰于气,由根气先衰,而发堕齿槁也。"

③发堕齿槁:肾主骨,齿为骨之余,发为肾之华,肾气既衰,齿发失养,故令发堕齿槁。

④阳气衰竭于上:"阳气"之"阳",指阳明经而言。不言脉而言气者,因气为阳,血脉为阴,女子先衰于血,男子先衰于气,故女子言阳明脉,男子言阳气,不言阳明气者,是省文。

⑤筋不能动:"动"有运转之义。见《礼记·礼运》孔疏。"筋不能动"谓筋脉迟滞,导致手足不太灵活。

⑥形体皆极:"极"有"病"义。见《吕氏春秋·适音》高注。人到衰老不仅呈现出齿落发白,而且耳目失聪,腰腿疼痛,故谓形体皆病。

⑦解堕:"解堕"与"懈惰"同。"懈惰"同义复词。慧琳《音义》卷七引《韵英》:"惰,懈也。"《广雅·释诂二》:"惰,懒也。"

【语译】

男子八岁时,肾气盛,头发长长,牙齿更换。到了十六岁时,天癸发育成熟,精气充满,男女交合,所以有子。到了二十四岁,肾气平和,筋骨坚强,智齿生长,身量也长得够高了。到了三十二岁,筋骨粗壮,肌肉充实。到了四十岁,肾气衰退下来,头发初脱,牙齿干枯。到了四十八岁,人体上部阳明经气衰竭了,面色憔悴,发鬓变白。到了五十六岁,肝气衰,筋脉迟滞,因而导致手足运动不灵活了。到了六十四岁，天癸枯竭，精气少，肾脏衰，齿发脱落，身体形态都感到病苦。人身的肾脏主水，它接受五脏六腑的精华以后贮存在里面。所以脏腑旺盛，肾脏才有精气排泄。现在年岁大了，五脏皆衰，筋骨无力，天癸竭尽，所以发鬓白，身体沉重，行步不正，不能再生育子女了。

帝曰：有其年已老而有子者何也？岐伯曰：此其天寿过度①，气脉常通，而肾气有余也。此虽有子，男不过尽八八，女不过尽七七，而天地②之精气皆竭矣。

【注】

① 天寿过度："天寿"指先天之禀赋言。"过度"谓超过常度。

② 天地：指男女言。《吕氏春秋·有始》高注："天阳也，地阴也。""阴阳者，血气之男女也。"

【语译】

黄帝问道：有人年纪已老，还能再生子女，这是什么道理？岐伯说：这是因为他的先天禀赋超过了一般的人，气血经脉经常畅通。这种人虽然能够生育，但一般情况是男子不超过六十四岁，女子不超过四十九岁，男女的精气都竭尽了。

帝曰：夫道者①年皆百数，能有子乎？岐伯曰：夫道者能却老而全形，身年虽寿②，能生子也。

【注】

① 道者：懂得养生之道的人。

② 寿：有"久远"之义。见《后汉书·赵岐传》贤注。

【语译】

黄帝问：善于养生的人，年纪活到百岁，能不能生子呢？岐伯回答说：经常注意养生的人，能够老得慢些，没有齿落、面焦、发白、身重、行步不正等衰象，所以虽然达到高龄，仍然能够生子。

黄帝曰：余闻上古有真人^①者，提挈天地，把握阴阳，呼吸精气^②，独立守神^③，肌肉若一^{④❶}，故能寿敝^❷天地，无有终时，此其道生。

【校】

❶ 肌肉若一：林校引全本作"身肌宗一"。孙鼎宜说："王本误，应据林校改正。'肌'当作'体'，'体、肌'叠韵一声之转。"

❷ 敝：沈祖绵说："敝字误，疑'敌'字也，与下文'无有终时'义贯。"

【注】

① 真人：至真之人。见《文选·鹏鸟赋》："真人恬漠兮，独与道息。"铣注。

② 呼吸精气：吐故纳新，以养精气。

③ 独立守神：既能吐纳调气，则精化气，气化神，神气都化，只有神存，故曰独立守神。

④ 肌肉若一（身肌宗一）：杨上善说："真人身之肌体，与太极同质，故云宗一。"

【语译】

黄帝说：我听说上古时代有一种叫作真人的，他能抓住自然的规律，掌握阴阳的化机，吐故纳新以养精气，使他的身体，好像和精神结合为一，所以寿命就与天地相当，没有终了的时候，这就是"与道俱生"的说法。

中古之时，有至人^①者，淳德全道，和于阴阳，调于四时^②，去世离俗，积精全神，游行天地之间，视听八达^❶之外，此盖益其寿命而强者也，亦归于真人。

【校】

❶ 八达：读本、赵本、吴本、明绿格抄本、周本、朝本、藏本"达"并作"远"。

【注】

① 至人：杨上善说："积精全神，能至于道，故称至人。"

② 和于阴阳，调于四时：王冰说："言至人动静，必适中于四时生长收藏之

令，参同于阴阳寒暑升降之宜。"

【语译】

中古时代有一种叫作至人的，他有淳朴的道德，完备的养生方法，能够和合于阴阳的变化，适应于四时气候的递迁，避开世俗的纷杂，聚精会神，悠游于天地之间，其所见所闻，能够广及八方荒远之外，这就是他延长寿命而使身体强健的方法。这种人也属于真人一类。

其次有圣人者，处天地之和，从八风①之理，适嗜欲，于世俗之间，无恚嗔②之心，行不欲离于世，被服章❶，举不欲观于俗，外不劳形于事，内无思想之患，以恬愉③为务❷，以自得为功，形体不敝，精神不散，亦❸可以百数。

【校】

❶ 被服章：林校云："被服章三字，疑衍。"

❷ 务：熊本"务"作"物"。

❸ 亦："亦"上疑脱"年"字。王注"年登百数"，是王所据本有"年"字。

【注】

① 八风：是东、南、西、北、东南、西南、西北、东北八方之风。

② 恚嗔（huìchēn 汇抻）：指"怒"言。《说文·心部》："怒，恚也。"《口部》："嗔，盛气也。"盛气，亦怒也。

③ 恬愉：谓无所好憎。见《淮南子·原道训》高注。又《精神训》："恬愉虚静，以终其命。"

【语译】

其次有叫作圣人的，能够安处于天地的平和之中，顺从着八风的变化规律，使自己的爱好适于一般习惯。在处世当中，从来不发怒生气，行为并不脱离社会，但一切举动又不仿效俗习。在外的形体不使它被事务所劳，在内的思想不使它有过重负担，以无所爱憎为本务，以悠然自得为目的，所以他的形体毫不衰老，精神也不耗散，年寿就可以达到一百多岁。

其次有贤人者，法则天地，象似❶日月，辩❷列星辰，逆从阴阳①，分别四时，将②从上古合同于道，亦可使益寿而有极时。

【校】

❶ 似:《初学记》卷十七《贤》第二引"似"作"以"。

❷ 辩:"辩"应作"辨"。

【注】

① 逆从阴阳:张介宾说:"逆，反也;从，顺也。阳主升，阴主死;阳主张，阴主消;阳主升，阴主降。升者其数顺，降者其数逆，然阳中有阴，阴中有阳，盛衰不可不辨也，故贤人逆从之。"

② 将:欲也。见《广雅·释诂一》。

【语译】

其次有叫作贤人的，能效法天地，取象日月，分列星辰的位置，逆从阴阳的变化，根据四时气候的不同来调养身体。他是要追随着上古真人而合于养生之道。这样，也可以增加寿命，但有终尽的时候。

【按】

日本人物茂卿氏说:"黄帝以下是他书之文，与上文意义大不相蒙，盖圣人、至人、真人，是庄列一家议论。"但文中所言养生方法，注意对自然界的适应，对精神上的修养，最为突出。虽然渗入了道家的理想，而对养生道理的认识，仍不脱离中医实质。

四气调神大论篇第二

本篇说明春夏秋冬四时的气序变化规律以及人应如何适应它，以调养五脏神志的意义。"不治已病治未病"，这是预防疾病，保持健康的一种思想。这种预防思想，就是在今天，也有实际的参考价值。

春三月①，此谓发陈②，天地俱生，万物③以荣，夜卧早起，广步④于庭，被发缓形⑤，以使❶志生⑥，生而勿杀，予而勿夺，赏而勿罚⑦，此春气之应，养生❷之道也。逆之则伤肝，夏为寒变⑧，奉⑨长者少。

【校】

❶ 使：《病源》卷十五《肝病候》"使"下有"春"字。

❷ 养生：《类说》卷三十七"养生"作"生养"。

【注】

① 春三月：立春、雨水、惊蛰、春分、清明、谷雨六个节气为春三月。

② 发陈：是推陈出新的意思。孙诒让说："陈，久也。发陈，谓启发久故，更生新者也。"

③ 万物：古人常指草木言。见李笠《内经稽古编》。

④ 广步：缓步。

⑤ 被发缓形："被"与"披"通。周慎斋说："被发缓形，使阳升而气舒也。"

⑥ 以使志生：言使志意顺着春天生发之气而舒畅活泼。

⑦ 生而勿杀，予而勿夺，赏而勿罚："生""予""赏"皆所以应春阳生发之气；"杀""罚""夺"皆所以折逆春阳生发之气，"勿杀""勿夺""勿罚"是说内存春日生发和愉快的意念。

⑧ 寒变：喻昌说："寒变者，夏月得病之总名。缘肝木弗荣，不能生其心

火，至夏心火当旺反衰，得食则饱闷，遇事则狐疑，下利奔迫，惨然不乐。"喜多村直宽《素问札记》谓："据后文例，'寒变'疑是病名。"参喻说近是。

⑨ 奉：供给的意思。夏长以春生为基础，若春季生养不好，供给夏长的条件差，到夏季就易发生寒变的病。

【语译】

春三月，是万物复苏的季节，天地间生气发动，因而草木欣欣向荣。为适应这种环境，人们应当夜卧早起，在庭院里散步，披开头发，舒缓形体，以便使神志随着春天生发之气而舒畅活泼。一定要应和这春阳生发之气而决不能违逆它。这就是适应春天生养的方法，违背了这个方法，那就会伤肝，到了夏天，就要得寒变的病。这是因为什么呢？这是因为春天生养的基础差，因而供给夏季盛长的物质基础也就差了。

夏三月①，此谓蕃❶秀②，天地气交，万物华实③，夜卧早起，无厌于日④，使志无怒，使华英⑤成秀，使气得泄，若所爱在外⑥，此夏气之应，养长❷之道也。逆之则伤心，秋为痎疟⑦，奉收者少，冬至重病❸。

【校】

❶ 蕃：《云笈七签》卷二十六"蕃"作"播"。

❷ 养长：《类说》作"长养"。

❸ 冬至重病：柯逢时曰："依例'冬至'四字衍。"

【注】

① 夏三月：立夏、小满、芒种、夏至、小暑、大暑六个节气为夏三月。

② 蕃秀：是说草木盛长，扬布秀美。

③ 天地气交万物华实：张介宾说："岁气阴阳盛衰，其交在夏，故曰天地气交。斯时也，阳气生长于前，阴气收成于后，故万物华实。"

④ 无厌于日：吴师机说："谓无日长生厌也。"

⑤ 华英：同义复词，指人之容色，并非指草本言。《隋书·五行志》引《洪范五行传》："华者犹荣华，容色之象也。"

⑥ 所爱在外：杨上善曰："内者为阴，外者为阳，诸有所爱，皆欲在阳。"

⑦ 痎（jiē 阶）疟：疟疾之总称。张介宾曰："心伤则暑气乘之，至秋而金收

敛，暑邪内郁，于是阴欲入而阳拒之，故为寒；火欲出而阴束之，故为热；金火相争，故寒热往来而为痎疟。"

【语译】

夏三月，是草木繁衍秀美的季节。在这一时期，天地阴阳之气相交，一切植物都开花结果。在生活方面，人们应该夜卧早起，不要厌恶白天太长，要使心中没有郁怒，容色显得秀美，并使腠理宣通，夏气疏泄，就好像"所爱在外"。这就是适应夏天"长养"的道理，如果违反了这个道理，心会受伤，到了秋天，就会得疟疾。这是因为什么呢？就是因为夏天长养的基础一差，供给秋天收敛的能力也就差了。

　　秋三月①，此谓容平②，天气以急，地气以明，早卧早起，与鸡俱兴，使志安宁，以缓秋刑❶③，收敛神气，使秋气平，无外其志④，使肺气清❷⑤，此秋气之应，养收❸之道也，逆之则伤肺⑥，冬为飧❹泄⑦，奉藏者少。

【校】

❶ 刑：熊本"刑"作"形"。《太素》、《病源》卷十五《肺病候》并作"形"，与熊本合。

❷ 清：《太素》、《医心方》卷二十七"清"并作"精"。

❸ 养收：《类说》作"收养"。

❹ 飧：《病源》卷十七《水谷痢候》"飧"作"餐"。

【注】

① 秋三月：立秋、处暑、白露、秋分、寒露、霜降六个节气为秋三月。

② 容平：容，从容；平，成熟。是说草木盛长，到了秋天，已达成熟阶段。

③ 以缓秋刑：春言缓形，于秋如何亦言缓形？因为春天阳气日发，缓形是为了适应春之萌动；秋时寒凉渐生，缓形是为了适应秋之收敛。

④ 无外其志：屏绝外虑。

⑤ 使肺气清：杨上善说："摄志存阴，使肺气之无杂。"

⑥ 伤肺：喻昌说："秋月之伤肺，伤于肺之燥也，但在肺则为咳嗽。在大肠则为飧泄，所谓肺移热于大肠，久为肠澼者，即此病。"

⑦ 飧泄：是水谷杂下食不消化的泄泻。喻昌说："伤肺而泄泻，以肺为主，

但使热不传于大肠。则飧泄自止。"

【语译】

秋三月，是草木自然成熟的季节。金风渐来，天气劲急；暑湿已去，地气清明。在这个季节，应该早卧早起，与鸡俱兴，使意志保持安定，借以舒缓秋天的形体。但是，意志怎样才能得到安定呢？就是要精神内守，不急不躁，使秋天肃杀之气得以和平；不使意志外驰，使肺气得到匀整。这就是适应秋天"收养"的方法。如果违背了这个方法，肺会受伤。到了冬天，就要生完谷不化的飧泄病。这是为什么呢？就是因为秋天收养的基础一差，供给冬天潜藏之气的能力也就差了。

　　冬三月①，此谓闭藏②，水冰地坼③，无扰乎❶阳，早卧晚起，必待日光，使志若伏若❷匿，若有私意，若已有得④，去寒就温，无泄皮肤，使气亟❸⑤夺，此冬气之应，养藏❹⑥之道也。逆之则伤肾，春为痿厥⑦，奉生者少。

【校】

❶ 乎：《太素》《医心方》"乎"并作"于"。

❷ 伏若：《病源》卷十五《肾病候》"伏"下无"若"字。

❸ 亟：《医心方》作"极"。亟、极通用。

❹ 养藏：《类说》引"养藏"作"藏伏"。

【注】

① 冬三月：立冬、小雪、大雪、冬至、小寒、大寒六个节气为冬三月。

② 闭藏：是生机潜伏的意思。

③ 坼（chè 撤）：有"裂"义。

④ 若伏若匿若有私意若已有得：张志聪说："若伏若匿，使志无外也；若有私意，若已有得，神气内藏也。"

⑤ 使气亟："亟"与"极"通。"极"有"藏"义。见《公羊传》昭十七年徐疏。"使气极"是说阳气藏而不泄，与上"去寒就温，无泄皮肤"之义相贯。

⑥ 养藏：《管子·形势解》："冬者，阴气毕下，故万物藏。"

⑦ 痿厥：偏义复词，就是四肢枯痿，软弱不举。《太素》卷二杨注："痿厥，不能行也。"《灵枢·杂病》："痿厥，为四末束悗。"

【语译】

冬三月，是万物生机潜伏闭藏的季节。水结冰，地冻裂。这时，人们不要扰动阳气，应该早卧晚起，一定得等到日光显露再起床。使意志如伏似藏，像有私意似的，又像有所得似的。而且还应该避寒就温，不要让皮肤开泄出汗，从而使阳气藏而不泄。这就是适应冬天藏伏的方法。如果违反了这个道理，肾会受伤，到了春天，就要得痿厥病了。这是为什么呢？就是因为冬天闭藏的基础一差，供给春季生养的能力也就差了。

天气，清净❶光明者也，藏德不止①，故不下②也。天明③则日月不明，邪害空窍，阳气者闭塞，地气者冒明④，云雾不精⑤，则上应白❷露不下。交通不表，万物命故不施，不施则名木多死。恶气不发，风雨不节❸，白露不下，则菀槁不荣。贼风数⑥至，暴雨数起，天地四时不相保⑦，与道相失，则未央⑧绝灭。唯圣人从之，故身无奇病⑨，万物不失，生气不竭。

【校】

❶ 净：《太素》"净"作"静"。

❷ 白：《太素》"白"作"甘"。

❸ 交通不表……风雨不节：此二十五字疑有衍误，因为既说"名木多死"，又说"菀槁不荣"，上下重复；既说"恶气不发"，又说"风雨不节"上下义乖。《史载之方》卷下《为医总论》引无"交通不表"云云二十五字，作"云雾不精，则上应白露不下，白露不下，则菀槁不荣"。于文比较妥顺。史氏当有所据。

【注】

① 藏德不止："德"承上"清净光明"言，"藏德不止"是说细缊天气清净光明之象，永远无尽。

② 下："下"有"去"义。见《周礼·司氏》郑注。

③ 天明："天明"与"不明"的两"明"字，义异。"天明"之"明"与"萌"通，"萌"又与"蒙"通。见《周易·蒙卦》郑注。"天明"即"天蒙"，

有阴霾晦塞之意，与上清净光明正对，是喻人之真气健运，则形体充实，如真气滞碍，则虚邪为害。

④ 阳气者闭塞地气者冒明：尤怡说："阳气，天气也；阴气，地气也。天气不治，则地气上干，故曰阳气者闭塞，地气者冒明。云雾出于地，而雨露降于天，地气不治，则天气不化，故曰云雾不精，则上应白露不下。"

⑤ 精："精"与"晴"通。见《史记·天官书》索隐。

⑥ 数：屡次。

⑦ 天地四时不相保：谓天地四时不能保持阴阳变化的正常规律。张志聪说："不相保其阴阳和平。"

⑧ 未央：作未半解。

⑨ 奇病：即重病，病之异于寻常者。

【语译】

天气是清净光明的，缊缊其德，永远无尽，所以长存而不能去。否则，如果天气阴霾晦暗，昼不见日，夜不见月，阴阳失序，造成天地否隔，邪乘虚窍而入，酿成灾害。因而流畅的阳气，变成闭塞不通；沉浊的地气，反而遮蔽光明。云雾不晴，地气就不得上应天气，甘露也就不能下降了。甘露不降，草木就枯槁，而不会茂盛了。再加上贼风和暴雨的不断袭击，天地四时不能保持其相互之间的平衡，与正常的规律相违背，这样的话，万物活不到一半寿命便都夭折了。只有圣人能够顺应自然变化，注意养生，所以身体没有重病。要是万物都能不失保养之道，那么它的生气是不会衰竭的。

逆春气，则少阳①不生，肝气内变②。逆夏气，则太阳不长，心气内洞❶。逆秋气，则太阴❷不收，肺气焦❸满③。逆冬气，则少阴不藏，肾气独沉❹④。夫四时阴阳者，万物之根本❺也，所以圣人春夏养阳⑤，秋冬养阴⑤，以从其根，故与万物沉浮于生长之门❻。逆其根，则伐其本，坏其真❻矣。故阴阳四时❼者，万物之终始也。死生之本也，逆之则灾害生，从之则苛❽疾不起，是谓得道。道者，圣人行之，愚者佩❾

之。从阴阳则生，逆之则死。从之则治，逆之则乱。反顺为逆，是谓内❿格⑦。

【校】

❶ 洞：《太平圣惠方》卷二十六《治心劳诸方》引"洞"作"动"。

❷ 太阴：《刺禁论》"肺藏于右"句，林校引杨上善说"肺为少阴"。按："太阴"与下"少阴"颠倒，应乙正。

❸ 焦：《太平圣惠方》引"焦"作"烦"。

❹ 独沉：《外台》卷十六引《删繁》、林校引《太素》并作"沉浊"。

❺ 本：《医心方》引"本"作"气"。

❻ 故与万物沉浮于生长之门：《甲乙》无"此"十一字。

❼ 阴阳四时：《甲乙》"阴阳"下无"四时"二字。

❽ 苛：《太素》"苛"作"奇"。

❾ 佩：《类说》、方氏《家藏集要方》引"佩"并作"背"。

❿ 内：《外台》引《删繁》"内"作"关"。

【注】

① 少阳：《汉书·律历志》："太阴者北方，于时为冬；太阳者南方，于时为夏；少阴者西方，于时为秋；少阳者东方，于时为春。"此少阳、太阳、少阴、太阴，是说肝、心、肺、肾四脏之应四时，与十二经脉之太少阴阳无涉。

② 肝气内变：喻昌说："阳气不能鼓动而生出，内郁于肝，则肝气混揉，变而伤矣。"

③ 焦满：即躁闷。焦、烦同有"躁"义。"满"与懑、闷之义并通。

④ 独沉：肾气衰惫，肾水不能上交于心火之象。

⑤ 养阳　养阴："阳阴"不应泛言。《外台》引《删繁》"肝心为阳，肺肾为阴"。是以阳阴分属四脏，春夏养肝心，则无"肝气内变""心气内洞"之病；秋冬养肺肾，则无"肺气焦满""肾气沉浊"之病。

⑥ 真："真"有"身"义。见《庄子·山木》释文引司马注。"坏其真"即坏其身体。

⑦ 内（关）格：杨上善说："不顺四时之养身，内有关格之病。"凡逆四时之气，在肝、心、肺、肾所生之病，均名关格。但本篇所说之"关格"，与《灵枢》所谓"人迎与太阴脉口俱盛四倍以上名曰关格"者不同，与《病源》所谓"阴阳俱盛，不得相营曰关格"者亦不同。

如果与春天之气相违逆，那么少阳之气就不能生发，从而使肝气内郁而生病变。如果与夏天之气相违逆，那么太阳之气就不能生长，就会发生心动的病。如果与秋天之气相违逆，那么少阴之气就不能收敛，就会使肺气躁闷。如果与冬天之气相违逆，那么太阴之气不能潜藏，就会使肾气消沉而功能衰减。以上所说的阴阳四时，是万物生长收藏的根本。所以圣人顺着这个规律，在春天、夏天保养心肝，在秋天、冬天保养肺肾，以顺应这一养生之道的根本原则。假如违反了这个根本原则，便会摧残本元，损坏身体。所以说四时阴阳，是万物的终始、死生的本源。违反了它，就要发生灾害；顺从着它，就不会得重病。这样才可以说得了养生之道。不过这种养生之道只有圣人去奉行，愚者却不按照去做。要知道，能顺从阴阳之道就生，违逆阴阳之道就死；顺从它就得治平，违反它就会混乱。如果不顺阴阳四时之气而违逆它，就会生病，病名叫"关格"。

是故圣人不治已病治未病，不治已乱治未乱，此之谓也。夫病已成而后药之，乱已成而后治之，譬犹渴而穿井，斗而铸锥 ❶①，不亦晚乎！

【校】

❶ 铸锥：读本、吴本、明绿格抄本、周本、朝本、藏本"锥"并作"兵"。《太素》作"兵"，与各本合。

【注】

① 铸锥（兵）：《说文》："兵、械也。""械"是弓、矢、殳、矛、戈、戟、刀、剑各类武器。

【语译】

所以圣人不治已发生的病而讲究治未发生的病，不治已形成的乱而注重在未乱之前。假如病形成以后再去治疗，乱形成以后再去平治，这就好像临渴才去掘井，临战才去铸造兵器，那不是太晚了吗！

生气通天论篇第三

本篇是说明人的生气与天（自然）的密切关系。强调要本于阴阳，所述各种致病原因和症状，总离不开阴阳变化。其中既着重地说明阳气失常在病理上的影响，同时又提出了阴平阳秘（协调）的重要性。

黄帝曰：夫自古通天者生之本，本于阴阳。天地之间，六合①之内，其气九州九窍❶②、五脏、十二节③，皆通乎天气，其生五④，其气三⑤，数❷⑥犯此者，则邪气伤人，此寿命之本也。

【校】

❶ 九窍：俞樾说："九窍是衍文。九州即九窍，古谓窍为州。"

❷ 数：《太素》三卷《调阴阳》"数"上有"谓"字。

【注】

① 六合：指四时言。《淮南·原道》高注："孟春与孟秋为合，仲春与仲秋为合，季春与季秋为合。孟夏与孟冬为合，仲夏与仲冬为合，季夏与季冬为合，曰六合。"

② 九窍：指眼二、耳二、鼻孔二、口、前阴、后阴。

③ 十二节：谓人身有四肢，每肢有三节，共十二节。见《春秋繁露·官制象天》。

④ 其生五：沈祖绵说："春木肝、夏火心、秋金肺、冬水肾，皆由中五所生，故曰其生五，五者，中央土脾也。"

⑤ 其气三：沈祖绵说："天地人为三气。《阴阳应象大论》：'惟贤人上配天以养头，下象地以养足，中傍人事以养五脏。'旧注据三阴三阳释之，非是。"

⑥ 数：《太素》"数"上有"谓"字，是。"谓"有"如"义，是说如果屡次

违背"其生五、其气三"这个原则，则邪气就能伤人。

【语译】

黄帝说：自古以来，认为人与自然界的密切结合，这是生命的根本。再具体地说，生命是本于阴阳的。凡是天地之间，四时之内，无论是人的九窍、五脏，还是十二节，都是和自然之气相通的。所谓"生气"，那就是"其生五，其气三"。如果人不善于调养，而经常去违犯它，那么邪气就会伤害人体。因此说，阴阳是寿命的根本。

苍天①之气，清净则志意治，顺之则阳气固，虽有贼邪，弗能害也，此因时之序❶。故圣人传②精神，服③天气，而通神明。失之则内闭九窍，外壅④肌肉，卫气散解⑤，此谓自伤，气之削⑥也。

【校】

❶ 此因时之序：此五字是衍文。涉后"弗之能害，此因时之序"致误。盖贼邪弗能害，是由于阳气固护，与因时之序文义无关。

【注】

① 苍天：指天空。张志聪说："天色深玄，故曰苍天。"

② 传：俞樾说："传读为抟，聚也。'传精神'即抟聚精神。"

③ 服：谓阳气运行。"服"作"运行"解。见《荀子·宥坐》杨注。"天气"即阳气。

④ 外壅：孙鼎宜说："壅，肿也。《释名》：'肿，钟也，寒热气所钟聚也。'壅、闭皆不通之名。"

⑤ 卫气散解："卫气"是阳气的变文，"散解"同义复词。《广雅·释诂三》："解，散也。"阳气散与上阳气固对文。

⑥ 削：有"减"义。见《广雅·释诂二》。

【语译】

由于人的生气与天相关，所以苍天之气清净，那么人的意志就平和。顺应了这个道理，能使阳气固护，即便有贼风虚邪，也不能侵害人体。所以圣人抟聚精神，运行阳气，而通阴阳的变化。如果不是这样，在内就会九窍闭塞，在外就会发生肌肉壅肿的病变，阳气就消散了，这是自已招致的伤害，而使生气受到削弱。

阳气者若天与日，失其所❶①，则折寿而不彰②，故天运当以日光明，是故阳因而上❷卫外③者也。

【校】

❶ 所：《太素》"所"作"行"。

❷ 而上：《太素》"而上"互乙，作"是故阳因上而卫外者也"。

【注】

① 失其所：楼英说："人之阳气犹天之日光，人失阳气，而知觉运动视听言嗅之灵明隳坏不彰、寿命易折，犹天之失光明，则万物无以发生也。"

② 彰："彰"与"章"通。《匡谬正俗》六："古谓大木为章。"引申"章"有长大之意。这是说阳气不固，则人易致夭折，而不能生长壮大。

③ 卫外：姚止庵说："阳气轻清上浮，善养之，则气自周密，足以卫固夫一身；不善养之，则寒暑湿气诸邪，乘之而入。"

【语译】

人体有阳气，像天有太阳一样。太阳失其正常运行，万物就不能生存；人体的阳气失其运行，就会折寿而不能生长壮大。所以说天的健运不息，是借太阳的光明，而人的阳气则是轻清上浮而起着保卫身体作用的。

因于寒，欲如运❶枢①，起居如惊❷②，神气乃浮③。因于暑，汗④，烦则喘喝⑤，静则多言⑥，体若燔⑦炭，汗出而散。因于湿，首如裹⑧，湿热不攘⑨，大筋软短⑩，小筋弛长，软短为拘，弛长为痿。因于气，为肿⑪，四维⑫相代，阳气乃竭。

【校】

❶ 运：《太素》"运"作"连"。林校引全本作"连"，与《太素》合。张文虎说："王本误'连'为'运'，王强为之说。"

❷ 惊：吴本"惊"作"警"。

【注】

① 运枢："连枢"是说动转不灵，以喻志意不畅。"连枢"三句，是说人体因为寒气而收敛，阳为所束，所以有不能适意、劳扰不安、神气不静的现象。

② 惊：吴本作"警"，是。有戒备之意，以喻起居不宁。

③ 浮：孙鼎宜说："浮，阳气外越也。"

④ 汗：是由暑气内扰于营所致。

⑤ 烦则喘喝：暑邪迫肺，就会出现烦喘的症状。"喝"是因喘促而发出的一种声音。

⑥ 多言：吴瑭说："邪不外张而内藏于心则静，心主言，暑邪在心，虽静亦欲自言不休也。"

⑦ 燔：有"烧"义。见《列子·黄帝》张注。

⑧ 首如裹：即头部沉重不爽，如有物蒙裹。

⑨ 攘：有"除"义。见《离骚》王注。

⑩ 耎（ruǎn 软）短："耎"有收缩之意。朱彦修说："大筋软短者，热伤血，不能养筋，故为拘挛。小筋弛长者，湿伤筋，不能束骨，故为痿弱。"

⑪ 因于气为肿：《圣济总录》卷一百三十六："肿毒之作，盖有因于气者，以诸气属于肺，肺主皮毛，为风邪所搏，则郁而不通，肿虽见于皮毛，然气虚无形，故状如痛，无头虚肿，而色不变，皮上虽急，动之乃痛。附治气肿十一方。"柯逢时说："气即风，此明风、寒、暑、湿之因。"

⑫ 四维：尤怡说："四维，四肢也。相代，相继为肿也。四肢为诸阳所实之处。相继为肿者，气馁而行不齐也，故曰阳气乃竭。"

【语译】

人若受寒气的侵袭，就会在意志上不舒畅，起居不宁，像有戒备似的，神气浮越，阳气就不能固密了。若由于夏季暑气所伤，就会多汗、烦躁，甚至喘促、喝喝有声。如暑邪内攻，影响神明，那么，身体虽不烦躁，可是由于气伤神虚，也会多言多语，身体像烧炭一样发热，必须出汗，热才能退。如果伤于湿邪，就会头部沉重，好像有东西裹着一样。倘湿热不能及时排除，就会出现大筋拘而不伸，小筋弛而无力的症状。倘若气被风邪所搏，发为气肿，四肢交替肿痛不休，这就是阳气衰竭的现象。

　　阳气者，烦劳①则张，精绝②，辟积③于夏，使人煎❶厥④。目盲不可以视，耳闭不可以听，溃溃乎若坏都⑤，汩汩❷⑥乎不可止。阳气者，大怒则形气绝；而血菀❸于上⑦，使人薄厥⑧。有伤于筋⑨，纵⑩，其若不容⑪，汗出偏沮⑫，使人偏枯。汗出见湿，乃生痤疿⑬。高粱❹之变⑭，足生大丁⑮，受如持虚❺⑯。劳汗当风，寒薄为皶⑰，郁乃痤。

【校】

❶ 煎：《太素》"煎"作"前"。

❷ 汩汩：《太素》"汩汩"作"滑滑"。

❸ 菀：《太素》"菀"作"宛"。

❹ 高粱：《太素》"高"作"膏"。"高粱"，乃是"膏粱"之假借。

❺ 受如持虚：《素问病机气宜保命集》卷二十六引作"受持如虚"。

【注】

① 烦劳：同义复词。《广雅·释诂一》："烦，劳也。""劳"则阳气扬而炎上。

② 精绝："绝"有衰竭的意思。吴崑说："火炎则水干，故令精绝。"

③ 辟积：周慎斋说："辟，病也。辟积，谓病之积也。"

④ 煎厥：李笠说："作'煎'字讹'前厥'即前仆。"

⑤ 溃溃乎若坏都："溃"有横决之意。"都"为水泽所聚。见《水经注·涑水》郦注。这是说阳极欲绝，精败神去，若水泽之横决而崩坏。

⑥ 汩汩：《方言》六："汩，去貌，疾若流水。"本句是说目盲耳闭，病势发展极速，故以"汩汩"描写，与上"溃溃"句意义一贯。《太素》"汩"作"滑"，两字义近。

⑦ 血菀于上："菀"与"宛"通。古书多假"宛"为"郁"。"上"引申与"囟"通。《说文·囟部》："囟，头会脑盖。""血菀于上"即血郁于头部。

⑧ 薄厥："薄"与"暴"通。见《汉书·宣帝纪》颜注。"薄厥"谓发病急骤之厥证。

⑨ 有伤于筋：周学海说："大怒，血郁于上，亦有不发厥者。怒生于肝，肝主筋，怒则血气奔逸，火升液耗而筋伤。"

⑩ 纵：筋伤则纵，"纵"谓弛纵、痿废。

⑪ 不容：谓肢体不受意志支配，不能运动自如。

⑫ 汗出偏沮：姚止庵说："阳气盛则汗出通身，阳虚则气不周流，而汗出一偏，气阻一边，故云偏沮。"

⑬ 痤疿："痤"是疮疖，赤肿而有脓血。"疿"者，先如水疱作痒，次变脓疱作疼。

⑭ 高梁（膏粱）之变：指肥甘厚味之品。"变"有"害"意。

⑮ 足生大丁："足"有"能"意。"丁"似为"且"（与疽同）之讹字。"丁""且"古文形近致误。膏粱之害，所以能生大疽，是因厚味郁为内热，发于肌肉，毒深则为痈为疽。《扁鹊心书》卷上引"丁"作"疽"。其书虽伪，此点却甚可取。

⑯ 受如持虚："如持"应作"持如"。"持"有"得"意。见《吕氏春秋·至忠》高注。"如"作"从"解。"受持如虚"是说人体蕴蓄热毒，得从虚而出。刘河间说："内结而发诸外，未知从何道而出，皆是从虚而出。假令太阳经虚，从背而出；少阳经虚，从鬓而出；阳明经虚，从髭而出；督脉经虚，从脑而出。"

⑰ 皶（zhā 渣）：粉刺。

【语译】

人身的阳气，在烦劳的情况下，就会形成亢阳外越，因而导致阴精耗竭。成病积久，到了夏天，再加上炎热，就有发生"煎厥"病的可能。它的主要症状是：耳朵闭塞听不见，眼睛昏蒙看不清。病势危急，正像水泽溃决，水流迅疾，不可遏止，一发而不可收拾。又人身的阳气，在大怒时，形与气隔绝了，血就会郁于头部，可能发生"薄厥"的病。但是，大怒之后，也有不发厥的，那就又会伤筋的。因为肝主筋。筋受了伤，肌肉无所约束，会变松弛，肢体行动就不能自如。阳气虚，气不周流，汗出偏于半身的，将来可发生偏枯病。汗出后，要受到湿邪侵袭，就会生痤疿。多吃肥肉精米厚味的害处，是能够生大疽。人的哪条经脉虚，大疽就从哪条经脉发生。如果劳动之后，汗出当风，寒气逼于皮肤，每每发生粉刺，郁积久了，便成为疮疖。

精气者，精则养神①，柔则养筋。开阖不得②，寒气从之，乃生大偻③。陷脉为瘘④，留连肉❶腠⑤。俞❷气化薄⑥，传为善畏，及为惊骇⑦。营气不从，逆于肉理，乃生痈肿❸。魄汗⑧

未尽，形弱而气烁，穴俞以闭，发为风疟⑨。

【校】

❶ 肉：莫校本"肉"作"内"。

❷ 俞：《太素》"俞"作"输"。

❸ 营气不从逆于肉理乃生痈肿：楼英说："'营气'以下十二字，应移在'乃生大偻'句后，夫阳气因失卫而寒气从之为偻，然后荣气逆而为痈肿。痈肿失治，然后陷脉为瘘，而留连肉腠焉。"

【注】

① 精则养神：尤怡说："阳之精，如日光明洞达，故养神；阳之柔，如春景和畅，故养筋。"

② 开阖不得：孙鼎宜说："阳气于人，卫气为之主，昼行于阳，夜行于阴，此腠理开闭之常。《庄子·大宗师》：'得者，时也'。然则，'不得'者，失时也。"

③ 大偻：即曲背，由于阳气开阖失时，寒气内袭，筋络拘急，故屈伸不能，行则偻俯。《医垒元戎》卷十有"大偻方"一则。

④ 陷脉为瘘："陷脉"即寒气陷入脉中。"瘘"，据《病源·诸瘘候》，凡日久成脓溃漏，都叫作瘘。不仅指瘰疬言。

⑤ 留连肉腠："留连"即留滞。"肉腠"指肌肉纹理。

⑥ 俞气化薄：是说寒邪之气，通过背俞，而内迫脏腑。

⑦ 惊骇：王肯堂说："惊是瘘疮所为之惊骇。盖俞则瘘疮之俞窍，其痛气留连肉腠之间，恐人触着而痛，故化惕惕然之心，内薄而传为'善畏''惊骇'之疾也。"

⑧ 魄汗：指自汗。"魄"与"白"通。《战国策·楚策》鲍注："白汗，不缘暑而汗。"

⑨ 风疟：感风而得，恶风自汗，烦躁头痛，先热后寒。见《医通》卷三《疟》。

【语译】

阳气在人体里，它的精微可以养神，它的柔性可以养筋。如果腠理开阖失时，寒邪乘机袭人，就要生大偻病。营气本来是流行在经脉里的，如果寒气入于经脉，营气不能顺着经脉走，却阻滞在肌肉之中，就会发生痈肿。寒气深入血脉之中，可以成为瘘疮，留滞在肌肉纹理，就会长时间不能痊愈。如果寒邪从背俞侵入到脏腑，可以出现善畏和惊骇的症状。汗出不透，形弱气消，俞穴闭塞，致使邪气留在体内，寒热交迫，就会发为风疟之病。

故风者，百病之始也，清静❶则肉腠闭拒①，虽有大风苛毒②，弗之能害❷③，此因时之序也。

【校】

❶ 清静：柯校谓"清静"上脱"阳气"二字。按：王注："清静则肉腠闭、阳气拒。"似王所据本"阳气"二字，在"肉腠闭"下。

❷ 害：《太素》"害"作"客"。

【注】

① 闭拒："拒"有"守"义。见《淮南子·本经》高注。"清静则肉腠闭、阳气拒"是说如无嗜欲、淫邪、烦劳，志意清静，则腠理闭密，阳气固守，外邪自不能侵。

② 苛毒："苛"有"暴"义。见《荀子·富国》杨注。"苛毒"是说厉害的毒邪。

③ 害："害"应作"客"。"客"指侵入人体的病邪。

【语译】

举要来说，风是百病的开端，能够引起各种疾病。但是，只要意志安闲，就能使腠理闭密，阳气能够卫外，就有坚强的抵抗力。纵然有大风苛毒，也很难侵入人体，这关键就在于能够顺应四时的气序，做好调节养生。

故病久则传化①，上下不并②，良医弗为③。故阳❶畜❷积病死，而阳气当隔④，隔者当泻，不亟正治⑤，粗乃败之❸⑥。故阳气者，一日而主外，平旦人气生❹，日中而阳气隆，日西而阳气已虚，气门⑦乃闭。是故暮而收拒⑧，无扰筋骨，无见⑨雾露，反此三时⑩，形乃困薄⑪。

【校】

❶ 阳：熊本"阳"下有"气"字。

❷ 畜：滑抄本"畜"作"蓄"。检《太素》亦作"蓄"，与滑抄本合。

❸ 粗乃败之：《太素》作"旦乃败亡"。萧氏校语谓"别本旦作且"。据是，则"旦"字先误作"且"，后又误增偏旁作"粗"，则形迹是明显的。至"亡"作"之"，是又草书致误。

❹ 人气生："人"下脱"阳"字，王注："故阳气平晓生。"是王所据本有"阳"字。《学医随笔》引作"平旦人阳气生"。与王注本合。

【注】

① 传化：是说由此传彼，变生别证。

② 不并：王冰说："并，谓气交通也。""不并"是说上下之气不相交通，所谓阴阳否隔。

③ 弗为：是说不能将病治愈。《广雅·释诂》："为，愈也。"《说文》："愈，病瘳也。"

④ 隔："隔"有"消散"的意思。"隔"与"融"通。见《史记·秦始皇本纪》集解。"融"有"消"义。见《文选·游天台山赋》善注。

⑤ 不亟正治："亟"有"急"的意思。《说文》："正，是也。""是"为语助词。"不亟正治"是说不急治疗。

⑥ 粗乃败之：应作"旦乃败亡"。是说日内就可死亡。

⑦ 气门：指汗孔言。谓"气门"者，是说汗从肺气而宣发也。

⑧ 收拒：喻昌说："收者，收藏神气于内也；拒者，捍拒邪气于外也。"

⑨ 见："见"有"被"义。

⑩ 三时：姚止庵说："三时谓平旦与日中，气行于阳，可动则动；日西气行于阴，当静则静，如动静乖违，则气弱而形坏。"

⑪ 困薄：谓憔悴虚损。《广雅·释言》："困，悴也。"《吕氏春秋·仲夏》高注："薄犹损也。"

【语译】

所以病的时间长了，就会变生别的证候，若病到了上下之气不能相通，那时虽有良医，也是治不好的。人的阳气过分蓄积，也会致死。治疗方法，既然是阳气蓄积，就应该把它消散，如何消散呢？就应该用泻法，不赶紧治疗，日内就可死去。人身的阳气，一天里都是属于外部的。天晓的时候，人的阳气始生；中午的时候，阳气最旺盛；到了日落的时候，阳气衰退，气门也就随着关闭了。这时候，就应当休息，阳气收藏了，就能捍拒邪气。不要扰动筋骨，不要冒犯雾露，如果违反了这个平旦、日中、日暮的动静规律，就会生病而使形体憔悴损坏。

岐伯曰：阴者，藏精而起亟**❶**也；阳者，卫外而为固也，阴不胜其阳，则脉流薄疾①，并**❷**乃狂。阳不胜其阴，则五脏气争**❸**，九窍不通。是以圣人陈阴阳②，筋脉和同③，骨髓坚固，气血皆从。如是则内外调和，邪不能害，耳目聪明，气立④如故。

【校】

❶ 起亟：吴注本作"为守"。

❷ 并：《素问病机气宜保命集》卷上引作"病"。

❸ 争："争"疑系"静"之坏字，传刻误脱偏旁。阳不胜阴，阴胜则静，阳失运行，郁滞为病，故九窍不通。

【注】

① 脉流薄疾：《广雅·释诂》："流，行也。""薄"与"搏"通。本句是说脉之往来搏疾有力而数，此乃阴不胜阳，亢阳外越，故脉象如是。

② 陈阴阳："陈"有"道"（讲说的意思）义。见《汉书·哀帝纪》颜注。反复讲说阴阳，就是使人了解养生，必先法于阴阳。

③ 和同：同义复词。即筋脉舒和的意思。

④ 气立："立"字应该反训，作"行"讲。见《吕氏春秋·贵因》高注。本句是说气之运行如常。

【语译】

岐伯说：阴是蓄藏精气而守于内部的，阳是保卫人体外部而坚固腠理的。假如阴不胜阳，那么脉之往来就搏疾有力，病会发狂；如果阳不胜阴，那么五脏之气就会静息，以致九窍不通。所以圣人讲明阴阳，使人注意平衡，不使偏胜，因而筋脉舒和，骨髓坚固，气血畅通，这样就能够内外调和，不受邪气的伤害，耳聪目明，气的运行也就能始终如常了。

风客①淫气②，精乃亡，邪伤肝也。因而饱食，筋脉横解③，肠澼④为痔。因而大❶饮⑤，则气逆⑥。因而强力，肾气乃伤，高骨⑦乃坏。

【校】

❶ 大：《太素》"大"作"一"。

【注】

① 客：邪从外侵入。

② 淫气：渐渐侵害元气。

③ 横解：横满解裂的意思。

④ 肠澼：杨上善说："泄脓血也。"

⑤ 大饮："大"即"太"字。"太饮"与上"饱食"对文。《太素》作"一"，与"太"义同。

⑥ 气逆：王冰说："饮多则肺布叶举，故气逆而上奔。"

⑦ 高骨：顾观光说："此指腰间脊骨之高者，自第十三节至十六节皆是。"

【语译】

风邪侵入人体，渐渐侵害元气，精血就要损耗，这是邪气伤害肝脏的缘故。在这种情况下，如果吃得过饱，胃肠的筋脉横满解裂，就会形成下泄脓血的痔疮；如果饮酒过度，肺气就会上逆；如果强力入房，就会损伤肾气，使腰间高骨受到损坏。

凡阴阳之要，阳密乃固❶，两❷者不和①，若春无秋，若冬无夏②，因而和之，是谓圣度。故阳强不能密，阴气乃绝，阴平阳秘，精神乃治，阴阳离决，精气乃绝。

【校】

❶ 阳密乃固：《太素》作"阴密阳固"。

❷ 两：《太素》"两"上有"而"字，是。"而"有"如"义。

【注】

① 不和：是说偏胜，指阴阳偏胜。

② 若春无秋若冬无夏：高世栻曰："如阴不胜其阳，而阳气胜，若春无秋矣；阳不胜其阴，而阴气胜，若冬无夏矣。"

【语译】

大凡阴阳的主要关键，在于阴气宁静，阳气固密。如果阴阳偏胜，失去平衡协调，那就像一年之中，只有春天而没有秋天，只有冬天而没有夏天一样。因此说，使阴阳调和，这是圣人最好的养生方法。如果阳气过强，不能密藏，那阴气就要亏耗；阴气和平，阳气密藏，精神就会旺盛；如果阴阳离决而不相交，那精气也就随之而竭尽了。

因于露^①风，乃生寒热。是以春伤于风，邪气留连❶，乃为洞泄^②。夏伤于暑，秋为痎疟，秋伤于湿，上❷逆而咳，发为痿厥。冬伤于寒，春必温病❸。四时之气，更❹伤^③五脏。

【校】

❶ 连：《类说》引"连"作"夏"，属下读。按：以《灵枢·论疾诊尺》"春伤于风，夏生后泄肠澼"律之，作"夏"是。

❷ 上：《类说》引"上"作"冬"。按：作"冬"是。本书《阴阳应象大论》及《灵枢》并有"秋伤于湿，冬生咳嗽"之文。

❸ 温病：明绿格抄本"温病"作"病温"。

❹ 更：《太素》"更"作"争"，属上读。

【注】

① 露：孙鼎宜说："按《文选·长杨赋》注：'露，暴露。'露与冒字通。风气内搏，故生寒热。"

② 洞泄：即疾泄。《文选·演连珠》善注："洞，疾貌。"杨上善说："食入口还出。"还出即旋出，极言其泄之疾。

③ 更伤："更"应依《太素》作"争"，属上读。杨上善说："风寒暑湿四时邪气争而不和，伤五脏也。"

【语译】

如果冒受风邪，就会发生寒热。所以，春天伤于风邪，邪气留滞不去，到了夏天就会发生洞泄的病。夏天伤于暑邪，潜藏于内，到了秋天，就会发生疟疾。秋天伤于湿邪，到了冬天，就会随之气逆而痰咳，以致形成痿厥这样的重病。冬天被寒邪所伤害，到了春天，必然会发生温热的病。因此说，风寒暑湿这些四时的邪气，是会伤害五脏的。

阴之所生，本在五味，阴之五宫①，伤在五味。是故味过于酸，肝气以津②，脾气乃绝。味过于咸，大骨气劳❶，短肌③，心气❷抑④。味过于甘❸，心气喘满，色黑❹，肾气不衡❺。味过于苦❻，脾气不濡❼⑤，胃气乃厚⑥。味过于辛，筋脉沮弛⑦，精神乃央⑧。是故谨和五味⑨，骨正筋柔，气血以流，腠理以密，如是则骨气❸以精。谨道如法⑩，长有天命⑪。

【校】

❶ 大骨气劳：《太素》"大"上有"则"字。《云笈七签》引无"大"字。综合以上所引，本句应作"则骨气劳"。盖咸能软坚，过则伤骨，故曰"则骨气劳"。"劳"有"病"义。

❷ 心气：《太素》"气"上无"心"字。《类说》引作"气折"。

❸ 甘：《太素》"甘"作"苦"。《素问绍识》说："作苦是。味过于苦，心气过实，以为喘满，火亢血燥，水火不济，故肾气不衡。"

❹ 色黑：二字疑衍。酸咸甘辛各节，都未言到面色，何于苦独异？

❺ 不衡：《太素》《云笈七签》引"衡"并作"卫（衞）"。"不卫"犹云无力。

❻ 苦：《太素》"苦"作"甘"。《素问绍识》说："作甘为是。味过于甘，则脾气过实，胃气因而致病。"

❼ 不濡：《太素》《云笈七签》引"濡"上并无"不"字。

❽ 骨气：胡本、赵本、明绿格抄本"骨气"并作"气骨"。

【注】

① 五宫：即五脏。

② 津：有"聚"义。见《史记·天官书》索隐。酸入肝，过则肝气凑聚，失其条达，木郁克土，故脾气不运。

③ 短肌：是说皮肤干枯，毫无润泽。

④ 气抑："抑"有郁滞的意思。

⑤ 濡：濡滞。过甘伤脾，脾气濡滞。

⑥ 厚：有"薄"的意思（此反训）。见《淮南子·俶真》高注。这是说脾困不能为胃行其津液，胃气乃薄。

⑦ 沮弛：慧琳《音义》卷九引《三苍》"沮，渐也，败坏也"。这是说过食辛味，就令人筋脉渐渐弛缓而败坏了。

⑧ 乃央：俞樾说："央，尽也。"有颓靡的意思。

⑨ 谨和五味：杨上善说："调五味各得其所者，则咸能资骨，故骨正也。酸能资筋，故筋柔也。辛能资气，故气流也。苦能资血，故血流也。甘能资肉，故腠理密也。"

⑩ 谨道如法："道"有"行"的意思。"谨道如法"是说按着养生方法去做。

⑪ 天命：即人类寿命的自然规律。

【语译】

精血的产生，根源于对饮食五味的物质摄取。但是，贮藏精血的五脏，又可因为过食五味而受伤害。举例来说：过食酸的东西，会使肝气凑聚，失去条达，脾气因而受到克制，就可能呈现衰弱。过食咸的东西，会使骨气受伤，肌肉枯槁，气也就郁滞了。过食苦味的东西，会使心气喘闷，肾气也就衰弱了。过食甘味的东西，会使脾气濡滞，胃气也就薄弱了。过食辛味的东西，会使筋脉渐渐衰败，精神也就颓靡了。所以把五味调和得适当，使得骨骼正直，筋脉柔和，气血流通，腠理固密，这样，就气骨精强了。要是能够严格地按着养生的方法去做，就可以享受天赋的寿命了。

金匮真言论篇第四

本篇说明四时的气候变异，能够影响人的脏腑，发生疾病；又介绍了人体、四时、五行、五色、五味、五音等联系情况，显示出天人之间各方面的关系和疾病变化。

黄帝问曰：天有八风①，经有五风②，何谓？岐伯对曰❶：八风发邪❷，以为❸经风，触五脏，邪气发病。所谓得四时之胜者，春胜长夏，长夏胜冬，冬胜夏，夏胜秋，秋胜春，所谓四时之胜也❹。

【校】

❶ 何谓岐伯对曰：《太素·阴阳杂说篇》无此六字。

❷ 邪：《太素》"邪"下有"气"字。

❸ 以为：《太素》无"以为"二字，"经风"二字属下读。

❹ 所谓……胜也：柯逢时曰："所谓得四时之胜者以下三十二字错简。《六节藏象》文重出。"

【注】

① 八风：大弱风（从南方来）、谋风（西南方来）、刚风（西方来）、折风（西北方来）、大刚风（北方来）、凶风（东北方来）、婴儿风（东方来）、弱风（东南方来）。

② 五风：指肝风、心风、脾风、肺风、肾风。马莳说："八风发其邪气，入于五脏之经。"

【语译】

黄帝说：天有八方之风，人的经脉有五脏之风。八方不正常的气候，传播了致病因素；入于五经的风邪，触动人的五脏，因而发病。

东风生于春①，病在肝②，俞③在颈项；南风生于夏，病在心，俞在胸胁；西风生于秋，病在肺，俞在肩背；北风生于冬，病在肾，俞在腰股；中央为土，病在脾，俞在脊。

【注】

① 东风生于春：马莳说"春主甲乙木，其位东，故东风生于春。"以后南风、西风、北风，可以此类推。

② 病在肝：马莳说"在天为风，在脏为肝，故人之受肝，当在于肝。"以后在心、在肺、在肾，可以此类推。

③ 俞：周学海说："俞，应也。非俞穴。"

【语译】

东风生于春季，病变常发生在肝经，而表现于颈项。南风生于夏季，病变常发生在心经而表现于胸胁。西风生于秋季，病变常发生在肺经而表现于肩背。北风生于冬季，病变常发生在肾经而表现于腰股。中央属土，病变常发生在脾经，而表现于脊背。

故春气①者❶病在头，夏气者病在脏②，秋气者病在肩背，冬气者病在四肢③。

【校】

❶ 气者：《类说》引"气"下无"者"字。下夏、秋、冬同。

【注】

① 气：此指外界之气候。

② 在脏："脏"指心脏。张介宾说"在脏言心，心通夏气，为诸脏之主也。"

③ 四肢：《千金》卷十九第五："以冬遇病为骨痹，肾病则骨极，手足瘸（juān 娟）疼，屈伸不利。"

【语译】

所以春气为病，病多在头部；夏气为病，病多在心脏；秋气为病，病多在肩背；冬气为病，病多在四肢。

故春善①病鼽衄②，仲夏善病胸胁，长夏善病洞泄寒中③，秋善病风疟，冬善病痹厥^④。

【注】

① 善：有"多"的意思。

② 鼽衄（qíunù 求恧）："鼽"《说文·鼻部》："鼽，病寒鼻塞也。""衄"谓鼻中血出。

③ 寒中：指里寒证。

④ 痹厥：偏义复词，此指痹说。冬气病在腰股四肢，所以容易发生痹证。

【语译】

所以春天多生鼽衄之病，夏天多生胸胁之病，长夏多生里寒急泄之病，秋天多生风疟之病，而冬天多生痹证。

故冬不按跷^①，春不鼽衄，春不^❶病颈项，仲夏病胸胁，长夏不病洞泄寒中，秋不病风疟，冬不病痹厥。飧泄而汗出也^❷。

【校】

❶ 春不：明绿格抄本"不"上无"春"字。

❷ 飧泄而汗出也：《类说》引无此六字。林校谓此六字疑剩。

【注】

① 按跷：指扰动筋骨说。

【语译】

所以冬天只要善于保养阳气，不扰动筋骨，春天就不会发生鼽衄之疾，也不会得颈项的病，夏天就不会得胸胁部疾病，长夏就不会得里寒洞泄的疾病，秋天就不会得风疟这样的疾病，冬天也就不会得痹证。

夫精^①者，身之本也。故藏^❶于精者，春不病温。夏暑汗不出者，秋成风疟。此平人脉法也^❷。

【校】

❶ 藏：于鬯说："藏上当脱冬字。下云'夏暑汗不出者，秋成风疟'。此冬字与彼夏字为对。"

❷ 此平人脉法也：此六字，据林校谓"义不与上相接"。疑此六字，应在后文"合心于精"句下，误窜于此。

【注】

① 精：一是指生殖的基本物质（先天之精），一是指水谷食物所化的精微（后天之精），这里主要是指前者说的。

【语译】

精在人身，如同树木的根本一样。所以冬季善于保养精气的，春天就不易生温病。夏天是应疏泄的，如果应该汗出而不出汗，到了秋天就会得风疟的病。

故曰：阴中有阴，阳中有阳。平旦至日中①，天之阳，阳中之阳也；日中至黄昏②，天之阳，阳中之阴也；合夜至鸡鸣③，天之阴，阴中之阴也；鸡鸣至平旦④，天之阴，阴中之阳也。故人亦应之。

【注】

① 平旦至日中：谓自卯时至午时。即 6 ～ 12 时。

② 日中至黄昏：谓自午时至酉时。即 12 ～ 18 时。

③ 合夜至鸡鸣：谓自酉时至子时。即 18 ～ 24 时，于鬯说："合夜即黄昏。'合'疑'台'字之形误，'台'实'始'字之声借。始夜为黄昏之变文。"

④ 鸡鸣至平旦：谓自子时至卯时。即 0 ～ 6 时。

【语译】

所以说，阴中有阴，阳中有阳。从天明到中午这段时间里，自然界的阳气是阳中之阳。从中午到黄昏这段时间里，自然界的阳气是阳中之阴。从黄昏到鸡叫这段时间里，自然界的阴气是阴中之阴。从鸡叫到天明这段时间里，自然界的阴气是阴中之阳。自然界的阴阳之气是这样，人的阴阳之气也是这样。

夫言人之阴阳，则外为阳，内为阴①。言人身之阴阳，则背为阳，腹为阴②。言人身之脏腑中阴阳，则脏者❶为阴，腑者❶为阳。肝、心、脾、肺、肾五脏皆为阴③，胆、胃、大肠、小肠、膀胱、三焦六腑皆为阳③。所以欲知阴中之阴阳❷中之阳者何也？为冬病在阴④，夏病在阳⑤，春病在阴⑥，秋病在阳⑦，皆视其所在，为施针石⑧也。故背为阳，阳中之阳⑨，心也；背为阳，阳中之阴⑩，肺也；腹为阴，阴中之阴⑪，肾也；腹为阴，阴中之阳⑫，肝也；腹为阴，阴中之至阴⑬，脾也。此皆阴阳表里内外雌雄❸相输应也⑭，故以应天之阴阳也。

【校】

❶ 者："者"字疑衍。"脏为阳，腑为阴"与上"外为阳，内为阴"，"背为阳，腹为阴"句式一律。

❷ 阳：《太素》"阳"上有"而"字。

❸ 内外雌雄：《太素》"内外"下有"左右"二字，"雌雄"下有"上下"二字。

【注】

① 外为阳内为阴：杨上善说"皮毛肤肉在外为阳，筋骨脏腑在内为阴。"

② 背为阳腹为阴：杨上善说："背在胸上近头，故为阳。腹在胸下近腰，故为阴。"

③ 皆为阴　皆为阳：李中梓说："五脏属里，藏精气而泻，故为阴。六腑属表，传化物而不藏，故为阳。"

④ 冬病在阴：杨上善说："冬之所患咳嗽痹厥，得之秋日伤湿，阴也。"

⑤ 夏病在阳：杨上善说："夏之所患飧泄病者，得之春日伤风，阳也。"

⑥ 春病在阴：杨上善说："春之所患温病者，得之冬日伤寒，阴也。"

⑦ 秋病在阳：杨上善说："秋之所患痎疟病者，得之夏日伤暑，阳也。"

⑧ 石：谓砭石。

⑨ 阳中之阳：杨上善说："心肺在膈以上，又近背上，所以为阳也。心以属火，火为太阳，故为阳中之阳。"

⑩ 阳中之阴：杨上善说："肺以属金，金为少阴，故为阳中之阴。"

⑪ 阴中之阴：杨上善说："肾肝居膈以下，又近下极，所以为阴也，肾以属水，水为太阴，故为阴中之阴。"

⑫ 阴中之阳：杨上善说："肝以属木，木为少阳，故为阴中之阳。"

⑬ 阴中之至阴：杨上善说："脾居腹中至阴之位，以资四脏，故为阴中之至阴。"

⑭ 此皆阴阳表里内外雌雄相输应也：杨上善说："五脏六腑，即表里阴阳也。皮肤筋骨，即内外阴阳也。肝肺左右，即左右阴阳也。牝脏牡脏，即雌雄阴阳也。腰上腰下，即上下阴阳也。此五阴阳气相输会，故曰合于天也。"

【语译】

就整个人体来说，外部为阳内部为阴。若单就躯干来说，背部为阳，腹部为阴。若单就脏腑来说，肝、心、脾、肺、肾五脏都属阴，而胆、胃、大肠、小肠、三焦、膀胱都属阳。那么要了解阴中之阴、阳中之阳的道理，是为了什么呢？就因为冬病发生在阴，夏病发生在阳，春病发生在阴，秋病发生在阳，都应按照疾病所在的部位来进行针刺或砭石治疗的缘故。所以说：背部为阳，阳中之阳为心。背部为阳，阳中之阴为肺。腹部为阴，阴中之阴为肾。腹部为阴，阴中之阳为肝。腹部为阴，阴中之至阴为脾。以上所说的都是人体的阴阳表里内外雌雄的对应关系，它们与自然界四时昼夜的阴阳变化，是相符合的。

帝曰：五脏应四时，各有收❶受①乎？岐伯曰：有。东②方青色，入通于肝。开窍于目，藏精于肝，其病发惊骇❷。其味酸，其类草❸木，其畜鸡，其谷麦，其应四时，上为岁星③，是以春气在头也❹，其音角，其数八，是以知病之在筋也❺，其臭臊④。

【校】

❶ 收：朝本作"攸"。

❷ 其病发惊骇：此五字是衍文。据下文例，当云"故病在头"。应据《素问识》校改。

❸ 草："草"字衍。见沈祖绵说。

❹ 是以春气在头也：此句当作"是以知病之在筋也"。应据《素问识》改。

❺ 是以知病之在筋也：此八字系错出，应据《素问识》删。

【注】

① 收受："收"应作"攸"。"攸"有"所"义。"受"作"用"解。见《吕氏春秋·赞能》高注。"攸受"即是"所用"的意思。

② 东：在五行为木，在脏为肝，在九窍属目。

③ 岁星：即木星。

④ 臭臊："臭"作"气"字解。见《易·系辞上传》虞注。臊，腥膻之气。

【语译】

黄帝说：五脏与四时相对应，都各有所用吗？岐伯答：有。东方青色，和人身的肝相应。肝开窍于目，精华藏在其中，它发病多在头部。比象来说，在五味中为酸，在植物中为木，在五畜中为鸡，在五谷中为麦，在四时中上为岁星，这些都属木的一类，和肝是相应的，所以肝有病就会发生在筋的方面。再有，属木性质的，在五音中为角，在五行生成数中为八，在气中为腥臊。

南①方赤色，入通于心，开窍于耳❶，藏精于心，故病在五脏②，其味苦，其类火，其畜羊，其谷黍，其应四时，上为荧惑③星，是以知病之在脉也，其音徵，其数七，其臭焦。

【校】

❶ 耳："耳"字误，应作"舌"。《阴阳应象大论》"南方生热……在窍为舌"。是可证。

【注】

① 南：在五行为火，在脏为心，在九窍属舌。

② 五脏：杨上善说："心为五脏主，不得受于外邪，受外邪，则五脏皆病。"

③ 荧惑：即火星。

【语译】

南方赤色，与人身的心相应。心开窍于舌，精华藏于其中，它发病多在五脏。比象来说，在五行里为火，在五味中为苦味，在五畜中为羊，在五谷中为黍，在四时中上为荧惑星，这些都属火的一类，和心是相应的。所以心有病会发生在血脉方面。再有属火性质的，在五音中为徵，在五行生成数中为七，在气中为焦枯。

中央^①黄色，入通于脾，开窍于口，藏精于脾，故病在舌本❶，其味甘，其类土，其畜牛，其谷稷，其应四时，上为镇星^②，是以知病之在肉也，其音宫，其数五，其臭香。

【校】

❶ 病在舌本：当作"病在脊"，才与前文例合。应据《素问识》改。

【注】

① 中央：在五行为土，在脏为脾，在九窍属口。

② 镇星：即土星。

【语译】

中央黄色，与人身的脾相应。脾开窍于口，精华藏在其中，它发病多在脊部。比象来说，在五味中为甘味，在五行中为土，在五畜中为牛，在五谷中为稷，在四时中上为镇星，这些都属土的一类，与脾是相应的，所以脾有病会发生在肉的方面。再有，属土性质的，在五音中为宫，在五行生成数中为五，在气中为香。

西^①方白色，入通于肺，开窍于鼻，藏精于肺，故病在背，其味辛，其类金，其畜马，其谷稻，其应四时，上为太白星^②，是以知病之在皮毛也，其音商，其数九，其臭腥。

【注】

① 西：在五行为金，在脏为肺，在九窍属鼻。

② 太白星：即金星。

【语译】

西方白色，与人身的肺相应。肺开窍于鼻，精华藏在其中，它发病多在背部。比象来说，在五味中为辛味，在五行中为金，在五畜中为马，在五谷中为稻，在四时中上为太白星，这些都属于金的一类，和肺是相应的，所以有病会发生在皮毛方面。再有，属金性质的，在五音中为商，在五行生成数中为九，在气中为腥。

北①方黑色，入通于肾，开窍于二阴，藏精于肾，故病在溪②，其味咸，其类水，其畜彘❶，其谷豆，其应四时，上为辰星③，是以知病之在骨也。其音羽，其数六，其臭腐。

【校】

❶ 彘：《太素》作"豕"。

【注】

① 北：在五行为水，在脏为肾，在九窍属二阴（指前后阴）。

② 溪：谓肘、膝、腕。见本书《五脏生成论》王注。冬气病在四肢，故云病在溪。

③ 辰星：即水星。

【语译】

北方黑色，与人身的肾相应。肾开窍于二阴，精华藏在其中，它发病多在四肢。比象来说，在五味中为咸味，在五行中为水，在五畜中为豕，在五谷中为豆，在四时中上为辰星。这些都是属于水的一类，和肾是相应的，有病会发生在骨质方面。再有，属水性质的，在五音中为羽，在五行生成数中为六，在气中为腐朽。

故善为脉①者，谨察五脏六腑，一逆一从❶，阴阳、表里、雌雄之纪，藏之心意②，合心❷于精。非其人勿教③，非其真❸勿授③，是谓得道。

【校】

❶ 一逆一从：《太素》两"一"字无，"逆从"二字属上读。

❷ 心：《太素》作"之"。

❸ 真：《太素》作"人"。

【注】

① 为脉：指候脉言。

② 心意："意"与"臆"通。"心意"犹言"胸臆"。见《素问绍识》。

③ 教 授：杨上善说："教，谓教童蒙。授，谓授久学。"

【语译】

所以精通脉诊的人，必须小心地审察五脏六腑的气血逆顺以及阴阳、表里、雌雄的所以然，经过深思熟虑，以达到精微地步。这样的脉学是宝贵的。但不是好学的人不要传授给他，这才算得到了传授的方法。

阴阳应象大论篇第五

　　本篇说明人体的阴阳和天地四时的阴阳是息息相通的。在文中，提出了有关病因、病能、诊法、治则各方面的观点，显示出理论对实践的指导意义。本篇内容广泛，其中关于阴阳五行的基本规律，如何从医疗各方面结合运用，是极为主要的。

　　黄帝曰：阴阳者，天地之道也❶，万物之纲纪①，变化之父母②，生杀之本始③，神明④之府也，治病必求于❷本⑤。故积阳为天，积阴为地。阴静阳躁❸，阳生阴长，阳杀❹阴藏。阳化气，阴成形⑥。寒极生热，热极生寒⑦。寒气生浊，热气生清⑧。清气在下，则生飧泄⑨；浊气在上，则生䐜胀⑩。此阴阳反作⑪，病之逆从⑫也。

【校】

❶ 也：《圣济经》卷五第一"也"作"路"。

❷ 于：滑抄本、吴注本"于"作"其"。

❸ 阴静阳躁：吴注本无此四字。

❹ 杀：《类说》卷三十七引"杀"作"发"。

【注】

① 纲纪：总的为纲，分支为纪。概括说，有纲领的意思。

② 变化之父母：姚止庵说："天之上，地之下，变变化化，无一不本于阴阳，故为变化之父母。""父母"，有起源之意。

③ 本始：有根本的意思。

④ 神明：指人的神态、知觉、精神活动的功能。

⑤ 治病必求于本：喻昌说："万事万变皆本阴阳，而病机药性脉息论治尤切于此。或本于阴，或本于阳，知病所由生而直取之，乃为善治。"

⑥ 阳化气阴成形：谓阳可以化生出功能，阴可以构成有形的物质。李中梓说："阳无形，故化气；阴有质，故成形。"

⑦ 寒极生热热极生寒：姚止庵说："阴盛之极，格阳于外，虚火浮动，躁扰如狂，阴证似阳之类，非真热也，寒之极也；阳盛于内，火闭不通，四肢厥冷，甚或战栗，阳证似阴之类，非真寒也，热之极也。所以者何！物极则变。"

⑧ 寒气生浊热气生清：张介宾说："寒气凝滞故生浊，热气升散故生清。"

⑨ 清气在下则生飧泄：罗天益说："清气下降而不升，冲和（脾胃）之气不能化而令物完出，谓之飧泄。"

⑩ 浊气在上则生䐜（chēn 抻）胀：䐜胀，指上腹部胀满。《圣济总录》卷五十七云："阴阳二者不可相干。今浊气在上。为阴气干扰，而清阳之气，郁而不散，所以䐜塞胀满常若饱也。"

⑪ 反作："反"作"违"解。"作"有"行"义。见《诗经·常武》郑笺。"阴阳反作"即阴阳违行。就是说清气应上升，而反下降；浊气应下降，而反上升，阴阳运行违反了规律，故曰"阴阳反作"。

⑫ 逆从：偏义复词，此侧重"从"说。

【语译】

黄帝说：阴阳是宇宙之中的道路，是一切事物的纲领，是千变万化的起源，是生长、毁灭的根本。对于人体来说，它是精神活动的大本营，治病当然必须从根本上去加以考察。再拿阴阳变化来说，清阳之气，积聚而上升，就成为天；浊阴之气，凝聚而下降，就成为地。阳主萌动，阴主成长，阳主生发，阴主收藏。阳能化生功能，阴能构成形体。寒到极点会生热，热到极点会生寒。寒气能产生浊阴，热气能产生清阳。清气在下，如不得上升，就会发生飧泄的病。浊阴在上，如不得下降，就会发生胀满的病。这就是违反了阴阳运行规律，就要导致疾病的道理。

故清阳为天，浊阴为地；地气上为云^①，天气下为雨^②；雨出地气^③，云出天气^④。故清阳出上窍^⑤，浊阴出下窍^⑥；清阳发腠理，浊阴走五脏；清阳实四肢，浊阴归六腑。

【注】

① 地气上为云：地面之水，由于蒸发，化气上升为云。高世栻说："地气上为云，又曰云出天气，自上而下，然后自下而上也。"

② 天气下为雨：地气上升为云，突遇冷空气，就凝结成水而下降为雨。高士栻说："天气下为雨，又曰雨出地气，从下而上，然后从上而下也。"

③ 雨出地气：虽说天气下为雨，但雨之来源，还是由于地面上升的水气，因此又说雨出地气。

④ 云出天气：虽说地气上为云，但是地气之所以上升为云，必须天上的热力蒸发，因此又说云出天气。

⑤ 上窍：指眼耳口鼻。"出上窍"如涕唾气液之类。

⑥ 下窍：指前后二阴。"出下窍"如矢溺之类。

【语译】

清阳之气变为天，浊阴之气变作地。地气上升就成为云，天气下降就变成雨；雨虽是下降于天，却是地气之所化；云虽是成于地气，却赖天气的蒸发。这是阴阳相互为用的关系。人体的变化也是这样，清阳出于上窍，浊阴出于下窍。清阳从腠理发泄，浊阴从五脏流走。清阳使四肢得以充实，浊阴使六腑能够相安。

水为阴，火为阳。阳为气，阴为味①。味归形，形归气②，气归精③，精归❶化④；精食气⑤，形食味⑥，化生精⑦，气生形。味伤形⑧，气伤精；精化为气⑨，气伤于味⑩。

【校】

❶ 归：《圣济经》卷六第三吴注引"归"作"得"。

【注】

① 阳为气阴为味："气"指体内流动的精微物质。"味"泛指一切食物。张介宾说："气无形而升，故为阳；味有质而降，故为阴。"

② 味归形形归气："归"有归结、产生的意思。"形"指形体，包括脏腑、肌肉、血脉、筋骨、皮毛等。张介宾说："五味生精血以成形，故味归形；形之存止，由气之聚散，故形归精气。"

③ 气归精：是说气生于精。

④ 精归化："化"有化生的意思。

⑤ 精食（sì 寺）气："食"与"饲"同，引申有仰求、给养之义。"精食气"即精仰赖气化而生。姚止庵说："气固蕴于精，而精又非气不摄，是气者所以养精，犹五味之养形，故均曰'食'。"

⑥ 形食味：是说形体仰赖食物的营养。

⑦ 化生精：张志聪说："天食人以五气（臊、焦、香、腥、腐），地食人以五味，气味化生此精气，以生养此形。"

⑧ 味伤形：是说饮食太过会损伤身体。姚止庵说："味伤形，气伤精两句，与上文精食气、形食味对看，上言其常，此言其变。"

⑨ 精化为气：张介宾说："谓元气由精而化也。上既云'气归精'是气生精也。此又曰'精化气'是精生气也。二者似乎相反，不知此正精气互根之妙。"

⑩ 气伤于味：姚止庵说："前言味伤形，又何以言气伤于味？盖饮食失节，则肠胃秽浊而气溃乱，气乱则形坏，是形之伤实由于气之伤也。"

【语译】

水属于阴，火属于阳。阳是无形的气，而阴则是有形的味。饮食五味滋养了形体；而形体得到滋养后，又使真气得到充实。真气进一步产生精，而精又可以化生一切。精是仰赖于真气而产生的，形体是仰赖于五味而形成的。饮食经过生化作用变成精，又经过气化作用而充实形体。然而饮食不节，也能够伤害形体，气偏盛了，也能够有损于精。真气产生了精血，而如果精血充足的话，又能够化而为气；五味过用了，不单是伤坏形体，气也间接受到伤害。

　　阴味出下窍，阳气出上窍。味厚者为阴，薄为阴之阳❶。气厚者为阳，薄为阳之阴❷。味厚则泄❸，薄则通❹。气薄则发❺泄，厚则发热。壮火①之气衰，少火①之气壮，壮火食②气，气食③少火，壮火散气，少火生气。气味，辛甘发散为阳，酸苦涌❻泄为阴。

【校】

❶ 薄为阴之阳：应作"味薄者为阴中之阳。"《千金》卷二十六第一"薄"作"味薄者"。《汤液本草》卷上引"阴"下有"中"字。

❷薄为阳之阴：应作"气薄者为阳中之阴"。《千金》"薄"作"气薄者"。

❸泄："泄"下似脱"利"字，应据王注补。

❹通：《千金》"通"下有"流"字。"薄则通流"与上"厚则泄利"对文。

❺发："发"疑涉下"发"字致误。据《本草纲目》卷一下《气味阴阳》引李杲说"发"作"渗"。

❻涌：柯校本作"通"。

【注】

①壮火　少火：沈又彭说："壮火，亢阳也。少火，微阳也。"

②食："食"与"蚀"通，指侵蚀、消耗。

③气食："食"有食养的意思。

【语译】

属阴的五味从下窍排出；属阳的真气从上窍发泄。五味之中，味厚的属于纯阴，味薄的属于阴中之阳；阳气之中，气厚的属于纯阳，气薄的属于阳中之阴。作为五味来说，味厚就会使人泄泻，味薄才能使肠胃通利。作为阳气来说，气薄能够渗泄邪气，气厚就会助阳发热。亢阳会促使元气衰弱，而微阳却能使元气旺盛。亢阳侵蚀元气，元气赖于微阳的煦养；亢阳耗散元气，微阳却使元气增强。气味之中，辛甘而有发散作用的属于阳；酸苦而有通泄作用的，属于阴。

阴胜则阳病①，阳胜则阴病。阳胜则热，阴胜则寒②。重寒则热，重热则寒③。寒伤形④，热伤气⑤。气伤痛，形伤肿⑥。故先痛而后肿⑦者，气伤形也；先肿而后痛⑦者，形伤气也。风胜则动❶⑧，热胜则肿，燥胜则干⑨，寒胜则浮❷⑩，湿胜则濡⑪泻。

【校】

❶动：《类说》引"动"作"痛"。

❷浮：《太素》"浮"作"胕"。

【注】

①阴胜则阳病："胜"指偏胜。姚止庵说："寒极则火衰，热盛则水涸。"

②阳胜则热阴胜则寒：姚止庵说："阳胜偏于热，治尚苦寒；阴胜偏于寒，

药宜辛热，是之谓正治。"

③ 重寒则热重热则寒："重"有"极"义。姚止庵说："重寒之'热'非真热，可用桂附以引火归原；重热之'寒'非真寒，发散其火则寒自去，是之谓从治。"

④ 寒伤形：如洒淅恶寒、四肢厥冷之类。

⑤ 热伤气：如中暑多汗、辛热耗散之类。

⑥ 气伤痛形伤肿：孙鼎宜说："气欲通，通则不痛；形不欲壅，壅则肿。"

⑦ 先痛而后肿　先肿而后痛：姚止庵说："先痛后肿，肿因于痛，治其气而形可无伤；先肿后痛，痛因于肿，治其形而气亦无伤。"

⑧ 动："动"应作"痛"。风胜则四肢形体皆可致痛。

⑨ 干：喻昌说："干之为害，有干于外，而皮肤皲揭者；有干于内而精血枯涸者；有干于津液而荣卫气衰，肉烁而皮著于骨者，随其大经小络，所属上下中外前后各为病所。"

⑩ 浮："浮"疑当作"疛"（zhǒu 肘），"浮、胕、府"三字古通。"府"与"疛"形近易误。《吕氏春秋·尽数》："处腹则为胀为府。"席世昌、桂馥并谓"府应作疛"。这就是先秦古书"府、疛"相混的一个例证。本篇之"疛"字，是初误为"府"，又误为"浮"。《太素》作"胕"，亦是"疛"的误字。"疛"有腹中绞结的意思。见《说文系传校勘记》。"寒胜则疛"，就是寒气偏胜，心腹绞痛。

⑪ 濡："濡"有"湿"义。见慧琳《音义》卷五十一引《说文》。

【语译】

阴阳在人体内，应该是相对平衡的。如果阴气偏胜了，那么阳气必然受损害。同样，阳气要是偏胜了，那么阴气也必然受损害。阳气偏胜就会生热，阴气偏胜就会生寒。寒到极点，又会出现热象；热到极点，又会出现寒象。寒邪会损伤人形体，热邪会损伤人气分。气分受伤，就会因气脉阻滞而使人感到疼痛；形体受伤，就会因为肌肉壅滞而肿胀起来。所以凡是先痛后肿的，是因为气病而伤及形体；若是先肿后痛的，则是因为形伤而累及气分。贼风太过，形体就会感到疼痛；邪热太过，肌肉就会发生红肿；燥气太过，津液就会枯涸；寒气太过，心腹就会感到绞痛；湿气太过，就会发生泄泻。

天有四时五行❶，以生长收藏，以生寒暑燥湿风。人有五脏，化❷五气，以生喜怒悲忧恐①。故喜怒伤气，寒暑伤形②。暴怒③伤阴，暴喜③伤阳。厥气④上行，满脉去形⑤。喜怒不节，寒暑过度，生乃不固。故重阴必阳，重阳必阴。故曰：冬生于寒，春必温病③；春伤于风，夏生飧泄；夏伤⑥于暑，秋必痎疟；秋伤于湿，冬生④咳嗽。

【校】

❶ 五行："五行"二字误窜，应在下"以生寒暑"句上。王注"故云五行以生寒暑燥湿风五气也。"王注本原不误，应据改。

❷ 化：《甲乙》卷六第七"化"下有"为"字。

❸ 温病：胡本、读本、赵本、吴本并作"病温"。

❹ 冬生：《济生拔萃》卷八《洁古家珍》引"生"作"必"。

【注】

① 以生喜怒悲忧恐：高世栻说："心气主喜，肝气主怒，脾气主悲，肺气主忧，肾气主恐，以生喜怒悲忧恐。"

② 喜怒伤气寒暑伤形：楼英说："喜怒之伤人，从内出而先发于气，故曰喜怒伤气。寒暑之伤人，从外入而先著于形，故曰寒暑伤形。"

③ 暴怒　暴喜：柯逢时说："暴作大解。《淮南子·原道》：大怒破阴，大喜坠阳。"

④ 厥气：气上冲逆，突然昏仆。

⑤ 满脉去形：血脉阻塞，形色突变（失去常形）。

⑥ 伤：杨上善说："伤，过多也。"

【语译】

天有春夏秋冬四时的推移，形成了生长收藏的规律；又有金木水火土的变化，产生了寒暑燥湿风的气候。人有五脏，五脏化生出五气，发为喜怒悲忧恐。这些不同的情志过喜过怒，都可以伤气。寒暑外侵，则会损伤形体。大怒会伤阴气，大喜会伤阳气。更可怕的是逆气上冲，血脉阻塞，形色突变。因此说对于喜怒如不加以节制，对于寒暑如不善于调适，就有伤害生命的危险。因此，阴气过盛就一定要走向它的反面，同样阳气过盛也要走向它的反面。所以说冬季感受的寒气过多了，到了春季就容易发生热性病；春季感受的风气过多了，到了夏季就容易发生飧泄的病；夏季受的暑气过多了，到了秋季就容易发生疟疾；秋季感受的湿气过多了，到了冬季就容易发生咳嗽。

帝曰：余闻上古圣人，论理人形，列别①脏腑，端络经脉②，会通六合③，各从其经；气穴④所发，各❶有处名；溪谷属骨⑤，皆有所起；分部逆从⑥，各有条理；四时阴阳，尽有经纪⑦，外内之应，皆有表里，其信然乎？

【校】

❶ 各：明绿格抄本"各"作"皆"。

【注】

① 列别："列"作"分"解。见《管子·法禁》注。"列别"即分别、分辨。

② 端络经脉："端"作"审"解。"络"作"联系"解。"端络经脉"即审察经脉的相互联系。

③ 会通六合：张介宾说："两经交至谓之会，他经相贯谓之通。""六合"是太阴、阳明为一合，少阴、太阳为一合，厥阴、少阳为一合，手足之脉各三合，共为六合。

④ 气穴：经气输注之孔穴。

⑤ 溪谷属骨："溪""谷"均指肢体肌肉之间相接之缝隙或凹陷部位。小的凹陷谓之溪，大的缝隙谓之谷。"属骨"为骨相连属处。

⑥ 分部逆从：张志聪说："分部者，皮之分部也。皮部中之浮络，分三阴三阳，有顺有逆，各有条理也。"

⑦ 经纪：有规律的意思。

【语译】

黄帝问道：我听说古代圣人，讲论人体的形态，分别脏腑的阴阳，审察经脉的联系，使得会通及六合，各按其有关经络循行起止；气穴所发的部位，各有它的名称；肌肉及骨胳相连属的部位，都有它们的起点；皮部浮络的阴阳、顺逆，各有条理；四时阴阳的变化，有它一定规律；外在环境与人体内部的对应关系，也都有表有里，是否真的这样呢？

岐伯对曰：东方①生风，风生木，木生酸②，酸生肝③，肝生筋，筋生心④，肝主目⑤。其在天为玄，在人为道，在地为化。化生五味，道生智，玄生神❶。神❷在天为风，在地为木，在体为筋，在脏为肝，在色为苍⑥，在音为角，在声为呼，在变动为握⑦，在窍为目，在味为酸，在志为怒。怒伤肝，悲胜怒；风伤筋，燥胜风；酸伤筋，辛胜酸。

【校】

❶ 其在天为玄……玄生神：柯校："其在天为玄至玄生神二十三字，疑衍。"按："在天"二十三字，与上下文义并无联系，且与木无关，柯校以为衍文。是。

❷ 神：沈祖绵说："神字讹，当系其字。律以下文：其在天为热、为湿、为燥、为寒，皆作其字可证。"

【注】

① 东方：是春季的代名词。

② 木生酸：张志聪曰："地之五行，生阴之五味，即水生咸、火生苦、木生酸、金生辛、土生甘。"

③ 酸生肝：酸味入腹，能生养肝脏。

④ 筋生心：即木生火（筋，意味着代表木；心，代表火）。张志聪说："内之五脏，合五行之气而自相资生也。"下同。

⑤ 肝主目：姚止庵说："五脏之精皆上注于目，而为之主者则惟肝。"

⑥ 为苍："苍"，青色，象木色也。

⑦ 为握：姚止庵说："敛掌拳指曰握。肝主筋，筋之为用，人怒则握拳以击是也。"

【语译】

岐伯对答说：东方属春，阳气上升而生风，风能滋养木气，木气能生酸味，酸味能够养肝，肝血能够养筋，而由于筋生于肝，肝属木，木能生火，所以筋又能养心。肝气上通于目。它的变化在天是为六气里的风，在地是为五行里的木，在人体中是为筋，在五脏中是为肝，在五色中是为苍，在五音中是为角，在五声中是为呼，在人体的变动是为握，在七窍中是为目，在五味中是为酸，在情志中是为怒。怒能够伤肝，但悲伤能够抑制怒（悲为肺志，以金克木）；风气能够伤筋，但燥能够抑制风；过食酸味能够伤筋，但辛味能够抑制酸味。

南方生热，热生火，火生苦，苦生心，心生血，血生脾，心主舌。其在天为热，在地为火，在体为脉，在脏为心，在色为赤，在音为徵，在声为笑，在变动为忧[1]，在窍为舌，在味为苦，在志为喜。喜伤心，恐胜喜；热伤气，寒胜热，苦伤气，咸胜苦。

【注】

[1] 为忧：于鬯说："忧当读为嚘（yōu 忧）。忧既为肺之志，不应复为心之变动。《玉篇·口部》：'嚘，气逆。'心之变动为气逆，与脾之变动为哕、肺之变动为欨，义正相类。"

【语译】

南方属夏，阳气大盛而生热，热能使火气兴旺，火气能生苦味，苦味能够养心，心能够生血，血足能够养脾，（火生土）心气关联于舌。它的变化在天是为六气的热，在地是为五行里的火，在人体是为血脉，在五脏是为心，在五色是为赤，在五音是为徵，在五声是为笑，在人体的变动是为气逆，在七窍是为舌，在五味是为苦。在情志的变动上是为喜。过喜能伤心气，但恐可以抑制喜（恐为肾志，水克火）；热能伤气，但寒水可以抑制热（寒水能胜火）；苦味能伤气，但咸味可以抑制苦味（咸为肾味，水克火）。

中央生湿，湿生土，土生甘，甘生脾，脾生肉，肉生肺，脾主口。其在天为湿，在地为土，在体为肉，在脏为脾，在色为黄，在音为宫，在声为歌，在变动为哕，在窍为口，在味为甘，在志为思。思伤脾，怒胜思；湿伤肉，风胜湿；甘伤肉，酸胜甘。

【语译】

中央属长夏，蒸发而生湿，湿能使土气生长，土能产生甘味，甘味能够滋养脾气，脾气能够滋养肌肉，肌肉强壮能使肺气充实，脾气关联于口。它的变化在天是为六气里的湿，在地是为五行里的土，在人体是为肌肉，在五脏是为脾，在五色是为黄，在五音是为宫，在五声是为歌，在人体的变动是为干哕，在七窍是为口，在五味是为甘，在情志变动上是为思。思虑可以伤脾，但怒气可以抑制思虑（怒为肝志，木克土）；湿气能伤肌肉，但风气可以抑制湿气；过食甘味能伤肌肉，但酸味可以抑制甘味。

西方生燥，燥生金，金生辛，辛生肺，肺生皮毛，皮毛生肾，肺主鼻。其在天为燥，在地为金，在体为皮毛，在脏为肺，在色为白，在音为商，在声为哭，在变动为咳，在窍为鼻，在味为辛，在志为忧。忧伤肺，喜胜忧；热伤❶皮毛，寒胜热；辛伤皮毛，苦胜辛。

【校】

❶热伤："热"误，当作"燥"。按：上下文例，如东方生风，风伤筋；南方生热，热伤气；中央生湿，湿伤肉；北方生寒，寒伤骨；此则西方生燥，何以说热伤皮毛？其误显然？应据林校引《太素》改。

【语译】

西方属秋，天气急切而生燥，燥能使金气旺起，金能产生辛味，辛味能够滋养肺气，肺气能够滋养皮毛，皮毛润泽又能滋生肾水，肺气关联于鼻。它的变化在天是为六气里的燥，在地是为五行里的金，在人体是为皮毛，在五脏是为肺，在五色是为白，在五音是为商，在五声是为哭，在人体的变动上是为咳，在七窍是为鼻，在五味是为辛，在情志变动上是为忧。忧能伤肺，但喜可以抑制忧；热能伤皮毛，但寒可以抑制热；辛味能伤皮毛，但苦味可以抑制辛味。

北方生寒，寒生水，水生咸，咸生肾，肾生骨髓，髓生肝，肾主耳。其在天为寒，在地为水，在体为骨，在脏为肾，在色为黑，在音为羽，在声为呻①，在变动为栗②，在窍为耳，在味为咸，在志为恐。恐伤肾，思胜恐；寒伤血❶，燥❷胜寒；咸伤血❶，甘胜咸。

故曰：天地者，万物之上下①也；阴阳者，血气之男女②也；左右③者，阴阳之道路也；水火者，阴阳之征兆④也；阴阳者，万物之能始⑤也。故曰：阴在内，阳之守也；阳在外，阴之使⑥也。

⑥ 阴在内……阴之使：内藤希哲说："阴在内，非独阴，阳附阴而守也；阳在外，非独阳，阴从阳使也。"

【语译】

所以说：天地覆载万物，阴阳化生男女。左右是阴阳循行的道路，而水火则是阴阳的表现。总之，阴阳的变化，是一切事物生成的原始。再进一步说，阴阳是相互为用的。阴在内，有阳作为它的卫外；阳在外，有阴作为它的辅佐。

帝曰：法阴阳奈何？岐伯曰：阳胜则身热，腠理闭，喘❶粗为之俯仰①，汗不出而热，齿干以②烦冤❷，腹满死，能③冬不能夏。阴胜则身寒，汗出④，身常清⑤，数⑥栗❸而寒，寒则厥⑦，厥则腹满死，能夏不能冬。此阴阳更胜⑧之变，病之形能⑨也。

【校】

❶ 喘：《甲乙》"喘"下有"息"字。

❷ 冤：《太素》作"悗"。《甲乙》作"闷"。"悗"与"闷"通。

❸ 栗：《阴证略例·阴毒三阴混说》引作"躁"。

【注】

① 俯仰：是描写喘急憋气，身体摆动的形状。汪昂说："俯仰，是不安之貌。"

② 以：作"并且"解。

③ 能：与"耐"通。见《谷梁传》成十七年释文。

④ 汗出：张璐说："寒亦致汗，正以阳气内虚，寒生于中，而阴中无阳，阴无所主，汗随气泄，故凡大惊大恐皆能令人汗出，是阴汗之谓。"

⑤ 清：与"凊"同。《广雅·释诂四》："凊，寒也。"

⑥ 数（shuò 硕）：有屡次的意思。

⑦ 厥：指手足逆冷而气欲绝。

⑧ 更胜：张介宾说："更胜，迭为胜负，即阳胜阴病，阴胜阳病之义。"

⑨ 形能："形"指症状，"能"指机转。症状和机转有相互关系，故曰"形能"。

【语译】

黄帝说：人怎样取法于阴阳呢？岐伯回答说：阳气太过，身体就会发热，腠理紧闭，喘息急迫，憋得身子摆动。出不来汗，并且发热，牙齿干燥，心里烦闷，如果再有腹部胀满的感觉，就是死证。因为这是属于阳胜的病，所以患者禁得起冬天，而禁不起夏天。阴气太过，身体就会恶寒，出汗，身上时常觉冷，屡屡烦躁，夹杂作冷，最后就会出现手足厥冷的现象。这样，如再感觉腹部胀满，就是死证，因为这是属于阴胜的病，所以患者禁得起夏天，而禁不起冬天。这就是阴阳偏胜，失去平衡，所引起的疾病症状和机转啊！

帝曰：调此二者①奈何？岐伯曰❶：能知七损八益②，则二者可调；不知用③此，则早衰之节❷也。年四十，而阴气自半也，起居衰矣；年五十，体重④，耳目不聪明⑤矣；年六十，阴痿⑥，气大❸衰⑦，九窍不利，下虚上实⑧，涕泣⑨俱出矣。故曰；知之则强，不知则老，故同出而名异⑩耳。智者察同⑪，愚者察异⑪。愚者不足，智者有余，有余则耳目聪明，身体轻强，老者复壮，壮者益治⑫。是以圣人为无为之事，乐恬惔之能，从欲快志于虚无之守⑬，故寿命无穷，与天地终，此圣人之治身也。

【校】

❶ 岐伯曰：《伤寒九十论》引"曰"下有"女子二七天癸至，七七止；男子二八精气溢，八八止。妇人月事以时下，故七欲损也；男子精欲满，不欲竭，故八欲益也"四十五字。

❷ 之节：《甲乙》无"之节"二字。

❸ 气大：《太素》"气大"乙作"大气"。

【注】

① 二者：指阴阳。张介宾说："帝以阴阳为病俱能死，故问调和二者之道。"

② 七损八益："七损"是说女子月事贵乎时下。"八益"是说男子精气贵乎

充满。反之则病。

③ 用：有"由"义。见《广雅·释诂》。

④ 体重：杨上善说："人年五十，脾气衰，故体重。"

⑤ 耳目不聪明：杨上善说："肝气衰，故目不明。肾气衰，故听不聪。"

⑥ 阴痿：杨上善说："人年六十，肾气衰，精气减，筋弛，故宗筋痿。"

⑦ 气大衰：杨上善说："十二经脉，三百六十五络为大气也。其气皆上于面而走空窍，其精阳气上于目而为睛，其别气走于耳而为听，其宗气上出于鼻而为臭，其浊气出于胃，走唇舌而为味。今经脉大气皆衰，故九窍不利。"

⑧ 下虚上实：人年六十，阴阳俱衰，阴虚故下虚，阳虚则越，故上实。

⑨ 涕泣："涕"指鼻涕。"泣"指眼泪。

⑩ 同出而名异：于鬯说："出作生解。同生者，若云并生于世。上文云'知之则强，不知则老'。是并生于世，而有强、老之异名。"

⑪ 察同　察异："同"是指健康说。"异"是指疾病衰老说。察同，就是在未病之时，注意摄生。察异，就是到发病以后，才知调养。

⑫ 益治：更为安好。

⑬ 守：胡澍说："守当作宇，形误。《广雅》：宇，居也。"

【语译】

黄帝问说：那么，怎么能够使阴阳得以调和呢？岐伯回答说；能够知道七损八益的道理，就可以做到阴阳调和。否则，就会早早衰弱。就一般人说，年到四十岁，阴气已经减了一半，起居动作，就显得衰退了；到了五十岁，就身体笨重，耳不聪，目不明了；到了六十岁，阴痿，大气衰，九窍功能减退，阴虚于下，阳浮于上，流鼻涕，淌眼泪等衰老现象就都出现了。所以说，懂得调摄的人，身体就强健；不懂得调摄的人，身体就容易衰老。同样都生活在世上，但结果却不相同。聪明的人，在没有病的时候，就能够注意摄生；愚蠢的人，在发病时候，才知道治疗。愚蠢的人，常感到体力不足；聪明的人，却感到精力有余。精力有余，就会耳聪目明，身轻体壮。即使身体本已衰老，也可以焕发青春；本来就强壮的人，就更强健了。所以最明达事理的人，做顺乎自然的事情，以恬静的真趣为快乐，在那种没有任何干扰的环境内，去寻求最大的幸福，因此，他的寿命就无穷尽，与天地长存。这就是最明达事理的人的养生方法啊！

天不足西北，故西北❶方阴也，而人右耳目不如左明也。地不满东南，故东南❷方阳也，而人左手足不如右强也。帝曰：何以然？岐伯曰：东方阳也，阳者其精并①于上，并于上则上明❸而下虚，故使❹耳目聪明而手足不便②也。西方阴也，阴者其精并于下，并于下则下盛而上虚，故其❺耳目不聪明而手足便也。故俱感于邪，其在上则右甚，在下则左甚，此天地阴阳所不能全也，故邪居之。

【校】

❶ 西北：《太素》"西"下无"北"字。按：无"北"字，与下岐伯答词合。

❷ 东南：《太素》"东"下无"南"字。按：无"南"字，与下岐伯答词合。

❸ 明："明"字误，应作"盛"。上盛下虚与下下盛上虚对文。《类说》引作"盛"。

❹ 故使：《圣济经》卷四第一吴注，《类说》引"故"下并无"使"字。

❺ 故其："其"字疑衍。上"故耳目聪明"与此"故耳目不聪明"对文。

【注】

① 并："并"即聚合的意思。

② 不便：是说不便利。

【语译】

　　天气在西北方是不足的，所以西方属阴，而人右边的耳目也就不如左边的聪明。地气在东南方是不满的，所以东方属阳而人左边的手足也就不如右边的灵活。黄帝问道：这是什么道理？岐伯回答说：东方属阳，就阳气来说，它的精华聚合在上部；上部旺盛了，那下部就必然虚弱。所以就会出现耳聪目明，可是手足不便利的情况。西方属阴，就阴气来说，它的精华聚合在下部，下部旺盛了，那上部就必然虚弱。所以就会出现耳不聪目不明，而手足却便利了的情况。所以同样是感受了外邪，如果在上部那么身体右侧就较重，如果在下部，那么身体左侧就较重。这就是天地阴阳之气不能不有所偏胜，而在人身也有阴阳左右的不足，身体哪里虚了，邪气就会乘虚滞留在哪里。

故天有精，地有形，天有八纪①，地有五里❶②，故能为万物之父母。清阳上天，浊阴归地，是故天地之动静，神明为之纲纪，故能以生长收藏，终而复始。惟贤人上配天以养头，下象地以养足，中傍人事③以养五脏。天气通于肺④，地气通于嗌❷⑤，风气通❸于肝⑥，雷气通❹于心⑦，谷气通❺于脾⑧，雨气通❻于肾⑨。六经为川⑩，肠胃为海⑪，九窍为水注之气❼。以天地为之阴阳，阳❽之汗，以天地之雨名之；阳❾之气，以天地之疾⑩风名之。暴气⑫象雷，逆气象阳⑬。故治不法天之纪，不用地之理，则灾害至矣。

【校】

❶ 里：《太素》作"理"。

❷ 嗌：《太素》、《甲乙》、《五行大义》卷五第二十三引并作"咽"。

❸ 通：《外台》引《删繁》"通"作"应"。

❹ 通：《外台》引《删繁》"通"作"动"。

❺ 谷气通：《太素》《千金》《甲乙》"谷"并作"榖"。《外台》引《删繁》"通"作"感"。

❻ 通：《外台》引《删繁》"通"作"润"。

❼ 注之气："九窍为水"与上"为川""为海"句式一律。《医说》引无"注之气"三字。按："注之气"三字衍，应据删。

❽ 阳："阳"应作"人"。王注："夫人汗泄于皮肤者。"似王所据本原作"人"。传抄蒙上文"阴阳"致误。

❾ 阳：《济生拔萃》卷六、《医学发明》、《卫生宝鉴》卷八引"阳"并作"人"。与上"人之汗"一律。

❿ 疾：《太素》无"疾"字。"天地之风"与上"天地之雨"对文。

【注】

① 八纪：是立春、立夏、立秋、立冬、春分、秋分、夏至、冬至八个大节气。

② 五里："里"应作"理"。"五理"是指东南西北中五方的分布。

③ 傍人事："傍"有"依"的意思。"人事"指日常饮食和情志言。所谓"节五味，适五志，以养五脏之大和"是也。

④ 通于肺：杨上善说："肺为四脏上盖，是人之天，故天气通肺。"

⑤ 通于嗌："嗌"应作"咽"。本书《太阴阳明论》："咽主地气。"杨上善说："咽中入食，以生五脏六腑，故地气通咽。"

⑥ 通于肝：吴裬说："肝木达而风气散，各缘其类焉。"

⑦ 雷气通于心：雷气，火气也。心为火脏，同气相求，故雷气动于心。

⑧ 谷气通于脾：杨上善说："五谷滋味入脾。"

⑨ 雨气通于肾：吴裬说："肾水泽而雨气滋。"

⑩ 六经为川：蔡邕《月令章句》："众流注海曰川。"吴裬说："三阴属脏，三阳属腑，六经流注而无有穷已，此其所以为川。"

⑪ 肠胃为海：胃虚则肠满，肠虚则胃满，肠胃迭满，而停纳水谷，此其所以为海。

⑫ 暴气：忿怒暴躁之气。

⑬ 象阳："阳"与"旸"同。"旸"有久晴不雨之意。"逆气象阳"喻气之有升无降。

【语译】

所以天有精气，地有形质；天有八节的气序，地有五方的布局。因此，天地能成为万物生长的根本。阳气轻清而升于天，阴气重浊而降于地，天地的运动和静止，是由阴阳的神妙变化来决定的。因而能使万物的春生、夏长、秋收、冬藏，循环往复，永不休止。只有那些最聪明的人，对上，顺应天气来养护头颅；对下，顺应地气来养护双脚；居中，则依傍人事，调节饮食、怡悦情志，来养护五脏。天之气与肺相通，地之气与咽相通，风木之气与肝相应，雷火之气作用于心，五谷之气感应于脾，雨水之气滋润于肾。六经好像大河，肠胃好像大海，九窍好像水流。如果以天地的阴阳来比喻人身的阴阳，那么人的汗，就好像天地间的雨；人之气，就好像天地间的风；人的暴怒之气，就好像雷霆；人的逆气，就好像久晴不雨。所以养生如不取法于天地之理，那就要发生疾病了。

故邪风①之至，疾如风雨，故善治❶者治❷皮毛，其次治肌肤，其次治筋脉，其次治六腑，其次治五脏。治❸五脏者，半死半生❹也。故天之邪气，感则害人❺五脏②；水谷之寒热，感则害于❻六腑③；地之湿气，感则害皮肉筋脉。

【校】

❶ 治：《千金》卷十一第四"治"下有"病"字。

❷ 治：《类说》引"治"上有"先"字。

❸ 治：《千金》"治"作"至"。

❹ 半生：《千金》无"半生"二字。

❺ 害人：《太素》《甲乙》"害"下并无"人"字。

❻ 害于：《太素》《甲乙》"害"下并无"于"字。

【注】

① 邪风：指不正常的六气。

② 害人五脏：姚止庵说："邪气中人，由浅入深，必极于五脏而后止。"

③ 害于六腑：饮食之味，贵于和平。偏于寒则凝滞，偏于热则干燥。

【语译】

邪风的到来，有如暴风骤雨。善治病的医生，在病邪刚侵入皮毛时，就给以治疗；医术较差的，在病邪侵入到肌肤时才治疗；更差的，在病邪侵入到筋脉时才治疗；再差的，在病邪侵入到六腑时才治疗；最差的，在病邪侵入到五脏时才治疗。如果病邪已经侵入到五脏，那么治愈的希望与死亡的可能性就一样了。人们如果感受了天的邪气，就会使五脏受到伤害；如果感受了饮食的或寒或热，就会使六腑受到伤害；如果感受了土地的湿气，就会使皮肉筋脉受到伤害。

故善用针者，从阴引阳①，从阳引阴②，以右治左，以左治右③，以我知彼④，以表知里⑤，以观过与不及之理，见微得❶过⑥，用之不殆⑦。

【校】

❶ 得：吴本、周本"得"并作"则"。《甲乙》卷六第七作"则"，与吴本合。

【注】

① 从阴引阳：杨上善说："肝脏足厥阴脉实，肝腑胆足少阳脉虚，须泻厥阴以补少阳，即从阴引阳也。"张志聪说："阴阳气血外内左右交相贯通，故善用针者，从阴而引阳分之邪，从阳而引阴分之气。"

② 从阳引阴：杨上善说："少阳实，厥阴虚，须泻少阳以补厥阴，即从阳引阴。余例准此。"

③ 以右治左以左治右：杨上善说："谓以缪刺刺诸络脉，谓以巨刺刺诸经脉。"

④ 以我知彼：杨上善说："谓医不病，能知病人。"

⑤ 以表知里：杨上善说："或瞻六腑表脉，以知五脏里脉；或瞻声色之表，能知脏腑之里。"

⑥ 见微得（则）过："则"有"与"义。"微"是"不及"的变文。此处是说真了解什么是不及和太过，在针刺时，就不会失败了。

⑦ 殆：指危害言。

【语译】

所以善于运用针法的人，观察经脉虚实，有时要从阴引阳，有时要从阳引阴；取右边以治左边的病，取左边以治右边的病；用自己的正常状态来比较病人的异常状态；从在表的症状去了解在里的病变。这是为了观察病的太过和不及的原因，如果真看清了哪些病是不及（轻微），哪些病是太过（严重），再给人治疗疾病，就不会失败了。

善诊者，察色按脉，先别阴阳。审清浊，而知部分 ❶①；视喘息，听音声，而知 ❷ 所苦；观权衡 ❸ 规矩 ②，而知病所主 ④；按尺寸，观浮沉滑涩 ③，而知病所生 ⑤。以治无过，以诊则不失矣。

【校】

❶ 部分：《千金》卷十九第五、《全生指迷方》卷一引"部分"并乙作"分部"。

❷ 知：《甲乙》"知"下有"病"字。

❸ 衡：《甲乙》"衡"下有"视"字。

❹主:《甲乙》"主"作"生"。

❺生:《类说》引"生"作"在"。林校引《甲乙》同。

【注】

①部分:应作"分部"。是指皮中浮络,分三阴三阳,各有部位。本书《疏五过论》:"审于分部,知病本始。"

②权衡规矩:指四时不同脉象言。《医经解惑论》:"谓量病之轻重缓急浅深。"

③尺寸观浮沉滑涩:"尺"指尺肤,"寸"指寸口。"滑涩"属尺肤言,"浮沉"属寸口言。

【语译】

善于治病的医生,看病人的色泽,按病人的脉搏,首先要辨明病属阴还是属阳。审察浮络的五色清浊,从而知道何经发病;看病人喘息的情况,并听其声音,从而知道病人的痛苦所在;看四时不同的脉象,从而知道疾病生于哪一脏腑;诊察尺肤的滑涩和寸口的浮沉,从而知道疾病所在的部位。做到在治疗上没有过失,诊断上不能发生错误。

故曰:病之始起也,可刺而已;其盛,可待衰而已❶①。故因其轻而扬之②,因其重而减之③,因其衰而彰之④。形不足者,温之以气❷;精不足者,补之以味❷。其高者,因而越之⑤;其下者,引而竭之⑥;中满⑦者,泻之于内;其有邪者,渍形❸以为汗⑧;其在皮者,汗而发之;其慓悍者,按而收之⑨;其实者,散而泻之⑩。审其阴阳,以别柔刚⑪,阳病治阴,阴病治阳⑫。定其血气,各守其乡⑬,血实宜决之⑭,气虚宜掣❹引之⑮。

【校】

❶衰而已:《太素》作"而衰也"。

❷以气 以味:柯校本"以气"作"以味","以味"作"以气"。按:柯校气、味两字互易,是。温之以味,与前"味归形,形食味"合。补之以气,与前"气归精,精食气"亦合。

❸ 渍形:《太素》作"清"。

❹ 掣:《太素》作"掔"。

【注】

① 其盛可待衰而已:杨上善说:"病盛不可疗者,如堂堂之阵,不可即击;待其衰时,然后疗者,易得去之。"

② 因其轻而扬之:"轻"是病邪轻浅,病在表;"扬"是顺病势向外发泄。

③ 因其重而减之:"重"是病邪重深,病在里;"减"是按着病势逐步酌用攻泻方法。

④ 因其衰而彰之:孙鼎宜说:"衰,病气衰也,病衰则为之防,防其复作也。'彰'读曰'障'。《国语》注:'障,防也。'"

⑤ 其高者因而越之:"高"是病在上,应用吐法。张介宾说:"越,发扬也,谓升散之,吐涌之。"

⑥ 其下者引而竭之:病在下,应用通便方法。张介宾说:"竭,祛除也,谓涤荡之,疏利之。"

⑦ 中满:指胸腹胀满。

⑧ 渍形以为汗:"渍形"应作"清"。"清"有凉义。清以为汗,就是辛凉解肌。下之"邪在皮毛",当用辛温解肌,故曰"汗而发之"。此是寒温两法。

⑨ 慓悍者按而收之:姚止庵说:"慓悍者,发越太过,如虚阳外浮,真阴不足之类。按者,抑而下也,抑而下降,使之收敛以归于原也。"

⑩ 其实者散而泻之:李中梓说:"阴实者,以丁姜桂附散其寒;阳实者,以芩连栀柏泻其火。"

⑪ 柔刚:谓柔剂、刚剂。李中梓说:"审病之阴阳,施药之柔刚。"

⑫ 阳病治阴阴病治阳:吴崑说:"刺法有从阴引阳、从阳引阴;汤液有阳盛养阴,阴盛养阳,皆谓之阳病治阴、阴病治阳。"

⑬ 各守其乡:张介宾说:"病之或在血分,或在气分,当各察其处,而不可乱。"

⑭ 血实宜决之:"决"谓分泄。见《汉书·沟洫志》颜注。血实,当泄去其血,此去瘀法。

⑮ 气虚宜掣引之:"掣"应作"掔"。气虚则宜升提,故李中梓说:"提之上升,如手掔物也。"

【语译】

所以说:病在初起的时候,用刺法就可治愈;若在邪气盛时,就须等邪气稍退再去治疗。对于疾病来说，在它轻的时候，要加以宣泄；在它重的时候，要加以攻泻；在它将愈的时候，则要防其复发。对于病人来说，形体羸弱的，应用药厚的药品补之；精气不足的，应用甘温的药温补其气。如病在膈上，可用吐法；病在下焦，可用疏导之法；病胸腹胀满的，可用泻下之法；如冒风邪的，可用辛凉发汗法；如邪在皮毛的，可用辛温发汗法；病情发越太过的，可用抑收法；病实证，可用散法或泻法。观察病的在阴在阳，来决定应当用柔剂还是用刚剂。病在阳的，也可治其阴；病在阴的，也可治其阳。辨明气分和血分，使它互不紊乱，血实的就用泻血法，气虚的就用升补法。

阴阳离合论篇第六

本篇说明阴阳的基本意义。阴阳虽然千变万化，但总归只是阴阳间的离合。人和天地阴阳是相应的，而人身的三阴三阳的离合起迄，也有一定规律，篇中对此进行了明确分析。

　　黄帝问曰：余闻天为阳，地为阴，日为阳，月为阴，大小月三百六十❶日成一岁，人亦应之。今三阴三阳，不应①阴阳，其故何也？岐伯对曰：阴阳者，数之可十，推❷之可百，数❸之可千，推之可万，万之大❹不可胜数，然其要一也②。

【校】

❶ 大小月三百六十：《太素》卷五《阴阳合篇》无"大小月"三字，"六十"下有"五"字。

❷ 推：《太素》作"离"。《灵枢·阴阳系日月》亦作"离"，句式与此同。按：作"离"是。

❸ 数：《太素》作"散"。《灵枢》亦作"散"。

❹ 万之大：熊本无"大"字。《素问玄机原病式》引无"大"字，与熊本合。

【注】

① 不应：是说不与天地之阴阳相合。

② 其要一也：姚止庵说："合而不离，则阴阳之气闭；离而不合，则阴阳之理乖。有离有合，千变万化，其至道之宗乎。"

【语译】

　　黄帝问道：我听说天是属阳的，地是属阴的，日是属阳的，月是属阴的，由于阴阳日月的运转，经过三百六十五天，成为一年。人体也与之相对应。但是，现在人体的三阴三阳和天地的阴阳不相符合，这是什么原因呢？岐伯回答说：阴阳是有名无形的，它的变化是无穷的，由一可数到十，由十又可推到百，由百可散为千，由千又可推到万，由万再推演下去，是数不尽的。但是，它的根本规律却只有一个。

天覆地载①，万物方生，未出地者，命曰阴处②，名曰阴中之阴③；则出地者④，命曰阴中之阳⑤。阳予之正，阴为之主⑥。故生因春，长因夏，收因秋，藏因冬，失常则天地四塞⑦。阴阳之变，其在人者，亦数之可数❶。

【校】

❶ 可数：《太素》"数"作"散"。杨注"散，分也。"

【注】

① 天覆地载："覆"作"盖"解，"载"作"成"解。万物在天之下，地之上，所以说"天覆地载"。

② 阴处：有潜伏于地下的意思。杨上善说："人之与物，未生以前，含在阴中。"

③ 阴中之阴：杨上善说："未生为阴，在阴之中，故为阴中之阴。"

④ 则出地者：俞樾说："'则'当为'财'。"《荀子·劝学》杨注："'则'当为'财'，与'才'同。'财出地'与上'未出地'相对"。

⑤ 阴中之阳：杨上善说："所生已生曰阳，初生未离于地，故曰阴中之阳。"

⑥ 阳予之正阴为之主：王冰说："阳施正气，万物方生；阴为主持，群形乃立。"

⑦ 失常则天地四塞："失常"谓失去常道，就是春不生、夏不长、秋不收、冬不藏的意思。

【语译】

天地间，万物正生长繁衍。当它们还未出于地面的时候，叫作阴处，也叫作阴中之阴；当它们才出地面的时候，叫作阴中之阳。阳气给万物以生机，阴气给万物以形体。所以万物的发生，是借着春气的温暖；万物的滋长，是借着夏气的炎热；万物的收成，是借着秋气的清肃；万物的收藏，是借着冬气的寒冽。这是四时气候变化和万物生长收藏的规律，如果违背了规律，那么天地之间，就会阴阳否隔，闭塞不通了。这种阴阳的变化，就人体来讲，也是一样的，它也是象数之可分为十百千万一样。

帝曰：愿闻三阴三阳之离合①也。岐伯曰：圣人南面而立，前曰广明②，后曰太冲③，太冲之地④，名曰少阴，少阴之上，名曰太阳⑤，太阳根起于至阴⑥，结于命门⑦，名曰阴中之阳。中身而上，名曰广明，广明之下，名曰太阴，太阴之前，名曰阳明⑧，阳明根起于厉兑⑨，名曰阴中之阳。厥阴之表，名曰少阳⑩，少阳根起于窍阴⑪，名曰阴中之少阳。是故三阳之离合也，太阳为开，阳明为阖，少阳为枢。三经者，不得相失也，搏❶而勿浮，命曰一阳。

【校】

❶搏：周本"搏"作"抟"。《太素》"浮"作"传"。杨注："传，失所守也。"

【注】

①离合："离"是分开。"合"是合并。张介宾说："分而言之谓之离，阴阳各有其经也；并而言之，表里同归一气也。"

②广明：是阳气盛明。以身体前后来说，则前为广明；以身体上下来说，则半身以上为广明。

③太冲：位居下焦，循背里。

④地：《素问札记》云："地，位也。张介宾作'次'解，非是。"

⑤名曰太阳：即足太阳。张介宾说："有少阴之里，则有太阳之表，阴气在下，阳气在上，故少阴之下，名曰太阳。"

⑥根起于至阴：在下为根。《灵枢·本输》："膀胱出于至阴。""至阴"穴名，在足小趾外侧。

⑦结于命门："结"有"聚"义。"命门"指目言，此谓睛明穴。

⑧太阴之前名曰阳明：孙鼎宜说："此就前面下半身而言，太阴之表，为阳明胃脉，故曰太阴之前，名曰阳明。"

⑨厉兑：穴名，在足大趾侧次指之端。

⑩厥阴之表名曰少阳：孙鼎宜说："少阳行身之侧，此明人身之左右也。少阳为厥阴之表，故曰厥阴之表，名曰少阳。"

⑪ 窍阴：穴名，在足第四趾之端。

【语译】

黄帝说：我希望听你讲一下三阴三阳离合的情况。岐伯说：圣人面向南站立，前方名叫广明，后方名叫太冲，太冲所起的地方，叫作少阴，少阴经之上，是太阳经，太阳经的下端起于足部的至阴穴，其上聚于面部的睛明穴。太阳合于少阴，太阳与少阴又相表里，所以叫作阴中之阳。阳在上，半身以上阳气盛，所以也叫广明，广明的下边，叫作太阴，太阴的前面，叫作阳明。阳明经脉的下端起于足部的厉兑穴，阳明与太阴相表里，所以叫作阴中之阳。厥阴是阴气已尽，开始重新向阳的转化过程，所以厥阴之表，叫作少阳，少阳经脉的下端起于足部窍阴穴。少阳与厥阴相表里，又是阳气始生，所以叫作阴中之少阳。因此三阳经离合的情况，可以这样表述：太阳主表为开，阳明主里为阖，少阳介乎表里之间为枢。但这三者之间，并不互相排斥，而是互相联系着的。脉搏跳动有力而不浮越，叫作一阳。

帝曰：愿闻三阴。岐伯曰：外者为阳，内者为阴，然则中①为阴，其冲在下❶②，名曰太阴，太阴根起于隐白③，名曰阴中之阴。太阴之后，名曰少阴，少阴根起于涌泉④，名曰阴中之少阴。少阴之前，名曰厥阴，厥阴根起于大敦⑤，阴之绝阳❷，名曰阴之绝阴。是故三阴之离合也，太阴为开，厥阴为阖，少阴为枢。三经者，不得相失也，搏而勿沉，名曰一阴。

【校】

❶ 下：《太素》"下"下有"者"字。

❷ 阴之绝阳：滑抄本无此四字。柯校云："阴之绝阳"四字衍。《伤寒九十论》引亦无此四字，与滑抄本合。

【注】

① 中：孙鼎宜说："中即内也。见《秦策》注。"

② 其冲在下：是说冲脉在脾经下。

③ 隐白：穴名，在足大趾端内侧爪甲角分许。

④ 涌泉：穴名，在足心底。

⑤ 大敦：穴名，在足大趾端外侧，去爪甲分许，三毛中。

【语译】

黄帝说：我希望再听你讲讲三阴的离合情况。岐伯说：在外的属阳，在内的属阴，但是在内阴中，冲脉又在脾的下位，叫作太阴。太阴脉起于足大趾端的隐白穴，叫作阴中之阴。太阴的后面，叫作少阴，少阴脉起于足心的涌泉穴，叫作阴中之少阴。少阴的前面，叫作厥阴，厥阴脉起于足大趾端的大敦穴，叫作阴之绝阴。因此三阴离合的情况，可以这样表述：太阴是三阴之表为开，厥阴是三阴之里为阖，少阴在表里之间为枢，但三者之间，并不互相排斥，而是互相联系的，脉搏跳动有力而不偏沉，所以叫作一阴。

阴阳𪘂𪘂**❶**①，积**❷**传为一周②，气里形表而为相成**❸**也③。

【校】

❶ 𪘂𪘂：胡本、读本、赵本、吴本、藏本"𪘂"并作"冲"。《太素》作"锺"。

❷ 积：《太素》无"积"字。

❸ 为相成：《太素》作"相成者"。

【注】

① 𪘂𪘂：林校引别本作"冲"，与胡本合。"冲"即"衝"字，《广雅·释训》："衝，行也。""衝衝"是阴阳之气往来不息之意。"衝衝"与"锺锺"音义并通。按："𪘂"字书不见。

② 传为一周：杨上善说："营卫行三阴三阳之气，相注不已，传行周旋，一日一夜五十周也。"

③ 气里形表而相成也：杨上善说："五脏之气在里，内营形也；六腑之气在表，外成形者也。"

【语译】

阴阳之气，冲冲往来，一日一夜行于人身一周，周而复始，这是五脏六腑的气里形表之间相互为用的结果啊。

阴阳别论篇第七

本篇内容，主要是根据脉有阴阳为主，来论证病情和判断预后。

黄帝问曰：人有四经十二从①，何谓？岐伯对曰：四经应四时②，十二从应十二月③，十二月应十二脉④。

【注】

① 四经十二从："四经"是指肝、心、肺、肾（脾不独主一时，故不在内）。"十二从"是指十二时辰。谓春建寅卯辰、夏建巳午未、秋建申酉戌、冬建亥子丑之月。

② 四经应四时：是肝应春，心应夏，肺应秋，肾应冬。

③ 十二从应十二月：王冰说："从谓天气顺行十二辰之分，故应十二月。"

④ 十二月应十二脉：是手太阴应正月，手阳明应二月，足阳明应三月，足太阴应四月，手少阴应五月，手太阳应六月，足太阳应七月，足少阴应八月，手厥阴应九月，手少阳应十月，足少阳应十一月，足厥阴应十二月。

【语译】

黄帝问道：人有四经十二从，这是什么意思？岐伯答说：四经即四脏，它们和春夏秋冬四时相应，十二从即十二时辰，它们和十二月相应，而十二月又和十二经脉相应。

脉有阴阳，知阳者知阴，知阴者知阳。凡阳有五①，五五二十五阳②。所谓阴者，真脏③也❶，见则为败，败必死也。所谓阳者，胃脘之阳也④。别于阳者⑤，知病处也❷；别于阴者，知死生之期⑥。三阳在头⑦，三阴在手⑧，所谓一也。别于阳者，知病忌时；别于阴者，知死生之期❸。谨熟阴阳，无与众谋。

【校】

❶ 也：《太素》卷三《阴阳杂说》"也"作"其"，属下读。

❷ 知病处也：《太素》作"知病之处"。按：《太素》是。"知病之处"与"知死生之期"对文。

❸ 别于阳者……知死生之期：明抄本无"别于阳者"以下十七字。喜多村直宽说："此言在头在手之阴阳，与上文意自异，不必重复文。"

【注】

① 凡阳有五："阳"谓阳脉，即胃气冲和之脉。"五"指春微弦、夏微钩、长夏微缓、秋微毛、冬微石言。

② 五五二十五阳：谓五时各有五脏之正常脉象。高世栻说："肝脉应春，心脉应夏，脾脉应长夏，肺脉应秋，肾脉应冬。春时而肝、心、脾、肺、肾之脉，皆有微弦之胃脉。夏时而肝、心、脾、肺、肾之脉，皆有微钩之胃脉。长夏而肝、心、脾、肺、肾之脉，皆有微缓之胃脉。秋时而肝、心、脾、肺、肾之脉，皆有微毛之胃脉。冬时而肝、心、脾、肺、肾之脉，皆有微石之胃脉。是五五二十五阳。"

③ 真脏：是说五脏真气败露之脉，在脉气上，无从容和缓之象。杨上善说："于五时中，五脏脉见，各无胃气，惟有真脏独见，此为'阴'也。"

④ 胃脘之阳也：是说胃脘所生的阳气。张志聪说："胃脘者，中焦之分，主化水谷之精气，以资养五脏，四时五脏之脉，皆得微和之胃气，故为二十五阳。"

⑤ 别于阳者："别"有"辨清"之义。见《大戴记·小辨》卢注。杨上善说："阳，胃气也。足阳明脉通于胃，是以妙别阳明胃气，则诸脉受病所在并知之。"

⑥ 知死生之期：偏义复词。"知死生之期"，即知死之期，如下十八日死、九日死等。

⑦ 三阳在头："在"作"察"解。"头"谓人迎，人迎在结喉两旁动脉。"头"在此有"颈"的意思，不能作"首"讲。《仪礼·士相见礼》郑注"今文头为脰"，《乡射礼》释文"脰，颈也"。三阳在头，是说诊人迎可以察三阳经的虚实。

⑧ 三阴在手："手"谓寸口。三阴在手，是说诊寸口可以察三阴经的虚实。

【语译】

　　脉是有阴有阳的，知道什么是阳脉，就能知道什么是阴脉，反之，知道什么是阴脉，也就能知道什么是阳脉。阳脉有五种，但五时之中五脏的阳脉各不相同，因此成为二十五种阳脉。所谓阴脉就是五脏真气呈败露之象的真脏脉，如果这种败象显现了出来，那就一定要死了。所谓阳脉，就是有胃气的冲和之脉。能够辨别阳脉，就可知道病的所在部位；能够辨别真脏脉，就可以判断病者的死期。要了解三阳经的虚实，须诊察人迎；要了解三阴经的虚实，须诊察寸口。但这两者是统一的，不可分割的。只要谨慎地熟习阴脉和阳脉，在临证时，就不致于疑而不决了。

　　所谓阴阳者，去①者为阴，至❶①者为阳；静②者为阴，动②者为阳；迟③者为阴，数③者为阳。凡持真脉之脏脉者❷，肝至悬绝④急❸，十八日死，心至悬绝，九日死；肺至悬绝，十二日死；肾至悬绝，七日死；脾至悬绝，四日死。

【校】

　　❶ 至：滑抄本"至"作"来"。按：《伤寒论·平脉法》成注引作"来"，与滑抄本合。

　　❷ 凡持真脉之脏脉者：明抄本作"凡持真脏脉者"。《太素》"真脉之脏脉"作"真脏之脉"。《太素》与明抄本合。"真脉"之"脉"字，涉下衍，"之脏"二字误倒，以致误为"凡持真脉之脏脉者"。王冰不予校正，而说是"真脉之脏脉者，谓真脏之脉"。真曲说也。

　　❸ 绝急：滑抄本"绝"下无"急"字。按："急"字衍。律以心、肺、肾、脾各脏可证。此乃后人符会《玉机真脏论》"真肝脉至中外急"妄增。检《太素》亦无"急"字。

【注】

　　① 去　至："去"和"至"是以脉搏起落分阴阳。

　　② 静　动："静"和"动"是以脉搏气势分阴阳。"静"是安静而不躁急，"动"是流利而不涩滞。

　　③ 迟　数："迟"和"数"是以脉搏慢快分阴阳。"迟"谓脉迟慢，一息三至。"数"与"速"同，《周礼·考工记》注"速或书作数"。有急速之意，一息

六七至。

④ 肝至悬绝：有悬殊的意思。"肝至悬绝"是说肝部真脏脉独见，与其他各脏悬殊。真脏脉，只是本部独见，所以犹能迟至数日才死。其他脏准此。

【语译】

所谓脉象的阴阳，脉往叫作阴，脉来叫作阳；脉静叫作阴，脉动叫作阳；脉慢叫作阴，脉快叫作阳。凡诊得无胃气的真脏脉，如肝脉真脏独见，与其他各脏悬殊，十八天就死；心脉真脏独见，与其他各脏悬殊，九天就死；肺脉真脏独见，与其他各脏悬殊，十二天就死；肾脉真脏独见，与其他各脏悬殊，七天就死；脾脉真脏独见，与其他各部悬绝，四天就死。

曰：二阳之病发心脾 **❶**①，有不得隐曲 ②，女子不月；其传为风消 ③，其传为息贲 ④ 者，死不治。

【校】

❶ 心脾：《太素》"脾"作"痹"。按：作"痹"是。"脾""痹"声形易误，且以三阳、一阳各节律之，皆首言每经所发之病。"心痹"是病名，与各节文例相合。

【注】

① 二阳之病发心脾："二阳"谓胃和大肠二经。阳明病何以发为心痹？盖阳明属胃，为水谷之海，多气多血，如胃气弱，则不能化生精微，奉心生血，血不足则脉不畅，故发心痹之病。

② 隐曲：杨上善说："隐曲，大小便。"按：王注对"隐曲"有两种解释：一谓"隐蔽委曲之事"，一谓"便泻"。其后说与杨说合。胃肠既病，不能排除糟粕，所以易生便泻之症，此理之易晓者。

③ 风消：陈念祖说："风消者，风之名，火之化也。发热消瘦，胃主肌肉也。"

④ 息贲：陈念祖说："喘息上奔，胃气上逆也。"

【语译】

一般地说：胃肠有病，就会发生严重的心痹证，病人经常感觉大小便困难，如果是女子的话，就会经闭不来。若是病久传变了，或者形体发热消瘦，或者喘息气逆，那就不可治疗了。

曰：三阳①为病发寒热，下为痈肿②，及为痿厥腨㾓③；其传为索泽④，其传为㿉疝⑤。

【注】

① 三阳：即太阳，指小肠与膀胱。太阳主表，故发寒热。

② 下为痈肿："痈"与"壅"通。"下为壅肿"即下身浮肿。

③ 痿厥腨㾓："痿厥"是手足软弱无力而不温。"腨㾓"是腓肠（腿肚）酸痛。与足太阳经循行部位合。

④ 索泽：即血涸肤枯。王肯堂说："索泽，是皮肤涩而不滑泽。"

⑤ 㿉疝：即阴肿之疝。"㿉"与"隤"通。"隤"有阴肿之义。见《释名·释疾病》。

【语译】

一般地说：太阳经发病，多有寒热的症状，并且下身浮肿，手足软弱无力，以至腿肚酸痛。如果病久传变，或者血涸肤枯，或者阴囊肿大。

曰：一阳①发病，少气善咳善泄②；其传为心掣❶③，其传为隔④。

【校】

❶ 掣：《太素》作"瘛"。"掣""瘛"叠韵同义。《说文·疒部》段注："瘛之言掣也。"

【注】

① 一阳：即少阳，指三焦与胆。

② 泄：与"泻"通。

③ 心掣（chè 彻）：掣，有牵义。见《文选·西征赋》善注。"心掣"是说患过咳嗽泄泻以后，气虚，心若牵痛。

④ 隔：指饮食不下，大便不通。

【语译】

一般地说：少阳经发病，气虚不足，容易咳嗽，容易泄泻。如果病久传变，或者心虚掣痛，或者饮食不下，隔塞不通。

二阳一阴^①发病，主惊骇背痛^②，善噫^③善欠^④，名曰风厥^⑤。

【注】

①一阴：即厥阴，指肝与心包络。

②惊骇背痛：张璐说："惊虽主于心，肝胆脾胃皆有之。"阳明之筋夹脊，气郁则背痛。

③噫：张介宾说："噫者，饱食之息，即嗳气也。"

④欠：即呵欠。

⑤风厥：统括惊骇背痛、善噫善欠各症状之病名。其病因是风木犯胃，肝气上逆。

【语译】

　　阳明与厥阴发病，它的症状表现是惊骇背痛，常常嗳气，呵欠，这种病叫作风厥。

　　二阴^①一阳发病，善胀心满^②善气^③。

【注】

①二阴：即少阴，指心与肾。

②心满："满"与"懑"同。见《汉书·石显传》颜注。"心懑"即心中烦闷。

③善气：谓常常太息。张志聪说："心系急则气道约，故太息以伸出之。"

【语译】

　　少阴少阳发病，就容易作胀，心中烦闷，又容易叹气。

　　三阳三阴^①发病，为偏枯、痿易^②、四肢不举。

【注】

①三阴：即太阴，指肺与脾。

②痿易：孙诒让说："痿易即痿弛。痿跛之病，皆由筋骨解弛。"

【语译】

　　太阳和太阴发病，就会发为半身不遂的偏枯证；或者筋骨解弛，痿弱无力，或者四肢不能举动。

鼓一阳①曰钩❶，鼓一阴①曰毛，鼓阳胜急❷②曰弦❶，鼓阳❸至而绝③曰石，阴阳相过曰溜。

【校】

❶ 钩　弦：张志聪说："钩当作弦，下文弦当作钩。"

❷ 急：《太素》作"隐"。

❸ 阳："阳"蒙上误，疑当作"阴"。

【注】

① 阳　阴：此阳与阴，是指脉搏的形态而言。有力为阳，无力为阴；微有力称一阳，微无力称一阴。

② 鼓阳胜急："急"应作"隐"，"隐"是"一阳"的变文。"鼓阳胜急"是说脉搏有力，胜过一阳。

③ 鼓阳至而绝："阳"是误字，应作"阴"。"绝"有"极"义。"鼓阴至而绝"是说搏阴至极，凝寒地冻，故脉沉如石。若作"阳"字，鼓阳至极，则脉当洪数，何得曰"石"。

【语译】

脉搏指微有力，像弦一样端直，叫作弦脉。脉搏指无力，像毛一样轻浮，叫作毛脉。脉搏指有力，来盛去衰，势如曲钩，叫作钩脉。脉搏指无力，轻按不足，像石头下沉，叫作石脉。阴阳之气，来去和缓，叫作溜脉。

阴争于内，阳扰于外，魄汗①未藏，四逆②而起，起则熏❶肺③，使人喘鸣❷。阴之所生，和本曰和❸④。是故刚与❹刚，阳气破散，阴气乃消亡。淖⑤则刚柔不和，经气乃绝。

【校】

❶ 熏：《太素》作"动"。按："熏"是误字。《礼记·乐记》郑注："动或为勋。""勋"烂去偏旁，遂误成"熏"。

❷ 鸣：《太素》作"喝"。按：作"喝"是。本书《生气通天论》："烦则喘喝。""喝"，喘声。

❸ 和：《太素》作"味"。李笠说："和本作咊。咊与味形近，故王本误作和。"

④ 与："与"疑应作"愈"，"与""愈"声误。王注"阳胜又阳"似王本就作"愈。"

【注】

① 魄汗：肺藏魄，外与皮毛相合，而汗液又由表透发，和肺气有关，故称魄汗。杨上善所谓"肺，魄所主，故汗出腠理，名魄汗。"

② 四逆：杨上善说："汗出，腠理未闭，寒气因入，四肢逆冷。"

③ 熏肺："熏"应作"动"，"动"作伤解。杨上善说："内伤于肺。"

④ 曰和：据《太素》"和"应作"味"。杨上善说："和气之本，曰五味也。"

⑤ 淖（nào 闹）：杨上善说："淖，乱也。"

【语译】

阴在内争胜，阳在外干扰，汗出不止，四肢逆冷，这样，就会寒气伤肺，使人喘喝有声。阴气之所以能够生成并得以调和，其根本是由于五味的滋养。阳气过盛就会破散，阴气也就随之消亡。阴阳紊乱，刚柔不和，十二经气就会衰绝的。

死阴①之属，不过三日而死；生阳①之属，不过四日而死❶。所谓生阳死阴者，肝之心②谓之生阳，心之肺③谓之死阴，肺之肾谓之重阴④，肾之脾谓之辟阴⑤，死不治。

【校】

❶ 死：周本"死"作"生"。《太素》"死"作"已"。按：作"生"是。林校引全本作"已"，与《太素》合。"已"谓病愈。

【注】

① 死阴　生阳：张志聪说："五脏相克而传谓之死阴，相生而传谓之生阳。"

② 肝之心："之"是关系内动词。肝属木，心属火。肝传心，就是木生火。

③ 心之肺：心属火，肺属金。心传肺，就是火克金。

④ 重阴：王冰说："肺肾俱为阴气，故曰重阴。"

⑤ 辟阴：周学海说："辟阴，谓坚阴、坚实之义。"

【语译】

属于死阴的病，不过三天就会死去；属于生阳的病，不过四天可以痊愈。那么什么叫作生阳、死阴呢？例如肝病传心，是木生火，就叫作生阳；心病传肺，是火克金，就叫作死阴；肺病传肾，同为阴气，二阴相并，叫作重阴；肾病传脾，是肾水反来侮土，叫作辟阴，是不可治的死证。

结①阳者，肿四肢。结阴②者，便血一升，再结二升，三结三升。阴阳结斜❶，多阴少阳曰石水③，少腹肿。二阳结谓之消④，三阳结谓之隔⑤，三阴结谓之水⑥，一阴一阳结谓之喉痹⑦。阴搏阳别❷⑧谓之有子，阴阳虚肠辟❸死，阳加⑨于阴谓之❹汗，阴虚阳搏谓之崩。

【校】

❶ 斜：《太素》作"者针"。按："针"字衍。"斜""者"叠韵声误。阴阳结者，与上结阳者、结阴者句式一律。《医垒元戎》卷十引"斜"作"邪"，《舒艺室随笔》谓"斜应作纠"，均误。

❷ 阴搏阳别：《济生方》卷七引作"阳搏阴别"。

❸ 辟：明绿格抄本作"澼"。作"澼"与林校引全本合。

❹ 谓之：《伤寒百证歌·第七十七证》引"谓之"下有"有"字。

【注】

① 结："聚"也。有郁结的意思。张璐说："四肢为诸阳之本，阳结则不行其阴，故留结为之肢肿。

② 结阴：张璐说："阴结便血者，厥阴肝血内结，不得阳气统运，渗入肠间而下，非谓阴塞内结。"

③ 石水：《病源》卷二十一《石水候》："肾主水，肾虚则水气妄行，不依经络，停聚结在脐间，小腹肿大，鞕（bào 报）如石，故云石水，其候引胁下胀满而不喘。"

④ 消：喻昌说："二阳者，阳明也。手阳明大肠主津，病消则目黄口干，是津不足也。足阳明胃主血，病热则消谷善饥，血中伏火，乃血不足。"

⑤ 隔：杨上善说："隔，便溲不通。"

⑥ 水：喻昌说："脾肺气结不行，即成水病。"

⑦ 喉痹：楼英说："喉痹，谓喉中呼吸不通，言语不出。"《素问札记》："痹、闭古音通。《古今录验》：射干汤，疗喉闭不通利。"

⑧ 阴搏阳别：《医宗金鉴》卷三十四《四诊心法要诀》："阴搏阳别者，寸为阳，尺为阴。言尺阴之脉，搏指有力。寸阳之脉，则不搏指，迥然分别，此乃有子之诊。"

⑨ 加：有"胜之"之意。

【语译】

邪气若郁结于阳经，四肢就会浮肿；阴血内结，阳气不得统运，就会大便下血，并且逐渐加重。阴经阳经都郁结了，而阴经的郁结重些，就会发生石水之病，主要症状是少腹肿；邪气郁结于胃和大肠的，就会发生消渴病；邪气郁结于膀胱和小肠的，就会发生大小便不通的症状；邪气郁结于脾肺的，就会发生水肿的病；邪气郁结于厥阴少阳两经的，就会发生喉痹的病。阴脉搏击于指下，与阳脉有明显的区别，这是怀孕的现象。在脉上阴阳都现虚象，再患痢疾，这是死症。阳脉胜于阴脉，是要出汗的。阴脉虚，阳脉搏指，在妇人就会发生血崩的病。

三阴俱搏，二十日夜半死。二阴俱搏，十三日夕时死。一阴俱搏，十日❶死。三阳俱搏且鼓①，三日死。三阴三阳俱搏，心腹满，发尽②，不得隐曲，五日死。二阳俱搏，其病温❷，死不治，不过十日死。

【校】

❶ 十日：读本、赵本、吴本、周本、朝本、藏本"十日"下，并有"平旦"二字。《太素》有"平旦"二字，与各本合。

❷ 病温：胡本、朝本"温"并作"滥"。吴本、明绿格抄本、藏本"病温"并作"气滥"。

【注】

① 三阳俱搏且鼓："三阳"指膀胱、小肠之脉言。"鼓"有动义，"且鼓"者，是喻其太过。

② 尽："尽"似为"疼"之误字。晋唐草书，与"疼"形近。《广雅·释诂二》："疼，痛也。"心腹满，作痛，不得便泻，在文义上极为明顺。

【语译】

三阴（肺脾）之脉，都搏击于指下，经过二十天就会在夜半死亡。

二阴（心肾）之脉，都搏击于指下，经过十三天就会在傍晚时死亡。一阴（心包络、肝）之脉，都搏击于指下，经过十天就会在清晨死亡。三阳（膀胱小肠）之脉，都搏击于指下，并且鼓动过甚的，经过三天就会死亡。三阴三阳之脉都搏击于指下，心腹胀满，作痛，大小便不通，经通五天就会死亡。二阳（胃大肠）之脉，都搏击于指下，经气浮散，这已无法可治，不过十天就要死亡。

灵兰秘典论篇第八

本篇讨论了人身十二脏腑的生理功能，指出了心的主宰作用。并说明了各个脏器的相互联系，从而证明人体是完整的统一体。

黄帝问曰：愿闻十二脏①之相使②，贵贱③何如？岐伯对曰：悉④乎哉问也，请遂言⑤之。心者，君主之官⑥也，神明⑦出焉。肺者，相傅⑧之官，治节⑨出焉。肝者，将军⑩之官，谋虑⑪出焉。胆者，中正❶⑫之官，决断⑬出焉。膻中⑭者，臣使之官，喜乐出焉。脾胃❷者，仓廪⑮之官，五味⑯出焉。大肠者，传道❸之官，变化⑰出焉。小肠者，受盛之官，化物⑱出焉。肾者，作强⑲之官，伎巧⑳出焉。三焦㉑者，决❹渎㉒之官，水道出焉。膀胱者，州都㉓之官，津液藏焉，气化❺㉔则能出矣。凡此十二官者，不得相失也。故主明则下安，以此养生则寿，殁世不殆，以为㉕天下则大昌。主不明则十二官危，使道㉖闭塞而不通，形乃大伤，以此养生则殃❻，以为天下者❼，其宗大危，戒之戒之！

【校】

❶ 中正：《五行大义》卷三第四引作"中精"。

❷ 胃：《五行大义》引无"胃"字。

❸ 道：《三因方》卷八《内所因论》引"道"作"送"。

❹ 决：《五行大义》引"决"作"中"。

❺ 气化：《云笈七签》卷五十七第七引作"化气"。

❻ 殃:《云笈七签》引"殃"作"殆"。

❼ 下者:明绿格抄本"下"下无"者"字。

【注】

① 十二脏:张介宾说:"分言之,阳为腑,阴为脏;合言之,皆可称脏。"

② 相使:"使"役也。见《荀子·解蔽》杨注。"相使"即互相役使(联系)。

③ 贵贱:"贵"谓主(主要),"贱"谓从(次要)。

④ 悉:详尽的意思。

⑤ 遂言:"遂"作"竟"解。"遂言"有尽量说完的意思。

⑥ 君主之官:《灵枢·师传》:"五脏六腑,心为之主。"人之思想意识,精神活动及脏腑功能之彼此协调和气血通畅,全赖于心的功能,故以君主之官譬其重要。"官"作"职守"解。

⑦ 神明:包括思想智慧,精神活动等。

⑧ 相傅:辅佐,帮助。

⑨ 治节:孙鼎宜说:"肺与心同居膈上,犹之相傅也。人受气于谷,谷入于胃,以传于肺,五脏六腑皆以受气,其清者为营,浊者为卫,故曰治节出焉。'治'谓监督其事。'节'限节之。"

⑩ 将军:比喻肝性易动及刚强之意。

⑪ 谋虑:是说肝有主思想活动的功能。

⑫ 中正:"正"应作"精"。"中精"是说胆为清净之府,藏清汁。"精"作"清"解。

⑬ 决断:胆为清虚之府,不偏不倚,故以能出决断喻之。

⑭ 膻中:《医宗金鉴》卷六十六:"心包居膈上,经始胸中,正值膻中之所位居,相火代君行事,实臣使也。"按:膻中近于心,似君主之臣使,可代心宣令。心之志为喜,故曰喜乐出焉。

⑮ 仓廪(lǐn 凛):贮藏粮食的仓库。

⑯ 五味:孙鼎宜说:"五味,谓水谷之五味。"

⑰ 变化:指饮食消化、吸收、排泄的过程。

⑱ 化物:张介宾说:"小肠居胃之下,受盛胃中水谷而分清浊,水液由此而渗于前,糟粕由此而归于后,脾气化而下升,小肠化而下降,故曰化物出焉。"

⑲ 作强:即精力。见《敬斋古今黈》卷六。

⑳ 伎巧:"伎"与"技"通。萧吉说:"水性是智,智必多能,故有伎巧。"

㉑ 三焦:姚止庵说:"三焦者,总括乎一身,宗、营、卫三气所生,水道所出。六腑之中有三焦,虽无形而有气,虽无体而有用。"

㉒ 决渎：张介宾说："决，通也；渎，水道也。三焦气治，则脉络通而水道利。"

㉓ 州都：孙鼎宜说："膀胱者，津液所聚之处，犹人之所聚，曰州，曰都，故曰州都之官。"

㉔ 气化：饮入胃后，经脾之输布，归于肺，又经肺之气化作用，输入膀胱，再经膀胱气化，下出为溺。

㉕ 为："为"作治解。见《素问札记》。

㉖ 使道：是说十二官相互联系之道。十二官危，使道闭塞与上"十二官不得相失"相对。

【语译】

黄帝说：我希望听你讲一下十二脏在人体内的相互作用，有无主从的区别？岐伯答说：你问得真详细啊，我尽量说一下吧。在人体内，心的重要性就好比君主，人们的聪明智慧都是从心生出来的。肺好像是宰相，主一身之气，人体内外上下的活动，都需要它来调节。肝譬如将军，谋虑是从它那儿来的。胆是清虚之府，具有决断的能力。膻中像个内臣，君主的喜乐，都由它透露。脾胃受纳水谷，好像仓库，五味对人体的营养给用，是由它那儿产生的。大肠主管输送，食物的消化、吸收、排泄过程是在它那儿最后完成的。小肠的功能，是接受脾胃已消化的食物后，进一步起到分化作用。肾是精力的源泉，能产生出智慧和技巧来。三焦主疏通水液，周身行水的道路，是由它管理。膀胱是水液聚会的地方，经过气化作用，才能把溺排出体外。以上十二脏的作用，不能失去协调。当然，君是最主要的。它如果得力，下边就能相安。这是根本的道理。如果依据这个道理来养生，就能长寿，终身不致有严重的疾病。如果根据这个道理来治天下，国家就会非常昌盛。反之，如果君不得力，那么十二官就成问题了。而各个脏器的活动一旦失去联系，形体就会受到伤害。对于养生来说，这样是很不好的。对于治国来说，这样做，国家就有败亡的危险，实在值得警惕呀！

至道在微，变化无穷，孰知其原^①！窘^②乎哉，消^③者瞿瞿^④，孰知其要！闵闵^⑤之当，孰者为良！恍惚^⑥之数，生于

毫氂❶，毫氂之数，起于度量，千之万之，可以益大，推之大⑦之，其形乃制。

【校】

❶ 氂：金刻本、明绿格抄本并作"氂"。慧琳《音义》卷九："十毫曰氂。今皆曰氂。"

【注】

① 原：与"源"同。

② 窘（jiǒng 炯）：《说文·穴部》："窘，迫也。"引申有困难的意思。

③ 消：李笠说："'消'当从《太素》作'肖'。《方言》'肖，小也。'小有微义。'肖者'是言道之微者。"

④ 瞿瞿：李笠说："瞿瞿，不审貌。《太素》作'濯濯'。瞿、濯一声之转。瞿瞿，是言不易审察，故下云'孰知其要'。"

⑤ 闵闵：王冰说："深远也。"

⑥ 恍惚："惚"与"忽"同。王冰说："似有似无也。"就是最微小的物体。

⑦ 大："大"有"广"义。见《诗经·泮水》郑笺。

【语译】

养生的道理极其微妙，变化是没有穷尽的，谁能了解它的本源呢？困难得很哪！道理是极精微而不易审察的，谁能够知道它的精要呢？道理是很深远而且合宜的，谁能理解它的好处！最微小的物体，渐渐地可以用毫厘来计算，毫厘大小的东西再经过积累，便要用尺来度量了，然后扩大成为形体了。

黄帝曰：善哉，余闻精光①之道，大圣之业，而宣明大道，非斋戒②择吉日，不敢受也。黄帝乃择吉日良兆，而藏灵兰之室，以传保③焉。

【注】

① 精光：纯粹光明的意思。

② 斋戒：洗心曰斋，防患曰戒。见《易·系辞上》注。

③ 保：于鬯说："保，读为宝。"

黄帝说：好得很！听到了一番精纯明白的道理和圣人的事业。可是这些道理，不是诚心诚意选择吉日，是不敢接受的。于是黄帝就选择了吉日良辰，把这些道理，保存在灵兰之室，如同宝物一般，使它传下去。

六节藏象论篇第九

本篇首论天度，继论藏象、脉象，着重说明人体内在脏腑与外界环境的密切关系。

黄帝问曰：余闻天以六六^①之节，以成一岁，人^❶以九九制会^②，计人亦有三百六十五节^③，以为天地^④久矣。不知其所谓也？岐伯对曰：昭^⑤乎哉问也，请遂言之。夫六六之节，九九制会者，所以正天之度^⑥，气之数^⑦也。天度者，所以制日月之行也；气数者，所以纪化生之用也。天为阳，地为阴；日为阳，月为阴；行有分纪^⑧，周有道理^⑨，日行一度，月行十三度而有奇^⑩焉，故大小月三百六十五日而成岁，积气余而盈闰^⑪矣。立端^⑫于始，表正于中^⑬，推余于终，而天度毕矣。

【校】

❶ 人："人"字涉下致误，应据后文改作"地"。

【注】

① 六六：六十日为一甲子，是为一节。"六六"就是六个甲子。

② 九九制会：谓以九九之法，与天道会通。

③ 节：指腧穴言。《灵枢·九针十二原》："节之交，三百六十五会。"

④ 以为天地：李笠说："按天地久矣者，言未有人之先，已有天地，何以天地之数，巧与人合。"

⑤ 昭：明白。

⑥ 天之度：沈又彭说："经度者，所以测天之程也，天体环转不息，难以测

度，圣人以星之明显者（即二十八经星），识之为限，而后度乃生焉。"

⑦ 气之数：李笠说："气，谓地气。"

⑧ 分纪：即天体所划分的区域和度数。

⑨ 周有道理："周"指环周，"道理"指轨道。"周有道理"言日月环周的运行有一定的轨道。

⑩ 奇：谓余数。

⑪ 积气余而盈闰："气"指节气，"闰"谓置闰。古历月份以朔望计算，每月平均得 29.5 日。节气以日行十五度来计，一年二十四节气，正合周天 365.25 度，一年十二个月共得 354 日，因此，月份常不足，节气常有余，余气积满二十九日左右，即置一闰月。故三年必有一闰月，约十九年间须置七个闰月，才能使节气与月份归于一致。

⑫ 立端："端"指岁首，即冬至节。"立端于始"即确定冬至节为一年节气之开始。

⑬ 表正于中："表"即圭表，古代天文仪器。"表正于中"即以圭表测量日影的长短变形，计算日月的运度，来校正时令节气。

【语译】

黄帝问道：我听说天是以六个甲子日合成为一年，地气是以九九之法与天相会通的，而人也有三百六十五节，与天地之数相合，这种说法已经是很久的了，但不知这是什么道理。岐伯回答说：问的真高明啊！我就讲讲吧。六六之节和九九之会，是确定天度和气数的。天度，是用来确定日月行程、迟速的标准。气数，是用来标明万物化生的循环周期的。天是阳，地是阴，日是阳，月是阴。日月运行有一定部位，万物化生的循环也有一定的规律。每昼夜日行周天一度，而月行十三度有余，所以有大月小月，合三百六十五天为一年，而余气积累，则产生了闰月。那么怎样计算呢？首先确定一年节气的开始，用圭表测量日影的长短变化，校正一年里的时令节气，然后再推算余闰。这样，天度就可全部计算出来了。

帝曰：余已闻天度矣，愿闻气数何以合之？岐伯曰：天以六六为节，地以九九制会，天有十日①，日六竟而周甲②，甲六复而终岁，三百六十日法也。夫自古通天者，生之本，本于阴阳，其气九州九窍❶，皆通乎天气，故其生五，其气三，三而成天，三而成地，三而成人，三而三之，合则为九，九分为九野③，九野为九脏，故形脏四，神脏五④，合为九脏以应之也。

【校】

❶ 九州九窍："九窍"二字是衍文，以《生气通天论》校之，"九州"下脱"五脏十二节"五字。

【注】

① 天有十日："天"指天干。十日，指甲乙丙丁戊己庚辛壬癸十个天干。

② 日六竟而周甲：即十个天干与十二个地支（子丑寅卯辰巳午未申酉戌亥）相合，凡六十日为甲子一周。

③ 九野：谓九州之野。

④ 形脏四神脏五："形脏"藏有形之物，是胃、大肠、小肠、膀胱；"神脏"五脏之神，是心藏神、肝藏魂、脾藏意、肺藏魄、肾藏志。

【语译】

黄帝道：我已听到关于天度的道理了，希望再听听气数是怎样与天度相配合的。岐伯说：天是以六六之数为节度，地是以九九之法与天相会通的。天有十个日干，代表十天，六个十干，叫作一个周甲，六个周甲成为一年，这是三百六十日的计算方法。从古以来，懂得天道的，都认为天是生命的本源，进一步来讲，生命是本于阴阳的。九州的地气都是与天气相通的。所以有五行三气之说。天有三气，地有三气，人有三气，三三合而为九，在地分为九野，在人分为九脏，即四个形脏五个神脏，合为九脏，以与天的六六之数相应。

帝曰：余已闻六六❶九九之会也，夫子言积气盈闰，愿闻何谓气？请夫子发蒙解惑焉。岐伯曰：此上帝❷所秘，先师传之也。帝曰：请遂闻之。岐伯曰：五日谓之候①，三候谓之气②，六气谓之时，四时谓之岁，而各从其主治③焉。五运相袭④，而皆治之，终朞⑤之日，周而复始；时立气布⑥，如环无端，候亦同法。故曰：不知年之所加^⑦，气之盛衰，虚实之所起，不可以为工矣。

【校】

❶ 六六："六六"下，似脱"之节"二字，律以前文可证。

❷ 帝：明绿格抄本、吴注本"帝"下并有"之"字。

【注】

① 五日谓之候："候"指气候。《汲周书·时训解》："立春之日，东风解冻。又五日，蛰虫始振。又五日，鱼上冰。"故五日谓之候，三候谓之气。其他节气仿此。

② 气：指节气。

③ 主治：姚止庵说："此言主治，盖谓一岁则以司天为主，一节则以主令为主，而后为之施治。"

④ 五运相袭："五运"谓五行运行之气。"袭"谓承袭。

⑤ 朞（jī 基）：周年。

⑥ 时立气布：谓岁立四时，时布节气。

⑦ 不知年之所加：指各年客气加临之期。

【语译】

黄帝道：我已听懂了六六与九九相会通的道理了，但夫子说积累余气成为闰月，那什么叫作气呢？请启发我的愚昧，解除我的疑惑！岐伯说：这是上帝所不肯讲，而由我的老师传授给我的。黄帝道：希望全部讲给我听听。岐伯说：五天叫作一候；三候成为一个节气；六个节气叫作一时；四时叫作一年。治病就应顺从其当王之气。五行气运相互承袭，都有主治之时。到了年终之日，再从头开始循环。一年分立四时，四时分布节气，如圆环一样没有端绪。五日一候的推移，也是像这样的。所以说，不知道一年中当王之气的加临，节气的盛衰，虚实产生的原因，就不能当医生。

帝曰：五运之^❶始，如环无端，其太过不及何如？岐伯曰：五气更立^①，各有所胜^②，盛虚之变，此其常也。帝曰：平气何如？岐伯曰：无过者也。帝曰：太过不及奈何？岐伯曰：在经有也。帝曰：何谓所胜？岐伯曰：春胜长夏，长夏胜冬，冬胜夏，夏胜秋，秋胜春，所谓得五行时之胜，各以气命其脏^③。

帝曰：何以知其胜？岐伯曰：求其至也，皆归始春^④，未至而至^⑤，此谓太过，则薄^⑥所不胜，而乘^⑦所胜也，命曰气淫^⑧。不分邪僻内生工不能禁。至而不至，此谓不及，则所胜妄行，而所生^⑨受病，所不胜薄之也，命曰气迫^⑩。所谓求其至者，气至之时也，谨候其时，气可与期^⑪。失时反候，五治^⑫不分，邪僻^⑬内生，工不能禁^⑭也。

【校】

❶ 之："之"字误，似应作"终"。

【注】

① 五气更立：谓五运之气，更迭主时。

② 所胜：我克者为所胜，如木克土，为木之所胜。

③ 各以气命其脏：张志聪说："春木合肝，夏火合心，长夏土合脾，秋金合肺，冬水合肾，各以四时五行之脏，以名其脏焉。"

④ 始春：张介宾说："在春前十五日，当大寒节为初气之始。"

⑤ 未至而至："至"谓气至。如未到春天而有春暖之气候，是谓未至而至。

⑥ 薄：有"迫"义。见《淮南子·天文训》高注。

⑦ 乘：谓亢盛之气，过分地加于所胜之气。

⑧ 气淫：王冰说："此皆五脏之气，内相淫并为疾，命曰气淫。"

⑨ 所生："生"，养也。生我者为所生，如木生火。

⑩ 气迫：张志聪说："主气不及，而所胜所不胜之气，交相逼迫也。"

⑪ 气可与期：谓四时之气，可分别期以温热凉寒。

⑫ 五治：姚止庵说："按人之五脏，配合五行，外应四时，病时不同，治法亦异，故曰五治。"

⑬ 邪僻：不正之气。

⑭ 禁：《说文·示部》："禁，吉凶之忌也。"

【语译】

黄帝道：五运终而复始，循环往复，像圆环一样没有端绪，那么它的太过和不及是怎样的呢？岐伯说：五行运气，更迭主时，各有其所胜，所以盛虚的变化，这是正常的事情。黄帝问：平气是怎样的？岐伯说：没有太过，也没有不及。黄帝道：太过和不及的情况怎样？岐伯说：这在经书里是有记载的。黄帝问：什么叫作所胜？岐伯说：春胜长夏，也就是木克土；长夏胜冬，也就是土克水；冬胜夏，也就是水克火；夏胜秋，也就是火克金；秋胜春，也就是金克木，这是五行之气以时相胜的情况。而人的五脏就是根据这五行之气被命名的。黄帝说：怎样可以知道它们的所胜呢？岐伯说；推求脏气到来的时间，都以立春前为标准。如果时令未到而相应的脏气先到，就称为太过。太过就侵犯原来自己所不胜的气，而凌侮它所能胜的气，这样叫作"气淫"。如果时令已到而相应的脏气不到，就称为不及。不及则己所胜之气因无制约就要妄行，所生之气也因无所养而要受病，所不胜之气也来相迫，这叫作"气迫"。所谓求其至，就是在脏气来到的时候，谨慎地观察与其相应的时令，看脏气是否与时令相合。假如脏气与时令不合，并且与五行之间的对应关系无从分辨，那就表明内里邪僻之气已经生成，这样，就连医生也是无能为力的。

帝曰：有不袭乎？岐伯曰：苍天之气，不❶得无常也①。气之不袭，是谓非常，非常则变矣。帝曰：非常而变奈何？岐伯曰：变至则病②，所胜则微，所不胜则甚③，因而重感于邪则死④矣，故非其时则微，当其时则甚⑤也。

【校】

❶ 不：熊本"不"上有"气"字。

【注】

① 无常也：姚止庵说："春温夏暑、秋凉冬寒，历今古而不易，谓之无常不得也。"

② 变至则病：四时之气反常，如春应温而反寒，夏应暑而反凉，秋应凉而反热，冬应寒而反温，是天气变而人受病。

③ 所胜则微所不胜则甚：姚止庵说："譬如木值之年，人感不正之气，病在于肺，金能平木，虽病亦微。若病在脾胃，土本畏木，木旺土虚，其病必甚。"

④ 因而重感于邪则死：姚止庵说："病既已甚，而更感外邪，邪依于肝，肝木愈盛，脾胃愈虚，不但病甚，而且必死。"

⑤ 非其时则微当其时则甚：木值之年，人秋冬病则病微，春夏病则病甚，一则非木旺之时，一则木旺之时，故不同。

【语译】

黄帝问道：五行气运有不相承袭的情况吗？岐伯回答说：自然界的气运，不可能没有规律的；气运失其承袭，就是反常，反常就要变而为害。黄帝道：变为害又怎样呢？岐伯说：这会使人发生疾病，如属所胜，患病就轻；如属所不胜，患病就重；假若这个时候再感受了邪气，就会死亡。也就是说，五行气运的反常，在不当克我的时候，病比较轻，而在正值克我的时候，病就重了。

帝曰：善！余闻气合而有形，因变以正名①，天地之运，阴阳之化，其于万物，孰少孰多，可得闻乎？岐伯曰：悉❶哉问也！天至广不可度，地至大不可量，大神灵②问，请陈其方③。草生五色，五色之变，不可胜视，草生五味，五味之美，不可胜极，嗜欲不同，各有所通④。天食人以五气⑤，地食人以五味，五气入鼻，藏于心肺，上使五色脩⑥明，音声能彰⑦；五味入口，藏于肠胃❷，味有所藏，以养五气，气和而生，津液相成，神乃自生。

【校】

❶ 悉：赵本、吴本、周本、藏本、守校本"悉"下并有"乎"字。

❷ 藏于肠胃："肠"字疑衍，传抄者以配心肺，故妄增"肠"字。《五脏别论》："五味入口藏于胃，以养五脏气。"句法与此相似。

【注】

① 气合而有形因变以正名：姚止庵说："按气不合则形不成，是故形生于气也。气不变则病不生，是故病始于变也。"

② 大神灵：孙鼎宜说："大神，赞帝之称。《广雅·释诂》：'灵，善也。'"

③ 方：谓道理。

④ 各有所通:《庄子·齐物论》:"通也者，得也。""得"有"贪"义。见《后汉书·陈蕃传》贤注。此犹言色味之变，嗜欲各异，而人各有所贪。

⑤ 天食人以五气:孙鼎宜说:"气为阳，禀生于天。五气，即寒、热、温、凉、平五性也。"

⑥ 脩:"脩"与"攸"同。见《史记·秦始皇本纪》索隐。"攸"语助词。《尚书·洪范》:"彝伦攸叙。"

⑦ 彰:显著。

【语译】

黄帝道:讲得好! 我听说天地之气化合而成形体，又根据不同的形态变化来确定万物的名称，那么天地的气运和阴阳的变化，对于万物所起的作用，哪个大哪个小，你可以告诉我吗? 岐伯说:你问得很详细，但天很广阔，不容易测度，地很博大，也难以计算。不过既然你提出了这样一个很好的问题，那么我就说一下这其中的道理吧。草有五种不同的颜色，这五色的变化，是看不尽的。草有五种不同的气味，这五味的美妙也是不能穷尽的。人的嗜欲不同，对于色味，是各有其不同嗜好的。天供给人们五气，地供给人们五味。五气由鼻吸入，贮藏在心肺，能使脸色明润，音声洪亮。五味由口进入，藏在胃里，它的精微可养五脏之气。五气和化，就有生机，再加上津液的作用，神气自然会旺盛起来。

帝曰: 藏象何如? 岐伯曰: 心者，生❶之本，神之变❷也; 其华在面，其充①在血脉，为阳中之太阳，通于夏气。肺者，气之本，魄之处也; 其华在毛，其充在皮，为阳中之太阴❸，通于秋气。肾者，主蛰②，封藏之本，精之处也; 其华在发，其充在骨，为阴中之少阴❹，通于冬气。肝者，罢极③之本，魂之居也; 其华在爪，其充在筋，以生血气，其味酸，其色苍❺，此为阳中⑥之少阳，通于春气。脾胃、大肠、小肠、三焦、膀胱❼者，仓廪之本，营之居也，名曰器❽，能化糟粕，转味而入出者也; 其华在唇四白④，其充在肌，其味甘，其色黄❾，此至阴之类，通于土气。凡十一脏取决于胆也❿。

【校】

❶ 生：吴本"生"作"圣"。

❷ 变：林校引全本"变"作"处"。《五行大义》卷三第四、《云笈七签》卷五十七第七引"变"并作"处"，与林校合。

❸ 太阴：林校引《甲乙》《太素》"太阴"作"少阴"。《五行大义》作"少阴"，与林校合。

❹ 少阴：林校引全本及《甲乙》《太素》"少阴"并作"太阴"。《五行大义》引作"太阴"，与林校合。

❺ 以生血气其味酸其色苍：滑抄本无此十字。

❻ 阳中：林校引全本及《甲乙》《太素》"阳中"并作"阴中"。《五行大义》引作"阴中"，与林校合。

❼ 胃大肠小肠三焦膀胱：《五行大义》《云笈七签》引并无"胃、大肠、小肠、三焦、膀胱"九字，是。后人附会十二官之说，窜入"凡十一脏取决于胆"一句，增"胃大肠小肠三焦膀胱"九字，以曲合其数，幸有《五行大义》所引旧文，犹可据以正焉。

❽ 器：《五行大义》"器"作"兴化"。

❾ 其味甘其色黄：林校云："详此六字当去。"

❿ 凡十一脏取决于胆也：此九字，疑后人所增，已见前注。盖藏象功能，胆擅其首，于理似难通也。

【注】

① 其充："充"有"实"义。见《谷梁传》庄二十五年范注。"其实"与上"其华"对文。

② 主蛰：慧琳《音义》卷五十四引《说文》："蛰，藏也，虫至冬即蛰隐不出也。"肾主水，为龙雷蛰藏之所，故曰"主蛰，封藏之本。"

③ 罢极：《素问绍识》云："罢极当作四极，四极即四肢，肝其充在筋，故云'四极之本'。"

④ 四白：口唇四周白肉处。

【语译】

黄帝问道：人体内脏与其外在表现的关系是怎样的？岐伯说：心是生命的根本，智慧的所在；其荣华表现在面部，其功用是充实血脉，是阳中之太阳，与夏气相应。肺是气的根本，是藏魄的所在；其荣华表现在毫毛，其功用是充实肤表，是阳中之少阴，与秋气相应。肾是真阴真阳蛰藏的地方，是封藏的根本，精气储藏的所在；其荣华表现于头发，其功用是充实骨髓，是阴中之太阴，与冬气相应。肝是四肢的根本，藏魂的所在；其荣华表现在爪甲，其功用是充实筋力，是阴中之少阳，与春气相应。脾是水谷所藏的根本，是营气所生的地方；叫作兴化，意思是说它能排泄水谷的糟粕，是转化五味而主吸收、排泄的。其荣华表现在口唇四周，其功用是充实肌肉，属于至阴一类，与长夏土气相应。

故人迎①一盛②，病在少阳，二盛病在太阳，三盛病在阳明，四盛已上为格阳。寸口①一盛，病在厥阴，二盛病在少阴，三盛病在太阴，四盛已上为关阴。人迎与寸口俱盛四倍已上为关格，关格之脉赢❶，不能极于天地之精气，则死矣。

【校】

❶赢：胡本、赵本、吴本、明绿格抄本、周本、藏本、守校本，"赢"并作"赢"。姚止庵说："（关格）脉阴阳外盛之极者，实真原内竭之象也，死不旋踵。"

【注】

①人迎 寸口：指切脉的部位。人迎，在结喉旁两侧颈总动脉搏动处。寸口，指两手桡骨头内侧桡动脉。

②一盛："盛"指脉大，一盛是大一倍。此谓以人迎寸口相较，或此大于彼，或彼大于此。

【语译】

人迎脉搏大一倍，病在少阳；大两倍，病在太阳；大三倍，病在阳明；大四倍以上称为格阳于外。寸口脉搏大一倍，病在厥阴；大两倍，病在少阴；大三倍，病在太阴；大四倍以上称为关阴。假如人迎与寸口之脉都大于常人四倍，称为关格。关格之脉衰竭到不能通达天地精气的地步，就会死亡的。

五脏生成篇第十

本篇主要说明五脏、五味、五色、五脉之间的相生相克、相反相成的关系，阐述了色诊、脉诊在临证上的应用。张志聪谓："色以应天，脉以应地，天主生，地主成。"故此篇以五脏生成为名。

心之合❶①脉也，其荣②色也，其主③肾也。肺之合皮也，其荣毛也，其主心也。肝之合筋也，其荣爪也，其主肺也。脾之合肉也，其荣唇也，其主肝也。肾之合骨也，其荣发也，其主脾也。

【校】

❶合：《云笈七签》卷五十七第七引"合"下有"于"字。

【注】

①心之合："合"谓配合。李笠说："合者，言其气性之相类，王氏曰：'火气动躁，脉类齐同。金气坚定，皮象亦然。木性曲直，筋体亦然。土性柔厚，肉体亦然。水性流湿，精气亦然。'夫言其性者，精而难晓，言其形者，显而易知。"

②荣：指荣华。

③主：有克制之意。姚止庵说："主者，仆之所畏，心火畏肾水，故以肾为主。"

【语译】

与心脏相配合的是脉，它的荣华表现于面部的色泽，那制约心脏的是肾。与肺脏相配合的是皮，它的荣华表现于毛，那制约肺脏的是心。与肝脏相配合的是筋，它的荣华表现于爪甲，那制约肝脏的是肺。与脾脏相配合的是肉，它的荣华表现于唇，那制约脾脏的是肝。与肾脏相配合的是骨，它的荣华表现于发，那制约肾脏的是脾。

是故多食咸，则脉凝泣[❶][①]而变色[❷]；多食苦，则皮槁而毛拔[②]；多食辛，则筋急[③]而爪枯；多食酸，则肉胝䐢[❸]而唇揭[❸][④]；多食甘，则骨痛而发落。此五味之所伤也。故心欲苦，肺欲辛，肝欲酸，脾欲甘，肾欲咸，此五味之所合[⑤]也[❹]。

【校】

❶ 泣:《北堂书钞》卷一百四十三《酒食部》引“泣”作“血”。

❷ 变色:《千金》卷二十六第一“变色”作“色变”。按:《千金》是。“色变”与下“毛拔、爪枯、唇揭、发落”句式一律。

❸ 胝䐢而唇揭:《千金》“胝”下无“䐢”字，“揭”作“褰”。

❹ 之所合也：林校引全本“之所合也”作“之合”，“也”字移下“气”字下。《外台》卷二十二引《删繁》作“之合”，与林校同。

【注】

① 凝泣：是凝结而不畅通的意思。本书“泣”读如“涩”。《隶释》卷七《张寿碑》“澁”作“㵒”，“㵒”字传抄烂去回旁，主、立形误，遂成“泣”字。据此，以“涩”为“泣”，是由隶书的误写。

② 拔:《周礼·秋官》注“拔、除也。”引申有脱落之意。

③ 急：谓拘挛。

④ 胝䐢（zhīzhù 支柱）唇揭：本句应依《千金》作“则肉胝而唇褰”，胝，有厚义。“褰”作“皱缩”解。“肉胝而唇褰”谓肉厚而唇缩。

⑤ 合：有相应的意思。

【语译】

所以多吃咸味的东西，会使血脉凝滞，而面色失去光泽；多吃苦味的东西，会使皮肤干燥而毫毛脱落；多吃辛味的东西，会使筋拘挛而爪甲枯槁；多吃酸味的东西，会使肉坚厚而唇缩；多吃甜味的东西，会使骨骼发生疼痛而头发脱落。这些是饮食时由于五味的偏嗜而受到伤害的情况。所以心喜欢苦味，肺喜欢辛味，肝喜欢酸味，脾喜欢甜味，肾喜欢咸味。这就是五味与五脏的对应关系啊。

五脏之气，故色见青如草兹❶①者死，黄如枳实①者死，黑如炲❷②者死，赤如衃血③者死，白如枯骨者死。此五色之见死也。

【校】

❶ 兹：《脉经》卷五第四、《千金》卷二十五第一并作"滋"。按："兹""滋"并误，应作"兹"。"兹""兹"形误，"兹""滋"声误。此是言死色，故云色如草青黑。《说文通训定声·坤部》："兹，黑也。"

❷ 炲：《翼方》"炲"下有"煤"字。

【注】

① 枳实：药名，色青黄。

② 炲（tái 台）：黑黄色，晦暗无光。

③ 衃（pēi 丕）血：王冰说："谓败恶凝聚之血，色赤黑也。"

【语译】

五脏荣于面上的气色，表现出的青黑色像死草一样，那是死征；表现出的黄色像枳实一样，那是死征；表现出的黑色像黑煤一样，那是死征；表现出的赤色像败血凝结一样，那是死征；表现出的白色像枯骨一样，那是死征。这是从五种色泽来判断死的征象情况。

青如翠①羽者生，赤如鸡冠者生，黄如蟹腹者生，白如豕膏②者生，黑如乌羽者生，此五色之见生也。生于心，如以缟③裹朱；生于肺，如以缟裹红；生于肝，如以缟裹绀④；生于脾，如以缟裹栝楼实⑤，生于肾，如以缟裹紫，此五脏所生之外❶荣也。

【校】

❶ 之外《太素》"之"下无"外"字。

【注】

① 翠：鸟名，青羽者名翠鸟。

② 豕膏：即猪的脂肪。

③ 缟：缯之精者曰缟。见《后汉书·顺帝纪》贤注。喻昌说："缟，素白

也，加以朱、红、绀、黄、紫之上，其内色耀映于外，若隐若见，所以察色之妙，全在察神。"

④ 绀：《释名·释采帛》："绀，青而含赤色。"

⑤ 栝楼实：药名，赤黄色。

【语译】

面上的气色，如果青得像翠鸟的羽毛，那是生色；赤得像鸡冠，那是生色；黄得像蟹腹，那是生色；白得像猪脂，那是生色；黑得像乌鸦的羽毛，那是生色。这是从五种色泽来判断有生气的情况。进一步说，凡是心脏有生气的色泽，就像白绢裹着朱砂一样；肺脏有生气的色泽，就像白绢裹着红色的东西一样；肝脏有生气的色泽，就像白绢裹着绀色的东西一样；脾脏有生气的色泽，就像白绢裹着栝楼实一样；肾脏有生气的色泽，就像白绢裹着紫色的东西一样，这些是五脏有生气的表现。

色味当五脏①，白当肺、辛，赤当心、苦，青当肝、酸，黄当脾、甘，黑当肾、咸。故白当皮，赤当脉，青当筋，黄当肉，黑当骨。

【注】

① 色味当五脏："当"有"合"义。见《庄子·徐无鬼》释文。"色味当五脏"是说色味与五脏相合。

【语译】

五色、五味与五脏是相合的：白色合于肺脏和辛味，赤色合于心脏和苦味，青色合于肝脏和酸味，黄色合于脾脏和甜味，黑色合于肾脏和咸味。所以白色又合于皮，赤色又合于脉，青色又合于筋，黄色又合于肉，黑色又合于骨。

诸脉者皆属于目①，诸髓者皆属于脑，诸筋者皆属于节❶，诸血者皆属于心，诸气者皆属于肺，此四肢八溪②之朝夕③也。

【校】

❶节:《太素》作"肝"。按:作"肝"是。《千金》卷十一《筋极》:"肝应筋,筋与肝合。"

【注】

① 属于目:《国语·晋语》韦注:"属,犹注也。"膀胱脉起于目内眦,肝脉连目系,胆脉起于目锐眦,小肠脉至目锐眦,三焦脉至锐眦,心脉系目系,故曰诸脉皆属于目。

② 八溪:指上肢的肘、腕,下肢的膝、踝。

③ 朝夕:即"潮汐",古假借字。早潮曰潮,晚潮曰汐。

【语译】

人身的经脉,皆上注于目;所有的精髓,皆上注于脑;所有的筋,皆注于肝;所有的血液,皆注于心;所有的气,皆注于肺。这气血筋脉向四肢八溪的灌注就像潮水一样。

故❶人卧血归于肝,肝❷受①血而能视,足受血而能步,掌受血而能握,指受血而能摄②。卧出而❸风吹之,血凝于肤者为痹③,凝于脉者为泣,凝于足者为厥,此三者④,血行而不得反其空⑤,故为痹厥也。人有大谷十二分⑥,小溪⑦三百五十四名,少十二俞❹⑧,此皆卫气之所留止,邪气之所客⑨也,针石缘⑩而去之。

【校】

❶故:《千金》卷十一第一作"凡"。

❷肝:《伤寒论》卷一成注、《宣明论方》卷十一引并作"目"证。按:作"目"是。

❸而:藏本无"而"字。

❹俞:《太素》作"关"。林校引别本,全本作"关",与《太素》合。

【注】

① 受:有"得"义。见《广雅·释诂三》。"受血"就是得到血。

② 摄:有"持取"义。

③ 血凝于肤者为痹:张璐说:"此乃血痹,邪入于阴也。黄芪桂枝五物汤

主之。"

④ 三者：指痹、泣、厥言。

⑤ 空：与"孔"同，指血气循行之所。杨上善说："寒邪入血，凝涩不得流入空窍中，故聚为足厥之病。"

⑥ 大谷十二分：孙鼎宜说："此以经脉为谷与《气穴论》'肉之大会为谷'义异。""分"作"处"解。

⑦ 小溪：孙鼎宜说："此以气穴为溪，与《气穴论》'肉之小会为溪'义异。"

⑧ 少十二俞："俞"应作"关"。少十二关，言十二关不在小溪三百五十四名之内。杨上善说："手足十二大节，名十二关。"

⑨ 客：作"留止"解。

⑩ 缘：有"因"义。见《荀子·礼论》杨注。

【语译】

人在躺卧的时候，血就归于肝脏。血是荣养四肢百骸的，所以目得了血就能看东西，足得了血就能行走，手掌得了血就能握物，手指得了血就能拿物品。睡起走到屋外，被风吹着，则血凝结在肤表上，就要发生痹证；如果凝涩在经脉里，就会使得血行迟滞；如果凝涩在足部，就会发生下肢厥冷。这三种疾患，都是由于血液不能流回到孔窍，所以，发生痹厥等病。在人身上，有大谷十二处，小溪三百五十四处，那十二关还不在其内。这些都是卫气所留止的地方，也是邪气容易留止的处所，如果受了邪气的侵袭，就赶紧用针刺或砭石除掉它。

诊病之始，五决为纪①，欲知❶其始，先建其母②。所谓五决者，五脉也。

【校】

❶ 知：《太素》"知"作"得"。

【注】

① 纪：纲纪。

② 母：吴崑说："母，应时胃气也。如春脉微弦，夏脉微钩，长夏脉微耎，秋脉微毛，冬脉微石，谓之中和，而有胃气。土为万物之母，故谓之母也。若

弦甚，则知其病始于肝；钩甚，则知其病始于心；耎甚，则知其病始于脾；毛甚，则知其病始于肺；石甚，则知其病始于肾。故曰欲知其始，先建其母。"

【语译】

在开始诊病时，应当把五脏之脉作为纲纪。打算知道某病是从哪脏里发生的，先要考察那一脏脉的胃气怎样。所说的五决是什么呢？就是五脏之脉。

是以头痛巅疾，下虚上实①，过②在足少阴、巨阳，甚则入肾。徇蒙招尤❶③，目冥④耳聋，下实上虚，过在足少阳、厥阴，甚则入肝。腹满䐜胀⑤，支膈胠胁❷⑥，下厥上冒⑦，过在足太阴、阳明。咳嗽上气⑧，厥❸在胸中，过在手阳明、太阴。心烦头痛❹，病在膈中❺。过在手巨阳、少阴。

【校】

❶ 尤：《普济本事方》卷二、《妇人良方》卷四第四引"尤"并作"摇"。

❷ 胠胁：《太素》"胠"下无"胁"字。

❸ 厥：《甲乙》"厥"作"病"。

❹ 心烦头痛：《甲乙》作"胸中痛"。

❺ 病在膈中：《甲乙》作"支满、腰脊相引而痛"。

【注】

① 下虚上实：李中梓说："下虚，少阴肾虚也；上实，巨阳膀胱实也。肾虚不能摄巨阳之气，故虚邪上行，而为头痛。"

② 过：作"病"解。

③ 徇蒙招尤：王冰说："徇，疾也。蒙，不明也。言目暴疾而不明也。招尤，谓摇掉不定。尤，甚也。"

④ 目冥："冥"有"暗"义。目暗，是慢性眼病。与上"徇蒙"有区别。

⑤ 腹满䐜胀：姚止庵说："满，饱闷也。䐜胀，则内外急迫矣。"

⑥ 支膈胠胁："支"有"拄"义。见《国语·周语》韦注。"胠"指腋下，胁上空软部分。这是说胸膈和胠间像东西撑拄一样。

⑦ 上冒："冒"与"瞀"通。《庄子·徐无鬼》释文："瞀，风眩貌。"

⑧ 上气：谓逆喘。见《周礼·天官疾医》郑注。

【语译】

所以头痛巅顶的疾病，属于下虚上实，病在足少阴、足太阳两经；如病势加剧，就会传入肾脏。眼花摇头、发病急骤的，或者目暗耳聋，病程较长的，属于下实上虚，病在足少阳、厥阴两经；如病势加剧，就会传入肝脏。腹满胀起，胸膈胠间像撑拄一样，下体厥冷，上体眩晕，病是在足太阴、阳明两经。咳嗽逆喘，胸中有病，病在手阳明、太阴两经。胸中痛，腰脊像扯着般疼痛，病在手太阳、少阴两经。

夫脉之小大滑涩浮沉，可以指别①；五脏之象，可以类推；五脏❶相音②，可以意识；五色微诊③可以目察。能合脉色，可以万全。赤④，脉之至也，喘⑤而坚，诊日❷有❸积气在中，时害于食，名日心痹，得之外疾❹思虑而心虚⑥，故邪从之。白，脉之至也，喘而浮❺，上虚下实⑦，惊❻，有积气在胸中，喘而虚，名日肺痹，寒热⑧，得之醉而使内也。青，脉之至也，长而❼左右弹⑨，有积气在心下支胠，名日肝痹，得之寒湿，与疝同法，腰痛足清头痛❽。黄，脉之至也，大而虚，有积气在腹中，有厥气，名日厥疝，女子同法⑩，得之疾使❾四肢汗出当风。黑，脉之至也，上坚❿而大，有积气在小腹⓫与阴，名日肾痹⑪，得之沐浴清水⑫而卧。

【校】

❶ 五脏：《太素》作"上医"。

❷ 日：《太素》作"之"。

❸ 有：《甲乙》作"为"。

❹ 外疾：据张琦说，"外疾"二字是衍文。

❺ 浮：《脉经》卷六第七"浮"下有"大"字。

❻ 惊：疑"惊"字误窜，似应在下"喘而虚"句下，作"喘而虚惊"。《卫生宝鉴》卷四《饮伤脾胃论》引文可证。盖"喘而浮"之喘，是指脉之急数言，"喘而虚惊"之喘，是指肺痹之症状言，义自有别。王注未审"惊"系窜文，而

以两喘字，统指脉言，似不合。

❼ 而：《甲乙》"而"下有"弦"字。

❽ 头痛：胡本、吴本、藏本并作"头脉紧。"

❾ 疾使：《中藏经》卷上二十六无"疾使"二字。

❿ 上坚："上"字误，应作"下"。盖病在肾，积气在小腹与阴，则于脉应之，宜在下。篆文形近，传抄易混，旧注并误。

⓫ 小腹：《太素》作"腹中"。《甲乙》作"少腹"。

【注】

① 指别：杨上善说："寸口六脉之形，指下得之，故曰指别。"

② 相音："相"有"察"意。"相音"谓察病人音声之清浊长短疾徐。本书《阴阳应象大论》："视喘息，听音声，而知所苦。"

③ 微诊：是说色诊极其精微。

④ 赤：以色言。其他类推。

⑤ 喘：谓脉躁数。故王冰说："脉至如卒喘状也。"

⑥ 思虑而心虚：杨上善说："思虑外事，劳伤心虚，邪气因袭，不从内传，以为痹也。"

⑦ 上虚下实：指脉象言。

⑧ 寒热：于鬯说："'寒热'二字，似当在'得之'之下，方与上下文例合。"

⑨ 长而左右弹：张介宾说："言两手俱长而弦强也。弹，搏击之义。"

⑩ 女子同法：高世栻说："女子无疝，肝木乘脾之法则同也。"

⑪ 肾痹：俞正燮说："肾痹即奔豚，在少腹下，上至心下。"

⑫ 清水：即凉水。

【语译】

脉搏的小大滑涩浮沉等表象，可以凭手指分别出来。五脏的气象，可以从比类中去推求。察听从五脏反应出的音声，可以意会而分析它。五色虽然精微，可以用眼来观察。在诊断中如果能够参合色、脉，就能够万无一失。如果面上现出赤色，脉搏躁数而又坚实，在诊断上来说，就是病气积聚在腹中，常常妨碍饮食，这种病叫作心痹；它的致病原因，是由于过于思虑伤了心气，所以病邪乘虚而入。如果面上出现白色，同时脉搏躁数而又浮大，上虚下实，这是病气积聚在胸中，喘而且虚惊，这种病叫作肺痹；它的致病原因，是由于寒热，并在醉后入房。如果面上出现青色，同时脉搏长而弦，并且左右弹指，这是病气积在心下，撑拄两胠，这种病叫作肝痹；它的致病原因，是因为受了寒湿，所以病理机转和疝气一样，并有腰痛、足冷、头痛等症状。如果面上出现黄色，同时脉搏上大而虚，这是病气积在腹中，自觉有逆气，这种病叫作厥疝；女子同样有这种情况，它的致病原因，是由于四肢过劳，出汗后受了风的侵袭。如果面上出现黑色，同时下部脉坚而大，这是病气积在小腹和前阴，这种病叫作肾痹；它的致病原因，是由凉水沐浴后就睡觉而得的。

凡相五色之奇脉❶，面黄①目青，面黄目赤，面黄目白，面黄目黑者，皆不死也。面青目赤❷，面赤目白，面青目黑，面黑目白，面赤目青❸，皆死也。

【校】

❶ 之奇脉：《翼方》卷二十五第一无"之奇脉"三字。林校引《甲乙》无此三字，与《千金翼方》合。

❷ 赤：胡本、吴本、周本"赤"并作"青"。

❸ 青：《太素》"青"下有"者"字。

【注】

① 面黄：喻昌说："黄为中土之色，病人面目见黄，不受他色所侵则吉。"

【语译】

大凡观察五色：面黄目青，面黄目赤，面黄目白，面黄目黑的，都不是死的征象；面青目赤，面赤目白，面青目黑，面黑目白，面赤目青的，都是死的征象。

五脏别论篇第十一

本篇说明了奇恒之腑与传化之腑在人体生理上的不同功能，并对诊脉取寸口的道理做出了解释，其中还提出了"拘于鬼神者，不可与言至德"的观点，显示出中医在很早就有反对迷信鬼神的思想。

黄帝问曰：余闻方士^①，或以脑髓为脏❶，或以肠胃为脏，或以为腑，敢问更^②相反，皆自谓是，不知其道，愿闻其说。

【校】

❶ 为脏：《太素》卷六《脏腑气液篇》"为脏"下有"或以为腑"四字。

【注】

① 方士：懂方术的人。

② 更：有"互"义。见《汉书·万石君传》颜注。

【语译】

黄帝问道：我从方士那儿所听到的对脏和腑的说法，是有分歧的。有的把脑髓叫作脏，但又有把脑髓叫作腑的；有的把肠和胃叫作脏，但又有把肠胃叫作腑的。他们的意见是相反的，却都说自己对。我不知到底谁说的正确，希望听你讲一下。

岐伯对曰：脑、髓、骨、脉、胆❶、女子胞^①，此六者，地气之所生也，皆藏于阴而象于地，故藏而不泻，名曰奇恒之腑^②。夫❷胃、大肠、小肠、三焦、膀胱，此五者，天气之所生也，其气象天，故泻而不藏，此受五脏^③浊气，名曰传化之腑④，此不能久留输泻者也。魄❸门亦为五脏⑤，使水谷⑥不得久藏。所谓④五脏者，藏精气❺而不泻也，故满而不能实。六腑⑦者，传化物而不藏，故实而不能满也。所以然者⑥，水谷入口，则胃实而肠虚；食下，则肠实而胃虚，故日实而不满，满而不实❼也。

【校】

❶ 胆：《太素》"胆"下有"及"字。

❷ 夫：《千金》卷十二第一"夫"作"若"。

❸ 魄：柯校云"魄"即"粕"。

❹ 所谓：滑抄本无"所谓"二字。

❺ 气：《太素》"气"作"神"。《千金》校文引《甲乙》作"神"，与《太素》合。

❻ 所以然者：《类经》卷三十七引无"所以然者"四字。

❼ 满而不实：明抄本无"满而不实"四字。《太素》无此四字，与明抄本合。

【注】

① 女子胞：即子宫。

② 奇恒之腑：异于寻常之腑。是说它在人体上，似脏非脏，似腑非腑，与一般脏腑的作用不同。

③ 五脏：孙鼎宜说："此五脏谓肝、心、脾、肺、肾。"

④ 传化之腑：谓五腑（指胃、大肠、小肠、三焦、膀胱言，如连下魄门，亦称六腑）是转输运化五脏浊气（如糟粕、水分等）的。

⑤ 魄门亦为五脏：孙鼎宜说："魄门谓肛门，以糟粕所出故名。王注迂曲难通。'五脏'二字，当作'六腑'，蒙上文误。谓方士有以魄门充为六腑者，殆以使水谷不得久藏之。旧以'使'字属上读，非。"

⑥ 水谷："水谷"是饮食物质的通称。

⑦ 六腑：即传化之腑。

【语译】

岐伯回答说：脑、髓、骨、脉、胆和女子胞，这六者，是感受地气而生的，都能藏精血，像地的厚能载物那样。它们的作用，是藏精气以濡养机体而不泄于体外，这叫作"奇恒之腑。"像胃、大肠、小肠、三焦、膀胱，这五者，是感受天气而生的，它们的作用，像天的健运不息一样，所以是泻而不藏，它们受纳五脏的浊气，叫作"传化之腑"。就是说它们受纳水谷浊气以后，不能久停体内，经过分化，要把精华和糟粕分别输送和排出的。加上"魄门"，算是"六腑"，它的作用，同样是使糟粕不能久藏在人体内。我们所说的五脏，它是藏精神而不泻的，所以虽然常常充满，却不像肠胃那样，要由水谷充实它。至于六腑呢，它的作用，是要把食物消化、吸收、输泄出去，所以虽然常常是充实的，却不能像五脏那样被充满。食物入口以后，胃里虽实，肠子却是空的，赶到食物下去，肠中就会充实，而胃里又空了，所以说六腑是"实而不满"的。

帝曰：气口①何以独为五脏主❶②？岐伯曰：胃者，水谷之海，六腑之大源❷也。五味入口，藏❸于胃以养五脏❹气。气口亦❺太阴也，是以五脏六腑之气味❻，皆出于胃③，变见于气口④。故五气入鼻，藏于心❼肺，心肺有病，而❽鼻为之不利也。凡治病必察其下⑤，适其脉❾⑥，观其志意⑦，与其病也❿。

【校】

❶ 主：《太素》卷十四《人迎脉诊篇》"主"下有"气"字。

❷ 大源：《太素》"大"下无"源"字。《类说》引无"大"字。按：无"大"字是，"六腑之源"与上"水谷之海"对文。

❸ 藏：《难经·一难》虞注引"藏"上有"以"字。

❹ 五脏：《太素》"五"下无"脏"字。按："脏"字蒙上衍。《类证活人书》卷二引无"脏"字，与《太素》合。五气谓臊、焦、香、腥、腐。

❺ 亦：柯校云"'亦'当作'手'。"

❻ 气味：明抄本"气"下无"味"字。《类说》引无"味"字，与明抄本合。

❼ 于心：《类说》引"于"下无"心"字。按：无"心"字是。肺开窍于鼻，故下云肺有病，鼻为之不利。如掺入"心"字，则难解。孙鼎宜谓"心"

当作"胸"，无据不可信。下文"心肺有病"之"心"字亦然。

❽ 而：《圣济总录》卷一百十六引"而"作"则"。

❾ 其脉：《太素》"脉"下有"候"字。

❿ 也：《太素》"也"作"能"。"能"即"态"字。

【注】

① 气口：即寸口。《经脉别论》："食气入胃，经气归于肺，肺朝百脉，气口成寸。"

② 五脏主：杨上善说："九候各候五脏之气，何因气口独主五脏六腑十二经脉等气也。"

③ 皆出于胃：姚止庵说："人得饮食之味以为养，而后脏腑之气充，是五脏六腑之气，皆从胃出也。"

④ 变见于气口："见"与"现"通，有显露之意。杨上善说："卫气行手太阴，脉至于气口，五脏六腑善恶，皆是卫气所将而来，会手太阴，见于气口，故曰'变见'。"

⑤ 下：指二便。

⑥ 适："适"有"察"的意思。《吕氏春秋·明理》高注："适，时也。"《广雅·释言》："时，伺也。""适"作"察"解，是由"伺"字引申的。

⑦ 观其志意：吴崑说："求其志意，为之施治，如怒伤肝，喜伤心，思伤脾，悲伤肺，恐伤肾，皆志意为病；又如先富后贫、先贵后贱，亦当会其志意而为之处治。"

【语译】

黄帝问道：诊察气口之脉，为什么能够知道五脏六腑十二经脉之气呢？岐伯说：胃是水谷之海，六腑的源泉。凡是五味入口后，都储留在胃里，经过脾的运化，来荣养脏腑血气。气口是手太阴肺经，而肺经是主朝百脉的。所以五脏六腑之气，都来源于胃，而其变化则表现在气口脉上，五气入鼻，进入肺里，而肺一有了病，鼻的功能也就差了。凡是在治疗疾病时，首先要问明病人的二便情况，辨清脉搏怎样，观察他的情志如何，以及病态如何。

拘❶于鬼神者，不可与言至德❷①，恶于针石者，不可与言至巧②，病❸不许治者③，病必不❹治，治之无功矣。

【校】

❶ 拘:《太素》"拘"上有"乃"字。"乃"有"若"的意思。

❷ 德:《太素》"德"作"治"。

❸ 病:《太素》"病"上有"治"字。

❹ 必不:《太素》作"不必"。

【注】

① 至德：谓医疗理论。

② 至巧：谓针石技巧。

③ 病不许治者：吴崑说："拘于鬼神，恶于针石，皆病之不许治也。"

【语译】

假如病人非常迷信鬼神，就不必向他说明医疗理论；假如病人非常厌恶针石，就不必向他说明针石技巧；假如病人不愿接受治疗，那么就不必勉强给他治疗了。像这样，就是给他治疗，也是难以收到预期效果的。

异法方宜论篇第十二

本篇说明各个地区，由于自然环境、生活条件不同，影响各地居民的体质。因而在病证、病因、治疗等方面，就有或多或少的差别。所以在治疗时，需要了解病情，因地制宜，因人制宜，同病异治，故曰"异法方宜。"

黄帝问曰：医之治病也，一病而治各不同，皆愈何也？岐伯对曰：地势使然①也。故东方之域②，天地之所始生③也；鱼盐之地，海滨❶傍④水，其民食鱼而嗜咸，皆安其处。美其食，鱼者使人❷热中⑤，盐❸者胜血⑥，故其民皆黑色疏理，其病皆为痈疡❹，其治宜砭石⑦，故砭石者，亦从东方来。

【校】

❶ 海滨：《太素》卷十九《知方地篇》、《医心方》卷一第一并作"滨海"。《国语·齐语》韦注："滨，近也。""滨海"谓近海。

❷ 使人："使人"二字衍。"鱼者热中"与"盐者胜血"对文。《本草衍义》卷十七引无"使人"二字。

❸ 盐：按："盐"误，应作"咸"。"咸胜血"与本书《宣明五气篇》"咸走血"义合。

❹ 疡：《甲乙》卷六第二"疡"作"肿"。《太素·知针石篇》"制砭石大小"句杨注引作"肿"，与《甲乙》合。

【注】

① 地势使然：杨上善说："五方土地各异，人食其土，生病亦异。"王冰说："谓法天地生长收藏及高下燥湿之势。"

② 域：一定的地区。

③ 始生：王冰说："法春气。"

④ 傍：有"挨近"的意思。

⑤ 热中：谓热邪滞留在肠胃里。

⑥ 盐者胜血：咸入血，多食伤血。

⑦ 砭石：谓以石刺病。见慧琳《音义》卷九十九。

【语译】

黄帝问道：医生治疗疾病，同样的病，而治法不同，结果都痊愈了，这是什么道理？岐伯答说：这是地理条件使它这样的。例如像东方地区，类似于春季气候温和，是出产鱼盐的地方，由于靠近海挨着水，当地居民，都喜欢吃鱼盐一类东西，他们习惯住在这个地方，也觉得吃得好。但是鱼吃多了，会使热邪滞留肠胃；咸多了，会使人伤血。当地的人们，大都皮肤色黑，肌理松疏，所发生的疾病，多是痈肿一类。在治疗上，适合用砭石去治，因此说，砭石疗法，是从东方传来的。

西方者，金玉之域，沙石之处①，天地之所收引②也。其民❶陵❷居而多风，水土刚强，其民不衣而褐荐③，其民❸华食④而脂肥，故邪不能伤其形体❹。其病❺生于内⑤，其治宜毒药⑥，故毒药者，亦从西方来。

【校】

❶ 其民：于鬯说："此'其民'当作'其地'，下文始云'其民不衣而褐荐'，则此不当出'其民'字，盖即涉彼而误。"

❷ 陵：《后汉书·西羌传》贤注引"陵"作"山"。

❸ 其民："其民"二字衍，蒙上致误。

❹ 形体：明抄本"形"下无"体"字。

❺ 病：《太素》《医心方》"病"下并有"皆"字。

【注】

① 沙石之处：孙鼎宜说："沙石即流沙，今谓之沙漠。"

② 收引：即收敛。本书《五常政大论》"是谓收引"句王注"引，敛也。"

③ 褐荐："褐"，是毛布。"荐"，是细草所编的席。

④ 华食：王冰说："华谓鲜美，酥酪骨肉之类也，以食鲜美，故人体脂肥。"

⑤ 生于内：王冰说："谓喜怒悲忧恐，及饮食男女之过甚也。"

⑥ 毒药：汪机说："药谓草木鱼虫禽兽之类，以能攻病，皆谓之毒。"

【语译】

西方地区，出产金玉，是沙漠地带，具有自然界秋季收敛的气象。那地方都是依山而居，多风沙，水土性质又是刚强的。当地居民的生活，在衣物上，不穿丝绵，多用毛布和草席；在饮食上，讲究吃些鲜美东西，这会使人肥胖起来，这样，虽然外邪不易侵犯他们的躯干，但是，由于饮食、情志等问题，很容易在内脏里发生疾病。在治疗上，就需用药物，因此说，药物疗法，是从西方传来的。

北方者，天地❶所闭藏之域也，其地高陵居，风寒冰冽❷，其民乐野处而乳食①，脏寒生满病❸②其治宜灸焫③，故灸焫者，亦从北方来。

【校】

❶ 地：熊本"地"下有"之"字。

❷ 冽：《太素》《医心方》"冽"并作"冻"。

❸ 脏寒生满病：《本草纲目》卷五十二《方民》引作"其病脏寒生满"。

【注】

① 乐野处而乳食：高世栻说："处，暂处也。乐野处而乳食，盖是一种游牧生活。"

② 脏寒生满病：姚止庵说："脏既寒矣，气闭不行，以致中满，胸腹肠脏之间，膨胀如鼓，所以然者，地气寒而脏又寒也。"

③ 灸焫（ruò 弱）：是用艾灼烧皮肤治病。

【语译】

北方地区，像自然界冬季闭藏的气象，其地高，人们住在山岭上，周围环境是寒风席卷冰冻大地。该地居民，喜欢随时住在野地里，吃些牛羊乳汁。这样，内脏就会受寒，容易发生胀满的病，在治疗上，应该使用灸焫，因此说，灸焫疗法，是从北方传来的。

南方者，天地所长养①，阳之所盛处❶也，其地❷下，水土弱②，雾露之所聚也，其民嗜酸而食胕❸。故其民皆致理③而赤色，其病挛痹④，其治宜微针⑤。故九针者，亦从南方来。

【校】

❶ 阳之所盛处：俞樾说："应作'盛阳之所处'，传写错之。"

❷ 地：《太素》"地"下有"污"字。《医心方》有"洼"字。"污""洼"异文同义。《广雅·释诂三》："洼，污也。"

❸ 胕：《甲乙》作"臊"。《永乐大典》卷一万三千八百七十七作"腐"。俞樾说："胕即腐字。故王注：所食不芳香。"

【注】

① 长养：王冰说："法夏气。"是说南方的气候水土，适宜于长养万物。

② 水土弱：孙鼎宜说："谓土薄水浅风土弱也。""弱"引申有卑湿的意思。

③ 致理：即肉理密致。

④ 挛痹："挛"是筋拘挛。"痹"是痹痛、麻木。姚止庵说："挛痹者，湿热盛而病在筋骨也。"

⑤ 微针：孙鼎宜说："微针即下文九针（镵针、圆针、锃针、锋针、铍针、圆利针、毫针、长针、大针），比砭石为细小，故曰微针。"

【语译】

南方地区，类似于自然界长养万物的夏季气候，是盛阳所在的地方。地势低洼，水土卑湿，雾露多。该地的居民，喜欢吃酸类和腐臭的食品，人们的身体，皮肤致密而带赤色，这里经常发生拘挛湿痹等病，在治疗上，应该使用微针。因此说，微针疗法，是从南方传来的。

中央者，其地平以湿，天地所以生万物也众❶①，其民食杂而不劳②，故其病多痿厥寒热，其治宜导引按跷③，故导引按跷者，亦从中央出④也。故圣人杂合⑤以治，各得其所宜❷，故治所以异而病皆愈者，得病之情⑥，知治之大体也。

【校】

❶ 天地所以生万物也众：周本、朝本"地"下有"之"字。滑抄本"也"

下无"众"字。《太素》《医心方》并作"天地所生物色者众。"

❷ 所宜:"所"字衍。王注:"随方而用,各得其宜。"是王所据本无"所"字。

【注】

① 天地所以生万物者众:王冰说:"法土德之用,故生物众。"是说中央之地,处于平原,气候适宜,物产丰富。

② 食杂而不劳:王冰说:"四方辐辏,而万物交归,故人食纷杂而不劳也。"

③ 导引按跷:王冰说:"导引,谓摇筋骨、动肢节。按,谓抑按皮肉。跷,谓捷举手足。"

④ 出:高世栻说:"四方会聚,故曰'来'。中央因布,故曰'出'。"

⑤ 杂合:即集合。"杂合以治",是说集合各种疗法,用以治病。

⑥ 得病之情:《素问绍识》说:"病之寒热虚实,皆得谓之情。此乃是言得所以为痈疡,为病生于内,为满病,为挛痹,为痿厥寒热之情也。"

【语译】

中央地区,地势平坦多湿,是自然界中物产最为丰富的地方。那里人们食用食物的种类很多,并不感觉烦劳,所以人们发生的疾患,多是痿厥寒热等病。在治疗上,应该使用导引按跷疗法。因此说,导引按跷疗法,是从中央地区传出的。高明的医生汇集各种疗法,针对病情,给予恰当的治疗。所以疗法尽管不同,疾病却都能痊愈,这是由于能够了解病情,并掌握了治病大法的缘故啊!

移精变气论篇第十三

本篇说明色诊、脉诊在诊断上的重要意义，同时提出问诊的重要性，"闭户塞牖，数问其情"，描绘出问诊的细致程度。

黄帝问曰：余闻古之治病❶，惟其移精变气①，可祝由②而已。今世治病，毒药治其内，针石治其外，或愈或不愈，何也？

【校】

❶ 治病：《太素》卷十九《知祝由篇》"病"下有"者"字。

【注】

① 惟其移精变气："惟"有"只"义，"其"作"有"解。"惟其移精变气"谓只有改变思想精神。

② 祝由："祝"有"断"义。"祝由"谓断绝受病之由。旧解谓祝由为南方之神，误（见阮葵生《茶余客话》卷十五）。

【语译】

黄帝问道：我听说古时治病，只是改变病人的思想精神，断绝疾病的根由就完了。现在世人治病，用药从内治，用针石从外治，结果疾病还是有好有不好的，这是什么缘故呢？

岐伯对曰：往古人❶居禽兽之间，动作以避寒①，阴居以避暑①，内无眷慕②之累，外无伸官❷③之形，此恬惔之世，邪不能深入也。故毒药不能❸治其内，针石不能❸治其外，故可移精❹祝由而已。当今❺之世不然，忧患缘❻其内，苦形伤其外，又失四时之从，逆寒暑之宜，贼风数至，虚邪朝夕，内至五脏骨髓，外伤空窍肌肤❼，所以小病必甚，大病必死，故祝由不能已也。

【校】

❶ 人：《太素》"人"下有"民"字。

❷ 伸官：吴本、守校本"官"并作"宦"。《太素》"伸官"作"申宦"。

❸ 不能：《太素》"不"下无"能"字。

❹ 移精："移精"下似脱"变气"二字，律以前文"惟其移精变气，可祝由而已"可证。杨、王两注亦均有"变气"二字。

❺ 当今：胡本、吴本、明抄本、藏本"今"上并无"当"字。

❻ 缘：《太素》作"琢"。按：作"琢"是。"琢""伤"上下异文同义。

❼ 肤：《医垒元戎》卷一引"肤"作"肉"。

【注】

① 避寒　避暑：王冰说："动躁阳盛，故身热足以御寒；凉气生寒，故阴居可以避暑。"

② 眷慕：犹云"爱慕"。《文选·束皙补亡诗》善注："眷恋，思慕也。"

③ 伸官："申宦"各本作"申宦"，亦难解，疑应作"忧患"。"忧患"与上"眷慕"对文。"忧患"古作"忥悹（yōuguàn 忧贯）"。"伸"林校引全本作"臾"，与"忥"上半形近。疑"忧患"初误为"忥悹"，后又脱去下半，遂成"臾官"。王既误"臾"为"伸"，杨又误"官"为"宦"，遂不可解。如作"外无忧患之形"，则语意豁然。

【语译】

岐伯答说：古时候的人们，穴居野外，周围就是禽兽之类。它们凭借着活动来驱除寒冷，住在阴凉地方来躲避暑热。心里没有什么爱慕的累赘，外形上也没有什么忧患的表现。在这个恬惔的环境里，外邪是不易侵犯人体的。因此既不需要"毒药治其内"，也不需要"针石治其外"，而只是改变病人的思想精神，断绝疾病的根由就够了。现在就不同了。人们心里经常为忧虑所苦，形体经常被劳累所伤，再加上不注意，违反四时的气序和寒热的变化。这样，贼风虚邪不断的侵袭，就会内里侵犯到五脏骨髓，外面伤害孔窍肌肉，所以得了小病，一定要成为重病，而得了大病，就一定要死亡。所以只断绝疾病的根由，是不能把病治好的。

帝曰：善。余欲临病人，观死生，决嫌疑①，欲知其要，如日月❶光②，可得闻乎？岐伯曰：色脉者，上帝之所贵也，先师之所传也。上古使僦贷季❷③，理色脉④而通神明，合之金木水火土四时❸，八风六合⑤，不离其常，变化相移，以观其妙，以知其要④，欲知其要，则色脉是矣。色以应日，脉以应月⑥，常求其要❺，则其要也。夫色❻之变化，以应四时之脉❼⑦，此上帝之所贵，以合于神明也。所以远死而❽近生，生道以长，命曰圣王。中古之治病，至❾而治之，汤液十日，以去八风五痹⑧之病，十日不已，治以草苏草荄之枝⑨，本末为助❿⑩，标本已得⑪，邪气乃服⑫。暮世之治病也则不然，治不本四时，不知日月⑬，不审逆从⑭，病形已成，乃欲微针治其外，汤液治其内，粗工兇兇⓫，以为可攻，故⓬病未已，新病复起。

【校】

❶ 月：《太素》卷十五《色脉诊篇》"月"下有"之"字。

❷ 古使僦贷季：《太素》"古"下有"之时"二字，"使"下无"僦"字。

❸ 时：《太素》"时"下有"阴阳"二字。

❹ 以知其要：此四字疑衍，是涉下文"欲知其要"致误。

❺ 要："要"应作"差"，作"要"涉下误。王注"常求色脉之差忒"，是王所据本原作"差"。

❻ 色：《太素》"色"下有"脉"字。

❼ 脉：《太素》"脉"作"胜"。

❽ 死而：读本、吴本、藏本、朝本、滑抄本"死"下并无"而"二字。

❾ 至：《太素》"至"上有"病"字。

❿ 助：《太素》"助"作"眇"。

⓫ 兇兇：《太素》作"凶凶"。"凶"，"兇"之借字，与"匈"通。"匈匈"有谵诈之意。见《汉书·东方朔传》颜注。此谓粗工孟浪，往往矜能自夸，故以谵诈状之。

⓬ 故：《太素》"故"作"旧"。

【注】

① 嫌疑：疑似。

② 日月光：姚止庵说："按日月之光，有目共见，此问治病之要，欲求显而易见也。"

③ 僦贷季："贷季"是古时医生，为岐伯之祖师。孙鼎宜说："杨注屡引贷季，以训先师。'僦'与'使'字义复。"

④ 理色脉：王冰说："先师以色白脉毛而合金应秋，以色青脉弦而合木应春，以色黑脉石而合水应冬，以色赤脉洪而合火应夏，以色黄脉代而合土应长夏及四季。"

⑤ 八风六合："八风"指八方的风，如东、南、西、北风，东南风、西南风、西北风、东北风。"六合"指东、南、西、北、上、下。

⑥ 色以应日脉以应月：张介宾说："色分五行，而明晦是其变，日有十干，而阴晴是其变，故'色以应日'。脉有十二经，而虚实是其变，月有十二建，而盈缩是其变，故'脉以应月'。"

⑦ 以应四时之脉："脉"应作"胜"。杨上善说："四时和气为胜。"

⑧ 八风五痹：柯逢时说："此风痹病之总称。病在阳者曰风，病在阴者曰痹。"

⑨ 草苏草荄之枝：马莳说："苏者，叶也；荄者，根也；枝者，茎也。"

⑩ 为助："助"应作"眇"。"眇"引申有"要"义。《说文·木部》"木下曰本，木上曰末。""本末"是统草根茎叶而言。杨上善所谓"药草根茎，疗病之要也"。

⑪ 标本已得："标"是医工，"本"是病人。王冰说："言工人与病主疗相应。"

⑫ 乃服：李笠说："按服通作伏。此谓邪气皆伏也。"

⑬ 不知日月："日月"指色脉言，与前"色以应日，脉以应月"相应。"不知日月"犹云不知色脉。

⑭ 逆从：张介宾说："有气色之逆从，有四时脉息之逆从，有脉证之逆从。"

【语译】

黄帝说：很好！我希望遇到病人的时候，能够观察病的轻重，决断病的疑似，掌握其要领，心中就像有日月的光亮一样豁然，这样的诊法，可以告诉我听听吗？岐伯答说：色和脉的诊察，是上帝所重视，先师所传授的。上古时候，有位医生贷季，他研究色和脉的道理，通于神明，能联系到金木水火土四时阴阳八风六合，不脱离色脉诊法的正常规律，并能从相互变化当中，观察它的奥妙所在。所以要想了解诊病的要领，那就是察色、诊脉。气色就像太阳一样有阴有晴，而脉息像月亮一样有盈有亏。经常注意气色明晦，脉息虚实的差忒，这就是诊法的要领。总之，色和脉的变化跟四时的和气是相应的。这一道理，上帝是极重视的，因为它合于神明。这样的诊法，如果能掌握了，就可以回避死亡而生命得到安全。生命延长了，人们要称颂你为圣王啊！中古时候的医生治病，病发展了才加以治疗。先用汤液十天，祛除风痹病邪；如果十天病还没好，再用草药治疗。治病用草药，是很重要的。另外，医生和病人也要有相应的配合，能够这样，邪气就会伏藏，病也就会痊愈的。至于后世医生的治病就不是这样了。他们治病时，不根据四时的变化，不了解色、脉的重要，不辨别色、脉的顺逆，等到疾病已经形成了，才想着用汤液、微针，分别从内外去治疗，还大吹大擂，自以为能够治愈。结果呢，原来的疾病没有治愈，又添上新的病证了。

帝曰：愿闻要道。岐伯曰：治之要极①，无失色、脉，用之不惑，治之大则。逆从到❶行，标本不得②，亡神失国❷。去故就新③，乃得真人。帝曰：余闻其要于夫子矣，夫子言不离④色、脉，此余之所❸知也。岐伯曰：治之极于一。帝曰：何谓一？岐伯曰：一者因得之❹。帝曰：奈何？岐伯曰：闭户塞牖，系之病者，数问其情⑤，以从其意，得神者昌，失神者亡⑥。帝曰：善。

❶ 到：吴本"到"作"倒"。《太素》作"倒"，与吴本合。《礼记·曲礼下》郑注："倒，颠倒也。"

❷ 亡神失国：此句与上下文义不相连贯，疑"亡神"句上脱"如使辅君"四字。王注："若使之辅佐君主，亦令国祚不保康宁。"似王所据本原有"如使辅君"四字，否则，王注"若使之辅佐君主"之文，将何释耶？

❸ 所：滑抄本"所"下有"未"字。

❹ 因得之：滑抄本"因"下有"而"字。按：滑抄疑未尽是，"因"下似还脱"问"字。王注："因问而得之。"王所据本有"问"字，应据补。

【注】

① 要极：谓极重要。

② 标本不得：王冰说："谓工病失宜。"

③ 去故就新：柯逢时说："去故就新，是先治痼疾，后治新病之义。"

④ 不离：《国语·周语》韦注："离，失也。"此言不失色脉，与上"无失色脉"相应。

⑤ 数问其情：张介宾说："从容询其情，委曲顺其意，盖必欲得其欢心，则问者不觉烦，病者不知厌，庶可悉其本末之因，而治无误也。"

⑥ 得神者昌失神者亡：得神两句，综前色脉而言。盖"数问"以后，再观色脉。所谓"得失"者，简言之，面色光泽，脉息和平，是谓"得神"；形羸色败，脉逆四时，是谓"失神"。得失之间，生死系焉。

【语译】

黄帝说：我希望听些有关治疗的根本道理。岐伯说：治病的关键是不能脱离色诊脉诊，毫不迟疑地运用这样的诊法，这就是诊治的最大原则。假如认识病情时把顺逆搞颠倒了，处理疾病时又不能取得病人的配合，这样的话，如果让他去辅佐君主，也一定会使国家灭亡的。所以治病，一定先要去掉旧病，然后再治新病，才算是得到了真医的传授。黄帝说：我从你那儿听说了治疗的根本法则。你这番话的核心是，治疗不能脱离对气色和脉象的辨别，这是我以前所不知道的。岐伯说：诊治的极要关键，还有一个。黄帝问：是什么？岐伯说：这个关键就是问诊。黄帝说：怎么去做呢？岐伯说：关好门窗，向病人细致地询问病情，使他毫无反感。经过问诊以后，还要参考色脉，如果病人面色光华，脉息和平，这叫得神，病是会治好的。否则，面色无华，脉逆四时，这叫失，病是治不好的。黄帝说：你说得很对。

汤液醪醴论篇第十四

本篇对汤液醪醴的制造和应用做了说明。并对五脏伤竭的病因做了分析，指出了原则性的治疗方法。

黄帝问曰；为五谷汤液及醪醴^①奈何？岐伯对曰：必^❶以稻米，炊之^❷稻薪^②，稻米者完^③，稻薪者坚。帝曰：何以然？岐伯曰；此得天地^❸之和，高下之宜，故能至完，伐取得时，故能至坚也。

【校】

❶ 必：《圣济经》卷十第十吴注引"必"作"酝"。"酝"与"炊"对文。

❷ 之：吴本、明绿格抄本、藏本并作"以"。

❸ 天地：《太素》卷十九《知古今篇》"天"下无"地"字。按：无"地"字是。下"高下之宜"始指地言。

【注】

① 汤液醪醴（láolǐ 劳李）："醪"谓浊酒。"醴"谓甜酒。《素问绍识》："汤液，是煮米取汁。醪醴，是酝酿所成。"

② 炊之稻薪：孙鼎宜说："此古人煎之秘法也。曹子建诗'萁在釜底燃，豆在釜中泣，本是同根生，相煎何太急'。盖本所生，还以资炊，则气味乃全，即下文完坚之说，三国初盖犹知此。"

③ 稻米者完：张志聪说："稻得春生、夏长、秋收、冬藏之气，具天地阴阳之和，为中央之土谷，得五方高下之宜，故能至完。"

【语译】

黄帝问道：怎样用五谷来制作汤液和醪醴呢？岐伯答说：用稻米来酝酿，用稻秆作燃料。因为稻米之气完备，而稻秆则是很坚劲的。黄帝说：这是什么道理？岐伯说：稻谷得天的和气，生在高下适宜的地方，所以得气最完备；又在适当的季节收割，所以稻秆最坚实。

帝曰：上古圣人作汤液醪醴，为而不用①何也？岐伯曰：自❶古圣人之作汤液醪醴者，以为备耳，夫上古作汤液，故为而弗服②也。中古之世，道德稍衰，邪气时至，服之万全。帝曰：今之世不必已③何也？岐伯曰：当今之世，必齐④毒药攻其中，镵石⑤针艾治其外也。帝曰：形弊⑥血尽而功不立者何？岐伯曰：神不使也⑦。帝曰：何谓神不使？岐伯曰：针石❷，道也。精神不进❸，志意不治❹，故病不可愈。今精坏神去，荣卫不可复收⑧。何者？嗜欲⑨无穷，而忧患不止，精❺气弛坏⑩，荣泣卫除⑪，故神去之而病❻不愈也。

【校】

❶ 自：《太素》"自"作"上"。

❷ 石：《太素》"石"下有"者"字。

❸ 不进：《太素》作"越"。

❹ 不治：《太素》作"散"。

❺ 精：《太素》"精"上有"故"字。

❻ 病：《太素》"病"下有"之所以"三字。

【注】

① 为而不用：孙鼎宜说："'为'者为祭祀宾客。'用'者，用以煎药。"

② 弗服：孙鼎宜说："《说文》：'服，用也。'上古之世，其气淳厚，了然无疾，何需服药。"

③ 今之世不必已：杨上善说："不定皆全，故曰不必已。"

④ 必齐：俞樾说："'齐'当读为资。资，用也，言必用毒药及镵石针艾以攻治其内外也。"

⑤ 镵石：即砭石，古外治法用之。见本书《宝命全形论》林校引全注。

⑥ 形弊："弊"有"衰"义。见慧琳《音义》卷五引《左传》杜注。

⑦ 神不使也：孙鼎宜说："病者之精神，不足以供任使，则虽屡加针灸，犹

施之木偶然；日进汤药，犹贮之盆盎然。何者？针灸汤药非能去病也，必病者之精神，有以鼓荡之，而使之病去也。"

⑧ 荣卫不可复收：荣在脉中，注于脏腑，荣养全身；卫行脉外，充润皮肤，滋养腠理。"收"作"还"解，引申有恢复之意。

⑨ 嗜欲：即情欲。见《淮南子·原道训》高注。

⑩ 弛坏：即松坏。这是说精气衰弱。

⑪ 荣泣卫除：谓荣血枯涩、卫气消失。

【语译】

黄帝说：上古时代的医生，制成了汤液醪醴，只是供给祭祀宾客之用，而不用它煎药，这是什么道理？岐伯说：上古医生制成了汤液醪醴，是以备万一的，所以制成了，并不急于用它。到了中古时代，社会上讲究养生的少了，人们身体有点儿衰弱，而外邪乘虚经常侵害人体，但只要吃些汤液醪醴，病也就会好的。黄帝说：现在人有了病，虽然也吃些汤液醪醴，而病不一定都好，这是什么缘故呢？岐伯说：现在有病，必定要内服药物，外用镵石针艾，然后病才能治好。黄帝说：病人形体衰败，气血竭尽，治疗不见功效，这是什么原因？岐伯说：这是因为病人的精神，已经不能发挥它应有的作用了。黄帝说：怎么叫作精神不能发挥它应有的作用呢？岐伯说：针石治病，只是引导血气而已，主要还在于病人的精神志意。如果病人的神气已经越失，病人的志意已经散乱，那病是不会好的。而现在病人正是到了精神败坏、神气涣散、荣卫不可以再恢复的地步了。为什么病会发展到这样重呢？主要是由于情欲太过，忧患萦心，不能休止，以致于精气衰败，荣血枯涩，卫气消失，所以神气就离开人体，而疾病也就不能痊愈了。

帝曰：夫病之始生也，极微极精①，必先入结❶于皮肤。今良工皆称曰病成，名曰逆，则针石不能治，良药不能及也。今良工皆得其❷法，守其数②，亲戚兄弟远近③音声日闻于耳，五色日见于目，而病不愈者，亦何暇❸不早乎？岐伯曰：病为本，工为标，标本不得④，邪气不服，此之谓也。

【校】

❶ 入结:《太素》卷十九《知汤药》"入结"作"舍"。按:"舍"有邪入居留潜藏之意。

❷ 得其:《太素》作"持"。

❸ 何暇:《太素》作"可谓"。林校引别本"暇"作"谓",与《太素》合。

【注】

① 极微极精:张介宾说:"极微者,言轻浅未深,极精者,言专一未乱。"

② 数:《广雅·释言》:"数,术也。"

③ 亲戚兄弟远近:喻昌说:"戚友探问,强逞明能,言虚道实,指火称痰,孰知其无责而易言耶?"吴崑说:"远近,犹言亲疏。"

④ 标本不得:姚止庵说:"本犹先也,标犹后也,言先有病而后有医治之也。病必得医而后愈,医能胜任谓之良。倘真良者或不任,而所任者未必良,则邪仍暴横,病何由愈,是谓标本不相得。"

【语译】

黄帝说:凡病在初起的时候,是极其轻浅而单纯的,病邪只是潜留在皮肤里。现在经医生一看,说是病已成了,发展得很不好,结果针石不能奏效,汤药也达不到了。现在的医生都固执己见,自以为是,这样,虽然病人的亲友每天守候,不离寸步,病还是不会好的,这怎能说是没有抓紧治疗呢? 岐伯说:病人是本,医生是标。二者必须相得。没有病人的配合固然不行,有了病人的配合,而没有好的医生,这也叫标本不相得,病邪同样不能驱除。说的就是这种情况啊!

帝曰: 其有不从毫毛而生❶,五脏阳❷以竭也①,津液充郭❸②,其魄独居③,孤精❹于内,气耗于外,形不可❺与衣相保④,此四极急而动中⑤,是气拒于内⑥,而形施⑦于外,治之奈何? 岐伯曰:平治于❻权衡⑧,去宛陈莝❼,微❽动四极⑨,温衣❾,缪刺⑩其处,以复其形。开鬼门⑩,洁净府⑪,精以时服⑫,五阳⑬已布,疏涤五脏,故精自生,形自盛,骨肉相保,巨气乃平⑭。帝曰:善。

❶ 其有不从毫毛而生：金刻本、胡本、读本、赵本、周本、滑抄本"而生"二字互乙。"而"字属下读。《太素》"其"下有"病"字。

❷ 阳：《太素》作"伤"。林校引全本作"伤"，与《太素》合。

❸ 充郭：《太素》作"虚廓"。

❹ 孤精："孤精"二字误倒，应作"精孤"。"精孤"与下"气耗"对文。《圣济总录》卷七十九《十水》引正作"精孤"。"孤"作"虚"解。

❺ 形不可：《太素》作"形别不"。

❻ 治于：金刻本"治"下无"于"字。《太素》"平治"作"卒治"。

❼ 去宛陈莝：沈祖绵说："此句当作'去菀莝陈'。《说文》'莝，斩刍也。'"去、莝相对为文。宛、陈亦相对为文。宛与菀通。按：沈说是。去宛，谓去血之瘀结。陈莝，谓消水之蓄积。

❽ 微：胡本、读本、赵本、吴本、周本、朝本、藏本"微"上并有"是以"二字。

❾ 温衣：滑抄本"衣"作"之"。

❿ 鬼门："鬼"疑为"魄"之坏字。本书《生气通天论》："魄汗未尽。"肺主藏魄，外主皮毛，故所出汗，谓之"魄汗"。因此汗孔出入之门，亦称"魄门"。但此与《五脏别论》内所称之"魄门"不同，彼"魄门"指糟粕之门。此"魄门"是谓汗孔。

① 五脏阳（伤）以竭也：杨上善说："有病不以风寒暑湿外邪，袭于毫毛腠理，入而为病，而五脏伤竭，此为总言。"

② 充郭：李笠说："按王注训'郭'为'皮'，盖以'郭'为'鞹'非也。'充郭'者，犹充满耳，然五脏既竭，又云津液充满者，无此理，故从《太素》作'虚廓'方合。"杨上善说："廓，空也。"

③ 其魄独居：孙鼎宜说："津液既虚，则血气已竭，魂魄无所依附，故曰独居。"

④ 保：有"近"义。

⑤ 四极急而动中："极"与"末"义近。"四末"即四肢。"急而动中"谓四肢拘急而中气动也。

⑥ 气拒于内："拒"与"距"通。《广雅·释言》："距，困也。""气拒于内"即气困于中而运行不畅之意。

⑦ 形施："施"读为"弛"。见《周礼·遂人》郑注。"弛"作"缓"解。形缓是谓形体不充。王注："浮肿施张于身形之外。"其实"施"和"张"意义不同，不能用来比喻浮肿。林校谓"施"字疑误，亦非。

⑧ 平治于权衡：此应作"卒治权衡"。杨上善说："卒，终也。权衡，脏腑阴阳二脉也。病从内起，终须调于脏腑阴阳二脉使之和也。"

⑨ 微动四极：王冰说："谓微动四肢，令阳气渐以宣行，故曰温之。"

⑩ 缪刺：即病在左而治右，病在右而治左的治疗方法。

⑪ 净府：指膀胱，谓利小便。

⑫ 精以时服：孙鼎宜说："精，审也。审时可服汤否。"

⑬ 五阳：王冰说："五阳，是五脏之阳气，渐而宣布。"

⑭ 巨气乃平："巨"与"拒"通。"拒气"与上"气拒于内"相应。脏腑既和，气机条达，故曰"拒气乃平。"

【语译】

黄帝说：有的病并不先发生于外表而直接开始于五脏的伤竭。它表现的症状，是津液虚空，精神活动非常的枯寂，内里精血虚损，外面卫气耗散，形体削瘦，衣服都不合适了。进而四肢拘急，中气动摇。总的说来，就是脏腑气机困钝，而形体也就不充实了。这用什么方法治疗呢？岐伯说：这要调和脏腑阴阳二脉，去瘀血，消积水，叫病人轻微地活动四肢，使阳气渐渐传布；然后用缪刺方法，使他的形体恢复起来。再想法使汗液畅达，小便通利，注意观察病人情况，适时地给些药吃。待五脏阳气输布了，五脏郁积荡涤了，那么精气自然会产生，形体自然会强盛，骨骼和肌肉也就会相辅相成，气郁于内的情况自然就消除了。黄帝说：讲得很好。

玉版论要篇第十五

本篇讨论揆度奇恒的运用方法，对色脉正常和反常的变化现象，做了详细分析。

黄帝问曰：余闻揆度奇恒[①]，所指不同，用之奈何？岐伯对曰：揆度者，度病之浅深也。奇恒者，言奇病也[❶]。请[❷]言道之至数[②]，五色脉变，揆度奇恒，道在于一[③]。神转不回[❸❹]，回则不转，乃失其机，至数之要，迫近以微[⑤]，著之玉版，命曰合玉[❹]机。

【校】

❶ 病也：《太素》卷十五《色脉诊》作"恒病"。

❷ 请：林校引全本作"谓"。

❸ 回：《太素》"回"作"迥"。本书《玉机真脏论》作"迥"，与《太素》同。"回""迥"古今字。

❹ 合玉：《太素》"玉"作"生"。俞樾说："'合'字衍。《玉机真脏论》无'合'字。"

【注】

① 揆度奇恒：杨上善说："切求其病，得其处，知其浅深，故曰奇恒。"

② 至数：即至理。

③ 道在于一：王冰说："一谓色脉之应也。"

④ 神转不回：马莳说："回者，却行而不能前也。"

⑤ 迫近以微：高世栻说："至数之要，迫近而在于色脉，以微而在于神机。"

【语译】

黄帝问道：我听说揆度和奇恒这两种方法，各有所指，那么究竟怎样联系起来运用呢？岐伯回答说："揆度"是估量疾病的深浅，而"奇恒"是辨别那些异乎寻常的疾病。据我说，诊病的至理，就是要注意五色和脉象的变化。至于揆度和奇恒，它们的要点都在于把握五色和脉象的联系。人体的气血，是永远运转而不回返的，如果回返了，就会失却生机。这个道理很重要，应该记录在玉版上，称为"养生之机"。

容❶①色见上下左右，各在②其要，其色见浅者，汤液③主治，十日已。其见深者，必齐④主治，二十一日已。其见大⑤深者，醪酒❷主治，百日已。色夭面脱❸，不治。百日尽已❹。脉短气绝⑥死。病温虚甚死⑦。

【校】

❶ 容：《太素》"容"作"客"。林校引全本作"客"，与《太素》合。

❷ 酒："酒"字误，应作"醴"。《圣济经》卷一第六吴注引正作"醴"。当据改。

❸ 色夭面脱："夭"当从袁刻本《太素》作"赤"。盖面瘦宜色黄，今色赤无胃气矣，故不治。《太素》"脱"作"兑"。"脱""兑"义通。《说文·肉部》："脱，消肉臞也。"

❹ 百日尽已：按"百"上，疑脱"色不夭，面不脱"六字。盖客色虽有浅深，经治皆程日可已，但"色夭面脱"者为例外；病甚，而"色不夭，面不脱"者，亦为例外。曰"不治"，曰"尽已"，文正相对。王注："色不夭，面不脱，治之者，百日尽可已。"是王本有"色不夭，面不脱"六字，故其注云然。林校不审传刻之误脱，竟谓"色夭面脱虽不治，然期当百日，乃已尽也"。岂有不治之证，经百日而竟愈耶？

【注】

① 容：《太素》作"客"。按："容"应作"客"。王冰说："容色，他气也。如肝木部内，见赤黄白黑色，皆谓他气。余脏率如此例。所见皆在明堂（即鼻之别名）上下左右。"

② 在：《尔雅·释诂》："在，察也。"此谓客色见于鼻部上下左右，应分别察其浅深之要。

③ 汤液：指五谷之汤液，非药饵。

④ 必齐：孙诒让说："'必'当为'火'，篆文形近致误。'必齐'谓和煮汤药。"

⑤ 大（tài 太）："大"有"甚"义。

⑥ 脉短气绝："脉短"是气不足。"气绝"是气之已脱。

⑦ 病温虚甚死：吴瑭说："病温之人，精血虚甚，则无阴以胜温热，故死。"

【语译】

客色的变化，呈现在鼻部上下左右的不同部位，应注意分别察看它的浅深度。那客色显露浅的，说明病轻，可用五谷汤液去调理，约十天就可以好了；那客色显露深的，说明病重，就需要服些汤剂治疗，约二十一天也可痊愈；那客色显露太深的，病就更严重了，必定要用药酒治疗，需要经过百天左右才能痊愈。假如色赤，面容削瘦，病就不能治好。如果气色不赤，面容削瘦，经过百天以后，还是可以痊愈的。除此以外，病人脉短气绝的，必死；温热病而阴血虚极的，也必死。

色见上下左右，各在其要，上为逆，下为从①。女子右为逆，左为从②；男子左为逆，右为从③。易，重阳④死，重阴死。阴阳反他⑤，治在权衡相夺⑥，奇恒事也，揆❶度事也。

【校】

❶ 揆：《太素》"揆"上有"阴阳反他"四字。

【注】

① 上为逆下为从：《医宗金鉴》卷三十四《四诊心法要诀》："凡病色从下冲明堂而上额，则为水克火之贼邪，故逆也。从上压明堂而下颏，则为火侮水之微邪，故顺也。"

② 女子右为逆左为从：《医宗金鉴》："女子以右为主，女子之色，自右冲左为从，自左冲右为逆，逆者相反，相反故危也。"

③ 男子左为逆右为从：《医宗金鉴》："男子以左为主，男子之色，自左冲右为从，自右冲左为逆。"

④ 易重阳："易"谓变易，上所谓之逆从。如男子属阳，色当在右，则阴阳和；若见于左，则男本属阳，左又属阳，故曰"重阳"。"重阴"例同。

⑤ 阴阳反他：李笠说："'反他'言与他人相反，故曰奇恒事也。"

⑥治在权衡相夺：杨上善说："还用阴阳权衡虚实补泻相夺。"张介宾说："谓度其轻重，而夺之使平。"

【语译】

客色的变色，呈现在鼻部上下左右，必须注意分别察看它的不同特点。病色向上移的为逆，向下移的为顺；女子病色在右侧的为逆，在左侧的为顺；男子病色在左侧的为逆，在右侧的为顺。如果男女病色变易部位，反顺为逆，那对男子说，就是重阳；对女子说，就是重阴，而重阳、重阴，都是容易死的。至于阴阳和他人相反的病人，应该权衡其轻重，想办法将阴阳扭转过来，使它恢复正常。这是奇恒病，必须精心诊察。

搏脉，痹躄❶。寒热之交。脉孤❷为消①气❸，虚泄❷为夺血。孤为逆，虚为从②。行奇恒之法，以❹太阴③始。行所不胜曰逆④，逆则死；行所胜曰从⑤，从则活。八风四时之胜⑥，终而复始，逆行一过⑦，不复可数，论❺要毕矣。

【校】

❶躄（bì碧）："躄"谓枯不能行。《太素》作"辟"。"躄"与"辟"同。见《荀子·正论》杨注。

❷孤　虚泄：《太素》作"虚为泄"。"孤"指脉言，"虚"亦指脉言。以下"孤为逆，虚为从"律之可证。

❸消气：《太素》"消"下无"气"字。

❹以："以"误，应作"从"，"以""从"形误。"从"，古"從"字。

❺论：《太素》"论"作"诊"。

【注】

①脉孤为消：高世栻说："脉者，血气之先，脉孤则阳气内损，故为消，孤谓弦、钩、毛，石少胃气也。"

②孤为逆虚为从：高世栻说："脉孤而无胃气，真元内脱，故为逆；虚泄而少血液，则血可渐生，故为从。"

③太阴：指手太阴之脉。

④行所不胜曰逆：王冰说："木见金脉，金见火脉，火见水脉，水见土脉，

土见木脉，如是皆行所不胜也，故曰逆。"

⑤ 行所胜曰从：王冰说："木见水火土脉，火见金土木脉，土见金水火脉，金见土木水脉，水见金火木脉，如是者皆可胜之脉，故曰从。"

⑥ 八风四时之胜：高世栻说："八方之风主四时，各有所胜。如东风主春木而胜土，南风主夏火而胜金，西风主秋金而胜木，北风主冬水而胜火，四隅中土而胜八风，四时之胜，各主其时，循环无端，故终而复始。"

⑦ 逆行一过：姚止庵说："如时气反常，风行乖逆，猝然而过，既无相胜之序，更何终始之可数，而奇恒之变所由起，所谓回则不转也。"

【语译】

脉搏击于指下，或为痹症，或为蹩证，这是寒热之气交加所致。如脉见孤绝，说明是阳气损耗了；如脉见虚弱，那就是泄利和脱血之症。凡脉见孤绝，这叫作逆，预后不良；脉见虚弱，这叫作从，预后还好。在诊脉时运用奇恒的方法，应该从手太阴的寸口脉来着手，如脉搏见了不胜现象的，那叫作逆，逆就要死亡。脉搏见了所胜现象，那叫作从，从就能活。至于八风、四时的胜时（即主治的王时，如风属春、火属夏等）是循环无端，终而复始的。假如四时气候失常，就不能再用常理推断了。这就是揆度奇恒诊法的全部要点。

诊要经终论篇第十六

本篇说明四时刺法及误刺时可能引起的不良后果。特别指出，在刺胸腹部位时，应慎重地避免误伤五脏，并提出刺中五脏的死期，以示告诫。另一方面，对十二经脉终绝时所产生的症状，也做了分析。

黄帝问曰：诊要①何如？岐伯对曰：正月二月❶，天气始方②，地气始发，人气在肝。三月四月，天气正方，地气定③发，人气在脾。五月六月，天气盛，地气高，人气在头。七月八月，阴气始杀，人气在肺。九月十月，阴气始冰❷，地气始闭，人气在心。十一月十二月，冰复❸④，地气合，人气在肾。

【校】

❶ 正月二月：沈祖绵说："此节以十二月配五脏，每两月为一脏，月有十二，脏仅五，以'五月、六月，人气在头'配之，其说屈。且与《金匮真言论》'春气者，病在头'之说歧，五月、六月，非春气也。'九月、十月，人气在心'，亦谬，盖心主夏，今在秋冬之交，说亦不相符。此节宜云正月、二月、三月，人气在肝，四月、五月、六月，人气在心，七月、八月、九月，人气在肺，十月、十一月、十二月，人气在肾，四季土王十八日，人气在脾。疑此篇文有错乱。以《灵枢·阴阳系日月篇》证之可征。"

❷ 冰："冰"应作"凝"。王注所据本不误。

❸ 冰复：周本作"水伏"。

【注】

① 诊要：即诊病的要领。

② 方："方"与"放"同。《庄子·天地》释文："方本亦作放。""放"与下"发"异文同义。《管子·小问》注："春物放发，故曰放春。"

③ 定："定"与上"正"字同义。《尔雅·释天》郭注："定，正也。"

④ 冰复：孙诒让说："复与腹通。《礼记·月令》郑注：'腹，厚也。'"

【语译】

黄帝问道：诊病的要领是什么？岐伯答说：正月、二月，天气开始升发，地气开始萌动，这时候的人气在肝；三月、四月，天气正在发扬，地气正在发育，这时候的人气在脾；五月、六月，天气赫盛，地气升高，这时候的人气在头；七月、八月开始出现肃杀的气象，这时候的人气在肺；九月、十月阴气凝结，地气开始闭藏，这时候的人气在心；十一月、十二月，冰封大地，地气就密闭了，这时候的人气在肾。

故春刺散腧①，及与分理②，血出而止，甚者传气，间者环也❶③。夏刺络腧④，见血⑤而止，尽气闭环⑥，痛病必下⑦。秋刺皮肤，循理⑧，上下同法⑨，神变而止⑩。冬刺腧窍于❷分理⑪，甚者直下⑫，间者散下⑬，春夏秋冬，各有所刺⑭，法其所在⑮。

【校】

❶ 也：林校引《太素》"也"作"已"。

❷ 于：《甲乙》卷五第一上"于"上有"及"字。

【注】

① 散腧：《素问绍识》："散俞对本输而言。譬若太阴肺经，除少商、鱼际、太渊、经渠、尺泽之外，共为间散之穴，谓之散俞。"

② 及与分理："与"与"于"同。吴崑说："分理，谓黑白分肉之理。"

③ 甚者传气间者环也：周学海说："按病甚者，得刺即流通其气，可渐愈矣；若轻者，病旋已也。"

④ 络腧：即浅在络脉间之腧穴。林校说："络腧，即孙络之腧。"

⑤ 见血：此与上"血出"似有别，"见血"谓血微见。是言刺宜浅。

⑥ 尽气闭环："环"为有孔之物，此以比喻孔穴。王冰说："尽气，谓出血而尽针下取所络脉盛邪之气，邪气尽已，穴腧闭密。"

⑦ 必下："下"谓除去。见《周礼·司民》郑注。

⑧ 循理：谓用手指循按肌肉之纹理，使气血宣散，再行进针。

⑨ 上下同法：孙鼎宜说："上下，犹言浅深。同法，同春夏见出血而止也。"

⑩ 神变而止：张介宾说："察其神气变异，异于未刺之前，可止针。"

⑪ 冬刺腧窍于分理：林校说："腧窍，即骨髓之腧窍。"张介宾说："孔穴之深者曰窍，冬气在骨髓中，故当深取腧窍于分理间也。"

⑫ 直下：吴崑说："言病气甚，则直刺而下，不必按而散其卫气也。"

⑬ 散下：《荀子·劝学》杨注："散，谓不自检束。""散下"与"直下"相对，谓病之浅者，不必拘于直下，可以左右上下随宜进针。

⑭ 所刺：指刺散腧、络腧、皮肤、腧窍，此总结上文。

⑮ 法其所在："其"与上"有"字是互文。"法"是谓四时刺法浅深。

【语译】

所以春天的刺法，应刺经脉散腧穴，达到肌肉分理，一出血就止针。如病较重的，经针刺后，气得流通，病会渐渐痊愈；病轻的，病随即就好了。夏天的刺法，应刺孙络的腧穴，见血就要止针。邪气一去，穴孔合闭起来，痛病也就消除了。秋天的刺法，应刺皮肤，先用手指循按肌肉的纹理，宣散气血，或浅，或深，观察病人的神色，如果变了，就要止针。冬天的刺法，应该深取腧窍，到达分理之间。病重者，可以深刺直入；较轻的，可以左右上下随宜而刺。总的来说春夏秋冬各有相应的刺法，而四时的针刺也各有所在的部位。

春刺夏分，脉乱气微，入淫①骨髓，病不能愈，令人不嗜食，又且少气②。春刺秋分，筋挛逆气，环为咳嗽③，病不愈，令人时④惊，又且哭。春刺冬分，邪气著⑤脏，令人胀❶，病不愈。又且欲言语。

夏刺春分，病不愈，令人解堕⑥。夏刺秋分，病不愈，令人心中欲无言，惕惕⑦如人将捕之。夏刺冬分，病不愈，令人少气❷，时欲怒。

秋刺春分，病不已，令人惕然，欲有所为，起而忘之。秋刺夏分，病不已，令人益⑧嗜卧，又且善梦。秋刺冬分，病不已，令人洒洒时寒。

冬刺春分，病不已，令人欲卧不能眠，眠而有见。冬刺夏分，病不愈，气上，发为诸痹。冬刺秋分，病不已，令人善渴。

【校】

❶胀："胀"上脱"腹"字，应据本书《四时刺逆从论》补。

❷少气："少"疑应作"上"。"上气"与下"欲怒"方合。"上气"谓气上逆。本书《四时刺逆从论》："夏刺筋骨，血气上逆，令人善怒。"是为"少"应作"上"之证。

【注】

①淫："淫"有"侵"义。见《文选·演连珠》善注。

②少气：谓气虚不足，说话时气不够用。

③环为咳嗽：即旋又咳嗽。《大戴记·保傅》卢注"环"旋也。"为"有"又"义。旧注以"秋应肺，故气周及肺，为咳嗽"说迂曲。

④时：时间副词，作"有时"解。

⑤著："著"作"居"解。

⑥解堕：即懈惰。

⑦惕惕：有"惧"义。见慧琳《音义》卷七十五。

⑧益：副词，有"渐"义。

【语译】

春天误刺了夏天的部位，就会出现脉乱气弱的情况，邪气也就会侵入骨髓之中。病就不能痊愈，使人不想吃饭，而且气虚不足。春天误刺了秋天的部位，就会发为筋挛气逆之病，咳嗽也会随之而来。疾病就不能痊愈，使人有时惊惧，有时要哭。春天误刺了冬天的部位，邪气就会深居于内脏，使人腹胀。病就不能痊愈，使人爱多说话。

夏天误刺了春天的部位，病不能愈，使人倦怠无力。夏天误刺了秋天的部位，病不能愈，使人从心里不愿说话，而且惴惴不安，好像有人要来逮捕自己似的。夏天误刺了冬天的部位，病不能愈，使人气上逆，时常要发怒。

秋天误刺了春天的部位，病不能愈，使人惕然不宁，想要做一件事，而立刻又忘了。秋天误刺了夏天的部位，病不能愈，使人越来越贪睡，并且多梦。秋天误刺了冬天的部位，病不能愈，使人时常发冷。

冬天误刺了春天的部位，病不能愈，使人困倦而不能安睡，即使安睡了，又像梦里见到什么似的。冬天误刺了夏天的部位，病不能愈，使人气上逆，会发为痹证和麻木不仁的病。冬天误刺了秋天的部位，病不能愈，使人常常口渴。

凡刺胸腹者，必避五脏。中心者环死❶，中脾者五日死，中肾者七日死，中肺者五日死，中膈①者，皆为伤中，其病虽愈，不过一岁必死。刺避五脏者，知逆从②也。所谓从者，膈❷与脾肾之处，不知者反之。刺胸腹者，必以布憿③著之，乃从单布上刺，刺之不愈复刺。刺针必肃④，刺肿摇针，经刺勿摇，此刺之道也。

【校】

❶环死：于鬯说："'环'下似本有'正'字，故王注云'正谓周十二辰也'。《刺禁论》云'刺中心，一日死'。故'环正'死者，即一日死。一日则十二辰，如今日午辰刺者，则环至明日午辰正而死，自'正'字误去，后人或谓经气环身一周而死，则与《刺禁论》不合矣。"

❷膈："膈"上疑脱"知"字。王注"知者为顺"，似王注本有"知"字。

【注】

① 中膈：张介宾说："膈膜，前齐鸠尾，后齐十一椎。心肺居于膈上，肝肾居于膈下，脾居在下，近于膈间。膈者所以膈清浊上下，而限五脏也。五脏之气，分主四季，若伤其膈，则脏气阴阳相乱，是为伤中。"

② 知逆从：张介宾说："知而避之者为从，不知者为逆。"

③ 憿（jiāo 皎）："憿"，于鬯说："'憿'当读为'缴'。有'缠'义。'缴著'谓以布缠著于胸腹也。作'憿'者借字。林校引别本作'憿'，又作'撽'，俱借字也。"

④ 必肃：《尔雅·释诂》："肃，速也。""刺针必肃"是说进针必速，此与"至其当发，间不容眴"义合。

【语译】

凡是在胸腹的部位用针的时候，就应该注意一定要避开五脏。假如中伤了心脏，一天就死了；假如中伤了脾脏，五天就死了；假如中伤了肾脏，七天就死了；假如中伤了肺脏，五天就死了；假如中伤了膈膜，那叫作"伤中"，这样，虽然暂时病是好些，但由于脏气相乱，不出一年也要死亡。刺胸腹注意避开五脏的关键，是要懂得下针的顺逆。所谓"顺"，就是知道膈与脾肾等器官的部位，注意避开它们；如不知其部位，不能避开，就很容易刺伤五脏，这就叫作"逆"。凡是刺胸腹部位的时候，应该先用布缠着胸腹，然后从单布上进针。如果刺后，不见病愈，可以再刺，这样，就不会伤了五脏。在针刺的时候，进针应该敏捷，如刺肿病，可用摇针手法，以祛其邪；如刺经脉的病，就不必用摇针手法了，这是针刺的要点。

帝曰：愿闻十二经脉之终奈何？岐伯曰：太阳之脉，其终也❶，戴眼①，反折瘛疭②，其色白❷，绝汗③乃出，出则死矣。少阳终者，耳聋，百节皆纵，目睘绝系❸，绝系一日半死❹，其死也❺，色先❻青白，乃死矣。阳明终者，口目❼动作，善惊，妄言，色黄，其上下经盛，不仁❽，则终矣。少阴终者，面黑，齿长而垢，腹胀闭④，上下不通而终矣。太阴终者，腹胀闭不得息⑤，善噫❾善呕，呕则逆，逆则面赤，不逆❿则上下不通，不通则面黑，皮毛焦而终矣。厥阴终者，中热⑥嗌干，善溺心烦，甚则舌卷卵⑦上缩而终矣。此十二经之所败也。

【校】

❶ 太阳之脉其终也：《伤寒明理论》卷三第三十八引作"太阳终者"。按：作"太阳终者"是，与下"少阳终者"等句式一律。

❷ 白：明绿格抄本"白"作"黑"。

❸ 目睘绝系：《甲乙》卷二第一上校注云"一本无'睘'字"。按：《灵枢·终始》作"目系绝"，足证校注之确。柯校谓"睘"盖"系"字之误。此应作"目系绝"。《医宗金鉴》卷六十四《周身名位骨度》："目系者，目睛入脑之

系也。"

❹ 绝系一日半死:"系"字衍。上"系"字连"绝"字读。此应作"系绝一日半死。"

❺ 死也:"死也"二字涉下衍。《难经·二十四难》杨注引无此二字。

❻ 色先:"先"字衍。律以"色白""色黄"可征。王注无"先"字。

❼ 口目:阳明脉夹口上耳前,与"目"无关。《难经》杨注引"口耳张"近是。

❽ 其上下经盛不仁:"盛"下脱"而"字,应据《难经》杨注补。"仁"当作"行",应据《灵枢·终始》《甲乙》改。

❾ 善噫:"善噫"二字似衍。下"呕则逆"只承"善呕"而言,是为经文原无"善噫"之证。《难经·二十四难》虞注引即无"善噫"二字。

❿ 不逆:"逆"字误,应作"呕"。王注:"不呕则下已闭,上复不通。"是王所据本不误。

【注】

① 戴眼:指眼睛上视而不能转动。

② 反折瘛疭(chìzòng 斥纵):"反折"即腰脊反张。"瘛疭",即手足抽搐。

③ 绝汗:王冰说:"谓汗暴出如珠而不流,旋复干也。"

④ 腹胀闭:吴崑说:"肾开窍于二阴,故令闭,既胀且闭,则上不得食,下不得便,上下不通,心肾隔绝而终矣。"

⑤ 腹胀闭不得息:张介宾说:"足太阴脉入腹属脾,故为腹胀闭。手太阴脉上膈属肺,而主呼吸,故为不得息。"

⑥ 中热:即胸热。

⑦ 卵:睾丸。

【语译】

黄帝问道:我希望听你讲一下十二经脉气绝的情况是怎样的。岐伯答说:太阳经脉气绝的时候,病人就会两目上视,目睛不能转动,身背反张,手足抽搐,面色发白,出绝汗,绝汗一出,就要死亡的。少阳经脉气绝的时候,病人就会耳聋,遍体骨节松懈,目系就要断绝,目系一断,一日半就要死亡,死的时候,病人面上先现出青白色,接着就死了。阳明经脉气绝的时候,病人就会口耳都张大,常常害怕,言语错乱,面色发黄,假如手足二经脉再躁盛而不流行,就要死亡了。少阴经脉气绝的时候,病人就会面黑,牙齿觉得变长,并积满牙垢,腹部胀闭,假如上下不能相通，便要死亡了。太阴经脉气绝的时候，病人就会腹胀闭塞，呼吸不利，常常呕吐，呕就会气逆，气逆就会面赤，假如不呕吐了，就会上下不通，不通了，面色发黑，皮肤汗毛非常枯干，就要死亡了。厥阴经脉气绝的时候，病人就会胸中发热，咽喉干燥，多小便，心里烦躁，病重了，就会出现舌卷、睾丸上缩的情况，那就要死亡了。以上就是十二经气败绝的症状。

脉要精微论篇第十七

本篇阐述了各种诊断方法，丰富多彩，而主要在于切脉、察色两个方面，其中提出不同脉象所表现的不同症状，尤为重要。

　　黄帝问曰：诊法**❶**何如？岐伯对曰：诊法常**❷**以平旦，阴气未动，阳气未散**❸**，饮食未进，经脉未盛，络脉调匀**❹**，气血未乱，故乃**❺**可诊有过①之脉。

【校】

❶ 法：滑抄本"法"作"脉"。按：作"脉"是。《脉经》卷一第二作"脉"与滑抄本合。

❷ 常：《全生指迷方》卷一《辨人迎三部趺阳九候五脏六腑脉法》引作"当"。

❸ 阴气未动阳气未散：尤怡《医学读书记》卷上："按《营卫生会》篇云'平旦阴尽而阳受气'。夫阴方尽，何云'未动'？阳气方受，何云'未散'？疑是阳气未动，阴气未散。动，谓盛之著。散，谓衰之极。"

❹ 匀：《全生指迷方》引"匀"作"和"。

❺ 故乃：《太平圣惠方》卷一《叙诊脉法》、《难经·一难》丁注引"乃"上并无"故"字。按：无"故"字是。"乃"副词，其意与口语"这才"同。

【注】

① 有过之脉：即有病的脉。王冰说："过，谓异于常候也。"

【语译】

黄帝问道：诊脉怎样去做呢？岐伯回答说：诊脉应当在平旦的时候进行，因为那时阳气未曾扰动，阴气还未散尽，又未用过饮食，经脉之气不会亢盛，络脉之气亦很调和，气血又未扰乱，这样，才可以诊出有病的脉象。

切脉动静而视精明^①，察五色，观五脏有余不足，六腑❶强弱，形之❷盛衰，以此参伍^②决❸死生之分。

【校】

❶ 六腑："六"字误，应作"五"。传抄习惯于常言之五脏六腑致误。此"五腑"指下精明、胸、肾、筋、髓之腑言。

❷ 之：《类说》卷三十七引"之"作"气"。按：王注"言以形气盛衰"，是王所据本原作"气"。

❸ 决：《千金》卷二十八第一"决"作"诀"。

【注】

① 视精明："精明"即"精光"（指瞳神言）。明、光叠韵。《本草经·上品》："蒺葜子，主益精光。""决明子，久服益精光"。"视精光"谓察看病人之精光如何耳。

② 参伍：相参互证。顾松园说："不齐之谓'参'，剖其异而分之也；相类之谓'伍'，比其同而合之也。以上数者，与脉参伍推求，则阴阳表里虚实寒热自无遁状。"

【语译】

在诊察病人脉搏的动静变化的同时，还要看他的两目瞳神，面部色泽，从而分辨五脏是有余，还是不足，六腑是强还是弱，形体是盛还是衰，将这几个方面加以综合考察，来判别病人的或死、或生。

夫脉者，血之府也^①，长则气治^②，短则气病^③，数则烦心^④，大则病进^⑤，上盛^⑥则气高❶，下盛^⑥则气胀，代^⑦则气衰，细❷^⑧则气少，涩^⑨则心❸痛，浑浑革至❹如涌泉。病进而色弊❺，绵绵❺其去如弦绝❻，死。

【校】

❶ 高：林校引全本"高"作"鬲"。按：作"鬲"是。"高""鬲"形误。"鬲"与"隔"同。"隔"有塞义。"隔"与"胀"为对文。"隔"谓气塞于胸，

"胀"谓气胀于腹。"气鬲"亦见《诸病源候论》卷十三《五鬲气候》。

❷ 细：林校引《太素》作"滑"。《脉经》卷一第十三、《千金》卷二十八第五并作"细"，与本篇合。《甲乙》卷四"滑者阳盛，微有热"，若作"滑"，则"气少"将作何解？按：作"滑"其义难明。

❸ 心：金刻本"心"作"气"。

❹ 革至：《脉经》《千金》"革"下并重"革"字。"至"字属下读。按：浑浑革革，是言脉刚劲已极，有阳无阴，故病进而危。

❺ 色弊 绵绵：《脉经》《千金》"色"并作"危"。按：作"危"是。色、危形误。据《千金》"弊"下重"弊"字。"绵绵"应作"绰绰"。"弊弊绰绰"与上"浑浑革革"对文。孙鼎宜说："弊弊者，弓弦已坏之意，绰绰者，弦绝之声。"

❻ 绝："绝"下脱"者"字，应据《脉经》《千金》补。

【注】

① 脉者血之府：王冰说："府，聚也，言血之多少皆聚见于经脉之中也。"李中梓说："营行脉中，故为血府；然行是血者，实气为之司也。即下文气治、气病，义益见矣。"

② 长则气治："长"指长脉，如循长竿，过于本位。"治"引申有"顺"意。

③ 短则气病："短"指短脉，短而不及本位。

④ 数则烦心："数"指数脉，一息六至，过于平脉。"烦心"是心里烦热。

⑤ 大则病进："大"指大脉，应指往来满大。大为邪实，故主病进。

⑥ 上盛 下盛："上"指上部之脉。"下"指下部之脉。

⑦ 代：指代脉，来数中止，不能自还。

⑧ 细：指细脉。滑寿说："细者，微眇也，指下寻之，往来如线。"

⑨ 涩：指涩脉，往来难涩，而不滑利。

【语译】

脉是血液所聚的地方，而血的循行，是依赖气的统帅。脉长说明气机顺达；脉短说明气分有病；脉数说明心里烦热；脉大表示病势进增；若见上部脉盛，是病气塞于胸；若见下部脉盛，是病气胀于腹；代脉是病气衰；细脉是病气少；涩脉是病气痛；脉来刚硬过甚，势如涌泉，这是病情加重，到了危险地步；若脉来似有似无，其去如弓弦断绝，那是必死的。

夫精明❶五色者，气之华也，赤欲如白❷裹朱，不欲如赭①；白欲如鹅羽，不欲如盐；青欲如苍璧之泽②，不欲如蓝③；黄欲如罗裹雄黄④，不欲如黄❸土；黑欲如重漆色❹，不欲如地苍❺。五色精微⑤象见矣，其寿不久也。夫精明者，所以视万物，别白黑，审短长。以长为短，以白为黑，如是则精衰矣。

【校】

❶ 精明："精明"二字系涉下"夫精明"句误衍。《千金翼方》卷二十五第一无此二字。

❷ 白：《脉经》卷五第四、《千金》卷二十八第十、《圣惠方》卷一引"白"并作"帛"。按：帛，丝织物，即白绸。

❸ 如黄《类说》引"如"下无"黄"字。

❹ 漆色：《脉经》《千金》《类说》引"漆"下并无"色"字。

❺ 地苍：《脉经》《千金》"地苍"并作"炭"。

【注】

① 如赭：张介宾说："赭，代赭也，色赤而紫。"

② 苍璧之泽："璧"是玉。"泽"谓光润。

③ 如蓝：《医宗金鉴》卷三十四《四诊心法要诀》："蓝，青靛叶也。"

④ 罗裹雄黄："罗"是丝织物。《医宗金鉴》云："罗裹雄黄，即黄中透红之色。"

⑤ 精微：此句承上赭、盐、蓝、黄土、地苍五色之败象言，焉能谓为精微？"微"疑当作"危"，声误。《吕氏春秋·骄恣》高注："危，败也。""精"有"甚"义。"五色精危象见矣"，犹云五色极败之象见矣。如此，方与下"其寿不久"语意相合。《三因方》卷一《总论脉式》引作"五色精败"尚近是。

【语译】

面部的五色，是精气的外在表现。赤色应该像白绸里裹着朱砂一样，隐现着红润，不应像赭石那样的赤而带紫；白色应该像鹅的羽毛，白而光洁，不应像盐那样的白而杂暗；青色应该像苍璧的青而润泽，不应像青靛那样的青而沉暗；黄色应该像罗裹雄黄，黄中透红，不应像土那样黄而沉滞；黑色应该像重漆的黑而明润，不应像炭那样黑而枯暗。假如五色极败之象显露了，那么寿命也就不能长了。人的眼睛，是用来观察万物，辨别黑白，审察长短的。如果长短不分，黑白颠倒，就证明精气衰败了。

　　五脏者，中之守也，中盛脏满，气胜伤恐者❶，声如从室中言❷，是中气之湿也。言而微，终日乃复言❸者，此夺气也。衣被不敛，言语善恶，不避①亲疏者，此神明之乱也。仓廪不藏者，是门户不要②也。水泉不止③者，是膀胱不藏也。得守者生，失守者死。

【校】

❶ 气胜伤恐者：《三因方》引无此五字。按：此五字，与上下文义不贯，张琦以为衍文，与《三因方》合。

❷ 言：《三因方》引"言"下有"者"字，应据补。

❸ 终日乃复言：于鬯说："日字衍。终者，一言一语之终，非终日。王注'若言音微细，声断不续'。亦不及终日之义，是王本尚未衍。"柯逢时说："终乃复言，即重语郑声。"

【注】

① 不避：即不别。"避"与"辟"同。"辟"引申有"别"义。

② 门户不要：姚止庵说："仓廪不藏，世以责之脾胃。而不知胃有病则不受，脾有病则不运。今非不能受，不能运，乃脏之不固，其责在肾。何则？肾开窍于二阴，肾虚则不能禁固。'肾者胃之关'，即门户之义。"

③ 水泉不止：王冰说："水泉，谓前阴之流注也。""水泉不止"即小便不禁。

【语译】

人的五脏，其作用是藏精守内。如果腹气盛，脏气虚满，说话声音重浊，像从室中发出的一样，这是中气被湿邪所蒙盖的缘故；如果讲话时声音低微，说了再说，这表明正气显然是衰败了；如果病人不知收拾衣被，言语错乱，不分亲疏远近，这很显然是神气紊乱了；如果肠胃不能纳藏水谷，大便不禁，这是肾虚不能禁固的关系；如果小便不禁，这是膀胱不能闭藏的关系。总之，如果五脏能够起到守内的作用，病人的健康就能恢复；否则，病人就濒于死亡了。

夫五脏❶者，身之强也。头者，精明❷①之府，头倾❸视深②，精神将夺矣。背者胸中❹之府，背曲肩随❺，府❻将坏矣。腰者肾之府，转摇❼不能，肾将惫❽矣。膝者筋之府③，屈伸不能，行则偻附④，筋将惫矣。骨者髓之府❾，不能久立，行则振掉⑤，骨将惫矣。得强则生，失强则死。

【校】

❶ 五脏：明绿格抄本、吴注本"脏"并作"腑"。按："五腑"与下"精明"各府合。

❷ 精明：《类说》引作"精神"。

❸ 倾：《云笈七签》卷五十七第九引"倾"作"惫"。

❹ 胸中：《云笈七签》《类说》《天中记》卷二十一《形体》引"胸"下并无"中"字。

❺ 肩随：柯校本"随"作"垂"。

❻ 府：《云笈七签》《类说》引"府"并作"胸"。

❼ 摇：《类说》引"摇"作"腰"。

❽ 惫：《类说》《天中记》卷二十二引"惫"并作"败"。

❾ 骨者髓之府："骨""髓"二字误倒，应作"髓者骨之府"，方与下"骨将惫矣"相合。《云笈七签》卷五十七第三、第九引正作"髓者骨之府"，可证。

【注】

① 精明：孙鼎宜说："精明谓目也。脏腑之精皆上注目，而目系在头，故以头为目之府。"

② 头倾视深：姚止庵说："倾，侧垂也。视深，眼胞内陷也。"

③ 膝者筋之府：张介宾说："筋虽主于肝，而维络关节以立此身者，惟膝腘之筋为最，故膝为筋之府。筋惫若是，则诸经之失强也。"

④ 偻附："偻"谓曲背。"附"为"俯"之借字，即低头。

⑤ 振掉：犹云动摇。《广雅·释诂一》："振，动也。"《说文·手部》："掉，摇也。""行则动摇"与不能久立，文义相贯。

【语译】

五腑是人体强健的基础，而头是精明之府，如果头部侧垂，眼胞内陷，那说明精神要衰败了。胸是背之府，如果是背弯曲而肩下垂，那是胸要坏了；腰是肾之府，如果腰部不能转动，那是肾气要衰竭了；膝是筋之府，如果屈伸困难，走路就曲背低头，那是筋要疲惫了；髓是骨之府，如果不能久立，行走动摇不定，那是骨要衰颓了。总之，如五腑能够由弱转强，就可复生；否则，就会死亡。

岐伯曰：反四时者，有余为精，不足为消①。应太过，不足为精①；应不足，有余为消。阴阳不相应，病名曰关格。

【注】

① 有余为精不足为消：李笠说："有余，谓五脏藏精恒有余也，不足，谓六腑传化恒不足也。二'为'字皆犹'于'也。脏不足于精，腑有余于消，此为阴阳不相应，病名关格。"

【语译】

岐伯说：人的脏腑是应当与四时相应的。如果与四时相违背了，那么五脏的精气就会过盛，六腑的传化之物则会不足；如果相应太过，那么五脏的精气倒会不足；而如果相应不足，那么六腑的传化之物，倒会有余。这都是阴阳不相应合，病名叫作关格。

帝曰：脉其❶四时动奈何？知病之所在奈何？知病之所变奈何？知病乍①在内奈何？知病乍在外奈何？请问此五者，可得闻乎？岐伯曰❷：请言其与天运转大❸也。万物之外❹，六合之内，天地之变，阴阳之应，彼春之暖❺，为之夏暑②，彼秋之忿❻，为冬之怒③，四变之动，脉与之❼上下④，以春应中规❽，夏应中矩❾，秋应中衡❿，冬应中权⓫，是故冬至四十五日，阳气微上⑤，阴气微下；夏至四十五日，阴气微上⑥，阳气微下。阴阳有时，与脉为期；期而相失⑦，知⓬脉所分；

分之有期，故知死时。微妙在脉，不可不察。察之有纪，从阴阳始⑧；始之有经，从五行生⑨，生之有度⑩，四时为宜⑬⑪；补泻⑭勿失，与天地如一得一之情⑮，以知死生。是故声合五音⑫，色合五行⑬，脉合阴阳。

【校】

❶ 其：《甲乙》卷四第一"其"作"有"。

❷ 岐伯曰：林校云："详此对与问不甚相应，脉四时动，病之所在，病之所变，按文颇对。病在内在外之说，后文殊不相当。"

❸ 大：《太素》无"大"字。

❹ 万物之外：《甲乙》无此四字。

❺ 暖：林校引全本作"缓"。

❻ 忿：《太素》作"急"。按：王注"忿，一为急"与《太素》合。

❼ 与之：《类说》引"与"下无"之"字。

❽ 中规：本书《阴阳应象大论》王注引"中规"下有"言阳气柔软"五字。

❾ 中矩：本书《阴阳应象大论》王注引"中矩"下有"言阳气盛强"五字。

❿ 中衡：本书《阴阳应象大论》王注引"中衡"下有"言阴升阳降，气有高下"九字。

⓫ 中权：本书《阴阳应象大论》王注引"中权"下有"言阳气居下也"六字。

⓬ 知：金刻本、读本、赵本、吴本、藏本"知"并作"如"。

⓭ 宜：《太素》"宜"作"数"。俞樾："数"与"度"为韵。

⓮ 补泻：《太素》作"循数"。按：作"循数"是。此论脉，并非论针，不应言及补泻。

⓯ 得一之情：胡本、赵本、吴本、周本、藏本"情"并作"精"。《太素》作"诚"。"精""诚"叠韵。

【注】

① 乍：有"忽然"的意思。

② 彼春之暖为之夏暑：王冰说："春暖为夏暑，言阳生而至盛。"

③ 彼秋之忿为冬之怒：王冰说："秋忿而冬怒，言阴少而壮也。"

④ 上下：即"往来"。见《汉书·宣帝纪》颜注。

⑤ 阳气微上：杨上善说："冬至以后，阳气渐长，故曰微上。阴气渐降，故

曰微下。"

⑥ 阴气微上：杨上善说："夏至以后，阴气渐长，故曰微上。阳气渐降，故曰微下。"

⑦ 期而相失：张介宾说："期而相失者，谓春规夏矩秋衡冬权，不合于度也。"

⑧ 从阴阳始：张志聪说："从阴阳始，即冬至阳气，夏至阴气，微上微下，阴阳上下，自有经常之理。"

⑨ 从五行生：杨上善说："阴阳本始，有十二经脉也，十二月经脉从五行生也。"

⑩ 生之有度：杨上善说："五行生十二经脉，各有法度，木生二经，足厥阴、足少阳也。火生四经，手少阴、手太阳、手厥阴、手少阳也。土生二经，足太阴、足阳明也。金生二经，手太阴，手阳明也。水生二经，足少阴、足太阳也。"

⑪ 四时为宜：杨上善说："春有二经，夏有四经，季夏有二经，秋有二经，冬有二经，故十二经脉似四时为数也。"

⑫ 声合五音："声"即呼、笑、歌、哭、呻；"音"即角、徵、宫、商、羽。

⑬ 色合五行："色"即青、黄、赤、白、黑；配合五行，即青合木，黄合土，赤合火，白合金，黑合水。

【语译】

黄帝问道：脉有四时的变化是怎样？从诊脉知道病的所在是怎样？从诊脉知道病的变化是怎样？从诊脉知道病的忽然在内是怎样？从诊脉知道病的忽然在外是怎样？请问这五个问题，你可以把它们的道理讲给我听吗？岐伯答说：让我说说这五者的变化与天运转的关系吧。天地之间，自然的变化，阴阳的反应，如春天的舒缓，发展成为夏天的酷热；秋天的劲急，发展成为冬天的严寒。脉搏的往来上下与这四时的变迁是相应的：春脉之应像中规，夏脉之应像中矩，秋脉之应像中衡，冬脉之应像中权。四时阴阳的情况，冬至一阳生，到四十五天，阳气微升，阴气微降；夏至一阴生，到四十五天，阴气微升，阳气微降，这阴阳的升降，是有一定时间性的，它与脉象的变化相一致。假如脉象和四时不相适应，就可从脉象里知道病是属于何脏，再根据脏气的盛衰，就可以推究出病人的死期。这里的微妙都在脉象上，不可不细心地体察，而体察是有一定要领的，必须从阴阳开始。阴阳亦有端绪，它是借着五行产生的，而它的产生又是按一定的法则，即以四时的变化为其规律。看病时就要遵循着这个规律而不能偏离，将脉象与天地阴阳的变化联系起来考虑。如果真正掌握了这种联系起来看问题的诀窍，就可以预知死生了。总的来说，人的声音是与五音（宫、商、角、徵、羽）相适应的，人的气色是与五行相适应的，而人的脉象则是与天地、四时的阴阳相适应的。

是知❶阴盛则梦涉大水恐惧，阳盛则梦大火燔灼❷，阴阳俱盛则梦相杀毁伤；上盛则梦飞❸，下盛则梦堕❹；甚饱则梦予，甚饥则梦取；肝气盛则梦怒，肺气盛则梦哭❺；短虫①多则梦聚众，长虫②多则梦相击毁伤。

【校】

❶ 知：明绿格抄本"知"作"故"。林校云："详是知阴盛则梦涉至梦哭，乃《灵枢》之文，误置于此，仍少心脾肾气盛所梦，今具《甲乙经》中。短虫多二句，亦不当出此，应他经脱简文也。"

❷ 燔灼：《甲乙》卷六第八"灼"作"炳"。"燔灼"有"蒸烧"之义。《广韵》"炳"同"蒸"。

❸ 梦飞：《太素》"飞"下有"扬"字。

❹ 梦堕：《太素》"堕"下有"坠"字。

❺ 梦哭：《太素》"哭"作"哀"。

【注】

① 短虫：《说文·虫部》："蛲，腹中短虫也。"

② 长虫：《说文》："蛔，腹中长虫也。"

【语译】

阴气盛，就会梦见涉渡大水而害怕；阳气盛，就会梦见大火焚烧；阴阳俱盛，就会梦见互相残杀；上部盛就会梦见向上飞扬；下部盛就会梦见向下坠落；过于饱了，就会梦见给人东西；过于饿了，就会梦见取人东西；肝气盛了就会梦见自己发怒，肺气盛了就会梦见自己悲哀；腹中蛲虫多，就会梦见众人聚集；腹中蛔虫多，就会梦见与人相斗受伤。

是故持脉有❶道，虚静为保❷。春日浮，如鱼之游在波❸；夏日在肤，泛泛❹乎万物有余；秋日下肤①，蛰虫②将去；冬日在骨，蛰虫周❺密，君子居室。故曰：知内者③按而纪之，知外者③终而始之，此六者④，持脉之大法。

【校】

❶ 有："有"应作"之"。《圣济经》卷四第三吴注引作"之"。

❷ 保：《甲乙》卷四第一下"保"作"宝"。《医宗金鉴·四诊心法要诀》云："虚静为宝，言无思无虑，以虚静其心，惟神凝于指下也。"

❸ 波：《太素》"波"作"皮"。按：作"皮"误，"皮"是"波"之坏字。如鱼在波，是谓浮而未显。

❹ 泛泛：《太素》作"沉沉"。按：作"沉沉"是。"沉沉"，盛貌。见《文选·谢朓始出尚书省诗》翰注。"盛"与"万物有余"文义一贯，此谓脉气充满指下。

❺ 周：《太素》"周"作"固"。

【注】

① 下肤：杨上善说："秋日阳气从肤渐伏于内，故曰下肤。"

② 蛰虫：谓藏在土中之虫类。杨上善说："蛰虫趣暖入穴，故曰将去。"

③ 知内者　知外者：史堪说："知内者按而纪之，以明脉之在里；知外者终而始之，以明脉之在表。然知内者必曰按而纪之者，盖脉之在内，非深按之，无以得其实；知外者必曰终而始之者，则初按而病已见，故因其病以推原其本。"

④ 此六者：谓春、夏、秋、冬、内、外六者。

【语译】

所以持脉有一定的要诀，只有把心虚静下来，才是可贵的。脉象随着季节的不同而不同：春天脉上浮，像鱼游波中一样；夏天脉充皮肤，浮泛非常，像万物充盛似的；秋天脉见微沉，似在肤下，就像蛰虫将要入穴一样；冬天脉沉在骨，像蛰虫密藏洞穴，人们深居室内似的。所以说，要知道脉之在里怎样，必须深按才能得其要领；而要知道脉之在表怎样，则要着重根据病情来推究致病的本源。以上春、夏、秋、冬、内、外这六点，就是持脉的大法。

心脉搏❶坚而长，当病舌卷❷不能言①；其耎❸而散者，当消环自已②。肺脉搏坚而长，当病唾血；其耎而散者，当病灌❹汗③，至今不复散发❺也。肝脉搏坚而长，色不青，当病坠若搏，因❻血在胁下，令人喘逆❼；其耎而散色泽④者❽，当病溢饮⑤，溢饮者，渴❾暴多饮，而易入❿肌皮肠胃之外也。胃脉搏坚而长，其色赤，当病折髀⓫⑥；其耎而散者，当病食痹⓬。脾脉搏坚而长，其色黄，当病少气⑦；其耎而散色不泽者，当病足胻⓭肿⑧，若水状也。肾脉搏坚而长，其色黄而赤者，当病折腰；其耎而散者，当病少血，至今不复⓮也。

【校】

❶搏：《太素》卷十五《五脏脉诊篇》、《甲乙》卷四第一"搏"并作"揣"。按：作"搏"是。"搏""揣"草书形近致误。搏脉而长，是说脉搏击有力，其形迢迢以长。此乃有余之脉，王冰乃谓"脉气虚极"误矣。

❷卷：《中藏经》卷上第二十四"卷"作"强"。

❸耎：《千金》卷十三第一"耎"作"濡"。"濡"与"耎"同。"濡"谓力量之不及，盖与弱脉相近。

❹灌：《千金》卷十七第一"灌"作"漏"。

❺至今不复散发：读本、赵本：吴本、朝本、藏本、熊本"今"并作"令"。《太素》作"令"，与各本合。据杨注"散发"二字乃衍文，应删。

❻因：《难经·六十八难》虞注引无"因"字。按：有"因"字是。"因"介词，义与"由"同。此谓既病坠搏，由于瘀血积在胁下，则令人喘逆也。

❼喘逆：《太素》作"善喘"。

❽其耎而散色泽者：《脉经》卷六第一作"若耎而散，其色泽者"。

❾渴：《脉经》"渴"作"湿"。按：作"湿"是。传抄以"多饮"改"湿"为"渴"。王注"血虚中湿"，是王注本原亦作"湿"。

❿易入：《千金》卷十一第一"易"作"溢"。林校引《甲乙》作"溢"，与《千金》合。"易入"应作"易于"，声误。《病源》卷二十《溢饮候》"水气溢于肠胃之外"是。

⓫折髀：《中藏经》卷上第二十七"髀"作"腰"。按：或以"折髀"与胃病无关。其实髀为足阳明经循行之部，脉既搏坚而长，气机壅实，经脉流行不

畅，而运动为之不利，故如"折髀"。《中藏》作"折腰"，与肾脉当病相重复，非是。

⑫ 食痹：《太素》"痹"下有"膑痛"二字。按："痹"误，似应作"痞"。"痹""痞"声误。《说文·疒部》："痞，痛也。"食痞致病之因甚多，其脉软而散，则为胃气久虚，不能运化精微所致。

⑬ 骭：《千金》卷十五上第一"骭"作"骬"。

⑭ 至今不复：《脉经》卷六第九无此四字。

【注】

① 舌卷不能言：尤怡说："搏坚而长，太过之脉。心象火而脉萦舌，心火有余，故病舌卷不能言也。"

② 消环自已：尤怡说："软而散者，不足之脉，心不足则精神为'消'。'环自已'者，言经气以次相传，如环一周，复至其本位，而气自复，病自已也。"

③ 灌汗：楼英说："灌汗谓汗出如灌洗之状。《病能论》'汗出而浴'，亦此义。"

④ 色泽：即面色润泽。

⑤ 溢饮：指水液滞留于皮肤四肢。

⑥ 折髀（bǐ 比）：髀股部。折髀，是股痛如折。

⑦ 少气：姚止庵说："脾病则气不运，故少气。"

⑧ 足骭（háng 杭）肿：骭，指小腿部的内侧。足骭肿，是下腿连及足部浮肿。

【语译】

　　心脉搏击有力而长，是心经火盛，那是发生了舌硬不语的病；假如其脉濡弱而散，会感到心气不足，但当经气依次相传，如环一周而再回到其本位的时候，病也就好了。肺脉搏有力而长，是肺经火盛，那是发生了唾血的病；假如其脉濡弱而散，就是肺虚皮毛不固，汗出如洗，这样，就使体力不易恢复。肝脉搏击有力而长，面色不青，这是跌伤、击伤等病，由于瘀血积在胁下，使人发喘；假如其脉濡弱而散，面色反鲜泽的，那是溢饮的病，这是由于内已蓄湿，而又暴饮，肝不疏泄，以致水气流入肌肉皮肤之间，肠胃之外而引起的。胃脉搏击有力而长，面色发赤，就会髀痛如折；假如其脉濡弱而散，那是胃气不足，要发生食痞的病。脾脉搏击有力而长，面色发黄，这是脾脉失去平缓，脾气不运，少气之病随之发生了；假如其脉濡弱而散，面色无光泽，那就会发现足胫浮肿得像水一样。肾脉搏击有力而长，面色发黄赤，就会腰痛如折；假如其脉濡弱而散，那是精血虚少的病。

帝曰：诊得心脉而急^①，此为何病？病形何如？岐伯曰：病名心疝^②，少腹^③当有形也。帝曰：何以言之？岐伯曰：心为牡脏^④，小肠为之使，故曰少腹当有形也^⑤。帝曰：诊得胃脉，病形何如？岐伯曰：胃脉实则胀，虚则泄^⑥。

【注】

① 急：本书《平人气象论》："脉急者，疝瘕少腹痛。""急"谓脉来绷急。并非急数、急疾之意。主病多寒。

② 心疝：症状是下腹有形块突起，气上冲胸，心暴痛。是因寒邪侵犯心经所致。

③ 少腹：姚止庵说："少腹，脐下下半腹是也。寒气聚于中，故有形。"

④ 牡脏：属阳性的脏，如心、肝。

⑤ 少腹当有形也：姚止庵说："心为牡脏二句，所以当有形意，全未说出。盖心与小肠为表里，并属火。今寒邪犯心，心为火脏，寒无所容，邪气以从其合也，寒欲犯心，不得停留，转入小肠，小肠部分外当少腹，故少腹有形。"

⑥ 实则胀虚则泄：王冰说："脉实者气有余故胀满；脉虚者气不足故泄利。"

【语译】

黄帝问道：诊得心脉绷急，这是什么病？病的形态又怎样？岐伯回答说：病名叫心疝，少腹部位要有块状出现。黄帝问：这是什么道理？岐伯答说：心是阳脏，和小肠为表里，小肠位在少腹中，所以说少腹要有块状出现呀。黄帝问：诊得胃脉有病，它的症状怎样？岐伯答说：如果胃脉实，其病是腹胀满；如果胃脉虚，其病是泄利。

帝曰：病成而变^①，何谓？岐伯曰：风成为寒热^②，瘅成为消中^③，厥成为巅疾^④，久风为飧泄^⑤，脉风成❶为疬^⑥，病之变化，不可胜数。

【校】

❶ 成:《风论》王注引"成"作"盛"。

【注】

① 病成而变:谓病的成因及其变化。张介宾说:"成言病之本,变言病之标。"

② 风成为寒热:本书《风论》:"风之伤人也,或为寒热,其热也则衰食饮;其热也则消肌肉。"

③ 瘅成为消中:王冰说:"瘅,谓湿热也。热积于内,故变为消中。消中之证,善食而溲(据胡本)。"

④ 厥成为巅疾:吴崑说:"巅、癫同。气逆上而不已,则上实而下虚,故令忽然癫仆。"

⑤ 久风为飧泄:张志聪说:"风乃木邪,久则内干脾土,而成飧泄矣。"

⑥ 脉风成为疠:本书《风论》:"风寒客于脉而不去,名曰疠风。"

【语译】

黄帝问道:疾病的成因和它的变化是怎样的?岐伯答说:因于风邪,就会变为寒热;因于热邪,就会变为消中;因于气逆不已,就会变为癫疾;因于久风入中,内干脾土,就会变为飧泄;因于风寒侵入脉里,久不能去,就会变为疠风。病的变化多端,是说不完的。

帝曰:诸痈肿筋挛骨痛,此皆安生❶?岐伯曰:此寒气之肿❷,八风之变也。帝曰:治之奈何?岐伯曰:此四时之病,以其胜治之①愈也。

【校】

❶ 生:《甲乙》卷十一第九下"生"作"在"。

❷ 肿:"肿",似应作"锺"。"肿""锺"声形易误。"锺"有"聚"义。见《左传》昭二十一年杜注。"寒气之锺"犹言寒气所聚也。

【注】

① 以其胜治之:王冰说:"胜,谓胜克也,如金胜木、木胜土、土胜水、水胜火、火胜金,此则相胜也。"

【语译】

黄帝问道：凡痈肿筋挛骨痛，是怎样产生的？岐伯答说：这是由于寒气所聚，风邪所侵而变成的。黄帝问：怎样治疗？岐伯说：这是四时之邪所引起的疾病，用五行相胜的方法治疗，就会痊愈。

帝曰：有故病五脏发动①，因伤脉色，各何以知其久暴至❶之病乎？岐伯曰：悉乎哉问也！征其脉小色不夺者②，新病也；征其脉不夺其色夺者③，此久病也；征其脉与五色俱夺者，此久病也；征其脉与五色俱不夺者，新病也。肝❷与肾脉并至④，其色苍赤，当病毁❸伤，不见血，已见血，湿若中水也⑤。

【校】

❶ 至："至"字衍。杨上善注："何以知其久病新暴之别。"似杨注所据本无"至"字。故注文不及"至"义。

❷ 肝：《太素》"肝"上有"故"字。《素问识》云："此节与上文不相顺承，疑有脱误。"

❸ 毁：《太素》"毁"作"击"。

【注】

① 有故病五脏发动：张介宾说："有故病，旧有宿疾也。五脏发动，触感而发也。"

② 征其脉小色不夺者："征"即征验、检查。"夺"即伤、损害。《医宗金鉴》云："邪受不久，故色不夺。"

③ 征其脉不夺其色夺者：《医宗金鉴》云："久病不进，故脉不夺；久病受邪已久，故色夺也。色夺者，色不泽也。"

④ 并至：谓脉弦而沉。

⑤ 湿若中水也：张介宾说："凡毁伤筋骨者，无论不见血、已见血，其血必凝，其经必滞，气血凝滞，形必肿满，或如湿气在经，而同于中水之状也。"

【语译】

黄帝问道：有旧病人五脏发动，因而影响脉色，怎样区别它是久病还是新病呢？岐伯答说：你问得很细致呀！这只要验看他的脉色，就可

脉要精微论篇第十七

159

以区别了。如脉虽小而气色不差的，那是新病；如脉不差，可是气色已差的，那是久病；如脉和五色都差的，那是久病；如脉和气色都不差的，那是新病。肝脉肾脉见了沉弦的现象，皮色现出了苍赤色，这样的病，是由于击伤所致，不见血也好，已见血也好，形体必肿，好像水肿一样，这是瘀血肿胀。

尺内①两旁，则季胁②也。尺外③以候肾❶，尺里③以候腹，中附上④，左外以候肝，内以候膈；右外以候胃，内以候脾。上附上⑤，右外以候肺，内以候胸中；左外以候心，内以候膻中。前以❷候前⑥，后以❷候后⑥。上竟上⑦者，胸喉❸中事也；下竟下⑦者，少腹、腰、股、膝、胫、足中事也。

【校】

❶ 肾：柯校本"肾"作"背"。

❷ 以：《太素》无"以"字。

❸ 胸喉：《三因方》卷二"胸喉"上有"头项"二字。

【注】

① 尺内："尺"指臂内一尺之全部而言，非寸关尺之尺。《灵枢·论疾诊尺》："备言其要，盖古诊法也。"

② 季胁：胸肋之部，相当于第十一、第十二肋肋骨部分。

③ 尺外　尺里："外"指轻按，"里"指重按。下言"内外"者仿此。

④ 中附上：谓肝膈脾胃皆在中部，而附于上，故以尺之中部左右候之。

⑤ 上附上：谓肺胸心膻皆在上部，而益附于上，故以尺之上部左右候之。

⑥ 前以候前，后以候后：《素问识》云："按'前'者，臂内阴经之分也；'后'者，臂外阳经之分也。"

⑦ 上竟上　下竟下："竟"尽也。上竟上，上段之尽端，即鱼际部；下竟下，下段之尽端，即尽于尺部。

【语译】

尺部的脉两旁是候季胁的。轻按尺部可以候背，重按可以候腹。就尺的中部说，轻按其左，可以候肝，重按可以候膈；轻按其右，可以候胃，重按可以候脾。就尺的上部说，轻按其右，可以候肺，重按可以候胸中；轻按其左，可以候心，重按可以候膻中。从臂内阴经之分，可以候腹，从臂外阳经之分，可以候背。上段之尽端，是候头、项、胸、喉部疾病的，下段之尽端，是候少腹、腰、股、膝、胫、足中部疾病的。

　　粗大①者，阴不足阳有余，为热中②也。来疾去徐❶③，上实下虚，为厥巅疾；来徐去疾❷，上虚下实④，为恶风也。故中恶风者，阳气受也❸。有脉❹俱沉细数者，少阴厥⑤也。沉细数散❺者，寒热也。浮而散者为眴仆⑥。诸浮不❻躁者皆在阳⑦，则为热；其有躁者在❼手⑧。诸细而沉者皆在阴，则为骨痛；其有静者在足⑨。数动一代者，病在阳❽之脉也，泄❾及便脓血。诸过者切之❿，涩者阳气有余也，滑者阴气有余也。阳气有余为身热无汗❿，阴气有余为多汗身寒⑪，阴阳有余则无汗而寒⑫。推而外之⑬，内而不外，有心腹积也。推而内之⑭，外而不内，身有⓫热也。推而上之⑮，上而不下⓬，腰足清⑯也。推而下之⑰，下而不上⓭，头项痛也。按之至骨，脉气少者，腰脊痛而身⓮有痹也。

【校】

　❶ 徐：《太素》"徐"下有"者"字。

　❷ 疾：准上例，"疾"下应补"者"字。

　❸ 故中恶风者阳气受也：《太素》无此九字。按："故中"九字，似为上文"恶风"旁注，混入正文，应据《太素》删。

　❹ 脉：《太素》无"脉"字。按：《太素》是。核以上下文例，"有"字亦衍。应作"俱沉细数者"。

　❺ 沉细数散：《太素》杨注："沉细阴也，散为散，故病寒热。"是杨所据本无"数"字。按："数"字蒙上衍。

　❻ 不：柯校本"不"作"而"。《太素》作"而"，与柯校合。

　❼ 其有躁者在：《太素》"有"作"右"，"在"下有"左"字。

　❽ 在阳："阳"疑当作"阴"。《伤寒论·辨太阳病脉证并治下》："脉来动而

中止，不能自还，因而复动者，名曰代，阴也。"且下"泄及便脓血"，亦属阴不能守之病，如作"在阳"不合。

❾ 泄：《太素》"泄"上有"溏"字。

❿ 诸过者切之：《甲乙》无此五字。

⓫ 身有：《太素》"有"上无"身"字。《甲乙》"身"作"中"。

⓬ 上而不下：林校引《甲乙》作"下而不上"。尤怡说："《甲乙》非。上而不下者，上盛而下虚，下虚则下无气，故腰足冷。"

⓭ 下而不上：林校引《甲乙》作"上而不下"。尤怡说："《甲乙》非。下而不上者，有降而无升，不升则上不荣，故头项痛也。"

⓮ 身：《太素》"身"下有"寒"字。杨上善说："腰脊为痛，身寒痹也。"

【注】

① 粗大：谓脉洪大。

② 热中：即内热。

③ 来疾去徐：姚止庵说："按'疾'急数也，'徐'缓弱也，脉之至曰来，回曰去。来主上，回主下。实者，邪气实也；虚者，邪气虚也。邪实于上，故病逆于顶巅。"

④ 上虚下实：姚止庵说："气虚于上，故风邪易入而为恶风之病。"

⑤ 少阴厥：姚止庵说："沉细而缓，肾之平脉也，数则为火。今沉细数者，是阴虚水亏而火上逆，名曰少阴厥。厥，逆而上也，所谓阴虚火动是矣。"

⑥ 浮而散者为眴仆："眴"与"眩"通。见《文选·剧秦美新》善注。张琦说："浮则为风，散则为虚，风虚相搏，则为眴仆。"

⑦ 诸浮而躁者皆在阳：杨上善说："浮躁皆阳，故在阳则为热。"

⑧ 其有躁者在手：本句应依《太素》作"其右躁者在左手"。杨上善说："诸阳络脉，左者络右，右者络左，故其右躁而病本在左手也。"

⑨ 其有静者在足：杨上善说："脉沉细仍静者，在足骨痛。"

⑩ 身热无汗：姚止庵说："身热无汗者，火盛而气闭，外感伤寒，阳分病也。"

⑪ 多汗身寒：姚止庵说："多汗身寒者，气虚自汗，治宜温补者也。"

⑫ 无汗而寒：姚止庵说："阳盛无汗，阴盛身寒，治宜温散。"

⑬ 推而外之：张介宾说："凡病若在表，而欲求之于外矣，然脉则沉迟不浮，是在内而非外，故知其心腹之有积也。"

⑭ 推而内之：张介宾说："凡病若在里，而欲推求于内矣，然脉则浮数不沉，是在外而非内，故知其身之有热也。"

⑮ 推而上之：张介宾说："凡推求于上部，然脉止见于上，而下部则弱，此以有升无降，上实下虚，故腰足为之清冷。"

⑯ 腰足清："清"有"寒"义。见《吕氏春秋·有度》高注。

⑰ 推而下之：张介宾说："凡推求于下部，然脉止见于下，而上部则亏，此以有降无升，清阳不能上达，故为头项痛也。"

【语译】

脉象洪大的，是阴不足而阳有余，见于热中之病。脉象来急而去缓的，是上部实而下部虚，见于厥癫病。脉象来缓而去急的，是上部虚而下部实，见于恶风之病。脉象沉细数的，是足少阴经厥逆之病。脉象沉细散的，是寒热之病。脉象浮散的，是眩晕仆倒之病。脉象浮而躁的，其病在表，就会发热；右络虽然躁疾，而病则在左手。脉象细而沉的，其病在里，就会发为骨节疼痛；如果细沉而静，那是病在足三阴经了。数脉而有歇止的，其病在阴，要见溏泄及大便脓血的症状。脉见涩象，是阳气有余；脉见滑象，是阴气有余。阳气有余，就身热无汗；阴气有余，就多汗身冷；阴气阳气均有余，就会无汗发冷。另有一种察病方法：病象表证，当推求浮脉，而反见沉迟脉象，就是心腹积聚的病；病象里证，当推求沉脉，而反见浮数脉象，就是内热的病；推求上部，脉只见于上，而下部则弱，就是腰足清冷的病证。推求下部，脉只见于下，而上部则虚，就是头项疼痛的病证。假如重按至骨，而脉气少的，就是腰脊痛而有寒痹的病。

平人气象论篇第十八

本篇说明平人的脉息至数与其变化，以及各种疾病的脉象和诊察方法。其中阐述脉从四时之理，指出四时五脏的平脉、病脉、死脉。归根结底，总以胃气为本。

黄帝问曰：平人何如？岐伯对曰：人一呼脉再动，一吸脉亦再动，呼吸定息脉五动①，闰❶以太息②，命曰平人。平人者不病也❷。常以不病❸调③病人，医不病，故为病人平息以调之❹为法❺。

【校】

❶ 闰：柯校引《甲乙》注云"闰"字疑误。《外科精义》卷上引"闰"作"为"。

❷ 命曰平人平人者不病也：《类说》卷三十七引作"此平人不病脉也，不足为迟，有余为数"。

❸ 病：《甲乙》卷四第一上"病"下有"之人以"三字。

❹ 医不病故为病人平息以调之：《素问评》认为此十二字是注解。按：其说似是。

❺ 为法："为法"二字应属上读，此应作"常以不病之人以调病人为法"，于义较明。

【注】

① 呼吸定息脉五动："息"出入气也。见《汉书·扬雄传下》颜注。张介宾说："呼吸定息，谓一息既尽，而换息未起之际，脉又一至，故曰五动。"

② 太息：即脉搏有余不尽而又复动的意思。不能作出长气解释。

③ 调：有计算的意思。

【语译】

黄帝问道：平人的脉象是怎样的呢？岐伯回答说：平人的脉搏，一呼脉跳动两次，一吸脉也跳动两次，一呼一吸，叫作一息。另外一吸终了到一呼开始的交换时间，这是闰以太息，共有五次搏动，叫作平人，也就是无病的人。诊脉的法则，应该以无病人的呼吸计算病人的脉搏至数。

人一呼脉一动，一吸脉一动❶，曰少气。人一呼脉三动，一吸脉三动而躁①，尺热②曰病温，尺不热脉滑曰病风，脉涩曰痹❷。人一呼脉四动以上❸曰死③，脉绝不至曰死④，乍疏乍数曰死⑤。

【校】

❶ 动：《太素》"动"下有"者"字。

❷ 脉涩曰痹：《甲乙》卷四第一无"脉涩曰痹"四字。按：《甲乙》是。"脉涩曰痹"四字，系后人涉后文妄增。其实此系"病温"与"病风"相对，与后文之"曰风""曰痹"者不同。

❸ 动以上：《太素》"动"作"至"，无"以上"二字。

【注】

① 躁："躁"即脉盛躁。《灵枢·论疾诊尺》："尺肤热盛，脉盛躁者，病温也。"义与此同。

② 尺热："尺"即尺肤。"尺热"谓尺部的皮肤发热。

③ 人一呼脉四动以上曰死：张介宾说："一呼四动，则一息八至矣，况以上乎。《难经》：'四至曰脱精，五至曰死。'"

④ 脉绝不至曰死：杨上善说："以手按脉，一来即绝，更复不来，故死。"

⑤ 乍疏乍数曰死：高世栻说："乍疏乍数，则脉错乱之极，故死。"

【语译】

人一呼，脉一次跳动；一吸，脉也一次跳动，这是气虚的现象。若人一呼，脉有三次跳动；一吸，脉也有三次跳动并且躁急，尺部皮肤发热，这是病温。尺肤不热，脉搏往来流利的，这是风病。若人一呼，脉的跳动在四次以上的必死。脉搏中断不复至的必死。脉搏忽慢忽快的也是死脉。

平人之常气禀于胃❶，胃❷者，平人之常气也，人无胃气曰逆①，逆者❸死。

【校】

❶ 平人之常气禀于胃：《甲乙》卷四作"人常禀气于胃"。按："平之"二字涉下"平人之常气"误衍。

❷ 胃："胃"下脱"气"字。本书《玉机真脏论》王注引有"气"字。应据补。

❸ 者：《太素》"者"作"曰"。

【注】

① 人无胃气曰逆：张介宾说："无太过，无不及，自有一种雍容和缓之状者，便是胃气之脉。"

【语译】

人的正常脉气，是来源于胃的，胃气就是平人脉息的正常之气，人的脉息如无胃气，叫作逆象，逆象是可以致死的。

春胃微弦①曰平，弦多胃少曰肝病，但弦无胃曰死，胃而有毛❶曰秋病，毛甚曰今❷病，脏真②散于肝，肝藏筋膜之气也。夏胃微钩曰平，钩多胃少曰心病，但钩无胃曰死，胃而有石曰冬病，石甚曰今病，脏真通❸于心，心藏血脉之气也。长夏胃微软弱曰平，弱多胃少❹曰脾病③，但代无胃❺曰死，软弱有石曰冬病④，弱❻甚曰今病，脏真濡❼于脾⑤，脾藏肌肉之气也。秋胃微毛曰平，毛多胃少曰肺病，但毛无胃曰死，毛❽而有弦曰春病，弦甚曰今病，藏真高于肺，以行荣卫阴阳❾也。冬胃微石曰平，石多胃少曰肾病，但石无胃曰死，石而有钩曰夏病，钩甚曰今病，藏真下于肾，肾藏骨髓之气也。

❶ 胃而有毛:《脉经》卷三第一作"有胃而毛"。按:《脉经》是。有胃与上无胃相对。"毛"为轻而浮滑之脉,乃秋平之象。

❷ 今:《太素》"今"作"金"。按:作"金"误,"今""金"声误。春脉不见微弦,反见秋时之脉,故知今已为病。

❸ 通:《太素》"通"作"痛"。李笠说:"以散、濡、高、下字例之,作'痛'非。"

❹ 弱多胃少:《甲乙》卷四第一中作"胃少软弱多。"

❺ 但代无胃:"代"字误,应作"弱"。律以上下文例,如春胃微弦,则但弦无胃;夏胃微钩,则但钩无胃;秋胃微毛,则但毛无胃;冬胃微石,则但石无胃。据此则长夏胃微软弱,自应作"但弱无胃",而"代"之误显然。

❻ 弱:《千金》卷十五上"弱"作"石"。按:作"石"是。"弱"字蒙上"软弱"致误。林校引《甲乙》作"石",与《千金》合。

❼ 濡:《太素》"濡"作"传"。

❽ 毛:明绿格抄本、吴注本"毛"并作"胃"。

❾ 以行荣卫阴阳:《甲乙》"以"作"肺"。按:作"肺"虽是,但未尽合。本书《金匮真言论》:"入通于肺,是知病之在皮毛也。"本书《经脉别论》:"肺朝百脉,输精于皮毛。"据是,则"以行荣卫阴阳也",似应作"肺藏皮毛之气也",方与"肝藏筋膜之气、心藏血脉之气、脾藏肌肉之气、肾藏骨髓之气",上下文例一律。

【注】

① 春胃微弦:姚止庵说:"弦者肝脉,微弦者,弦而缓,肝之平脉,是曰春胃也。所以然者,胃脉缓也。后同。"

② 脏真:《素问绍识》说:"脏真即言五脏真元之气,各应五时而见脉象也。"

③ 弱多胃少曰脾病:姚止庵说:"脾胃尤贵和平,故太强病,太弱亦病,微软弱者,虽弱而无太过之患,若过弱则健运失职而脾病。"

④ 软弱有石曰冬病:"石"有坚义。软弱之石有胃气,故为病脉。此和肾真脏脉,辟辟之石无胃气者不同。

⑤ 濡于脾:姚止庵说:"脾乃湿土,内运水谷,外养肌肉,和缓之气本根于脾。"

【语译】

春时的脉象,弦中带有冲和的胃气,叫作平脉,如果弦多而冲和的胃气少，就是肝病；假如但见弦脉而无冲和的胃气，就要死亡；若虽有胃气，而兼见毛脉，这是春见毛脉，预测延至秋天就要生病的；倘若毛脉太甚，就会立即生病。春天是脏真之气散发于肝，肝脏是藏筋膜之气的。

夏时的脉象，钩中带有冲和的胃气，叫作平脉，如果钩多而冲和的胃气少，就是心脏有病；假如但见钩脉而无冲和的胃气，就要死亡；若虽有胃气，而兼见石脉，这是夏见冬脉，预测延至冬天就要生病的；倘若石脉太甚，就会立即生病的，夏天是脏真之气通于心，心是藏血脉之气的。

长夏的脉象，微软弱而有冲和的胃气，叫作平脉，如果弱多而冲和的胃气少，就是脾脏有病；假如但见弱脉而无冲和的胃气，就要死亡；若软弱脉中，兼见石脉，预测到了冬天就要生病；倘若软弱太甚，就会立即生病。长夏的脏真之气濡润于脾，脾脏是主肌肉之气的。

秋时的脉象，微毛而有冲和之象的，叫作平脉，如果毛多而冲和的胃气少，就主肺脏有病；假如但见毛脉而无胃气，就要死亡；若毛脉中兼见弦脉，预测延至春天就要生病；倘若弦极了，就会立即生病。秋时脏真之气高藏于肺，肺脏是主藏皮毛之气的。

冬时的脉象，沉石而有冲和之象的，叫作平脉，如果石多而冲和的胃气少，就主肾脏有病；假如但见石脉而无胃气，就要死亡；若沉石脉中兼见钩象，预测延至夏天就要生病；倘若钩脉太甚了，就会立即生病。冬时脏真之气下藏于肾，肾脏是主藏骨髓之气的。

胃之大络，名曰虚里①，贯膈络肺，出于左乳下，其动应衣❶，脉❷宗气②也。盛喘数绝❸者，则病在中；结而横③，有积矣；绝不至曰死。乳之下其动应衣，宗气泄也❹。

【校】

❶ 应衣:《甲乙》卷四第一"衣"作"手"。周学海说:"'衣'字衍文。其动应脉，谓动数与寸口相应也。"

❷ 脉:《甲乙》"脉"下有"之"字。

❸ 盛喘数绝："喘"似应作"搏"。喘旁之"耑"与搏旁之"专（專）"行草相似，传抄易误。"绝"涉下误，疑应作"疾"。"盛搏数疾"言脉盛搏动，数而且疾，是形容虚里跳动应手之甚。王注未审"绝"是误字，竟谓此"绝"系"暂绝"，以示与下"绝不至"有别。其实本文明曰"数绝"，暂绝何所据耶？

❹ 乳之下其动应衣宗气泄也：林校引全本及《甲乙》无此十一字。于鬯说："乳之下十一字，即上文'左乳下其动应衣，脉宗气也'之注语。"

【注】

① 虚里：即心尖搏动的部分，相当于乳根穴。杨上善说："虚里，城邑居处也。此胃大络乃是五脏六腑所禀居，故曰虚里。"

② 宗气：《广雅·释诂三》："宗，聚也。"胃为十二经之海，虚里为众脉之气所聚。故曰宗气。

③ 结而横：吴崑说："脉来迟，时一止曰'结'。'横'横格于指下也。"《素问识》说："'横'谓其动横及于右边。"

【语译】

胃经的大络，叫作虚里。其络出于左乳下，贯膈而上络于肺，其脉搏动应手，这是脉的宗气。倘若跳动极剧，并且极快，这是病在膻中的证候；若见跳动时止，位置横移的，主病有积块；倘若脉绝不至，就要死亡。

欲知❶寸口①太过与不及，寸口之❷脉中手短者②，曰头痛。寸口脉❸中手长③者，曰足胫痛。寸口脉中手促上击❹④者，曰肩背痛。寸口脉沉而坚❺者，曰病在中。寸口脉浮而盛者，曰病在外。寸口脉沉而弱，曰寒热及疝瘕少腹痛❻。寸口脉沉而横❼⑤，曰胁下有积❽，腹中有横积痛。寸口脉沉而喘❾，曰寒热。脉盛滑坚者，曰病在外❿，脉小实⑥而坚者，病在内⓫。脉小弱以涩，谓之久病。脉滑⓬浮而疾者。谓之新病。脉急⑦者，曰疝瘕少腹痛。脉滑曰风，脉涩曰痹。缓而滑曰热中⑧。盛而紧⑨曰胀。脉从阴阳，病易已；脉逆阴阳⓭，病难已。脉⓮得四时之顺，曰病无他；脉反四时及不间脏⓯⑩，日难已。

【校】

❶ 欲知:《脉经》卷四第一、《千金》卷二十八第六并无"欲知"二字。

❷ 之:"之"字系衍文。

❸ 寸口脉:明抄本无"寸口脉"三字,下同。按:《脉经》《千金》并无"寸口脉"三字,与明抄本合。

❹ 击:《甲乙》作"数"。

❺ 坚:《太素》作"紧"。按:《圣惠方》卷一《平寸口脉法》引作"紧",与《太素》合。《诊家枢要》云:"沉紧为腹中为寒。"

❻ 寸口脉沉而弱曰寒热及疝瘕少腹痛:林校引《甲乙》无此十五字,并云:"此文衍,当去。"李笠说:"按《太素》亦有此十五字,则隋时所见本已如此,林校谓十五字当去,未细察耳。盖此为疝瘕之寒热,故脉沉弱;下文泛言阴阳相搏之寒热,故脉沉而喘;又下疝瘕少腹痛脉急,亦与此异。盖前后参互,以见寒热疝瘕之脉不同。此篇主重在脉,故《太素》题曰《尺寸诊》,似非错简。"

❼ 沉而横:《太素》"横"下有"坚"字。《甲乙》"沉而横"作"紧而横坚"。按:《甲乙》"沉"作"紧",非是。"紧,坚"异字同义,既紧又坚,于义为复。

❽ 胁下有积:《甲乙》、《千金》卷二十八第七"有积"并作"及"字。按:"有积"二字涉下"有横积"衍。《脉经》卷八第十二作"胁下及腹中有横积痛",与《甲乙》合。

❾ 沉而喘:《甲乙》"沉"作"浮"。按:作"浮"是。"喘"指脉象,并非喘咳之喘。"喘"乃"搏"之误字。考本书《脉要精微论》"心脉搏坚而长"。《太素·五脏脉诊篇》作"揣坚而长。""搏、揣"两字,两书时相误写,《太素》既误"搏"作"揣",《素问》又误"揣"为"喘"。故此"喘"字应作"搏"。脉浮且搏,是感邪在表,故发寒热。

❿ 曰病在外:《太素》"曰病"作"病曰甚"。《脉经》卷一第十三、《千金》卷二十八第五"在外"上并有"热"字。

⓫ 病在内:金刻本、明绿格抄本、周本"病"上并有"曰"字。《脉经》《千金》"内"下并有"冷"字。

⓬ 脉滑:《太素》"滑"作"涩"。按:作"涩"误。涩则不疾。而杨注竟谓"其脉虽涩而浮流利"。异哉!

⓭ 脉逆阴阳:《太素》"阴阳"下有"脱者"二字。按:"脉顺阴阳"与"脉

逆阴阳"相对，增"脱者"二字，反成赘词。

⓮ 脉：《甲乙》"脉"作"按寸口。"

⓯ 脉反四时及不间脏：《太素》"四时"下无"及不间脏"四字。按："间脏"之义，王注未言及，似王所据本无此四字。

【注】

① 寸口：亦名气口或脉口，是概括寸、关、尺三部而言的。

② 中（zhòng 众）手短者：中手犹应手。短是寸口之不及。阳气不足，故头痛。

③ 中手长者：杨上善说："寸口之脉过九分以上曰长。长者，阳气有余，阴气不足，故胫痛也。"

④ 中手促上击：谓脉独盛于寸，应指有短促迫疾之态，以其独盛于上，故于病应之，是在上之络脉不舒，当主肩背痛。

⑤ 沉而横：姚止庵说："脉道本直，其有不直而横者，乃有积块伏匿于其内。脉虽但言横，而有力可知也。"

⑥ 小实："小"与"细"相近。但"小"亦不专主衰弱言，如小而按之不衰，久按有力，又为寒热固结之象。所谓"小实"，即言其凝聚固结，是为里有病，故言病在内。

⑦ 脉急：即脉紧。《广雅·释诂一》："紧，急也。"故此"急"字，与急数、急迫之义不同。

⑧ 缓而滑曰热中："缓"有平脉，有病脉。从容和缓，是为平脉，若病脉之属于实热者，则弛缓不振；属于虚弱者，则怠缓少神。"缓而滑曰热中"则为病脉。"热中"是阳热有余，故脉来纵缓滑利。

⑨ 盛而紧：《素问》里言紧脉，仅此与《示从容论》两见，其他则多言坚脉。"紧、坚"二字，在《说文》同入《卧部》，故能通用。"盛"是谓脉之气势有余。"紧"是谓脉象绷急。

⑩ 不间脏：谓相克而传：如心病传肺，肺病传肝，肝病传脾，脾病传肾，肾病传心等。

【语译】

如何诊寸口的太过与不及呢？寸口脉应指而短，其病头痛。应指而长，其病足胫痛。应指短促迫疾，有上无下，主肩背痛。应指沉紧的，其病在中。应指浮盛的，其病在表。应指沉弱，主寒热及疝瘕积聚少腹痛。应指沉紧并有横斜的形状，主胁下，腹中有横积作痛。应指浮搏，病发寒热。脉象盛滑而紧的，病是比较重了，是有六腑的病；脉象小实而坚的，病是比较重了，是有五脏的病。脉来小弱而涩的，主久病；脉来浮滑而疾的，主新病。脉来绌急的，主病疝瘕少腹作痛。脉来滑利，主病风。脉来涩滞，主病痹。脉来缓滑，其病热中。脉来盛紧的，主病腹胀。脉顺阴阳，病易痊愈；否则，病就不易好了。脉与四时相应为顺，即使患病，亦无其他危险；如脉与四时相反，病是难以痊愈的。

臂多青脉①，曰脱血。尺脉缓涩❶，谓之解㑊②。安卧脉盛❷，谓之脱血。尺涩脉滑，谓之多汗③。尺寒脉细，谓之后泄④。脉尺粗常热者❸，谓之热中❹。

【校】

❶ 尺脉缓涩："脉缓"二字误倒。本句应作"尺缓脉涩"。与下"尺涩脉滑""尺寒脉细"句法一律。

❷ 安卧脉盛：《太素》"安卧"二字属上读，"脉"上有"尺"字。《素问绍识》说"此句当作'尺热脉盛'，与前后尺、脉对言例相合。《论疾诊尺》篇：'尺炬然热，人迎大者，当夺血。'此其明据。盖《太素》原有'热'字，而杨氏不知其脱；至王所见本，则并'尺'字而脱之，故遂以'安卧'属脱血也。"

❸ 脉尺粗常热者：《脉经》《千金》"脉尺"并作"尺脉"。按：作"尺脉"仍未尽是，此应作"尺粗脉常热者"，与上下句法一致。

❹ 热中：《脉经》《千金》"热中"下并有"腰胯疼小便赤热"七字。

【注】

① 臂多青脉：李笠说："青脉者，肝脉也。《五脏生成篇》'青脉之至也'与此同。肝脉弦，臂多弦脉，曰脱血者，以肝主血故，非谓脉色青也。'臂'盖泛言人迎气口。"

② 解㑊（yì 亦）：莫文泉说："解㑊者，其人懈怠而厌倦于事也。"

③ 尺涩脉滑谓之多汗：吴崑说："尺部肌肤涩，是皮毛失其津液也；脉来滑，阴火盛也，阳盛阴虚，故为多汗。"

④ 尺寒脉细谓之后泄：姚止庵说："肾主禁固二便，肾虚而寒则泄利，所谓肾泄是也。今人但见泄利，便用参术，反补其阳，泄利转甚。"

臂（人迎气口）多见弦脉，是由于失血。尺肤缓而脉来涩，主倦怠无力，喜卧。尺肤热而脉来盛，主有大脱血。尺肤涩、脉来滑，主多汗。尺肤寒，脉来细，主大便泄泻。尺肤粗，脉气常显热者，主热在里。

肝见庚辛死，心见壬癸死，脾见甲乙死，肺见丙丁死，肾见戊己死，是谓真脏见皆死❶。

【校】

❶肝见庚辛死……皆死：张琦说："此肝见三十二字，《三部九候论》篇脱文，皆至其不胜之日死。"

【语译】

肝之真脏脉出现，至庚辛日死。心之真脏脉出现，至壬癸日死。脾之真脏脉出现，至甲乙日死。肺之真脏脉出现，至丙丁日死。肾之真脏脉出现，至戊己日死。这就是真脏脉出现死亡的日期。

颈脉动喘疾❶咳，曰水。目里❷微肿如卧蚕起之状，曰水。溺黄赤❸安卧①者，黄疸。已食❹如饥者，胃疸。面肿曰风②，足胫肿曰水③，目黄者曰黄疸④。妇人手❺少阴脉动⑤甚者，妊❻子也。

【校】

❶喘疾：《太素》乙作"疾喘"。按：《太素》是。"动疾"是谓颈脉搏动之速。王注"颈脉盛鼓而咳喘也。"所谓"盛鼓"，正是"动疾"之释语，是王所据本不误。

❷目里：金刻本、赵本、吴本、周本"里"并作"裹"。《太素》"里"作"果"。"卧"下无"蚕"字。按："里"为"裹"之误字。"果"是"窠"之假字。"裹"犹囊也。所谓"囊"，指眼胞言。《医宗金鉴》卷三十四云："目裹，上下肿者，主有水气之病"。

❸黄赤：《太素》"黄"下无"赤"字。

❹已食：应作"食已"。王注所据本不误。

❺ 手：林校引全本"手"作"足"。按：作"足"是。胎结下元，自宜应之于尺。尺里以候腹中，胎在腹中，应尺较为近理。

❻ 妊：胡本、读本、赵本、朝本、藏本"姙"并作"任"。按：《太素》作"任"与各本合。《汉书·赵婕伃传》："任十四月乃生。"

【注】

① 黄赤安卧：喻昌说："溺黄赤者，热之征也；安静喜卧，湿之征也。"

② 面肿曰风：马莳说："面为诸阳之会，风属阳，上先受之。故感于风者，面必先肿，不可误以为止于水也。"

③ 足胫肿曰水：吴崑说："脾胃主湿，肾与膀胱主水，其脉皆行于足胫，故足胫肿者为水。"《医宗金鉴》云："从足胫肿起者，名曰石水，阴水也。"

④ 目黄者曰黄疸：张琦说："目者宗脉之所聚，脾胃湿热郁蒸，故土色上见于目，甚则一身尽黄。"

⑤ 脉动：妊娠之初，正阴阳凝合之时，气血运行，理当有滞，脉象应之，而不条达，故其形如豆如珠，指下厥厥动摇，因谓之"动"。

【语译】

颈部脉非常搏动，并见喘咳症状，主水病。眼胞浮肿如蚕眠后之状，也是水病。小便颜色黄赤，喜卧，是黄疸病；食后仍觉得饥饿，是胃疸病。面部浮肿为风，足胫肿为水。目珠发黄的，是黄疸。妇人足少阴脉动甚的，是怀孕的现象。

脉有逆从^①，四时未有脏形^②，春夏而脉瘦，秋冬而脉浮大，命曰逆四时也。风热而脉静，泄而脱血脉实^③，病在中，脉虚，病在外，脉涩坚者，皆难治，命曰反四时❶也。

【校】

❶ 反四时：明绿格抄本"反"下无"四时"二字。

【注】

① 逆从：偏义复词。此谓脉逆四时。

② 四时未有脏形：此是说四时未有五脏之正脉，于春夏脉当浮大而反沉细，秋冬脉当沉细而反浮大，故曰未有脏形。

③ 泄而脱血脉实：张璐说："下脱而见脉实，脉证相反，纯属邪气用事，故

为难治。

脉有逆四时的，就是当其时不出现正脏脉形，却反见他的脉形，如春夏的脉反见瘦小，秋冬的脉反见浮大，这就叫作逆四时。风热的脉应该躁，反见沉静；泄泻脱血的病，脉应该虚，反见实脉；病在内的，脉应实而反见虚；病在外的，脉应浮滑，反见涩坚，这样，病全难治，是因为违反了四时的规律。

人以水谷为本，故人❶绝水谷则死，脉无胃气亦死。所谓无胃气者，但得真脏脉不得胃气也。所谓脉不得胃气者❷，肝不弦肾不石①也。

【校】

❶ 故人：《类说》引"故"下无"人"字。

❷ 谓脉不得胃气者：《太素》"谓"下无"脉不得胃气者"六字。

【注】

① 肝不弦肾不石：杨上善说："虽有水谷之气，以脏有病无胃气者，肝虽有弦，以无胃气不名乎弦也；肾虽有石，以无胃气不名乎石，故不免死也。"

【语译】

人的生命以水谷为本，所以断绝了水谷，就要死亡。脉没有胃气，也是要死亡的。什么是无胃气，就是仅见真脏脉，而没有冲和胃气的脉，这样，肝就不能叫弦脉，肾就不能叫石脉了。

太阳脉至❶①，洪大以长；少阳脉至②，乍数③乍疏，乍短乍长；阳明脉至④，浮大而短❷。

【校】

❶ 太阳脉至洪大以长：据《难经·七难》此八字，应在"阳明脉至，浮大而短"之后。

❷ 而短：《太素》"而短"下有"是谓三阳脉也"六字。林校云："详无三阴脉，应古文阙也。《难经》云：'大阴之至，紧大而长；少阴之至，紧细而微，厥

阴之至，沉短以敦'。"

【注】

① 太阳脉至：吕广说："太阳王五月六月，其气太盛，故其脉来洪大而长。"

② 少阳脉至：吕广说："少阳王正月二月，其气尚微少，故其脉来进退无常。"

③ 数：有"密"义。见《孟子·梁惠王篇》赵注。

④ 阳明脉至：吕广说："阳明王三月四月，其气始萌未盛，故其脉来浮大而短也。"

【语译】

少阳王正月二月，这时的脉来，是乍密乍疏，乍短乍长的；阳明王三月四月，这时的脉来，是浮大而短；太阳王五月六月，这时的脉来，是洪大以长。

夫平❶心脉来，累累①如连珠❷，如循琅玕②，曰心❸平。夏以胃气为本。病心脉来，喘喘连属❹，其中微曲③，曰心病。死心脉来，前曲后居❺④，如操带钩⑤，曰心死。

【校】

❶ 夫平：《甲乙》卷四第一上无"夫平"二字。

❷ 累累如连珠：《甲乙》"累累"下有"然"字。于鬯说："连珠本作珠连，连字与下文'玕'字为韵。"

❸ 曰心：《甲乙》"曰"下无"心"字。下"心病""心死"同。

❹ 喘喘连属：《甲乙》、《太平圣惠方》卷四《心脏论》引"喘喘"并作"累累"。按：作"累累"与上重复。"喘喘连属"，是谓脉迫疾而连续不断，即急数之象。

❺ 前曲后居：明绿格抄本"居"作"倨"。《病源》卷十五《心病候》、《中藏经》卷上第二十四、《类说》引"居"并作"倨"，与明绿格抄本合。"倨"与"踞"同。"踞"蹲也，有据守不动之义，是无和畅之胃气，故为死脉。

【注】

① 累累：连续不断的意思。

② 琅玕：像珠子似的美石。琅玕是比喻脉的圆滑。

③ 其中微曲：是说其象似钩。此与前文"钩多胃少曰心病"义可互证。

④ 前曲后居：张介宾说："前曲者，谓轻取则坚强而不柔；后居者，谓重取则牢实而不动。"

⑤ 如操带钩：孙鼎宜说："操，执持也。钩，犹结也。带钩结，两手操持之，则带必紧直。此乃喻其直，非喻其曲。"

【语译】

心脉来时，像一颗颗珠子，连续不断地流转，如抚摩琅玕一样圆滑，这是平脉，夏时是以胃气为本的。如果心脏有了病，脉就显出非常急数，带有微曲之象，这是病脉。如果脉来前曲后居，如执带钩一样，全无和缓之意，这是死脉。

平肺脉来，厌厌聂聂❶，如落榆荚❷，曰肺平，秋以胃气为本。病肺脉来，不上不下❸，如循鸡羽①，曰肺病。死肺脉来，如物❹之浮，如风吹毛②，曰肺死。

【校】

❶ 厌厌聂聂：莫文泉说："依义当作'橪橪（枏枏）欇欇（欇欇）'。《广韵》：'橪（yǎn 演）叶动貌。欇（shè 摄）树叶动貌。'"

❷ 落榆荚：《难经·十五难》、《脉经》卷十、《甲乙》"落榆荚"并作"循榆叶"。按："落"字，据《难经》吕注及林校引张仲景说应作"吹"。"荚"作"叶"是，荚质较重，不能像肺脉之浮。综上各点，本句应作"如吹榆叶"。

❸ 不上不下：《病源》卷十五《肺病候》作"上下"，连下读。

❹ 物：据《太素》杨注当作"芥"。《庄子·逍遥游》释文引李注："芥，小草也。"

【注】

① 如循鸡羽：《汉书·李陵传》颜注："循谓摩循。"肺气轻清，如摩鸡羽，则毛中含有刚劲之意，故为病脉。

② 如风吹毛：姚止庵说："按肺脉固属轻虚，然过于浮薄则死，如物之浮，如风吹毛，轻浮无根之象也。"

【语译】

肺脉来时，轻浮虚软，像吹榆叶一样，这是平脉，秋季是以胃气为本。如果脉来上下，如摩鸡的羽毛一样，毛中含有坚劲之意，这是病脉。

如果脉来如草浮在水上，如风吹毛动，像这样的轻浮，就是死脉。

平肝脉来，软❶弱招招①，如揭②长竿末梢❷，曰肝平，春以胃气为本。病肝脉来，盈实而滑，如循长竿❸，曰肝病。死肝脉来，急❹益劲，如新张弓绒，曰肝死。

【校】

❶ 软：《脉经》卷三第一，《千金》卷十一第一"软"并作"濡"。

❷ 揭长竿末梢：《千金》"揭"下无"长"字。按：王注"如竿末梢"，似王所据本原无"长"字。竿之末梢，有软弱之态，故以比喻柔和之平脉。

❸ 如循长竿：于鬯说："上文言平脉举长竿末梢为喻，此言病脉，何得又以长竿为喻。长竿若是竹竿，中空而不盈实，亦不滑也。'竿'字当是'笄'（jī 鸡）字之坏文。'笄'或以玉，或以象牙，正与脉盈实而滑之义合。长笄者，指固冠之笄。"

❹ 急：《太素》、《脉经》卷一第一"急"下并有"而"字。

【注】

① 招招（tiáotiáo 条条）：形容竿梢的长软。

② 揭：有"举"义。见《广雅·释诂三》。

【语译】

肝脉来时，像举着竿子，那竿子末梢显得长软，这是平脉，春季是以胃气为本。如果脉来满指滑实，像抚摩长笄一样，这是病脉。如果脉来急而有劲，像新张弓弦似的，这是死脉。

平脾脉来，和柔相离①，如鸡践地❶，曰脾平。长夏以胃气为本。病脾脉来，实而盈数，如鸡举足②，曰脾病。死脾脉来，锐坚如乌之喙❷，如鸟之距③，如屋之漏④，如水之流❸，曰脾死。

【校】

❶ 如鸡践地：《脉经》卷三第三、《甲乙》"鸡"下并有"足"字。按："足"字应据补。"鸡足"即鸡爪。鸡爪践地和柔，与鸟距之急疾者不同，故以喻脾脉

之平。

❷ 如乌之喙：赵本、吴本、周本、朝本、熊本"乌"并作"鸟"。《脉经》卷十作"如鸟之啄"。《千金》卷二十八第四作"雀啄"。校语云"雀啄者，脉来甚数而疾绝，止复顿来也"。与《脉经》合。

❸ 流：《脉经》卷三第三"流"作"溜"。

【注】

① 和柔相离（lì 利）："离"与"丽"古通。见《文选》潘安仁《为贾谧作赠陆机诗》善注。"丽"有"附着"之义。"和柔相离"谓按之和柔而附着有神，故为平脉。如作分离之"离"解，则与和柔义乖。

② 如鸡举足（cù 促）："举"有"行"义。见《周礼·师氏》郑注。"如鸡举足"是说鸡走过急，而无和缓之态。如"足"读本音，上云"鸡践地"则为平脉，此云"鸡举足"则为病脉，岂不抵牾。

③ 如鸟之距："距"是鸟爪。鸟爪跳动，较鸡促尤速，故为死脉。

④ 如屋之漏：《千金》校注云："屋漏者，其来既绝而止，时时复起而不相连属也。"

【语译】

脾脉来时，和柔相附有神，像鸡爪落地一样，是缓缓的，这是平脉，长夏季节是以胃气为本的。如果脉来充实而数，像鸡的往来急走，就是病脉。如果脉来如雀啄、如鸟跃跳之数，如屋漏水一样地点滴无伦，如水溜之速，这是死脉。

平肾脉来，喘喘累累如钩❶，按之而坚，曰肾平，冬以胃气为本。病肾脉来，如引葛❷①，按之益坚，曰肾病。死肾脉来，发如夺❸索，辟辟②如❹弹石，曰肾死。

【校】

❶ 如钩：《太素》"钩"作"旬"。《千金》卷十九第一作"旬"。李笠说："'旬'与下'坚'字为韵。王本作'钩'者，误'旬'为'勾'，因为'钩'耳。""旬"古与"营"通。"营"为"莹"之假字。"莹"石似玉也。"如莹"含有石兼沉滑之义，故为平脉。

❷ 如引葛："如"上脱"形"字，应据王注补。"形如引葛"与下"发如夺索"句例同。

❸ 夺:《难经·十五难》《千金》"夺"并作"解"。《中藏经》卷中第三十作"转"。按:作"解"是。《千金》校语说:"解索者,动数而随散乱,无复次绪也。"

❹ 如:《类说》引"如"下有"挟"字。

【注】

① 如引葛:高世栻说:"如引葛藤之上延,散而且蔓。"

② 辟辟:谓促而且坚。

【语译】

肾脉来时,连绵小坚圆滑,按之其坚如石,这是平脉,冬时是以胃气为本的。如果脉来形如牵引葛藤,按之更坚,这是病脉。如果脉来像解索一般,数而散乱,又像弹石一样,促而坚硬,这是死脉。

玉机真脏论篇第十九

本篇主要说明四时太过与不及的病脉，以及真脏脉的病象；并阐述了疾病传变规律，最后讨论了五虚和五实的症状和预后。名为"玉机"，是表示珍重之意。

黄帝问曰：春脉如弦，何如而弦？岐伯对曰：春脉者肝❶也，东方木也，万物之❷所以始生也，故其气来，软弱轻虚而滑❸，端直以长，故曰弦，反此者病。帝曰：何如而反？岐伯曰：其气来实而强❹，此谓太过①，病在外；其气来不实而微，此谓不及，病在中。帝曰：春脉太过与不及，其病皆何如？岐伯曰：太过则令人善忘❺，忽忽眩冒而❻巅疾②；其不及，则令人胸痛引背，下则两胁胠满❼。帝曰：善。

【校】

❶ 春脉者肝：《脉经》卷三第一、《甲乙》卷四第一上、《千金》卷十一第一"脉"下并无"者"字。下"夏、秋、冬"同。《太素》卷十四《四时脉形篇》"肝"下有"脉"字。

❷ 物之：《太素》"物"下无"之"字。

❸ 软弱轻虚而滑：《太素》"软"作"濡"，"轻"作"软"。"轻虚"为浮象。"软滑"乃弦之平脉。"轻浮"涉下"秋脉"误。林校引《四时经》"轻"作"宽"亦误。

❹ 强：周本"强"作"弦"。《千金》作"弦"，与周本合。

❺ 善忘：本书《气交变大论》林校引"善忘"作"善怒"。与王注合。

❻ 眩冒而：本书《气交变大论》林校引"眩冒"下无"而"字。下夏脉

太过之病"而肤痛"，秋脉太过之病"而背痛"，冬脉太过之病"而少气"之三"而"字，并应删。

❼ 下则两胁肤满：明抄本"两胁"上无"下则"二字。《三因方》卷一《五脏传变病脉》引无"下则"二字，与明抄本合。又"肤"系"胀"之误字，应据《难经·十五难》虞注、《中藏经》卷上第二十二改。

【注】

① 此谓太过："太过"谓脏气之太盛，故病见于外；下曰"不及"，谓脏气之不足，故病发于中。

② 忽忽眩冒而巅疾：王冰说："眩，谓目眩，视如转也。冒，谓冒闷也。""巅疾"谓巅顶之病，如头痛等。

【语译】

黄帝问道：春时的脉象如弦，那么怎样才算弦呢？岐伯答说：春脉是肝脉，属东方木，具有万物生长的气象；因此它的脉气濡润柔弱、软虚而滑，正直而长，所以叫作弦。如果与此相违背，那就是病脉。黄帝问：怎样叫作相违背呢？岐伯答说：脉气来时，实而且弦，这叫作太过，主病在外；假如脉气来时不实而且微弱，这叫作不及，主病在内。黄帝问：春脉太过与不及，都能够发生怎样的病变呢？岐伯答说：太过了，会使人多怒，发生目眩冒闷头痛；如果不及，会使胸部作痛，牵引背部，并且两胁胀满。黄帝说：讲得好。

夏脉如钩，何如而钩？岐伯曰：夏脉者心也，南方火也，万物之所以盛长也，故其气来盛去衰，故曰钩，反此者病。帝曰：何如而反？岐伯曰：其气来盛去亦盛，此谓太过，病在外；其气来不盛去反盛，此谓不及，病在中。帝曰：夏脉太过与不及，其病皆何如？岐伯曰：太过则令人身热而肤❶痛，为浸淫①；其不及则令人烦心❷，上见咳唾❸，下为气泄②。帝曰：善。

【校】

❶ 肤：《太素》、《甲乙》、《中藏经》卷上二十四"肤"并"骨"。按：《灵

枢·经脉》："心手少阴脉，是主所生病，臑臂内后廉痛，厥掌中热痛。"自以作"骨"为是。

❷ 心：《中藏经》"心"作"躁"。

❸ 上见咳唾：《中藏经》"见"作"为"。《太素》"咳"作"噬"。杨上善说："心脉入心中，系舌本，故上见噬唾。噬，嚼唾也。"

【注】

① 为浸淫：《千金》卷二十二第六："浸淫疮者，浅搔之曼延长不止，初如疥，搔之转生汁相连著是也。"按：心脉太过，则发浸淫之疮，所谓诸痛痒疮，皆属于心也。

② 气泄：尤怡说："气泄者，气随便失，脾肠之病，即气利也。"

【语译】

夏时的脉象如钩，那么怎样才算钩呢？岐伯答说：夏脉就是心脉，属于南方的火，具有万物盛长的气象，因此脉气来时充盛，去时反衰，犹如钩的形象，所以叫作钩脉。假如与此相违背，就是病脉。黄帝说：怎样才算违背呢？岐伯说：其脉气来时盛去时也盛，这叫作太过，主病在外；如果脉气来时不盛，去时反而充盛，这叫作不及，主病在内。黄帝说：夏脉太过与不及，都会发生怎样的病变呢？岐伯说：太过会使人发热，骨痛，发浸淫疮；不及会使人心烦，在上部会发生嚼唾，在下部会发生气利。黄帝说：讲得好。

秋脉如浮①，何如而浮？岐伯曰：秋脉者肺也，西方金也，万物之所以收成也，故其气来，轻虚以浮，来急去散，故曰浮，反此者病。帝曰：何如而反？岐伯曰：其气来，毛而中央坚②，两旁虚，此谓太过，病在外；其气来，毛而微，此谓不及，病在中。帝曰：秋脉太过与不及，其病皆何如？岐伯曰：太过则令人逆气而背痛③，愠愠❶然；其不及，则令人喘，呼吸少气而咳❷④，上气见血，下闻病音⑤。帝曰：善。

【校】

❶ 愠愠：《太素》《脉经》"愠愠"并作"温温"。按：《类篇》十《心部》：

"愠，心有所蕴积也。"气不舒故背痛。

❷ 呼吸少气而咳：《太素》、《中藏经》卷上二十八"呼"下并无"吸少气"三字。"呼"字连上"喘"字读，作"则令人喘呼而咳"。

【注】

① 秋脉如浮：何梦瑶说："秋不当以浮脉言，特以肺位自高，其浮脉，秋金配肺，故亦言浮耳。"

② 毛而中央坚：姚止庵说："旁虚中坚，内实之象，故为太过。"

③ 逆气而背痛：姚止庵说："肺气内实，必挟邪有火，故上逆而背痛。背为阳，气盛则并于阳。"

④ 则令人喘呼吸少气而咳：姚止庵说："肺虚则气浮散而急促，故为喘为咳。"

⑤ 病音：王冰说："谓喘息则肺中有声也。"

【语译】

秋天的脉象如浮，那么怎样才算浮呢？岐伯答说：秋脉是肺脉，属西方的金，具有万物收成的气象；因此脉气来时，轻虚而且浮，来急去散，所以叫作浮脉。假如与此相违背，就是病脉。黄帝说：怎样才算违背呢？岐伯答说：其脉气来时浮软而中央坚实，两旁是虚空的，这叫作太过，主病在外；其脉气来浮软而微，这叫作不及，主病在里。黄帝说：秋脉太过和不及，都会发生怎样的病变呢？岐伯说：太过会使人气逆，背部作痛，郁闷而不舒畅；如果不及，会使人喘呼咳嗽，在上部会发生气逆出血，在下的胸部则可以听到喘息的声音。黄帝说：讲得好。

冬脉如营❶，何如而营？岐伯曰：冬脉者肾也，北方水也，万物之所以合❷藏也，故其气来沉以搏❸，故曰营，反此者病。帝曰：何如而反？岐伯曰：其气来❹如弹石①者，此谓太过，病在外；其去如数❺②者，此谓不及，病在中。帝曰：冬脉太过与不及，其病皆何如？岐伯曰：太过则令人解㑊③，脊脉❻痛，而少气不欲言；其不及则令人心悬如病饥，䏚中清❼，脊中痛，少❽腹满，小便变❾。帝曰：善。

❶ 营:《难经·十五难》"营"作"石"。"营"为"莹"之借字。见本书《平人气象论》"喘喘累累如钩"句注。

❷ 合:滑抄本"合"作"含"。《太素》"所以"下无"合"字。林校引越人无"合"字,与《太素》合。

❸ 搏:《甲乙》"搏"作"濡"。按:作"濡"是。沉濡为冬之平脉。

❹ 气来:《脉经》卷三第五"气"下无"来"字。

❺ 数:《太素》"数"作"毛"。按:杨注"一曰如数",则作"数"亦不误。

❻ 脊脉:《太素》"脊脉"作"腹"。按:作"腹"是。如作"脊脉",与下"脊中"复。

❼ 眇(miǎo 秒)中清:《脉经》"眇"作"胫"。按:作"胫"误。为夹脊两旁腰间空软处,正当两肾之部,肾脉不及,故眇中寒冷。

❽ 少:《脉经》"少"作"小"。《甲乙》校语引《素问》作"小",与《脉经》合。

❾ 变:《脉经》"变"作"黄赤"。《千金》卷十九第一"变"下有"黄赤"二字。

【注】

① 其气来如弹石:"弹石"谓脉气之来如弹石击手。

② 如数:张介宾说:"数本属热。而此真阴亏损之脉,亦必紧数,然愈虚则愈数,原非阳强实热之数,故云如数。"

③ 解㑊:张琦认为"解㑊"与"弹石"之脉不合,疑有脱字。"按:张说是。本书《平人气象论》:"尺脉缓涩,谓之解㑊"。

【语译】

冬时的脉象如石,那么怎样才算石呢? 岐伯说:冬脉是肾脉,属于北方的水,具有万物闭藏的气象;因此脉气来时沉而濡润,所以叫作石脉。假如与此相违背,就是病脉。黄帝说:怎样才算违背呢? 岐伯说:其脉气来时如弹石击手,这叫作太过,主病在外;如果脉象浮软,这叫作不及,主病在里。黄帝说:冬脉太过与不及,发生的病变怎样? 岐伯说:太过会使人身体倦怠、腹痛、气短、不愿说话;不及会使人的心像饥饿时一样感到虚悬,季胁下空软部位清冷、脊骨痛、小腹胀满、小便黄赤。黄帝说:讲得好。

帝曰：四时之序①，逆从之变异也，然脾脉独何主？岐伯曰：脾脉❶者土也，孤脏以灌四旁者也②。帝曰：然则脾❷善恶，可得见之乎？岐伯曰：善者不可得❸见，恶者可见。帝曰：恶者何如可见❹？岐伯曰：其来如水之❺流者，此谓太过，病在外；如鸟之喙❻者，此谓不及，病在中。帝曰：夫子言脾为孤脏，中央土以灌四旁，其太过与不及，其病皆何如？岐伯曰：太过则令人四肢❼不举③；其不及则令人九窍❽不通④，名曰重强⑤。

【校】

❶ 脾脉：《太素》《脉经》"脾"下并无"脉"字。

❷ 脾:《太素》"脾"下有"之"字。

❸ 可得：《太素》《脉经》《甲乙》"可"下并无"得"字。

❹ 如可见:《脉经》、《千金》卷十五第一上"如"下并无"可见"二字。

❺ 水之：《太素》"水"下无"之"字。

❻ 如鸟之喙:《太素》"如"上有"其来"二字，"喙"作"啄"。《难经》作"啄"。林校引别本亦作"啄"，与《太素》合。

❼ 肢:《脉经》《千金》"肢"下并有"沉重"二字。

❽ 窍:《脉经》《千金》"窍"下并有"壅塞"二字。

【注】

① 四时之序：王冰说："脉春弦夏钩秋浮冬营，为逆顺之变见异状也。"

② 孤脏以灌四旁者也：杨上善说："孤，尊独也，五行之中，土独为尊，以王四季。"王冰说："纳水谷，化津液，溉灌于肝心肺肾也。"

③ 四肢不举：尤怡说："《灵枢·本神》篇谓'脾气虚则四肢不用。'盖脾虚则营卫涸竭，不能行其气于四肢，而为之不举；脾实则营卫遏绝，亦不能行其气于四肢，而为之不举，两经互言之者，所以穷其变也。"

④ 九窍不通：张琦说："脾阴下陷，升降倒置，浊阴填凑，故九窍不通。"

⑤ 重强："强"不随和的意思。杨上善说："不行气于身，故身重而强。"

【语译】

黄帝说：四时的顺序，是导致脉相逆顺变化的根源，但是脾脉主哪个时令呢？岐伯说：脾属土，是个独尊之脏，它的作用，是用来滋润四旁的其他脏腑的。黄帝说：那么脾的正常与否，可以看得出来吗？岐伯说：正常的脾脉看不出来，但病脉是可以看得出来的。黄帝说：那么脾的病脉是怎样的呢？岐伯说：其脉来时，如水的流动，这叫作太过，主病在外；其脉来时，如鸟的啄食，这叫作不及，主病在里。黄帝说：您说脾是孤脏，位居中央属土，滋润四旁之脏，那么它的太过与不及，都会发生怎样的病变呢？岐伯说：太过会使人四肢沉重，不能举动；不及会使人九窍壅塞不通，身重而不自如。

帝瞿❶然而起，再拜而稽首曰：善。吾得脉之大要①，天下至数②，五色❷脉变③，揆度奇恒④，道在于一，神转不回，回则不转，乃失其机⑤，至数之要，迫近以微⑥，著之玉版，藏之脏腑❸，每旦读之，名曰玉❹机。

【校】

❶ 瞿：明绿格抄本"瞿"作"戄"。较"瞿"借作"戄"。《文选·东京赋》："戄然失容。"瞿，惊视之貌。

❷ 五色：《太素》"脉"上无"五色"二字。核上文，并未涉及五色，无"五色"二字是。

❸ 藏之脏腑：《太素》"脏腑"作"于腑"。按：作"于腑"是。"藏"字蒙上误。

❹ 玉：《太素》"玉"作"生"。

【注】

① 脉之大要：杨上善说："弦钩浮营等脉太过不及之理，名曰脉之大要。"

② 至数：即至理。

③ 脉变：杨上善说："唯是血气一脉，随四时而变，故曰脉变。"

④ 揆度奇恒：杨上善说："方欲切脉以求谓之揆也，以四时度之得其病变，谓之度也，有病不得以四时死者，曰奇也，得以四时死者，曰恒也。"

⑤ 神转不回……乃失其机：张介宾说："神即生化之理，不息之机。五气循环，不愆其序，是为神转不回；若却而回反，则逆其常候而不能运转，乃失生气之机也。"

⑥ 至数之要，迫近以微：王冰说："得至数之要道，则应用切近以微妙也。"

【语译】

黄帝惊异地站了起来，行了个礼说：很好！我已懂得了诊脉的根本要领和天下的至理。考察四时脉象的变化，诊察脉的正常与异常，它的精要，归结在于一个神字。神的功用运转不息，向前不回，倘若回而不运转，就失掉它的生机，极其重要的真理，是非常切近微妙的，把它记录在玉版上，藏在内府里，每天早晨诵读，就把它叫作"玉机"吧。

五脏受气于其所生①，传之于其所胜②，气舍于其所生❶③，死于其所不胜④。病之且死，必先传行至其所不胜，病乃死，此言气之逆行也，故死❷。肝受气于心，传之于脾，气舍于肾，至肺而死。心受气于脾，传之于肺，气舍于肝，至肾而死。脾受气于肺，传之于肾，气舍于心，至肝而死。肺受气于肾，传之于肝，气舍于脾，至心而死。肾受气于肝，传之于心，气舍于肺，至脾而死，此皆逆死❸也。一日一夜五分之⑤，此所以占死生❹之早暮也。

【校】

❶ 其所生：俞樾说："按两言'其所生'，则无别矣。疑此衍'其'字。其所生者，其子也；所生者，其母也。"

❷ 故死：此二字，疑蒙上文"病乃死"衍。王注："所为逆者，次如下说。"似王所据本无"故死"二字。

❸ 逆死："逆死"似应作"逆行"，与上"此言气之逆行"相应。

❹ 生：林校引《甲乙》"生"作"者"。姚止庵说："详经文正言逆行死期，当以《甲乙》为是。"

【注】

① 五脏受气于其所生：王冰说："谓受病气于己之所生者也。"这是说病受气于自己所生之脏，如肝受气于心。

② 传之于其所胜：王冰说："谓传于己之所克者也。"如肝病传之于脾。

③ 气舍于其所生：王冰说："谓舍于生己者也。"就是病气留止于其母处，如肝病气舍于肾。

④ 死于其所不胜：王冰说："谓死于克己者之分位也。"就是最后传至克己者而死，如肝病传至肺而死。

⑤ 一日一夜五分之：楼英说："谓朝主肝，昼主心，辰戌丑未主脾，晡主肺，夜主肾。"

【语译】

五脏所受的病气来源于它所生之脏，传给它所克之脏，留止在生己之脏，死于克己之脏。当病到了要死的时候，必先传到克己之脏，病人才死，这就是病气逆行的情况啊！举例来说：肝受病气于心，传行到脾，其病气留止于肾，传到肺就死了。心受病气于脾，传行到肺，病气留止于肝，传到肾就死了。脾受病气于肺，传行到肾，病气留止于心，传到肝就死了。肺受病气于肾，传行到肝，病气留止于脾，传到心就死了。肾受病气于肝，传行到心，病气留止于肺，传到脾就死了。这都是病气逆行的情况。以一昼夜的时辰来属五脏，就可推测出死的大体时间。

黄帝曰：五脏相通，移皆有次，五脏有病，则各传其所胜。不治，法❶三月若六月，若三日若六日①，传五脏而❷当死，是顺传所胜之次❸。故曰：别于阳者②，知病从来；别于阴者③，知死生④之期，言知❹至其所困而死。

【校】

❶ 法："法"字误。本书《标本病传论》"诸病以次是相传"句王注引作"或"是。应据改。"或"与"若"异文同义。

❷ 传五脏而：《标本病传论》王注引"传"下无"五脏"二字。《类说》引"而"作"皆"。

❸ 是顺传所胜之次：林校引全元起本《素问》及《甲乙》并无此七字。

❹ 言知：《甲乙》卷八第一上"言"下无"知"字。按：无"知"字是。"知"涉下"至"字声衍。

【注】

① 法（若）三月若六月，若三日若六日：张介宾说："病不早治，必至相传，远则三月六月，近则三日六日，五脏传徧。若三月而传徧，一气一脏也；六月而传，一月一脏也。三日者，昼夜各一脏也；六日者，一日一脏也。"

② 别于阳者：张介宾说："阳者言表，谓外候也。邪中于身，必证形于外，察其外证，即可知病在何经。"

③ 别于阴者：张介宾说："阴者言里，谓脏气也。病伤脏气，必败真阴，察其根本，即可知危在何日。"

④ 死生："死生"是偏义复词，此指"死"言。

【语译】

黄帝说：五脏是相通的，病气的转移，都有它的次序。五脏如果有病，就会传给各自所克之脏；若不及时治疗，那么多则三个月、六个月，少则三天、六天，只要发生了这样的传变，就肯定要死。所以说，能够辨别外证，就可知病在何经；能够辨别里证，就可知危在何日，就是说某脏到了它受困的时候，就死了。

是故风者百病之长也，今风寒客^①于人，使人毫毛毕^②直，皮肤闭而为热^③，当是之时，可汗而发也；或痹不仁肿痛，当是之时，可汤熨及火灸刺而去❶之。弗治，病入舍于肺，名曰肺痹❷④，发咳上气，弗治❸，肺即传而行之肝❹，病名曰肝痹，一名曰厥。胁痛出食⑤，当是之时，可按若刺耳。弗治，肝传之脾，病名曰脾风，发瘅，腹中热，烦心出黄⑥，当此之时，可按可药可浴。弗治，脾传之肾，病名曰疝瘕⑦，少腹冤热⑧而痛，出白❺，一名曰蛊，当此之时，可按可药。弗治，肾传之心，病筋脉相引而急❻，病名曰瘛⑨，当此之药，可灸可药。弗治，满十日，法当死⑩。肾因传之心，心即复反传而行之肺，发寒热，法当三岁❼死，此病之次也。

【校】

❶ 刺而去：《圣济总录》卷四引"刺"下无"而去"二字。

❷ 病入舍于肺名曰肺痹："病"字误移，似应在"名曰"上，"病名曰肺痹"与下"病名曰肝痹"等句例一律。

❸ 弗治：张琦说："（弗治）上脱治法一节，疑上'或痹不仁'二十字，当

在此上也。"

❹肺即传而行之肝:《永乐大典》卷一万三千八百七十七引作"肺传之肝"。按:作"肺传之肝"是。与下"肝传之脾,脾传之肾,肾传之心"句式同。

❺出白:《甲乙》作"汗出"。

❻病筋脉相引而急:熊本"引"下无"而"字。按:"病筋脉"之"病"字涉下衍。《圣济总录》卷四十三引无"病"字可证。"筋脉相引而急"与下"病名曰瘛"又误倒。上文肺、肝、脾、肾,均先病名而后病证,"病名曰肺痹,发咳上气"。则此亦当云"病名曰瘛,筋脉相引而急"前后文例方合。《圣济经》卷七第四吴注引"肾传之心,是为心瘛"则所据本犹不误。

❼三岁:滑寿说:"三岁当作三日。"

【注】

① 客:邪自外入曰客。

② 毕:《尔雅·释诂》:"毕,尽也。"毫毛尽起,即洒淅振寒之意。

③ 为热:即发热。

④ 肺痹:吴崑说:"肺痹,肺气不利之名。"

⑤ 出食:"出"有"去"义。去食,即不欲食,肝邪犯胃,故不欲食。

⑥ 出黄:张志聪说:"火热下淫则溺黄。"

⑦ 疝瘕:《素问绍识》说:"疝之结块,乍聚乍散,故谓之疝瘕。"

⑧ 冤热:即蓄热。"冤"与"宛"通。《方言》卷十三:"宛,蓄也。"

⑨ 病名曰瘛:吴崑说:"心主血脉,心病则血燥,血燥则筋脉相引而急,手足拘挛,病名曰瘛。"

⑩ 法当死:吴崑说:"天干一周,五脏生意皆息,故死。"

【语译】

风是百病中最可怕的。风寒侵入了人体,就会使人的毫毛都立起来,皮肤闭塞,内里发热。在这个时候,是可以用出汗的方法治好的。如果不及时治疗,就会出现麻痹不仁、肿痛等症状,此时可用热敷、火、灸或针刺等方法治好。如果再耽误下去,病气就会传行并留止在肺部,这就是肺痹,发为咳嗽上气。如果还不治疗,就会从肺传行到肝,这时的病名叫作肝痹,又叫作肝厥,就会发生胁痛、不欲食等症状。在这个时候,可用按摩或针刺等方法治疗。如果仍不及时治疗,病气从肝传行到脾,这时的病名叫作脾风,就会发生黄疸、腹中热、烦心、小便黄色等症状。在这个时候，可用按摩、药物和汤浴等方法治疗。如再不及时治疗，病气从脾传行到肾，这时的病名叫作疝瘕，就会出现少腹蓄热作痛、出汗等症状，又叫作蛊病。在这个时候，可用按摩、药物等方法治疗。如继续耽误下去，病气从肾传到心，就会出现筋脉相引拘挛的症状，叫作瘛病。在这个时候，可用艾灸、药物来治疗。如仍治不好，十天以后，就会死亡。倘病邪由肾传行于心，心又反传到肺脏，又发寒热，三天就会死亡，这是疾病传行的次第。

　　然其卒发者，不必治于❶传①，或其传化有不以次，不以次入❷者，忧恐悲喜怒，令不得以其次，故令人有大病❸②矣。因而喜大虚❹则肾气乘矣，怒则肝❺气乘矣，悲则肺❻气乘矣，恐则脾气乘矣，夏则心气乘矣，此其道也。故病有五❼，五五二十五变③，及❽其传化。传，乘之名也。

【校】

❶ 于：胡本、赵本、吴本、藏本"于"并作"以"。

❷ 不以次入：《甲乙》无此四字。"者"字连上读。按：此四字误衍。

❸ 人有大病：《甲乙》"人"下无"有"字。按："大"疑当作"卒"。"大"为"卒"之坏字。"卒病"与上"卒发"相应。

❹ 大虚："大虚"二字似衍。律以怒、悲、恐、忧各句，"大虚"二字无着。

❺ 肝：张志聪说："肝"应作"肺"。

❻ 悲则肺：张志聪说："悲"应作思，"肺"应作肝。

❼ 五："五"下脱"变"字，应据本书《阴阳别论》"凡阳有五"句下林校引本文补。

❽ 及：胡本、赵本、吴本、明绿格抄本、朝本、藏本、熊本"及"并作"反"。

【注】

① 不必治于传：姚止庵说："以胜相传，则有次第之可数。若猝然而起，或暴感外邪，或真元脱竭，病虽有因，实非传来。如伤寒之直中，中风之眩仆，杂病厥逆之类，但当考其致病之由，不必泥于相传之次论治也。"

② 故令人有大病：姚止庵说："五志之伤，蓄久忽发，初非循序而来，故病

不以次。以五志为言者，以病非本于七情内伤，虽危不死。"

③五五二十五变：滑寿说："一脏之中，有虚邪、实邪、微邪、甚邪、贼邪，故云五五二十五变。"

【语译】

但假如是猝然发病，就不必根据这个传变的次序治疗，而有的传变也不一定完全依着这个次序。忧恐悲（思）喜怒这五种情志就会使病气不按着这个次第传变，而能够突然发病的。如过喜伤心，克它的肾气就因而乘之。怒伤肝，克它的肺气就因而乘之。过思伤脾，克它的肝气就因而乘之。过恐伤肾，克它的脾气就因而乘之。过忧伤肺，克它的心气就因而乘之。这就是疾病不依次序传变的规律。所以病虽有五变，但能够发为五五二十五变，这和正常的传化是相反的。传，就是"乘"的别名。

大骨枯槁①，大肉陷下②，胸中气满，喘息不便③，其气动形④，期六月死，真脏脉❶见⑤，乃予之期⑥日。大骨枯槁，大肉陷下，胸中气满，喘息不便，内痛引肩项⑦，期一月死，真脏⑧见，乃予之期日。大骨枯槁，大肉陷下，胸中气满，喘息不便，内痛引肩项，身热脱肉破䐃⑨，真脏⑩见，十月❷之内死。大骨枯槁、大肉陷下，肩髓内❸消，动作益衰，真脏来❹见，期一岁死，见其真脏⑪，乃予之期日。大骨枯槁，大肉陷下，胸中气满，腹内痛❺，心中不便⑫，肩项身热❻，破䐃脱肉，目眶陷，真脏⑬见，目不见人，立死，其见人者，至其所不胜之时❼则死。

【校】

❶脏脉：《太素》卷十四《真脏脉形》"脏"下无"脉"字。

❷月：明绿格抄本"月"作"日"。

❸肩髓内：吴本"内"作"肉"。《太素》"髓"作"随"。按：作"随"是。杨注："两肩垂下曰随。"

❹ 来：《太素》"来"作"未"。林校引全本及《甲乙》作"未"，与《太素》合。

❺ 腹内痛：《太素》"腹内"作"肉"。按：据王注"内"字衍，本句应作"腹痛"。

❻ 肩项身热："肩项"与"身热"文义不属。"肩项"二字似蒙上节"内痛引肩项"误衍。"身热"二字属下读。

❼ 时：据于鬯说："时"应作"日"。

【注】

① 大骨枯槁：《医宗金鉴》卷四十《虚劳死证》云："大骨，颧、骨肩、股腰之大骨也。枯槁者，骨痿不能支也。"

② 大肉陷下：《医宗金鉴》："大肉，头项四肢之大肉。陷下者，肉消陷成坑也。"

③ 喘息不便：杨上善说："肺虚气少，邪气盈胸，故喘息不安。"

④ 动形：谓喘息疾促，肩膺为之皆动。

⑤ 真脏脉见：此指肺之真脏脉言。五脏脉皆和杂胃气。今真脏来见，是无胃气，故死。

⑥ 乃予之期："予"与"预"通，谓预测死期。如本书《平人气象论》所谓"脾见甲乙死，肺见丙丁死"之类。

⑦ 内痛引肩项：杨上善说："内痛，是心内痛。心府手太阳脉，从肩络心，故内痛引肩项。"

⑧ 真脏：此指心之真脏脉言。上"真脏"下有"脉"字。盖文俱于前，而略于后，先秦古书，原有此例。

⑨ 破䐃（jiong 窘）："䐃"肘膝肌肉突起部分。"破䐃"谓䐃部破败。

⑩ 真脏：此指脾之真脏脉言。

⑪ 见其真脏：此指肾之真脏脉言。

⑫ 心中不便：即心中不安。

⑬ 真脏：此指肝之真脏脉言。

【语译】

大骨枯痿，大肉消陷，胸中气满，喘息不安，憋得肩膺动摇，像这样，大约六个月就会死亡。只要见了肺的真脏脉，就可预知死的日期。大骨枯痿，大肉消陷，胸中气满，喘息不安，心里痛牵动肩项都不好受，像这样，大约一个月就可死亡；只要见了脾的真脏脉，就可预知它的死期。大骨枯痿，大肉消陷，胸中气满，喘息不安，腹内痛牵引肩项，全身发热，肌肉消瘦，䐃部破败，这时如果见了真脏脉，大约十天内就会死亡。大骨枯痿，大肉消陷，两肩下随，肉亦消脱，动作也显得衰颓，像这样，如未见肾的真脏脉，大约一年的时间就会死亡。见了肾的真脏脉，就可预知它的死期了。大骨枯痿，大肉消陷，加上胸中气满，腹痛，心里不安，全身发热，䐃部破败，肌肉消脱，目眶下陷，像这样，见了肝的真脏脉，目不能见人，很快就会死亡；如果目能见人，到了它丧失抵抗力的时候，也要死亡的。

急虚身中卒至①，五脏绝闭，脉道不通，气不往来，譬于堕溺②，不可为期。其脉绝不来，若人一息❶五六至，其形肉不脱❷，真脏虽不见，犹死也。

【校】

❶ 若人一息：《甲乙》"若"下无"人"字。"若"选择连词，有"或"义。"息"字误，似应作"吸"，"息""吸"声近致误。林校谓"息当作呼"。二字声形并异，似不如作"吸"为合。一吸五六至，一息当在十动以上，是所谓急虚卒至之脉也。

❷ 其形肉不脱：于鬯说："不字疑因下不字而误。《三部九候论》：'形肉已脱，九候虽调，犹死。'九候虽调，即真脏虽不见，此文正可例。"

【注】

① 急虚身中卒至：高世栻说："急虚，正气一时暴虚也。身中，外邪陷中于身也。卒至，客邪卒至于脏也。"

② 堕溺："堕"倾跌下坠。"溺"没于水。

【语译】

正气一时暴虚，外邪突然侵入人体，五脏隔塞了，脉道不通了，大气已不往来，就好像跌坠或溺水一样，这样的突然病变，是不可预测死期的。如果其脉绝而不至，或一吸五六至，形肉已脱，就是不见真脏脉，也是要死亡的。

真肝脉至，中外急❶如循刀刃，责责❷然，如按琴瑟弦❸，色青白不泽①，毛折②，乃死。真心脉至，坚❹而搏，如循薏苡子❺累累然，色赤黑不泽，毛折，乃死。真肺脉至，大而虚，如以毛羽中人肤❻，色白赤不泽，毛折，乃死。真肾脉至，搏而绝❼，如指❽弹石辟辟然，色黑黄不泽，毛折，乃死。真脾脉至，弱而乍数乍疏❾，色黄青不泽，毛折，乃死。诸真脏脉见者，皆死不至也。

【校】

❶ 中外急：《千金》"中"作"内"。《太素》杨注作"内"，与《千金》合。"内外急"犹言浮中沉三候皆坚劲。

❷ 责责：《太素》作"清清"。《病源》卷十五《肝病候》作"赜赜"。《太平圣惠方》卷三《肝脏论》作"啧啧"。"赜、啧"同。《易·系辞上》释文引郑注"赜当为动"。"动"有"震"义。震震然，"张弦"绷紧之貌。旧注均以"赜赜然"连上读。其实与"如循刀刃"文义不属。故此应读作中外急如循刀刃，赜赜然如张弓弦，于义方合。

❸ 如按琴瑟弦：《病源》作"如新张弓弦。"按：《病源》是。如新张弓弦，是喻肝脉劲急。如按琴瑟弦，则是肝之平脉，不得为死。

❹ 坚：《病源》卷十四《心病候》"坚"作"牢"。"坚"为有力，"牢"为沉痼，其义不同。但《难经·四十八难》"坚牢者为实"，则"牢"脉亦有坚实之义。此乃心脉刚劲太过，而无冲和之象，故为真脏脉。

❺ 薏苡子：《太素》"苡"下无"子"字。《病源》、《太平圣惠方》卷四《心脏论》并无"子"字，与《太素》合。

❻ 如以毛羽中人肤：《三部九候论》王注引"如"下无"以"字。《太素》"肤"下有"然"字。

❼ 搏而绝：《太平圣惠方》卷七《肾脏论》引"搏而绝"作"坚而沉"。按：作"坚沉"是。与下"弹石"合。

❽ 如指：滑抄本"如"下无"指"字。《病源》卷十五《肾病候》、《太平圣惠方》并无"指"字，与滑抄本合。"辟辟"，坚实貌。

❾ 乍数乍疏：《脉经》卷三第三、《千金》"乍数乍疏"并作"乍疏乍散"。

【注】

① 不泽：即不光润。《说文·水部》："泽，光润也。"

② 毛折："折"有"损"义。见《荀子·修身》杨注。"毛折"谓阴液消亡，故毛发枯损。

【语译】

　　肝脏的真脏脉来的时候，内外劲急如同循着刀刃震震作响，好像新张开的弓弦，面色显著青白而不润泽，毫毛也枯损不堪，那是要死亡的。心脏的真脏脉来的时候，坚而搏指，像循摩薏苡仁那样小而坚实，面色显著赤黑而不润泽，毫毛也枯损不堪，那是要死亡的。肺脏的真脏脉来的时候，洪大而又非常虚弱，像毛羽着人皮肤一样，面色显著白赤而不润泽，毫毛也枯损不堪，那是要死亡的。肾脏的真脏脉来的时候，既坚而沉，像弹石那样硬得厉害，面色显著黑黄而不润泽，毫毛也枯损不堪，那是要死亡的。脾脏的真脏脉来的时候，软弱并且疏散，面色显著黄青而不润泽，毫毛也枯损不堪，那是要死亡的。总而言之，凡是见了真脏脉，都是不治的死证。

　　黄帝曰：见真脏曰死，何也？岐伯曰：五脏者❶，皆禀气于胃，胃者五脏之本也，脏气者❷，不能自致于手太阴，必因于胃气，乃至于手太阴也❸，故五脏各以其时，自为而至于手太阴也①。故邪气胜者，精气衰也，故病甚者，胃气不能与之俱至于手太阴，故真脏之气独见，独见者病❹胜脏也②，故曰死。帝曰：善。

【校】

❶ 脏者：《医说》卷五引"脏"下无"者"字。

❷ 脏气者：《太素》卷六《脏腑气液篇》"脏气者"作"五脏"。

❸ 乃至于手太阴也：《甲乙》卷四第一上无此七字。

❹ 病：《太素》"病"上有"为"字。

【注】

① 五脏各以其时自为而至于手太阴也：高世栻说："肝心脾肺肾五脏，各以

其时，自为弦、钩、毛、石之脉，而至于手太阴也。"

②病胜脏也：张介宾说："邪气盛而正气竭者，是病胜脏也。"

【语译】

黄帝说：见了真脏脉象，就要死亡，这是什么道理呢？岐伯说：五脏之气，都依赖胃腑的水谷精微来营养，所以胃是五脏的根本。五脏之气，不能直接到达手太阴的寸口，必须借助于胃气。所以五脏才能各自在一定的时候，以不同的脉象出现于手太阴寸口。如果邪气盛了，精气必然衰败；所以病气严重时，胃气就不能同脏气一起到达手太阴，那真脏脉就单独出现了。独见就是病气胜了脏气，那是要死亡的。黄帝说：讲得好。

黄帝曰：凡治病，察其形气①色泽，脉之盛衰，病之新故，乃②治之无后其时。形气相得③，谓之可治；色泽以浮④，谓之易已，脉从四时，谓之可治；脉弱以滑⑤，是有胃气，命日易治，取之以时❶。形气相失，谓之难治；色夭⑥不泽，谓之难已；脉实以坚⑦，谓之益甚；脉逆四时，为不可治❷。必察四难⑧而明告之。

【校】

❶ 取之以时：《太素》"取"作"趣"。《甲乙》作"治之趣之无后其时"。

❷ 为不可治：《太素》《甲乙》并作"谓之不治"。按："谓之不治"与上"谓之可治"相对。

【注】

① 形气：《素问绍识》云："气即气息之气。元气之盛衰，必征之于脉，又征之于气息之静躁，以与形貌之肥瘦刚脆，互相表里，而为诊察之紧要矣。且古书于病之系于呼吸者，多命以气。"

② 乃："乃"副词，有"才"之义。

③ 形气相得：王冰说："气盛形盛，气虚形虚，是相得也。"

④ 色泽以浮：王冰说："气色浮润，血气相营，故易已。"

⑤ 脉弱以滑：此指有病之脉而言，弱为邪气不盛，滑为胃气未败，故曰易

198

治，非谓平人有胃气之脉皆弱以滑也。

⑥ 夭：谓晦暗。

⑦ 脉实以坚："以"有"且"义。脉实且坚，病势深固，故曰益甚。

⑧ 四难：滑寿说："形气相失，色夭不泽，脉实以坚，脉逆四时，是谓四难。"

【语译】

黄帝说：治病的一般规律，是要先诊察病人的形气怎样，色泽如何，以及脉的虚实，病的新旧，然后才进行治疗，而千万不能错过时机。病人形气相称，是可治之证；气色浮润，病是易治愈的；脉象和四时相适应，是可治之证；脉来弱而流利，是有胃气的现象，叫作易治的病。以上都算可治、易治之症，但也说要及时地进行治疗才行。形气不相称，是难治之证；气色枯燥而不润泽，病是不易治愈的。脉实并且坚，那是更加沉重的病证；如果脉象和四时不相适应，那就是不可治之证了。一定要察明这四种困难，清楚地告诉病人。

　　所谓逆四时者，春得肺脉，夏得肾脉，秋得心脉，冬得脾脉，其至皆悬绝①沉涩者，命曰逆②。四时未有脏形③，于❶春夏而脉沉涩，秋冬而脉浮大，名曰逆四时也。

【校】

❶ 于：《太素》无"于"字。

【注】

① 悬绝：是说其部独见，与其他各部悬异殊绝。

② 命曰逆："逆"字断句。王注连下"四时"二字为句，非是。

③ 四时未有脏形：谓四时之中，未见五脏之真脏脉。

【语译】

所谓脉与四时相逆，就是春得肺脉，夏得肾脉，秋得心脉，冬得脾脉，而且脉来的时候都是独见而沉涩，这就叫作逆。在四时中未见有真脏脉，在春夏季节里，反见沉涩的脉象，在秋冬季节里，反见浮大的脉象，这都叫作逆四时。

病热脉❶静①，泄而❷脉大，脱血而脉实，病在中②脉实坚❸，病在外②脉不实坚者，皆❹难治。

【校】

❶ 脉："脉"下有"清"字。

❷ 而：《千金》"而"作"利"。

❸ 脉实坚：《太素》《甲乙》"脉"并有"而"字。下"脉不实坚"句同。

❹ 皆：《甲乙》"皆"下有"为"字。

【注】

① 病热脉静：杨上善说："热病脉须热而躁，今反寒而静。"

② 病在中　病在外：姚止庵说："病在中二句，与《平人气象论》不同。彼云'病在中脉虚'谓内有实积而脉反虚；此则言原本已虚，而脉反强盛也。彼云'病在外脉涩坚'谓邪盛脉不宜沉涩；此则言邪在表，脉不当无力也。其言虽殊，总是虚实相反之意。新校正反以为误，则真误矣。"

【语译】

病属热而脉反倒清静，发生泄利而脉反倒洪大，出现脱血而反见实，病在里而脉反倒实坚，病在外而脉反倒不实坚，这些都是脉证相反的情况，是不易治愈的。

黄帝曰：余闻虚实以决死生，愿闻其情。岐伯曰：五实❶死，五虚❶死。帝曰：愿闻五实五虚。岐伯曰：脉盛、皮热、腹胀、前后不通、闷❷瞀①，此谓五实。脉细、皮寒、气少、泄利前后❸，饮食不入，此谓五虚。帝曰：其时②有生者，何也？岐伯曰：浆粥入胃，泄注止❹，则虚者活③，身汗得后利，则实者活④，此其候也。

【校】

❶ 五实　五虚：《儒门事亲》卷二第二十引"实""虚"下，并有"者"字。

❷ 闷：《千金》卷二十八第八"闷"作"悗"。按："悗"即"惋"字，"惋"与"闷"通。

❸ 前后："前后"二字蒙前衍。《卫生宝鉴》卷六引无"前后"二字。

❹ 泄注止："注"字误，应作"利"。全元起注"胃气和调，其利渐止"。全本原作"利"。

【注】

① 闷瞀：谓烦乱。《楚词·惜诵》王注："闷，烦也；瞀，乱也。"

② 时："时"时间副词，谓有时也。

③ 则虚者活：张琦说："胃不逆则能纳食，脾不陷则便自调，中气续复，四维自治，故虚者活。"

④ 则实者活：张琦说："得汗则表泄。得后则里和，邪滞一通，升降旋运，故实者活。"

【语译】

黄帝说：我听说根据虚实可以预先判断死生，希望听你说一说这其中的道理。岐伯说：凡有五实就得死，凡有五虚也得死。黄帝说：那么你就说一说什么叫作五实五虚吧。岐伯说：脉来势盛，皮肤发热，肚腹胀满，大小便不通，心里烦乱，这就叫作五实。脉象极细，皮肤发冷，气短不足，大便泄泻，不欲饮食，这就叫作五虚。黄帝说：就是得了五实五虚之证，也有痊愈的，这是为什么呢？岐伯说：如果病人能够吃些浆粥，胃气渐渐恢复，泄泻停止，那么得五虚之证的人就可以痊愈；而患五实之证的人如果得以汗出大便又通畅了，表里和了，也是可以痊愈的。这就是根据虚实而能决死生的道理啊！

三部九候论篇第二十

　　本篇讨论了三部九候的诊脉及各种脉象的病证、刺法和死期。其中"必先知经脉，而后知病脉""必先审问其所始病，与今之所方病，而后各切循其脉"等原则对脉学有着深刻指导意义。

　　黄帝问曰：余闻九针❶于夫子，众多博大，不可胜数。余愿闻要道，以属①子孙，传之后世，著②之骨髓，藏之肝肺，歃③血而受，不敢妄泄，令合天道❷，必有终始，上应天光④星辰历纪，下副⑤四时五行。贵贱更互❸，冬阴夏阳，以人应之奈何？愿闻其方⑥。

【校】

　　❶针："针"是误字，应作"候"。此是论脉，与针何涉？《太平圣惠方》卷一《九候》引正作"候"。应据改。

　　❷道：林校引全元起本"道"作"地"。

　　❸互：胡本、读本、赵本、吴本、周本、朝本、藏本、熊本、守校本"互"并作"立"。《太平圣惠方》引作"立"，与各本合。"贵贱更立"，与下《脏气法时论》"更贵更贱"义同。张介宾说："五行之道，当其王则为贵，当其衰则为贱。"

【注】

　　①属（zhǔ 主）：即嘱咐。

　　②著：有"纳"义。见《广雅·释言》。

　　③歃（shà 霎）："歃"是盟誓的意思。

　　④天光：谓日月。王注并"星"言之，与下"星辰"相复，非是。"历纪"指节气言。

⑤ 副：有"合"义。见《汉书·礼乐志》颜注。

⑥ 方：《礼记·乐记》郑注："方，犹道也。"

【语译】

黄帝问说：我听了九候的道理，觉得多而广博，难以尽述。我希望再听些主要的道理，以便嘱咐子孙，流传后世。我一定会把那些话铭刻在心，藏于肺腑。我发誓接受所学，不敢随便泄露，使它与天地相合，有始有终，上应日月星辰节气之数，下合四时五行之变。就五行来说有盛有衰，就四时来说冬阴夏阳，那么人怎样才能够和这些自然规律相适应呢？希望你能讲一讲有什么办法。

岐伯对曰：妙乎哉问也！此天地之至数①。帝曰：愿闻天地之至数，合于人形，血气通❶，决死生，为之奈何？岐伯曰：天地之至数，始于一，终❷于九焉。一者❸天，二者❸地，三者❸人，因而三之，三三者九，以应九野。故人❹有三部，部有三候，以决死生，以处②百病，以调虚实，而除邪疾。

【校】

❶ 血气通："通"字误倒，应作"通血气"。"通"与下"决"字对文。旧以"通"连下读，非是。

❷ 终：《素问玄机原病式·序》引"终"上有"而"字。

❸ 者：明绿格抄本"者"作"曰"。

❹ 人：《类说》引"人"作"脉"。

【注】

① 至数：张介宾说："天地虽大，万物虽多，莫有能出乎数者，数道大矣，故曰至数。"

② 处：有"断"义。见《汉书·谷永传》颜注。

【语译】

岐伯说：你问得好极了，这是天地间的至理啊！黄帝说：希望听你说一说这天地间的至理，从而使它合于人的形体，通利血气，并决定死生。怎样才能做到这一点呢？岐伯说：天地的至数，是从一开始，至九终止，一为阳，代表天；二为阴，代表地；人生天地之间，所以用三代表人。而天地人又合而为三，三三为九，与九野之数对应。所以脉有三部，每部各有三候，根据它去决定死生，诊断百病，调和虚实，祛除疾病。

帝曰：何谓三部？岐伯曰：有下部，有中部，有上部，部各有三候，三候者，有天有地有人也，必指而导之，乃以为真❶。上部天，两额之动脉；上部地，两颊之动脉；上部人，耳前之动脉。中部天，手太阴也；中部地，手阳明也；中部人，手少阴也。下部天，足厥阴也；下部地，足少阴也；下部人，足太阴也❷。故下部之天以候肝，地以候肾，人以候脾胃之气。

【校】

❶ 真：明绿格抄本"真"作"质"。王注："质，成也。"是王注本原作"质"。

❷ 上部天……下部人足太阴也：张文虎说："林云'详自上部天至足太阴也一段。旧在当篇之末，义不相接，今自篇末移置此'。案：岐伯对帝先言下部，次中部，次上部，故下文亦先言下部之天以候肝，地以候肾，人以候脾胃之气。次及中部，次及上部，次及五脏之败，三部九候之失，次及可治之法，并无缺文。篇末九句，复衍无义。林既悟其非，而漫移于此，亦蛇足矣，宜删。"

【语译】

黄帝说：什么叫作三部？岐伯说：有下部，有中部，有上部，而每部又各有三候，三候是以天地人来代表的，这是必须有人指导，才能明了的。因此下部的天可以用来诊察肝脏之气，下部的地可以用来诊察肾脏之气，下部的人可以用来诊察脾胃之气。

帝曰：中部之候奈何？岐伯曰：亦有天，亦有地，亦有人。天以候肺，地以候胸中之气，人以候心。帝曰：上部以何候之？岐伯曰：亦有天，亦有地，亦有人。天以候头角之气，地以候口齿之气，人以候耳目之气。三部者，各有天，各有地，各有人，三而成天，三而成地，三而成人，三而三之，合则为九，九分为九野，九野为九脏。故神脏五，形脏①四，合为九脏。五脏已败，其色必夭，夭必死矣。

【注】

① 形脏：张志聪说："胃与大肠小肠膀胱，藏有形之物也。"

【语译】

黄帝说：那么中部的情况是怎样的呢？岐伯说：中部也有天地人三部。中部之天可以用来诊察肺脏之气，中部之地可以用来诊察胸中之气，中部之人可以用来诊察心脏之气。黄帝说：上部的情况又是怎样的呢？岐伯说：上部也有天地人三部。上部之天可以用来诊察头角之气，上部之地可以用来诊察口齿之气，上部之人可以用来诊察耳目之气。总之，三部之中，各有天，各有地，各有人；三候为天，三候为地，三候为人，三三相乘，合为九候。脉有九候，以应地之有九野。地之有九野，以应人之有九脏：肝、肺、心、脾、肾五神脏，胃、大肠、小肠、膀胱四形脏，合为九脏。如果五脏败坏，气色必见枯暗，而气色枯暗是必然要死亡的。

帝曰：以候奈何？岐伯曰：必先度其形之肥瘦，以调其气之虚实，实则泻之，虚则补之。必先去其血脉①，而后调之，无问其病，以❶平为期。

【校】

❶ 以：《原病式》引"以"上有"五脏"二字。

【注】

① 必先去其血脉：吴崑说："谓去其瘀血之在脉者，盖瘀血壅塞脉道，必先去之，而后能调其气之虚实也。"

【语译】

黄帝说：诊察的方法怎样？岐伯说：一定得先估量病者形体的肥瘦

程度，来调和其气的虚实。气实，就泻其有余，气虚就补其不足。在这之前还得想法去掉血脉里的瘀滞，然后再调和气的虚实，无论治疗什么病，最终要达到五脏的平和。

帝曰：决死生奈何？岐伯曰：形盛脉细，少气不足以息者危❶。形瘦脉大，胸中多气者死①，形气相得②者生，参伍不调③者病。三部九候皆相失者死❷。上下左右之脉相应如参舂④者病甚。上下左右相失不可数者死⑤。中部之候虽独调，与众相失者死，中部之候相减者死⑥。目内陷者死⑦。

【校】

❶ 危：林校引全本及《甲乙》《脉经》"危"作"死"。《千金》卷一第四作"死"，与林校合。

❷ 三部九候皆相失者死：《太素》卷十四"三部"上有"以"字。按：有"以"字是。"以"假设连词，有"若"义。"失"谓失其常度，此与上对言，盖参伍不调则病，如三部九候皆失其常度则死。

【注】

① 形瘦脉大胸中多气者死：江之兰说："形瘦脉大，真阴虚也；胸中多气，虚之极也，故死。"姚止庵说："此等脉证，久病见之死。新起之病亦有之，脉大气浮，甚且喘促者，则为阴竭阳浮之证，切忌补气，急用敛阴。如或不应，更加桂附，庶使气纳丹田。"

② 形气相得：谓形盛脉盛，形瘦脉细。"气"谓脉息，"得"有"合"义。

③ 参伍不调：《荀子·成相》杨注："参伍，犹错杂也。"此谓脉或疾或徐，错综不调，故病。

④ 参舂：谓舂杵彼此上下，即参差不齐的意思。

⑤ 上下左右相失不可数者死：杨上善说："上下左右脉动，各无次第，数动脉不可得者，脉乱，故死。"

⑥ 中部之候相减者死：卢子颐说："中部之脉减于上下二部者，中气大衰也，亦死。"

⑦ 目内陷者死：杨上善说："五脏之精，皆在于目，故五脏败者，为目先陷，为死。"

【语译】

黄帝说：怎样决断死生呢？岐伯说：形体盛，脉反细，气短，呼吸像连续不上的，主死。形体瘦，脉反大，胸中多气的，也主死。形体和脉息相称合的主生；脉搏错杂不相协调的主病。如果三部九候都失其常度的主死。上下左右之脉相应，像一上一下的舂杵一样，大数而鼓，说明病情很严重。上下左右之脉失去了协调，以至于不可计其至数的，是死候。中部的脉，虽然独自调和，而上部下部众脏之脉已失其常的，也是死候；中部的脉较上下两部偏少的，也是死候。目眶内陷的，是精气衰竭的现象，也会死亡的。

帝曰：何以知病之所在？岐伯曰：察❶九候，独小者病，独大者病，独疾者病，独迟者病，独热①者病，独寒①者病，独陷下❷②者病。以左手足❸上，上去踝五寸按之❹，庶右手足❺当踝而弹之，其应过五寸以上蠕蠕❻然者不病；其应疾，中手浑浑❼然者病；中手徐徐③然者病；其应上❽不能至五寸，弹之不应❾者死。是以脱肉身不去者❿死。中部乍疏乍数⓫者死。其脉代⓬而钩者，病在络脉。九候之相应也，上下若一，不得相失。一候⓭后则病，二候后则病甚，三候后则病危⓮，所谓后者，应⓯不俱④也。察其腑脏⓰，以知死生之期。必先知经脉⑤，然后知病脉，真脏脉见者胜⓱死。足太阳气绝者，其足不可屈伸，死必戴眼⑥。

【校】

❶ 察：《太素》"察"下有"其"字。

❷ 陷下：《太素》"陷"下无"下"字。敦煌残卷亡名氏《脉经》无"下"字，与《太素》合。

❸ 手足：《太素》"手"下无"足"字。

❹ 上去踝五寸按之：《甲乙》卷四第三"去"上无"上"字，"五寸"下有"而"字。按："以左手"两句，亡名氏《脉经》作"以左手去足内踝上五寸，微

指按之。"文义较明显。

❺ 庶右手足:《甲乙》"庶"作"以","手"下无"足"字。

❻ 其应过五寸以上蠕蠕:亡名氏《脉经》"其"下有"脉中气动"四字,"蠕"作"需",注云:"需需者,来有力。"《太素》作"𤴓","𤴓"是"需"之俗字。

❼ 其应疾中手浑浑:亡名氏《脉经》"应疾"作"气来疾"。"浑浑"作"恽恽",注云:"恽恽者,来无力。"

❽ 其应上:亡名氏《脉经》"上"上无"其应"二字。

❾ 应:亡名氏《脉经》"不应"下有"手"字。

❿ 是以脱肉身不去者:《太素》《甲乙》并无"是以"二字。亡名氏《脉经》作"其肌宾身充,气不去来者亦死"。注云:"不去来者,弹之全无。"按:其说是。此乃言脉候。旧解泛言肌肉消瘦。身不能行。则与脉不切合矣。

⓫ 中部乍疏乍数:亡名氏《脉经》"中部"作"其中部脉","乍数"下有"经乱矣"三字。

⓬ 其脉代:亡名氏《脉经》"其脉"作"其上部脉"。孙鼎宜说:"'代'当作'大',隶字作'伏',遂形误。大者血气盛,故经脉溢而入于络。"

⓭ 候:亡名氏《脉经》"后"下有"者"字。下二候、三候同。

⓮ 病危:亡名氏《脉经》作"厄矣"。

⓯ 应:亡名氏《脉经》"应"上有"上中下"三字。

⓰ 腑脏:《太素》作"病脏"。

⓱ 者胜:《甲乙》"者胜"作"邪胜者"。

【注】

① 独热 独寒:《素问识》说:"按'热'乃'滑'之谓,'寒'乃'紧'之谓。"按:沈又彭《医经读·诊集》云:"寒疑作涩。"涩较紧似稳恰。

② 陷下:谓脉沉伏不起。

③ 徐徐:即似有似无。见亡名氏《脉经》夹注。

④ 俱:"俱"有"同"义。是说上中下三部应不一致。

⑤ 经脉:即正常之脉。《诗·小旻》,《传》:"经,常也。"

⑥ 戴眼:即目睛上视而不能转动。

【语译】

黄帝说:怎样才能知道病的所在呢? 岐伯说:九候之中,有一部独小、或独大、或独疾、或独迟、或独热(滑)、或独寒(涩)、或独陷下

（沉伏），都是有病的现象。用左手在病人足内踝上五寸处，微指按着，用右手指当踝上微微弹之，医者感到脉中气动，其动的范围在五寸以上，需需然有力，这样就是无病；如果其气来急，应手却恽恽然无力，这样就是有病。应手若有若无的，就是病态。上下能达五寸，弹之不能应手者，是死候。如果肌肉充实，脉搏不能去来的，也是死候。中部之脉忽密忽疏，经气已经散乱的，也是死候。上部之脉大而钩的，是病在络脉。九候之间，应该相互协调，上下如一，不得互相参差。如九候之中，有一候不相应的，就是病态；有二候不相应的，病就重了；有三候不相应的，病就危险了。所谓不相应，就是上中下三部不能一致。诊察病脏，可以知道死生的时间。一定得先了解正常的脉象，然后才能知道什么是病脉。见了真脏脉，而病邪又胜的，就会死亡。足太阳经脉气绝，两足不能屈伸，死亡的时候，目睛必然上视。

　　帝曰：冬阴夏阳①奈何？岐伯说：九候之脉，皆沉细悬②绝者为阴，主冬，故以夜❶半死③。盛躁喘数❷者为阳，主夏，故以日中死④。是故寒热病❸者，以平旦死⑤。热中及热病⑥者，以日中死。病风者，以日夕死⑦。病水者，以夜半死。其脉乍疏乍数乍迟乍疾者，日❹乘四季死。形肉已脱⑧，九候虽调，犹死。七诊⑨虽见，九候皆从者不死，所言不死者，风气之病，及经月❺之病，似七诊之病而非也，故言不死。若有七诊之病，其脉候亦败者死矣。必发哕噫❻。必审问其所始病❼，与今之所方病，而后各❽切循⑩脉其视其经络浮沉，以上下逆从循之。其脉疾者不病❾，其脉迟者病，脉不往来者死⑩。皮肤著⑪者死。

【校】

❶ 故以夜：亡名氏《脉经》"夜"上无"故以"二字。下"日中"句同。

❷ 盛躁喘数：滑抄本"躁"作"疾"。《太素》"盛躁"下有"而"字。"喘数"即搏数。

❸ 热病:《太素》《脉经》"热"下并无"病"字。

❹ 日:《太素》《甲乙》《脉经》"日"上并有"以"字。

❺ 月:《太素》"月"作"间"。杨注:"经脉间轻病。"

❻ 必发哕噫:大病发哕,垂死之征。若并发噫(嗳气),似不常见。杨注:"五脏先坏,其人必发哕而死。"是杨所据本无"噫"字。按:"噫"字疑衍。

❼ 其所始病:《太素》作"其故所始作病。"

❽ 后各:《太素》《甲乙》"后"下并无"各"字。

❾ 脉疾者不病:"疾"为阳极,阴气欲竭,焉能不病。"疾""迟"对文,脉疾病,脉迟亦病。传抄只以王注有"气强盛故"语,遂以脉疾非病,妄增"不"字,其实气盛亦病,王意并不误。按:"不"字疑衍。

❿ 脉不往来者死:《甲乙》"往"下有"不"字。按:不往不来,谓脉绝不至,阴阳俱脱,故死。

【注】

① 冬阴夏阳:杨上善说:"九候之脉,并沉细绝微为阴,然极于冬分,故曰冬阴;九候之脉,盛躁为数,故为阳也,极于夏分,故曰夏阳。"

② 悬绝:孙鼎宜说:"悬即弦也,悬、弦一声之转,绝,脉绝不至也。"

③ 夜半死:杨上善说:"阳气外绝,阴气独行,有里无表,死之于冬,阴极时也,夜半死者,阴极时也。"

④ 日中死:杨上善说:"阴气内绝,阳气独行,有表无里,死之于夏,阳极时也,日中死者,阳极时也。"

⑤ 平旦死:吴崑说:"平旦之际,昏明始判,阴阳交会之期,故寒热交作之病,以斯时死。"

⑥ 热中及热病:孙鼎宜说:"热中者,五脏中热,热病者,经络病热,伤寒类也,一以表言,一以里言。"

⑦ 日夕死:高世栻说:"病风者,病于肺。日夕乃申酉之时,肺金主气,肺脏病,故以日夕死。"

⑧ 形肉已脱:脾主肌肉,形肉已脱,则知脾坏于内。

⑨ 七诊:谓独小、独大、独疾、独迟、独热(滑)、独寒涩、独陷下。

⑩ 切循:"切"谓按摸。"循"谓以手按脉,以心循历脉动所由,故曰"切循"。

⑪ 皮肤著:"著"谓贴附。"皮肤著"是说病久肉脱,皮肤贴附于骨,瘦之甚也。

【语译】

黄帝说：冬阴夏阳怎么讲呢？岐伯说：九候的脉象，都是沉细弦绝的，为阴，好像冬令一样，这样的病在夜半死。如都是盛疾搏数的，为阳，好像夏令一样，这样的病在日中死。寒热交作的，死在阴阳交会的平旦时候。内里有热和外表有热的，死在日中阳极的时候。伤于风的，死在日夕申酉的时候。伤于水的，死在夜半阴极的时候。如果脉象忽疏忽密、忽慢忽快，是脾气内绝，可能死在辰戌丑未的时候，也就是日乘四季的时候。假如形肉已脱，即便是九候调顺，也是死的征象。假如七诊之脉虽然出现，而九候顺于四时，也能够不死。所说不死的病，如风病和经脉间的轻病，虽见了类似七诊的病脉，而实际上与七诊的病脉并不相同，所以说不是死候。若有七诊的脉象，而脉候又见败坏的现象的，这是死征，死的时候，必发呃逆。治病的时候，一定得详问病人刚开始患病时怎样，而现在的症状又怎样？然后切循它的脉搏，观察它的经络浮沉，以及上下逆顺。如脉来流利的不病，脉不往不来的，就是死候；久病肉脱，皮肤贴附骨上的，也是死候。

帝曰：其可治者奈何？岐伯曰：经病者治其经，孙络^①病者治其孙络血，血病身有痛者治其经络。其病者在奇邪^②，奇邪之脉则缪刺之。留瘦不移^③，节而刺之。上实下虚，切而从之，索其结^④络脉，刺出其血，以见通之 ❶。瞳子高^⑤者，太阳不足，戴眼者，太阳已绝，此决死生之要，不可不察也。手指及手外踝上五指留针 ❷。

【校】

❶ 以见通之：《太素》"以"下无"见"字。《甲乙》"以见通之"作"以通其气"。

❷ 手指及手外踝上五指留针：此十一字，据王注是错简文。

【注】

① 孙络：即最细络脉。

② 奇邪：谓留在大络之邪。《缪刺论》"而生奇病"句王注"病在血络，是

谓奇邪"。

③留瘦不移："留"作"久"解。留瘦不移，是说久病体瘦，而证候并不变易。

④结：王冰说："谓血结于络中。"

⑤瞳子高：指目睛上视。

【语译】

黄帝说：那可治的病，应怎样处理？岐伯说：病在经的，刺其经。病在孙络的，刺其孙络使之出血。属血病而身有疼痛症状的，就刺其经与络。如果病邪留在大络，就用右病刺左，左病刺右的缪刺之法治之。倘久病体瘦，证候并不变易的，应该酌量刺之。上实下虚的，应该先切脉随后再行针刺，要寻求络脉郁结的所在，刺出其血，以通其气。眼睛上视的，是太阳经气不足。目上视而不转睛的，是太阳经气已绝。这是判断生死的要诀，不可不仔细体察啊！

经脉别论篇第二十一

本篇主要讨论经脉在饮食生化输布过程中的作用，从而阐明独诊寸口以决死生的原理。其中还叙述了六经气逆所发生的症状和治法。

黄帝问曰：人之居处动静勇怯，脉亦为之变^①乎？岐伯对曰：凡人之惊恐恚^②劳动静，皆为❶变也。是以夜行则喘❷出于肾，淫气^③病肺。有所堕恐❸，喘❷出于肝，淫气害脾。有所惊恐，喘❷出于肺，淫气伤心。度^④水跌仆，喘❷出于肾与骨❹，当是之时，勇者气行则已，怯者则着❺而为病也。故曰：诊病之道，观人勇怯骨❻肉皮肤，能知其情^⑤，以为诊法也。

【校】

❶ 为："为"下脱"之"字，应据《圣济经》卷四第一吴注引补。

❷ 喘：孙鼎宜说："喘当作惴，形误（下同）。《庄子·胠箧》释文：'惴本作喘。'肾主恐，故曰惴出于肾。"

❸ 恐："恐"字误，似应作"坠"。《灵枢·邪气脏腑病形》"有所堕坠则伤肝。"

❹ 骨：《难经·四十九难》虞注引"骨"作"胃"。按：本书《宣明五气篇》"胃为恐"，虞引似是。

❺ 着：胡本、读本、元残一、赵本"着"并作"著"。按：《国语·晋语》韦注"著，附也。""附"有"随"义，是谓怯者外有所感，则随而成病也。

❻ 骨：《素问校诂》引古抄本"骨作肌。"

【注】

① 脉亦为之变：孙鼎宜说："脉即诊也，与血脉别。此章答问，颇不相对。"

②恚：作"怒"解。见慧琳《音义》卷三十一引《苍颉篇》。

③淫气：谓妄行之气。

④度："度"与"渡"通，有"过"义。见《汉书·扬雄传》颜注。

⑤情："情"谓病之由来。

【语译】

黄帝问道：人所处的环境不同，劳累程度不同，情志不同，经脉血气也要随之生变化吗？岐伯答说：大凡人的惊恐、恼怒、劳累，以及或动或静，经脉血气都要受到影响而发生变化的。所以夜有远行，恐惧出于肾脏，气过妄行，就要伤害肺脏。因为堕坠，恐惧出于肝脏，气过妄行，就要伤害脾脏。因为大惊，恐惧出于肺脏，气过妄行，就会伤害心脏。倘或渡水、跌仆，恐惧出于肾脏和胃腑。在这样的情况下，身体强壮的，气能流畅，病会痊愈的；假如身体衰弱，邪气就会随之为害于人。所以说，诊病之法，就要观察人的身体强弱，肌肉皮肤的形态，从而了解病的由来，这就是诊病的方法。

故饮食饱甚，汗出❶于胃；惊而夺精①，汗出❶于心；持重远行，汗出❶于肾；疾走恐惧，汗出❶于肝；摇体❷劳苦，汗出❶于脾。故春秋冬夏四时阴阳，生病起于过用，此为常也。

【校】

❶汗出：《难经》虞注引"汗出"作"必伤"，似近是。上下"汗出"句，均应据改。盖"饮食饱甚，惊而夺精，持重远行，疾走恐惧，摇体劳苦"，皆是"过用"，则其伤胃、伤心、伤肾、伤肝、伤脾，以致生病，亦为理之必然。如此，则文义甚显，无庸烦解。若作"汗出"，则必曲说以附会之。

❷摇体：《医说》卷五引"体"作"动"。"摇动"同义复词。《尔雅·释诂》："摇动，作也。"

【注】

①惊而夺精：孙鼎宜说："夺古'脱'字。《淮南·天文》高注：'精，气也'。惊则神散故尔。"

【语译】

所以饮食过饱的时候，必然伤坏胃腑。受惊而影响精神的时候，必然伤坏心脏。拿着重东西远行，必然伤坏肾脏。走得快并且害怕，必然伤坏肝脏。摇动劳累的时候，必然伤坏脾脏。所以春秋冬夏四时阴阳变化之中，生病的原因，多是由于体力、饮食、劳累、精神等过度而来，这是一定的。

食气入胃，散精于肝，淫气①于筋。食气入胃，浊气②归心❶，淫精于脉。脉气流经，经气归于肺，肺朝百脉③，输精于皮毛④。毛❷脉合精，行气于腑⑤。腑精神明⑥，留于四脏⑦，气归于权衡⑧，权衡以平，气口成寸，以决死生。

【校】

❶ 浊气归心：沈思敏说："心字误，应作脾。《灵枢·阴阳清浊》篇：'足太阴独受其浊'。既曰独受，则浊气归脾之外，更无一脏再受其浊可知。"（《吴医汇讲》卷四）

❷ 毛：《素问入式运气论奥》卷下第二十九引无"毛"字。

【注】

① 淫气：此"淫气"有浸淫滋养之义，与上"淫气"有别。

② 浊气：谓谷气。

③ 肺朝百脉：姚止庵说："血之精华，既化而为脉，而脉已有气，流行于十二经络之中，总上归于肺。肺为华盖，贯通诸脏，为百脉之大要会，故云朝百脉。"

④ 输精于皮毛：姚止庵说："肺之合，皮毛也。肺聚血脉之精华，外输于所合，血气盛者皮毛润泽，虚者自枯槁也。"

⑤ 行气于腑：孙鼎宜说："腑，六腑也，肺朝百脉，而脉受气，故行于腑。"

⑥ 腑精神明：张志聪说："腑精神明者，六腑之津液相成，而神乃自生。"

⑦ 四脏：此指心、肝、脾、肾。

⑧ 权衡：孙鼎宜说："权衡谓肺也。《管子·明法解》：'权衡者，所以起轻重之数'。百脉既朝宗于肺，故独持寸口，可决百病之死生，故称曰权衡。"

【语译】

食物进入胃里，经过消化一部分精微输散到肝脏，濡润着周身的筋络；另一部分谷气注入脾脏，浸淫到血脉里去。脉气流行在经络里，而上归于肺，肺在会合百脉以后，就把精气输送到皮毛。脉与精气相合，流注到六腑里去，六腑的津液，又流注于心、肝、脾、肾。但精气的敷布，还是要归于肺，而肺脏的情况，是从气口的脉象上表现出来的疾病是否可治，就是根据这个来判断的。

饮入于胃❶，遊溢①精气，上输于脾②。脾气散精，上归于肺，通调水道，下输膀胱。水精四布，五经并行，合于四时五脏阴阳揆度❷，以为常也。

【校】

❶ 饮入于胃：《内外伤辨惑论》卷中引"入于"作"食入"。马莳说："饮入于胃以下，乃言饮而不言食。李改为'饮食入胃'，则于下输膀胱，水精四布之义大背。"

❷ 揆度：林校引别本作"动静"。

【注】

① 遊溢："遊"古同"游"。"遊溢"即"放散"。

② 上输于脾：姚止庵说："饮入于胃，其精华必先及脾。此言水循经而行，无所不至，始于脾而遍于五脏。"

【语译】

水液进入胃里，放散精气，上行输送到脾脏；脾脏散布精华，又向上输送到肺；肺气通调水道，又下行输入到膀胱。这样，气化水行，散布于周身皮毛，流行在五脏经脉里，符合四时五脏阴阳动静的变化，就是经脉的正常现象。

太阳脏独至①，厥喘虚气逆，是阴不足阳有余也，表里②当俱泻，取之下俞。阳明脏独至，是阳气重并③也，当泻阳补阴④，取之下俞。少阳脏独至，是厥气也，跻前卒大⑤，取之下俞。少阳独至者，一阳⑥之过也。太阴脏搏者❶，用心省真⑦，五脉气少⑧，胃气不平，三阴❷也，宜治其下俞，补阳泻阴。

一阳❸独啸⑨，少阳❹厥也⑩，阳并于上，四脉争张，气归于肾，宜治其经络⑪，泻阳补阴，一阴❺至，厥阴之治也，真虚痡⑫心，厥气留薄⑬，发为白❻汗，调食和药⑭，治在下俞⑮。

【校】

❶ 搏者：四库本"搏者"作"独至"。

❷ 阴："三阴"下，似脱"之过"二字。王注"是亦太阴之过"。是王所据本有"之过"二字。

❸ 一阳：林校云："一阳，乃二阴之误。"

❹ 少阳：林校引全本"少阳"作"少阴"。

❺ 一阴："一阴"下脱"独"字，律以各节之文可证。

❻ 白："白"应作"自"。篆文"自"作"凸"，与"白"相似，传抄致误。

【注】

① 太阳脏独至：张琦说："太阳膀胱之经。言脏者，腑亦得称脏。独至，谓一经气独盛。"

② 表里：指经脉表里。表，太阳，里，少阴。张介宾说："膀胱下俞名束骨，肾经下俞名太溪。肾阴不足而亦泻之，以阳邪俱盛也，故必表里兼泻，而后可遏其势。"

③ 重并：张琦说："阳莫盛于阳明，阳邪传之，是为两阳相并。"

④ 泻阳补阴：泻胃之阳刺陷谷，补脾之阴刺太白。

⑤ 跷前卒大：张介宾说："跷，阳跷，属太阳经之申脉。阳跷之前，乃少阳之经。少阳气盛，则跷前卒大，故当取少阳之下俞，穴名临泣。"

⑥ 一阳：即少阳。

⑦ 省真：孙鼎宜说："《淮南·俶真》注：'真，实也'。犹言省察必诚必确也。以搏类于真藏之脉也。"

⑧ 五脉气少：吴崑说："五脏皆受气于脾而后治，若胃气不调于脾，则诸脉皆失其母，无以受气，故气少。"

⑨ 独啸：孙鼎宜说："啸，当作肃，声误。独肃，犹独至，与上下一律。肃即速之假字。《尔雅·释诂》：'肃，疾也。'"

⑩ 少阴厥也：肾脉数为热厥。

⑪ 治其经络：太阳经穴昆仑，络穴飞扬。少阴经穴复溜，络穴大钟。

⑫ 痡（yuān 渊）：痡，酸痛。由于肝脉上贯膈间所致。《外台》引《必效》有疗蜎心痛方。"蜎""痡"通。

⑬ 厥气留薄：吴崑说："厥气，逆气。留薄，留而不散与正气相搏。"

⑭ 调食和药：吴崑说："食以调为节，不得过少过多；药以和为节，不得过凉过热。"

⑮ 下俞：指太冲。

【语译】

太阳经脉独盛，就要出现虚气上逆、喘息等症状。这是阴不足阳有余的缘故，应该表里都用泻法：取膀胱经的下输束骨穴和肾经下输的太溪穴。如果阳明经脉独盛，阳气盛实极了，应该泻足阳明的陷谷穴，补足太阴的太白穴。如果少阳经脉独盛，就要发生厥气，所以阳跷脉前的少阳脉，猝然而大，应该取少阳经的临泣穴。少阳经脉独盛，就说明少阳太过。太阴经脉独盛，则应该省察确实：如果是五脏脉气减少，胃气不能平和，那是太阴太过的缘故，应该补足阳明的陷谷穴，泻足太阴的太白穴。如果二阴经脉独盛，这是少阴热厥，虚阳并越于上，心脾肝肺的脉气争张的缘故。病气是在肾脏，应该治其经络的表里，泻足太阳经穴昆仑、络穴飞扬，补足少阴经穴复溜、络穴大钟。如果一阴经脉独盛，是厥阴经脉所主，真气已虚，心酸痛，逆气留止与正气相搏，经常自汗，这就要注意调节饮食，再配合药物来治疗。如用针刺，取厥阴的太冲穴。

帝曰：太阳脏何象？岐伯曰：象三阳而浮①也。帝曰：少阳脏何象？岐伯曰：象一阳也，一阳脏者，滑而不实也。帝曰：阳明脏何象？岐伯曰：象大浮❶也。太阴脏搏，言伏鼓②也。二阴搏至，肾沉不浮也。

【校】

❶ 大浮：林校引《太素》及全元起本"大浮"上有"心之"二字。

【注】

① 三阳而浮：太阳独至之脉，即浮脉。

② 伏鼓：谓脉沉伏而鼓指。

【语译】

黄帝说：太阳经脉的脉象怎样？岐伯说：太阳经脉象三阳经脉那样

极盛，同时它还轻浮。黄帝说：少阳经脉的脉象怎样？岐伯说：少阳经脉与一阳经脉一样，脉象是滑而不实的。黄帝说：阳明经脉之象怎样？岐伯说：像心脉的大而且浮。太阴经脉搏动，其脉象沉伏而实鼓指；二阴经脉搏动，是肾脉沉而不浮的现象。

脏气法时论篇第二十二

本篇根据五行生克规律，从生理、病理等方面论述了五脏之气与四时的关系；并指出了五脏虚实的一般证候及其针刺疗法。

黄帝问曰：合人形以法四时五行而治①，何如而从？何如而逆？得失之意，愿闻其事。岐伯对曰：五行者，金木水火土也，更贵更贱②以知死生，以决成败，而定五脏之气，间甚③之时，死生之期也。

【注】

①法四时五行而治：是说按照四时五行生克变化规律去治疗。

②更贵更贱：高世栻说："贵者，木旺于春，火旺于夏；贱者，木败于秋，火灭于冬。更贵更贱，生化迭乘，寒暑往来也。"

③间甚："间"谓病愈。见《方言》卷三。"甚"谓病剧。见《广雅·释言》。

【语译】

黄帝问说：结合人的形体，仿效四时五行的变化规律来主治疾病，怎样是顺的？怎样是逆的？得失的意义，我愿听到它的事由。岐伯答说：你说的五行，就是金木水火土，从它的衰旺生克变化里，就可以推知疾病的轻重，治疗的成败，从而确定五脏之气的盛衰，疾病的险夷，死生的日期。

帝曰：愿卒①闻之。岐伯曰：肝主春，足厥阴少阳主治，其日甲乙②，肝苦急③，急食甘以缓之。

【注】

① 卒：有"尽"义。

② 甲乙："甲"是阳木，属胆；"乙"是阴木，属肝。

③ 肝苦急：是肝木太亢而苦躁急。全元起说："肝苦急，是气有余也。"

【语译】

黄帝说：希望更详尽地听你说一说。岐伯答说：肝主春木之气，木分阴阳，肝在足厥阴经为阴木，胆在足少阳经为阳木，春天就以这两经作为主治。甲乙属木，所以肝旺日为甲乙，肝性苦躁急，应该吃甜味药以缓和它。

心主夏，手少阴太阳主治，其日丙丁①，心苦缓②，急食酸以收之。

【注】

① 丙丁："丙"是阳火，属小肠；"丁"是阴火，属心。

② 心苦缓：是心火缓散不收。全元起说："心苦缓，是心气虚。"

【语译】

心主夏火之气，火有阴阳之分，心在手少阴经为阴火，小肠在手太阳经为阳火，夏天就以这两经作为主治。丙丁属火，所以心旺日为丙丁，心性苦缓散，应该用酸味药来收养它。

脾主长夏①，足太阴阳明主治，其日戊己②，脾苦湿③，急食苦❶以燥之。

【校】

❶ 苦：《素问绍识》："'苦'是'咸'字之误。肺云'食苦以泄之'，是五脏中宜食苦者有二，而无一食咸者，且末段列五脏色味，正与此段相发，而有'脾色黄宜食咸'句是其证。"

【注】

① 长夏：是六月。"长"作"盛"解。见《吕氏春秋·知度》高注。时至六月，为夏气极盛之时，故云长夏。

② 戊己：“戊”是阳土，属胃；己是阴土，属脾。

③ 脾苦湿：湿为土气，热能生湿，故夏热则脾易为湿所苦。

【语译】

脾主长夏土之气，土有阴阳之分，脾在足太阴经为阴土，胃在足阳明经为阳土，长夏就以这两经作为主治。戊己属土，所以脾旺日为戊己，脾性苦湿，应该用咸味药以燥其湿。

肺主秋，手太阴阳明主治，其日庚辛①，肺苦气上逆②，急食苦以泄之。

【注】

① 庚辛：“辛”为阴金，属肺；“庚”为阳金，属大肠。

② 苦气上逆：全元起说：“肺气上逆，是其气有余。”

【语译】

肺主秋金之气，金有阴阳之分，肺在手太阴经为阴金，大肠在手阳明经为阳金，秋天就以这两经作为主治。庚辛属金，所以肺旺日为庚辛，肺气上逆，应该用苦味药以泄其气。

肾主冬，足少阴太阳主治，其日壬癸①，肾苦燥，急食辛以润之，开腠理，致津液，通气❶也。

【校】

❶ 开腠理，致津液，通气：喜多村直宽说：“此三句盖总结上文之辞。五味治五脏，皆是所以开腠理，致津液，而通其气也。前注以为于肾一病发之，殆欠妥。”《甲乙》卷六第九“气”下有“坠”字。“坠”与“隧”通。“气隧”即气道。“通气隧”与上“开腠理”“致津液”句式一致。

【注】

① 壬癸：“癸”为阴水，属肾；壬为阳水，属膀胱。

【语译】

肾主冬水之气，水有阴阳之分，肾在足少阴经为阴水，膀胱在足太阳经为阳水，冬天就以这两经作为主治。壬癸属水，所以肾旺日为壬癸，肾性苦于干燥，应该用辛润药来润养它。总的来说，用五味以治五脏，是为了开发腠理，运行津液，而通气道。

病在肝，愈于❶夏，夏不愈，甚于秋，秋不死，持❷于冬，起于春，禁当风。肝病者，愈在丙丁，丙丁不愈，加于庚辛，庚辛不死❸，持于壬癸，起于甲乙。肝病者，平旦慧①，下晡②甚，夜半静。肝欲散，急食辛以散之，用辛❹补之，酸❹泻之。

【校】

❶ 于："于"内动词，与下心、脾、肺、肾各节之作"愈在"者，前后异文同义。

❷ 持：《病源》卷十五《肝病候》"持"作"待"。下同。按：作"持"是。本书《六元正纪大论》："徐者其病持。"王注："持，谓执持也。"所谓执持，犹云病不愈亦不死。

❸ 不死：《甲乙》卷六第十"不死"作"不加"。

❹ 辛　酸："辛""酸"两字似误倒。林校引全元起本可证。《金匮要略·脏腑经络先后病脉证第一》云："肝之病，补用酸。"

【注】

① 慧：作"痊愈"解。《广雅·释诂》："慧，瘳也。""瘳"与"愈"同。

② 下晡：是在申酉两时之末尾。

【语译】

病在肝脏，到夏天能够痊愈。假如夏天好不了，到秋天就会加重，秋天如果不死，到冬天病情就呈执持状态。明年春天，肝病逢到春木本气，就能有些起色，但要注意的，是不能遭受风邪。患有肝病的人，在丙丁日会见好的。如果丙丁日不愈，到庚辛日病会加重，庚辛日不见加重，在壬癸日就呈执持状态，到甲乙日就会有些好转。患有肝病的人，在天刚亮（属寅卯）的时候，会感到好些，到了傍晚（属申酉）的时候，病情就会重些，到了夜半（属亥子）的时候，也会安静些；肝病需要疏泄条达，应该用辛味药来疏散，若需要补的，就用酸味药来补肝，需要泻的，就用辛味药来泻肝。

病在心，愈在长夏，长夏不愈，甚于冬，冬不死，持于春，起于夏，禁温食热衣❶。心病者，愈在戊己，戊己不愈，加于壬癸，壬癸不死，持于甲乙，起于丙丁。心病者，日中慧，夜半甚，平旦静。心欲软，急食咸以软之，用咸补之，甘泻之。

【校】

❶温食热衣：《病源》卷十五《心病候》作"温衣热食"。《甲乙》作"衣温食热"，与《病源》合。

【语译】

病在心脏，到了长夏季节能够痊愈。假如长夏好不了，到冬天病就会加重，冬天如果不死，明年春天病情就呈执持状态，到了夏天，心病逢到夏火本气，就能逐渐好转。但要注意的是不能温衣热食，以免滋长了火气。患有心病的人，在戊己日会见好的，如果戊己日不愈，到壬癸日病会加重。如壬癸日不见加重，在甲乙日就呈执持状态，到丙丁日就会有好转了。患有心脏病的人，在中午（属巳午）的时候，就会感到好些，到了夜半的时候，病情就会重些，至天刚亮的时候，又会安静下来。心脏病需要缓软，应该用咸味药来柔软它，需要补的，采用咸味来补心，需要泻的，采用甜味来泻心。

病在脾，愈在秋，秋不愈，甚于春，春不死，持于夏，起于长夏，禁温食❶饱食湿地濡衣。脾病者，愈在庚辛，庚辛不愈，加于甲乙，甲乙不死，持于丙丁，起于戊己。脾病者，日昳①慧，日出❷甚，下晡静。脾欲缓，急食甘以缓之，用苦泻之，甘补之②。

【校】

❶温食：《云笈七签》卷五十七第九引作"湿食"。张琦说："疑当作'冷食'。"

224

❷ 日出:《病源》卷十五《脾病候》"日出"作"平旦"。林校引《甲乙》作"平旦",与《病源》合。

【注】

① 昳(dié 迭):日过午偏斜。

② 苦泻之甘补之:孙鼎宜说:"缓之不已则泻之,泻之过甚,还用本味以补之,故先曰泻,后用补。"

【语译】

病在脾脏,到了秋天能够痊愈,假如秋天好不了,到了春天病会加重。春天如果不死,到了夏天就呈执持状态。到了长夏时候,脾病逢到长夏土本气,就会有些起色。但要注意禁忌冷食、饱食,或居湿地、穿湿衣等。患有脾病的人,在庚辛日会见好的,如庚辛日不愈,到甲乙日就要加重,如甲乙日病不见重,到丙丁日就呈执持状态,到戊己日就会有好转了。患有脾病的人,在午后未时,就会感到好些,到了天刚亮的时候,病情就会加重,到了傍晚时候,又会安静下来。脾脏病是需要缓和的,应该用甜味药来缓和它,需要泻的,采用苦味药来泻脾,需要补的,采用甜味药来补脾。

病在肺,愈在冬,冬不愈,甚于夏,夏不死,持于长夏,起于秋,禁寒饮食寒衣。肺病者,愈在壬癸,壬癸不愈,加于丙丁,丙丁不死,持于戊己,起于庚辛。肺病者,下晡慧,日中甚,夜半静❶。肺欲收,急食酸以收之,用酸补之,辛泻之。

【校】

❶ 夜半静:《素问识》云:"按:据前后文例,当是云'日昳静'。"

【语译】

病在肺脏,到了冬天能够痊愈,假如冬天好不了,明年夏天病就会加重,夏天如果不死,到了长夏就呈执持状态。到了秋天,肺病逢到秋金本气,病就有起色了。但要注意禁忌冷饮冷食和衣服单薄。患有肺病的人,在壬癸日会见好的,如果壬癸日不愈,到丙丁日病就会加重,如丙丁日不见加重,在戊己日就呈执持状态,到庚辛日就会有好转了。患有肺病的人，在傍晚的时候，就会感到好些，在中午时候，病情就会加重，到未时，又会安静下来。肺脏病是需要收敛，应该用酸味药来收敛，需要补的，采用酸味药来补肺，需要泻的，采用辛味药来泻肺。

病在肾，愈在春，春不愈，甚于长夏，长夏不死，持于秋，起于冬，禁犯❶焠㶼①热食温❶炙衣①。肾病者，愈在甲乙，甲乙不愈，甚于戊己②，戊己不死，持于庚辛，起于壬癸。肾病者，夜半慧，四季❷甚，下晡静。肾欲坚，急食苦以坚之，用苦补之，咸泻之。

【校】

❶ 犯 温："犯"字衍。律以"禁当风""禁温食热衣""禁温食饱食湿地濡衣""禁寒饮食寒衣"各例，则其为衍文无疑。又"温"亦衍文，应据《病源·肾病候》删。

❷ 四季：《病源》"四季"上有"日乘"二字。

【注】

① 焠（cuī㠯翠哀）㶼 炙衣："焠"作"灼"解。见《荀子·解蔽》杨注。作"熬"解。见《广雅·释诂二》食物经过灼熬，指煎煿之属。"炙衣"指烘热之衣。

② 甚于戊己：张志聪说："在四脏曰'加'者，言所胜之气加于我，而使病加之，是客胜也；在肾脏曰'甚于戊己'，乃至其所不胜而甚，是主弱也。"

【语译】

病在肾脏，到了春天能够痊愈，假如春天好不了，到了长夏之时病就会加重。长夏没死，到了秋天，就呈执持状态。到了冬天，肾病逢到冬水本气，就会有些好转，但要注意应该禁忌煎煿和过热饮食及烘热过的衣服，以免引起燥热。患有肾病的人，在甲乙日会见好的，如甲乙日不愈，到戊己日病就会加重，如戊己日不见加重，在庚辛日就呈执持状态，到壬癸日就会有好转了。患有肾病的人，在半夜的时候，就会感到好些，在辰戌丑未四个时辰病就会加重，到傍晚时便安静了。肾脏病需要充盛肾气，应该用苦味药来充盛它，需要补的，采用苦味药来补肾，需要泻的，采用咸味药来泻肾。

夫邪气之客^①于身也，以胜相加^②，至其所生而愈^③，至其所不胜而甚^④，至于所生而持^⑤，自得其位而起^⑥，必先定五脏之脉^⑦，乃可言间甚之时，死生之期也。

【注】

① 客：谓侵入。

② 以胜相加：谓以胜相凌，如木病由金胜，土病由木胜之类。

③ 所生而愈：所生，指与所生之脏相对应的时日，如肝病愈于夏，愈于丙丁，为木生火。其他各脏以此类推。

④ 所不胜而甚：指克己者，如肝病甚于秋，加于庚辛，为金克木。

⑤ 所生而持：所生，指与生己之脏相应的时日如肝病持于冬，持于壬癸，为水生木。

⑥ 自得其位而起：谓到本脏当旺之时，如肝病起于春，春为木旺之时。

⑦ 五脏之脉：指肝弦、心钩、脾缓、肺毛、肾石。

【语译】

邪气侵入人身上，是以胜相凌的，逢到与所生之脏相应的时日病就能愈，如逢到与己脏相克的时日病就加重，如逢到与生己之脏相应的时日病就呈执着状态，逢到本脏当旺之时病就好转起来，但必须确定五脏的平脉，才可以推论病证轻重的时间和死生的日期。

肝病者，两胁下痛引少腹，令人善怒；虚则目䀮䀮^①无所见，耳无所闻，善恐，如人将捕之，取其经，厥阴与少阳^❶，气逆，则头痛耳聋不聪^❷颊肿。取血者。

【校】

❶ 阳：《甲乙》"阳"下有"血者"二字。

❷ 头痛耳聋不聪：《脉经》卷六第一"头"下有"目"字。按："不聪"即"耳聋"之旁注，传刻误之正文。《云笈七签》引无"不聪"二字，似应据删。

【注】

①　眢眢（huāng huāng 荒荒）：眢，视物不清。《玉篇·目部》："眢，目不明。"

【语译】

患有肝病的症状，肝实的，是两胁下疼痛，牵引少腹，使人多怒；如果肝虚，则两眼模糊，视物不清，两耳听不清声音，时常害怕，像有人要追捕一样。这怎样治疗呢？应该取厥阴与少阳两经穴位，如果肝气上逆，出现头目痛、耳聋、颊肿等症状，仍取厥阴，少阳两经之穴，刺出其血。

心病者，胸中痛，胁支❶满，胁❷下痛，膺背肩甲❸间痛，两臂内痛；虚则胸腹大，胁下与腰❹相引而痛，取其经，少阴太阳，舌下血者。其变病①刺郄中②血者❺。

【校】

❶　支：《甲乙》"支"作"楮"。"支""楮"双声。《尔雅·释言》："楮，柱也。"此言胁胀满，如以柱撑着也。

❷　胁："胁"字误，与上重复，应作"腋"。当据王注改。《云笈七签》引作"肋"，亦未切合。

❸　肩甲：朝本"甲"作"胛"。"甲"乃"胛"之坏字。本书《阴阳别论》王注引作"胛"，与朝本合。"胛，背上两膊间"。见《后汉书·张宗传》贤注。

❹　腰：《脉经》卷六第三"腰"下有"背"字。本书《气交变大论》林校引"腰"下亦有"背"字，与《脉经》合，应据补。

❺　血者：《圣济总录》卷一百九十一引"血者"作"出血。"

【注】

①　变病：姚止庵说："变病，谓与初起之病不同。"

②　郄（xì 隙）中：即委中。见《素问识》。

【语译】

患有心病的症状，心实的，表现胸中疼痛，胁部胀满，腋下痛，膺背两臂间痛；如果心虚，则表现胸腹胀大，胁下和腰背牵引作痛。这怎样治疗呢？应该取少阴和太阳两经穴位，并刺舌下出血，如病况和病初有所不同，应刺委中出血。

脾病者，身重善肌❶肉痿，足不收行❷，善瘛①，脚下痛；虚则腹满❸肠鸣，飧泄食不化，取其经，太阴阳明少阴血者❹。

【校】

❶ 善肌：明绿格抄本、朝本"肌"并作"饑"。按：作"饑"是。本书《气交变大论》引作"饥"。"饥""肌"声形易误。《脾胃论》卷上引亦作"善饥"。

❷ 肉痿足不收行：林校引《千金》作"足痿不行"。

❸ 满：《甲乙》"满"作"胀"。按：作"胀"是。《病源》《云笈七签》引并作"胀"，与《甲乙》合。满多实，胀多虚，此既脾虚致病，自以作"胀"为恰。

❹ 太阴阳明少阴血者：沈祖绵说："此句有脱字，上文言'脾主长夏，足太阴阳明主治。'不当再入少阴血。合上下文观之，宜作'取其经太阴阳明之外，少阴血者。'"

【注】

① 善瘛："瘛"与"瘈"通。"瘈"有"曳"义。见《诗经·小弁》传。善瘛，谓行路足常曳地，即俗所谓抬不起脚。此与上"足痿不收"文义一贯。

【语译】

患有脾病的症状，脾实的，表现是身体沉重，易感饥饿，足部痿软不举，行路抬不起脚，脚下疼痛；如果脾虚，就感到腹胀肠鸣，泄泻完谷不化。这怎样治呢？应该取太阴阳明两经的外侧，再刺少阴经穴出血。

肺病者，喘咳逆气，肩背痛，汗出，尻①阴股膝髀❶腨①胻①足皆痛；虚则少气不能报❷息，耳聋❸嗌干，取其经，太阴足太阳之外厥阴内❹血者。

【校】

❶ 阴股膝髀：《云笈七签》卷五十七第九引无"髀"字。日本田中清左卫门刻本《素问》旁注谓无"阴"字。

❷ 报：《太平圣惠方》卷六《肺脏论》"报"作"太"。

❸ 耳聋：《太平圣惠方》引作"胸满"。按：《灵枢·经脉》肺是主所生病有

胸满症状。作"胸满"为是。

❹ 内:《脉经》卷六第七、《甲乙》卷六第九、《千金》卷十七"内"下并有"少阴"二字。按:王注"视左右足脉少阴部分有血满异于常者"。是王所据本原有"少阴"二字,与《脉经》合,应据补。

【注】

① 尻 腨 胻（kǎoshuànhéng 考拴横）:尻,尾骶骨。腨,小腿肚。胻,脚胫。

【语译】

患有肺病的症状,肺实的,表现咳喘气逆,肩背疼痛,出汗,尻、股、膝腨肠、脚胫、足等处皆痛;如果肺虚,就少气,不能叹气,胸满,咽部干燥。这怎样治疗呢? 应该取太阴足太阳经脉的外侧,厥阴经脉的内侧少阴经,刺其出血。

肾病者,腹大胫肿❶,喘咳身重,寝汗①出,憎风;虚则胸中痛❷,大腹❸小腹痛,清厥②意不乐,取其经,少阴太阳血者。

【校】

❶ 胫肿:《脉经》卷六第九"肿"下有"痛"字。按:有"痛"字是,与林校引《甲乙》合。

❷ 痛:《史载之方》卷上《喘》引"痛"作"满"。

❸ 大腹:《太平圣惠方》卷七《肾脏论》引无"大腹"二字。

【注】

① 寝汗:谓盗汗。

② 清厥:谓足逆冷。见本书《气交变大论》王注。

【语译】

患有肾病的症状,肾实的,表现是腹大胫肿痛,喘咳,身体沉重,盗汗,怕风;如果肾虚,就感到胸中满,小腹痛,足冷,心中不乐。这怎样治疗呢? 应该取少阴和太阳经穴,刺其出血。

肝色青,宜食甘,粳米❶牛肉枣葵皆甘。心色赤,宜食酸,

小豆犬肉 ❷李韭皆酸。肺色白，宜食苦，麦羊肉杏薤皆苦。脾色黄，宜食咸，大豆豕肉栗藿 ① 皆咸。肾色黑，宜食辛，黄黍鸡肉桃葱皆辛。辛散，酸收，甘缓，苦坚，咸软 ❸。

【校】

❶ 米：《太素》卷二《调食》"米"下有"饭"字。

❷ 小豆犬肉：《太素》无"小豆"二字。林校引《甲乙经》《太素》"犬肉"上有"麻"字。

❸ 软：《太素》作"濡"。

【注】

① 藿：即豆叶。

【语译】

肝脏合青色，宜食甜味的东西，粳米、牛肉、枣、葵菜这些东西都是甜的。心脏合赤色，宜食酸味的东西，胡麻、犬肉、李、韭菜这些东西都是酸的。肺脏合白色，宜食苦味的东西，麦、羊肉、杏、薤这些东西都是苦的。脾脏合黄色，宜食咸味的东西，大豆、猪肉、栗、藿这些东西都是咸的。肾脏合黑色，宜食辛味的东西，黄黍、鸡肉、桃、葱这些东西都是辛的。一切食物，味辛的有发散作用，味酸的有收敛作用，味甜的有缓和作用，味苦的有坚燥作用，味咸的有软坚作用。

毒药攻邪，五谷为养，五果 ① 为助，五畜 ❶ 为益，五菜为充 ❷。气味合而服之 ②，以补 ❸ 精益气。此五 ❹ 者，有辛酸甘苦咸，各有所利，或散，或收，或缓，或急 ❺，或坚，或软，四时五脏，病随 ❻ 五味所宜也。

【校】

❶ 畜：《千金》卷二十六第一作"肉"。按：作"肉"是，与谷、果、菜一律。

❷ 充：《太素》"充"作"坤"。"充""坤"字异，义各有当。《方言》十三："充，养也。"《广雅·释诂一》："坤，益也。"

❸ 补：《太素》"补"作"养"。

❹ 五：《太素》"五"下有"味"字。

❺ 或急："或急"衍。此以散收缓坚软，对上辛酸甘苦咸。急字无着。传抄误以此二字配"或缓"，而不知其赘也。

❻ 病随：《太素》"病"下无"随"字。按：据杨注"于四时中，五脏有所宜，五味有所宜"之语核之，似杨所据本并无"病随"二字。

【注】

① 果：慧琳《音义》卷三十三引《文字典说》又卷二十七云："有核曰果，木实曰果，木上曰果。"

② 气味合而服之：《素问绍识》云："气味合而服之，即兼药食而言之，盖毒药攻邪，而调以谷肉果菜，实为疗病之大法。"

【语译】

毒药是用来攻邪的，五谷是用来营养的，五果是用来作为辅助的，五肉是用来补益的，五菜是用来充养的。将谷、果、肉、菜的气味合而服食，可以补精养气。这五类东西包含了辛、酸、甘、苦、咸五味，而五味各有它的作用，或散、或收、或缓、或坚、或软。治病时就要结合四时五脏的具体情况来恰当地利用五味。

宣明五气篇第二十三

本篇根据病因、病情、脉搏、药物性味、饮食宜忌，阐明五脏功能的变化规律，及其在诊断治疗上的运用。

五味所入：酸入肝，辛入肺，苦入心，咸入肾❶，甘入脾，是谓五入。

【校】

❶ 咸入肾：《太素》卷二《调食》"咸入肾"与下"甘入脾"句互乙。"入肾"下有"淡入胃"三字。

【语译】

饮食五味入胃后，各归其所喜的脏腑：酸味入肝，辛味入肺，苦味入心，甘味入脾，咸味入肾，这是说五味的所入。

五气所病❶：心为❷噫，肺为咳，肝为语①，脾为吞❸，肾为欠为嚏❹，胃为气逆❺，为哕为恐❻，大肠小肠为泄，下焦溢为水，膀胱不利为癃❼，不约为遗溺，胆为怒，是谓五病。

【校】

❶ 五气所病：《太素》卷六《脏腑气液》作"五脏气"。

❷ 为：《太素》"为"作"主"。

❸ 吞：《云笈七签》卷五十七第七引"吞"作"笑"。按：作"吞"亦是。《说文·口部》："叹，吞叹也。"吞有欲言不能，吞恨而叹息的意思，与脾主思之旨相合。旧注"吞酸、吞水谷"云者，均非是。

❹ 欠为嚏：《太素》"欠"下无"为嚏"二字。《灵枢·九针论》无"为嚏"

二字，与《太素》合。

❺ 胃为气逆：《太素》"胃为气逆"上有"六腑气"三字。于鬯说："胃为气逆至胆为怒三十三字，疑是古《素问》家注语而杂入正文者。注家于五脏之外，又广及胃、大肠、小肠、下焦、膀胱、胆，以补正文之所不及，古注恒有此例，今杂入正文，则下文'是谓五病'句不可通矣。"

❻ 为恐：《太素》无此二字。

❼ 不利为癃：《太素》无此四字。

【注】

① 肝为语：张志聪说："肝气欲达则为语，此言春令之肝气不舒故也。"

【语译】

五脏之气各有它的病证：心气不舒则噫气；肺气不清则咳嗽；肝气不达则无语；脾气不运则吞恨；肾气不足则呵欠。六腑之气：胃气不降则上逆，甚则呃逆；大肠小肠为病则为泄泻；下焦水液泛溢于皮肤，则为水肿；膀胱之气不化，则小便不通，如失其约束，就要遗尿，胆病就易发怒，这是说五脏六腑之病。

五精所并 ❶①：精气并于心则喜，并于肺则悲，并于肝则忧 ❷，并于脾则畏 ❸，并于肾则恐，是谓五并，虚而相并者也 ❹。

【校】

❶ 五精所并：《太素》作"五并"。

❷ 忧：张琦说："忧当作'怒'"。

❸ 畏："畏"字误，疑当作"思"，"畏""思"篆文形似致误。如作"畏"，则与下文"并于肾则恐"无别。

❹ 是谓五并虚而相并者也：《太素》作"是谓精气并于脏也。"沈祖绵说："律以上下文，是为五病，是为五恶，是为五液等文，则此'是为五并'下，不当增'虚而相并者也'句，此乃注窜入正文无疑。"

【注】

① 五精所并：即五脏之精气。吴崑说："并，合而入之也。五脏精气，各脏其脏则不病；若合而并于一脏，则邪气实之，各显其志。"

【语译】

五脏之精气相并，便发生疾病：并于心则喜笑；并于肺则悲哀；并于肝则多怒；并于脾则苦思；并于肾则惊恐；这就是所谓的五并。

五脏所恶❶①：心恶热，肺恶寒，肝恶风，脾恶湿，肾恶燥，是谓五恶❷。

【校】

❶ 五脏所恶：《太素》作"五恶"。

❷ 是谓五恶：《太素》作"此五脏气所恶"。

【注】

① 所恶：憎厌。

【语译】

五脏各有所厌恶：心厌恶热；肺厌恶寒；肝厌恶风；脾厌恶湿；肾厌恶燥；这就是所谓五恶。

五脏化液❶①：心为❷汗，肺为涕②，肝为泪，脾为涎③，肾为唾，是谓五液❸。

【校】

❶ 五脏化液：《太素》作"五液"。《类说》卷三十七引"化"下有"为"字。

❷ 为：《太素》"为"作"主"。下同。

❸ 是谓五液：《太素》作"此五液所生"。

【注】

① 五脏化液：张志聪说："五脏受水谷之精，淖注于外窍而化为五液。"

② 为涕："涕"是"洟"之借字。《说文·水部》："洟，鼻液也。"

③ 涎：慕食之口液。

【语译】

五脏各有所化之液：心液化为汗；肺液化为涕；肝液化为泪；脾液化为涎；肾液化为唾；这就是所谓五液。

五味所禁^①：辛走气，气病无多食辛❶；咸❷走血，血病无多食咸；苦❸走骨，骨病无多食苦；甘走肉，肉病无多食甘；酸走筋，筋病无多食酸。是谓五禁，无令多食❹。

【校】

❶ 气病无多食辛：《太素》卷二《调食》作"病在气无食辛"。下"血、骨、肉筋"句法同。

❷ 咸：《太素》"咸"作"苦"。

❸ 苦：《太素》"苦"作"咸"。

❹ 无令多食：《医说》卷五引无"无令多食"四字。按：《医说》是。上文已就气血骨肉筋各病，分别指出"无多食"，则文尾无庸再赘。沈祖绵谓此乃注窜入正文。其说得之。

【注】

① 禁：即禁忌。

【语译】

五脏之病对于五味各有它的禁忌：辛味走气，病在气不能食辛；苦味走血，病在血不能食苦；咸味走骨，病在骨不能食咸；甜味走肉，病在肉不能食甜；酸味走筋，病在筋不能食酸。这就是所谓五禁。

五病所发：阴病发于骨，阳病发于血，阴病发于肉❶，阳病发于冬，阴病发于夏，是谓五发。

【校】

❶ 阴病发于肉：《太素》卷二十七《邪传》作"以味病发于气。"按："以味"应据杨注作"五味"。

【语译】

五病各有发生的部位或季节：阴病发生在骨；阳病发生在血；五味为病，发生在气；阳病发生在冬季；阴病发生在夏季，这就是所谓五发。

五邪所乱❶：邪入于阳则❷狂^①，邪入于阴则❸痹^②，搏阳则为巅疾❹，搏阴则为瘖❺，阳入之阴^③则❻静，阴出之阳则怒❼，是谓五乱。

【语译】

五脏受邪气的侵扰，就造成不同的病理变化：病邪入于阳，则发狂病；病邪入于阴，则发血痹之病；病邪入于阳，阳过盛则为巅顶疾患；病邪入于阴，阴过盛则瘖不能言；病邪由阳变阴则静；病邪由阴变阳则易多怒。

五邪所见，春得秋脉，夏得冬脉，长夏得春脉，秋得夏脉，冬得长夏脉，名曰阴出之阳❶，病善怒不治，是谓五邪。皆同命，死不治❷。

【语译】

五邪所见的脉象是：春天而见秋季的毛脉，夏天而见冬季的石脉，长夏而见春季的弦脉，秋天而见夏季的钩脉，冬天而见长夏的濡脉，这就是五种不应见的脉象，如四时中，那一时中见了，病是不能治的。

五脏所藏：心藏神，肺藏魄，肝藏魂，脾藏意❶，肾藏志❷，是谓五脏所藏。

【校】

❶ 意:《五行大义》卷三第四引"意"作"志"。

❷ 志:《五行大义》引"志"作"精"。

【语译】

五脏各有所藏：心脏藏神；肺脏藏魄；肝脏藏魂；脾脏藏志；肾脏藏精；这就是所谓五脏所藏。

五脏所主：心主①脉，肺主皮，肝主筋，脾主肉，肾主骨，是谓五主。

【注】

① 主：即主宰，关联。

【语译】

五脏各有所主宰的对象：心主血脉，肺主皮毛，肝主筋，脾主肉，肾主骨髓，这就是所谓五主。

五劳所伤：久视伤血，久卧伤气，久坐伤肉，久立伤骨，久行伤筋，是谓五劳所伤。

【语译】

五种过度的疲劳，各有它所伤的对象：长久地目视，则劳心而伤血；长久地卧睡，则劳肺而伤气；长久地坐着，则劳脾而伤肉；长久地站着，则劳肾而伤骨；长久地行走，则劳肝而伤筋；这就是五劳所伤。

五脉应象：肝脉弦，心脉钩，脾脉代①，肺脉毛，肾脉石，是谓五脏之脉。

【注】

① 脾脉代：张介宾说："代，更代。脾脉和软，分王四季。如春当和软而兼弦，夏当和软而兼钩，秋当和软而兼毛，冬当和软而兼石，随时相代，故曰代。此非中止之谓。"

【语译】

五脏的脉与四时相对应的情况是：肝脉应春而弦；心脉应夏而钩；脾脉应长夏而代；肺脉应秋而毛；肾脉应冬而石；这就是五脏的脉象。

血气形志篇第二十四

　　本篇有两个重点：一是说明六经气血多少，以为针刺补泻的依据；一是阐述形志苦乐所得的病证，从而施用不同的疗法。

　　夫人之常数^①，太阳常❶多血少气，少阳常少血多气，阳明常多气多血，少阴常少血多气，厥阴常多血少气，太阴常多气少血❷，此天❸之常数。

【校】

　　❶ 阳常：《太素》卷十九《知形志所宜》"阳"下无"常"字，下同。本书《宝命全形论》王注引无"常"字，与《太素》合。

　　❷ 多气少血：《太素》"多气少血"作"多气血"。

　　❸ 天："天"字疑误，据上文应作"人"。

【注】

　　① 常数：一定多少之数。

【语译】

　　人体中气血的分布，是有一定之数的。太阳经是多血少气；少阳经是少血多气；阳明经是多气多血；少阴经是少血多气；厥阴经是多血少气；太阴经是多气少血；这就是人身气血是一定之数。

　　足太阳与少阴为表里^①，少阳与厥阴为表里，阳明与太阴为表里，是为足❶阴阳也。手太阳与少阴为表里，少阳与心主^②为表里，阳明与太阴为表里，是为手之阴阳也。今知手足阴阳所苦❷，凡治病必先去其血，乃去其所苦，伺之所欲③，然后泻有余，补不足。

【校】

❶ 足：滑抄本"足"下有"之"字。按：以下"手之阴阳"律之，应补"之"字。

❷ 今知手足阴阳所苦：《太素》无此八字。按：《太素》"手之阴阳"句下杨注有"今知手足阴阳所在"之语。据此，乃知经文原无"今知"八字，后人依杨注窜补。

【注】

① 表里：指内外、阴阳之间的互相联系。

② 心主：即心包络，为手厥阴经。

③ 伺之所欲：《广韵·七志》："伺，察也。""之"作"其"解。"伺之所欲"，即察其所欲，是说观察病人的意愿。

【语译】

足太阳膀胱经和足少阴肾经为表里，足少阳胆经和足厥阴肝经为表里，足阳明胃经和足太阴脾经为表里：这是足三阴经和足三阳经之间的联系。手太阳小肠经和手少阴心经为表里，手少阳三焦经和手厥阴心包经为表里，手阳明大肠经和手太阴肺经为表里，这是手三阴经和手三阳经的联系。凡是治病，如血液盛满的，须先去其血，以减轻病人的痛苦；然后观察病人的意愿，摸清虚实，泻其有余，补其不足。

欲知背俞①，先度②其两乳间，中折之，更以他草度去❶半已，即以两隅③相拄❷也。乃举❸以度其背，令其一隅居上，齐脊大椎，两隅在下，当其下隅者，肺之俞也；复下一度，心之俞也；复下一度，左角❹肝之俞也，右角❺脾之俞也；复下一度，肾之俞也；是谓五脏之俞，灸刺之度也。

【校】

❶ 去：《太素》卷十一《气穴》、《医心方》卷二第二"去"下并有"其"字。

❷ 相拄：朝本"拄"作"柱"。《释音》作"相柱"与朝本合。

❸ 举:《医心方》"举"下有"臂"字。

❹ 左角:《太素》《医心方》并作"右角"。

❺ 右角:《太素》《医心方》并作"左角"。

【注】

① 背俞：张介宾说："背俞即五脏之俞，以其在足太阳经，而出于背，故亦称为背俞。"

② 度：即度量。

③ 隅：方角。

【语译】

要想了解五脏俞穴的部位，可先用草一根度量两乳间的距离，达到相等的长度后，从正中对折；再用别的草量至对折后草的正中，即四分之一处，折掉这四分之一，然后使草的两端相支撑，成为三角形。这时，叫病人举起双臂来，就用它来量病人的背部，使一个角在上，和脊背大椎穴相齐，其余两个角在下，下面这两个角所在的地方，是肺俞。再把上角下移至左右肺俞连结线的中点，左右两角的位置是心俞。如上法将三角形下移之后，右角的位置是肝俞，左角的位置是脾俞。再如上法继续下移，左右两角的位置是肾俞。这就是五脏俞穴的部位，也是灸刺取穴的法度。

形乐志苦①，病生于脉②，治之以灸刺；形乐志乐，病生于肉，治之以针石；形苦志乐，病生于筋③，治之以熨引④；形苦志苦，病生于咽嗌❶，治之以百❷药；形❸数惊恐，经络❹不通，病生于不仁⑤，治之以按摩醪药，是谓五形志也。

【校】

❶ 咽嗌：林校引《甲乙经》作"困竭"。

❷ 以百：《太素》、《医心方》卷一"以"下并无"百"字。《甲乙》卷六第二"百"作"甘"。

❸ 形："形"下脱"志"字。下曰"五形志"，如本句无"志"字，则与五形志不合。

④ 经络:《太素》《医心方》"经络"并作"筋脉"。

【注】

① 形乐志苦：王冰说："形谓身形。形乐，谓不甚劳役。志谓心志。志苦，谓结虑深思。"

② 病生于脉：姚止庵说："脉，周身脉络，脉络者，血气之所荣。今身虽逸而心独苦，气秘血滞，周身之脉络为之壅遏而病生矣。"

③ 病生于筋：形苦过劳则筋伤。

④ 熨引：谓药熨、导引。

⑤ 不仁：即麻木。

【语译】

形体并无劳顿而结虑深思的人，病生于脉络不通，治疗时应用灸刺。形体和心志方面都很安逸的人，病生于肌肉壅滞，治疗时应用针石。形体劳顿而心志逸乐的人，病生于筋伤，治疗时应用药熨导引。形体和心志方面都劳顿不堪的人，病生于困竭，治疗时应用甘药。形志屡受惊恐的人，筋脉不能通畅，病生于麻木不仁，治疗时应用按摩和药酒。这就是所谓五种形志之病。

刺❶阳明出血气，刺太阳出血恶①气，刺少阳出气恶血，刺太阴出气恶血❷，刺少阴出气恶血，刺厥阴出血恶气也。

【校】

❶ 刺:《太素》"刺"上有"故曰"二字。

❷ 出气恶血:《太素》"出气恶血"作"出血气"。杨注："阳明、太阴虽为表里，其血俱盛，故并泻血气。"

【注】

① 恶：有不宜的意思。

【语译】

所以说，刺阳明经，可以出血出气；刺太阳经，只可出血，不宜伤气；刺少阳经只可出气，不宜伤血；刺太阴经，可以出血出气；刺少阴经，只可出气，不宜伤血；刺厥阴经，只可出血，不宜伤气。

宝命全形论篇第二十五

本篇说明气血虚实与四时阴阳相关之理。强调必须据此观察病情变化，然后运用针刺，才能取得疗效。篇中还详细讲述了针刺方法并着重指出其关键所在。

黄帝问曰：天覆地载，万物悉备，莫贵于人，人以天地之气生，四时之法成，君王众庶，尽欲全形，形之疾病❶，莫知其情，留淫①日深，著②于骨髓，心私虑❷之，余欲❸针除其疾病，为之奈何？

【校】

❶疾病：《太素》卷十九《知针石》作"所疾"。

❷虑：《太素》"虑"作"患"。

❸欲：《太素》"欲"下有"以"字。

【注】

①留淫：即积渐的意思。王注："留淫为淫衍。"淫衍即淫溢，同是双声。《楚辞·九辩》王注："淫溢，积渐也。"

②著：与"贮"同，有"藏"义。

【语译】

黄帝问道：天地之间，万物俱全，可是没有什么东西比人更为宝贵的了，人是依靠天地之气来生存的，随着四时规律成长的，无论是君王，还是平民，都愿意保持形体的健康，但往往身体有了不适，自己也不知其所以，因此病邪就积渐深入，潜藏骨髓之内，不易去掉了。这是我内心所忧虑的，我想用针刺来解除他们的疾病痛苦，应该怎样办呢？

岐伯对曰：夫盐之味❶咸者，其气令器津泄；弦绝者，其音嘶败❷；木敷❸者，其叶发❸；病深者，其声哕①。人有此三❹者，是谓坏府②，毒药无治，短针无取，此皆绝皮伤肉，血气争黑❺。

【校】

❶ 味："味"字似衍。袁刻本《太素》无"味"字。

❷ 嘶败："败"字疑衍。《汉书·王莽传》颜注："声破为嘶。""败"与"破"义近，是"败"字乃是"嘶"字旁注，传抄混入正文。应据《太素》杨注删。

❸ 敷：《太素》"敷"作"陈"。按："陈"似应作"柛"，"陈""柛"声形易误。《尔雅·释木》："木自弊，柛。""发"是"落"之误字，林校引《太素》可证。木柛叶落，就是木坏叶落，是无须烦解的。

❹ 三：张琦说："三字疑衍。"

❺ 血气争黑：《太素》"黑"作"异"。按：作"黑"、作"异"，义难明，应作"矣"。"黑""异"是形误，"异""矣"是声误。"血气争矣"是说皮肉血气各不相得，所以针药无法治疗。"矣"字语末助词，乃表事实上理论上必然之结果。

【注】

① 病深者其声哕：杨上善说："盐之在于器中，津泄于外，见津而知盐之有咸也；声嘶知琴瑟之弦将绝；叶落者知陈木之已蠹；举此三物衰坏之征，以比声哕，识病深之候也。"

② 坏腑：谓脏腑败坏。

【语译】

岐伯回答说："诊断疾病，应该注意观察它所表现的证候：比如盐贮藏在器具中，能够使器具渗出水来；琴弦将断的时候，会发出嘶破的声音；树木弊坏，叶子就要落下来；如疾病到了深重阶段，人的声音就要发哕。人有了这样的现象，说明脏腑已有严重破坏，药物和针刺都已无效，这都是皮肉血气各不相得，所以病是不易治了。

帝曰：余念其痛❶，心为之乱惑，反甚其病，不可更代，百姓闻之，以为残贼，为之奈何？

【校】

❶痛:《太素》"痛"作"病"。

【语译】

黄帝道:我很感念病人的苦痛,但心里有些惶惑:治疗疾病,弄得不好,反使病势加重,我又不能替代他们。百姓听了,将要认为我是残忍的人,怎么办才好呢?

岐伯曰:夫人生于地,悬命于天,天地合气,命之曰人。人能应四时者,天地为之父母。知❶万物者,谓之天子。天有阴阳,人有十二节①;天有寒暑,人有虚实。能经②天地阴阳之化者,不失四时;知❷十二节之理者,圣智不能欺③也。能存④八动❸之变,五胜更立⑤,能达虚实之数者,独出独入,呿吟⑥至微,秋毫⑦在目。

【校】

❶知:《太素》"知"作"荷主。"

❷知:《太素》"知"上有"能"字。

❸动:"动"疑当作"风"。"风""动"叠韵致误。

【注】

①人有十二节:指上肢的肩、肘、腕和下肢的股、膝、踝关节。高世栻说:"人身手足十二骨节之气,开阖运行,一如天昼开夜阖之阴阳也。"

②经:"经"有"法"义。见《左传》宣十二年杜注。

③欺:杨上善说:"欺,加也。"

④存:作"察"解。见《礼记·礼运》郑注。

⑤五胜更立:王冰说:"五胜,谓五行之气相胜。立,谓当其王时。"

⑥呿吟:张口貌。见《玉篇·口部》"吟"谓呻吟。呿吟,有痛苦的意思。

⑦秋毫:鸟兽之毛,秋天生长的细而末锐,叫作秋毫。以喻事物的微细。

【语译】

岐伯说:"人虽然是生活在地上,但也丝毫离不开天,天地之气相合,才产生了人。人如果能适应四时的变化,那么自然界的一切,都会成为他生命的泉源。如果能够了解万物的话，那就是天子了。人与自然是相应的，天有阴阳，人有十二骨节，天有寒暑，人有虚实，所以能效法天地阴阳的变化，就不会违背四时的规律；能够了解十二骨节的道理，就是所谓圣智也不能超过他。能够观察八风的变动和五行的衰旺，又能够通达虚实的变化规律，就能洞晓病情。病人的痛苦，哪怕极其细微的像秋毫那样不易察觉，也逃不过他的眼睛。

帝曰：人生有形，不离阴阳，天地合气，别为九野，分为四时，月有小大，日有短长，万物并至，不可胜量，虚实❶咳吟，敢问其方。

【校】

❶ 虚实：《太素》作"欲去"。

【语译】

黄帝道：人生而有形体，离不开阴阳；天地之气相合以后，才有了世界的一切。从地理上可以分为九野，从气候上，可以分为四时。月份有大有小，白天有短有长，万物同时来到世界，实在是度量不尽的，我只希望解除病人的痛苦，请问应该用什么针法呢？

岐伯曰：木得金而伐，火得水而灭，土得木而达①，金得火而缺，水得土而绝，万物尽然，不可胜竭。故针有悬布❶天下者五，黔首②共余食❷，莫知之也。一曰治神，二曰知养身❸，三曰知毒药为真③，四曰制砭石小大❹，五曰知腑脏血气之诊。五法俱立，各有所先④。今末世之刺❺也，虚者实之，满者泄之，此皆众工所共知❻也。若夫法天则地，随应而❼动，和⑤之者若响，随之者若影，道无鬼神，独来独往。

【校】

❶ 布：明绿格抄本"布"下有"于"字。

❷ 余食：《太素》"余"作"饮"。林校引全本作"饱食"。

❸ 知养身：《太素》"知"作"治"。按：作"知"、作"治"均非是。"治"蒙上衍，"知"涉下衍，杨注引"太上养神，其次养形"，似杨所据本无"治"字。又"身"应作"形"，当据林校改。

❹ 制砭石小大：沈祖绵说："此句疑脱两字，当作'四曰制砭石小大之瘨'。方与下句'五曰知腑脏血气之诊'相对为文。《说文》：'瘨'，病也。盖病有内外，砭有大小，故制法有异。"

❺ 刺：《太平圣惠方》卷九十九《针经序》引"刺"作"制"。

❻ 众工所共知：四库本"众"作"凡"。藏本"知"作"之"。

❼ 而：四库本作"即"。

【注】

① 土得木而达：于鬯说："达之本义，作不通讲。土受木克故曰达。达与伐、灭、缺、绝之义一类。"按：《素问绍识》谓"达当作夺，声误"。依于说，则不必改字。

② 黔首："黔"作"黑"解。人之头黑，故曰黔首。

③ 知毒药为真：张志聪说："毒药所以攻邪者也，如知之不真，用之不当，则反伤其正气矣。"

④ 各有所先：谓五法各有所长，而用之各有所先。

⑤ 和：作"应"解。《淮南子·主术训》高注："应，和。"

【语译】

岐伯说："针刺之法，可根据五行变化的道理分析一下：如木遇到金，就被折伐；火遇到水，就会熄灭；土遇到木，就要受克；金遇到火，就要熔化；水遇到土，就要遏绝：这种种变化，万物都是这样，例子举不胜举。有五种针法已向天下的众人公布了，但人们只顾饱食，而不从根本上了解它们。那五种针法是什么呢？第一要精神专一，第二要修养形体，第三要了解药物的真正性能，第四要制定大小砭石以适应不同的疾病，第五要懂得脏腑血气的诊断方法。这五种针法，各有所长，先运用哪个，要视具体情况而定。现在针刺的疗法，一般是用补治虚，用泻治满，而这是人所共知的。如果能够按照天地阴阳的道理，随其变化而施针疗，就能取得如响应声，如影随形的疗效。这并没有什么神秘，只是真积力久，才有这样的独到之处。

帝曰：愿闻其道。

岐伯曰：凡刺之真①，必先治神，五脏已定，九候已备❶，后乃❷存针，众脉不见，众凶弗闻②，外内③相得，无以形先，可玩❸往来④，乃施于人。人有虚实④，五虚⑤勿近，五实⑥勿远，至其当发，间不容瞚❺。手动若务⑦，针耀而匀⑧，静意视义⑥，观适之变⑦，是谓冥冥⑨，莫知其形，见其乌乌⑩，见其稷稷⑩，从❽见其飞，不知其谁⑨，伏如横弩⑩⑪，起⑪如发机⑫。

【校】

❶ 备：《甲乙》卷五第四"备"作"明"。

❷ 后乃：《太素》"后乃"作"乃缓"。按："后乃"应乙作"乃后"。"乃"犹"然"也，"然"古读若难，与"乃"双声。故"乃后"即"然后"。

❸ 玩：《太素》"玩"作"梲"。按：杨注训"梲"为动，未知其据。

❹ 人有虚实：《甲乙》作"虚实之要。"

❺ 瞚：《太素》作"眴"。按：《广韵·二十椁》：瞚、眴、瞬为一字。

❻ 静意视义："义"字误，应作"息"。王注"故静意视息"是王所据本不误。

❼ 观适之变：柯校本"适"作"敌"。"适""敌"通。《汉书·贾谊传》颜注："适，当也。""观适之变"，是说观察当然之变化也。

❽ 从：于鬯说："从字盖'徒'字形近之误。不知与徒见，意义相合。"

❾ 知其谁：《太素》"知"作"见"，"谁"作"杂"。

❿ 横弩：《济生拔萃》卷二《窦太师流注指要赋》引"横"作"彍"。按：《广雅·释诂一》："彍，张也。"曰张弩，曰发机，上下文义相应。

⓫ 起：《窦太师流注指要赋》引"起"作"应"。

【注】

① 之真：《文选·古诗十九首》善注："真，正也。""凡刺之真"，是说天凡刺之正法。

② 众脉不见众凶弗闻：孙鼎宜说："脉，应从目。《尔雅》：'脉，视也。''凶'古通'讻'。聚讼之声。针、医之神，不可营于众物，故十目视之而如不见，众口敖敖而如无闻。"

③外内："外内"犹云"色脉"。见本书《征四失论》王注。这是说临诊首须察色按脉，勿从观其形体。

④可玩往来：与前"独来独往"相应，是说精熟针道，得心应手，极尽自然之妙的意思。

⑤五虚：指脉细、皮寒、气少、泄利前后、饮食不入。

⑥五实：指脉盛、皮热、腹胀、二便不通、闷瞀。

⑦手动若务："动"谓转针。"务"谓"无二"。见《太元·元错》。手动若务，是说手捻针时，若无二事。

⑧针耀而匀："耀"谓明净，"匀"谓匀称。《针灸大成》卷二引《标幽赋》："且夫先令针耀而虑针损。"

⑨是谓冥冥："冥冥"无形象之貌。见《淮南子·精神训》高注。王冰说："冥冥，言血气变化之不可见也。"

⑩乌乌 稷稷：杨上善说："乌乌稷稷，凤凰雄雌声也，凤凰群杂而飞，雄雌相和，不见其杂。"

⑪弩：《说文·弓部》："弩，弓有臂者。"

⑫机：弩上的机钮。《庄子·胠箧》释文引李注："弩牙曰机。"

【语译】

黄帝道：我愿意听一下用针的道理。岐伯说：针刺的正法，要先集中精神。待五脏虚实已定，脉的九候已明，然后下针。在针刺的时候，必须精神贯注，即使有人旁观，也像看不见一样，有人喧嚣，也像听不到一样。同时还要色脉相参，不能仅看外形，必须将症状吃透，达到纯熟的地步才能给人治病。虚实的关键是，见到五虚的症状，不能随意去泻，见到五实的症状，也不可远而不泻，在应该进针时，就是一眨眼的工夫也不能耽搁。在手捻针时，什么事也不想，针要光净匀称，针者需静下心来，注意病人的呼吸，并且观察针气所到的变化，这种无形无象的变化，几乎是无迹可寻的。气之往来，好像鸟之群杂而飞，雌雄相和，看到它的起飞，看不见它的杂乱。当气未至的时候，正像张弓之待发；在气应的时候，却如搬动机钮之迅疾。

帝曰：何如而虚！何如而实？岐伯曰：刺虚者须其实，刺实者须其虚，经气已至，慎守勿失，深浅在志①，远近若一②，如临深渊，手如握虎，神无营于众物③。

【注】

① 深浅在志：杨上善说："志，记也。计针下深浅可记之，不得有失。深浅有失，更增其病。"

② 远近若一：吴崑说："穴在四肢者为远，穴在腹背者为近，取气一也。"

③ 神无营于众物：《素问绍识》："《吕览·尊师》高注'营，惑'。此言下针之际，能一其神，不敢惑于他务，即无左右视之义。"

【语译】

黄帝道：怎样刺虚？又怎样刺实？岐伯说：刺虚证，须用补法，刺实证，须用泻法。经气已经到了，是应慎重掌握，不失时机。无论针刺深浅，无论取穴远近，得气是一样的。在捻针的时候，像面临深渊时那样的谨慎，又像手握猛虎那样的专一，总的来说，就是要神志集中，不为其他事物所干扰。

八正神明论篇第二十六

本篇说明针刺治疗，必须结合四时八正的变化。指出针刺补泻，必须掌握"方""圆"的关键；并着重提出早期诊断，早期治疗的重要意义。

黄帝问曰：用针之服①，必有法则焉，今何法何则？岐伯对曰：法天则❶地，合以天光②。

【校】

❶天则：明绿格抄本作"则天"。

【注】

①服：作"事"解，指针术言。

②天光：指日月星辰。

【语译】

黄帝问道：用针的技术，必然是有它的一定法则，那么究竟有怎样的法？怎样的则呢？岐伯回答说：这要取法于天地阴阳，并结合日月星辰之光来研究体会它。

帝曰：愿卒闻之。岐伯曰：凡刺之法，必候日月星辰四时八正①之气，气定乃刺之。是故天温日明，则人血淖液而卫气浮❶，故血易泻，气易行❷；天寒日阴，则人血凝泣③而卫气沉。月始生则血气始精②，卫气始行；月郭③满，则血气实❹，肌肉坚；月郭空，则肌肉减，经络虚，卫气去④，形独居。是以因天时而调血气也。是以天❺寒无刺，天温无疑❻。月生无泻⑤，月满无补⑥，月郭空无治⑦，是谓得时而调之。因天之序，盛虚之时，移光定位⑧，正立而待之⑨故日❼月生而泻，是谓脏虚❽；月满而补，血气扬溢❾，络有留血，命日重实；月郭空而治，是谓乱经。阴阳相错，真邪不别，沉以留止，外虚内乱⑩，淫邪乃起。

【校】

❶ 淖液而卫气浮："淖液"应作"淖泽"，声误。下"天温无疑"句杨注"天温血气淖泽"可证。"淖泽"谓"濡润"。"濡润"与下"凝泣"相对。《云笈七签》卷五十七第六引"浮"作"扬"。

❷ 故血易泻气易行：《云笈七签》引无此七字。按：无此七字是。此七字疑是"人血淖泽卫气浮"之旁注，误入正文。旧注未审此七字是衍文，吴注本竟于"卫气沉"句下增"凝则难泻，沉则难行"八字，以配上文，误矣。

❸ 凝泣：《太素》卷二十四《天忌》"凝"作"涘"。《云笈七签》引"泣"作"沍"。

❹ 实：《太素》"实"作"盛"。"盛""坚"协韵。本书《移精变气论》王注引作"盛"，与《太素》合。

❺ 天：《甲乙》卷五第一"天"作"大"。下"天温"同。

❻ 无疑：元残一、赵本、吴本、明绿格抄本、周本、藏本"疑"并作"凝"。本书《移精变气论》王注引作"凝"，与各本合。惟"无凝"与"无刺"义不相称。《针灸大成》卷二《标幽赋》杨注引"疑"作"灸"，于义较合，未知何据。

❼ 日：朝本、守校本"日"并作"曰"。按：作"曰"是。《太素》、本书《移精变气论》王注引并作"曰"，与朝本合。

❽ 脏虚："脏"字误，疑当作"重"。"重虚"与下"重实"对文。杨注作"重虚"，是其所据本不误。

❾ 血气扬溢：本书《移精变气论》王注引"扬"作"盈"。"盈溢"双声。

【注】

① 八正：指二分（春分、秋分）、二至（夏至、冬至）、四立（立春、立夏、立秋、立冬）。

② 精：杨上善说："精者，谓月初血气随月新生，故曰精。"

③ 月郭：谓月之四围。《汉书·尹赏传》颜注："郭，谓四周之内也。"

④ 卫气去：杨上善说："经脉之内，阴气随月皆虚；经络之外，卫之阳气亦随月皆虚，故称为去，非无卫气也。"

⑤ 月生无泻：杨上善说："月生血气始精微弱，刺之虚，虚故不可泻。"

⑥ 月满无补：杨上善说："月满，人气皆盛，刺之实，实故不可补。"

⑦ 月郭空无治："月郭空"谓血气皆虚，邪不去，故暂不宜治。

⑧ 移光定位：姚止庵说："光，日光也。日随时而移，气随日而至，春夏日行南陆，秋冬日转北陆，春夏之日长，秋冬之日短。'位'气之所在也。言用针者，当随日之长短，而定其气之所在。"

⑨ 正立而待之：是说伺其气。

⑩ 外虚内乱："外虚"指络脉，"内乱"指经脉。

【语译】

黄帝道：希望能详尽地听你说一说。岐伯说：大凡针刺之法，必须察验日月星辰四时八正之气，气定了，才能进行针刺。如果气候温和，日光明亮，那么人体就血液濡润而卫气充盛；如果气候寒冷，日光阴翳，那么人体就血液滞涩而卫气沉伏。月亮初生的时候，人的血气随月新生，卫气亦随之畅行；月亮正圆的时候，人的血气强盛，肌肉坚实；月黑无光的时候，人的肌肉减瘦，经络空虚，卫气不足，形体苶然独居，所以强身是要顺着天气而调和血气的。因此说气候太寒了，不要行针刺；气候太暖了，不要行灸治；月初生的时候，不要用泻法；月正圆的时候，不要用补法；月黑无光的时候，就干脆不要进行治疗，这就叫作能够顺应天时而调养血气。按照天时推移的次序结合人身血气的盛衰，来确定气的所在，并聚精会神地等待治疗的最好时机。所以说：月初生时用泻法，这叫作重虚；月正圆时用补法，使血气充溢，经脉中血液留滞，这叫作重实；月黑无光的时候而用针刺，就会扰乱经气，这叫作乱经。这些都是阴阳相错，正气邪气分不清楚，邪气沉伏留而不去，致使络脉外虚，经脉内乱，所以病邪就乘之而起。

帝曰：星辰八正❶何候？

【校】

❶ 八正："八正"下，似脱"四时"二字。下文"四时者"句十九字正承上

言：再以前文"必候日月星辰四时八正之气"证之，则"四时"二字亦应有。

岐伯曰：星辰者，所以制日月之行也；八正者，所以候八风之虚邪以时至者也；四时者，所以分春秋冬夏之气所在^①，以时调之也❶，八正之虚邪，而避之勿犯也。以身之虚，而逢天之虚，两虚相感，其气至骨，入则伤五脏^②，工^③候救之，弗能伤也，故曰天忌不可不知也。

【校】

❶ 以时调之也：俞樾说："'调'下衍'之也'二字，本作'四时者，所以分春秋冬夏之气所在，以时调八正之虚邪，而避之勿犯也'。今衍'之也'二字，文义隔绝。"

【注】

① 春秋冬夏之气所在：吴崑说："所在，如正月二月人气在肝，三月四月人气在脾，五月六月人气在头，七月八月人气在肺，九月十月人气在心，十一月十二月人气在肾。"

② 入则伤五脏：于鬯说："此古文倒装法，若云'工候救之，弗能伤也，入则伤五脏'。盖其气至骨之时，工犹可以候救，救者，即救使勿入伤五脏也。"

③ 工：指医生。

【语译】

黄帝道：星辰、八正、四时都能够用来验证什么呢？岐伯说：察验星辰的方位，可以测定日月循行的规律；察验八节常气的交替，可以测出八风的病邪是什么时候来的；察验四时，可以分别春秋冬夏之气的所在；顺着时序度量八正的病邪，加以避免，就不致受到它的侵犯。假如身体虚弱，又遭受自然界的虚邪，两虚相感，邪气就会侵犯至骨。医生如懂得气候变化的道理，可以及时挽救，病人不致受到更严重的伤害。否则，病邪就会深入五脏。所以说天时的宜忌，不可不了解。

帝曰：善。其法星辰者，余闻之矣，愿闻法往古者。

岐伯曰：法往古者，先知《针经》也。验于来今者，先知日之寒温、月之虚盛，以候气之浮沉①，而调之于身，观其立②有验也。观其❶冥冥者，言形❷气荣卫之不形于外，而工独知之，以❸日之寒温，月之虚盛，四时气之浮沉，参伍相合而调之，工常先见之，然而不形于外，故曰观于冥冥焉。通于无穷者，可以传于后世也，是故③工之所以异也，然而不形见于外，故俱不能见也。视之无形，尝之无味，故谓冥冥，若神仿佛④。虚邪者，八正之虚邪气❹也。正邪⑤者，身形❺若用力，汗出，腠理开❻，逢虚风，其中人也微，故莫知其情，莫见其形。上工救其萌芽⑥，必先见❼三部九候之气，尽调不败而救之，故曰上工❽。下工救其已成，救其已败❾，救其已成者，言不知三部九候之❿相失，因病而败之⓫也。知其所在者，知诊三部九候之病脉处⓬而治之，故曰守其门户焉。莫知其情而见邪⓭形也。

【校】

❶ 其：《太素》"其"作"于"。

❷ 形："形"字疑涉下致误，似当作"血"字。如果作"形"，依杨注释为"形之肥瘦"，是显而易见，则"不形于外"将作何解，据此，则"形"系误字明矣。

❸ 以：《太素》卷二十四《本神》"以"下有"与"字。

❹ 八正之虚邪气："气"字似衍。以前"八正之虚邪而避之勿犯"句例之可证。王注："八正之虚邪，谓八节之虚邪。"是王所据本无"气"字。

❺ 形：《太素》"形"下有"饥"字断句。

❻ 腠理开：《文选·风赋》善注引无"腠理开"三字。

❼ 见：《太素》"见"作"知"。按：作"知"是。律以下"言不知"句可证。

❽ 故曰上工：《太素》无"上工"二字，"故曰"二字连下读。

❾ 救其已成救其已败：《太素》无此八字。

❿ 之：《太素》"之"下有"气以"二字。

⓫ 因病而败之：《太素》作"有因而疾败之。"

⑫ 之病脉处：此四字误倒，应作"病脉之处。"本书《离合真邪论》："刺不知三部九候病脉之处"可证。

⑬ 邪：赵本"邪"作"其"。

【注】

① 以候气之浮沉：杨上善说："先知寒温盛虚，以候脉气浮沉，次用针调之，以取其验。"

② 立：时间副词，有"即"义。

③ 故："故"与"固"通。

④ 佛仿：看不清楚。见慧琳《音义》卷七十四引《声类》。

⑤ 正邪：《素问识》云："正邪，即虚邪之微见。"

⑥ 萌芽：谓病初起。

【语译】

黄帝道：讲得好。关于取法于星辰的道理，我是已经听到了。希望再听听怎样效法往古呢？岐伯说：要效法往古，要先懂得《针经》。要想把古人的针术在现在加以验证，先要知道太阳的寒温，月亮的盛虚，借以测验气的浮沉，再结合病人的身体情况进行考察，就会看到它是立有效验的。所谓观于冥冥，就是说血气荣卫的变化并不显露于外，而医生却能懂得。这就是把太阳的寒温，月亮的盛虚，四时气候的浮沉等情况综合起来考察的结果。这样，医生就常能预见病情，然而疾病尚未显露于外，所以说这叫作"观于冥冥"。如果医生对疾病的认识非常透彻，他的经验就可以传流于后世，这就是医生与一般人不同的地方。不过是病情还没有显露出来，大家都不能发现罢了。看起来没有什么形象，尝起来没有什么味道，所以叫作"冥冥"，就像神仙一样若隐若现，难以捉摸。

虚邪，就是四时八节的病邪。正邪，就是身体在饥饿时，因劳累出汗，而遭受了虚风侵袭的结果。正邪伤人轻微，所以一般医生，既不了解它的病情，也看不到它的病象。好的医生，注意疾病的开始，在三部九候之脉都还调和而未败坏的时候，就给以调治，所以病是容易痊愈的。而不好的医生，却等病已形成后才治疗，就是不懂得三部九候之脉气的混乱是由疾病发展所导致的。他所谓知道疾病的所在，只不过是知道三部九候病脉的所在部位罢了，所以说这等于把守门户一样，已经陷入了被动地位。其原因就是不了解病理，而只会观察作为表面现象的病证。

帝曰：余闻补泻，未得其意。

岐伯曰：泻必用方，方者，以气方盛也，以月方满也，以日方温也，以身方定^①也，以息方吸而内针^②乃复候其方吸而转针^③乃复候其方呼而徐引针^④，故曰泻必用方，其气而❶行焉。补必用圆，圆者行也，行者移也，刺必中其荣，复以吸排针^⑤也。故圆与方，非❷针也。故养神^⑥者，必知形之肥瘦，荣卫血气之盛衰。血气者，人之神。不可不谨养。

【校】

❶ 而：明绿格抄本、周本"而"并作"易"。

❷ 非：《太素》"非"作"排"。

【注】

① 身方定：吴崑说："谓身之阳气不扰。"

② 内针："内"与"纳"同。内针，即进针。

③ 转针：即捻转针。

④ 引针：即拔出针。

⑤ 排针：即推移其针。《针经指南》引"排"作"推"，是以释文改正文。然其义则确，旧注均无据。

⑥ 养神：服子温说："此'养神'与前'一治神'之'神'同，指针法言。"

【语译】

黄帝道：我听说针法有补有泻，但不懂它的内在意义。岐伯说：泻法必须掌握一个"方"字。"方"就是病人之气正盛，月亮正圆，天气正温和，身体尚安定的时候；要在病人吸气的时候进针，再等到他正吸气的时候转针。还要等他正呼气的时候慢慢地拔出针来，所以说"泻必用方"，这样，引出邪气以后，正气流畅，病就会好了。补法必须掌握一个"圆"字，"圆"就是使气通行的意思，行气就是导移其气以至病所，针刺时必须达到荣分，还要在病人吸气时推移其针。总的来说，圆与方的行针，都要用排针之法。所以善用针的人，必须观察病人形体的肥瘦，和荣卫血气的盛衰，因为血气是人的神气寄存之处，不可不谨慎调养。

帝曰：妙乎哉论也！合❶人形于阴阳四时，虚实之应，冥冥之期，其非夫子孰能通之。然夫子数言形与神，何谓形，何谓神❷，愿卒闻之。

【校】

❶ 合：《太素》"合"上有"辞"字。

❷ 何谓神：吴本无此三字。按：吴本是，下有帝问"何谓神"，在此不应重复。

【语译】

黄帝道：你所讲的妙极了，它把人的形体与阴阳四时结合起来，虚实的感应，无形的病况，要不是先生你谁能讲得清呢？然而先生屡次说到形和神，究竟什么叫形神？希望更详尽地听你说一说。

岐伯曰：请言形，形乎形，目冥冥❶，问其所病❷，索之于经，慧然在前❸，按之不得，不知其情，故曰形。

【校】

❶ 冥冥：《甲乙》作"瞑瞑"。"冥冥"与"瞑瞑"通。《荀子·非十二子篇》杨注："瞑瞑，视不审貌。"

❷ 问其所病：《甲乙》"问"作"扪"，"病"作"痛"。

❸ 慧然在前：俞樾说："'慧然在前'本作'卒然在前'。注中两'卒然'字，正释经文'卒然在前'之义。"

【语译】

岐伯说：请让我先讲形。所谓形，就是说还没有对疾病看得很清楚。扪着病人的所痛，再从经脉里去探索，病情才突然出现在眼前。要是按寻而不可得，便不知道病情了。因为靠诊察形体，才能知道病情，所以叫作形。

帝曰：何谓神？

岐伯曰：请言神，神乎神，耳不闻，目❶明，心开而志先❷，慧然独悟❸，口弗能言，俱视独见①，适②若昏，昭然独③明请言神，若风吹云，故曰神。三部九候为之原，九针之论，不必存也。

【校】

❶ 目：服子温说："目下疑脱'不'字。"

❷ 先：《甲乙》"先"作"光"。

❸ 悟：《甲乙》"悟"作"觉"。

【注】

① 俱视独见：谓与众俱视，我忽独见。

② 适：时间副词，有"才"的意思。

③ 独：此"独"字有"又"义，与上"独见""独悟"义别。才若昏，昭然又明，上下文义相贯。

【语译】

黄帝道：那么什么叫神呢？岐伯说：所谓神，就是耳不闻杂声，目不见异物，心志开朗，非常清醒地领悟其中的道理，但这不是用言语所能表达的。有如观察一种东西，大家都在看，但只是自己看得真，刚才还好像很模糊的东西，突然昭然若揭，好像风吹云散，这就叫作神。这神的领会，是以三部九候脉法为本源的，真能达到这种地步，九针之论，就不必太拘了。

离合真邪论篇第二十七

本篇讨论针刺的宜忌和操作方法，说明必须结合四时五行、三部九候等反复审察，才能达到治疗的目的。篇中提出的"诛伐无过，反乱大经"的警言，可为临证时之箴戒。

黄帝问曰：余闻九针九篇，夫子乃因而九之，九九八十一篇，余尽通其意矣。经言气之盛衰，左右倾移，以上调下，以左调右①，有余不足，补泻于荥输，余❶知之矣。此皆荣卫之❷倾移，虚实之所生，非邪气从外入于经也。余愿闻邪气之在经也，其病人❸何如？取之奈何？

【校】

❶ 余：《太素》卷二十四《真邪补泻》"余"下有"皆以"二字。

❷ 之：《太素》"之"下有"气"字。

❸ 人："人"字衍。《济生拔萃·窦太师流注指要赋》引无"人"字。

【注】

① 以上调下以左调右：是针刺治疗的一种方法。

【语译】

黄帝问道：我听了九针九篇，而先生又从九篇上加以发挥，演绎为九九八十一篇，我已完全明白它的意义了。经中所说的气有盛衰，左右偏移，取上以调下，取左以调右，有余和不足则在荥输里进行补泻，这些我全已知道了。这都是荣卫之气异常偏向，或虚或实所造成的，并不是邪气从外侵入经脉的结果。现在我希望听听邪气侵入经脉的时候，其病的症状怎样以及怎样治疗的情况。

岐伯对曰：夫圣人之起度数①，必应于天地，故天有宿度②，地有经水③，人有经脉，天地温和，则经水安静；天寒地冻，则经水凝泣；天暑地热，则经水沸溢；卒风暴起，则经水波涌而陇起④。夫邪之入于脉也，寒则血凝泣，暑则气❶淖泽，虚邪⑤因而入客，亦如经水之得风也，经之动脉❷，其至也亦时陇起，其行于❸脉中循循然❹，其至寸口❺中手也，时大时小，大则邪至，小则平，其行无常处，在阴与阳，不可为度，从❻而察之，三部九候，卒然逢之⑥，早遏其路⑦，吸则内针，无令气忤⑧；静以久留，无令邪布；吸则转针，以得气为故⑨；候呼引针，呼尽乃去；大气⑩皆出，故命曰泻。

【校】

❶ 气：《太素》"气"下有"血"字。

❷ 经之动脉：应作"经脉之动"。王注："言随顺经脉之动息。"王所据本不误。

❸ 其行于：《甲乙》"于"上无"其行"二字。

❹ 然：《太素》"然"下有"辒"字。按：有"辒"字是，疑"辒"上脱"如"字。本句应作"于脉中循循然如辒"。"辒"，车前横木，邪循脉行曰辒。

❺ 至寸口："至寸口"三字衍，上既云"行脉中"，则此无须再赘"至寸口"三字。《窦太师流注指要赋》、《卫生宝鉴》卷二十引并无此三字。

❻ 从：《太素》《甲乙》"从"并作"循"。

【注】

① 度数：谓等之大小。法则。

② 宿度："宿"指二十八宿。"度"指天之三百六十五度。

③ 经水：谓海水、泾（据元残一、赵本）水、渭水、湖水、沔水、汝水、江水、淮水、漯水、河水、漳水、济水。

④ 陇起："陇"与"垅"通。《说文·土部》："垅，丘垅也。""垅起"是说波涌腾如丘垅状也。

⑤ 虚邪：沈尧封说："即风邪。"

⑥ 卒然逢之：是说于三部九候脉法之中，得知病所。

⑦ 早遏其路：姚止庵说："人卒感邪，若不遏绝，势必深远难治。遏之贵乎早者，上工治未病之义也。"

⑧ 忤：有"逆"的意思。

⑨ 得气为故："得气"即针感，进针后发生酸、麻、胀、重的反应。"故"作"事"解。见《广雅·释诂三》。

⑩ 大气：高世栻说；"大气，针下所聚之气。"

【语译】

岐伯答说：圣人制定法则，必定要合乎自然。天有三百六十五度及二十八宿，地有十二经水，人有十二经脉。天地温和的时候，经水就安静；天寒地冻的时候，经水就凝涩；天气酷热的时候，经水就沸溢；狂风暴起的时候，经水起白波涛就会像丘垅一样。那病邪侵入经脉里，如属寒邪，就会使血行滞涩，如属热邪就会使血气濡润，风邪侵入经脉里，也像经水遭受到风一样，经脉的搏动，也时有丘垅突起的现象。病邪在脉中作祟，就好像车前的横木一样。在指下的感觉，时大时小，大是表示病邪盛，小是表示病邪平静。邪气流行，并无一定之处，或在阴，或在阳，不可揣度。如要顺势做进一步的考察，那就得用三部九候的脉法。在察考时，如果触到病邪，就应遏绝病邪来路，早期治疗。治疗方法是：吸气时进针，进针时别让气逆，进针后要静候其气，留针要稍久一些，不使病邪散布。当吸气时捻转其针，以得气为目的。然后等到病人呼气时候，慢慢地拔针，呼气尽时，针也就拔出了。这样，针下所聚的气都出来了，所以叫作泻。

帝曰：不足者补之，奈何？

岐伯曰：必先扪而循之①，切而散之②，推而按之③，弹而怒❶之④，抓❷而下之⑤，通而取之⑥，外引其门⑦，以闭其神。呼尽内针，静以久留，以气至为故，如待所贵⑧，不知日暮，其气以⑨至，适而❸自护，候吸引针，气不得出，各在其处，推阖其门，令神❹气存，大气留止，故命曰补。

【校】

❶ 怒:《难经·七十八难》"怒"作"努",《窦太师流注指要赋》作"弩"。《卫生宝鉴》引作"挐"。"怒"与"努"通用。作"弩""挐"均误。

❷ 抓:《难经》作"爪"。《太素》作"搔"。"搔"古文"爪"字。见慧琳《音义》卷一百。

❸ 而:《太素》"而"作"人"。《甲乙》作"以"。

❹ 神:《甲乙》"神"作"真"。按:作"真"是。下凡言"真气"三。

【注】

① 扪而循之:杨上善说:"先上下扪摸,知病之所在。"

② 切而散之:杨上善说:"以指揣切,令邪气不聚。"

③ 推而按之:杨上善说:"推而令动,以手坚按。"

④ 弹而怒之:"怒"致使性动词。杨注:"以指弹之,使其瞋起。"似得"怒"字之义。

⑤ 抓而下之:掐正了穴位进针。

⑥ 通而取之:谓气脉流通,然后出针。

⑦ 外引其门:"门"指穴孔。杨上善说:"疾出针已,引皮闭门,使神气不出。神气,正气。"

⑧ 如待所贵:杨上善说:"伺气如待情之所贵者,以得为期。"

⑨ 以:"以"与"已"同。

【语译】

黄帝道:关于不足之证,怎样用补法?岐伯说:一定得先循着穴位,上下扪摸,再用指头揣切,使邪气散开,然后推按皮肤,弹动穴位,使气瞋起,等到脉气流通,再行出针,出针已毕,引皮使针孔闭合,从而让正气闭藏。进针是在病人呼气将尽时进行,安静地稍久留针,以得气为目的。进针候气,要像等待贵宾,不知天晚似的。已经得气后,要谨慎地守护,等病人吸气时候,拔出针,这样,使针气不致外泄。出针以后,推合针孔,使真气内存,针下所聚之气不致外泄,这就叫作补。

帝曰: 候气^①奈何?

【注】

① 候气:姚止庵说:"谓既针而其气之至与未至,何以候之?"

岐伯曰：夫邪❶去络入于经也，舍❷于血脉之中，其寒温未相得❸，如涌波①之起也，时来时去，故不常在。故曰方其来也，必按而止之，止而取之，无逢❹其冲而泻之。真气者，经气也，经气太虚，故曰其来不可逢②，此之谓也。故曰候邪不审③，大气已过④，泻之则真气脱，脱则不复，邪气复至，而病益蓄，故曰其往不可追，此之谓也。不可挂以发者❺，待邪之至时而发针泻矣，若先若后者，血气已尽❻，其病不可下❼，故曰知其可取如发机，不知其❽取如扣椎⑤，故曰知机道者不可挂以发，不知机者扣之不发，此之谓也。

【校】

❶ 邪：《太素》"邪"下有"气"字。

❷ 舍：《太素》"舍"作"合"。

❸ 相得：《太素》作"合"。杨注："邪之寒温，未与正气相得。"似杨所据本亦作"相得"。

❹ 逢：《甲乙》"逢"作"迎"。

❺ 不可挂以发者：俞樾说："此六字衍文，下'泻（写）'字乃'焉'字之误。本作'待邪之至时而发针焉矣'。此是总结上文，正对'黄帝候气奈何'之问。"

❻ 尽：林校引全本"尽"作"虚"。

❼ 不可下：《太素》"不"下无"可"字。"不下"是说其病不退。

❽ 其：《太素》"其"下有"可"字。

【注】

① 涌波：楼英说："谓脉浮大。"

② 其来不可逢：吴崑说："其邪之来，不可逢其虚而取之，盖恐更伤其经气也。"

③ 不审：谓认病不详细。

④ 大气已过：高世栻说："针下所聚之大气已过，而复泻之，则真气外脱。"

⑤ 如扣椎：孙鼎宜说："扣，击也。《说文》：'椎，所以击也。'谓以椎相击，默默无声，非能如鼓桴之相应也。"

【语译】

黄帝道：进针以后，应该怎样候气呢？岐伯说：当邪气离开络脉而进入经脉以后就停留在血脉之中。或寒或温，还未与正气相合，所以脉象浮大，时来时去，邪气不是留在一处，所以说，在邪气刚来时，必须按住并制止它。制止以后再克服它，但不要正当邪气冲突时，用泻法。所谓真气，就是经脉之气。真气虚了，反用泻法，就会使经气大虚。所以说气虚的时候，不可用泻，就是指这一点说的。如果察验邪气时不够详细，针下所聚之气已过，这时再用泻法，就会使真气虚脱，而虚脱后就不易恢复。这样，病邪就会再来，病就更加重了。所以说，邪气如已随经而去，就不能再追，就是指这个说的。总而言之，就是要等待邪气到的时候发针。或先或后地进针，血气已虚，病就不易减退。所以说，懂得用针的，像拨动机弩一样，不善于用针的，就像敲击木椎、毫无响应。所以说，懂得机宜的，是间不容发，不懂机宜的，就是扣机也不能发动，说的就是这个意思。

帝曰：补泻❶奈何？

【校】

❶ 补泻：明绿格抄本作"取血"。按：核以岐伯"刺出其血"之答辞，则作"取血"，于义较切。

岐伯曰：此攻邪也，疾出以去盛血，而复其真气，此邪新客，溶溶❶未有定处也，推之则前，引之则止，逆而刺之❷，温❸血也，刺出其血，其病立已。

【校】

❶ 溶溶：《太素》无此二字。《太素》是。核以下节复出"未有定处"句，即无"溶溶"二字。

❷ 逆而刺之：《太素》无此四字。

❸ 温："温"误，应作"泻"。下"刺出其血，其病立已"，正是足成"泻

血"之义。

黄帝道：应该怎样取血？岐伯说：这就是攻邪啊。应该及时刺出盛血，而恢复正气。因为病邪是刚侵入，没有固定下来，推之就前进，引之则留止，一定得先泻去其血。刺出其血，病就会好的。

帝曰：善。然❶真邪以合，波陇不起①，候之奈何？

【校】

❶然：《太素》无"然"字。

【注】

① 波陇不起：姚止庵说："波陇不起，谓初合之时，尚末变动。"

【语译】

黄帝道：讲得好！如病邪与真气并合以后，脉气表现不出波动来，那么怎样诊察？

岐伯曰：审扪❶循三部九候之盛虚而调之，察其左右上下相失及相减者，审其病脏以期之。不知三部者，阴阳不别，天地不分❷，地以候地，天以候天，人以候人，调之中腑①，以定三部。故曰刺不知三部九候病脉之处，虽有大过且至❸，工不能❹禁也。诛罚❺无过②，命曰大惑，反乱大经③，真不可复，用实为虚，以邪为真❻，用针无义④，反为气贼，夺人正气，以从为逆，荣卫散乱，真气已失，邪独内❼著，绝人长命❽，予人天❾殃，不知三部九候，故不能久长。因❿不知合之四时五行，因加相胜，释邪攻正，绝人长命。邪之新客来也，未有定处，推之则前，引之则止，逢而泻之，其病立已。

【校】

❶扪："扪"字衍，"扪"涉"循"字声误。

❷ 不知三部者……天地不分：于鬯说："此十三字错简，当在下文'以定三部'之下，'故曰刺不知三部'之上。'不知三部'者，即承'以定三部'而言，'故曰刺三部'即承此'不知三部者'而言，其文甚明。此十三字错在前，则语意隔绝不可通。"

❸ 虽有大过且至：明绿格抄本无"虽有"二字。按：无"虽有"二字是。"且"助动词，有"将"义。"大过"谓误治变证。

❹ 能：《甲乙》"能"作"得"。

❺ 罚：滑抄本"罚"作"伐"。

❻ 真：《甲乙》"真"作"正"。

❼ 独内：滑抄本"内"作"自"。《文选·七发》善注引"独"作"气"。

❽ 绝人长命：此四字涉下"绝人长命"误衍。

❾ 天：胡本、元残本、赵本、明绿格抄本、周本、熊本、朝本、守校本"天"并作"夭"。

❿ 因："因"字涉下衍。《甲乙》作"固"，亦恐不是。

【注】

① 中腑：吴崑说："中腑，胃也。调之中腑，言三部九候，皆以冲和胃气调息之。"

② 诛罚无过：不应用泻法而用之，伤了正气，叫作"诛罚无过"。

③ 大经：谓五脏六腑大的经脉。

④ 用针无义："义"指理法说。用针无义，是说用针不知理法。

【语译】

黄帝道：讲得好！假如病邪和真气并合了，脉气不见波动，那么怎样诊察？岐伯说：这就要细心地循按三部九候的虚实而去调治，再审察其左右上下等部位，有无不相称或减弱的地方，再进一步察明病在哪脏，等待气至，再行针刺。从下部脉来诊察下焦，从上部脉来诊察上焦，从中部脉来诊察中焦，而这三部九候之脉，都是以胃气来察验的。如果不懂得三部九候，在阴阳方面不能辨别，在上下方面不能分清，这就是说不了解三部九候病脉的所在，率意针刺，这样，就会发生误治的情况。那么即便是好的医生，也是不能制止它的。不当泻而用泻法，这叫作"大惑"，会扰乱脏腑经脉，正气就不易恢复。把实证当作虚证，把邪气当作正气，用针没有法则，邪气就会为害，损伤病人正气，使顺证变成逆证，以致病人荣卫散乱，正气消耗，邪气旺盛，给病人带来灾祸。像这样不懂得三部九候的医生，是不能够长久的。不懂得配合四时五行，年加相胜的道理，不治邪气，攻伐正气，就能断绝病人的性命。最后需要重申的是，病邪刚侵入人体时，并没有定着一处，推它就向前，引它就向后，迎其气而泻之，其病是立刻可以痊愈的。

通评虚实论篇第二十八

本篇主要是讨论虚实的问题，以"邪气盛则实，精气夺则虚"为要点，推论五脏、四时、气血、经络、脉搏等各种虚实，附带介绍对痈肿、霍乱、惊风等疾患施行针刺治疗的方法。

黄帝问曰：何谓虚实？岐伯对曰：邪气盛则实①，精❶气夺则虚②。

【校】

❶ 精：《难经·七十五难》虞注引"精"作"真"。

【注】

① 邪气盛则实：李中梓说："邪气者，风寒暑湿燥火。盛则实者，邪气方张，名为实证，三候有力，名为实脉。"

② 精气夺则虚：李中梓说："精气即正气，乃谷气所化之精微。夺则虚者，亡精失血，用力劳神，名为内夺；汗之下之，吐之清之，名为外夺；气怯神疲，名为虚证；三候无力，名为虚脉。"

【语译】

黄帝问道：什么叫作虚实呢？岐伯答说：邪气盛，就是实证，正气被伤，就是虚证。

帝曰：虚实何如？岐伯曰：气虚者，肺虚也，气逆者❶，足寒①也❶，非其时则生②，当其时则死。余脏皆如此。

【校】

❶ 者 也：张琦说："者、也，二字衍文。"按："者、也"二字蒙上句误衍。

① 气逆者足寒：张琦说："气逆足寒，肺虚之证。肺宜清降，虚则治节不行，故上则喘逆，下则足寒。"孙鼎宜说："气逆，不能灌注四肢，故足寒。"

② 非其时则生：张介宾说："肺虚而遇秋冬，非相贼之时故生；若当春则金木不和，病必甚；当夏则金虚受克，必病死。"

【语译】

黄帝问：那么虚实的情况各是怎样的呢？岐伯说：肺主气，气虚，就是肺虚，必定发生气逆足寒的症状。假如在不相克的时令就好治，如遇相克的时令，病人就会死的。其余各脏的虚实，也是一样。

帝曰：何谓重实^①？岐伯曰：所谓重实者，言大热病，气热脉满，是谓重实。

【注】

① 重实：证与脉俱实，故谓之重。

【语译】

黄帝问：什么叫作重实？岐伯说：所谓重实，是说大热病人，邪气甚热，脉象又极盛满，这就叫作重实。

帝曰：经络俱实何如？何以治之？岐伯曰：经络皆实，是寸脉急❶而尺缓也，皆当治之，故曰滑则从，涩则逆也。夫虚实者，皆从其物类始❷，故五脏骨肉滑利，可以长久也。

【校】

❶ 是寸脉急：莫文泉说："案王注'脉急谓脉口'，是王本原无'寸'字。'脉'谓脉口，统三部言。'尺'谓尺肤。候经在脉口，候络在尺肤。"

❷ 从其物类始："类"字衍。"类"乃"物"字旁注，传抄误入正文。王注："物之生则滑利，之死则枯涩。"是王所据本无"类"字。

【语译】

黄帝道：经络俱实是怎样的情况？用什么方法治疗？岐伯说：所谓经络俱实，是指脉口急而尺肤弛缓，经与络都应该治疗。所以说脉滑象征着气血畅盛，叫作顺；脉涩象征着气血虚滞，叫作逆。大凡人体虚实的情况和生物是一样的，就是说呈现滑利现象的都为生，呈现枯涩现象的都为死。若一个人五脏骨肉滑利，生命是可以久长的。

帝曰：络气不足，经气有余^①，何如？岐伯曰：络气不足，经气有余者，脉口热**❶**而尺寒也，秋冬为逆，春夏为从，治主病者。

【校】

❶ 脉口热：《太素》卷三十《经络虚实》"脉"下无"口"字。莫文泉说："口字涉王注中'脉口热'而误衍。"

【注】

① 络气不足经气有余：络在外为阳，经在内为阴。韧气不足，络气有余者，阴盛而阳虚，故能夏不能冬；下节经虚络满者，阳盛而阴虚，故能冬不能夏。

【语译】

黄帝道：络气不足，经气有余的情况怎样？岐伯说：所谓络气不足，经气有余，是指脉热而尺肤却寒的情况。秋冬之时见这样现象的，为逆；而在春夏之时，就为顺了。需要治疗的是那种主病的逆象。

帝曰：经虚络满，何如？岐伯曰：经虚络满^①者，尺热满脉口寒涩**❶**也，此春夏死秋冬**❷**生也。

【校】

❶ 尺热满脉口寒涩：《太素》"脉"下无"口"字。按："满涩"二字衍。"尺热脉寒"与前"脉热尺寒"相对。王注无"满涩"二字，是王所据本不误。

❷ 春夏死秋冬生：《太素》"夏"下"冬"下均有"则"字。

【注】

① 满："满"有"实"义。见《玉篇·水部》。

【语译】

黄帝问：经虚络实的情况怎样？岐伯说：所谓经虚络实，是指尺肤热而脉寒，这种现象，在春夏则死，在秋冬则生。

帝曰：治此者奈何？岐伯曰：络满经虚灸阴刺阳①；经满络虚，刺阴灸阳①。

【注】

① 灸阴刺阳　刺阴灸阳：杨上善说："经虚阴虚故灸阴，络满阳满故刺阳。经满阴满故刺阴，络虚阳虚故灸阳。"

【语译】

黄帝问：怎样治疗这种病呢？岐伯说：络实经虚的，灸阴刺阳；经实络虚的，刺阴灸阳。

帝曰：何谓重虚？岐伯曰：脉气上虚尺虚❶，是谓重虚。帝曰：何以治之？岐伯曰：所谓气虚者，言无常①也。尺虚②者，行步恇然❷。脉虚者，不象阴❸也。如此者，滑则生，涩则死也。

【校】

❶ 脉气上虚尺虚：明绿格抄本作"脉虚气虚尺虚。"

❷ 行步恇然：《全生指迷方》卷一《诊诸病证脉法》引"步"作"走"。柯校云："恇与尫通。""行""步"同义复词。《本草经·下品》："附子，治不能行步。""恇"谓怯弱。见慧琳《音义》卷十六引《韵诠》。

❸ 不象阴：于鬯说："阴下脱阳字，阳与上文'常'字'恇'字为韵。"

【注】

① 气虚者言无常：张文虎说："言无常，谓言语不属，正与下行步恇然相对。"

② 尺虚：谓尺肤脆弱。

【语译】

黄帝问：什么叫作重虚？岐伯说：脉虚、气虚、尺虚，这就叫作重虚。黄帝问：怎样辨别呢？岐伯说：所谓气虚，是由于膻中之气不足，表现为语言不能连续；所谓尺虚，是尺肤脆弱，表现为行步怯弱无力；所谓脉虚，是气血都弱，阴阳不能应象。所有呈现上面这些现象的病人，脉象滑利的，可以生；如果脉象涩滞，就会死的。

帝曰：寒气暴上❶，脉满而实①何如？岐伯曰：实而滑❷则生②，实而逆❸则死。

【校】

❶ 暴上：《脉经》卷四第七作"上攻"。

❷ 滑：《甲乙》卷七第一上、《脉经》"滑"下并有"顺"字。

❸ 逆：《脉经》"逆"下有"涩"字。

【注】

① 脉满而实：莫文泉说："实，谓气实也。寒气暴上则尺虚。"

② 实而滑则生：张介宾说："邪盛者脉当实，实而兼滑，得阳脉也故生；若见阴脉为逆，故死。"

【语译】

黄帝问：寒气上攻，脉气盛满而实，它的变化怎样呢？岐伯说：脉实而有滑利之象的主生；如果脉实而有逆涩之象的就主死。

帝曰：脉实满，手足寒，头热①，何如？岐伯曰：春秋则生，冬夏则死。脉浮而涩②，涩而身有热者死。

【注】

① 脉实满……头热：姚止庵说："脉实满者，洪大有力也；手足寒者，热盛于内也；头热者，邪在表也。此三阳经实热表证，汗之、清之，其病必愈。而春秋生，冬夏死何也？盖冬为寒极之时，热不易泄；夏为热极之日，其火愈旺，治之颇难，故曰死。至若春秋其气温凉，其邪易散，故曰生也。"

② 脉浮而涩：孙鼎宜说："病热脉应浮而大，今浮而涩，是邪胜正虚，故死。"姚止庵说："外浮内涩，阴血已亏，欲解其身之热，虑损其阴；欲补其阴，又恐表邪未去，治之最难，故亦曰死。"

【语译】

黄帝问：脉象实满，手足皆寒，头部热，它的变化怎样呢？岐伯说：这种病人，在春秋的时候可生，若在冬夏的时候就会死的。又一种脉象浮而涩，脉涩而身又发热的也会死的。

帝曰：其形❶尽满①何如？岐伯曰：其形尽满者，脉❷急大坚，尺涩而不应也，如是者，故❸从则生，逆则死。帝曰：何谓从则生，逆则死？岐伯曰：所谓从者，手足温也②；所谓逆者，手足寒也②。

【校】

❶ 其形：《脉经》校语引《太素》作"举形"。

❷ 脉：明抄本夹注云"脉下有口字。"

❸ 故：胡本、读本、赵本、吴本、明绿格抄本、周本、朝本、藏本、熊本、守校本、柯校本"从"上并无"故"字。《脉经》校语引《太素》无"故"字，与各本合。

【注】

① 其形尽满：姚止庵说："形满，谓虚浮肿胀之类。"

② 手足温　手足寒：张介宾说："四肢为诸阳之本，故阳邪盛者，手足为温为顺；若手足寒冷，则以邪盛于外，气虚于内，正不胜邪，所以为逆。"

【语译】

黄帝问：身形虚浮肿胀的情况怎样？岐伯说：所谓身形虚浮肿胀，是指脉口急大而坚，尺肤却反涩滞，和脉不相适应，像这样，顺就可生、逆就会死。黄帝问：怎么叫顺则生、逆则死？岐伯说：所谓顺，就是手足温和；所谓逆，就是手足寒冷。

帝曰：乳子①而病热，脉悬小②者何如？岐伯曰：手❶足温则生，寒则死③。

【校】

❶ 手：林校引《太素》无"手"字。

【注】

① 乳子：指新产。《说文·乙部》："乳，人及鸟生子曰乳。"《一切经音义》卷二引《苍颉篇》："乳，养也，谓养子也。"并其义。

② 悬小：谓极小异于平常，热病之脉，本不当小，惟产后血已亏损，脉以静小为吉，洪大为凶。故设言此脉证之相反者，以推求其理耳。

③ 足温则生寒则死：杨上善说："足温气下故生，足寒气不下者，逆而

致死。"

【语译】

黄帝问：新产后而患热病，脉象悬小，它的变化怎样？岐伯说：足温暖的可生，如足寒冷，就会死的。

帝曰：乳子中风热❶，喘鸣肩息者，脉何如？岐伯曰：喘鸣肩息者，脉实大也❷，缓❸则生①，急❹则死②。

【校】

❶ 热："热"字疑衍。上节曰"病热"，此曰"中风"，如曰"风热"，就与上重复。王注引《正理伤寒论》无"热"字可证。

❷ 喘鸣肩息者脉实大也：此九字疑衍。《全生指迷方》引无此九字，作"脉缓则生，急则死"，与王注合。

❸ 缓：《脉经》"缓"上有"浮"字。

❹ 急：《脉经》"急"上有"小"字。

【注】

① 缓则生：吴崑说："缓为胃气故生。"

② 急则死：吴崑说："急为真脏脉故死。"

【语译】

黄帝问：乳子中风，出现喘息有声，张口抬肩的症状，它的脉象怎样？岐伯说：脉象浮缓，尚有胃气的，可生；如果脉现小急，是真脏脉现，就会死的。

帝曰：肠澼便血何如？岐伯曰：身热则死①，寒则生。帝曰：肠澼下白沫何如？岐伯曰：脉沉则生，脉❶浮则死②。帝曰：肠澼下脓血③何如？岐伯曰：脉悬绝④则死，滑大则生。帝曰：肠澼之属，身不热❷，脉不悬绝何如？岐伯曰：滑大者曰❸生，悬涩❹者曰死⑤，以脏期⑤之。

【校】

❶ 脉："脉"字衍，应据《脉经》卷四第七删。

276

❷身不热:《脉经》"身"下无"不"字。按:无"不"字是。此黄帝就以上问答而另设问,以穷其理,如上云"身热则死""脉悬绝则死",此则身热与上同,脉不悬绝则与上异,如此方有问之意义。否则,身不热,脉不悬绝,顺逆判然,又何须问耶?

❸者曰:明绿格抄本"者"下无"曰"字。《病源》卷十七《水谷痢候》无"曰"字,与明绿格抄合。

❹涩:《千金翼方》卷二十五第七"涩"作"绝"。

【注】

① 身热则死:姜国伊说:"便血者,热逼血下,身灼热而皮肤枯槁则阴亡。"

② 脉沉则生,脉浮则死:姜国伊说:"白沫有二,寒湿与阴液也。'沉'为寒结于内,若兼紧或弦者,可与枳实附子汤。'浮'则内无阳而阴脱。"

③ 下脓血:《素问绍识》:"脓血即肠垢与血俱下之谓,不是真脓。"

④ 脉悬绝:"悬绝"与"滑大"相对,是谓脉之绝涩绝小。肠澼下脓血,多为里之郁热,故脉涩小为逆,滑大为顺。

⑤ 脏期:姚止庵说:"是克胜之日。"

【语译】

黄帝问:肠澼中赤痢的变化怎样?岐伯说:痢兼发热的,则死;身寒不发热的,则生。

黄帝问:肠澼而下白沫的,其变化怎样?岐伯说:脉沉则生,浮则死。黄帝问:肠澼而脓血俱下的,其变化又怎样呢?岐伯说:脉象小涩的则死;滑大的则生。黄帝问:如果身热,脉不小涩,又怎样呢?岐伯说:脉象滑大的可生;脉象涩小的,就可以死。至于什么时候死,那要根据克胜之日来定。

帝曰:癫疾^①何如?岐伯曰:脉搏大滑^②,久自已;脉小坚急^②,死不治。帝曰:癫疾之脉,虚实何如?岐伯曰:虚则可治,实则死^③。

【注】

① 癫疾:张寿颐说:"此气火上升顶巅之疾。"

② 脉搏大滑 脉小坚急:张寿颐说:"搏近于实,惟大而且滑,犹未甚坚

凝，故尚可已；若脉小而且坚急，则已实结不通。可与下文'虚实生死'互为发明。"

③虚则可治实则死：张寿颐说；"脉虚不甚坚实，则冲激之势可稍缓，投药中病，故曰可治；如脉来绝无和缓之气，变幻孔急，故不可治。"

【语译】

黄帝问：癫疾的情况怎样？岐伯说：脉象搏击，但大而且滑的，经过一段时间可以治好；如果脉象又小，而且坚急的，那是实结不通，就死不可治了。黄帝问：癫疾之脉，虚实情况怎样？岐伯说：脉象虚缓的可治，而坚实的就会死的。

帝曰：消瘅①虚实何如？岐伯曰：脉实大，病久可治；脉悬小坚❶，病久不可治。

【校】

❶坚：《脉经》"坚"下有"急"字。

【注】

①消瘅：病名，邪热内炽，消灼津液，多饮多食。

【语译】

黄帝问：消瘅病的虚实情况怎样？岐伯说：脉象实大的，病虽长久，可以治愈；假如脉象悬小而坚，病的时间又较长，那就不可治了。

帝曰：形度、骨度、脉度、筋度，何以知其度也？

（按：此节各度分别合在《三备经》《灵枢经》，系错简，故不作注译。）

帝曰：春亟①治经络；夏亟治经输②；秋亟治六腑③；冬则闭塞，闭塞者，用❶药而少针石也。所谓少❷针石者，非痈疽之谓也，痈疽不得顷时回④，痈不知所，按之不应手❸，乍来乍已⑤刺手太阴旁⑥三痏❹与缨脉⑥各二，腋痈⑦大热，刺足少阳^⑧五；刺而热不止，刺手心主^⑨三，刺手太阴经络者，大骨之会^⑩各三。暴痈筋软^⑪，随分而痛^⑫，魄汗不尽，胞气不足^⑬，治在经俞。

【校】

❶ 用：《甲乙》卷七第一中"用"上有"治"字。

❷ 少：《太素》"少"下有"用"字。

❸ 应手：《圣济总录》卷四引"应"下无"手"字。

❹ 三痏：《太素》"三"下无"痏"字。

【注】

① 亟："亟"与"则"同义，这是说春则治络脉。

② 经输：指十二经之五输穴。

③ 六腑：张志聪说："治六腑者，取之于合。"

④ 痈疽不得顷时回："回"有迟疑不决的意思。是说痈疽应用针石急泻，不得顷刻迟疑。

⑤ 乍来乍已：王冰说："言不定痛于一处也。"

⑥ 手太阴旁　缨脉：王冰说："手太阴旁，足阳明脉，谓胸（据元残本一、赵本改）部气户等六穴之分也。缨脉，亦足阳明脉。"

⑦ 腋痈：《外科大成》卷二云："腋痈宜柴胡清肝。""腋痈"外科书亦名"腋发"。

⑧ 刺足少阳：马莳说："渊液穴也。"

⑨ 刺手心主：马莳说："天池穴也。"

⑩ 大骨之会：王冰说："谓肩贞穴。"

⑪ 软："软"作"缩"解。见《广雅·释诂三》。

⑫ 随分而痛：谓随分肉间痛。

⑬ 胞气不足：就是膀胱经气不足。

【语译】

黄帝道：春季治病就用络穴；夏季治病就用各经的输穴；秋季治病就用六腑的合穴。冬季是闭塞的季节，在这个季节里，治病要多用药品，少用针石。但少用针石，不是指痈疽等病说的，痈疽等病，是顷刻也不许迟疑不决的。痈毒初起，不知它发在何处，按之也找不到，痛的地方又不固定，在这种情况下，可在手太阴之旁三刺，颈部左右各两刺。腋痈的病人，全身大热，应刺足少阳五痏，针刺以后，如热仍不退，可刺手心主三痏，刺手太阴经的络穴和肩贞穴各三痏。急性痈肿，筋缩，随着痈肿的分肉而痛，痛得汗出不尽，这是由于膀胱经气不足，应该针刺其经的输穴。

腹暴❶满，按之不下①，取手❷太阳经络者，胃之募也，少阴俞去脊椎三寸旁五②，用圆利针。霍乱③，刺俞旁五，足阳明及上旁三。刺痫惊❸脉五，针手太阴各五❹，刺经太阳五，刺手少阴经络旁者一，足阳明一，上踝五寸刺三针。

【校】

❶暴：《甲乙》卷九第七"暴"下有"痛"字。

❷取手：读本、赵本、吴本、周本、藏本、熊本、守校本、柯校本"取"下并无"手"字。《太素》无"手"字，与各本合。《甲乙》"络"下有"血"字。

❸痫惊：《甲乙》卷十二第十一作"惊痫"。

❹针手太阴各五：明绿格抄本"手"上无"针"字。"各"字衍。《太素》杨注："手太阴五取之。"是杨所据本无"各"字。

【注】

①按之不下：《战国策·西周策》高注："下，犹减也。"按之不下，是说按之而痛满不减。

②少阴俞去脊椎三寸旁五：张介宾说："少阴俞即肾俞，肾为胃关，故亦当取之。系足太阳经穴，去脊两旁各一寸五分，共为三寸。"

③霍乱：山田宗俊说："霍乱，乃暑时伤食所致。'霍'与'臛'古通，《说文》：'臛，肉羹'。大氐人之为食所伤，肉食居多，故特举'臛'以统一应食物。凡人溺其所嗜欲，皆谓之乱。"

【语译】

腹部突然胀痛，按之胀痛不减的，应该取手太阳经的络穴，就是胃的募穴和少阴肾俞穴五痏，用圆利针。霍乱，应针肾俞两旁的志室穴五痏，足阳明胃俞及肾俞外两旁胃仓穴，刺三痏。惊痫的刺法有五点：针手太阴经的经渠穴五痏；刺手太阳小肠经的阳谷穴五痏；刺手少阴经络旁的支正穴一痏；刺足阳明经解溪穴一痏；刺足踝上五寸的筑宾穴三痏。

凡治消瘅、仆击①、偏枯②、痿厥、气满发逆❶，肥❷贵人，则高梁之疾也。隔塞❸闭绝，上下不通，则暴忧之疾也。暴厥而❹聋，偏塞闭不通，内气暴薄③也。不从内，外中风之病，故瘦留❺著也④。蹠❻跛，寒风湿之病也。

【校】

❶ 痿厥气满发逆：《甲乙》卷十一第六作"厥气逆满"。

❷ 肥：守校本"肥"上有"甘"字。《腹中论》王注引有"甘"字，与守校本合。

❸ 隔塞：胡本、赵本、吴本、朝本、藏本、滑抄本、柯校本"塞"并作"则"。《太素》卷三十《病解》、《甲乙》"隔"并作"鬲"。"隔"与"鬲""膈"并通。"膈"病即后世所谓膈噎。

❹ 而："而"应作"耳"，"而""耳"声误。当据《太素》杨注改。

❺ 瘦留："瘦留"似应乙作"留瘦"。"留瘦"叠韵幽部，王注不误。本书《三部九候论》："留瘦不移"，是本书有"留瘦"之词。

❻ 蹠：周本作"蹠"。蹠（lù 禄），行貌。见《玉篇》。

【注】

① 仆击：猝然仆倒。

② 偏枯：半身不遂。

③ 暴薄："薄"有"迫"义。"内气暴迫"，故上行而厥逆，因为上逆，所以耳聋。

④ 瘦留著也：是说病邪留滞，肉分消瘦而甚明显。

【语译】

凡诊治消瘅、突然仆倒、半身不遂、气逆、中满等病，那享受丰厚的贵人患这些病，就是吃肉类精米太多所造成的。膈噎就会气闭不行，上下不通，那是暴怒或忧虑所引起的病。突然厥逆，不知人事，耳聋，大小便不通，那是内气上迫所引起的病。有的病，不从内发，外中风寒，因为风邪留滞，久而化热，肌肉消瘦，是极为明显的。有的人行走偏跛，那是由于着寒或是风湿而形成的病。

黄帝曰：黄疸暴痛，癫疾厥狂 ❶，久逆之所生也 ①。五脏不平，六腑闭塞之所生也。头痛耳鸣，九窍不利，肠胃之所生也。

【校】

❶ 癫疾厥狂：《甲乙》卷十一第二作"厥癫疾狂"。按：以王注核之，本句似应作"癫狂厥疾"。

【注】

① 久逆之所生也：张琦说："阴不升，阳不降，则为逆。其在脾胃，则湿淫为黄疸；其在经脉，则为暴卒而痛；若在上焦，则癫疾厥狂，皆厥之所致也。"

【语译】

黄帝道：黄疸、骤然发生剧痛、癫狂、气逆等证，是由于经脉之气，久逆于上所形成的。五脏不和，是由于六腑闭塞所形成的。头痛、耳鸣、九窍不利，是由于肠胃病变所形成的。

太阴阳明论篇第二十九

本篇讨论太阴阳明两经表里等关系，文中侧重论脾，讨论了脾脏的主时、主四肢、为胃行其津液的问题。

黄帝问曰：太阴❶阳明为表里，脾胃脉也，生病而异者何也？岐伯对曰：阴阳异位，更虚更实①，更逆更从②，或从内，或从外，所从不同，故病异名也。

【校】

❶ 太阴：《甲乙》卷七第一上"太阴"上有"足"字。

【注】

① 更虚更实：杨上善说："春夏阳明为实，太阴为虚；秋冬太阴为实，阳明为虚，即更虚实也。"

② 更逆更从：杨上善说："春夏太阴为逆，阳明为顺；秋冬阳明为逆，太阴为顺也。"

【语译】

黄帝问道：太阴、阳明两经，互为表里，而所生的疾病不同，这是什么道理呢？岐伯答道：脾属阴经，胃属阳经，二者经脉循行的部位不同，或虚、或实、或顺、或逆也各不相同；或者从内，或者从外，发病的原因又不同，所以病名也就相异了。

帝曰：愿闻其异状也。岐伯曰：阳者，天气也，主外；阴者，地气也，主内。故阳道实，阴道虚。故犯贼风虚邪①者，阳受之；食饮②不节，起居③不时者，阴受之。阳受之则入六腑④，阴受之则入五脏⑤。入六腑，则身热不时卧❶，上为喘呼；入五脏，则䐜满闭塞，下为飧泄，久为肠澼。故喉主天气，咽主地气⑥。故阳受风气，阴受湿气。故阴气从足上行至头，而下行❷循臂至指端；阳气从手上行至头，而下行❷至足。故曰阳病者上行极而下❸⑦，阴病者下行极而上❹。故伤于风者，上先受之；伤于湿者，下先受之。

【校】

❶ 不时卧：《甲乙》作"不得眠。"《云笈七鉴》卷五十七第九引"不"下无"时"字。于鬯说："不得眠，始为病；若不时卧，今之养病者有之，非所谓病也。"

❷ 行：《太素》卷六《脏腑气液》无"行"字。

❸ 下：《太素》《云笈七签》"下"下并有"行"字

❹ 上：《太素》《云笈七签》"上"下并有"行"字。

【注】

① 虚邪：张璐说："贼风不言实邪，而言虚邪者，以邪之所凑，其气必虚也。设阳气充盛，虽有贼邪，莫能为害。"

② 食饮：姜国伊说："食饮指炎暑饮冷及饮酒过度等也。"

③ 起居：姜国伊说："起居，指久视、久坐、久立、久行、久卧，伤五脏而邪从之。"

④ 阳受之则入六腑：张璐说："言六腑之经气受邪于外，则营卫气塞，而身热不时卧，上为喘呼者，邪并于气之象也。"

⑤ 阴受之则入五脏：张璐说："言五脏之神气受伤于内，则水谷不运，留于肠胃而腹满飧泄也。"

⑥ 喉主天气，咽主地气：王肯堂说："喉所以候气，咽所以咽物。盖肺主气，天也；脾主食，地也。"

⑦ 上行极而下：张志聪说："此言邪随气转。人之阴阳出入，随时升降。是以阳病在上者，久而随气下行；阴病在下者，久而随气上逆。"

【语译】

黄帝道：我希望你说说它不同的情况。岐伯说：阳象天，为人体的外卫，阴象地，为人体的内护。外邪多有余，所以阳道常实；内伤多不足，所以阴道常虚。所以贼风虚邪伤人时，阳分首当其冲；而饮食不慎，起居失调，阴分独受其害。外表受病，就传入六腑；内在受病，就传入五脏。如果邪入六腑，就会发烧，不能安眠，发喘；如果病在五脏，就会胀满发闷，飧泄，经过一段时间，会成为肠澼的病。喉是管呼吸的，所以主天气；咽是管纳食的，所以主地气。阳气易感风邪，阴气易感湿邪。三阴之经脉，是由足上行至头，由头而下循臂至手指的尖端。三阳之经脉，是由手上行至头，再下至足。所以阳经的病邪，先上行到极点，再向下行；阴经的病邪，先向下行到极点，再向上行。因此外感风邪，多在上部；外中湿气，多在下部。

帝曰：脾病而四肢不用①何也？岐伯曰：四肢❶皆禀②气于胃，而不得至经❷③，必因于脾，乃得禀也。今脾病不能为胃行其津❸液，四肢不得禀水谷气，气❹日以衰，脉道不利❺，筋骨肌肉，皆无气以生，故不用焉。

【校】

❶ 肢：《甲乙》卷九第六"肢"下有"者"字。

❷ 至经：《太素》作"径至"。按：作"径至"是。"径"有"直"义。见《文选·枚叔上书谏吴王》善注。

❸ 津：读本、赵本、吴本、藏本"津"并作"精"。

❹ 气：元残一、赵本、吴本、明绿格抄本、藏本、熊本、滑抄本"日"上并无"气"字。《脾胃论》卷上引无"气"字，与各本合。

❺ 利：《甲乙》"利"作"通"。

【注】

① 四肢不用：杨上善说："五脏皆连四肢，何因脾病独四肢不用也。"

② 禀：有"受"义。

③ 径至：杨上善说："胃以水谷津液资四肢，胃气不能径到四肢，要因于脾，得水谷津液营卫之气营于四肢，四肢禀承，乃得用也。"

【语译】

黄帝问：脾一有病四肢就不能正常活动，这是什么道理？岐伯说：四肢都受胃气的营养。但是胃气不能直达到四肢，必须经过脾的运化，水谷精液才能布达于四肢，现在脾有病了，不能把胃的水谷精液输送出去，四肢因得不到水谷精气，一天一天地衰弱，经脉不通，筋骨肌肉也因无营养以充实它，所以四肢就不能活动了。

帝曰：脾❶不主时何也？岐伯曰：脾者土也，治①中央❷，常以四时长四脏，各十、八日寄治②，不得独主于❸时也。脾脏者常著胃❹土之精也，土者生❺万物而法天地，故上下至头足，不得❻主时也。

【校】

❶ 脾：《太素》"脾"下有"之"字。

❷ 治中央：《甲乙》卷九第七作"土者中央"。

❸ 主于：《太素》"主"下无"于"字。

❹ 脾脏者常著胃：《太素》作"脾脏有常著"。按：《太素》"者"作"有"似误，无"胃"字是。本句应作"脾脏者常著土之精也。"杨上善所谓"脾脏在土之精妙也"。

❺ 生：《太素》"生"作"主"。

❻ 得："得"字似误，据《太素》杨注应作"别"。

【注】

① 治：王冰说："治，主也。"

② 寄治：四时中，每一时之九十日内，各于季终有十八日为脾寄王时间，谓之寄治。

【语译】

黄帝道：脾脏不能主一个时季，是什么原因？岐伯说：脾属土而位居中央，它从四时里分王于四脏，就是在四季之末各十八日里，不得独主一个时季。因为脾脏的功用，是在土之精妙，土的意义，相当于天地生养万物一样，从头至足，无处不到，所以不别主一个时季。

帝曰：脾与胃以膜相连耳，而能为之行其❶津液何也？岐伯曰：足太阴者三阴也，其脉贯胃属脾络嗌❷，故太阴为之行气于三阴①。阳明者表也，五脏六腑之海也，亦为之行气于三阳②。脏腑各因其经③而受气于阳明，故为胃行其津液，四肢不得禀水谷气，日以益衰，阴道不利，筋骨肌肉无气以生，故不用焉❸。

【校】

❶ 行其：《太素》、《甲乙》"行"下并无"其"字。

❷ 贯胃属脾络嗌：《灵枢·经脉》"贯胃"作"络胃"。"络嗌"作"挟咽"。

❸ 四肢不得……不用焉：丹波元坚说："此下二十八字，与上文复，正是衍文。"

【注】

① 为之行气于三阴：吴崑说："为之，为胃也。脾为胃行气于三阴，运阳明之气，入于诸阴也。"

② 亦为之行气于三阳：吴崑说："为之，为脾也。行气于三阳，运太阴之气，入于诸阳也。"

③ 其经：孙鼎宜说："经，谓脾经。"

【语译】

黄帝道：脾和胃仅有一膜相连，为什么能够给胃行津液呢？岐伯说：足太阴脾经，就是三阴，它的经脉环绕于胃，连属于脾，夹着咽喉，所以太阴经脉能够运阳明之气，入于手足三阴经；足阳明胃经，是足太阴脾经之表，是五脏六腑的营养之海，所以胃经也能运太阴之气，入于手足三阳经。五脏六腑都能借助脾经而接受阳明的水谷精气，因此说脾能为胃输送津液。

阳明脉解篇第三十

本篇主要解释阳明经脉的病变症状。十二经脉，所以突出阳明，是因为胃受水谷，以养五脏六腑，气和则为益，受邪则病甚，故别解之。

黄帝问曰：足阳明之脉病，恶①人与火，闻木音则惕然而惊，钟鼓不为动，闻木音而惊何也？愿闻其故。岐伯对曰：阳明者胃❶脉也，胃者土也，故闻木音而惊者，土恶木也。帝曰：善。其恶火何也？岐伯曰：阳明主❷肉，其脉血气盛，邪客之则热，热甚则恶火。

【校】

❶ 胃：《太素》卷八《阴明脉解》"胃"下有"之"字。

❷ 主：《甲乙》卷七第二"主"下有"肌"字。

【注】

① 恶：厌烦。

【语译】

黄帝问道：足阳明经有病，恶见人和火，听到木音就惕然惊恐，而对钟鼓的声音却没有反应。为什么唯独听到木音就害怕呢？我希望听听其中的道理。岐伯答道：足阳明是胃的经脉，在五行里属土，所以听到木音就害怕起来，那是土恶木克的原因。黄帝说：讲得好。那么它恶火，又是为什么？岐伯说：阳明主宰肌肉，它的经脉多血多气，外邪伤之，就会发热，发热太甚，所以恶火。

帝曰：其恶人何也？岐伯曰：阳明厥则喘而惋❶，惋则恶人。帝曰：或喘而死者，或喘而生者，何也？岐伯曰：厥逆连^①脏则死，连经则生。

【校】

❶ 悗：《太素》作"悗"。《甲乙》作"闷"。按："悗""闷"义同。烦闷所以恶人。

【注】

① 连："连"有"及"义。见《广雅·释诂四》。

【语译】

黄帝问：它讨厌人，又是为什么？岐伯说：阳明经厥逆，就会发生喘促，心中烦闷，由于烦闷，所以讨厌人。黄帝说：有的厥逆喘促而死，有的虽然厥逆喘促，却还能活着，这是为什么呢？岐伯说：厥逆而达到内脏，若喘促就可以死，如果厥逆仅及于经脉，就是喘促也可以生。

帝曰：善。病甚❶则弃衣而走，登高而歌，或至不食数日，逾垣上屋，所上之处❷，皆非其素所能也^①，病反能者何也？岐伯曰：四肢者，诸阳之本^②也。阳盛则四肢实，实则能登高❸也。

【校】

❶ 病甚：《太素》"病甚"上有"阳明"二字。

❷ 所上之处：《太素》"所上"下无"之处"二字。《甲乙》无"所上之处"四字。

❸ 登高：《甲乙》"登高"下有"而歌"二字。本书《生气通天论》"并乃狂"句，王注引有"而歌"二字，与《甲乙》合。

【注】

① 皆非其素所能也：杨上善说："素，先也。其人非是先有此能。"

② 诸阳之本：章楠说："四肢禀气于脾胃，胃为脏腑之海，而阳明行气于三阳，故四肢为诸阳之本。"

【语译】

黄帝道：讲得好。有的人在阳明病重的时候，脱掉衣服乱跑，登高歌唱；或者几天不吃饭，跳墙上屋。这不是平素所能够做的，有病时，竟然能够做了，这是为什么？岐伯说：四肢是诸阳的根本，阳气盛则四肢实，四肢实，所以能够登高。

帝曰：其弃衣而走者何也？岐伯曰：热盛于身，故弃衣欲❶走也。

【校】

❶ 欲：《太素》"欲"作"而"。

【语译】

黄帝问：病人脱掉衣服乱跑，是什么原因呢？岐伯说：身上热邪偏盛，就会脱掉衣服乱跑啊。

帝曰：其妄言❶骂詈①，不避亲疏而歌者何也？岐伯曰：阳盛则使人妄言❷骂詈不避亲疏，而不欲食，不欲食，故妄走❸也。

【校】

❶ 其妄言：《太素》"其"下无"妄言"二字。

❷ 则使人妄言：《甲乙》"则使人"作"故"字。按：依上文例，"妄言"二字应删。

❸ 不欲食不欲食故妄走：明绿格抄本此"不欲食"九字作"歌"字。按：综合《甲乙》、明绿格抄各点，本句应作"阳盛故骂詈不避亲疏而歌也"。与黄帝问合。

【注】

① 骂詈（ㄌ历）："詈"与"骂"同义。见慧琳《音义》卷二十七引《苍颉篇》。

【语译】

黄帝问：那咒骂人时不避亲疏，有时又纵情歌唱，这是为什么呢？岐伯说：阳气偏盛，就要使人神志昏乱，所以会骂人而不避亲疏并且随意歌唱啊。

热论篇第三十一

本篇对热病的成因、症状、传变、治疗、预后、禁忌作了较详细的解释。是一篇最早而重要的热病文献。

黄帝问曰：今夫热病者。皆伤寒之类也。或愈或死。其死皆以六七日之间。其愈皆以十日以上❶者何也？不知其解。愿闻其故。

【校】

❶ 以上：元残二、朝本并作"已上"。

【语译】

黄帝问道：一般的所谓热病，都是伤寒一类，有的就痊愈了，有的就死亡了，死的常在六七日，痊愈的大约在十日以上，这是什么道理？我不能理解，希望听一下其中的道理。

岐伯对曰：巨阳①者，诸阳之属也，其脉连于风府②，故为诸阳主气③也。人之伤于寒也，则为病热④，热虽甚不死；其两感于寒而病者⑤，必不免于死❶。

【校】

❶ 必不免于死：《病源》卷七《伤寒候》、《外台》卷一并作"必死"。

【注】

① 巨阳：太阳。

② 风府：穴名，在项上入发际一寸。

③ 诸阳主气：杨上善说："诸阳者，督脉、阳维脉也。督脉阳脉之海，阳维

维诸阳脉，总会风府，属于太阳，故足太脉为诸阳主气。"

④ 则为病热：《医经解惑论》云："诸阳之气，皆从内而达于外，故外伤于寒，则阳气不能发达于外，而邪欲破阳内入，阳欲拒邪外出，正邪互争，乃怫郁为病热也。"

⑤ 其两感于寒而病者："其"作"若"解。"两感"谓表里俱受邪，亦就是阴阳俱病。

【语译】

岐伯答道：足太阳经，是诸阳所会合的地方，它的经脉连于风府，所以能够为诸阳主气。人在伤于寒邪的时候，就要发热，如果单是发热，即便热得很厉害，也不会死；但假如阳经、阴经同时感受寒邪为病，就必然死亡。

帝曰：愿闻其状。岐伯曰：伤寒一日，巨阳受之，故头项痛腰脊强❶；二日阳明受之，阳明主肉❷，其脉侠鼻络于目，故身热目疼❸而鼻干，不得卧也；三日少阳受之，少阳主胆❹，其脉循胁络于耳，故胸胁痛而耳聋，三阳经络皆受其病❺，而未入于脏❻者，故可汗而已①；四日太阴受之，太阴脉布胃中❼络于嗌，故腹满而嗌干；五日少阴受之，少阴脉贯肾络于肺❽，系舌本，故口燥❾舌干而渴；六日厥阴受之，厥阴脉循阴器而络于肝，故烦满而囊缩②，三阴三阳、五脏六腑皆受❿病，荣卫不行，五脏⓫不通则死矣。

【校】

❶ 痛腰脊强：《太素》作"腰脊皆痛"。按：《史载之方》卷上引"脊"作"背"是。《伤寒论》之太阳病，谓"项背强几几"。言"背"不言"脊"。

❷ 主肉：《外台》、《伤寒补亡论》卷四引"主"下并有"肌"字。

❸ 身热目疼：《病源》"身"作"肉"，《太素》"热"下无"目疼"二字。

❹ 胆：《太素》、《甲乙》《病源》"胆"并作"骨"。

❺ 三阳经络皆受其病：明抄本"受"下无"其"字。《太素》作"三经皆受病。"

⑥脏：明绿格抄本"脏"作"腑"。《太素》《甲乙》并作"腑"，与明绿格抄本合。

⑦胃中：《病源》作"于胃"。

⑧络于肺：《太素》《甲乙》《病源》《外台》"络"下并无"于"字。按："于"字衍，"络肺"与"贯肾"对文。本书《刺禁论》王注引无"于"字，与《太素》合。

⑨燥：《太素》《病源》《外台》"燥"并作"热"。

⑩皆受：《太素》《病源》"皆"下并无"受"字。

⑪脏：《太素》"五"作"腑"。按：作"腑"是。上云"五脏六腑皆病"，则此不应举脏而遗腑。《伤寒论》成注引作"腑"，与《太素》合。

【注】

① 可汗而已：全元起说："伤寒之病，始入于皮肤之腠理，渐胜于诸阳，而未入腑，故须汗发其寒热而散之。"

② 烦满而囊缩："满"与"懑"同，烦闷的意思。"囊"谓阴囊。

【语译】

黄帝道：希望听听伤寒的症状。岐伯说：伤寒的第一天，太阳经感受寒邪，所以头项腰背皆痛。第二天，病邪传到阳明。阳明经主肌肉，它的经脉夹鼻，络于目，所以肉热、鼻干、不能安卧。第三天，病邪传到少阳。少阳主骨，它的经脉循行于两胁，络于两耳，所以胸胁痛、耳聋。如果三阳经虽然都已受病，但还没有传入腑里的，可以通过发汗来治好病。第四天，病邪传到太阴。太阴经脉分布于胃，络于咽嗌，所以腹胀满、咽嗌发干。第五天，病邪传入少阴，少阴经脉通肾、络肺、连系舌本、所以口热、舌干而渴。第六天，病邪传入厥阴。厥阴经脉环绕阴器、络于肝，所以烦闷、阴囊抽缩。如果三阴三阳经、五脏六腑都受了病害，荣卫也不通行腑，脏也不畅达，那就要死了。

其不两感于寒者，七日巨阳病衰，头痛少愈；八日阳明病衰，身热少愈；九日少阳病衰、耳聋微闻；十日太阴病衰、腹减如故，则思饮食；十一日少阴病衰，渴止不满❶，舌干已而嚏；十二日厥阴病衰❷，囊纵①少腹微下，大气②皆去，病❸

日已矣。帝曰：治之奈何？岐伯曰：治之各通其脏脉❹，病日衰已矣。其❺未满三日者，可汗而已；其满三日者❻，可泄而已。

【校】

❶ 止不满：《甲乙》《伤寒补亡论》引"止"下并无"不满"二字。

❷ 厥阴病衰：《太素》"衰"作"愈"。杨上善说："厥阴之脉病愈。"

❸ 病：《甲乙》"病"上有"其"字。

❹ 脉：柯校本"脉"作"腑"。按：作"腑"是。《卫生宝鉴》卷二十四《阴证阳证辨》引作"腑"，与柯校合。

❺ 其：《病源》"其"下有"病"字。

❻ 其满三日者：《病源》作"其病三日过者。"

【注】

① 囊纵："纵"谓松缓。"囊纵"与前"囊缩"正相对。

② 大气：王冰说："谓大邪之气。"

【语译】

如果不是两感于寒邪的，到第七天，太阳病就会减轻，头痛也就会稍好一些；到第八天，阳明病会减轻，身热也会稍微消退；到第九天，少阳病会减轻，耳聋也会好转而能听到点声音；到第十天，太阴病会减轻，胀起的腹部也会消退得和往常一样，就想吃东西了；到第十一天，少阴病会减轻，口也不再渴了，舌也不再干了，并且还会打喷嚏。到第十二天，厥阴病减轻了，阴囊也松缓下来，少腹部也觉得舒服，邪气全退了，病也就好了。黄帝又问：怎样治疗呢？岐伯回答说：治疗的方法，应根据脏腑的症状，随经分别施治，使其病日渐衰退。那受病未满三天的，可以通过发汗使其痊愈；病已超过三天的，可以通过泻下使其痊愈。

帝曰：热病已愈，时有所遗者①何也？岐伯曰：诸遗者，热甚而强食之，故有所遗也❶，若此者，皆病已衰，而热有所藏②，因其谷气相薄❷，两热相合，故有所遗也。帝曰：善。治遗奈何？岐伯曰：视其虚实，调其逆从，可使必❸已矣。帝曰：病热当何禁之？岐伯曰：病热❹少愈，食肉则复③，多食则遗③，此其禁也。

【校】

❶ 故有所遗也：此五字涉下误衍。《伤寒明理论》卷四第五十引无此五字，似应据删。

❷ 因其谷气相薄：《伤寒补亡论》卷十五引"薄"作"搏"。按：作"搏"是。本句是说余热与食相热结。

❸ 必：《甲乙》"必"作"立"。

❹ 病热：《圣济总录》卷三十一引"病热"作"热病"。

【注】

① 时有所遗者：杨上善说："遗，余也。大气虽去，犹有残热在脏腑之内外，因多食，以谷气热与故热相薄，重发热病，名曰余热病。"

② 热有所藏："藏"作"残"解。见《淮南子·说林》高注。"残余"联绵词。此是说病虽已衰，尚有残余之热未尽。

③ 则复　则遗：张介宾说："复者，病复作。遗则延久也。"

【语译】

黄帝道：热病已经好了，常常有余热不清的情况，这是为什么？岐伯说：凡是余热不清的，都是因为发热重的时候，还勉强吃东西造成的。像这样，病虽然已经减轻，可是余热未尽，于是谷气与余热搏结在一起，所以就有余热不清的现象。黄帝说：讲得好。那么怎样治疗余热呢？岐伯说：只要根据病的或虚或实，而分别给以正治和反治，病就会好的。黄帝道：患了热病有什么禁忌呢？岐伯说：患热病的，如果稍好些，就吃肉一类的东西，就会复发；如果多吃谷食，也会有余热，这就是热病的禁忌。

帝曰：其病两感于寒❶者，其脉应❷与其病形何如？岐伯曰：两感于寒者，病一日则巨阳与少阴俱病，则头痛口干而烦满❸；二日则阳明与太阴俱病，则腹❹满身热，不欲❺食，谵言；三日则少阳与厥阴俱病，则耳聋囊缩而厥❻，水浆不入❼，不知人，六日死。帝曰：五脏已伤，六腑不通，荣卫不行，如是之后，三日乃死何也？岐伯曰：阳明者，十二经脉之长也，其血 ❽ 气盛，故不知人，三日其气乃 ❾ 尽，故死矣。

【校】

❶ 其病两感于寒：《太素》"其"下无"病"字。按：以前节"其不两感于寒者"句例之，无"病"字是。

❷ 其脉应：庞安时说："其脉候，《素问》已脱，今详之，凡沉者皆属阴也。一日脉当沉而大，沉者少阴也，大者太阳也。二日脉当沉而长，三日脉当沉而弦，乃以合表里之脉也。"

❸ 而烦满：《外台》、《伤寒补亡论》卷十三引并作"烦满而渴。"

❹ 腹：《太素》"腹"作"肠"。

❺ 不欲：《太素》《病源》"不"下并无"欲"字。

❻ 而厥：《病源》《外台》"而厥"并作"厥逆"。

❼ 入：《伤寒总病论》卷一《两感证》引"入"下有"口"字。

❽ 血：《伤寒总病论》引"血"作"邪"。

❾ 乃：《医经正本书》第九引"乃"作"已"。

【语译】

黄帝道：假如两感于寒的病人，他的脉象和症状是怎样的呢？岐伯说：两感于寒的病人，第一天太阳和少阴二经都染上病，就有头痛、口干、烦闷而渴的症状；第二天阳明与太阴二经都染上病，就有肠满、发烧、不想吃东西、语无伦次的症状；第三天少阳与厥阴二经都染上病，就有耳聋、阴囊抽缩、厥逆的症状。如果再发展到水浆不入口、神志昏迷的情况，到第六天就得死。黄帝说：病情发展到五脏都已损伤，六腑不通，荣卫不和的地步以后，有的三天之后就死亡了，这是为什么？岐伯说：阳明经是十二经脉中最重要的，这一经邪气盛，病人容易神志昏迷，三天以后阳明经气已尽，所以就死亡了。

凡病伤寒而成温 ❶ 者①，先夏至日者为病温 ❷②，后夏至日者为病暑 ❸③，暑当与汗皆出 ④，勿止。

❶ 温:《外台》卷四《温病论》"温"下有"病"字。

❷ 病温　病暑:《伤寒论》成注卷二第三引"病温"作"温病。""病暑"作"暑病"。

【注】

① 凡病伤寒而成温者:章楠说:"此言凡病伤寒,则不独指冬时之寒也。盖寒邪化热,随时皆有。"

② 先夏至日者为病温:吴瑭说:"温者,暑之渐也。先夏至,春候也,春气温,阳气发越,阴精不足以承之,故为病温。"

③ 后夏至日者为病暑:吴瑭说:"后夏至,温盛为热,热盛则湿动,热与湿搏而为暑也。"

④ 暑当与汗皆出:章楠说:"暑与火湿合化,以其兼湿,故多自汗,当与皆汗出而勿止之。若止其汗,则湿闭其热,病必重矣。"

【语译】

凡伤于寒邪而变成温病的,在夏至以前发病的叫作温病,在夏至以后发病的叫作暑病,暑病应当发汗,使热从汗出,而不能予以收敛。

刺热篇第三十二

本篇主要说明针刺热病的法则。

肝热病者，小便先黄❶，腹痛多卧身热，热争❷，则狂言及❸惊，胁满❹痛，手足躁，不得❺安卧①；庚辛甚，甲乙大汗，气逆②则庚辛死。刺足厥阴少阳③。其逆则头痛员员❻，脉引冲头也❼。

【校】

❶ 小便先黄："小便"二字与"先"字误倒，应乙作"先小便黄"，与下文"先不乐"等例合。《伤寒总病论》卷四引作"先小便黄"，当据改。

❷ 热争：《太平圣惠方》卷十七《热病论》引"争"作"盛"，下同。

❸ 及：《太平圣惠方》"及"作"多"。

❹ 胁满：《太素》卷二十五《五脏热病》"胁"下无"满"字。

❺ 不得：《太素》《病源·热病候》"不"下并无"得"字。

❻ 其逆则头痛员员：按：此七字，似误窜移。以"肾热病"节文例律之，"其逆"七字应在"不安卧"句下方合。"员"谐声孳生字为"痠"。《说文·疒部》："痠，病也。"桂馥谓病指头眩。此与下"肾热病"之"员员"意义不同。

❼ 脉引冲头也：《素问绍识》："此五字《太素》亦有之。然窃疑古注文所错，宜删去，方与下文例相合。"

【注】

① 不得安卧：孙鼎宜说："肝脉挟胃，而邪克之，胃不和故卧不安也。"

② 气逆：姚止庵说："气逆非喘逆，谓病甚而气溃乱也。"

③ 刺足厥阴少阳：张琦说："一脏一腑，表里气通，故有俱病者，有不俱病者，当视其经脉刺之，泄其经脉，使脏腑之邪外出。"

肝脏所发的热病，病人先见小便发黄，腹痛，喜卧，身体发热。热盛，就要狂言，多惊惧，胁痛，手足躁扰不安，不能卧，如再肝气上逆，则更头痛眩晕。逢庚辛之日，病会加重，逢甲乙之日，会出大汗。如果病人气已溃乱，则庚辛之日就可死去。治法当刺足厥阴和足少阳两经。

心热病者，先不乐，数日乃热，热争，则卒心痛❶，烦闷❷善呕①，头痛面赤，无汗；壬癸甚，丙丁大汗，气逆则壬癸死。刺手少阴太阳。

【校】

❶ 则卒心痛：《甲乙》"则"下无"卒""痛"二字，"心"字连下"烦闷"读。

❷ 闷：《太平圣惠方》"闷"作"热"。

【注】

① 善呕：张琦说；"善呕者，胃脉入心，心热胃亦病也。"

【语译】

心脏所发的热病，病人先感到不高兴，过几天才发热。热盛则心里烦热，恶心，头痛，面部发赤，无汗。逢壬癸之日，病就加重。逢丙丁之日，就会出大汗。若病人气已溃乱，逢壬癸之日，就可死去。治法刺手少阴和手太阳两经。

脾热病者，先头重颊❶痛，烦心颜青❷，欲呕身热，热争，则腰痛不可用❸俛仰，腹满泄❹，两颔痛；甲乙甚，戊己大汗，气逆则甲乙死。刺足太阴阳明。

【校】

❶ 颊：《太素》"颊"作"颜"。按：林校引《甲乙》作"颜"，与《太素》合。《说文·页部》："颜，眉目之间也。"脾脉交颎中，颎为鼻茎，介于眉目之间，作"颜"似是。

❷ 颜青：《太素》《甲乙》《病源》《太平圣惠方》下并无"颜青"二字。张琦说："肝木剋脾故颜青。然详篇中五脏病无胜己之证，则衍文是。"

❸ 可用：明抄本"可"下无"用"字。《圣济总录》卷一百九十一《伤寒总病论》引无"用"字，与明抄本合。

❹ 满泄：《圣济总录》引"满"下无"泄"字。

【语译】

脾脏所发的热病，病人先感到头重，眉目之间痛，心里烦闷，想呕吐，身体发热。热盛，则感到腰痛以至不能俯仰，腹部胀满，两颌疼痛。逢甲乙之日，病当加重。逢戊己之日，就会出大汗。若病人气已溃乱，逢甲子之日，就会死去。治法刺足太阴和足阳明两经。

肺热病者，先淅然厥❶，起毫毛①，恶风寒❷，舌上黄身热②，热争，则喘咳，痛走胸膺❸背，不得大息，头痛不堪③，汗出而寒❹④；丙丁甚，庚辛大汗，气逆则丙丁死。刺手太阴阳明，出血如大豆❺，立❻已。

【校】

❶ 先淅然厥：《甲乙》"淅然"作"凄凄"。《太素》"淅然"下无"厥"字。"淅"上脱"洒"字。《释音》出"洒淅"二字可证。"厥"系衍文。故本句应作"先洒淅然起毫毛"。本书《调经论》："洒淅起于毫毛。""凄凄"无寒义。

❷ 风寒：《太素》、《病源》"风"下并无"寒"字。

❸ 膺：明抄本"膺"作"应"。《病源》作"应"，与明抄本合。

❹ 而寒：《伤寒总病论》引"而"下有"恶"字。

❺ 大豆：此二字误倒，《伤寒总病论》引作"豆大"，当据改。此五脏热病，惟刺肺热有出血之文，其他四脏并未言及，然热病系邪郁火盛，似以出血为宜，此虽仅举刺肺热出血，乃古书参互见义之例，非肝心脾肾之热病，不应出血。

❻ 立：《伤寒九十论》第五十五引"立"作"病"。

【注】

① 起毫毛：是说皮肤因寒起栗也。

② 舌上黄身热：章楠说："邪热郁于肺，阳气不达于皮毛，故状似外感，而实由内邪郁闭，以肺主一身之气故也，所以舌黄身热。"

③ 头痛不堪：章楠说："肺经之脉，本不上头，以内火不得外发，直上冲脑而痛，故曰不堪，与外感在经之头痛不同。"

④ 汗出而寒：孙鼎宜说："身虽热而汗，质寒，俗谓之冷汗。"

【语译】

肺脏所发的热病，病人先感到寒冷，皮肤起栗，怕风，舌上发黄，身体发热。热盛，就要发喘咳嗽，咳嗽会震得胸痛，牵连到背，不能喘大气，并头痛得使人受不了，直出冷汗。逢丙丁之日，病会加重。逢庚辛之日，就会出大汗。若病人气已溃乱，逢丙丁之日，就会死去。治法当刺手太阴和手阳明两经，刺出豆大的血滴病就好了。

肾热病者，先腰痛骱❶酸，苦渴数饮，身热，热争，则项痛而强①，骱寒且酸，足下热，不欲言，其逆则项痛员员澹澹❷然；戊己甚，壬癸大汗，气逆则戊己死。刺足少阴太阳。诸汗者，至其所胜日汗出也❸。

【校】

❶ 骱：《病源》作"胻"。

❷ 员员澹澹：《甲乙》"员员"下无"澹澹"二字。"员员"谓痛之急。

❸ 诸汗者至其所胜日汗出也：《太素》无此十一字。高世栻说："此衍文也。下文'诸当汗者，至其所胜日，汗大出也'误重于此。"

【注】

① 热争则项痛而强：章楠说："足少阴之筋，上项结于枕骨，与太阳之筋合。热争而欲出于太阳不得达，故项痛而强。"

【语译】

肾脏所发的热病，病人先感腰痛，小腿发酸，口渴，总想喝水，身体发热。热盛，则头项痛而又强直，小腿觉凉而酸，脚下热，不想说话。如肾气上逆，则会感到项痛迫急。逢戊己之日，病会加重。逢壬癸之日，便出大汗。如病人气已溃乱，逢戊己之日，就会死去。治法当刺足少阴和足太阳两经。

肝热病者，左颊先赤；心热病者，颜❶先赤；脾热病者，鼻❷先赤；肺热病者，右颊先赤；肾热病者，颐先赤。病❸虽未发^①，见**❹**赤色者刺之，名日治未病。热病从部^②所起者，至**❺**期而已^③；其刺之反者^④，三周而已；重逆则死^⑤。诸当汗者，至其所胜日^⑥，汗大出也。

【校】

❶ 颜:《病源》"颜"作"额"。《太平圣惠方》作"面"。

❷ 鼻:《太平圣惠方》"鼻"作"唇"。

❸ 病:《病源》"病"上有"凡"字。

❹ 见:《太素》"见"下有"其"字。

❺ 至:《太素》"至"下有"其"字。

【注】

① 病虽未发：章楠说："左颊、颜、鼻、右颊、颐，是肝、心、脾、肺、肾脏之气，应于面之部位。病虽未发，其色先见，可见邪本伏于气血之中，随气血流行而不觉。良工望而知其邪动之处，乘其始动，即刺而泄之，使邪势杀而病自轻。用药之法，亦可类推。"

② 部：即色部。《灵枢·五色》："五色之见也，各出其色部。"此处之部，如上所言之部位是。

③ 至期而已：姚止庵说："期谓五脏所主之日期。热起何部，按部寻经，早为施治，或汗而表其邪，或寒而清其火，至其应王之期，自无不愈。"

④ 其刺之反者：张介宾说："反谓泻虚补实，病而反治，其病必甚。三周者，谓三遇所胜之日而后已。"

⑤ 重逆则死：张介宾说："一误者尚待三周，再误者焉得不死。"

⑥ 至其所胜日：章楠说："所胜日者，如肝得甲乙，心得丙丁之类。"

【语译】

肝热病人，左颊先见赤色；心热病人，额上先见赤色；脾热病人，唇部先见赤色，肺热病人，右颊先见赤色，肾热病人，颐部先见赤色。大凡在疾病还没有发作的时候，见到面部的赤色，就给以针刺治疗，这叫作治未病。如果热病继一定部位的面色变红而发作，那么只要及时给以治疗，至其所胜之日，病就会好的。如果治反了，那就需要延至三周才好。如果再误治了，那就一定会造成死亡的后果。总而言之，热病应当发汗，如及时正确治疗，到了所胜之日，就能够汗出而愈。

诸治热病，以❶饮之寒水①，乃刺之；必寒衣②之，居止寒处❷，身寒而止也。

【校】

❶ 以：《甲乙》"以"作"先"。

❷ 居止寒处：《太素》作"居寒多。"《伤寒补亡论》引"止"作"亦"。

【注】

① 以饮之寒水：章楠说："以其久伏之邪，热从内发，故治之必先饮寒水，从里逐热，然后刺之。"

② 寒衣："寒"作"薄"解。见《左传》闵二年杜注。"寒衣"即薄衣。热病必薄衣者，为使热从外而泄也。

【语译】

凡是治疗热病，应该先给病人喝清凉的水，然后再用刺法；并且使病人穿单薄的衣服；住的地方也要凉爽。这样，等身上的热消退病就好了。

热病先胸胁痛❶，手足躁，刺足少阳，补足❷太阴，病甚者为五十九刺①，热病始手臂痛❸者，刺手阳明太阴而汗出止❹。热病始于头首者，刺项太阳而汗出止。热病始于足胫者❺，刺足阳明而汗出止。热病先身重骨痛，耳聋好瞑❻，刺足少阴，病甚为五十九刺。热病先眩冒而热❼，胸胁满，刺足少阴❽少阳。

【校】

❶ 痛：《甲乙》"痛"下有"满"字。

❷ 足：《太素》"足"作"手"。

❸ 臂痛：《甲乙》卷七第一中"臂"下无"痛"字。《太素》卷二十六《寒热杂说》无"痛"字，与《甲乙》合。

❹ 出止：《太素·五脏热病》《甲乙》"出"下并无"止"字。

❺ 热病始于足胫者：林校云："此条《素问》本无，《太素》亦无。今按《甲乙经》添入。"按：《太素·寒热杂说》："病始于足胻者，先取足阳明而汗

出。"是《太素》原有此条，林校失检。

❻ 好暝：元残二、赵本、吴本、朝本"暝"并作"瞑"。

❼ 眩冒而热：《太素》"冒"作"胃"，无"而"字，"胃"连下"热"字为句。

❽ 少阴：张琦说："少阴二字衍。"

【注】

① 病甚者为五十九刺：根据王冰的注文，五十九刺所取穴位如下：上星、囟会、前顶、百会、后顶（计五穴），五处、承光、通天、络却、玉枕、临泣、目窗、正营、承灵、脑空（左右合二十穴），以上二十五穴，以越诸阳之热逆。大杼、膺俞、缺盆、背俞（左右计八穴），以泻胸中之热。气街、三里、巨虚上下廉（左右计八穴），以泻胃中之热。云门、髃骨、委中、髓空（左右计八穴），以泻四肢之热。魄户、神堂、魂门、意舍、志室（左右计十六穴），以泻五脏之热。

【语译】

热病如果发现胸胁痛闷，手足躁扰不安的症状，就刺足少阳经、补手太阴经；若病较重的，用五十九刺的方法。热病起于手臂的，刺手阳明、太阴两经得汗。热病起于头部的，刺足太阳经得汗。热病起于足胫的，刺足阳明经得汗。热病如果病人先觉身体重、骨节痛、耳聋、好睡，就刺足少阴经；如病较重、用五十九刺的方法。热病如先眩晕、胃热、胸胁胀闷的，就刺足少阳经。

太阳 ❶ 之脉，色荣颧骨 ❷，热病也，荣未交 ❸，日今 ❹ 且得汗，待时 ① 而 ❺ 已。与厥阴脉争见者，死期不过三日，其热病内连肾 ❻，少阳之脉色也 ❼。少阳之脉 ❽，色荣颊前 ❾，热病也，荣未交，日今且得汗，待时而已，与少阴脉争见者，死期不过三日。

【校】

❶ 太阳：喜多村直宽说："太阳，疑当作少阳。《热论》云：'少阳主骨。'且少阳与厥阴为表里，其与厥阴脉争见者，乃两感证，所以其死不过三日。"

❷ 色荣颧骨：张文虎说："荣颧者，色之见于面部者也。言'颧'不必言

‘骨'。林引杨上善‘骨'字下属是。"

❸荣未交：于鬯说："交，当从林校作‘夭'。荣即色，荣未夭即色未夭。《玉机真脏论》：‘色夭不泽、谓之难已。'色未夭者，不至难已。故下文曰，今且得汗，待时而已。"

❹曰今：《太素》"曰"作"日"连上读，"今"作"令"。

❺而：《太素》《甲乙》"而"并作"自"。

❻其热病内连肾：喜多村直宽说："其热"六字，亦疑错简文。"

❼少阳之脉色也：林校云："旧无‘少阳之脉色也'六字，乃王氏所添。"

❽少阳之脉：喜多村直宽说："少阳疑当作太阳。《热论》不言太阳所主。然少阳主骨，阳明主肉，则太阳宜主筋。且太阳与少阴为表里，其争见者，亦两感证也。"

❾前：《太素》"前"作"筋"。

【注】

① 待时："时"是说其脏的所胜之时。

【语译】

少阳经脉的病，赤色显在两颧上，这是骨热病的象征。如果荣色未坏，只要使它得汗，待到其所胜之时，病自然会好的。但如果同时又见厥阴经的脉证，那么死期就不会超过三天。太阳经脉之病，赤色显在面颊筋上，这是热病的象征，如果荣色未坏，只要使它得汗，待到其所胜之时，病自然会好的。但如果同时又见少阴经的脉证，那么死期就不会超过三天。

热病气穴①：三椎下间主胸中热②，四椎下间主鬲中❶热③，五椎下间主肝热，六椎下间主脾热，七椎下间主肾热，荣在骶也❷，项上三椎陷者中也。颊下逆颧为大瘕④，下牙车⑤为腹满，颧后为胁痛。颊上者，鬲上也。

【校】

❶鬲中：《甲乙》"鬲"作"胃"。《太素》"鬲"下无"中"字。

❷荣在骶也：《太素》无"骶也"二字，"荣在"二字属下读。孙鼎宜说："《太素》是。‘荣'当为‘营'，古通用。《广雅·释诂一》：‘营，度也。'此示

人度量脊椎之法。项上三椎者，乃项骨第三节，不入脊椎之数，必其下之陷者，方是第一节可得，名为肺俞。"

【注】

① 气穴：高士栻说："阳气循行之穴孔也。"

② 主胸中热：谓泻肺热。

③ 主鬲（膈）中热：谓泻心热。

④ 大瘕（jiǎ 假）：瘕，即大瘕泄，似属痢疾。

⑤ 下牙车：即颊车。

【语译】

治疗热病的气穴，第三脊椎下面主泻肺热；第四脊椎下面主泻心热；第五脊椎下面主泻肝热；第六脊椎下面主泻脾热；第七脊椎下面主泻肾热。怎样度量脊椎呢？从颈项三椎以下凹陷的中央，是大椎穴。又诊察面部之色，可以推知腹部的病，如赤色从颊下上逆于颧，为痢疾之病；赤色见于颊车的，为腹部胀满之病；赤色见于颧骨后部的为胁痛之病。凡颜色见于颊上的，病都在膈上。

评热病论篇第三十三

本篇阐述了热病中之阴阳交、风厥、劳风、肾风四种病证，并指出它的病源、症状、治法、预后等。

　　黄帝问曰：有病温者，汗出辄❶复热①，而脉躁疾❷不为汗衰，狂言不能食，病名为何？岐伯对曰：病名阴阳交❸②，交❹者死也，帝曰：愿闻其说。岐伯曰：人所以汗出者，皆生于谷，谷生于精。今邪气交争于骨肉❺而得汗者，是邪却❻而精胜也。精胜，则当能食❼而不复热，复热❽者邪气也，汗者精气也；今汗出而辄复热者，是邪胜也，不能食者，精无俾也❾，病而留者❿，其寿可立而倾也。且夫《热论》曰：汗出而脉尚⓫躁盛者死。今脉不与汗相应，此不胜⓬其病也，其死明矣。狂言者是失志，失志者死。今见⓭三死③，不见一生，虽愈必死也。

【校】

❶ 辄：《伤寒百证歌》第四十二证引"辄"作"而身"。

❷ 脉躁疾：《病源》卷十《温病候》"疾"作"病"。按：作"病"是。"脉躁"应断句，"病"字属下读。《灵枢·热病》言热病脉，举"躁"而不及"疾"。

❸ 病名阴阳交：按"病名"下脱"曰"字。本书《阴阳类论》："阴阳交期在濂水。"句王注引有"曰"字，应据补。

❹ 交：《病源》"交"上有"阴阳"二字。

❺ 骨肉：《病源》、《外台》卷四《温病论》、《伤寒百证歌》引"骨肉"下并有"之间"二字。

❻ 却：《甲乙》卷七第一中"却"作"退"。

❼ 当能食：《太素》卷二十五《热病说》"当"下无"能"字。"当"助动词，作"应"解，"当食"即应食。

❽ 复热：《太素》、《脉经》卷七第十八、《外台》、《伤寒百证歌》引"热"上并无"复"字。

❾ 精无俾也：《太素》作"精母"，注曰："精母，瘅也"。杨上善说："热邪既胜，则精液无，精液无者，唯有热也。瘅，热也。"

❿ 病而留者：《脉经》、《伤寒补亡论》卷九并作"汗而热留者"。

⓫ 脉尚：《甲乙》"脉"下无"尚"字。

⓬ 胜：《病源》"胜"作"称"。

⓭ 见：《脉经》《甲乙》"见"并作"有"。

【注】

① 汗出辄复热：孙鼎宜说："汗出则热应衰。今汗出辄复热。是为逆证。汗出身热与风厥证同，但此汗为精液、彼为风邪，故生死各判。"

② 阴阳交：章楠说："邪势弥漫外感阳分之邪，与内发阴分之邪，交合为一，而本元正气绝矣，故阴阳交者死，非阴阳正气之相交也。"

③ 三死：指不能食、脉躁、失志汗出而热。

【语译】

黄帝问道：患温病的人，在汗出以后，身体又发热，脉躁动，病情不因汗出而稍减，并且言语狂乱，不吃东西，这叫什么病呢？岐伯答道：病名叫阴阳交，阴阳交是一种死证。黄帝道：希望听到它的道理。岐伯说：人体所以出汗，是由于水谷入胃，化生精微。现在邪正在骨肉之间交争而能够出汗，这是由于邪气退而精气胜的原因，精气胜就应该吃东西，不再发热；热是邪气标志，精气的反映。现在汗出而又发热，说明邪气胜于正气。不吃东西，是精液缺乏，而精液缺乏，使热邪更盛。汗出而热留不退，病人的寿命就危在旦夕了。《热论》里说过：汗出而脉仍躁动旺盛，是死证。现在脉象与出汗不相适应，这是精气不能胜其病邪，死的征象是很明显的。至于言语狂乱，那是神智失常的缘故，而神志失常，也是死的征象。现在死的征象有了三种，而不见一点生机，那么即使有好转的现象，也是必定要死的。

帝曰：有病身热汗出^①烦满，烦满不为汗解，此为何病？岐伯曰：汗出而身热者，风也；汗出而烦满不解者，厥也，病名曰风厥^②。帝曰：愿卒闻之。岐伯曰：巨阳主气❶故先受邪；少阴与其为表里也❷，得热则上从之^③，从之则厥也。帝曰：治之奈何？岐伯曰：表里刺之^④，饮之服汤❸。

【校】

❶ 巨阳主气：《甲乙》作"太阳为诸阳主气"。孙鼎宜说："卫气统于太阳。"

❷ 少阴与其为表里也：熊本"其"下无"为"字。按：熊本是。《甲乙》作"少阴其表里也。"

❸ 饮之服汤：《太素》"饮"下无"服"字。按："服"字衍。王注"饮之汤者，谓止逆上之肾气也"是王所根本亦无"服"字。

【注】

① 汗出：谓汗自出。

② 风厥：杨上善说："风热开于腠理为汗，非精气为汗，故身热不解名为风；烦心满闷不解名厥。有风有厥，名曰风厥。"

③ 上从之：王冰说："上从之，谓少阴随从于太阳而上也。"

④ 表里刺之：张介宾说："刺表以泻风热之阳邪，刺里以下少阴之逆。"

【语译】

黄帝道：有人患身体发热，汗出烦闷，就是说烦闷不因汗出而解，这是什么病？岐伯说：汗出而身体发热的，是由于风邪；汗出而烦闷不解的，是由于气之上逆，这个病名叫作风厥。黄帝道：希望听到这其中的道理。岐伯说：太阳经主宰诸阳之气，是一身之表，所以容易先受病邪，而少阴和太阳为表里，如少阴受太阳发热的影响，从而随之上逆，便成为厥。黄帝说：怎样治疗呢？岐伯说：刺太阳和少阴两经的穴，并且内服汤药。

帝曰：劳风为❶病何如？岐伯曰：劳风法❷在肺下^①，其为病也，使人强上冥视❸，唾出若涕②，恶风而振寒，此为劳风之病❹。帝曰：治之奈何？岐伯曰：以救俯仰③。巨阳引④。精者三日⑤，中年者五日，不精者七日，咳出青黄涕，其状如❺脓，大如弹丸，从口中若鼻中出❻，不出❼则伤肺，伤肺则死也。

【校】

❶ 为：《医垒元戎》卷九引"为"作"之"。

❷ 法："法"当作"发"。"法""发"声误。《医垒元戎》引作"发"，当据改。

❸ 强上冥视：于鬯说："'上'疑'工'字之误，'工'盖'项'字之借。强工即强项。王注：'使人头项强'，即其证矣。"《甲乙》卷十一第七"冥"作"瞑"。《荀子·非十二子》杨注："瞑，视不审之貌。"

❹ 此为劳风之病：此六字衍，盖上既无"其为病也"，则此无须再云"此为劳风之病"。《千金》卷第一引无此六字，当据删。

❺ 如：《太素》"如"下有"稠"字。

❻ 鼻中出："鼻中出"下脱"为善"二字，应据《千金》、《医心方》卷三补。

❼ 不出：《千金》"不出"上有"若"字。

【注】

① 法在肺下：吴崑说："其受邪由于肺下，盖四椎、五椎、六椎之间也。"

② 唾出若涕：《素问识》云："古无痰字，此云唾出若涕，谓吐黏痰也。"

③ 以救俯仰：谓注意休息，防止动作。王注："止屈伸于动作，不使劳气滋蔓。"其义最精。其他解释均似附会。

④ 巨阳引：张璐说："邪在肺下，既不能从表而解；又非实热燥结，可攻下而除。势必借资膀胱阳气，上吸胸中，使郁闭之邪，从上解散。"

⑤ 精者三日：张璐说："精壮之人，亦必服药三日，始得见效；若洽中年，及不精壮者，更须五七日为期。"

【语译】

黄帝道：劳风这种病，是怎样的？岐伯说：劳风发病是在肺下，它的症状是头项强直，目视不明，吐黏痰，恶风又发寒战。黄帝说：怎样治疗呢？岐伯说：首先要节制动作，注意休息，其次是借助服药引太阳经的阳气，以解郁闭之邪。通过这样的治疗，精壮的三日可以见愈，中年人精气稍衰的，五日可见愈，老年或精气不足的，七日可见愈。这种病人，咳出青黄的痰，样子像稠脓，大小像弹丸。这种稠痰应从口中或鼻中排除才好，如果不能咳出，就要伤肺，伤肺就会死亡。

帝曰：有病肾风者，面胕痝然❶①壅②，害于言，可刺不？岐伯曰：虚❷不当刺，不当刺而刺❸，后五日其气必至③。帝曰：其至何如？岐伯曰：至必少气时热❹，时热从胸背上至头，汗出，手热，口干苦渴❺，小便黄，目下肿，腹中鸣，身重难以❻行，月事不来，烦而不能食❼，不能正偃④，正偃则咳❽，病名曰风水，论在《刺法》中。

【校】

❶ 然：《甲乙》卷八第五"然"下有"肿"字。

❷ 虚：《太素》卷二十九《风水论》"虚"下重"虚"字。

❸ 不当刺而刺：《太素》"而刺"上，不叠"不当刺"三字。

❹ 时热：《甲乙》"时"下无"热"字，"时"字属下读。

❺ 口干苦渴：吴本无"口干"二字。滑抄本"苦"作"善"。

❻ 难以：《甲乙》"难"下无"以"字。

❼ 而不能食：滑抄本"而"下无"不能食"三字。

❽ 正偃则咳："咳"下脱"甚"字，以下文"正偃则咳甚"律之可证。《甲乙》有"甚"字，应据补。

【注】

① 面胕（fú 附）痝然：胕，即足背。"痝然"肿起貌。"面胕痝然"，是说面部和足背浮肿。

② 壅：王冰说："谓目下壅如卧蚕形也。"

③ 后五日其气必至：王冰说："至，谓病气来至也，然谓脏配一日，而五日至肾。"

④ 正偃：即仰卧。

【语译】

黄帝道：有患肾风的病人，面部足背浮肿，目下壅起像卧蚕一样，言语也感不便，像这样的病人，可以针刺吗？岐伯说：肾已重虚，不当用刺法，如已用了刺法，病气必然会来的。黄帝道：病气来了会怎样？岐伯说：如病气来了，一定感到气短，时时发热，从胸背上至头部、汗出、手热、多渴、小便色黄、眼睑浮肿、腹中响、身体觉沉、行动困难。若病人是妇女，月经就会停止，胸中烦闷，不能仰卧，仰卧就咳嗽得非常厉害，这病叫作风水，在《刺法》篇里有详细的论述。

　　帝曰：愿闻其说：岐伯曰：邪之所凑①，其气必虚，阴虚者，阳必凑之，故少气时热而汗出也❶。小便黄者，少腹中❷有热也。不能正偃者，胃中不和也。正偃则咳甚，上迫肺也❸。诸有水气者，微肿❹先见于目下也。帝曰：何以言？岐伯曰：水者阴也，目下亦阴也，腹者至阴之所居，故水在腹❺者，必使目下肿也。真❻气上逆，故口❼苦舌干，卧❽不得正偃，正偃则咳出清水也。诸水病者，故不得卧，卧则惊②，惊则咳甚也。腹中鸣者，病本于胃❾也。薄脾则烦不能食❿，食不下者⓫，胃脘隔也。身重难以行者，胃脉在足③也。月事不来者，胞脉④闭也，胞脉者属心⓬而络于胞中，今气上迫肺，心气不得下通，故月事不来也。帝曰：善。

【校】

❶ 也：《甲乙》"也"字作"小便黄"。

❷ 少腹中：《太素》"中"上无"少腹"二字。

❸ 上迫肺也："上"上脱"气"字，以下"今气上迫肺"句律之可证。《太素》杨注"仰卧气上迫肺故咳"。是杨所据本有"气"字，应据补。

❹ 微肿：《太素》作"其征"。

❺ 腹：本书《平人气象论》："目裹微肿"句王注引"腹"下有"中"字。

❻ 真：滑抄本"真"作"其"。

❼ 故口：《太素》"口"上无"故"字。

❽ 卧：《太素》"卧"作"故"。

❾病本于胃：明抄本"病"下无"本"字。张琦说："'胃'当作'脾'。邪正相激，故腹中鸣，本于脾虚，不能制水。"

❿薄脾则烦不能食：《医垒元戎》卷十引"脾"作"胃"。张琦说："作胃是，胃近于心，风水薄之，故令心烦；阴水泛滥，关门不利，胃逆故不能食。"

⓫食不下者：元残二、赵本、吴本、朝本、藏本、熊本"食不"下并有"能"字。

⓬属心：本书《阴阳别论》"女子不月"句王注引"属"下有"于"字。

【注】

① 凑：有"聚"义。见《文选·仿曹子建乐府白马篇》善注。

② 卧则惊：张志聪说："胃络上通于心，阳气入阴，阴阳相薄，故惊恐。"

③ 胃脉在足：杨上善说："胃脉足阳明在足。今胃气不和，气下于足，遂令身重足不能行也。"

④ 胞脉：即分布在子宫上的脉络。

【语译】

黄帝道：希望你说说这其中的原由。岐伯说：邪气的聚集，必定首先是因为正气的不足。肾阴不足，风阳就乘虚聚合起来，所以短气，时时发热，汗出，小便色黄，这是有了内热。不能仰卧，是胃中不和。仰卧就咳嗽加重，是水气上迫肺脏。凡是有水气的病人，其预兆可在目下看出。黄帝说：为什么？岐伯说：水属于阴，目下也是属于阴的部位，腹部为至阴之处，所以腹中有水，目下必然发现微肿。心气上逆，所以口苦舌干，不能仰卧，仰卧就会咳出清水。凡是水气的病人，都不能仰卧，因为卧后就会感到惊悸不安，而惊悸就会使咳嗽加重。腹中鸣响，是由于脾虚。水气迫胃就烦闷不想吃东西。食物不能下咽，是胃中有阻隔。身体觉沉，难以行动，是胃的经脉下行于足的缘故。妇女月经不来，是因为胞脉闭塞。胞脉属于心脏，而下络于胞中，现在水气上逆逼迫肺脏，心气不得下通，所以月经就不来了。黄帝道：讲得好。

逆调论篇第三十四

本篇讨论由于阴阳、营卫失于和调所形成的内热、里寒、肉烁、骨痹、肉苛诸证，从而阐明阴阳偏胜，营卫不调导致病变之理。

黄帝问曰：人身非常❶温也，非常❶热也，为之热而烦满者何也？岐伯对曰：阴气少而阳气胜①，故热而烦满也。

【校】

❶常：于鬯说："'常'本'裳'字。《说文·巾部》'常，下帬也，或体作裳。'是'常、常、裳'一字。此言裳，下文言衣，变文耳。"

【注】

① 阴气少而阳气胜：马莳说："阴气者，诸阴经之气及营气也；阳气者，诸阳经之气及卫气也。"

【语译】

黄帝问道：人体如果不是因为衣服温暖而有发热而烦闷的征象，这是因为什么？岐伯答道：由于阴气少，阳气胜，所以发热而又烦闷。

帝曰：人身非衣寒也，中非有寒气❶也，寒从中生❷者何？岐伯曰：是人多痹气也❸，阳气少，阴气多，故身寒如从水中出。

【校】

❶寒气：《太素》卷三十《身寒》"寒"下无"气"字。

❷生：滑抄本"生"作"出"。《太素》作"出"，与滑抄合。

❸痹气也：《甲乙》卷十第一下"痹"下无"气也"一字。

【语译】

黄帝道：人体如果不是因为衣服单薄，也没有寒气在内，可是寒气像从内部发出似的。这是什么原因？岐伯说：这种人，是有痹证，阳气少，阴气多，所以身体寒冷，像从冷水里出来一样。

帝曰：人有四肢**❶**热，逢风寒如炙如火者**❷**何也？岐伯曰：是人者，阴气虚，阳气盛，四肢**❸**者阳也，两阳相得①，而阴**❹**气虚少，少水不能灭**❺**盛火，而阳独治**❻**，独治者，不能生长也，独胜**❼**而止耳，逢风而如炙如火**❽**者，是人当肉烁②也。

【校】

❶ 四肢："四肢"下似脱"先"字，应据《太素》卷三十《肉烁》杨注补。

❷ 逢风寒如炙如火者："寒"字衍。律以下岐伯"逢风"之答语可证。《全生指迷方》卷二引亦无"寒"字。"如火"应作"于火"。

❸ 肢：《甲乙》卷七第一上"四肢"下有"热"字。

❹ 而阴：周本"阴"上无"而"字。

❺ 少水不能灭：《太素》"水"上无"少"字，"灭"作"减"。按：无"少"字是。"少"字蒙上误衍。

❻ 阳独治：《甲乙》"阳"下有"气"字。《全生指迷方》引"治"下有"于外"二字。

❼ 胜：《甲乙》"胜"作"盛"。

❽ 如火：林校引《太素》作"于火"。

【注】

① 两阳相得：四肢属阳，其人阳气盛，故谓两阳相得。

② 肉烁：肌肉消瘦。

【语译】

黄帝道：有人四肢先发热，一遇到风，热得像炙于火上一样，这是什么缘故？岐伯说：这种人是阴气虚少，阳气偏盛，四肢属阳，两阳相合，以致阴气虚少，不能减少旺盛的阳火，形成阳气独旺于外的现象。如果阳气独旺于外，便不能生长，所以一遇到风就像炙于火上的病人，肌肉必然会慢慢消瘦。

帝曰：人有身寒，汤火不能热，厚衣不能温，然不冻栗①，是为何病？岐伯曰：是人者，素肾气胜，以水为事②；太阳气衰，肾脂枯不长；一水不能胜二火❶，肾者水也，而生于❷骨，肾不生❸，则髓不能满❹，故寒甚至骨也。所以不能冻栗❺者，肝一阳也❻，心二阳也❼，肾孤脏③也，一水不能胜❽二火，故不能冻栗，病名曰骨痹④，事人当挛节⑤也。

【校】

❶ 一水不能胜二火：高世栻说："'一水'七字在下，误重于此，衍文也。"

❷ 生：《太素》卷二十八《痹论》、《甲乙》"生"并作"主"。

❸ 生：《圣济总录》卷二十引"生"作"荣"。

❹ 则髓不能满："能"字衍。王注："肾不生则髓不满。"是王所据本无"能"字。

❺ 不能冻栗："能"字衍。以上文"然不冻栗"句律之可证。下"故不能冻栗"之"能"字亦衍。

❻ 肝一阳也：孙鼎宜说："当作'胆一阳也'。与全经方合。胆为少阳，少阳相火也；肝为一阴，属风，与火无涉。"

❼ 心二阳也：孙鼎宜说："当作'心二阴也'。心为少阴，故为二阴，二阴，君火也。"

❽ 胜：《甲乙》"胜"下有"上下"二字。

【注】

① 冻栗：寒冷而战栗。

② 以水为事：张琦说："以水为事，涉水游泳之类。恃其肾气之胜，而冒涉寒水，水气通于肾，肾得水寒，则肾中阳衰，太阳之气亦衰。肾主骨髓，而髓之生长，惟恃乎气。寒湿在内，反消真精，肾气既衰，则脂枯不长。《痿论》亦有以水为事之文，指湿言也。"

③ 肾孤脏：高世栻说："肾为阴中之阴，故肾孤脏。"

④ 骨痹：孙鼎宜说："以肾主骨，故曰骨痹，即肾痹之别名，非谓痹在骨节。"

⑤挛节：骨节拘挛。

【语译】

黄帝道：有一种病人，身体寒冷，即便近汤向火，仍不觉热，穿厚衣服，也不能使他温暖，但却并不冻得打哆嗦，这是什么病呢？岐伯说：这种人，素来肾气偏胜，常在水湿环境中生活，致使太阳气衰，肾脂枯耗不长。肾是水脏而主骨，肾气不实，骨髓就不充满。其所以不战栗的原因，因为胆是一阳相火，心是二阴君火，肾是孤脏，一个肾水不能制胜心胆上下之火，所以虽然寒冷，还不战栗，病名叫作骨痹。这种病人必然骨节拘挛。

帝曰：人之❶肉苛①者，虽近❷衣絮、犹尚苛也，是谓何疾？岐伯曰：荣气虚卫气实也❸，荣气虚则不仁②，卫气虚则不用②，荣卫俱虚，则不仁且不用，肉如故❹也，人身与志不相有③，曰死。

【校】

❶之：《甲乙》卷十二第三"之"下有"有"字。

❷近：元残二、吴本、朝本、藏本、熊本"近"下并有"于"字。

❸荣气虚卫气实也：《素问识》云："按下文云'荣气虚则不仁，卫气虚则不用，荣卫俱虚，则不仁且不用'。则此七字不相冒，恐是衍文，前注似牵强。"

❹故：《太素》《甲乙》"故"并作"苛"。

【注】

① 肉苛：肌肉顽麻。《宣明论方》卷一："肌肉不仁，致令瘄重，名曰肉苛。"

② 不仁　不用：张介宾说："不仁，不知痛痒寒热也。不用，不能举动也。"

③ 人身与志不相有：张介宾说："人之身体在外，五志在内，虽肌肉如故，而神气失守，则外虽有形，而中已无主，若彼此不相有也，故当死。"

【语译】

黄帝道：有一种病人，肌肉顽麻，就是肌肉接触到衣棉，也毫无所觉，这是什么病？岐伯说：荣气虚的，就会使皮肉麻木，卫气虚的，肢体就不能举动，荣卫都虚弱了，那就麻木不仁，而且不能举动，肌肉更加顽麻了。如人的形体与神志不相适应，那必然要死亡。

帝曰：人有逆气不得卧而息有音者，有不得卧而息无音者；有起居如故而息有音者；有得卧，行而喘者；有不得卧，不能行❶而喘者；有不得卧，卧而喘者，皆何脏使然？愿闻其故。岐伯曰：不得卧而息有音者，是阳明之逆也，足三阳者下行，今逆而上行，故息有音也。阳明者，胃脉也，胃者，六腑之海，其气亦下行，阳明逆不得从其道，故不得卧也。《下经》曰：胃不和则卧不安①。此之谓也。夫起居如故而息有音者，此肺❷之络脉逆也；络脉❸不得随经上下，故留经而不行，络脉之病人也微，故起居如故而息有音也。夫不得卧，卧则喘者，是水气之客也；夫水者，循津液而流也，肾者，水脏，主津液，主卧与喘②也。帝曰：善。

【校】

❶ 不能行：滑寿说："能行上衍'不'字"。

❷ 肺：《太素》卷三十《卧息喘逆》"肺"作"脾"。

❸ 络脉：《病源》卷十三《逆气候》"络脉"下有"之气"二字。

【注】

① 胃不和则卧不安：张介宾说："过于饱食，或病胀满者，卧必不安，此皆胃气不和之故。"

② 主卧与喘：张介宾说："水病者，其本在肾，其末在肺，故为不得卧，卧则喘者，标本俱病也。"

【语译】

黄帝道：患逆气病的人，有不能卧下而呼吸有声音的；有不能卧下，而呼吸没有声音的；有起居如常，而呼吸有声音的；有能够卧下，而一旦行动就气喘的；有不能卧下，但能够行动而气喘的；有不能卧下，卧下去就气喘的。所有这些情况，是哪个脏的病所导致的呢？希望能了解它的缘故。岐伯说：不能卧下而呼吸有声音的，是阳明经脉之气上逆。

足三阳经脉之气是下行的，现在逆而上行，所以就呼吸不利而有声音了。阳明是胃脉，胃是六腑之海，胃气也是下行的，如果阳明气逆，胃气就不能再从其道下行，所以就不能平卧了。《下经》里曾说："胃不和则卧不安。"就是这个意思。若起居如常，而呼吸有声音的，这是肺的络脉不顺，络脉之气不能随着经脉之气上下，其气留于经脉而不行于络脉，但络脉的病比较轻，所以起居如常，只是呼吸有声音而已。若不能卧，卧下去就喘起来，是水气侵肺的原因，水气是循着津液流行的道路而流走的，肾是水脏，主司津液，气喘不能卧下，这是肾脏的病变。黄帝道：讲得好。

疟论篇第三十五

本篇专论疟疾的发病原因、病理、症状以及治疗等，是有关疟疾的最早文献。

　　黄帝问曰：夫痎疟❶皆生于风①，其蓄作②有时者何也？岐伯对曰：疟之始发也，先起于毫毛，伸欠③乃作，寒栗鼓颔④，腰脊俱❷痛，寒去则内外皆热，头痛如破❸，渴欲冷饮。

【校】

❶ 痎疟：《太素》卷二十五《疟解》"痎"作"瘖"，"疟"下有"者"字。《左传》昭二十年释文："痎或者瘖。""痎。为二日一发疟。"

❷ 俱：《太素》、《病源》卷十一《痎疟候》无"俱"字。

❸ 头痛如破：《病源》"头痛"下无"如破"二字。《素问校讹》引古抄本作"头痛而渴，惟欲冷饮"，与《病源》合。

【注】

① 痎疟皆生于风：张琦说："暑寒湿之气，无不挟风，故疟脉自弦，为皆生于风也。"

② 蓄作：或伏，或发。

③ 伸欠："伸"是体倦，"欠"是志倦。见《礼仪·士相见礼》郑注。

④ 鼓颔："颔"是颏下结喉上两侧肉之空软处。"鼓颔"是因寒战，两颔随之鼓动。

【语译】

　　黄帝问道：疟疾的发生、都是由于感受风邪，它的潜伏或发作都有一定的时间，为什么？岐伯答道：疟疾开始发作的时候，寒先起于毫毛，继而身体神志都感到疲倦，随之寒战，两颔鼓动，腰脊疼痛；及至寒冷过去，内外又发起热来，头痛，口渴，喜欢冷饮。

帝曰：何气使然？愿闻其道。岐伯曰：阴阳上下交争①，虚实更作，阴阳相移也。阳并于阴②，则阴实而阳❶虚，阳明虚，则寒栗鼓颔也；巨阳虚，则腰背❷头项痛；三阳俱虚③，则阴气胜，阴气胜则骨寒而痛；寒生于内，故中外皆寒；阳盛则外热，阴虚则内热，外内皆热则喘而渴④，故欲冷饮也。

【校】

❶ 阳：《太素》"阳"下有"明"字。按：有"明"字是，下"阳明虚"正叠上文。

❷ 背：《太素》、《太平圣惠方》卷五十二《疟病论》引"背"并作"脊"。

【注】

① 阴阳上下交争：张琦说："平人阴阳上下交济。寒热之家，阴出之阳则寒，阳下入阴则热，不交济而交争，阳实则阴虚，阴实则阳虚，是阴阳之相移为寒热也。"

② 阳并于阴：张琦说："阳为阴并，故阳虚而恶寒。"

③ 三阳俱虚：按上文只言阳明、巨阳，未及少阳。喻昌谓上文之寒热，即少阳所主。《三因方》卷六《疟叙论》补"少阳虚，则身体解㑊，心惕惕然"十二字，似不必。

④ 则喘而渴："喘"指呼吸喘迫。

【语译】

黄帝道：是什么邪气，使病至于这样呢？岐伯说：这是阴阳上下相争，虚实更替相胜，阴阳相互转化的关系。阳气为阴所并，则阴气实而阳明虚。阳明经气虚了，就会发生寒战，以致两颔为之鼓动；太阳经气虚了，就会腰脊头项疼痛；三阳经气都虚了，则阴气胜，阴气胜，就会骨节寒冷而且疼痛。寒从内生，所以里外都觉得冷；阳盛的时候，要生外热，阴虚的时候，要生内热，如果内外都发热了，就要呼吸喘迫、口渴、喜欢冷饮。

此皆❶得之夏伤于暑，热气盛。藏于皮肤之内，肠胃之外，此荣气之所舍①也。此令人汗空❷疏，腠理开，因得秋气，汗出遇风，及❸得之以浴，水气舍于皮肤之内②，与卫气并居③。卫气者，昼日❹行于阳，夜行于阴，此气得阳而外出，得阴而内博，内外相薄❺，是以日作④。

【校】

❶ 此皆：《太素》《病源》《太平圣惠方》"此"下并无"皆"字。

❷ 汗空：《太素》《甲乙》《病源》"汗"下并有"出"字。《太平圣惠方》引"空"作"肉"。

❸ 及：《太素》《病源》"及"并作"乃"。

❹ 昼日：《甲乙》"昼"下无"日"字。

❺ 内外相薄：《太素》《病源》并无"内外相薄"四字。

【注】

① 此荣气之所舍：杨上善说："脉中营气，是邪之舍。"

② 水气舍于皮肤之内：张琦说："秋气凉，汗出得风，浴水得湿，本有暑邪，又得寒风湿之气，则为疟矣。"

③ 与卫气并居：张琦说："并居即与卫气合而病作之义，非邪本居于卫也。"

④ 是以日作：张琦说："得卫气之行则外发，故病作；气过则仍内薄，故不作。卫气一日周于阴阳，故日作。"

【语译】

这种病是在夏天中病，是由于被暑气所伤。热气过盛，藏在皮肤之内，肠胃之外，也就是邪气居于营气之内。暑热，使人汗出肉松，腠理开泄，一遇秋天的肃杀之气，汗出时就会感受风邪；水浴后病情就进一步发展。这样，风邪水气停留在皮肤之内，与卫气相合，疟疾就会发作。卫气白天行于阳分，夜间行于阴分，这种邪气并于阳就向外发散，并于阴则向内里侵袭，所以每天都要发作一次。

帝曰：其间日而作者何也？岐伯曰：其气之❶舍深，内薄于阴，阳气独发，阴邪①内著，阴与阳争不得出②，是以间日而作也。

【校】

❶ 之:《圣济总录》卷三十四引"之"下有"所"字。

【注】

① 阴邪:谓疟邪。

② 阴与阳争不得出:杨上善说:"邪气因卫入内,内薄于阴,共阳交争,不得日日与卫外出之阳,故间日而作。"

【语译】

黄帝道:疟病有隔日而发作的,这是为什么? 岐伯说:这是因为邪气所在的地方较深,已经迫近阴分,致使阳气独行,而疟邪仍滞留于内。这样,阴与阳相争而邪气得不到发散,所以隔日才发作一次。

帝曰:善。其作日晏与其日早者,何气使然? 岐伯曰:邪气客于风府①,循膂❶而下,卫气一日一夜大❷会于风府,其明日日❸下一节,故其作也晏,此先客于脊背也。每至于风府❹,则腠理开,腠理开则邪气入,邪气入则病作,以此日作稍益晏也❺。其出于风府❻,日下一节❼,二十五❽日下至骶骨;二十六❾日入于脊内,注于伏膂之脉❿;其气上行⓫,九日出于缺盆②之中。其气日高⓬,故作日益早⓭也。其间日发者⓮,由邪气内薄于五脏,横连募原③也。其道远,其气深,其行迟,不能与卫气俱行,不得⓯皆出,故间日⓰乃作也。

【校】

❶ 膂:《太素》"膂"作"侣"。"侣"与"膂"义同。"膂"谓脊两旁。

❷ 大:《病源》、《外合》卷十一"大"上并有"常"字。

❸ 日日:《病源》《外合》"日"下并不叠"日"字。

❹ 作也晏……至于风府:《病源》"作"下无"也晏此先客于脊背也每至于风府"十四字。

❺ 以此日作稍益晏也:《病源》《外合》"以此"并作"此所以"。孙鼎宜说:"'稍'字疑衍'益晏'之理,如一日申,次日酉,由此递迟。"

⑥ 其出于风府:《病源》作"卫气之行风府"。

⑦ 节:《太素》"节"作"椎"。

⑧ 五:《太素》《甲乙》《病源》"五"并作"一"。

⑨ 六:《太素》《甲乙》"六"并作"二"。姚止庵说:"按脊骨本二十一节,日下一节,止应二十二日,下至骶骨止应二十三日。而王本多三日者,盖连项骨三节而言也。全元起及《甲乙》《太素》并作'二十一、二十二日',是止照脊骨本数而言,其实初非有异。"

⑩ 注于伏膂之脉:周本"注"下无"于"字。《甲乙》"伏膂"作"太冲"。按:《病源》"伏膂之脉"作"伏冲"。"伏"是"伏"之误字,"伏冲"即"太冲"。

⑪ 上行:《病源》作"伏冲脉其行"。

⑫ 日高:《病源》"日高"作"既上"。

⑬ 故作日益早:《病源》作"故其病稍早发"。

⑭ 其间日发者:《太素》无此五字。按:"其间日"以下四十四字,与上语意不相衔接,疑系错简。高注本移此四十四字于前,为"帝曰间日而作者何也"之答语,置"其气之舍"之上。其说可从。

⑮ 俱行不得:《太平圣惠方》引无"俱行不得"四字,作"不能与卫气皆出"。

⑯ 间日作:《外台》引"间日"下有"蓄积"二字。

【注】

① 风府:穴名,在颈项中央入发际一寸。

② 缺盆:丹波元简说:"缺盆非阳明胃经之缺盆,乃指任脉天突穴而言。"

③ 募原:柯逢时说:"谓腧膜之原,即脐下。"

【语译】

黄帝道:讲得好。那么有的疟疾在发作时间上,有一天早于一天的,有一天晚于一天的,这又是什么原因?岐伯说:邪气侵犯风府,沿着脊骨逐节下移,卫气经过一昼夜的时间与邪气在风府那儿交会,可是它每过一天向下移行一节。这样,卫气与邪气的交会一天比一天晚,发病的时间也就一天比一天晚。这是邪气客于脊背时所有的情况。卫气每当达到风府的时候,腠理开泄,腠理一开泄,则邪气侵入,邪气侵入,于是病就发作——这就是发病一天比一天晚的原因。卫气运行于风府,邪气逐日下移一椎,约经二十五日下至骶骨,二十六日又入脊内,注于太冲之脉，然后循太冲脉上行，至九日到达任脉的天突穴。因其气上行，所以病的发作就一天比一天早。至于隔日一发的，是因邪气内迫五脏，横连膜原，距离较远，邪气较深，循行较迟，不能与当日卫气同时皆出，所以隔日才能发作。

帝曰：夫子言卫气每至于风府，腠理乃发，发则邪气❶入，入❷则病作。今卫气日下一节，其气之发也❸，不当风府①，其日作者❹奈何？岐伯曰：此邪气客于头项循膂而下者也❺，故虚实不同，邪中异所，则不得当其风府也。故邪中于头项者，气至②头项而病；中于背者，气至背而病；中于腰脊者，气至腰脊而病；中于手足者，气至手足而病。卫气之所在，与邪气相合，则病作。故风无常府③，卫气之所发❻，必开其腠理，邪气之所合❼，则其府也❽。

【校】

❶ 邪气：《太素》《甲乙》《病源》"邪"下并无"气"字。

❷ 入：《太素》"入"上有"邪"字。

❸ 其气之发也：《病源》无此五字。

❹ 其日作者：《病源》无此四字。

❺ 此邪气客于头项循膂而下者也：林校云："按全元起本及《甲乙》《太素》自'此邪气客于头项'至下'则病作故'八十八字并无。"《病源》亦无此八十八字，疑系古注文窜入。

❻ 发：《病源》"发"作"应"。

❼ 合：明绿格抄本"合"作"舍"。按：作"合"蒙上"邪气相合"致误。《太素》《病源》并作"舍"，与明绿格抄本合。

❽ 府也：《甲乙》《病源》"府也"并作"病作"。

【注】

① 不当风府："当"作"值"解，遇到的意思。

② 气至："气"指卫气。

③ 风无常府：杨上善说："无常府者；言卫气发于腠理，邪气舍之，即高同

风府，不必常以项发际上以为府也。"

【语译】

黄帝道：你说卫气如果达到了风府，能使腠理开发，腠理开发，病邪因而侵入，而邪侵入就会发作，现在卫气日下一节，并没遇到风府，疾病却每天发作，这是为什么？岐伯说：以上是指邪气侵入头项，沿着脊椎骨下行的情况。人体的组织，有虚实的不同，而病邪所中的地方也不一样，这样，就不一定遇到风府才能发病。所以邪中头项的，如卫气行至头项，与邪气合就能发病；邪中于背的，卫气行至背，与邪气合就能发病；邪中于腰脊的，卫气行至腰脊，与邪气合就能发病；邪中于手足的，卫气行至手足，与邪气合就能发病。总而言之，卫气所在之处，与邪气相合，就要发病。所以风邪所侵并没有一定的地方，只要卫气与之相应，腠理开泄，邪气停留的那个地方，就会发病。

帝曰：善。夫风之与疟也，相似同类，而风独常在，疟得❶有时而休者何也？岐伯曰：风气❷留其处，故常在❸，疟气随经络，沉以内薄❹，故卫气应乃作。

【校】

❶ 得：《病源》"得"作"特"。"特"有"乃"义。

❷ 气：《甲乙》"气"下有"常"字。

❸ 故常在：《病源》《外台》并无"故常在"三字。

❹ 沉以内薄：林校引《甲乙》作"次以内传。"

【语译】

黄帝道：以上讲得好。说起来，风气和疟病，似乎是一样的。那为什么风邪常不间歇，而疟病却发作有时呢？岐伯说：风邪常留其处，疟气随经络循行，是依次内传的，要到卫气和它相应时，病才能发作。

帝曰：疟先寒而后热者何也！岐伯曰：夏伤于大❶暑，其汗❷大出，腠理开发，因遇夏气凄沧之水寒❸，藏于腠理❹皮

326

肤之中，秋伤于风，则病成矣。夫寒者，阴气也❺，风者，阳气也❺，先伤于寒而后伤于风，故先寒而后热也，病以时作，名曰寒疟。

【校】

❶ 于大：《病源》"于"下无"大"字。

❷ 其汗：《太素》卷二十五《三疟》、《甲乙》、《病源》"汗"上并无"其"字。

❸ 夏气凄沧之水寒：《太素》"夏"下无"气"字。于鬯说："'水'字是'小'字之误。林校引《甲乙》《太素》作'小寒迫之'可证。'迫之'二字，或不必依补。"

❹ 藏于腠理："腠理"二字衍。前文一云"藏于皮肤"，再云"舍于皮肤"，均未及腠理。《太平圣惠方》引无"腠理"二字，可证。

❺ 阴气也　阳气也：《太平圣惠方》引"阴""阳"下并无"气"字。

【语译】

黄帝道：疟疾发作，有先感寒冷而后感发热的，这是为什么？岐伯说：夏天感受暑气，汗大出，腠理开泄，夏天的小寒乘机侵入，藏在皮肤里面，到秋天又伤了风邪，就成为疟疾了。寒属阴，风属阳，先伤于寒而后伤于风，所以先寒而后热，这种病的发作有一定的时间，病叫作寒疟。

帝曰：先热而后寒者何也！岐伯曰：此先伤于风，而后伤于寒，故先热而后寒也，亦以时作，名曰温疟。

【语译】

黄帝道：那么，有一种疟病，是先热而后寒的，这又是为什么？岐伯说：这是先伤于风的阳邪，然后伤于寒的阴邪所造成的。这种病发作也有一定的时间，病叫作温疟。

其但热而不寒者，阴气先❶绝，阳气独发，则少气烦冤❷，手足热而欲呕，名曰瘅①疟。

【校】

❶ 气先:《太素》"气"下无"先"字。《三因方》"先"作"孤"。

❷ 烦冤:《太平圣惠方》引"冤"作"惋"。按:"惋"是"惋"之误字。《楚辞·思美人》王注"冤一作惋。""烦冤"与"烦惋、烦闷、烦懑"意义均同。

【注】

① 瘅:热盛。

【语译】

如只发热而不发寒的,这是病人阴气太不足了,阳气单独旺起来,所以在病发作时,就会感到气短烦闷,手足发热,想要呕吐,这病叫作瘅疟。

帝曰:夫经❶言有余者泻之,不足者补之。今热为有余,寒为不足。夫疟者之寒,汤火不能温也,及其热,冰水不能寒也,此皆有余不足之类。当此之时,良工不能止,必须其❷自衰乃刺之,其故何也?愿闻其说。

【校】

❶ 夫经:周本"经"上无"夫"字。

❷ 须其:《甲乙》"须"作"待"。《太素》"其"下有"时"字。

【语译】

黄帝道:医经上说有余的应当泻,不足的应当补。现在说发热是有余,发冷是不足,像疟病的寒冷,就是热汤和火,也不能使之温暖,而等到发热时,就是用冰水,也不能使之清凉,这种寒热,都属有余不足之类,但当他发热发冷的时候,就是良医也无法止住,必待冷热衰退的时候,才可用针刺治疗,这是什么原因?希望听你讲讲这其中道理。

岐伯曰:经言无刺熇熇①之热,无刺浑浑②之脉,无刺漉漉③之汗,故为❶其病逆,未可治也。夫疟之始发也,阳气并于阴❷,当是之时,阳虚而阴盛❸,外无❹气,故先寒栗也;

阴气逆极，则复出之阳，阳与阴复并于外**❺**，则阴**❻**虚而阳实，故先**❼**热而渴。夫疟气者**❽**，并于阳则阳胜，并于阴则阴胜，阴胜则寒，阳胜则热。疟者，风寒之**❾**气不常也，病极则复，至病之发也**❿**，如火之热**④**，如风雨不可当也。故经言曰：方其盛时**⓫**必毁，因其衰也，事必大昌，此之谓也。夫疟之未发也，阴未并阳，阳未并阴，因而调之，真气得安，邪气乃亡**⓬**，故工不能治其已发，为其气逆也。

【校】

❶ 故为：明抄本"为"上无"故"字。《甲乙》无"故"字，与明抄本合。

❷ 阳气并于阴："阳"下"气"字衍。以前节"阳并于阴"律之可证。

❸ 阳虚而阴盛："盛"应作"实"，《素问玄机原病式·热类》引作"实"可证。"阳虚阴实"与下"阴虚阳实"对文。

❹ 无：《素问玄机原病式》引"无"下有"阳"字。

❺ 外：张琦说："'外'应作'内'字误，此阳入之阴。"

❻ 则阴：周本"阴"上无"则"字。

❼ 故先：《太素》"故"下无"先"字。

❽ 疟气者：《甲乙》"疟"下无"气者"二字。

❾ 之：林校引《甲乙》"之"下有"暴"字。

❿ 至病之发也：林校引全本及《太素》"至"字连上读。其实"复"即谓复发，无庸"至"字以成其义。"至"字仍属下读为恰。"至"引申有"是"义，此犹云"是病之发也。"

⓫ 时：《太素》"时"下有"勿敢"二字。

⓬ 亡：《太素》"亡"作"已"。

【注】

① 熇熇（hèhè 赫赫）：热盛貌。

② 浑浑：脉气浊乱。

③ 漉漉（lùlù 绿绿）：汗大出貌。

④ 如火之热：孙鼎宜说："'热'当作'爇'，形误。如火爇，谓其热时；如风雨，谓其寒时。"

【语译】

　　岐伯说：医经上说，有高热时不能刺，脉搏混乱时不能刺，汗大出时不能刺，这是因为病在逆行，所以不能治疗。疟疾在开始发作时，外阳并于里阴，这时是阳分虚而阴分实，所以先感寒冷战栗。至阴气逆乱到了极点，那又外出于阳，因此阴阳又相并于内，这时是阴分虚而阳分实，所以感到热而干渴。疟病并于阳分则阳气胜，并于阴分则阴气胜，阴气胜则发寒，阳气胜则发热。疟疾是由于风寒暴气的变化无常，热到极点，则阴邪之寒气至；寒到极点，则阳邪之热来。这疟疾发作的时候，热得像火的燃烧，寒得像风雨般不可抵御。所以医经上说，当邪气正盛的时候，不敢攻邪，待邪气衰退，治疗就可见效，就是这个意思。疟疾在未发作的时候，阴气未并于阳分，阳气未并于阴分，及时进行调治，那正气不伤，邪气也就完了。所以医工不能正在病发时候治疗，是因为正气和邪气逆乱的缘故。

　　帝曰：善。攻①之奈何？早晏何如？岐伯曰：疟之且发②也，阴阳之且移也，必从四末始也。阳已伤，阴从之，故❶先其时坚束其处③，令邪气不得入，阴气不得出，审候见之，在孙络④盛坚而血者皆取之，此真❷往而未得并⑤者也。

【校】

❶ 故：《甲乙》"故"下有"气未并"三字。

❷ 真：《太素》"真"作"直"。

【注】

① 攻：作"治"解。见《周礼·疡医》郑注。

② 且发："且"助动词，有"将"义。见《吕氏春秋·音律》高注。

③ 故先其时坚束其处：《千金》卷十第六云："先其时一食顷，用细左索紧束其手足十指，令邪气不得入，阴气不得出，过时乃解。"

④ 在孙络：柯逢时说："在，犹察也。"

⑤ 真往而未得并：姚止庵说："言果能治之于未发之时，则真邪自去，不至并入于内也。"

黄帝道：讲得好！疟疾究竟怎样治疗？早晚应怎样掌握？岐伯说：疟疾将要发作，阴阳也将相互转移，它必定是从四肢开始。阳气已被邪伤，阴分随之受到影响，所以在阴阳之气还未相并的时候，以绳牢固地缚住四肢的末端，使邪气不能入，阴气不能出，两者不能相移，牢固地缚住以后，经过精审的诊察，看到孙络充实的地方，察其瘀血所在，都刺出其血，这样就能去掉真邪，而不致使邪气并入体内。

帝曰：疟不发，其应何如？岐伯曰：疟气者，必更盛更虚，当 **❶** 气之所在也，病在阳，则热而脉躁；在阴，则寒而脉静；极则阴阳俱衰，卫气相离 ①，故病得 **❷** 休；卫气集，则复病也。

【校】

❶ 当:《太素》《甲乙》"当" 并作 "随"。

❷ 得: 明抄本 "得" 作 "乃"。

【注】

① 相离: 姚止庵说:"相离者，谓卫气日夜一周，而邪或深入于脏腑，故有时相离也。"

【语译】

黄帝道：疟疾在未发作的时候，它的情况是怎样？岐伯说：疟气是盛虚更替的，它随同邪气的所在而发作；病在阳分，就发热而脉搏躁疾；病在阴分，就发冷而脉搏沉静；发病达于极点，则阴阳之气都已衰退，卫气和邪气相离，病就休止；但当卫气与邪气再合时，病就重新发作。

帝曰：时有间二日或至数日发，或渴或不渴，其故何也？岐伯曰：其间日者，邪气与卫气客于六腑 **❶**，而有时相失，不能相得，故休数日乃作也。疟者，阴阳更胜 ① 也，或甚或不甚，故或渴或不渴。

【校】

❶客于六腑：《素问识》云："考上文并无客于六腑之说，疑是'风府'文讹。"

【注】

① 更胜：王冰说："胜，谓强盛于彼之气也。"

【语译】

黄帝道：疟疾的发作，有的隔二日，有的隔至数日；发作时有的口渴，有的不口渴，这是什么缘故？岐伯说：它所以隔几天再发作，是因为邪气与卫气会于风府的时间，有时是相错的，不能相得俱出，所以停几天才再发作。疟疾是阴阳更替相胜，或重些，或轻些，所以有的口渴，有的不口渴。

帝曰：论言夏伤于暑，秋必病疟。今疟不必应者何也？岐伯曰：此应四时者也。其病异形者，反四时也。其以秋病者寒甚，以冬病者寒不甚，以春病者恶风，以夏病者多汗。

【语译】

黄帝道：医经上说：夏天被暑气所伤，秋天就一定要得疟疾。可是现在有些疟疾，不一定这样，这是为什么？岐伯说：夏天被暑气所伤，秋天就一定得疟疾，这是指和四时发病规律相顺应而言的。那形证不同的疟疾是因为与四时发病规律相反所导致的。那发于秋天的，寒冷较重；发于冬天的，寒冷不重；发于春天的，怕风；发于夏天的，多汗。

帝曰：夫病温疟与寒疟而皆❶安舍，舍于何脏？岐伯曰：温疟者❷，得之冬中于风①，寒气藏于骨髓之中，至春则阳气大发，邪❸气不能自出，因遇大暑，脑髓烁，肌肉消❹，腠理发泄，或❺有所用力，邪气与汗皆出，此病❻藏于肾，其气先从内出之❼于外也。如是者，阴虚而阳盛，阳盛则热矣、衰则气复反入②，入则阳虚，阳虚则❽寒矣，故先热而后寒，名曰温疟。

【校】

❶ 夫病温疟与寒疟而皆：《太素》"夫"下无"病"字，"而皆"作"各"。

❷ 疟者：胡本、读本、赵本、吴本、朝本、藏本、熊本"疟"下并无"者"字。

❸ 邪：《甲乙》"邪"作"寒"。何梦瑶说："'邪'上当有'若'字（《医碥》卷二）。"

❹ 消：《太素》"消"作"销泽"。"消、销"通用。"泽"字误，据《病源》《外台》应作"释"。《礼记·月令》："冰冻消释。"此则以"消释"喻人削瘦如冰之消释也。

❺ 或：《太素》《病源》《外台》"或"并作"因"。

❻ 病：《千金》卷十《温疟》"病"下有"邪气先"三字。

❼ 出之：《太平圣惠方》"出"下无"之"字。

❽ 则：《外台》"则"下有"复"字。

【注】

① 冬中于风：孙鼎宜说："前言夏伤于暑，复言秋伤于风。此又言冬中于风，春遇大暑。足见疟者，因暑风寒湿数气凑合所成，不能拘于一时，又非先受一气，至数气合始成病，而前此则了如平人。前人多误解。"

② 衰则气复反入：姚止庵说："衰者，盛极而变也，与前'病极''逆极'同意。"

【语译】

黄帝道：温疟和寒疟，各居何处？居留在哪一脏？岐伯说：温疟是在冬天中病感受风邪，寒气留在骨髓里面，到了春天阳气生发的时候，如邪气不能自行外出，遇到暑热，就会使人倦怠，头脑昏沉，肌肉消瘦，腠理发泄，这时用力劳动，邪气与汗就一齐出外。这种病是邪气先伏藏于肾，它发作的时候，是邪气从内而出外；这样的病，阴气先虚，而阳气偏盛，阳盛就会发热，及至偏盛到极点，邪气又回入于阴。邪入于阴，则阳气又虚。阳虚就又发冷。这种病是先热后寒，病名叫作温疟。

帝曰：瘅疟何如？岐伯曰：瘅疟者，肺素有热①，气盛②

于身，厥逆上冲❶，中气❷实而不外泄，因有所用力，腠理开，风寒舍于皮肤之内，分肉之间而发，发则阳气盛，阳气盛而不衰则病矣；其气不及于阴❸，故但热而不寒，气内藏于心❹，而外舍于分肉之间，令人消烁脱肉❺，故命曰瘅疟。帝曰：善。

【校】

❶ 厥逆上冲：《甲乙》《外台》并作"厥气逆上"。

❷ 中气：《太平圣惠方》"气"上无"中"字。

❸ 不及于阴：《太素》《甲乙》并作"不反之阴"。

❹ 气内藏于心："气"上脱"邪"字，应据《金匮·疟病脉证并治第四》、《千金》卷十第六补。"心"为"里"之误字，应据《卫生宝鉴》卷十六《瘅疟治验》改正。

❺ 消烁脱肉：明抄本"脱"作"肌"。《病源》作"肌"，与明抄本合。"消烁"同义复词。"消"与"削"通。此犹言肌肉削瘦。

【注】

① 肺素有热：杨上善说："素，先也。"

② 气盛：肺热则肺气实，故云气声。

【语译】

黄帝道：瘅疟是怎样的情况？岐伯说：瘅疟由于肺先有热，肺气盛，气逆上冲，气实不能向外发泄，适逢劳力之后，腠理开泄，风寒侵袭于皮肤之间，肌肉之内，因而发病。发病则阳气偏盛，阳气盛而不衰退，就会发热；由于邪气不回入于阴，所以只是热而不恶寒，这种病，是邪气内藏于里，而外留于肌肉之间。能使人肌肉消瘦，所以叫作瘅疟。黄帝道：讲得好！

刺疟篇第三十六

本篇介绍六经疟、五脏疟、胃疟十二种症状和刺法；并指出治疟大法，应"先其发时而刺之"、"病之所先发者，先刺之"以及不同症状，应采用不同疗法等原则。

足太阳之疟，令人腰痛头重，寒从背起，先寒后热，熇熇暍暍然，热止汗出❶，难已，刺郄中出血❷。

【校】

❶ 熇熇暍暍然热止汗出：《太素》卷二十五《十二疟》作"渴渴止汗出"。按："熇熇"似为"暍暍"之旁注，传刻误入正文。林校引全本、《甲乙》、巢元方"暍暍"作"渴渴"，与《太素》合。盖"暍、渴"并从曷声，故相通。"渴渴止汗出"，是说盛热止而汗出。

❷ 刺郄中出血：《太素》"刺"上有"日"字。《甲乙》作"间日作，刺腘中出血"。

【语译】

足太阳经的疟疾，使人腰痛、头重，寒冷从背部起，先寒后热，热势很盛，热止汗出。这种疟疾，不易痊愈。治疗方法是刺委中出血。

足少阳之疟，令人身体解㑊❶，寒不甚，热不甚❷，恶见人，见人心惕惕①然，热多汗出甚，刺足少阳②。

【校】

❶ 㑊：《病源》"㑊"作"倦"。

❷ 热不甚：《甲乙》卷七第五无"热不甚"三字。按："热不甚"与下"热

多"不合，应从《甲乙》为是。

【注】

① 惕惕：恐惧。见慧琳《音义》卷五十七引《尚书》孔注。

② 刺足少阳：王冰说："侠溪主之"。杨上善说："取凤池、丘墟。"

【语译】

足少阳经的疟疾，使人身体倦怠，发冷不很厉害，怕见人，见人就感到恐惧，发热的时候比较长，汗出的也多。治疗方法是刺足少阳经。

足阳明之疟，令人先寒，洒淅洒淅❶，寒甚久乃热，热去汗出❷，喜见日月光火气❸，乃快然，刺足阳明跗上❹。

【校】

❶ 洒淅洒淅：《圣济总录》卷三十六、卷一百九十二、《医垒元戎》卷五引并不叠"洒淅"二字。按：此衍"洒淅"二字，故"洒淅"二字应连下读，作"洒淅寒甚"。"洒淅"寒貌。

❷ 出："出"字误，据王注应作"已"。

❸ 喜见日月光火气：《病源》《圣济总录》引"日"下并无"月"字。按：此节疑与"少阴疟"互窜错简。本书《阳明脉解篇》："足阳明之脉，病恶人与火。"此云喜见日月光火气，未免矛盾。前后比勘，少阴疟之呕吐，乃是胃气逆上；热多寒少，乃是阳盛；欲闭户牖而处，乃是恶人与火。则少阴疟云云，恰为足阳明之疟证。故此似应作"足阳明之疟，令人呕吐甚，多寒热，热多寒少，欲闭户牖而处，刺足阳明跗上"。

❹ 上：《甲乙》"上"下有"及调冲阳"四字。

【语译】

足阳明经的疟疾，使人先感到冷，寒冷得厉害，经过一个时间又发热。热一退，汗也就止了。这种病人，喜欢见日光火焰，才感到舒适。治疗方法是刺足阳明经足背上得冲阳穴。

足太阴之疟，令人不乐①，好太息，不嗜食，多寒热❶汗出，病至则善❷呕，呕已乃衰，即取之❸。

❶ 多寒热:《甲乙》作"多寒少热"。

❷ 则善:《圣济总录》卷三十六引"则"下无"善"字。

❸ 之:《甲乙》"之"下有"足太阴"三字。按:以各经律之,如足太阳刺郄中出血,足少阳刺足少阳,足阳明刺足阳明跗上,足厥阴刺足厥阴,则此"取之"下,不应不详所刺,应据《甲乙》补。

【注】

① 令人不乐:张琦说:"脾阳不升,膻中之气不化,故不乐;上焦痞塞,必嘘气出之,故好太息。"

【语译】

足太阴经的疟疾,使人闷闷不乐,好叹气,不想吃东西,多寒少热,汗出,病发作时就呕吐,呕吐后病势就衰减了。治疗方法是刺足太阴经的公孙穴。

足少阴之疟,令人❶呕吐甚,多寒热,热多寒少,欲闭户牖而处❷,其病难已❸。

【校】

❶ 令人:《外台》卷五、《医垒元戎》卷五引"令人"下并有"闷"字。

❷ 欲闭户牖而处:《灵枢·经脉》:"足阳明之脉,是动则病,独户塞牖而处。"何能移属少阴?此似应作"足少阴之疟,令人先寒,洒淅,久乃热,热去汗已,喜见日光火气乃快热,其病难已,刺足少阴"。按:此与阳明节误窜错简。

❸ 其病难已:按"难已"下疑脱"刺足少阴"四字。核王注例,如"刺足少阳",注云"侠溪主之"。"刺手太阴阳明",注云"列缺主之。"此注云"大钟、太溪悉主之"。是王所据本有"刺足少阴"四字。

【语译】

足少阴经的疟疾,使人发闷,呕吐得很厉害,寒热多发,热多寒少,总想禁闭着门窗待在屋里。这种病不易痊愈。

足厥阴之疟,令人腰痛少腹满,小便不利,如癃❶状,非

瘙也 ❷，数便，意 ❸ 恐惧，气不足，腹 ❹ 中悒悒，刺足厥阴 ①。

【校】

❶ 瘙：四库本"瘙"作"是"。按："瘙"疑误，据《图经》卷五《太冲》条应作"淋"。"淋"古作"痳"。《释名·释疾病》："痳，小便难。"此言小便频数而涩，有似于淋，故上文曰"小便不利"。

❷ 非瘙也：此三字，似系"如瘙"之旁记字，混入正文。盖"如瘙状"乃小便不利之补充语，无须更着"非瘙也"以解释之。

❸ 数便意：林校云："按《甲乙经》'数便意'三字作'数噫'二字。按：林校是。上既曰'小便不利'，此又曰'数便'，上下不合。

❹ 腹：《太素》"腹"作"肠"。

【注】

① 刺足厥阴：王冰说："太冲主之"。杨上善说："可刺足厥阴五输、中封等穴。"

【语译】

足厥阴经的疟疾，使人腰痛，少腹胀满，小便不利，似乎淋病，经常嗳气，害怕，气不足，肠中不通畅。治疗方法是刺足厥阴经得太冲穴。

肺疟者，令人心寒 ①，寒甚 ❶ 热，热间 ❷ 善惊，如有所 ❸ 见者，刺手太阴阳明。

【校】

❶ 甚：《千金》"甚"下有"则发"二字。《外台》作"甚即发热"，与《千金》合。

❷ 间：《千金》"间"下有"则"字。

❸ 有所：《太素》、《千金翼方》卷十八第二"有"下并无"所"字。

【注】

① 心寒：张介宾说："肺者，心之盖也，以寒邪而乘所不胜，故肺疟者令人心寒。"

【语译】

肺疟，使人心里感到发冷，冷极了就发热，发热的时候容易害怕，像看到什么东西一样。治疗方法是刺手太阴、手阳明两经的列缺合谷两穴。

心疟者，令人烦心甚，欲得❶清水①，反❷寒多，不甚热，刺手少阴②。

【校】

❶ 得：《千金》、《外台》"得"并作"饮"。

❷ 反：《甲乙》无"反"字。

【注】

① 清水：冷水。

② 刺手少阴：王冰说："神门主之。"杨上善说："疗在少海之穴。"

【语译】

心疟，使人心里烦热得厉害，愿意喝冷水，寒多，不太发热。治疗方法是刺手少阴经神门穴。

肝疟者，令人色苍苍①然，太息❶，其状若死者。刺足厥阴见血。

【校】

❶ 太息：《甲乙》无此二字。按：《千金》"太息"作"气息喘闷，战掉"，义较周备。

【注】

① 苍苍：《广雅·释器》："苍，青也。"

【语译】

肝疟，使人面色苍青，形状如同死人一般。治疗方法是刺足厥阴经络出血。

脾疟者，令人❶寒，腹中痛，热则肠中❷鸣，鸣已❸汗出，刺足太阴。

【校】

❶ 人:《甲乙》《千金翼方》《外台》"人"下并有"病"字。

❷ 中:"中"字蒙上衍。《太素》杨注、《医垒元戎》卷五引并无"中"字。

❸ 鸣已:《千金》无"鸣已"二字。

【语译】

脾疟,使人冷得难受,肚腹疼痛,脾热下行又会使人感到肠鸣,汗出。治疗方法是刺足太阴经商丘穴。

肾疟者,令人洒洒❶然,腰脊痛,宛转❷,大便难,目眴眴❸然,手足寒,刺足太阳少阴。

【校】

❶ 洒洒:《甲乙》《千金翼方》《外台》"洒"并作"悽"。

❷ 腰脊痛宛转:"宛转"上有脱讹,旧注均未及。《医垒元戎》引"宛转"上有"不能"二字,则语义始明确。"宛转"即"辗转"。"辗转"同义复词。"不能辗转"谓腰脊痛不能转动也。

❸ 目眴眴:《病源》"目"下有"眩"字。按:"眴"为"眗"字重文。《说文·目部》:"眗,目摇也。""眴眴"是眩之形容词。《太素》作"询",不合。

【语译】

肾疟,使人感到有寒意,腰脊疼痛,不能转动,大便不通畅,目眩,手足发冷。治疗方法是刺足太阳、少阴两经。

胃疟者,令人且❶病也,善饥而不能食。食而❷支满腹大,刺足阳明太阴横脉①出血。

【校】

❶ 且:《太素》"且"作"疸"。按:作"疸"是。《千金》卷十六第一、《圣济总录》并作"旦","旦"为"疸"之坏字。由"旦"而误为"且"。

❷ 食而:《千金翼方》无"食而"二字。

【注】

① 横脉:高世栻说:"横脉,络脉也,经直络横之意。"

【语译】

胃疟,使人胃里发热,感到饥饿,不想吃东西,腹部膨大,支撑胀满。治疗方法是刺足阳明,太阴络脉出血。

疟发身方热,刺跗上动脉^①,开其空,出其❶血,立寒;疟方欲寒,刺手阳明太阴,足阳明太阴^②。疟脉满大急,刺背俞^③,用中针^④,旁伍胠俞^⑤各一,适肥瘦出其❷血也。疟脉小实急,灸胫少阴,刺指井^⑥。疟脉满大急,刺背俞,用五胠俞背俞各一,适行至于血也❸。

【校】

❶ 其:《甲乙》无"其"字。

❷ 出其:《甲乙》"出"下无"其"字。

❸ 疟脉满……至于血也:林校云:"'疟脉'以下二十二字,与前文重复,当从删削。"

【注】

① 跗上动脉:"跗"是脚背。此指冲阳穴。

② 刺手阳明太阴,足阳明太阴:"手阳明太阴"指合谷、列缺。"足阳明太阴"指陷谷、公孙。

③ 背俞:张介宾说:"背为诸阳所出,故当刺之,即胠俞也。"

④ 中针:不大不小之针。

⑤ 旁五胠俞:胠,腋下、胁上空软部分。"旁五胠俞"是靠近胠部的五个俞穴:魄户、神堂、魂门、意舍、志室。

⑥ 指井:"井"五输穴的一种,是手足各指末端孔穴。此指至阴。

【语译】

疟疾在发作后身体正热的时候,刺脚背上的动脉,开通经穴,放出一些血,立时热就退了。如疟疾是刚要发冷,那就应该刺手阳明太阴和足阳明太阴了。疟疾病人脉搏满大而急,刺背部的俞穴,用中等针,靠近五胠输各取一穴,酌量病人的肥瘦刺出其血。如病人脉搏小实而急,灸胫部的少阴穴,并刺手足指末端的井穴。

疟脉缓大虚，便宜用药❶①，不宜用针。凡治疟❷，先发如食顷②乃可以治，过之则失时也。诸疟而脉不见❸，刺十指间出血，血去必已，先视身之赤如小豆者尽取之③。十二疟④者，其发各不同时，察其病形，以知其何脉之病也。先其❹发时如食顷而刺之，一刺则衰，二刺则知⑤，三刺则已；不已，刺舌下两脉出血，不已，刺郄中盛经⑥出血，又刺项已下侠脊⑦者必已。舌下两脉者，廉泉也⑧。

【校】

❶ 便宜用药：胡本、读本、元残二、赵本、吴本、朝本、藏本，"便"下并无"宜"字。《甲乙》无"宜"字，与各本合。"便"有"即"义。"便用药"即"就用药"。

❷ 疟：《太素》"疟"下有"者"字。

❸ 而脉不见：《甲乙》卷七第五"而"作"如"。《太素》、《圣济总录》卷一百九十二引"见"下并有"者"字。

❹ 其：《太素》"其"下有"病"字。

【注】

① 便宜用药：尤怡说："病疟而脉虚，气先馁矣，故不宜针而宜用药。所谓阴阳形气俱不足者，勿刺以针而调以甘药也。"

② 如食顷：约一饭之时。

③ 先视身之赤如小豆者尽取之："取"作"刺"解。张志聪说："邪在肤表，气分有伤，淡渗皮肤之血，故赤如小豆。"

④ 十二疟：指上文之六经、五脏和胃之疟疾。

⑤ 则知：于鬯说："'知'当训'愈'。《方言·陈楚篇》云，'知·愈也'。愈在衰已之间，则愈于疟衰，而疟犹未能已之谓也，故'知'与'已'有别。"

⑥ 盛经：血盛的经络。

⑦ 侠脊：王冰说："谓大杼、风门、热府穴。"

⑧ 舌下两脉者廉泉也：此指足少阴廉泉。针灸书里，名金津、玉液。

【语译】

疟疾病人的脉搏缓大而虚的，就要用药治疗，不应该用针刺。凡是治疗疟疾，应在病发作之前一顿饭的时候，给予治疗，过了这个时间，就失去时机了。各种疟疾，如脉伏而不见的，急刺十指之间出血，血去病邪就可止了；若先见皮肤上发出赤小豆般的红点，应该都用针刺去。上面的十二种疟疾，它们的发作各不相同，观察病人的症状，就可以了解病是属于哪一经脉。如果在发作前约一顿饭的时候就给以针刺，一次，邪气就可减退；两次，可大见疗效；刺到三次，病就可以好了。如果不好，可刺舌下两脉出血。如再不好，可取委中血盛的经络，刺其出血，并刺颈项以下夹脊的经穴；这样，病是一定会好的。上面所说的舌下两脉，指的是足少阴廉泉穴。

刺疟者，必先问其病之所先发者，先刺之。先头痛及重者，先刺头上及两额两眉间出血。先项背痛者，先刺之。先腰脊痛者，先刺郄中出血。先手臂痛者，先刺手少阴阳明❶十指间。先足胫酸痛者，先刺足阳明❷十指间出血。风疟，疟发则汗出恶风，刺三阳经背俞之血者。胻酸痛❸甚，按之不可，名曰胕髓病❹，以镵针针绝骨出血①，立已。身体小痛，刺至阴❺，诸阴之井无出血，间日一刺。疟不渴，间日而作，刺足太阳；渴而间日作，刺足少阳；温疟汗不出，为五十九刺②。

【校】

❶ 手少阴阳明：林校引别本及全本"手少阴阳明"作"手阴阳"。

❷ 足阳明："足阳明"疑应作"足阴阳"，与上"手阴阳"对文。手足十指并是十二经脉之井穴。如作"足阳明"，则仅指一经而言，何能云"刺十指间出血"？

❸ 胻酸痛：《甲乙》"痛"下无"甚"字。

❹ 胕髓病：吴本"胕"作"附"。高世栻说："按之不可，痛在骨也，胻藏于骨，故名曰胕髓病。"

❺ 刺至阴：《甲乙》无"至阴"二字，"刺"字连下读。

【注】

① 以镵（chán 蝉）针针绝骨出血："镵"针，古代九针的一种。针的头部膨大而末端锐利。《素问识》说："考《四十五难》，髓会绝骨。今邪伏而附于髓，

刺疟篇第三十六

刺疟篇第三十六

343

故针髓会之绝骨，以祛其邪也"。

②五十九刺：即治热病的五十九俞。

【语译】

凡针刺治疗刺疟疾，一定得先问明在病发作时最先感觉的部分，先行针刺。如先发是头痛、头重的，就先刺头上及两额两眉间出血。先发是项背痛的，就先刺项部、背部。先发是腰脊痛的，就先刺委中出血。先发是手臂痛的，就先刺手经阴阳十指间的孔穴。先发是足胫酸痛的，就先刺足经阴阳十指间的孔穴。风疟，病发作时，汗出怕风，刺太阳经背部的俞穴出血。小腿酸痛，不能接触，这叫作胕髓病，可用镵针，刺绝骨穴出血，痛就可以止住。身体觉得微痛，刺阴经的井穴，不可出血，应隔一天刺一次。疟疾口不渴而隔日发作的，刺足太阳经；如口渴而隔日发作的，刺足少阳经。温疟而汗不出的，用五十九刺的方法。

气厥论篇第三十七

本篇前半部分阐述五脏寒邪相移的病变，后半部分阐述脏腑热邪相移的病变，这说明了脏腑之间，有着密切联系，一脏有病，可以影响到其他脏腑。

黄帝问曰：五脏六腑，寒热相移者何？岐伯曰：肾移寒于肝❶，痈❷肿少气①。脾移寒于肝，痈肿筋挛②。肝移寒于心，狂隔❸中③。心移寒于肺，肺消❹，肺消者饮一溲二④，死不治。肺移寒于肾，为涌水⑤，涌水者，按腹不坚❺，水气客于大肠，疾行则❻。鸣濯濯⑥，如囊裹浆，水之病也❼。

【校】

❶ 肝：明绿格抄本"肝"作"脾"。《太素》卷二十六《寒热相移》、《甲乙》卷六第十并作"脾"，与明绿格抄本合。

❷ 痈：《医垒元戎》卷十引"痈"上有"发为"二字。下"痈肿筋挛"句同。

❸ 隔：《太素》"隔"作"鬲"。

❹ 肺消：《甲乙》、《圣济总录》卷三、《内经拾遗方论》卷一引"肺消"上并有"为"字。按：有"为"字是，以下"为涌水"句律之可证。

❺ 按腹不坚：《甲乙》"按"下有"其"字。《太素》"不"作"下"。

❻ 则：《甲乙》"则"作"肠"。

❼ 水之病也：《太素》作"治主肺者"。

【注】

① 痈肿少气：全元起说："肾伤于寒，而传于脾，脾主肉，寒生于肉，则结为坚，坚化为脓，故为痈。血伤故少气。"

②痛肿筋挛：杨上善说："脾将寒气与肝，肝气壅遏不通，故为痛肿。肝主筋，故病筋挛。"

③狂隔（膈）中：杨上善说："肝将寒气与心，心得寒气，热盛神乱，故狂。膈，心气不通。"

④肺消者饮一溲二：尤怡说："肺居上焦，而司气化。肺热则不肃，不肃则水不下；肺寒则气不化，不化则水不布，不特所饮之水，直趋而下，且并身中所有之津，尽从下趋之势，有降无升，生气乃息，故曰'饮一溲二死不治'。"

⑤为涌水：张介宾说："肺移寒于肾，则阳气不化于下，阳气不化，则水泛为邪，而客于大肠，以大肠为肺之合也。"

⑥濯濯：水声。

【语译】

黄帝问道：五脏六腑的寒热互相转移的情况都是怎样的呢？岐伯说：肾移寒于脾，就会发为痛肿和少气的病。脾移寒于肝，就会发为痛肿和筋挛的病。肝移寒于心，就会发为狂证和心气不通的病。心移寒于肺，就会成为肺消，肺消病的症状，是饮水一分，小便要尿二分，这种病是死证，无法可治的。肺移寒于肾，成为涌水，涌水病的症状，是病人的腹下部，按之坚硬，但因水气侵犯大肠，走得快时，可以听到肠中濯濯的水声，像皮囊里裹着浆水一样，这种病，应该以治肺为主。

脾移热于肝，则为惊衄①。肝移热于心，则死②。心移热于肺，传为膈消③。肺移热于肾，传为柔痓④。肾移热于脾，传为虚❶，肠澼⑤，死，不可治。胞移热于膀胱，则癃❷溺血。膀胱移热于小肠，隔肠❸不便，上为口糜❹。小肠移热于大肠，为虙瘕❺⑥，为沉⑦。大肠移热于胃，善食而瘦入❻，谓之食亦❼。胃移热于胆，亦曰食亦。胆移热于脑，则辛頞❽⑧鼻渊，鼻渊者，浊涕下不止也⑨，传为衄衊⑨瞑目，故得之气厥❿也⑩。

【校】

❶虚：张琦说："'虚'字衍。"按：无"虚"字是。各经转移，均为言虚。

❷ 瘈：四库本"瘈"作"必"。

❸ 肠：《伤寒论》卷一成注引"肠"作"热"。

❹ 㾴：《太素》"㾴"作"靡"。按："㾴"应作"废"，作"烂"解，"㾴"为"废"之假借字。"靡"与"㾴"通。

❺ 虙瘕：《太素》作"密疝"。

❻ 人："人"字疑衍。本书《脉要精微论》："瘅成为消中"句王注"善食而瘦"，是即引本篇成语，而无"人"字之证。

❼ 食亦：《本草衍义》卷三引"亦"作"㑊"。按：作"㑊"是。与《脉要精微论》林校引合。《宣明论方》卷一云："食㑊，胃中热结，善食不生肌肉。"

❽ 辛頞（è 饿）：袁刻《太素》"頞"作"额"。萧刻《太素》作"烦"。作"额"声误，作"烦"形误，仍以作"頞"为是。"頞"又称"下极"。位于左右侧目内眦之中间。

❾ 鼻渊者浊涕下不止也：《圣济总录》卷七十引无此九字。

❿ 气厥：《太素》作"厥气"。

【注】

① 则为惊衄：《病源》卷二十九《鼻衄候》云："肝之神为魂，虚热则魂神不定，故惊。肺开窍于鼻，热乘于血，则气亦热，血气俱热，血随气发出于鼻，为鼻衄。"

② 肝移热于心则死：姚止庵说："心本火脏，更受木燔，以火益火，阳而亢矣，焉得不死。"

③ 膈消：《宣明论方》云："膈消者，心膈有热，津液燥少，短气，久为消渴。"

④ 柔痉：姚止庵说："痉者，筋脉抽掣，木之病也。木养于水，今肾受肺热，水枯不能养筋，故令搐搦不已。但比刚痉少缓，故曰柔也。"

⑤ 肠澼：姚止庵说："肠澼，痢疾也。痢之为病，似止属脾，而不知其为受肾传热之所致。欲去肾热，必用滋阴。世之治痢者，止于治脾者非也。"

⑥ 虙瘕："虙"与"伏"同。"瘕"是腹中积块。

⑦ 为沉：张志聪说："沉，痔也。"

⑧ 辛頞：鼻梁内有辛辣之感。

⑨ 衊（miè 灭）：作"鼻血"解，与"衄"义同。

⑩ 故得之气厥：旧注以此句为总结一篇之义，其实并不合拍。《太素》杨注："此胆传之病，并因逆热气之所致也。"是以本句为胆移热节之结文，与全篇无关。其说较合。

【语译】

脾移热于肝，就会成为惊恐和鼻血的病。肝移热于心，就会死亡。心移热于肺，日久传变，就会成为膈消的病。肺移热于肾，日久传变，就会成为柔痉的病。肾移热于脾，日久传变，就会成为肠澼的病，是无法治疗的。胞移热于膀胱，就一定尿血。膀胱移热于小肠，由于隔塞生热、大便不通、热气上行，以致口疮糜烂。小肠移热于大肠，热结不散，成为伏瘕，或为痔疮。大肠移热于胃，会多吃饭而反消瘦，叫作食㑊。胃移热于胆，也叫作食㑊。胆移热于脑，则鼻梁内觉得辛辣而成为鼻渊，日久传变，就会鼻中出血，目暗不明。这是胆逆热气上行的缘故啊！

咳论篇第三十八

本篇专论咳嗽，对各种咳嗽的病因、症状、治疗等问题，作了讨论。其中所提出的"五脏六腑皆能令人咳"一语，指示人们在治疗咳嗽时，应根据症状，分别施治，更有重要意义。

黄帝问曰：肺之令人咳何也？岐伯对曰：五脏六腑皆❶令人咳，非独肺也。帝曰：愿闻其状。岐伯曰：皮毛者肺之合①也，皮毛先受邪❷气，邪气以从其合②也。其寒饮食入胃③，从肺脉上至❸于肺，则肺寒❹，肺寒则外内合邪④，因而客⑤之，则为肺咳。五脏各以其时受病⑥，非其时，各传以与之。人与天地相参⑦，故五脏各以治时，感于寒则受病，微则为咳，甚则为泄为痛。乘秋则❺肺先受邪，乘春则肝先❻受之，乘夏则心先❻受之，乘至阴❼则脾先❻受之，乘冬则肾先❻受之。

【校】

❶ 皆：《素问病机气宜保命集》卷下第二十一引"皆"下有"能"字。

❷ 邪：《伤寒明理论》卷二第二十五引"邪"作"寒"。

❸ 至：《太素》卷二十九《咳论》"至"作"注"。

❹ 则肺寒：《太素》《伤寒明理论》引并无"则肺寒"三字。

❺ 乘秋则：《太素》、林校引全本并无"乘秋则"三字。姚止庵说："乘秋则三字，今删之。咳之为病，肺先受邪，随感随受，不独秋也。"

❻ 肝先　心先　脾先　肾先：《病源》卷十四《咳嗽候》、《太平圣惠方》卷四十六《咳嗽论》引"肝"下并无"先"字。以下心、脾、肾后均无"先"字。

❼ 至阴：《外台》卷九、《太平圣惠方》引并作"季夏"。

【注】

① 肺之合："合"，配合。此谓肺与皮毛之相应结合。

② 以从其合：谓入于肺经。

③ 其寒饮食入胃："其"假设连词。"其寒饮食"犹云设若寒饮寒食。

④ 外内合邪：喻昌说："风寒无形之（外）邪入内，与饮食有形之（内）邪相合，必留恋不舍。"

⑤ 因而客："客"留止。是说内外之邪，因而逗留于肺。

⑥ 五脏各以其时受病：五脏各有所主的时令，如春肝、夏心、长夏脾、秋肺、冬肾。

⑦ 参：相合，相应。

【语译】

黄帝问道：肺脏能使人咳嗽，为什么？岐伯回答说：五脏六腑都能使人咳嗽，不单是肺脏能使人咳嗽。黄帝道：希望听你说一说其具体情况。岐伯说：毛皮主表，和肺是相配合的，毛皮感受了寒气，寒气就会侵入肺脏。设若喝了冷水，吃了冷东西，寒气入胃，从肺脏上注于肺，肺也会因此受寒，这样，外内的寒邪互相结合，留止在肺脏，就会成为肺咳。至于五脏六腑的咳嗽，是五脏各在所主的时令受病，并不是肺在它所主之时受病，是五脏之病传给它的。人是和天地相参合的。五脏各在它所主的时令中受了寒邪，便能得病，若轻微的，就是咳嗽；严重的，寒气入里，就成为泄泻、腹痛。一般地来说在秋天的时候，是肺先受邪；在春天的时候，是肝先受邪；当夏天的时候，是心先受邪；当季夏的时候，是脾先受邪；当冬天的时候，是肾先受邪。

帝曰：何以异^①之？岐伯曰：肺咳之状，咳而喘息有音❶，甚则唾血。心咳之状，咳则心痛，喉中介介如梗状❷，甚则咽肿喉痹。肝咳之状，咳则两胁❸下痛，甚则不可以转❹，转则两胠下满❺。脾咳之状，咳则右胁下❻痛，阴阴引肩❼背，甚则不可以动，动则咳剧❽。肾咳之状，咳则腰背相引而痛，甚则咳涎②。

【校】

❶ 音:《病源》《外台》"音"下并有"声"字。

❷ 介介如梗状:《太素》、《外台》卷十六引《删繁》"梗"并作"哽"。《千金》卷十八第五"梗"下无"状"字。按:作"哽"是。《庄子·外物》释文"哽,塞也"。"介介"是喉塞之形容词。

❸ 两胁:《千金》、《外台》引《古今录验》"两胁"并作"左胁"。

❹ 甚则不可以转:《千金》、《外台》引《古今录验》并作"甚者不得转侧"。按:《千金》是。《后汉书·王允传》贤注"转侧,犹去来也。""去来",即行走。此是说咳甚则行路困难。

❺ 两胠下满:《医心方》作"两脚下满"。按:作"两脚"是。"胠"乃"脚"之坏字。所谓"两脚下满",者,盖肝与筋合,风寒伤肝,则阳气内胜,阳胜则肝实,肝实则筋实,故能影响两足。《圣济总录》有丹参汤治实极,两脚下肿满而痛,不得远行,是可证。

❻ 胁下:《外台》引《古今录验》"胁"下无"下"字。

❼ 阴阴引肩:《病源》卷十四《咳逆上气呕吐候》、《医心方》"肩"并作"髆"。孙鼎宜说"阴读殷,声误。《诗经·正月》传:"殷殷然痛也。""

❽ 咳剧:《太素》、《外台》卷十六引《删繁》、《医心方》引"咳"下并无"剧"字。

【注】

① 异:《广雅·释诂一》:"异,分也。"

② 咳涎:咳出黏沫。"涎"有"沫"义。见《尔雅·释言》郭注。

【语译】

黄帝问道:那么这些咳嗽怎样来分别呢?岐伯说:肺咳的症状,咳嗽的时候,喘息有声音,严重了,还会唾血。心咳的症状,咳嗽的时候,感到心痛,喉头像有东西梗塞,严重了,咽喉肿痛闭塞。肝咳的症状,咳嗽的时候,左胁痛,严重了,不能行走,如行走,两脚就会肿的。脾咳的症状,咳嗽的时候,右胁痛,阴阴然痛牵膊背,严重了,不能动弹,一动弹,就要咳嗽。肾咳的症状,咳嗽的时候,腰背互相牵扯作痛,严重了,就要咳出黏沫来。

帝曰：六腑之咳奈何？安所受病？岐伯曰：五脏之久咳，乃移于六腑①。脾咳不已，则胃受之，胃咳之状，咳而呕，呕甚则长虫②出。肝咳不已，则胆受之，胆咳之状，咳呕胆汁❶。肺咳不已，则大肠受之，大肠咳状，咳而遗失❷。心咳不已，则小肠受之，小肠咳状，咳而失气③，气与咳俱失❸。肾咳不已，则膀胱受之，膀胱咳状，咳而遗溺。久咳不已，则三焦受之，三焦咳状，咳而腹❹满，不欲食饮❺，此皆❻聚于胃④关于肺④，使人多涕唾⑤，而面❼浮肿气逆也。

【校】

❶ 咳呕胆汁："胆"字蒙上误。《千金》《中藏经》卷上第二十三"胆"并作"清苦"。王注："故呕温苦汁。"似王所据本原作"清苦汁"，传写误"清"为"温"。

❷ 失：《太素》《甲乙》并作"失"。按：作"矢"是，"矢""失"形误。《病源》《医心方》并作"屎"。是为"矢"之释文。

❸ 气与咳俱失：《太素》"气"下有"者"字，"失"作"出"。按："失"字蒙上误。《千金》卷十四第一、《中藏经》卷上第二十五"失"并作"出"，与《太素》合。

❹ 腹：《医心方》"腹"作"肠"。

❺ 饮："饮"字衍。应据杨王两注删。

❻ 皆：《太平圣惠方》"皆"下有"寒气"二字。

❼ 面：《圣济总录》卷六十五引"面"下有"目"字。

【注】

① 五脏之久咳乃移于六腑：张璐说："此是指内邪郁发而言。若外邪入伤肺合而咳，原无脏腑相移之例。"

② 长虫：蛔虫。

③ 失（矢）气：即放屁。

④ 此皆聚于胃关于肺：《医宗金鉴》卷四十一云："五脏六腑皆人咳，而大要皆在聚于胃关于肺也。因胃浊，则所游溢之精气，与脾湿所归肺之津液，皆不能清，水精之浊，难于四布，此生痰之本，为嗽之原也。肺居胸中，主气清肃、或为风寒外感，或为痰热内干，清肃有失降下之火，因气上逆而咳嗽。"

⑤涕唾：即稠痰。见《素问绍识》。

【语译】

黄帝道：六腑咳嗽的症状怎样？又是怎样受的病呢？岐伯说：五脏咳嗽，日久不愈，就要传移于六腑。例如脾咳久不见好，则胃就要受病；胃咳的症状，咳而呕吐，厉害的时候，可呕出蛔虫。肝咳久不见好，则胆就要受病；胆咳的症状，咳嗽起来，可吐出苦汁。肺咳久不见好，则大肠就要受病；大肠咳的症状，咳嗽的时候，大便可以失禁。心咳久不见好，则小肠就要受病；小肠咳的症状，咳嗽就要放屁，常常是咳嗽和放屁并作；肾咳久不见好，则膀胱就要受病；膀胱咳的症状，在咳嗽的时候，小便失禁。以上所说的各种咳嗽，如果经久不愈、那么三焦就要受病；三焦咳的症状，是咳嗽的时候，肚肠发满，不想吃东西。这些咳嗽，无论是由于那一脏腑的病变，其寒邪都是聚合于胃，联属于肺，使人多吐稠痰，面目浮肿，气逆。

帝曰：治之奈何！岐伯曰：治脏者治其俞①，治腑者治其合②，浮肿者治其经③。帝曰：善。

【注】

①治其俞："俞"，张志聪说：是背俞各穴，马莳说是手足俞穴，其实在背之俞穴，与手足之俞穴，皆能泄各脏之邪，似无须拘泥。

②治其合："合"谓胃之三里，小肠之小海，膀胱之委中，三焦之天井，胆之阳陵泉，大肠之曲池。

③治其经：上文既有俞穴合穴之治，则治经之"经"，应为经穴。脏腑各有一经穴，肺之经穴曰经渠，大肠曰阳溪，胃曰解溪，脾曰商丘、心曰灵道、小肠曰阳谷、膀胱曰昆仑、肾曰复溜、心包络曰间使、三焦曰支沟，胆曰阳辅，肝曰中封。分经刺，病自易愈。

【语译】

黄帝道：治疗的方法怎样？岐伯说：治疗五脏的咳嗽，要取俞穴；治疗六腑的咳嗽，要取合；凡是由于咳嗽而致浮肿的，要取经穴。黄帝道：讲得好！

举痛论篇第三十九

本篇说明痛证的病因，主要是因于寒，但无论是因寒或因热，痛的病灶，总是在经脉里；痛的病变，与气和血相关。篇中另外叙述了九气之病的症状和病理。

黄帝问曰：余闻善言天者，必有验于人；善言古者，必有合于今；善言人者。必有厌^①于己。如此，则道不惑而要数^②极，所谓明❶也。今余问于夫子，令言而可知^③，视而可见^④，扪而可得^⑤，令验于己而发蒙❷解惑，可得而闻乎？岐伯再拜稽首对曰：何道之问也？帝曰：愿闻人之五脏卒痛^⑥，何气使然？岐伯对曰：经脉流行不止、环周不休，寒气入经而稽迟❸，泣而不行，客于脉外则血少，客于脉中则气不通^⑦，故卒然而痛。

【校】

❶ 明：胡本、读本、元残二、赵本、吴本、周本、藏本、熊本、滑抄本"明"并叠"明"字。按："明明"谓明甚。

❷ 而发蒙：金本、胡本、读本、元残二、赵本"而"并作"如"。《太素》作"如"，与各本合。柯逢时说："蒙、矇通。王注非。"《说文·目部》："矇，不明。"

❸ 寒气入经而稽迟：《太素》"入"下有"焉"字，"而"作"血"。按：《太素》是。"而"系"血"下横画误倒。"稽迟"即留迟。此谓寒气入于经脉，经血流行，留迟不畅。

【注】

① 厌："厌"与上文"合"字异文同义。《说文·厂部》："厌，合也。"

② 数："数"作"理"解。

③ 言而可知：指问诊，谓听病人之主诉，可以知其病情。

④ 视而可见：指望诊，谓望病人之色，可知病之所主。

⑤ 扪而可得：指切诊，谓切病人之脉，可知病之所在。

⑥ 卒痛："卒"与"猝"同。卒痛，突然疼痛。

⑦ 客于脉……则气不通：马莳说："客于经脉之外，则血原少而愈涩；或客于经脉之中，则脉遂涩而不通，皆能猝然而痛。"

【语译】

黄帝问道：我听说善于谈论天道的，必能把天道验证于人；善于谈论往古的，必能把古事与现在联系起来；善于谈论别人的，必能结合于自己，这样，对于医学道理，才可无所疑惑，而得其真理，也才算是透彻地明白了。现在我要问你的是那些言而可知、视而可见、扪而可得的诊法，使我有所体验，启发蒙昧，解除疑惑，能够听到你的见解吗？岐伯回答说：你要问哪些道理？黄帝说：我希望听到五脏突然作痛，是什么邪气使其这样？岐伯回答说：人身经脉中的气血，是周流全身，循环不息的，寒气侵入了经脉，经血就会留滞，凝涩而不畅通。假如寒邪侵袭在经脉之外，血液必然减少；若侵入脉中，则脉气不通，就会突然作痛。

帝曰：其痛或卒然而止者，或❶痛甚不休者，或痛甚不可按者，或按之而痛止者，或按之无益者，或喘动❷应手者，或心与背相引❸而痛者，或❹胁肋与少腹相引而痛者，或腹痛引阴股①者，或痛宿昔❺而成积②者，或卒然痛死不知人，有少❻间复生者，或痛而呕者❼，或腹痛而后❽泄者，或痛而闭❾不通者，凡此诸痛，各不同形，别之奈何？

【校】

❶ 或：《太素》"或"下有"常"字。

❷ 喘动："喘"误，疑应作"揣"，"喘""揣"偏旁致误。《灵枢·百病始生》："其著于伏冲之脉者，揣之应手而动。"为"喘"应作"揣"之证。"动"有"痛"义。《宣明论方》卷十三引"喘"下增"痛"字，于文义不合。

❸ 引：《太素》"引"作"应"。

❹ 或：《太素》"或"下有"心"字。

❺ 宿昔：滑抄本"宿"作"夙"。"宿昔"双声，同义复词，经久之义。

❻ 有少：胡本、元残二、赵本、吴本、藏本、熊本、滑抄本"少间"上并无"有"字。《太素》"有"下无"少"字。

❼ 或痛而呕者：《太素》作"或腹痛而悗悗欧者"。

❽ 后：《太素》"后"作"复"。

❾ 闭：滑抄本"闭"作"闷"。

【注】

① 阴股：大腿内侧。

② 成积：汪昂说："即今之小肠气。"

【语译】

黄帝道：有的痛忽然自止；有的剧痛而不能止；有的痛得厉害，不可揉按；有的得到揉按痛就可止住；有的虽加揉按，亦无效益；有的试探腹部就应手而痛；有的痛时心与背牵引作痛；有的心与胁肋和少腹牵引作痛；有的腹痛牵引大腿内侧；有疼痛日久不愈而成小肠气的；有忽然剧痛，如死不知人事，少停片刻，才苏醒的；有又痛又呕吐的；有腹痛而又泄泻的；有痛而胸闷不舒畅的所有这些疼痛，表现各不相同，怎样加以区别呢？

岐伯曰：寒气客于脉❶外则脉❶寒，脉寒则缩蜷①，缩蜷则脉细急②，细急则❷外引小络，故卒然而痛，得炅③则痛立止；因重中于寒，则痛久矣。

【校】

❶ 脉：《太素》"脉"并作"肠"。下"脉寒""脉细急"同。

❷ 细急则：胡本、元残二、赵本、吴本、明绿格抄本、周本、朝本、藏本、熊本、滑抄本、四库本、守校本"则"上并叠"细急"二字。

【注】

① 缩蜷：收缩不伸。"蜷"本作"踡"。《广雅·释诂一》："踡，曲也。"

② 细急：杨上善说："细，缩也，谓肠寒卷缩如缝连也。"

③ 炅（jiǒng 窘）：热也。

【语译】

岐伯说：寒气侵犯于肠外，则肠受寒，肠受寒就收缩，收缩则肠像缝连一样屈曲着，因而牵引在外的细小脉络，就会忽然间发生疼痛，但只要得热，疼痛就会立止；假使再受寒气侵袭，则痛就短期不易好了。

寒气客于经脉之中，与炅气相薄则脉满，满则痛而不可按❶也。寒气稽留①，炅气从上❷，则脉充大而血气乱，故痛甚不可按也。

【校】

❶ 而不可按：滑抄本、柯校本并作"甚而不休。"

❷ 上："上"误，似应作"之"。篆文"之"（ᗑ）"上"（ᗗ）形似易混。

【注】

① 稽留：停留。"稽"作"停"解。见《后汉书·彭宠传》贤注。

【语译】

寒气侵犯到经脉之中，与经脉里的热气相互交迫，那么就会经脉满盛，满盛则实，所以痛得厉害而不休止。寒气停留，热气跟随而来，冷热相搏，则经脉充溢满大，气血混乱于中，就会痛得厉害不能触按。

寒气客于肠胃之间，膜原之下，血❶不得散，小络❷急引故痛，按之则血❸气散，故按之痛止。

【校】

❶ 血：《太素》"血"作"而"。

❷ 络：《宣明论方》卷十三引"络"作"腹"。

❸ 血："血"字误，似应作"寒"。王注："手按之则寒气散"，是王所据本原作"寒"。

【语译】

寒气侵入肠胃之间，膜原之下，不能散行，细小的脉络因之绷急牵引而痛，以手揉按，则血气可以散行，所以按之则痛就停止。

举痛论篇第三十九

357

寒气客于侠脊之脉①，则深❶按之不能及，故按之无益也。

【校】

❶ 则深：《史载之方》卷上引"则"下无"深"字。

【注】

① 侠脊之脉：指督脉。

【语译】

寒气侵入了督脉，即使重按，也不能达到病所，所以按之也无效益。

寒气客于冲脉，冲脉起于关元①，随腹直上，寒气客❶则脉不通，脉不通则气因之❷，故揣动应手矣。

【校】

❶ 寒气客：《太素》无"寒气客"三字。

❷ 脉不通则气因之：《史载之方》引作"脉因之则气不通"。

【注】

① 起于关元："关元"为任脉穴，非冲脉之会，所以说"起于关元"者，则以任脉、冲脉及足少阴三者，皆自下而上，部位既近，脉气自通。《骨空论》"起于气街"，义与此同。若以经穴言之，固不应及于关元也。

【语译】

寒气侵入冲脉，冲脉是从关元穴起，循腹上行的，所以冲脉的脉不得流通，那么气也就因之而不通畅，所以试探腹部就会应手而痛。

寒气客于背俞之脉则❶脉泣，脉泣则血虚，血虚则痛，其俞注于心❷，故相引而痛，按之则热气至①，热气至则痛止矣。

【校】

❶ 则：胡本、读本、元残二、赵本、吴本、周本、藏本、熊本、四库本"则"下并有"血"字。

❷ 其俞注于心：《史载之方》引"其"作"背"，"注"作"主"。按："其"作"背"是。背俞主心相引而痛，与前"或心与背相引而痛"之问相应。袁刻《太素》"注"作"主"，与史合。

【注】

① 按之则热气至：杨上善说："寒客太阳引心而痛，按之不移其手则手热，故痛止。"

【语译】

寒气侵入背俞脉，则血脉流行凝涩，血脉凝涩则血虚，血虚则疼痛。因为背俞与心相连，所以互相牵引作痛，如以手按之则手热，热气到达病所，痛就可止。

寒气客于厥阴之脉，厥阴之脉者，络阴器系于肝，寒气客于脉中，则血泣脉急，故胁肋与少腹相引痛矣。

【语译】

寒气侵入厥阴脉，厥阴脉环络阴器，并系于肝。寒气侵入脉中，血涩不得流畅，脉道迫急，所以胁肋与少腹互相牵引而作痛。

厥气①客于阴股，寒气上及少腹❶，血泣在下相引，故腹痛引阴股。

【校】

❶ 厥气客于阴股，寒气上及少腹："厥气"与下"寒气"误倒，以上下各节律之，此"厥气"二字，不应在句首。应作"寒气客于阴股，厥气上及少腹"方合。

【注】

① 厥气：气血逆乱。

【语译】

寒气侵入到阴股，气血不和累及少腹，阴股之血凝涩，在下相引，所以腹痛连于阴股。

寒气客于小肠膜原之间，络血之中，血泣不得注于大经①，血气稽留不得行，故宿昔而成积矣。

359

【注】

① 大经：孙鼎宜说："大经，小肠经脉也，对于各血言，故称大经。"

【语译】

寒气侵入小肠膜原之间，络血之中，血脉凝涩，不能贯注到小肠经脉里去，因而血气留停、不得畅通，这样日久就成小肠气了。

寒气客于五脏，厥逆上泄❶，阴气竭❷，阳气未入，故卒然痛死不知人，气复反❸则生矣。

【校】

❶ 泄：柯校本"泄"作"壅"。本书《宣明论方》引作"壅"，与柯校合。

❷ 阴气竭：张琦说："'竭'当作'极'，阴寒之气，厥逆之极，阳气郁遏不通，故猝然若死，气得行则已。"

❸ 气复反："反"字疑衍，"反"为"复"之旁记字。王注："气复得通则已"是王所据本无"反"字。《内外伤辨惑论》卷中引亦无之，与王注合。

【语译】

寒气侵入五脏，则厥逆之气上壅，阴气太甚，阳气郁遏不通，所以忽然痛死，不知人事；如果阳气恢复，仍然是可以苏醒的。

寒气客于肠胃，厥逆上出，故痛而呕也。

【语译】

寒气侵入肠胃，厥逆之气上行，所以发生腹痛并且呕吐。

寒气客于小肠，小肠不得成聚，故后泄腹痛矣。

【语译】

寒气侵入小肠，小肠失其受盛作用，水谷不得停留，所以就后泄而腹痛了。

热气留于小肠，肠中痛，瘅热焦渴，则坚干❶不得出，故痛而闭不通矣。

❶ 坚干：应作"便坚"。《儒门事亲》卷十三引作"便坚"，与王冰注合。

【语译】

热气蓄留于小肠，肠中要发生疼痛，并且发热干渴，大便坚硬不得出，所以就痛而大便闭结不通了。以上病情，是从问的当中可以了解的。

帝曰❶：所谓言而可知者也。视而可见奈何？岐伯曰：五脏六腑，固❷尽有部，视其五色，黄赤为热，白为寒，青黑为痛，此所谓视而可见者也。

【校】

❶ 帝曰：柯逢时说："帝曰二字，疑当移'视而'上。"

❷ 固：明绿格抄本"固"作"面"。

【语译】

黄帝道：通过目视就可以了解病情的情形是怎样的？岐伯说：五脏六腑，在面部各有所属的部位，观察面部的五色，黄色和赤色为热，白色为寒，青色和黑色为痛，这就是视而可见的。

帝曰：扪而可得奈何？岐伯曰：视其主病之脉，坚而血❶及陷下者，皆可扪而得也。

【校】

❶ 血：《太素》"血"下有"皮"字。按："而血"二字难解。《太素》增"皮"字，亦不了了，疑有误。

【语译】

黄帝道：通过扪摸就可了解病情的情形是怎样的？岐伯说：这要看他主病的脉象。坚实的，是邪盛；陷下的，是不足，这些是可用手扪切而得知的。

帝曰：善。余知❶百病生于气也。怒则气上❷，喜则气缓①，悲则气消，恐则气下，寒则气收❸，炅❹则气泄，惊❺则气乱，

举痛论篇第三十九

劳则气耗，思则气结，九气不同❻，何病之生？岐伯曰：怒则❼气逆，甚则呕血及飧泄，故气上矣。喜则气和志达❽，荣卫通利，故气缓矣。悲则心系急②，肺布叶举③，而上焦❾不通，荣卫不散❿，热气在中，故气消矣。恐则精却④，却⓫则上焦闭，闭则气还，还则下焦胀，故气不行⓬矣⑤。寒则腠理闭⓭，气不行⓮，故气收⓯矣。炅则腠理开，荣卫通，汗大泄，故气泄⓰。惊则心无所倚，神无所归，虑无所定，故气乱矣。劳则喘息⓱汗出，外内皆越⑥，故气耗矣。思则心有所存⓲，神有所归，正⓳气留而不行，故气结矣。

【校】

❶ 知:《太素》卷二《九气》"知"作"闻"。

❷ 上:《病源》卷十三《九气候》、《鸡峰普济方》卷二十"上"并作"逆"。按：作"逆"与下答词合。

❸ 收:《云笈七签》卷五十七第六、《类编朱氏集验医方》卷三引"收"并作"聚"。

❹ 炅:《病源》、《太平圣惠方》卷四十二《上气论》、《类编朱氏集验医方》引"炅"并作"热"。

❺ 惊:《太素》、《病源》"惊"并作"忧"。

❻ 同:《类说》卷三十九引"同"作"动"。

❼ 则:《圣济总录》卷六十七《诸气》引"则"上有"百病所生，生于五脏，肺之所主，独主于气，不足有余，盖由虚实，故所病不同，其证亦异"三十三字。

❽ 气和志达:《病源》《太平圣惠方》"气和"下并无"志达"二字。

❾ 而上焦:《太素》《甲乙》"而上焦"并作"两焦"。

❿ 荣卫不散:《太平圣惠方》引无"荣卫不散"四字。

⓫ 却:《病源》《太平圣惠方》引"却"上并有"精"字。

⓬ 不行: 林校云："'不行'当作'下行'。"按：作"下行"与帝问正合。萧延平谓依《太素》杨注，仍当作不行。殆于前后文未加细审。

⓭ 寒则腠理闭:《病源》《太平圣惠方》并作"寒则经络涘涩"。

⓮ 气不行: 林校引《甲乙》作"营卫不行"。

⑮ 收:《圣济总录》"收"下有"而不散"三字。

⑯ 泄:金本、元残二、赵本、吴本、周本、朝本、藏本、守校本"泄"下并有"矣"字。

⑰ 息:金本、读本、元残二、赵本、吴本、朝本、藏本、熊本"息"并作"且"。按《源》《太平圣惠方》《圣济总录》并作"且",与金本合。

⑱ 存:《甲乙》"存"作"伤"。

⑲ 归正:《太素》"归正"二字作"止"字。林校引《甲乙》作"止"字,与《太素》合。

【注】

① 喜则气缓:张琦说:"九气皆以病言。'缓'当为缓散不收之意。"

② 悲则心系急:姚止庵说:"心有衰戚则悲,悲虽属肺而原于心,故悲则心系急,急则气敛涩而不外达,故令肺叶胀起,而上焦不通。

③ 肺布叶举:姚止庵说:"布者胀也,举者起也。肺主气,畏火,气不外达,则热内烁金,肺气痿弱而消散矣。"

④ 恐则精却:张介宾说:"恐惧伤肾则伤精,故致精却。却者,退也。"

⑤ 故气不行:姚止庵说:"上闭下胀,抑而不伸,气故下而不上也。"

⑥ 越:散发。

【语译】

黄帝道:讲得好!我听说许多疾病是由于气的影响而发生的。如暴怒则气上逆,大喜则气缓散,悲哀则气消散,恐惧则气下陷,遇寒则气收聚,受热则气外泄,过忧则气混乱,过劳则气耗损,思虑则气郁结,这九种气的变化,各不相同,都能导致什么病呢?岐伯说:大怒则气上逆,严重的,可以引起呕血和飧泄,所以说是"气逆"。高兴气就和顺,营卫之气通利,所以说是"气缓"。悲哀过甚则心系急,肺叶胀起,上中两焦不通,热气在内不散,所以说是"气消"。恐惧就会使精气衰退,精气下衰就要使上焦闭塞,上焦不通,还于下焦,气郁下焦,就会胀满,所以说是"气下"。寒冷之气,能使经络凝涩,营卫之气不得流行,所以说是"气收"。热则腠理开发,营卫之气过于疏泄,汗大出,所以说是"气泄"。过忧则心悸如无依靠,神气无所归宿,心中疑虑不定,所以说是"气乱"。过劳则喘且汗出,里外都发越消耗,所以说是"气耗"。思虑过多那么心就要受伤,精神呆止,气就会滞而不能运行,所以说是"气结"。

腹中论篇第四十

本篇内容是讨论鼓胀、血枯、伏梁、热中、消中、厥逆等几个病例。文中并提出鸡矢醴及四乌鲗骨一藘茹丸两个古代处方。

黄帝问曰：有病心腹满，旦食则不能暮食，此为何病？岐伯对曰：名为鼓胀❶。帝曰：治之奈何？岐伯曰：治之以鸡矢❷醴①一剂知②，二剂已。帝曰：其时有复发者何也？岐伯曰：此饮食不节，故时有❸病也。虽然其病且已，时故当病❹，气聚于腹❺也。

【校】

❶ 名为鼓胀：《甲乙》卷八第四"名"上有"此"字。林校引《太素》"鼓"作"谷"。

❷ 鸡矢：《太素》卷二十九《胀论》"鸡"下无"矢"字。

❸ 时有：按："有"字蒙上"时有"误衍。《文选·养生论》善注引无"有"字。

❹ 时故当病：《甲乙》作"因当风"。柯校云："'时'疑当移'气'字上。"按：本句应作"故当风"鼓胀复发之原因有二：一由于饮食不节，一则由于病后感受风冷。《甲乙》等说是。

❺ 气聚于腹：按柯说，当作"时气聚于腹也。""时"有"而"义。

【注】

① 鸡矢醴：杨上善说："取鸡粪作丸，熬令烟盛，以清酒一斗半沃之，承取汁，名曰鸡醴。"《本草纲目》卷四十八《禽部》云："鸡屎能下气消积，通利大小便，故治鼓胀有功。"

② 知：吴崑说："知，效之半也。知，效之至也。"

【语译】

黄帝问道：有一种患心腹胀满的病，早上吃东西，到晚上就不想再吃，这是什么病？岐伯答道：这种病叫作鼓胀。黄帝又问：怎样给予治疗？岐伯说：治疗用鸡矢醴，一剂就可见效，两剂病就好了。黄帝道：这种病，有时又再发了，这是什么缘故？岐伯说：这是由于饮食不注意，所以有时会复发，另一种情况是，病虽接近痊愈，因为受风，冷气聚于腹中，也是要复发的。

帝曰：有病胸胁支满❶者，妨于食，病至则先闻腥臊臭❷，出清液❸，先❹唾血，四肢清，目眩，时时前后血，病名为何？何以得之？岐伯曰：病名血枯，此得之年❺少时，有所❻大脱血；若醉入房中，气竭肝伤，故月事衰少不来也。帝曰：治之奈何？复以何术①？岐伯曰：以四②乌侧骨一②藘茹❼二物并合之，丸以雀卵③，大如小豆，以五丸为后饭④，饮以鲍鱼汁，利肠❽中及伤肝也。

【校】

❶ 胸胁支满:《甲乙》卷十一第七"支"作"榰"。"支""榰"音同义通。"胸胁支满"是说胸胁撑胀。

❷ 臭:《全氏指迷方》卷二引"臭"作"鼻"。按："臭""鼻"形误，"鼻"字应属下读。

❸ 液:《甲乙》"液"作"涕"。

❹ 先: 于鬯说:"此'先'字，当因上文'先'字而衍。"

❺ 之年:《太素》卷三十"血枯""之"下无"年"字。

❻ 所:"所"字疑衍，应据《太素》杨注删。

❼ 藘茹:《太素》、《甲乙》、《政和经史证类备用本草》卷十一"藘"并作"茼"。按："藘茹"似应乙作"茹藘"。《广雅·释草》:"地血茹藘，蒨也。"蒨即茜草。《广雅》又云:"屈居，卢茹也。"王氏《疏证》云:"卢与茼同。"茹藘、茼茹，本系两种草名，此以作"茹藘"为是。

❽ 肠:《太素》"肠"作"胁"。按：作"胁"与前"病胸胁支满"相应。

【注】

① 复以何术："复"谓复其血气。

② 四 一："四"四分，"一"一分。

③ 丸以雀卵：杨上善说："拷以雀卵为丸。"

④ 后饭：高世栻说："使药下行，而以饭压之。"

【语译】

黄帝道：有一种患胸胁胀满的病，妨碍饮食，发病时先闻到有腥臊气味，鼻流清涕，吐血、四肢寒冷，目眩晕，大小便经常出血，这叫作什么病？因为什么得的？岐伯说：这种病，叫作血枯，是在年少的时候，有过大出血病以后，留下了根；或者大醉以后犯了房事，使精气耗竭，肝脏损伤，以致月经衰少，或停止不来。黄帝道：怎样治疗呢？用什么方法，使血气恢复呢？岐伯说：用四分乌鲗骨、一分茹蘆，两种药合并，用雀卵和为丸，制成如小豆大的丸药，先服药后吃饭，用鲍鱼汁送下，这样，有益于胁胀，并能补益受伤的肝脏。

帝曰：病有少腹盛①，上下左右皆有根②，此为何病？可治不？岐伯曰：病名曰伏梁③。帝曰：伏梁何因而得之？岐伯曰：裹大❶脓血，居肠胃之外④，不可治，治之每切⑤，按之致❷死。帝曰：何以然？岐伯曰：此下则因阴❸，必下脓血，上则迫胃脘，生❹膈，侠❺胃脘内痈⑥，此久病也，难治。居脐上为逆，居脐下为从❻，勿动亟夺❼，论在《刺法》中。

【校】

❶ 裹大：《太素》卷三十《伏梁病》、《千金》卷十一第五"裹"下并无"大"字。

❷ 致：《圣济总录》卷七十一《伏梁》引"致"作"至"。

❸ 因阴：孙鼎宜说："'因'当作'困'，形误。'困阴''迫胃'对文。"

❹ 生：孙鼎宜说："'生'当作'至'，形误。"

❺ 侠：《太素》作"使"。

❻ 居脐上为逆，居脐下为从：孙鼎宜说："逆从二字当乙转，方与上文'不

可治'义合。'居'犹生也。见《左传·僖九年》杜注。脐上生腹内痛，虽为险证，然犹不及丹田之分，故为较顺；脐下则丹田之所居，生气之源，邪不可侵。"

❼勿动亟夺：《千金》作"慎勿动亟"。按：《千金》是。"亟"作"屡"解。慎勿屡动，是谆嘱病人应该静养之词。

【注】

① 少腹盛："盛"有"满"义。见本书《皮部论》王注。

② 皆有根："根"谓根柢。比喻病之所在。

③ 伏梁：姚止庵说："伏梁本为心之积。今本篇又有两伏梁，详求其义，彼此殊别，乃知凡胸腹之间，病有积而成形者，皆得谓之伏梁，所谓名同而实异。"

④ 肠胃之外：即少腹皮肉之内面。

⑤ 治之每切："切"谓切痛，是说治之更加疼痛。

⑥ 按之……胃脘内痈：孙鼎宜说："所以按之致死者，以伏梁内包脓血，用手按之，则脓血必有二头而出，出于下则困阴（即伤阴），出于上则迫胃脘至膈，使胃脘生痈，胃脘正当膈下，故曰至膈。"

【语译】

黄帝道：有一种患少腹盛满的病，上下左右都有根柢，这是什么病？可治疗否？岐伯说：这种病叫作伏梁。黄帝道：伏梁病是因为什么得的呢？岐伯说：少腹里裹着脓血，生在肠胃外面，不易治疗，在治疗时，疼得厉害，如重按了，可以致死。黄帝道：怎会这样呢？岐伯说：这种病，重按了，向下就会伤阴，向上就会迫胃至膈，使胃脘内生痈。这是根深蒂固的久病，是难治的。这种病，生在脐上，算是顺证，生在脐下，就是逆证，注意别屡屡劳动，详细的论述和记载在《刺法》里。

帝曰：人有身体髀股胻皆肿，环齐而痛，是为何病？岐伯曰：病名伏梁①，此风根也②。其气溢❶于大肠而著于肓③，肓之原在脐下，故环齐而痛也，不可动之❷，动之为水溺④涩之病。

【校】

❶ 溢:《甲乙》校注引《素问》"溢"作"泄"。

❷ 动之:《太素》"动"下无"之"字。

【注】

① 病名伏梁:孙鼎宜说:"一身皆坚肿,如横木然故名,然此是风湿发肿中之伏梁,与《痈疽篇》之伏梁、《难经》之心积,亦名伏梁者异。"

② 此风根也:杨上善说:"此伏梁病,以风为本。"

③ 肓:"肓"指肠外之脂膜。

④ 水溺:吴崑说:"谓小便。"

【语译】

黄帝道:有人髀、股、䯒都发肿,而且环脐疼痛,这是什么病?岐伯说:病名叫作伏梁,这是因为宿受风寒而发病的。风寒之气由大肠外泄,滞留在肠外的脂膜上,肠外脂膜的根原在气海,所以要环脐疼痛。对这种病不可轻率攻下,如果攻下不当,就要发生小便涩滞的病。

帝曰:夫子数言热中消中①,不可服高梁②芳草石药,石药发瘨❶,芳草发狂。夫热中消中者,皆富贵人也,今禁高梁,是不合其心,禁芳草石药,是病不愈,愿闻其说。岐伯曰:夫芳草之气美❷,石药之气悍,二者其气急疾坚劲③,故非缓心和人,不可以服此二者③。帝曰:不可以服此二者,何以然?岐伯曰:夫热气慓悍④,药气亦然,二者相遇,恐内伤脾,脾者土也而恶木,服此药者,至甲乙日更论❹。

【校】

❶ 瘨:柯校云:"《甲乙》'瘨'作'疽'是。《仓公传》齐王侍医遂可考。"

❷ 美:孙鼎宜说:"'美'当作'羙',形误。《说文》:'羙,小热也'。"

❸ 不可以服此二者:明抄本无此七字。按:此七字涉下误衍。《儒门事亲》卷十引无此七字,与明抄本合。

❹ 更论:《甲乙》作"当愈甚"。

① 热中消中：王冰说："多饮数溲，谓之热中，多食数溲，谓之消中。"

② 高粱：即膏粱。《晋语》韦注："膏，肉之肥者；粱，食之精者。"

③ 急疾坚劲：孙鼎宜说："急疾训'关'，坚劲训'悍'，二者皆药性。日气者，古通言。《本草》温凉寒热，号曰四气，义与此同。"

④ 慓悍：轻急峻烈之义。

【语译】

黄帝道：你屡次说患热中消中病的，不可吃厚味精粮，也不可以用芳草石类药物，因为吃了石类药物容易发疽，吃了芳草药物容易发狂。但那患热中消中之病的，多是富贵之人，禁忌吃厚味精粮，就不合他的心愿，不用芳草石药，病又不能治愈，希望能听到你的具体意见。岐伯说：芳香药草的性质多有热，石类药物的性质多猛烈，这两类药物，都有急疾坚劲的性质，所以不能舒缓人的身心。黄帝说：为什么不可以服这两类药呢？岐伯说：热气本身是轻捷猛烈的，药物之气也是这样，两者遇在一起，恐怕就要损伤脾气，脾气属土，土恶木克，服用这类药物，逢到甲乙日、病会更加严重。

帝曰：善。有病膺① 肿颈痛胸满腹胀，此为何病？何以得之？岐伯曰：名厥逆② 。帝曰：治之奈何？岐伯曰：灸之则瘖，石之则狂，须其气并③ ，乃可治也。帝曰：何以然？岐伯曰：阳气重上❶，有余于上，灸之则阳气入阴，入则瘖④ ，石之则阳气虚❷，虚则狂❸；须其气并而治之，可使全❹ 也。

【校】

❶ 上："上"字疑涉下衍。

❷ 气虚：胡本、元残二、藏本"气虚"并作"出内"。

❸ 虚则狂："虚"字疑误，据王注应作"出"。"出则狂"与上"入则瘖"对文。

❹ 全：《甲乙》"全"作"愈"。

【注】

① 膺：胸旁。前胸部两侧的肌肉隆起处。

② 名厥逆：张景岳说："此以阴并于阳，下逆于上，故病名厥逆。"

③ 须其气并：姚止庵说："'并'注谓并合是也。至其所以并合可治之解，惜未明快。盖言气逆之证，上冲胸膺，散漫腹胁，攻之急则气不归经而逆愈甚。故须因势利导，使气合而并于一。然后中满者补其母，阳浮者滋其阴，火盛气壅者消散而清利，则上冲者必降而顺下，散漫者自敛而归于原也。"

④ 入则瘖：杨上善说："阳气上实，阴气下虚，灸之火壮阳盛，溢入阴故瘖。"

【语译】

黄帝道：讲得好！有一种患膺肿颈痛，胸满腹胀的，这是什么病？病是怎样得的？岐伯说：病名叫作厥逆。黄帝道：怎样治疗？岐伯说：用灸法就会失音，用砭法就会发狂，要等待上下之气交合，才可以进行治疗。黄帝道：为什么？岐伯说：阳气重，则上部有余，假如再用灸法，那是以火济火，阳盛入阴，就要发生失音的症状；若用砭石刺之，则阳气随刺外出，阳气外出，就会发生神志失常以致发狂的症状，所以对这种病的处理，必须等待上下之气交合，然后治疗，才可以达到痊愈的目的。

帝曰：善。何以知怀子之且生①也？岐伯曰：身有病而无邪脉②也。

【注】

① 且生："且"作"将"解。"生"指分娩之际。

② 身有病而无邪脉：姚止庵说："按帝问怀子之且生，是有二意，而伯答'有病无邪'，是止解'怀子'，而'且生'义，竟无所解，必有脱简。"

【语译】

黄帝道：讲得好！怎样可以知道妇女怀孕将要生产呢？岐伯说：诊察的方法，是看他身上，似乎有病，但切不出来有病象的脉息。

帝曰：病热而有所痛者何也？岐伯曰：病热者，阳脉也①，以三阳之动❶也，人迎一盛❷少阳，二盛太阳、三盛阳明，入阴也❸。夫阳入于阴②，故病在头与腹，乃䐜胀而头痛也。帝曰：善。

【校】

❶ 动:《甲乙》卷七第一中"动"作"盛"。

❷ 盛:《甲乙》"盛"下有"在"字。

❸ 入阴也:《太素》《甲乙》并无此三字。

【注】

① 病热者阳脉也：孙鼎宜说："阳脉多热病。"

② 阳入于阴：张介宾说："邪热在表，三阳既毕，则入于阴。"

【语译】

黄帝道：有一种病是发热并且身体有的地方觉得疼痛，这是什么原因？岐伯说：凡是发热的病，皆见阳脉。三阳的脉，显然是盛的。人迎比气口大一倍的，病在少阳；比气口大两倍的，病在太阳；比气口大三倍的，病在阳明。病邪由阳入阴，那么病就在头部与腹部，就会发生腹胀和头痛。黄帝道：讲得好！

刺腰痛篇第四十一

本篇专述十二经、奇经的腰痛症状，并提示人们因证求经、随经取穴的针刺治疗法则。

足太阳脉令人腰痛，引项脊尻①背如重❶状，刺其郄中②太阳正经出血，春无见血。

【校】

❶重：《甲乙》卷九第八"重"作"肿"。按：作"肿"非是。"重"谓沉重。《针灸资生经》卷五《腰痛》："秩边，治腰尻重不能举；昆仑，疗腰尻重不欲起；腰俞，疗腰重如石。"据此，则"重"义可知。

【注】

① 尻（kǎo 考）：臀部。

② 郄中：委中。

【语译】

足太阳经脉发生病变，所引起的腰痛，痛的时候牵引项脊尻背像背着沉重的东西一样。治疗时应该刺足太阳经的委中穴，如果在春季，不要刺出血。

少阳❶令人腰痛，如以针刺其皮中❷，循循然❸①不可以俯仰，不可以❹顾，刺少阳成骨②之端出血，成骨在膝外廉之骨独起者❺，夏无见血。

【校】

❶少阳："少阳"下脱"脉"字，核以前后各节文例可证。下"阳明""足

少阴"亦脱"脉"字。

❷ 皮中:《圣济总录》卷一百九十三引"皮"下无"中"字。

❸ 循循然:《太素》"循循然"作"循然"。

❹ 可以:《甲乙》"可以"下有"左右"二字。

❺ 成骨在膝外廉之骨独起者:此十一字,疑为上文"成骨"之释语,传写误入正文。《圣济总录》引此十一字作为夹注,犹存其真。

【注】

① 循循然:顺动貌。见《离合真邪论》王注。

② 成骨:《医宗金鉴》卷六十四《周身名位骨度》云:"胻骨者,俗名臁胫骨,其骨两根在前者,名成骨,又名骭骨,形粗膝外突出之骨也。"

【语译】

足少阳经脉发生病变所引起的腰痛,疼的时候就好像用针刺皮肤一样,顺着经脉的动息,使人不能俯仰,也不能回顾。治疗时应该刺成骨的起点出血,如在夏季,不要出血。

阳明令人腰痛,不可以顾,顾如有见者,善悲,刺阳明于骭前三痏①,上下和之出血,秋无见血。

【注】

① 骭前三痏(wěi 委):骭前,三里穴。痏,针刺次数。

【语译】

阳明经脉发生病变,使人腰痛的时候,痛起来就不能回顾,假如回顾,好像看到什么似的,并且常常难过。治疗时应该刺阳明经的三里穴,为了调和上下,刺之出血,如在秋季,不要出血。

足少阴令人腰痛,痛引脊内廉❶,刺少阴于内踝上①二痏,春无见❷血,出血太多❸,不可复也。

【校】

❶ 痛引脊内廉:《太素》作"引脊内痛"。

❷ 见:《太素》作"出"。

❸ 太多:《太素》作"太虚。"按:《太素》脱"多"字,盖出血多始能言虚。

虚字应据《甲乙》属下读。

【注】

① 内踝上：即复溜穴。

【语译】

足少阴经脉发生的病变，使人腰痛的时候，是牵引着脊骨内廉都痛。治疗时应当刺少阴经的复溜穴两次。若在春天，不要出血，假如出血太多，就会血虚，是不易恢复的。

厥阴之脉，令人腰痛，腰中如张弓❶弩弦①，刺厥阴之脉❷，在腨踵鱼腹之外，循之累累然②，乃刺之，其病令人善❸言，默默然不慧③，刺之三痏。

【校】

❶ 张弓：《太素》"张"下无"弓"字。

❷ 脉：林校云："'脉'字疑'络'字之误。"

❸ 其病令人善：《太素》"人"下无"善"字。按：林校引全本无"善"字，与《太素》合。《素问识》云："其病以下十五字，与前四经腰痛之例不同，恐是衍文。"

【注】

① 如张弓弩弦：吴崑说："厥阴之脉，抵少腹，属肝，肝主筋，肝病则筋急，故令腰中如张弓弩弦。"

② 累累然：如贯珠状。

③ 不慧：精神不清爽。

【语译】

厥阴经脉发生的病变。使人腰痛的时候。腰中就像弓弦张开时一样。治疗时应该刺厥阴络脉。在腿肚与足跟中间鱼腹突出处的外侧（蠡沟穴），循摸到那好似贯珠一样的地方，就可进行针刺。

解脉①令人腰痛，痛引肩❶，目𥆧𥆧②然，时遗溲，刺解脉，在膝筋肉❸分间郄外廉②之横脉出血，血变而止。

【校】

❶ 痛引肩：胡本、读本、元残二、赵本、吴本、朝本、藏本、熊本、四库本、守校"痛"下并有"而"字。《太素》"引肩"作"引膺"。

❷ 眈眈：《太素》"眈"作"眊"。按："眈""眊"叠韵。《玉篇·目部》："眈，目不明。"

❸ 在膝筋肉：《太素》"膝"作"引"。袁刻本《太素》"筋肉"作"筋内"。

【注】

① 解脉：高世栻说："解，散也。解脉，周身横纹之脉，散于皮肤，太阳之所主也。"

② 郄外廉：指腘中横纹外廉，当为委阳穴。

【语译】

病发生于解脉而导致的腰痛，痛时会牵引到膺部，眼睛模糊，常常遗尿。治疗时应针刺解脉。解脉在膝后两筋之间郄中外廉的横脉处。要刺到使它出血，待到血色由紫黑变赤才停止。

解脉令人腰痛如引带❶，常如折腰状，善恐❷；刺解脉，在郄中结络如黍米，刺之血射以❸黑，见赤血而已。

【校】

❶ 如引带：《太素》作"如别"。《甲乙》作"如裂"。"别"《吴尊彝》作"裂"。"裂""裂"形近。"如裂"与下"折腰"义贯。如作"引带"，则于"折腰"无涉。

❷ 恐：《太素》"恐"作"怒"。林校引《甲乙》作"怒"，与《太素》合。

❸ 以：《太素》"以"作"似"。

【语译】

病发生于解脉而导致的腰痛，痛时腰间像要裂开，而平常时候也像折了一样，并且动不动就恼火。治疗时，应针刺解脉。解脉在郄中部分，取络脉结如黍米大处即是。刺的时候会有黑血射出，到血色变赤为止。

同阴之脉①，令人腰痛，痛如小锤❶居其中，怫②然肿❷；刺同阴之脉，在外踝上绝骨之端③，为三痏。

【校】

❶ 锤:《太素》"锤"作"针"。按:作"锤"是。少阳腰痛,如以针刺皮,是言刺痛;同阴腰痛,如锤居中,是言重痛,两者不同。《针灸资生经》云:"阳辅,主腰痛如锤居中,肿痛不可咳。"其说可参。

❷ 肿:四库本"肿"作"痛。"

【注】

① 同阴之脉:王冰说:"足少阳之别络也,并少阳经上行,去足外踝上同身寸之五寸,乃别走厥阴,并经下络足跗,故曰同阴脉也。"

② 怫:是说痛得厉害。"怫"与"勃"通,"怫、勃"一声之转。《广雅·释训》:"勃,盛也。""盛"引申有"甚"义。

③ 在外踝上绝骨之端:吴崑说:"刺外踝绝骨之端,则足少阳之脉所抵耳。"

【语译】

病发生于同阴之脉所引起的腰痛,痛起来好像小锤在里面,痛得非常厉害。治疗时,应针刺同阴之脉,同阴脉在外踝上绝骨尽处的阳辅穴,要刺三次。

阳维之脉,令人腰痛,痛上怫然❶肿;刺阳维之脉,脉与太阳合腨下间,去地一尺所①。

【校】

❶ 然:《太素》"然"下有"脉"字。

【注】

① 去地一尺所:"去地尺所",王冰说是承光穴,林校说是承山穴,皆不合。杨上善说,即阳交穴。是。考阳交在外踝上七寸,正去地尺许,此《甲乙》所谓阳维之郄。

【语译】

病发生于阳维之脉所引起的腰痛,痛处的经脉会突然肿起。治疗时应当刺阳维之脉,因为阳维脉与太阳经相合,取穴应在腿肚下,距离地面一尺许的部位。

衡络之脉①,令人腰痛,不可以俛仰,仰则恐仆,得之举重伤腰，衡络绝，恶血归❶之，刺之在郄阳筋之❷间②，上郄数寸③，衡居为二痏出血。

【校】

❶ 归:《铜人图经》卷五《殷门》"归"作"注"。

❷ 筋之:《甲乙》"筋之"乙作"之筋"。

【注】

① 衡络之脉：张志聪说："衡，横也。带脉横络于腰间。故曰'横络之脉'。夫足之三阳，循腰而下；足之三阴及奇经之脉，皆循腰而上，病则上下不通，阴阳间阻，而为腰痛之证。"

② 刺之在郄阳之筋间：王冰说："郄阳，谓浮郄穴上侧委阳穴也。筋之间，谓膝后腘上两筋之间殷门穴也。"

③ 上郄数寸：委阳、殷门各去臀下横文同身寸之六寸，故曰上郄数寸。

【语译】

病发生于衡络脉所引起的腰痛，痛起来不可以俯仰，仰就恐怕要跌倒。这种病的发生是由于用力举重，伤及腰部，因而横络阻绝，恶血灌注。治疗时应该刺委阳、殷门两穴，其部位离臀下横文数寸，要刺两次，使之出血。

会阴①之脉，令人腰痛，痛上漯漯❶然汗出②，汗干令人欲饮，饮已欲走❷，刺直阳之脉❸上三痏③，在跷上郄下五寸横居，视其盛者出血。

【校】

❶ 上漯漯:明抄本"上"作"止"。《甲乙》"漯漯"作"溅溅"。

❷ 走:"走"字疑误，腰痛岂有欲走之理？"走"似应作"溲"，"走，溲"声误。会阴之脉，起于胞中，腰痛饮已欲溲，于病理较合。

❸ 直阳之脉:"直阳"应作"会阳"。《太素》杨注："直阳有本作会阳。""阳"字衍"直阳"误，其"会"字犹不误。林校谓"直阳之脉，即会阴之脉，文变而事不殊"。其说犹未尽。

【注】

① 会阴：高世栻说："会阴在大便之前，小便之后，任督二脉相会于前后二

阴间，故曰会阴。"

② 漯漯然汗出："漯"即"纍"字。《汉书·五行志下》颜注："纍读曰纝，不绝之貌。"漯漯然汗出，是说腰痛后汗出不断。

③ 上三痏：高世栻说："三痏者，刺阳跷之申脉，太阳之郄中，又跷上郄下，各相去五寸之承山，皆有血络横居，视其盛者刺其血。由此言之，则跷与郄，及跷上郄下，但刺横居之血络，不必拘于穴。"

【语译】

病发生于会阴之脉所引起的腰痛，痛止后，就不断地出汗，汗干了，使人想喝水，喝完水就想小便。治疗时应该刺会阴脉三次，在跷上郄下五寸横居其中看起来血络盛满的地方刺其出血。

飞阳之脉①，令人腰痛，痛上拂拂❶然②，甚则悲以恐；刺飞阳之脉，在内踝上五寸❷，少阴之前，与阴维之❸会③。

【校】

❶ 拂拂：元残二、赵本、吴本、明绿格抄本、朝本、藏本；"拂"并作"怫"。

❷ 五寸：《太素》《甲乙》"五寸"并作"二寸"。

❸ 维之：《太素》"维"下无"之"字。

【注】

① 飞阳之脉：此脉由阳经别出，故称飞扬。《灵枢·经脉》："足太阳之别，名曰飞扬，去踝七寸，别走少阴。"

② 痛上怫怫然："上"有"则"义。《集韵·八未》："怫谓心不安。""痛上怫怫然"是说痛就心里感到不安。

③ 少阴之前与阴维之会：张志聪说："足少阴筑宾穴，为阴维之郄。"

【语译】

病发生于飞扬脉所引起的腰痛，痛起来心里就感到不安，甚至于会发生悲哀和恐惧现象。治疗时，应该刺飞扬脉，在内踝上五寸，少阴之前，与阴维交会的地方。

昌阳之脉①，令人腰痛，痛引膺，目䀮䀮然，甚则反折②，舌卷不能言；刺内筋③为二痏，在内踝上大筋前，太阴后④，上踝二寸所。

【注】

① 昌阳之脉：马莳说："昌阳，系足少阴肾经穴名，又名复溜。足少阴之脉，其直行者，从肾上贯肝膈，入肺中，循喉咙，夹舌本；其支者，从肺出络心，注胸中，故昌阳之脉，令人腰痛，其痛引膺，以膺即胸之旁也。"

② 反折：吴崐说："少阴合于太阳，故反折。""反折"是腰向后弯而不能向前曲。

③ 内筋：张介宾说："'内筋'筋之内也，即复溜穴。"据《图经》卷五"复溜"在足内踝上二寸陷中。

④ 太阴后：指交信穴。

【语译】

病发生在昌阳脉所引起的腰痛，痛起来牵引胸部，眼睛也模糊，严重的，腰背反折，舌短卷缩，不能言语。治疗时应该刺筋内复溜穴两次。其穴在内踝上大筋之前的太阴后交信穴，即内踝上二寸处。

散脉①，令人腰痛而热，热甚生烦，腰下如有横木❶居其中，甚则遗溲；刺散脉，在膝前骨❷肉分间②，络外廉束脉，为三痏。

【校】

❶ 木：明抄本夹注："木一作脉。"

❷ 前骨：《太素》"前"下无"骨"字。

【注】

① 散脉：杨上善说："散脉在膝前肉分门者，十二经脉中，惟足厥阴足少阳在膝前主溲，故当是此二经之别名，在二经大络外廉小筋，名束脉，亦名散脉。"

② 在膝前骨肉分间：楼英说："王注谓地机者，非也。当是三里阳陵泉二穴上之骨上，与膝分间是穴，横刺三痏。"

【语译】

病发生于散脉所引起的腰痛，使人发热，热极了，会使人烦躁不安，腰的下面就像有条横脉在里面，甚至于遗尿不禁。治疗时应该刺散脉，这条脉在膝前肉分间，络于外廉小筋。刺三次。

　　肉里之脉 ①，令人腰痛，不可以咳，咳则筋缩急 ❶，刺肉里之脉为二痏 ❷，在太阳之外，少阳绝骨之后 ❸②。

【校】

❶ 缩急：《太素》"缩"作"挛"。《甲乙》"缩"下无"急"字。

❷ 为二痏：此三字疑错简，应据《圣济总录》移在"少阳绝骨之后"句下。

❸ 后：《甲乙》"后"作"端"。

【注】

① 肉里之脉：王冰说："肉里之脉，少阳所生，则阳维之脉气所发也。"

② 少阳绝骨之后：即阳辅穴。《针灸资生经》卷五："阳辅，主腰痛不可咳，咳则筋缩急。"

【语译】

　　病发生于肉里之脉所引起的腰痛，痛得使人不能咳嗽，如果咳嗽，筋脉就发生挛急。治疗时应该刺肉里之脉，这条脉在太阳经的外侧，少阳经绝骨之端。刺三次。

　　腰痛侠脊而痛至 ❶ 头，几几 ① 然，目䀮䀮 ❷ 欲僵仆 ②，刺足太阳郄中出血。腰痛上寒，刺足太阳阳明；上热，刺足厥阴；不可以俛仰，刺足少阳；中热而喘，刺足少阴，刺郄中出血 ❸。

【校】

❶ 至："至"下脱"顶"字。应据《灵枢·杂病》补。"头"字属下读。

❷ 䀮䀮：《太素》作"䀮䀮"。按：作"䀮䀮"（jùjù 巨巨）是。此和前"解脉""昌阳之脉"之腰痛不同，故目之症状亦异。《类篇》："䀮䀮，惊视貌。"

❸ 出血："出血"应作"血络"。《灵枢》《甲乙》可证。

【注】

① 头几几：《太素》"几几"作"沉沉"。按：作"沉沉"是。"几"为"沉"之坏字。北方方言，谓物之重者为沉。"头沉沉然"是说头部沉重。

② 僵仆：倒地。见《汉书·文三王传》颜注。

【语译】

腰痛牵连到脊部而一直痛到巅顶的，头部也觉得沉重，眼睛惊视着，好像要跌倒。治疗时应该刺足太阳郄中出血。如果腰痛时有寒冷的感觉，应该刺足太阳阳明；如果腰痛时有热的感觉，应该刺足厥阴；如果腰痛时不可以俯仰，应该刺足少阳；如果腰痛并伴有内热气喘，应该刺足少阴，并刺郄中血络。

腰痛上寒，不可顾，刺足阳明；上热，刺足太阴；中热而喘，刺足少阴。大便难，刺足少阴。少腹满，刺足厥阴。如折，不可以俛仰，不可举，刺足太阳，引脊内廉，刺足少阴❶。

【校】

❶ 腰痛上寒……刺足少阴：林校云："按全元起本及《甲乙经》并《太素》自腰痛上寒至引脊内廉，刺足少阴并无，乃王氏所添也。"

【语译】

腰痛时感觉寒冷，不能四顾，应该刺足阳明；腰痛时感觉燥热，应该刺足太阴；腰痛并且内热气喘，应该刺足少阴。腰痛而又大便困难，应该刺足少阴。腰痛并少腹胀满，应该刺足厥阴。腰痛如折，不可以俯仰，不能举动，应该刺足太阳。腰痛牵引脊骨内侧，应该刺足少阴。

腰痛引少腹控䏚①，不可以仰。刺腰尻交者②，两髁胂③上，以月生死为痏数④，发针立已。左取右，右取左。

【注】

① 控䏚："控"，抻的意思。"䏚"季胁下之空软处。

② 腰尻交者：王冰说："此腰痛取腰髁下第四髎，即下髎穴，足太阴厥阴少阳三脉。左右交结于中，故曰腰尻交者也。"

③ 胂（shēn 伸）：《医宗金鉴》卷六十四云："胂"者，腰下两旁，髁骨（胯骨）上之肉也。"

④ 以月生死为痏数：王冰说：月初向圆为月生，月半向空为月死，死月刺

刺腰痛篇第四十一

381

少，生月刺多。"

【语译】

如果腰痛牵引少腹，抻得季胁也不好受，不能向后仰，应该刺腰尻处的下髎穴，其穴在腰下两旁骻骨上坚肉处。刺法以月亮盈亏计算针刺次数，针刺就见功效。用穴方法是，左部痛的，取右部穴；右部痛的，取左部穴。

风论篇第四十二

本篇专论风之为病，说明它的症状和诊法，从而阐明"风者善行数变"和"风为百病之长"的道理。

黄帝问曰：风之伤人也，或为寒热，或为热中，或为寒中，或为疠❶风，或为偏枯❷①，或为风也，其病各异，其名不同❸，或内至五脏六腑，不知其解，愿闻其说。

【校】

❶ 疠：《甲乙》卷十第二上、《千金》卷八第一"疠"并作"疠"。《说文·疒部》："疠，恶疾也。"古多假"疠代之"。"疠风"即麻风。

❷ 偏枯：滑寿说："偏枯当作偏风，下文以春甲乙云云，则为偏风是。"

❸ 或为风也……其名不同：明抄本无此十二字。

【注】

① 偏枯：指一侧肢体偏瘫，患肢比健侧枯瘦，麻木不仁，是中风后遗症。

【语译】

黄帝问道：风邪的伤害人体，有的发为寒热，有的发为热中，有的发为寒中，有的成为疠风，有的成为偏枯，有的侵入内部，达到五脏六腑之间，我不了解这其中的道理，希望听你谈谈。

岐伯对曰：风气藏于皮肤之间，内不得通❶，外不得泄❷；风者善行而数变①，腠理开则洒然❸寒，闭则热而闷，其寒也则衰食饮，其热也则消肌肉，故使人怢栗❹而不能食，名曰寒热。

【校】

❶ 通:《千金》、《医心方》卷三引《小品方》"通"并作"泄"。

❷ 风气藏于……外不得泄:张琦说:"此'风气'以下十六字系错简,当在'风气与太阳俱入'节,'其道不利'下。"《千金》《医心方》"泄"并作"散"。

❸ 洒然:《甲乙》"洒"作"凄"。按:"洒然""凄然"均为寒冷的形容词。

❹ 怢栗:《甲乙》作"解㑊"。按:林校引全本作"失味",近是。

【注】

① 风者善行而数变:杨上善说:"风性好动,故喜行数变以为病也。"

【语译】

岐伯回答说:风气侵入了人体的皮肤里面,既不能在内部得到疏泄,又不能向外部发散。风的行动最快,病变多端,腠理开的时候,会使人觉得寒冷,腠理闭的时候,会使人觉得发热烦闷。发寒就会饮食减退,发热就会肌肉消瘦,所以使人失味而不想吃东西,病名叫作寒热。

风气与阳明入胃①,循脉而上至目内眦,其人肥则风气不得外泄❶,则为热中而目黄;人瘦则外泄而寒❷,则为寒中而泣❸出。

【校】

❶ 泄:滑抄本"泄"作"出"。

❷ 人瘦则外泄而寒:"人"上脱"其"字,应据《圣济总录》卷三、卷十三引补。"其人瘦"与上"其人肥"对文。"而寒"二字衍文。"则外泄"与上"不得外泄"亦对文。王注:"人瘦则腠理开疏、风得外泄",是王所据本无"而寒"二字,故注不加解释。《医心方》卷三第一:"瘦人有风,肌肉薄则恒外行。"字句虽与此异,但亦可作为本无"而寒"二字之旁证。

❸ 泣:《千金》"泣"作"泪"。

【注】

① 与阳明入胃:"与"作"从"解。见《国语·齐语》韦注。

【语译】

风气从阳明入胃,循着经脉上行一直到目内眦。假使这个人是肥胖的，风邪之气就不易向外发泄，稽留时间长了，成为热中，致使目珠发黄；如果是肌肉消瘦的人，阳气容易向外发泄，就会成为寒中，而不时流泪。

风气与太阳俱入，行诸脉俞，散于分肉之间❶，与卫气相干❷，其❸道不利，故使肌肉愤䐜而有疡❹，卫气有所凝而不行，故其肉有不仁也。疠者，有荣气热胕❺，其气不清❻，故使其鼻柱坏而色败❼，皮肤疡❽溃，风寒客于脉而不去，名曰疠风，或名曰寒热❾。

【校】

❶ 分肉之间："分肉"二字误倒，据王注应作"肉分"。"肉分"谓肉之分理，有大分小分小别，如股肱之肉，各有界畔，是为大分；肌肉之肉，各有文理，是为小分。《气穴论》所谓"肉分之间、溪谷之会，以行荣卫"是也。

❷ 与卫气相干：《病源》卷二《恶风须眉堕落候》"卫"作"血"。《太平圣惠方》卷十九《中风论》"干"作"搏"。按："干"作"搏"是。王注作"薄"。"薄""搏"古通。

❸ 其："其"疑系"气"之误字。"其""气"声误。王注："故气道涩而不利。"是王所据本即作"气"。

❹ 愤䐜而有疡：《太素》"愤"作"贲"，"疡"作"伤"。"贲"与"愤"通。《礼记·乐记》郑注："贲读为愤。""愤䐜"谓肌肉愤然肿胀。

❺ 荣气热胕：胡本、赵本、吴本，"气"并作"卫"。《太素》"荣"上无"有"字。《圣济总录》卷十八引"热"下无"胕"字。综上所引，则"有荣气热胕"，应作"荣卫热"。

❻ 清：《太素》"清"作"精"。

❼ 故使其鼻柱坏而色败：胡本、吴本、藏本、熊本、滑抄本"故使"下并无"其"字。按："而"字应作"面"，"而""面"形误。"面色败"与"鼻柱坏"对文。《病源》"而"作"面"，应据改。

❽ 疡：《太素》"疡"作"伤"。

❾ 或名曰寒热：滑抄本无此五字。

【语译】

风气从太阳经脉侵入人体，流行于各经腧穴，散布在肉分之间，和血气纠结在一起，这样，气道就不能通畅，所以肌肉就会肿起而受到伤害。如因卫气有所凝滞，影响运行，那么肌肉就会麻木不知痛痒。疬风，是荣卫都有热，血气不清，所以致使鼻茎损伤，面色变坏，皮肤破烂。因为风寒久留在经脉里而不能去，所以叫作疬风。

以春甲乙❶伤于风者为肝风①，以夏丙丁伤于风者为心风，以季夏戊己伤于邪❷者为脾风，以秋庚辛中于邪❸者为肺风，以冬壬癸中于邪者为肾风。

【校】

❶甲乙：《外台》卷十六引《删繁》"甲乙"下有"日"字，下"丙丁"等同。

❷邪：《甲乙》《千金》"邪"并作"风"。

❸中于邪：《甲乙》《千金》并作"伤于风"。

【注】

①以春甲乙伤于风者为肝风：孙鼎宜说："按所云十干，皆统一时言，非仅谓值其日也。"

【语译】

在春季甲乙日伤于风的是肝风，在夏季丙丁日伤于风的是心风，在季夏戊己日伤于风的是脾风，在秋季庚辛日伤于风的是肺风，在冬季壬癸日伤于风的是肾风。

风❶中五脏六腑之俞①，亦为脏腑之风，各入其门户②所中❷，则为偏风③。风气❸循风府④而上，则为脑风⑤。风入系头❹，则为目风，眼寒⑤。饮酒中风，则为漏❻风⑥。入房汗出中风，则为内风⑦。新沐⑧中风，则为首风⑨。久风入中⑩，则为肠风飧泄❼。外在腠理，则为泄风。故❽风者百病之长也，至其变化，乃为他病也，无常方，然致有❾风气也。

【校】

❶ 风：《太素》《甲乙》"风"下并有"气"字。

❷ 所中：《太素》"所"作"之"。《甲乙》"所中"上有"风之"二字。

❸ 气：《太平圣惠方》"气"作"邪"。

❹ 风入系头：《千金》卷八第一"入"下无"系"字。《甲乙》注云："一本作"头系"，系、系通。头系是头中之目系，目系，谓目睛入脑之系。

❺ 眼寒：《太素》"眼"作"眠"。"眠寒"二字属下节。

❻ 漏：《千金》"漏"作"酒"。

❼ 风飧泄：《千金》"风"下无"飧泄"二字。

❽ 故：《千金》"故"下有"曰"字。

❾ 有：吴注本"有"作"自"。于鬯说："吴本诸所改易，注中皆出僭易字，此不注，则其所据本原作'自'字。"

【注】

① 风中五脏六腑之俞：姚止庵说："脏腑之系附于背，故其穴在背。'俞'者，背穴也。脏腑之气不固，则风邪由俞而入。"

② 门户：喻昌说："门户指入络、入经、入腑、入脏言也。"

③ 偏风：《病源》卷一《偏风候》云："风邪偏客于身一边也，其状或不知痛痒，或纵缓，或痹痛。"

④ 风府：穴名，正入项发际一寸大筋内。

⑤ 脑风：尤怡说："诸阳之脉，皆上于头，风气随经上入，或偏或正，或入脑中，稽而不行，与真气相击则痛。是为脑风。"

⑥ 漏风：张璐说："漏风一名酒风，不论冬夏，额上常有汗出，此醉后当风所致。"

⑦ 内风：张璐说："入房汗出中风，嗽而面赤，《内经》谓内风。"

⑧ 沐：洗头。

⑨ 首风：杨上善说："新沐发已，头上垢落，腠开得风，故曰首风。"

⑩ 入中：姚止庵说："中者，脾胃也，风久则木胜，木胜则入而伤土，是故风居肠藏，而令水谷不分。"

【语译】

风邪侵入到五脏六腑的俞穴，就变成了五脏六腑的风。无论是络、是经、是脏、是腑，只要被风所侵，就成为偏风。风邪侵入后，循着风府经脉上行至脑，就成为脑风；风入头中的目系，就成为目风；睡眠着凉，并且醉后感受风邪，就成为漏风；入房时汗出，感受风邪，就成为内风；刚洗完头，感受风邪，就成为首风；风邪久留肌腠，伤及脾胃，就成为肠风；至于外在腠理之间的，就成为内风。说起来风是引起各种疾病的重要因素，它的变化极多，而且发为其他疾病时，没有一定的规律。但是致病的原因，归根到底来自风气的侵入。

帝曰：五脏风之形状不同者何？愿闻其诊及其病能①。

【注】

① 病能："能"与"态"通。"病能"即病态。

【语译】

黄帝说："五脏的风所表现的症状，都有哪些不同？希望听你谈谈诊察的要点和病态表现。

岐伯曰：肺风之状，多汗恶风①，色皏②然白，时咳短气，昼日则差③，暮则甚，诊在眉上，其色白。

【注】

① 多汗恶风：孙鼎宜说："中风无不有汗，无不恶风。故多汗恶风，五脏胃腑皆然，是为中风之定证。"

② 皏（péng 朋）：有"白"义。见《广雅·释器》。

③ 差：病减轻。

【语译】

岐伯说：肺风的症状是多汗怕风，面色白，时而咳嗽气短，白天较轻，傍晚较重，诊察时要注意眉上的上部，色白即是。

心风之状，多汗恶风，焦绝❶，善怒❷吓，赤色，病甚则言不可快❸，诊在口❹，其色赤。

【校】

❶ 焦绝：应据《医心方》卷三第一引《小品方》作"憔悴"。"焦"与"憔"

通，"悴"原作"脃"，"脃"与"绝"形似致误。

❷ 善怒：按以"善怒"属于心，不合。此与下肝风节"善悲"互误窜移。《医心方》引《小品方》正作"喜悲"。《太平圣惠方》卷四有龙骨散，治心风悲伤不乐，亦可参。

❸ 言不可快：《千金》卷十三第四、《类编朱氏集验医方》卷一引并作"言语不快"。

❹ 口：高注本"口"作"舌"。《三因方》卷二引作"舌"，与高本合。《病源》卷三十《口舌疮候》："心气通于舌"，自以作"舌"为是。

【语译】

心风的症状是，多汗怕风，形体干瘦，经常悲伤，面有赤色。病重时，说话就不爽快。诊察要注意舌，当见赤色。

肝风之状，多汗恶风，善悲❶，色微苍，嗌干善怒，时憎女子①，诊在目下，其色青。

【校】

❶ 善悲：《医心方》引无"善悲"二字。按："善悲"于肝无属，传抄蒙上节窜衍。

【注】

① 时憎女子：吴崑说："肝脉环阴器。肝气治则悦色而欲女子。肝气衰，则恶色而憎女子。"

【语译】

肝风的症状是，多汗怕风，面色微青，咽喉干燥，容易发怒，不时地厌恶女人。诊察时要注意目下，当见青色。

脾风之状，多汗恶风，身体怠堕❶，四肢不欲动，色薄微黄❷，不嗜食，诊在鼻上，其色黄。

【校】

❶ 堕：《圣济总录》引"堕"作"惰"。

❷ 色薄微黄："薄"字衍。《太素》杨注无"薄"字。"色微黄"与上"色微苍"句法一律。

【语译】

脾风的症状是，多汗怕风，身体疲倦，四肢不愿意活动，不想吃东西。诊察时要注意鼻上，当见黄色。

肾风之状，多汗恶风，面疣然浮❶肿①，脊痛不能正立❷，其色炲，隐曲不利❸，诊在肌上❹，其色黑。

【校】

❶ 浮：《太素》"浮"作"胕"。"胕"是"浮"之假借字。如本书《至真要大论》："少阳司天，身面胕肿。""太阴之胜，胕肿于上"是。如以"胕"之本义，释为足面肿，则误矣。

❷ 脊痛不能正立：《太素》"脊"上有"腰"字。按："正"字误，当作"久"，应据《外台》引《删繁》、《医心方》引《小品方》改。

❸ 隐曲不利：《外台》引《删繁》作"隐曲膀胱不通"。

❹ 肌上：《太素》"肌"作"颐"。《三因方》作"耳"。按：杨注"颐上，肾部也"与本书《刺热论》："肾热病者，颐先赤"合。耳为肾之官，耳黑为肾病，此可两存。

【注】

① 面疣然浮肿：喻昌说："此乃肾气不能蛰封收藏，浊气上干于面也。"

【语译】

肾风的症状是，多汗怕风，面部浮肿，腰脊疼痛，不能长时间站立，面色黑得像烟煤，小便不通畅。诊察时要注意面颊，当见黑色。

胃风之状，颈❶多汗恶风，食饮不下，隔❷，腹善❸满，失衣则䐜胀①，食寒则泄，诊❹形瘦而腹大②。

【校】

❶ 颈：《病源》卷十七《水谷痢候》"颈"作"头"。《三因方》引作"额"。按：作"额"似是。《灵枢·经脉》："胃足阳明之脉，循发际，至额颅。"

❷ 隔：《病源》、《千金》卷八第一、《医心方》"隔"并作"隔下"。

❸ 腹善：《病源》"腹"下无"善"字。

❹ 诊："诊"下脱"在"字，核以五脏各节"诊在"之例可证。《云笈七签》

卷五十七第九引有"在"字，当据补。

【注】

①失衣则䐜胀："失衣"是说少穿衣服。因于失衣风感之，阳明受寒于外，故发䐜胀。

②诊形瘦而腹大：高世栻说："诊其形色则瘦，诊其腹上则大，以明五脏诊色，六腑诊形之义。"

【语译】

胃风的症状是，额上多汗怕风，食饮不下，膈下痞塞不通，腹满闷。如少穿衣服，腹部就会䐜胀。吃了凉东西，就要泄泻。诊察时要注意病人形瘦腹大这一特点。

首风之状，头❶面多汗恶风，当先❷风一日①，则病甚，头痛不可以出内❸，至其风日❹，则病少愈。

【校】

❶头：《甲乙》"头"下有"痛"字。

❷当先：《太素》《甲乙》"当先"并作"先当"。《云笈七签》引作"先当"，与《太素》合。

❸出内：《三因方》卷二引"出"下无"内"字。

❹日：《云笈七签》引"日"作"止"。

【注】

①当先风一日：张志聪说："风者，天之阳气。人之阳气，以应天之风气，诸阳之气，上出于头，故先一日则病甚。"

【语译】

头风的症状是头痛，面部多汗怕风。在风气将发的前一天，就预先感到很痛苦，头痛的厉害，不愿到外面去。到了风胜那天，头痛的情况，就会减轻了。

漏风之状，或❶多汗，常❷不可单衣，食则汗出，甚则身汗❸，喘息恶风❹，衣常❺濡，口干善渴，不能①劳事。

【校】

❶ 或：滑抄本无"或"字。

❷ 常：《圣济总录》卷十三引无"常"字。

❸ 汗：《圣济总录》引"汗"作"寒"。

❹ 喘息恶风：《太素》"息"上无"喘"字。按："息恶风"，于文不词。据杨注应无"喘息"二字。

❺ 常：金本"常"作"裳"。《太素》《圣济总录》并作"裳"，与金本合。

【注】

① 能："能"外动词，与"耐"同。

【语译】

漏风的症状是汗出得多，不能穿单薄的衣服，一吃饭就出汗。汗出过多了，又觉得身上发冷，怕风，衣裳总是被汗水浸湿的，口干爱渴，禁受不了劳累。

泄❶风之状，多汗，汗出泄衣上❷，口中干，上渍其风❸，不能劳事，身体尽痛则寒①。帝曰：善。

【校】

❶ 泄：林校云："疑此'泄'字，'内'之误也。"

❷ 泄衣上："泄"应作"沾"形误，"上"应作"裳"声误。《医心方》引《小品方》"泄衣上"作"沾衣裳"，与林校引孙思邈文合。

❸ 上渍其风：明抄本无"上渍"四字。《素问识》说："上渍其风四字未详，或恐是衍文。"

【注】

① 身体尽痛则寒：王冰说："身体尽痛，以其汗多，汗多则亡阳，故寒。"

【语译】

内风的症状是多汗，汗出多了，湿沾衣裳，口中干燥，禁受不了劳累，周身疼痛并且发冷。黄帝说：讲得好。

痹论篇第四十三

本篇对于痹之病因、病理、分类、证候、治法等方面，进行了辩证的论述，指出了一定的规律。

黄帝问曰：痹之❶安生？岐伯对曰：风寒湿三气杂❷至，合❸而为痹也。其风气胜者为行痹①，寒气胜者为痛痹②，湿气胜者为著痹③也。

【校】

❶ 之：《甲乙》卷十第一上"之"作"将"。《太素》卷二十八《痹论》无"之"字。

❷ 杂：《甲乙》"杂"作"合"。

❸ 合：《甲乙》"合"作"杂"。

【注】

① 行痹：走注疼痛。尤怡说："行痹者，风气胜。风之气善行而数变，故其证上下左右，无所留止，随其所至，血气不通而为痹。"

② 痛痹：张璐说："痛痹者，流走四肢，肩髃疼痛，拘急浮肿。"

③ 著痹：尤怡说："著痹者，湿气胜也。湿土气，土性重缓，荣卫之气与湿俱留，则著而不移。其证多汗而濡，其病多著于下。"

【语译】

黄帝问道：痹病是怎样发生的？岐伯说：风、寒、湿三气一起袭来，错杂而形成了痹证。偏重于风的，叫作行痹；偏重于寒的，叫作痛痹；偏重于湿的，叫作著痹。

帝曰：其有五者何也？岐伯曰：以冬遇此者为骨痹^①，以春遇此者为筋痹^②，以夏遇此者为脉痹^③，以至阴❶遇此者为肌痹^④，以秋遇此者为皮痹^⑤。

【校】

❶ 至阴：张琦说："当作'季夏'。"

【注】

① 骨痹：《医宗金鉴》卷三十九《痹病总括》云："骨重酸疼不能举。"

② 筋痹：《医宗金鉴》云："筋挛节痛，屈而不伸。"

③ 脉痹：《医宗金鉴》云："脉中血不流行而色变也。"

④ 肌痹：《医宗金鉴》云："肌顽木不知痛痒。"

⑤ 皮痹：《医宗金鉴》云："皮虽麻尚微觉痛痒。"

【语译】

黄帝道：痹病又可分为五种，都是什么？岐伯说：在冬天得病的叫作骨痹；在春天得病的叫作筋痹；在夏天得病的叫作脉痹；在季夏得病的叫作肌痹；在秋天得病的叫作皮痹。

帝曰：内舍^①五脏六腑，何气使然？岐伯曰：五脏皆有合^②，病久而不去者，内舍于其合也。故骨痹不已，复感于邪，内舍于肾；筋痹不已，复感于邪，内舍于肝；脉痹不已，复感于邪，内舍于心；肌痹不已，复感于邪，内舍于脾；皮痹不已，复感于邪，内舍于肺。所谓痹者，各以其时^③重感❶于风寒湿之气也。

【校】

❶ 重感：《甲乙》"感"上无"重"字。

【注】

① 舍：是说居留潜藏。

② 合：王冰说："肝合筋，心合脉，脾合肉，肺合皮，肾合骨，久病不去，则入于是。"

③ 时：王冰说："时谓气王之月也，肝王春，心王夏，肺王秋，肾王冬，脾

王四季之月。"

黄帝道：痹病的病邪有内藏于五脏六腑的，这是什么气使它这样的呢？岐伯说：五脏与筋、脉、肉、皮、骨，是内外相应的。病邪久留在体表而不去，就会侵入它所相应的内脏。所以骨痹不愈，又感受了邪气，就内藏于肾；筋痹不愈，又感受了邪气，就内藏于肝；脉痹不愈，又感受了邪气，就内藏于心；肌痹不愈，又感受了邪气，就内藏于脾；皮痹不愈，又感受了邪气，就内藏于肺。因此说痹病，是在所主季节里感受风、寒、湿三气所形成的。

凡痹之客五脏者，肺痹者❶，烦满喘而❷呕；心痹者，脉不通，烦则心下鼓①，暴上气而喘，嗌干善噫，厥气上则恐；肝痹者，夜卧则惊，多饮数小便，上为引如怀❸；肾痹者，善胀②，尻以代踵，脊以代头③；脾痹者，四肢解㑊，发咳呕汁❹，上为大塞❺；肠痹者，数饮而出不得❻，中气喘争❼④，时发飧泄⑤；胞痹者，少腹膀胱，按之内痛❽，若沃⑥以汤，涩于小便，上为清涕。

【校】

❶ 者：《圣济总录》卷十九引"者"下有"胸背痛甚上气"六字。

❷ 喘而：滑抄本"喘"下无"而"字。《太素》杨注无"而"字，与滑抄合。

❸ 上为引如怀："为"字衍。本句似应作"上引如怀妊"。《全生指迷方》卷二引有"妊"字，是可证。

❹ 发咳呕汁：《全生指迷方》引"咳"作"渴"。《三因方》卷三《叙论》引"汁"作"沫"。

❺ 大塞："大"应作"不"，形误。"不"与"否"古通。《广雅·释诂四》："否，不也。""否"与"痞"通。据是，则"大塞"即"痞塞"。

❻ 数饮而出不得：《圣济总录》引作"而不得出"。王注"故多饮水而不得下出"，与《总录》合。

❼ 争:《三因方》引"争"作"急"。

❽ 内痛:《太素》作"两髀"。林校引全本作"两髀",与《太素》合。"两髀"太阳脉气所过。

【注】

① 心下鼓:"鼓"有动义。见《易·系辞上传》虞注。心下动即心悸。

② 善胀:张璐说:"肾痹,则肾之关门不利,故善胀。"

③ 尻以代踵,脊以代头:姚止庵说:"尻以代踵两句,盖状'善胀'之形容。凡人之气,上至头,下至足,运行不息,则折旋任意,俯仰自如。今邪著于肾,气闭不行,一身尽胀,但可坐而不可行,但能俯而不能仰,如踵以尻,而头以脊也,善胀之状,乃至于此。"

④ 喘争:费伯雄说:"气化不及膀胱,水不下行,逆而犯肺,故中气喘争。"

⑤ 时发飧泄:费伯雄说:"小水不入州都、而并入大肠,故时发飧泄。"

⑥ 沃:浇。

【语译】

凡痹病侵入到五脏,病变是不同的。肺痹的症状,是胸背疼痛剧烈,气上逆,烦闷,喘息而呕。心痹的症状,是血脉不通,心烦而且心跳,暴气上冲而喘,咽喉干燥,经常嗳气,逆气上乘于心,就令人惊恐。肝痹的症状,是夜间睡眠多惊,好饮水,小便次数多,上引少腹,膨满的情况像怀孕时一样。肾痹的症状,是浑身肿胀,直胀得能坐而不能行,能低头而不能仰头,好像用尾骨着地,又好像颈骨下倾、脊骨上耸一样。脾痹的症状,是四肢倦怠无力,发渴,吐沫,胸部痞塞。肠痹的症状,是常常喝水而小便困难,中气喘而急迫,有时要发生飧泄。胞痹的症状,是手按两髀(大腿)时,好像浇了热汤,小便涩滞,上部鼻流清涕。

阴气者,静则神藏①,躁则消亡,饮食自倍②,肠胃乃伤。淫气喘息③,痹聚在肺;淫气忧思④,痹聚在心;淫气遗溺❶⑤,痹聚在肾;淫气乏竭❷⑥,痹聚在肝;淫气肌❸绝,痹聚在脾。

❶ 遗溺:《太素》作"呕唾"。本书《宣明五气篇》:"肾为唾。"

❷ 竭:《太素》"竭"作"渴"。

❸ 肌:《太素》"肌"作"饥"。杨上善说:"饥者胃少谷也。饥过绝食则胃虚,故痹聚。"

【注】

① 静则神藏:张琦说:"人能安静志气,则神藏于内,阴平阳秘,水升火降,精气内治,邪不得干。若时时躁动,扰其血气,则阳神消耗。"

② 饮食自倍:"自"假设连词,有"若"义。"饮食自倍"是说饮食若过多,肠胃就要受伤。

③ 淫气喘息:杨上善说:"淫,过也。喘息,肺所为也。喘息过者,则肺虚邪客,故痹聚也。"

④ 忧思:杨上善说:"忧思,心所为。忧思过者,则心伤邪客,故痹聚也。"

⑤ 遗溺(呕唾):杨上善说:"呕唾,肾所为也。呕唾过者,则肾虚邪客,故痹聚也。"

⑥ 乏竭:杨上善说:"肝以主血,今有渴乏多伤血,肝虚故痹聚也。"

【语译】

五脏的阴气,安静时就精神内藏,躁动时就易于耗散。假如饮食过多了,肠胃就要受伤。气失其平和而喘息迫促,那么风寒湿的痹气就容易凝聚在肺;气失其平和而忧愁思虑,那么风寒湿的痹气就容易凝聚在心;气失其平和而呕吐,那么风寒湿的痹气就容易凝聚在肾;气失其平和而疲乏口渴,那么风寒湿的痹气就容易凝聚在肝;气失其平和而过饥伤胃,那么风寒湿的痹气就容易凝聚在脾。

诸痹不已,亦益内也❶,其风气胜①者,其人易已也。

【校】

❶ 内也:《太素》作"于内"。

【注】

① 其风气胜:姚止庵说:"风虽胜,尚是外袭易治,不若深入脏腑之难也。"

【语译】

各种痹病日久不愈，会越来越往人体的内部发展。如属于风气较胜的，那么病人就比较容易痊愈。

帝曰：痹❶，其时有死者，或疼久者，或易已者，其故何也？岐伯曰：其入脏者死，其留❷连筋骨间者疼久，其留皮肤间者易已。

【校】

❶ 曰痹：《太素》《甲乙》"曰"下并无"痹"字。

❷ 留：《太素》"留"作"流"。

【语译】

黄帝问：痹病常常有死的，有疼痛长期不好的，有很快就好的，这是什么缘故？岐伯说：痹病如入于五脏，就会死亡；缠绵在筋骨里的，疼痛就会长期不好；如邪气只留在皮肤里的，那就容易好。

帝曰：其客于六腑者何也？岐伯曰：此亦其食饮居处①，为其病本也。六腑亦②各有输，风寒湿气中其输，而食饮应之，循输而入，各舍其府也。

【注】

① 此亦其食饮居处："亦其"即由其。"亦"与"以"一声之转，"以"有"由"义。这是说饮食不节、居处失宜，是腑痹致病之根本原因。

② 亦：语中助词。

【语译】

黄帝道：痹病有的侵入六腑这是因为什么呢？岐伯说：这是由于饮食不节、居处失宜，导致腑痹的根本原因。六腑各有输穴，风、寒、湿三气从外侵袭了一定的输穴，而内更伤于饮食，外内相应，病邪就循着输穴而入，各自潜留在本腑。

帝曰：以针治之奈何？岐伯曰：五脏有输①，六腑有合②，循脉之分，各有所发，各随❶其过，则病瘳③也。

【校】

❶ 随：《太素》《甲乙》"随"并作"治"。

【注】

① 五脏有输：肝输太冲，心输神门，脾输太白、肺输太渊、肾输太溪。

② 六腑有合："合"指合穴。胃之合三里，胆之合阳陵泉，大肠之合曲池，小肠之合小海，三焦之合委阳，膀胱之合委中。

③ 瘳（chōu 抽）：病愈。

【语译】

黄帝道：用针治疗应怎样？岐伯说：五脏有输穴，六腑有合穴，循着经脉所属的部分，各有其发病的所在。那么，只要各就其有病的地方而治疗，病就会痊愈的。

帝曰：荣卫之气，亦令人痹乎❶？岐伯曰：荣者，水谷之精气也，和调于五脏，洒陈①于六腑，乃能入于脉也。故循脉上下，贯五脏，络六腑也。卫者，水谷之悍气也，其气慓❷疾滑利②，不能入于脉也，故循皮肤之中，分肉之间，熏于肓膜③，散❸于胸腹，逆其气则病，从其气则愈，不与风寒湿气合④，故不为痹。

【校】

❶ 亦令人痹乎：《太素》"令"作"合"。按：作"合"是。"人"字是"为"之草书坏字，本句应作"荣卫之气亦合为痹乎"。与下"不与风寒湿气合，故不为痹"前后相应。

❷ 慓：《甲乙》"慓"作"剽"。"慓"与"剽"通。

❸ 散：《甲乙》"散"作"聚"。

【注】

① 洒陈：即"散布"。《文选·江赋》善注："洒，散也。"《广雅·释诂三》："陈，布也。"

②慓疾滑利：即"急滑"。

③肓膜：谓心下膈上之膜。

④不与风寒湿气合：姚止庵说："荣行脉内，贯通脏腑，无处不到。卫行脉外，屏藩脏腑，捍御诸邪，邪欲中人，必乘卫气之虚而入，入则由络抵经，由腑入脏。是风寒湿之为痹，皆因卫虚，初非与风寒湿相合而然。"

【语译】

黄帝道：荣气、卫气也与风、寒、湿三气相合而成痹病吗？岐伯说：荣是水谷所化成的精气，它调和于五脏，散布在六腑，然后进入脉中，循着经脉的道路上下，起到贯通五脏、联络六腑的作用。卫是水谷所化成的悍气，悍气是急滑的，不能进入脉中，所以只循行皮肤之中，腠理之间，上熏蒸于肓膜，下聚合于胸腹。如果卫气不顺着脉外循行，就会生病；但只要其气顺行，病就会好的。总之，卫气是不与风寒湿之气相合的，所以不能发生痹病。

帝曰：善。痹或痛，或不痛，或不仁，或寒，或热，或燥❶，或湿，其故何也？岐伯曰：痛者，寒气多也，有寒故痛❷也。其不痛不仁者，病久入深，荣卫之行涩，经络时疏，故不通❸，皮肤不营，故为不仁。其寒者，阳气少，阴气多，与病相益，故寒也❹。其热者，阳气多，阴气少，病气胜❺，阳遭❻阴，故为痹热❼。其多汗❽而濡者，此其逢湿甚❾也，阳气少，阴气盛，两气①相感，故汗出而濡也。

【校】

❶或燥：此二字疑衍。核以下文答词，并未涉及"燥"义，是可证。

❷有寒故痛：《太素》"有"下有"衣"字。杨上善说："内受寒气既多，复衣单生寒，内外有寒，故痹有痛。"

❸通：《甲乙》"通"作"痛"。于鬯说："痛、通并谐甬声，故得假借。"

❹寒也：《甲乙》"寒也"作"为寒"。

❺病气胜：《圣济总录》卷三引无此三字。

❻遭：明绿格抄本"遭"作"乘"。《甲乙》作"乘"，与明绿格抄本合。

❼ 故为痹热:《甲乙》"为"下无"痹"字。按:无"痹"字是。上曰"故为寒",此曰"故为热",文正相对。

❽ 汗:《甲乙》"汗"下有"出"字。

❾ 甚:《太素》"甚"作"胜"。

【注】

① 两气:指湿与阴气。

【语译】

黄帝道:讲得好!痹病有痛的,有不痛的,有麻木的,并有寒、热、湿等情况的不同,这是什么原因?岐伯说:痛是寒气偏多,加上衣着单薄,内外都寒,所以疼痛。如不痛而麻木不仁的,那是病的日子长了,病邪深入,荣卫运行迟滞。但经络有时还能疏通,所以不痛;皮肤得不到营养,所以麻木不仁。如寒多的,是阳气少、阴气多,阴气加剧了风寒湿的痹气,所以说是寒;如热多的,是阳气多,阴气少,阳凌于阴,所以说是热。如多汗出而沾湿的,那是感受湿气太甚,阳气不足,阴气有余,阴气和湿气相感,所以有多汗出而沾湿的情况。

帝曰:夫痹之为病,不痛何也?岐伯曰:痹在于**❶**骨则重,在于**❶**脉则血凝而不流**❷**,在于**❶**筋则屈**❸**不伸,在于**❶**肉则不仁,在于**❶**皮则寒,故具此五者则不痛也①。凡痹之类,逢寒则虫**❹**,逢热则纵。帝曰:善。

【校】

❶ 在于:《太素》、《甲乙》、《圣济总录》卷八十五引"在"下并无"于"字。

❷ 则血凝而不流:《甲乙》"则"下无"血"字。按:无"血"字是。"凝而不流"与下"屈而不伸"句法一律。

❸ 屈:"屈"下脱"而"字,应据《圣济总录》补。

❹ 虫:《太素》《甲乙》"虫"并作"急"。

【注】

① 故具此五者则不痛也:汪昂说:"痛则血气犹能周流,五者为气血不足,皆重于痛,故不复作痛。诸解欠明。"

【语译】

黄帝道：痹病有不痛的，这是什么缘故？岐伯说：痹在骨的则身重；痹在脉的则凝滞而不流畅；痹在筋的则屈而不伸；痹在肌肉的则麻木不仁；痹在皮肤的则发寒。如果有这五种症状的，就不会有疼痛。大凡痹病之类，遇到寒气就挛急，遇到热气就弛缓。黄帝说：讲得好！

痿论篇第四十四

本篇专论痿证。文中阐述了痿躄、脉痿、筋痿、肉痿、骨痿等证的病因病理、辩证关系；并指出治疗大法，应以独取阳明为主。

黄帝问曰：五脏使人痿^①何也？岐伯对曰：肺主身之皮毛，心主身之血脉，肝主身之筋膜^②，脾主身之肌肉，肾主身之骨髓，故肺❶热叶焦，则皮毛虚弱急薄❷，著则生痿躄^③也；心气热，则下脉厥^④而上，上则下脉虚，虚则生脉痿，枢折挈❸，胫纵❹而不任地^⑤也；肝气热，则胆泄口苦筋膜干，筋膜干则筋❺急而挛，发为筋痿；脾气热，则胃干而渴，肌肉不仁，发为肉痿；肾气热，则腰脊不举^⑥，骨枯而❻髓减，发为骨痿。

【校】

❶ 肺：《太素》卷二十五《五脏痿》、《甲乙》卷十第四"肺"下并有"气"字。按：有"气"字是，律以下文"心气"各节可证。

❷ 则皮毛虚弱急薄：《甲乙》"则"上有"焦"字。按：有"焦"字是。"肺气热叶焦，焦则皮毛虚弱急薄"，与下"上则下脉虚，虚则生脉痿"句法一律。

❸ 挈："挈"上疑脱"不"字。王注："膝腕枢纽如折去而不相提挈。"是王注本明作"不挈"。若原文止言"挈"，何注云"不相提挈"？则其脱"不"字之误显然。

❹ 纵：《太素》"纵"作"疭"。《甲乙》作"肿"。按："纵""疭"相通，朱骏声所谓"疭之言纵"是也。《甲乙》作"肿"，与痿证不合。

❺ 则筋：《太素》"则"下无"筋"字。

❻ 枯而：《难经·十五难》虞注引"枯"下无"而"字。

【注】

① 五脏使人痿：杨上善说："痿者，屈弱也，以五脏热，遂使皮肤脉筋肉骨缓痿，屈弱不用故名为痿。"

② 筋膜：包于肌肉之肌腱外的，叫筋膜。

③ 著则生痿躄："著"有"甚"义。"痿躄"谓不能行。见《吕氏春秋·重己》高注。

④ 下脉厥："下脉"谓下行之脉，"厥"者，逆行之谓。

⑤ 胫纵而不任地：杨上善说："脚胫疭缓，不能履地。"

⑥ 不举："不举"是说不能动作。

【语译】

黄帝问道：五脏都能使人发生痿弱的病，这是什么原因？岐伯说：肺主管全身的皮毛，心主管全身的血脉，肝主管全身的筋膜，脾主管全身的肌肉，肾主管全身的骨髓。所以肺脏有热，肺叶就会枯萎，皮毛也呈现虚弱急薄的状态，严重的，就发生痿躄的病；心脏有热，下行之脉就会逆而上行，以致上盛下虚，虚就形成脉痿，关节像折了一样，不能互相联系，足胫弛缓不能走路；肝脏有热，可使胆汁上泛而见口苦，筋膜失却营养而干枯，筋膜一干枯，就会挛急，发生筋痿；脾脏有热，可使胃内津液干燥、口渴，肌肉麻痹不仁，发为肉痿；肾脏有热，则精液耗竭，腰脊不能活动，骨枯髓减，发为骨痿。

帝曰：何以得之？岐伯曰：肺者，脏之长也，为心之盖也；有所失亡，所求❶不得，则发肺鸣❷①，鸣则肺热叶焦，故曰，五脏因肺热叶焦❸，发为痿躄，此之谓也。悲哀太甚，则胞络绝❹，胞络绝，则阳气内动，发则心下崩❺，数②溲血也。故《本病》曰：大经空虚，发为肌❻痹，传为脉痿。思想无穷，所愿不得，意淫❼于外，入房太甚，宗筋③弛纵，发为筋痿，及为白淫④，故《下经》曰：筋痿者，生于肝❽使内⑤也。有渐⑥于湿，以水为事⑦，若有所留⑧，居处相❾湿，肌肉濡渍⑨，痹而不仁，发为肉痿。故《下经》曰：肉痿者，得之湿地也。有所远行劳倦，逢大热而渴，渴则阳气内伐❿，内伐则热⓫舍于肾，肾者水脏也，今水不胜火，则骨枯而髓虚⓬，故足不任身，发为骨痿。故《下经》曰：骨痿者，生于大热也。

【校】

❶ 所求：滑抄本作"求之"。

❷ 鸣：《太素》"鸣"作"喝"。本书《生气通天论》王注："喝，谓大呵出声。"

❸ 五脏因肺热叶焦：《甲乙》无此九字。钱熙祚说："按上下文皆五脏平列，未尝归重于肺，此处但言肺痿之由，不当有此九字。"

❹ 则胞络绝：高世栻说："胞应作'包'。悲哀太甚，则心气内伤，故包络绝。包络，心包之络也。"

❺ 绝则阳气内动发则心下崩：《圣济总录》卷九十六引此十三字作"阳气动中"。

❻ 肌：《太素》"肌"作"脉"。

❼ 淫：《素问校讹》引古抄本"淫"作"浮"。

❽ 于肝：《太素》"于"下无"肝"字。

❾ 相：《甲乙》"相"作"伤"。《全生指迷方》卷二引作"卑"。

❿ 阳气内伐：《三因方》卷九《五痿证例》引"伐"作"乏"。按：作"乏"是。"伐""乏"之声误。阳气内乏则虚，虚则生热。

⓫ 内伐则热：明抄本"热"上无"内伐则"三字。

⓬ 虚：《甲乙》"虚"作"空"。

【注】

① 则发肺鸣：杨上善说："心有亡失，求之不得，即伤于肺，肺伤则出气有声。"

② 数：屡次。

③ 宗筋：于鬯说："宗当训众。《广雅·释诂》云：'宗，众也。''宗筋'即众筋。故下文云：'阴阳总宗筋之会。'"

④ 白淫：马莳说："在男子为遗精，在女子为白带。"

⑤ 使内：即入房。

⑥ 渐：杨上善说："渐，渍也。""渐渍"双声。《文选·博奕论》济注："渐渍犹浸润也。"

⑦ 以水为事：汪昂说："好饮酒浆。"

⑧ 若有所留："若"传疑副词，有"或"义。此是说酒浆湿热，或留于内。

⑨ 肌肉濡渍："濡"作"湿"解。见慧琳《音义》卷五十一。"渍"作"病"解。见《吕氏春秋·顺民》高注。"肌肉濡渍"是说肌肉为湿所困。

【语译】

黄帝道：痿证是怎样引起的呢？岐伯说：肺是各种脏器之长，又是心脏的华盖。遇有失意的事情，或欲望不能达到，心火烁肺，肺伤后喘喝有声，因此肺热液涸，发为痿躄的病，就是这个道理。悲哀太过，就会损伤包络，阳气乘机在内里扰动，致使常常尿血。所以《本病篇》说：大的经脉空虚，发为脉痹，最后变为脉痿。考虑得太多，而愿望又达不到，意志总浮游在外，或房劳过伤，致使众筋弛缓，就发为筋痿，以致导致遗精、白带等病证。所以《下经》说：筋痿的病，是由于入房过度引起的。感受湿邪、好饮酒浆，内有湿热留连，外居潮湿之地，肌肉为湿所困，以致麻木不仁，就成为肉痿。所以《下经》说：肉痿的病，是久居湿地引起的。有的因为远行劳累，又遇到热天气，感到发渴，渴就是内部的阳明之气亏乏，于是虚热就侵入肾脏。肾属水脏，现在水不能胜火热，就会骨枯髓空，以致两足不能支持身体，发为骨痿。所以《下经》说：骨痿的病，是由于大热所引起的。

帝曰：何以别之？岐伯曰：肺热者色白而毛败，心热者色赤而络脉溢①，肝热者色苍而爪枯，脾热者色黄而肉蠕动❶，肾热者色黑而齿槁。

【校】

❶ 蠕动：《太素》"蠕"作"濡"。《太平御览》卷三百七十五《人事部》引"蠕动"作"软"。《史记·匈奴传》索隐："蠕音软。""濡"亦与"软"通。是"蠕、濡、软"三字音义并同。"动"疑为"蠕"之旁记字，误入正文。

【注】

① 络脉溢：《素问识》云："此以外候言，乃孙络浮见也。"

黄帝问：怎样分别五痿证呢？岐伯答道：肺脏有热的，面色白而毛发败坏；心脏有热的，面色红而孙络浮见；肝脏有热的，面色青而爪甲干燥；脾脏有热的，面色黄而肌肉软；肾脏有热的，面色黑而牙齿枯槁。

帝曰：如夫子言可矣，论言治痿者独取阳明^①，何也？岐伯曰：阳明者，五脏六腑之海，主闰宗筋❶，宗筋主束骨❷而利机关^②也。冲脉者，经脉之海也，主渗灌^③溪谷，与阳明合于宗筋，阴阳揔宗筋之会^④，会于气街^⑤，而阳明为之长，皆属于带脉，而络于督脉。故阳明虚则宗筋纵，带脉不引，故足痿不用也。

【校】

❶ 闰宗筋：吴本、朝本"闰"并作"润"。《太素》作"润"，与吴本合。"闰"是"润"之坏字。"宗筋"即众筋。杨注所谓"足三阴筋及足阳明筋皆聚阴器"是也。

❷ 宗筋主束骨："宗筋"下有"者"字，"主束骨"作"束骨肉"，与"利机关"对文。

【注】

① 论言治痿者独取阳明："论言"谓古代论治的书籍。张介宾说："治痿独取阳明者，非补阳明也，治阳明之火邪，毋使干于气血之中，则湿热清而筋骨强，筋骨强而足痿起。"

② 机关：指关节而言。

③ 渗灌：渗透灌溉。

④ 阴阳揔宗筋之会："揔"与"总"同。张介宾说："宗筋聚于前阴。前阴者，足三阴、阳明、少阳及冲、任、督、跻九脉之所会也。九者之中，则阳明为五脏六腑之海，冲脉为经脉之海，此一阴一阳，总乎其间，故曰阴阳总宗筋之会。"

⑤ 气街：穴名，在横骨两端，鼠蹊上一寸。

【语译】

黄帝道：像你以上所说是可取的。但古代医论上说：治疗痿证，应该独取阳明，这是什么道理？岐伯说：阳明是五脏六腑的源泉，能够润养众筋，众筋的功能，是约束骨肉并且使关节滑利。冲脉是经脉的源泉，它能渗透灌溉分肉肌腠，与阳明合于众筋。阴经阳经都在众筋处相聚，再复合于气街。阳明是它们的统领，都连属于带脉，而系络于督脉。所以阳明经脉不足，那么众筋就要弛缓，带脉也不能收引，就使足部痿弱不堪用了。

帝曰：治之奈何？岐伯曰：各补其荥而通其输①，调其虚实，和其逆顺，筋、脉、骨、肉②各以其时受月❶③，则病已矣。帝曰：善。

【校】

❶ 月：《太素》"月"作"日"。

【注】

① 各补其荥而通其输：吴崑说："十二经有荥有输，所溜为荥，所注为俞。补，致其气也。通，行其气也。"张介宾说："上文云独取阳明，此复云各补其荥而通其输。盖治痿者，当取阳明，又必察其所受之经，而兼治之也。"

② 筋脉骨肉：姚止庵说："筋者，肝也；脉者，心也；骨者，肾也；肉者，脾也。五脏独缺肺者，肺合皮毛，皮毛附于肉，或省文也。"

③ 各以其时受月：姚止庵说："时受月者，五脏各有应王之月，如肝伤则筋病，欲治筋病，必于春月木王之时，因时以受王月之气，则邪易去而正易复。"

【语译】

黄帝问：那么怎样治疗呢？岐伯答道：用补荥气和通输气的办法，调和虚实逆顺。无论筋、脉、骨、肉，各在其当旺的月份，进行治疗，病就会好的。黄帝说：讲得好！

厥论篇第四十五

本篇首先论述寒厥、热厥的病因、病理、症状，总括地说明厥的形成，是由于阴阳失调。次又说明六经厥逆的症状和治法。

黄帝问曰：厥之寒热①者何也！岐伯对曰：阳气衰于下②，则为寒厥；阴③气衰于下，则为热厥。

【注】

① 厥之寒热："之"有"有"义。"厥之寒热"即厥有寒热。

② 阳气衰于下：王冰说："阳，谓足之三阳脉。下，谓足也。"

③ 阴：王冰说："阴，谓足之三阴脉。"

【语译】

黄帝问道：厥病有寒有热，是怎么回事？岐伯答道：阳气从足部衰起的，就是寒厥；阴气从足部衰起的，就是热厥。

帝曰：热厥之为热也❶，必起于足下者何也？岐伯曰：阳气起❷于足五趾之表①，阴脉者❸集于足下，而聚于足心，故阳气❹胜则足下热也。

【校】

❶ 之为热也：《甲乙》卷七第三、《千金》卷十四第五并无四字。

❷ 起：林校引《甲乙》"起"作"走"。

❸ 阴脉者：《太素》卷二十六《寒热厥》、《病源》卷十二《寒热厥候》、《千金》并无此三字。

❹ 阳气：《太素》《甲乙》《病源》《千金》"阳"下并无"气"字。

【注】

① 表：指外侧。

【语译】

黄帝问道：热厥一定先从足下发生，这是什么道理？岐伯说：阳气走足五趾的外侧，它集中在足下，而聚结在足心，所以阳胜了，足下就会发热。

帝曰：寒厥之为寒也❶，必从五趾而上于膝者❷何也？岐伯曰：阴气起于五趾之里，集于膝下❸而聚于膝上，故阴气胜，则从五趾至膝上寒，其寒也，不从外，皆从内也❹①。

【校】

❶ 之为寒也：《甲乙》《千金》并无"之为寒也"四字。

❷ 从五趾而上于膝者：《甲乙》《千金》"从"并作"起"。《太素》《病源》"而上于膝者"并作"始上于膝下"。

❸ 膝下：《千金》"膝"下无"下"字。

❹ 内也：《太素》《病源》"内也"并作"内寒"。

【注】

① 皆从内也：姚止庵说："阳虚则阴胜，阴胜则寒矣。然寒本于阳虚，故云内。"

【语译】

黄帝问道：寒厥一定先从足五趾处发生，然后上行到膝下，这是什么道理？岐伯说：阴气起于五趾以里，而聚集在膝上。所以阴气胜，逆冷就先起于五趾，上行到膝上。这种逆冷，不是从外侵入人体的寒气，而是由于内部阳虚的寒冷。

帝曰：寒厥何失而然❶也？岐伯曰：前阴者，宗❷筋之所聚，太阴阳明之所合也①。春夏则阳气多而阴气少，秋冬则阴气盛而阳气衰。此人者②质壮，以秋冬夺于所用③，下气上争不能复④，精气溢下⑤，邪气因从之而上也；气⑥因❸于中，阳气衰，不能渗营其经络⑦，阳❹气日损，阴气独在，故手足为之寒也。

【校】

❶ 何失而然："失"字误，疑应作"如"。律以下节"热厥何如而然"句可证。

❷ 宗：《甲乙》"宗"作"众"。

❸ 因：《太素》"因"作"居"。

❹ 阳：《太素》《病源》"阳"上并有"故"字。

【注】

① 太阴阳明之所合也：杨上善说："手太阴脉络大肠，循胃口，足太阴脉络胃；手阳明脉属大肠，足阳明脉属胃。手足阴阳之脉，皆主水谷，共以水谷之气资于诸筋，故令足太阴、足少阴、足厥阴、足阳明等诸脉聚于阴器，以为宗筋，故宗筋太阴阳明之所合也。"

② 此人者：指寒厥手足逆冷之人。

③ 秋冬夺于所用：杨上善说："其人形体壮盛，从其所欲，于秋冬阳气衰时，入房太甚有伤，故曰夺于所用。"

④ 下气上争不能复：高世栻说："在下之阴气，上争于阳，致阳气不能复。'复'内藏也。"

⑤ 溢下：即溢泄。

⑥ 气："气"指寒邪之气。

⑦ 不能渗营其经络：杨上善说："阳气者，卫气也，卫气行于脉外，渗灌经络，以营于身。以寒邪居上，卫气日损，阴气独用，故手足冷，名曰寒厥也。"

【语译】

黄帝问：寒厥是怎样形成的？岐伯答道：前阴是众筋聚集的地方，也是太阴脾经和足阳明胃经的会合场所。一般来说，春夏是阳气多而阴气少，秋冬是阴气盛而阳气衰。患寒厥的人，往往是自恃形体壮实，在秋冬阳气已衰的季节，房事不节，在下的阴气，向上浮越，与阳相争，而阳气不能内藏，精气漏泄，阴寒之气得以从而上逆，成为寒厥。寒邪之气，潜居在里面，阳气就随着衰退，不能渗透营运于经络之中。这样，阳气天天受损害，只有阴气存在，所以手足就发冷。

厥论篇第四十五

411

帝曰：热厥何如而然也？岐伯曰：酒入于胃，则络脉满而经脉虚①；脾主为胃行其津液者也，阴气虚则阳气入❶，阳气入则胃不和，胃不和则精气②竭，精气竭则不营其四肢也。此人必数醉若③饱以❷入房，气聚于脾中不得散④，酒气与谷气相薄❸，热盛于中❹，故热遍于身，内热而溺赤也。夫酒气盛而慓悍，肾气有❺衰，阳气独胜，故手足为之热也。

【校】

❶ 入：孙鼎宜说："'入'当作'实'，声误。胃阳脾阴，酒入胃必归脾，湿热在脾则脾阴虚，湿热熏胃则胃阳实。"

❷ 以：《太素》《病源》"以"并作"已"。"以、已"并表态副词，有"甚"义。

❸ 薄：《太素》"薄"作"搏"。《病源》作"并"。

❹ 盛于中：《病源》"盛于中"作"起于内"。

❺ 有：胡本、元残二、吴本、朝本、藏本、熊本、滑抄本"有"并作"日"。《甲乙》作"日"，与各本合。

【注】

① 则络脉满而经脉虚：张志聪说："卫气者，水谷之悍气，酒亦水谷悍热之液，故从卫气先行皮肤，从皮肤而充于络脉；是不从脾气而行于经脉，故络脉满而经脉虚也。"

② 精气：此"精气"与上"精气溢下"义异。此"精气"指水谷精气。

③ 若："若"有"与"义。见《经传释词》。

④ 气聚于脾中不得散：姚止庵说："醉饱入房，气何以聚于脾中耶？脾主运化，然必资气于命门，而后能运行而不滞。今醉饱入房，则肾大虚，命门无气以资脾，故气聚而不散也。"

【语译】

黄帝问：热厥是怎样形成的？岐伯答道：酒入胃里，能使络脉中血液充满，而经脉反见空虚。脾的功能，是帮助胃来输送津液的。如饮酒过度，脾无所输而阴气虚；阴虚则阳气实，阳实则胃气不和，胃气不和则水谷的精气衰减，而精气一旦衰减，就难以营养四肢了。这种病人，一定是由于经常酒醉，饱食后行房，肾气太虚，命门无气以资脾，所以气聚而不宣散，酒气与谷气两相搏结，蕴积成热，热是从里面起来的，所以全身发热。因为有内热，所以小便色赤。酒气盛而性烈，肾气日益衰退。而阳气独胜于内，所以手足就发热。

帝曰：厥或令人腹满，或令人暴不知人^①，或至^❶半日远至一日乃知人者^②何也？岐伯曰：阴气盛于上^③则下虚，下虚则腹胀满^❷；阳气盛于上，则下气重上^④，而邪气逆^⑤，逆则阳气乱，阳气乱则不知人也。

【校】

❶ 或至：《病源》"或"下无"至"字。

❷ 下虚则腹胀满：《甲乙》《千金》"腹"下并无"胀"字，与帝问相应。杨注"下虚故腹满"，与《甲乙》合。

【注】

① 或令人暴不知人：王冰说："暴犹卒也。言卒然冒闷不醒觉也。不知人，谓不知识人。"

② 乃知人者：孙鼎宜说："厥病中之骤起者，气血皆不虚，不过阴气障塞，乃如尸耳，一日经气一周，故即平复如常人。"

③ 阴气盛于上：尤怡说："所谓阴气者，下气也，下气而盛于上，则下反无气矣，无气则不化，故腹胀满。"

④ 重上：即"并上"。

⑤ 而邪气逆：尤怡说："阳气上盛，则阴气上奔，阴从阳之义也。'邪气'亦即阴气，以其失正而上奔，即为邪气，邪气既逆，阳气乃乱，气治则明，乱则昏，故不知人。"

【语译】

黄帝说：厥病有的使人腹满，有的使人突然不知人事，或者半天、甚至一天才能认识人，这是什么道理！岐伯说：阴气偏盛于上，那么下部就虚，下部虚，那么腹部就容易胀满。阳气偏盛于上，阴气也会并行于上，而邪气是逆行的，邪气上逆那么阳气就紊乱，而阳气一旦紊乱，就会突然不省人事。

帝曰：善。愿闻六经脉之厥状病能❶也。岐伯曰：巨阳之厥，则肿首❷头重，足不能行，发为眴①仆；阳明之厥，则癫疾欲走呼，腹满不得❸卧，面❹赤而热，妄见而妄言；少阳之厥，则暴聋颊肿而❺热，胁痛，𬌗❻不可以运；太阴之厥，则腹满䐜胀，后不利②，不欲食，食❼则呕，不得卧；少阴之厥，则口❽干溺赤，腹满心痛；厥阴之厥，则少腹肿痛，腹❾胀，泾❿溲不利，好卧屈膝③，阴缩肿⓫，𬌗⓬内热。盛则泻之，虚则补之，不盛不虚，以经取之④。

【校】

❶ 厥状病能："病能"（能即态字）二字疑衍，似为"厥状"之旁注，传写误入正文。王注："请备闻诸经厥也。"似王所据本无"病能"二字。

❷ 肿首：《太素》"肿"作"踵"。按：作"踵"是，"首"为"头"之互文，既已言"首"，则"头"不应重出。据《太素》杨注"头"应作"皆"。首踵（踵首，据柯校乙正）皆重，即头足皆重，与下"足不能行，发为眴仆"义贯。

❸ 得：《太素》"得"作"能"。

❹ 面："面"上有"卧则"二字。

❺ 而：《病源》"而"作"胸"。按：作"胸"是。胆脉下胸中，所生病有胸痛。

❻ 𬌗：《千金》"𬌗"作"髀"。按：作"髀"是。胆脉循髀阳。

❼ 食：《病源》"食"下有"之"字。

❽ 口：《太素》《病源》《千金》"口"并作"舌"。按：作"舌"是。肾脉夹舌本。

❾ 腹：《太素》"腹"作"䐜"。

❿ 泾：《太素》无"泾"字。按：无"泾"字是。此指小便不利。

⓫ 缩肿：《甲乙》"缩"下无"肿"字。

⓬ 𬌗：《太素》《病源》"𬌗"并作"胫"。

【注】

① 眴：杨上善说："眴，目摇也。"

② 后不利：即大便不爽。

③ 屈膝：即蜷卧。

④ 以经取之：马莳说："若不盛不虚，则在胆取胆，而不取之肝；在肝取肝，而不取之胆。所谓自取其经也，即名之曰经治，又曰经刺。"

【语译】

黄帝道：讲得好！我希望听听六经厥病的症状。岐伯说：太阳经的厥病，头脚都觉沉重，在下是足不能行，在上是眼花昏倒。阳明经的厥病，就会发为癫疾，狂走叫呼，腹满，不能卧下，卧下就面红发热，看到的都是稀奇古怪的东西，说的都是乱言乱语。少阳经的厥病，突然耳聋，颊部肿，胸部发热，两胁疼痛，大腿不能行动。太阴经的厥病，肚腹胀满，大便不爽，不想吃东西，吃了就呕吐，不能安卧。少阴经的厥病，舌干，小便赤，腹满，心痛。厥阴经的厥病，少腹肿痛，膜胀，小便不利，睡眠喜欢蜷腿，前阴萎缩，足胫内侧发热。所有这些厥病，身体强壮的就用泻法，虚弱的就用补法，如既不强壮又不虚弱的，就刺所病的本经主穴。

太阴厥逆❶①，骱急挛，心痛引腹，治主病者②；少阴厥逆，虚满呕变③，下泄清❷，治主病者；厥阴厥逆，挛，腰痛④，虚满前闭⑤，谵言，治主病者；三阴俱逆，不得前后⑥，使人手足寒⑦，三日死。太阳厥逆，僵仆⑧，呕血善衄⑨，治主病者；少阳厥逆，机关不利⑩，机关不利者，腰不可以行⑪，项不可以顾，发肠痈不可❸治，惊者死；阳明厥逆，喘咳身热⑫，善惊，衄❹呕血。

【校】

❶ 太阴厥逆：《太素》作"足太阴脉厥逆"。下"少阴"等类推。按：作"足太阴脉"是，与下"手太阴厥逆"对文。

❷ 清：《太素》"清"作"青"。柯校云："'清'疑'青水'二字。"

❸ 不可："不可"应作"犹可"。核《太素》杨注可证。盖足少阳脉行胁里，出于气街，发肠痈犹可治；若厥逆而惊，则进伤肝矣，故死。

❹ 衄：《甲乙》"衄"下有"血"字。

【注】

① 厥逆：手足逆冷。

② 治主病者：张介宾说："谓如本经之左右上下，及原俞等穴，各有宜用，当审其所主而刺之，余准此。"

③ 呕变：即呕逆。

④ 挛腰痛：姚止庵说："厥阴，肝也，肝主筋，肝病则筋拘挛，筋挛则屈伸不利，故腰痛。"

⑤ 前闭：小便闭。

⑥ 不得前后："前后"指大小便言。姚止庵说："凡病内寒，前后必自利。今反不利而手足厥冷，是阴凝痼闭，真气乏竭矣，焉得不死。"

⑦ 使人手足寒：张琦说："厥无不手足寒，此重言者，当上至肘膝也。"

⑧ 僵仆：杨上善说："后倒曰僵，前倒曰仆。"

⑨ 呕血善衄：张琦说："太阳脉络脑，寒从下上，迫其余热入脑，则为衄。'呕血'句，疑衍文。"

⑩ 机关不利：少阳为枢，厥逆故机关不利。"机关"指关节言。

⑪ 行："行"有"动"义。

⑫ 喘咳身热：张志聪说："阳明气厥则喘，上逆则咳。阳明之气主肌肉，故厥则身热。"

【语译】

足太阴经厥逆，小腿拘挛，心痛连及腹部，这要治它主病之经。足少阴经厥逆，腹部虚满，呕逆，下泄清水，这要治它主病之经。足厥阴经厥逆，筋挛，腰痛，小便不通，胡言乱语，这要治它主病之经。假如太阴、少阴、厥阴同时厥逆，大小便不通，并且手足逆冷，上至肘膝，三天就会死亡。足太阳经厥逆、昏倒、经常鼻出血，这要治它主病之经。足少阳经厥逆，筋骨关节不灵活，腰部就难以动弹，脖项就难以回顾，如若兼发肠痈，还可治疗，如再发惊，就会死亡。足阳明经厥逆，喘促咳嗽，身发热，容易惊骇，鼻血、呕血。

手太阴厥逆，虚满而咳，善呕沫①，治主病者；手心主、少阴厥逆，心痛引喉，身热死，不❶可治；手太阳厥逆，耳聋泣出，项不可以顾，腰不可以俯仰❷，治主病者；手阳明、少阳厥逆，发喉痹、嗌肿，痉❸，治主病者。

【校】

❶ 不：《太素》《甲乙》"不"下并有"热"字。杨上善说："若身不热，是则逆气不周三焦，故可疗之。"

❷ 项不可以顾，腰不可以俯仰：王冰说："项不可两句，脉不相应，疑古错简文。"

❸ 痉：林校引全本作"痓"。"痓"谓颈项强急。《说文》有"痉"无"痓"。王筠《说文释例》云："六朝写书用草字，因讹为'痓'，后人别为之音。"其说是。

【注】

① 善呕沫：姚止庵说："肺受寒，故呕沫。沫，痰水之轻浮白色者。"

【语译】

手太阴经的厥逆，胸腹虚满，咳嗽，常常呕出痰水，这要治它主病之经。手心主包络和手少阴心经厥逆，心痛连及咽喉，如身体发热，就会死的，如不发热，可以治疗。手太阳经厥逆，耳聋，眼流泪，这要治它主病之经。手阳明经和少阳经厥逆，发为喉痹，咽肿，颈项强直，这要治它主病之经。

病能论篇第四十六

　　本篇介绍胃脘痛、卧不安、不得偃卧、腰痛、颈痛、怒狂、酒风等病证的病因、脉象、诊断、治法等，对于启发后世在临床上分析病情，有着重要意义。

　　黄帝问曰：人病胃脘❶痛者，诊当何如？岐伯对曰：诊此者当候胃脉①，其脉当沉细❷，沉细者气逆，逆者人迎甚盛②，甚盛则热；人迎者胃脉也，逆而盛，则热聚于胃口而不行，故胃脘为痈也。

　　【校】

　　❶ 脘：《太素》卷十四《人迎脉口诊篇》"脘"作"管"。

　　❷ 脉当沉细：《圣济总录》卷三、卷一百二十九引"脉"下并无"当"字。《甲乙》卷十一第八"细"作"涩"。下"细"字同。

　　【注】

　　① 当候胃脉：张琦说："此指趺阳也。阳明之气，自头走足，趺阳沉涩而人迎甚盛，则经气不降，故知热聚于胃口，故曰'沉涩者气逆'。盖胃痈之候，寸口之脉，未有不洪数者。"

　　② 人迎甚盛：周学海说："此人迎指颈侧之动脉，惟恐人误认与左手之人迎相混，故下以'人迎胃脉'申言之。"

　　【语译】

　　黄帝问道：有人患了胃脘痛的病，用什么方法来诊断？岐伯答说：诊断这种病，应当先检查胃脉，其趺阳脉必然沉涩，沉涩就是胃气上逆，上逆则人迎部跳动过甚，跳动过甚就是有热。人迎是胃的动脉，由于趺阳脉沉涩，出现气逆现象，而人迎跳动又盛，这就说明是热聚结在胃口而不得散发，所以胃脘发生痈肿。

帝曰：善。人有卧而有所不安者何也？岐伯曰：脏有所伤，及精有所之寄则安，故人不能悬其病❶也。

【校】

❶ 及精有所之寄则安故人不能悬其病：《甲乙》卷十二第三作"情有所倚，则卧不安"。按：如《甲乙》则下"悬其病"仍费解。《三因方》卷十三引作"情有所倚，人不能悬其病，则卧不安"，文义较通顺。盖卧不安之因有二：一是脏有所伤，如心肾肝虚；一是情有所偏，如过喜过忧等。若去其所伤、所偏，自然可以安卧。本句之"倚"字作"偏"解。见《荀子·解蔽》杨注。"悬"作"消"解。见《太元·进》范注。"病"有"患"义。总上各点，是说脏有所伤，情有所偏，是为病之源，不能消除其患，就必导致卧而不安，如此，方与帝问相合。

【语译】

黄帝说：讲得好！又有人睡眠不安宁，这是什么缘故？岐伯说：这是因为五脏有所损伤，或情绪过于偏颇，如果不能消除这两种原因，睡眠是不能安宁的。

帝曰：人之不得偃仰①者何也？岐伯曰：肺者脏之盖也，肺气盛则脉大，脉大则不得偃卧，论在《奇恒阴阳》中。

【注】

① 偃卧：仰卧。

【语译】

黄帝说：又有人不能仰卧，这是什么缘故？岐伯说：肺脏位居最高，覆盖着各个器官，肺内邪气充盛，那么络脉就胀大，肺的络脉胀大，就不能仰卧，在古代《奇恒阴阳》篇里已有这样的论述。

帝曰：有病厥者，诊右脉沉而紧，左脉浮而迟，不然病主安在❶？岐伯曰：冬诊之，右脉固当沉紧，此应四时，左脉浮而迟，此逆四时①，在左当主病在肾，颇②关在肺，当腰痛也。帝曰：何以言之？岐伯曰：少阴脉贯肾络肺，今得肺脉③，肾为之病，故肾为腰痛之病也。

【校】

❶ 不然病主安在：于鬯说："'然'读为'偄'（rǎn冉）。《说文·人部》：'偄，意膬（cuì粹）也。''意膬'疑是以意揣度之谓。'不偄病主安在'，不敢以意揣度，故为问也。《甲乙》'不然'作'不知'。"

【注】

① 此逆四时：张志聪说："脉合四时，故冬诊之，左右脉皆当沉紧。今左脉反浮而迟，是逆四时矣。"

② 颇：俞正燮说："古人止五脉（弦、钩、代、毛、石）。沉紧浮迟躁盛微细，乃评论之名，归之五脉，大数近于某，则曰'颇'于某。"

③ 肺脉：指浮迟言。

【语译】

黄帝说：又有因气逆而病的，诊得右手脉搏沉而紧，左手浮而迟，不知道主要病变在哪里？岐伯说：在冬天诊察，右脉本应当沉紧，这是和四时相适应的；而左手脉搏浮而迟，这就与四时相违反了。左手见浮迟脉，应该是肾脏有病，脉象大约近于肺脉，腰部要感到疼痛。黄帝说：为什么这样说呢？岐伯说：少阴脉贯穿肾脏，并络肺脏，现在冬天诊得浮迟之脉，这说明肾气不足，肾脏有病，所以才有腰痛之苦。

帝曰：善。有病颈痈者，或石①治之，或针灸❶治之，而皆已，其真❷安在？岐伯曰：此同名异等②者也。夫痈气之息③者，宜以针开除去之❸，夫气盛血聚④者，宜石而泻之，此所谓同病异治也。

【校】

❶ 或针灸：《太素》卷十九《知针石篇》、《甲乙》卷十一第九下"或"下并有"以"字。柯校云："依下文'灸'字疑衍。"

❷ 真：《甲乙》"真"作"治"。按："其治安在"与阳厥、酒风之"治之奈何"义同。《庄子·山木》释文"真司马本作直"，是"真、直"古书有相误者。此治字，似先由声而误为"直"，后又由形而误为"真"，其义遂晦。

❸ 宜以针开除去之："除"字疑衍。"除"为"去"之旁记字。《左传》闵二年释文："去，除也。"《太素》杨注："宜以针刺开其穴，泻去其气。"是杨所据本无"除"字。

【注】

① 石："石"指砭石，石有刃的。

② 异等：高世栻说："颈痈之名虽同，而在气在血则异类也。"

③ 痛气之息：张介宾说："息，止也。痛有气结而留止不散者。"

④ 气盛血聚：指颈痈之脓已成说。

【语译】

黄帝说：讲得好！患有颈痈的病人，有的用砭石治疗，有的用针治疗，而都能痊愈，它的治法是怎样的？岐伯说：这是病名虽然一样，而病的类型却不同的缘故啊。如由于气结停聚而成的痈肿，应该用针刺开其穴，泻去其气；若气盛血聚、脓已成熟的痈肿，应该用砭石泻其郁血，这就是所说的同病异治。

帝曰：有病怒狂❶者，此病安生？岐伯曰：生于阳也。帝曰：阳何以使人狂①？岐伯曰：阳气者❷，因暴折而难决②，故善怒也，病名曰阳厥。帝曰：何以知之？岐伯曰：阳明者常动③，巨阳少阳不动④，不动而动大疾，此其候也。帝曰：治之奈何？岐伯曰：夺❸其食即已，夫食入于阴⑤，长气于阳⑥，故夺其食即已⑦。使之服以生铁洛❹⑧为饮，夫生铁洛者，下气疾⑨也。

【校】

❶ 怒狂：《太素》卷三十《阳厥》作"喜怒"。

❷ 气者：《千金》卷十四第五"气"下无"者"字。

❸ 夺：《太素》《甲乙》《千金》"夺"并作"衰"。

❹ 洛:《太素》"洛"作"落"。

【注】

① 阳何以使人狂:张璐说:"阳气怫郁,不得疏越,少阳胆木挟三焦相火、太阳阴火上逆,使人易怒如狂。"

② 因暴折而难决:"决"有"开"义。见《文选·甘泉赋》善注。"开"与"解"互训。此谓阳气宜于畅达,暴有挫折,难以自解,则郁而多怒。

③ 阳明者常动:此就脉之动于颈项者而言,阳明人迎脉,动于结喉旁。阳明常多气多血,其动显,故云常动。

④ 巨阳少阳不动:太阳天窗脉,动于项两旁大筋前陷者中。少阳天容脉,动于曲颊下。巨阳常少气,少阳常少血,其动隐,故云不动。

⑤ 食入于阴:张介宾说:"五味入口,而化于脾,食入于阴也。"

⑥ 长气于阳:张介宾说:"食入于胃,以养五脏气,长气于阳也。"

⑦ 故夺其食即已:张琦说:"怒狂本属肝阳炽盛,而三阳助之,夺其食使阳明气衰,则太少亦渐息矣。"

⑧ 生铁洛:张介宾说:"即炉冶间锤落之铁屑。"《本草纲目》卷八《金石部》:"铁落,主治平肝去怯,善怒发狂。"

⑨ 下气疾:"下"作"去"解。见《周礼·司民》郑注。"气疾"是狂易癫眩、惊悸痫瘛、心神不定等病证之概称(《素问识》)。"下气疾"是说去癫狂一类的病。

【语译】

黄帝问:有一种使人狂怒的病,是怎样产生的? 岐伯答道:发生于阳气过盛。黄帝又问:阳气为什么能够使人发狂? 岐伯答道:阳气因突然有所挫折,而难于疏解,所以容易发怒,病名叫作阳厥。黄帝说:怎么能知道要发病呢? 岐伯说:正常人阳明经脉像人迎穴是跳动的,太阳经脉像天窗,少阳经脉像天容,其动是隐微的。如果不甚搏动的,而突然搏动的太快,这就是阳厥善怒而狂的证候。黄帝又问:那么这样病,怎样治疗呢? 岐伯答道:减少膳食,就可痊愈。因为食物入胃,能够助长阳气,所以减少食物,阳明气衰,病就能好,再给他服点生铁落饮,那铁落是能去癫狂一类病的。

帝曰:善。有病身热解堕❶,汗出如浴,恶风少气,此为何病？岐伯曰：病名曰酒风。帝曰：治之奈何？岐伯曰：以泽泻、术各十分，麋衔①五分，合以三指撮②，为后饭③。

【校】

❶ 热解㑊：《政和经史证类备用本草》卷七《薇衔》条引"热"下有"者"字，"解㑊"二字自为句。

【注】

① 麋衔：药名。《本草纲目》卷十五《草部》引《本经》"主治风湿"。

② 合以三指撮："合"谓修合。"三指撮"言如三指宽一撮也。

③ 后饭：王冰说："饭后药先，谓之后饭。"

【语译】

黄帝说：讲得好。有患周身发热的人，四肢倦怠，汗出多得像洗浴一样，怕风，感觉气不够用，这是什么病？岐伯答说，病名叫作酒风。黄帝又问：怎样治疗？岐伯说：用泽泻、白术各十分，麋衔五分，配合研末，每次服三指撮，在饭前服下。

所谓深之细①者，其中手②如针也，摩之切之③，聚者坚也④，博❶者大也。《上经》者，言气之通天也；《下经》者言病之变化也；《金匮》者，决死生也；《揆度》者，切度之也；《奇恒》者，言奇病也。所谓奇者，使奇病不得以四时死也；恒者，得以四时死也，所谓揆者，方切求之也⑤，言切求其脉理也❷；者，得其病处⑥，以四时度之也。

【校】

❶ 博："博"疑误，似应作"搏"，传写偏旁误。"搏"是说阴阳搏结，则其脉必大。

❷ 求其脉理也度者：《太素》无此七字。

【注】

① 深之细：谓脉之形状沉伏而细，下文"中手如针"，则喻细之状也。

② 中手：应手。

③ 摩之切之：孙鼎宜说："摩，犹推也，推而按之。"

④ 聚者坚也：孙鼎宜说："其脉聚而不散，故曰坚也。"

⑤ 方切求之也：孙鼎宜说："《广雅·释诂》：'方，始也。'始切其脉而求其致病之由曰揆。"

⑥ 得其病处：孙鼎宜说："得其病处，而以四时逆顺，明其治法死生曰度。"

【语译】

所谓沉伏而细小的脉，它应手像针一样；推之，按之，脉气聚而不散，是坚脉；阴阳搏结，是大脉。《上经》是讲自然界与人体活动关系的；《下经》是讲疾病变化的；《金匮》是讲诊断疾病，决定死生的；《揆度》是讲切按脉象以判断疾病的；《奇恒》是讲分析异常之病的。"奇"就是不受四时季节的影响而致死亡；"恒"就是随着四时气候变化而致死亡。"揆"就是切按其脉而求它的致病原因；"度"就是以诊断所得，结合四时逆顺，明其治法。

奇病论篇第四十七

本篇介绍异于寻常的疾病，例如息积、疹筋等，并分析了这些疾病的病因、病理、症状，治法，是古代医家的经验结晶。

黄帝问曰：人有重身^①，九月而瘖^②，此为何也？岐伯对曰：胞之络❶脉绝^③也。帝曰：何以言之？岐伯曰：胞络者❷系于肾^④，少阴之❸脉，贯❹肾系舌本，故不能言。帝曰：治之奈何？岐伯曰：无治也，当十月复。《刺❺法》曰：无损不足，益有余，以成其疹❻^⑤。然后调之❼，所谓无损不足^⑥者，身羸瘦，无用镵石也；无益其有余❽者，腹中有形而泄❾之，泄之则精出而病独擅中^⑦，故曰疹成❿也。

【校】

❶ 之络："之络"二字误倒，应据《太平御览》卷七百四十《瘖哑条》乙正。

❷ 络者：《太平御览》引"络"下无"者"字。

❸ 阴之：《太平御览》引"阴"下无"之"字。

❹ 贯：《太平御览》引"贯"作"实"。《灵枢·经脉》"贯"作"属"。

❺ 刺：《甲乙》卷十二第十"刺"作"治"。

❻ 疹：《甲乙》"疹"作"辜"。

❼ 然后调之：《太素》《甲乙》并无此四字。林校云："此四字本全元起注文，误书于此，当删去之。"

❽ 无益其有余："其"字衍。以上文"益有余"句核之，当删。

❾ 形而泄：孙鼎宜说："'泄'当作'补'，字误，下同。'形'谓积聚之类，

有形自当泻，今反补之，故曰'益有余'也。"

⓾ 疹成：《甲乙》作"成辜"。

【注】

① 重身：妊娠。

② 瘖：音哑不能说话。

③ 胞之络脉绝：张琦说："胎至九月而大，九月又足少阴养胎，胞络于肾，胞大则肾脉为胞所阻绝而不得上通，故瘖。"

④ 胞络者系于肾：胞络王注各篇互异，如在《阴阳别论》中引"胞络"作"胞胎"，在《大奇论》中，又以"胞络"为"胞脉"。但以本篇经文核之，仍以作"胞络"为是。胞络为女子胞宫之络脉，即冲脉，冲脉下注少阴之络，故云"系于肾"。

⑤ 疹："疹"为"胗"之籀文。慧琳《音义》卷二十七引《三苍》云："胗，肿也。""肿"与下文"病独擅中"义相应。《甲乙》"疹"作"辜"，辜，固也。固，谓有形之物，与"肿"义亦不悖。

⑥ 所谓无损不足：孙鼎宜说："此节释《刺法》无损不足益有余以成其疹之义，非关妊娠言。注家以妊娠当之，殊失。"

⑦ 病独擅中：是说有形之物，独擅腹中，似指癥瘕之类。

【语译】

黄帝问道：妇人怀孕，九个月的时候，说话发不出声音，这是什么病？岐伯说：是因为胞中的络脉，受到了阻塞。黄帝又问：根据什么这样说呢？岐伯说：胞中络脉，连系于肾脏，而少阴肾脉，又是属于肾脏并属于舌本的，所以胞络受阻，说话就没有声音了。黄帝又问道：怎样治疗？岐伯说：不需要治疗，等到十个月满足后，自然会复元的。

古代《刺法》篇说过，不要伤不足、补有余，使病邪成为固形的肿物。所谓不伤不足的意思，就是身体羸瘦的，不能用针石治疗。不能补有余的意思，就是用补以后，可能精神好些，但是固形之物，就会独擅腹中，那就可能成为癥瘕一类疾病。

帝曰：病胁下满气逆❶，二三岁不已，是为何病？岐伯曰：病名曰息积❷，此不妨于食，不可灸刺，积为导引① 服药❸，药不能独治也。

【校】

❶ 逆：《太素》卷三十《息积病》、《甲乙》卷八第二"逆"下并有"行"字。按："行"字应属下读。"行二三岁不已"即历二三岁不已。《国语·晋语》韦注："行，历也。"

❷ 息积：《甲乙》"积"作"贲"。钱熙祚说："积字为传写之误。《难经》言'息贲'久不愈，病气逆喘咳，与经文正合。"

❸ 服药："服药"二字似涉下误衍。《圣济经》卷一第六无"服药"二字，是。

【注】

① 积为导引："积"作"久"解。见《汉书·严助传》颜注。息贲病不可速效，久为导引，则气行流畅，病可渐愈。

【语译】

黄帝问道：有人患胁下胀满，气上逆，经过两三年不好，这是什么病？岐伯说：这种病，叫作息贲，饮食照常，不受妨碍。不要用灸法或针法治疗，应该长期用导引来疏通气血，是不能单纯依靠药物治疗的。

帝曰：人有身体髀股䯒皆肿，环脐而痛，是为何病？岐伯曰：病名曰伏梁。此风根也①，其气溢于大肠，而著于肓，肓之原在脐下，故环脐而痛也。不可动②之，动之为水溺涩之病也。

【注】

① 此风根也：是说伏梁病，以风为本。

② 动：王冰说："动，谓脐其毒药而击动，使其大下也。"

【语译】

黄帝问道：有人身体的髀部、大腿、小腿都发肿，并环绕肚脐周围而痛，这是什么病？岐伯说：病名叫作伏梁。这种病，风邪是致病的主要原因，那邪气满布在大肠外面，留着在肓膜，而肓膜的根源在肚脐以下，所以环绕脐部作痛。这种病不可用药攻下。假如攻下，就会导致小便困难。

帝曰：人有尺脉数**❶**甚，筋急而见，此为何病？岐伯曰：此所谓疹**❷**筋，是人**❸**腹必急^①，白色黑色见^②，则病甚。

【校】

❶ 脉数：《甲乙》卷四第二上"脉数"作"肤缓"。

❷ 疹：《甲乙》"疹"作"狐"。

❸ 是人：《太素》卷三十《疹筋》"是"下无"人"字。

【注】

① 是人腹必急：姚止庵说："尺为肾，主水，肝为木，主筋。今水虚不能养木，致令筋急而腹亦为之急。"

② 白色黑色见：姚止庵说："白为金色，黑为水色，见白则金刑木，见黑则肾自病，故病必甚。"

【语译】

黄帝问道：有人尺肤很缓，筋拘挛，显然可以看到，这是什么病？岐伯说：这种病叫作狐筋。患这种病，肚腹一定痛。如果皮肤上出现白或黑的颜色，病就更重些。

帝曰：人有病头痛以**❶**数岁不已，此安得之？名为何病？岐伯曰：当有所犯大寒^①，内至骨髓，髓**❷**者以脑为主，脑逆故令**❸**头痛^②，齿亦**❹**痛^③，病名曰厥逆**❺**。帝曰：善。

【校】

❶ 痛以：《甲乙》"痛"下无"以"字。

❷ 髓：《甲乙》"髓"上有"骨"字。

❸ 令：《太素》"令"下有"人"字。

❹ 亦：《太素》"亦"下有"当"字。

❺ 厥逆：《针灸资生经》卷六《头痛》引"厥逆"下有"头痛"二字。

【注】

① 当有所犯大寒："当"作"定"解，"当"与"定"舌头双声。此是说一

定有地方遭受重寒。

② 脑逆故令头痛：姚止庵说："脑为髓之海，而脑实在头之中，大寒入骨髓，则寒邪之气由标及本上逆于脑而头为之痛矣。"

③ 齿亦痛：姚止庵说："齿者骨之余，寒入骨，故亦痛，齿寒亦痛，宜用桂附细辛。世乃尽以为火，而治之以寒凉者，误矣。"

【语译】

黄帝说：有人患头痛，几年不好，这是怎么得的？岐伯说：一定有地方遭受了很厉害的寒气，寒气向内侵入骨髓，骨髓是以脑为主，寒邪之气向上侵犯到脑部，就会发生头痛和齿痛的症状，病名叫作厥逆阳痛。黄帝说：讲得好！

帝曰：有病口甘者，病名为何？何以得之？岐伯曰：此五❶气之溢也，名曰脾瘅。夫五味入❷口，藏于胃，脾为之行其精❸气，津液在脾❹，故令人口甘也①；此肥美之所发也，此人必数食甘美而多肥也，肥者令人内热②，甘者令人中满③，故其气上溢，转为消渴。治之以兰④，除陈气⑤也。

【校】

❶ 五：《医说》卷十《脾瘅》引"五"作"土"。按：作"土"是，"五""土"形误。张琦谓"五当作脾"，盖未审《医说》"五"之作"土"。

❷ 入：《太素》卷三十《脾瘅消渴》"入"下有"于"字。《腹中论》王注引有"于"字，与《太素》合。

❸ 精：《太素》"精"作"清"。

❹ 津液在脾：《外台》卷十一作"溢在于脾"。

【注】

① 故令人口甘也：姚止庵说："口为食之门，其应属脾，脾主为胃行津液，脾多津液，则湿热内盛，上溢于口而为甘也。"

② 肥者令人内热：姚止庵说："肉味肥而厚，味厚者气化为火，故内热。"

③ 甘者令人中满：姚止庵说："甘性缓，缓则气滞而守中，故中满。"

④ 兰：《本草纲目》卷十五《兰草》条引《别录》："兰草，除胸中痰癖。"

⑤ 陈气：谓久食甘美所致陈积之气。

【语译】

黄帝问道：有的病人嘴里发甜，是什么病？又是怎样得的？岐伯说：这是土气的泛溢，病名叫作脾瘅。一般来说，食物进入嘴里，贮藏于胃，再由脾脏运化，输送所化清气于各个器官。现在脾脏失其正常功能，津液向上泛溢，所以令人嘴里觉得有甜味，这是饮食过于肥美所诱发的。产生这样病的人，大都是经常吃甘美厚味的。肥厚能够使人内里生热，甜味能够使人胸部满闷，所以脾气向上泛滥，可以转为消渴。应该以兰草治疗，兰草能够排除陈积蓄热之气。

帝曰：有病口苦取阳陵泉❶，口苦者病名为何？何以得之？岐伯曰：病名曰胆瘅。夫肝者中之将也❷，取决于胆，咽为之使①。此人者，数谋虑不决，故胆虚气上溢❸，而口为之苦。治之以胆募俞②，治在《阴阳十二官相使》③中。

【校】

❶ 口苦取阳陵泉：明绿格抄本、明抄本并无此六字。《太素》卷三十《胆瘅》无此六字，与明绿格抄本合。

❷ 肝者中之将也：林校云："按《甲乙》曰'胆者中精之腑，五脏取决于胆，咽为之使'，疑此文误。"

❸ 胆虚气上溢：《甲乙》"胆"下无"虚"字。按："溢"误，应作"嗌"。"溢""嗌"偏旁形误。

【注】

① 咽为之使：张介宾说："足少阳之脉，上挟咽；足厥阴之脉，循喉咙之后，上入颃颡。是肝胆之脉，皆会于咽，故咽为之使。"

② 胆募俞：胆募，在期门穴下五分处，即日月穴；胆俞，在第十椎骨下旁开一寸五分。

③ 阴阳十二官相使：古医经，已亡。

【语译】

黄帝说：有的病人，嘴里发苦，是什么病？怎么得的？岐伯说：病名叫作胆瘅。胆是洁净之腑，五脏都取决于它，咽喉受它的支配。患胆瘅的人，因为经常思虑不断，情绪苦闷，所以胆失却正常的功能，胆汁向上泛溢，因此嘴里发苦。治疗时，刺胆募、胆俞二穴。它的治疗原则记载在《阴阳十二官相使》里。

帝曰：有癃者一日数十溲^①，此不足也。身热如炭^❶，颈膺如格^②，人迎躁盛，喘息气逆，此有余也。太阴脉^③微^❷细如发者，此不足也。其病安在？名为何病？岐伯曰：病在太阴，其盛在胃，颇在肺，病名曰厥^④，死不治，此所谓^❸得五有余、二不足^⑤也。帝曰：何谓五有余二不足？岐伯曰：所谓五^❹有余者，五病之气有余也^❺，二^❻不足者，亦病气之不足也。今外得五有余，内得二不足，此其身不表不里，亦正死^❼明矣。

【校】

❶ 炭：《太素》卷三十《厥死》"炭"下有"火"字。

❷ 微：明绿格抄本无"微"字。《甲乙》无"微"字，与明绿格抄本合。

❸ 此所谓：《甲乙》卷九第十一"此"下无"所谓"二字。

❹ 五：张琦说："'五'字衍。下'五病'之'五'字亦衍。"

❺ 病之气有余也："之气"二字误倒，应作"气之"。"病气之有余"与下"亦病气之不足"句法同。

❻ 二：张琦说："'二'字衍。"

❼ 正死：《甲乙》作"死证"。

【注】

① 癃者一日数十溲：谓小便涩而频数。

② 颈膺如格：谓胸喉气不通。

③ 太阴脉：即寸口脉。王冰说："谓手大指后同身寸之一寸，骨高脉动处，脉则肺脉也，此正手太阴脉气之所流，可以候五脏也。"

④ 厥：姚止庵说："凡言厥、言厥逆，俱是四肢逆冷及不省人事之称，未便必死。此言厥者，竭也。气血两竭，故诸证乖反，所以死不治也。"

⑤ 五有余二不足：马莳说："身热如炭、颈膺如格、人迎躁盛、喘息、气逆，此五有余。脉细如发，病癃一日数十溲，此二不足。"

【语译】

黄帝问道：有人小便涩，一天数十次，这是不足的现象；身上发热像炭火，颈项和胸膺之间像有东西阻隔，人迎脉躁盛，发喘，气上逆，这是有余的病象；寸口脉细的像头发，这又是不足的征象。这是哪里有病？叫什么病？岐伯说：这种病本在太阴，由于胃热过盛，症状却偏重在肺，病名叫作厥，是无法治疗的死证。这是得了五有余、二不足的病啊！黄帝说：怎样叫五有余、二不足呢？岐伯说：所谓有余，就是病气有余的状态，所谓不足，就是病气不足的状态。现在外表有五种有余的脉证，内里有两种不足的脉证，这种病人，既不能从表治，又不能从里治，所以是死证。

帝曰：人生而有❶病癫疾①者，病名曰何？安所得之？岐伯曰：病名为胎病。此得之在母❷腹中时，其母有所❸大惊②，气上而不下，精气并居❹，故令子发为❺癫疾也。

【校】

❶ 而有：《太平御览》卷七百三十九《癫》条、《医说》卷五引"而"下并无"有"字。

❷ 在母：《太素》卷三十《癫疾》、《圣济总录》卷一百九十二"在"下并无"母"字。按："母"字涉下误衍。《太平御览》引亦无"母"字，与《太素》合。

❸ 所：《千金》《圣济总录》"所"下并有"数"字。

❹ 并居：《太平御览》引"并"下无"居"字。

❺ 发为：《太平御览》引"发"下无"为"字。

【注】

① 癫疾：即癫痫。

② 其母有所大惊：杨上善说："人之生也，四月为胎。母为人物所惊，神气并上惊胎，故生已发为癫疾也。"

【语译】

黄帝说：人生下来就患有癫痫病的，病名叫什么？怎样得病的？岐伯说：病名叫作胎病。这是因为胎儿在腹中时，其母曾屡次受到大的惊恐，气逆于上而不下，精气聚在一起，所以使孩子生下来就患有癫痫病。

帝曰：有病疣然^①如有水^❶状，切其脉大紧，身无痛者，形不瘦，不能食，食少，名为何病？岐伯曰：病生^❷在肾，名为肾风，肾风而不能食，善惊，惊^❸已，心气^❹痿者死。帝曰：善。

【校】

❶ 水：《太素》卷二十九《风水论》、《甲乙》卷八第五"水"下并有"气"字。

❷ 生：《甲乙》"生"作"主"。

❸ 惊：《甲乙》"惊"作"不"。

❹ 心气：《太素》"心"下无"气"字。

【注】

① 疣然：杨上善说："面皮起之貌。"

【语译】

黄帝说：有人患面皮肿，像有水气的样子，按他的脉，大而紧，身体不疼痛，形体也不消瘦，但不能吃东西，或者吃得很少，这叫什么病？岐伯说：这种病的根本在肾，病名叫作肾风，肾风到了不能吃东西的阶段，多见惊恐，如害怕不止，就会心脏衰竭而死。黄帝说：讲得好！

大奇论篇第四十八

本篇介绍了较少见的病证和脉象，并从不同脉象中，对可治与不可治的病证，作了分析，又对各种死脉，作了说明。

肝满、肾满、肺满❶、皆实①，即❷为肿②。肺之雍❸，喘而两胠❹满；肝雍，两胠满，卧则惊③，不得小便④；肾雍，脚❺下至少❻腹满，胫有大小⑤，髀䯒大❼跛，易偏枯。

【校】

❶ 肝满肾满肺满："满"似应作"脉"，与后"心脉、肝脉"例同，"满""脉"声近致误。

❷ 即：《太素》卷十五《五脏脉诊》"即"作"皆"。

❸ 肺之雍：《太素》、《甲乙》卷十一第八"雍"并"痈"。按："肺"下"之"字衍。律以下文"肝雍""肾雍"可证。

❹ 胠：《太素》"胠"作"胁"。《甲乙》作"胫"。按：作"胫"误，肺痈或胸膈闷痛，或胁肋闷痛，涉及"胫"者似少见。

❺ 脚：《太素》《甲乙》"脚"并作"胠"。

❻ 少：《脉经》卷五第五"少"并作"小"。

❼ 䯒大：《甲乙》"䯒"作"胫"，无"大"字。

【注】

① 实："实"是邪气盛满，见此脉者，必有大邪大热，故下曰"即为肿"。

② 肿："肿"即"痈"，下"肺雍、肝雍、肾雍"，即承上言，"雍"是"痈"之省文。慧琳《音义》卷五引《说文》："肿，痈也。""痈肿"叠韵东部。

③ 惊：杨上善说："足少阳别脉，上肝贯心，故热盛为痈，因则心惊。"

④ 不得小便：杨上善说："肝脉环阴，故肝病热甚，不得小便。"

【语译】

肝脉、肾脉、肺脉都是实象的，都可以发生㿉肿。肺㿉：喘促，两胁胀满；肝㿉：两胁胀满，睡眠会惊骇不安，小便不通；肾㿉：从胁下至小腹胀满，两侧胫部大小不一样，髀部和胫部有变化，走路身体不平衡，容易发展成为偏枯的病。

心脉满大，痫瘛❶筋挛①；肝脉小急，痫瘛筋挛②；肝脉骛③，暴有所惊骇，脉不至④若瘖，不治自已。

【校】

❶瘛：《甲乙》卷四第一下"瘛"作"痓"。《脉经》作"痫"。按：作"痓"误。"痫"与"瘛"同。

【注】

①痫瘛筋挛：张介宾说："火有余也，心主血脉，火盛则血涸，故痫瘛筋挛。"

②痫瘛筋挛：张介宾说："痫瘛筋挛一也，而心肝二经皆有之，一以内热，一以风寒，寒热不同，血衰一也，故同有是病。"

③肝脉骛：此应"骛"字断句。王注："骛，谓驰骛，言其迅急。"王断句未误。"肝脉骛、暴有所惊骇"，是说肝脉迅急，其气必乱，乃突然遭受惊骇所致。旧注泥于上文"满大""小急"，而以"骛暴"配之，失之不审。

④脉不至：吴崑说："脉不至，在诸病为危剧，若其暴喑失声，则是肝木厥逆，气壅不流，故脉不至耳，不必治之，厥还当自止。""脉不至"非谓脉迄不至，所谓"惊者其脉止而复来"是。说见《医通》卷六《惊》。

【语译】

心脉满而大，是体内热甚，会出现癫痫，手足搐搦，筋脉拘挛的现象。肝脉小而紧，是肝脏虚寒，也会出现癫痫、手足搐搦、筋脉拘挛的现象。如肝脉迅急，突然受到惊骇，脉搏一时按不到，并且失音，这是受惊气逆的现象，不必治疗，气平会自然痊愈的。

肾脉小急，肝脉小急，心脉小急❶不鼓皆为瘕①。

【校】

❶ 心脉小急:《太素》"心脉"下无"小急"二字。"心脉"二字连下读。

【注】

① 瘕: 姚止庵说:"瘕者, 假也, 气血虚寒, 则凝滞而不行, 如有所积聚者然也。"

【语译】

肾脉小而紧, 肝脉小而紧, 心脉在指下不能鼓击, 这是气血凝滞, 都能够成为瘕病。

肾肝并沉 ❶ 为石水 ①, 并浮为风水 ②, 并虚为死, 并小弦欲惊 ❷。

【校】

❶ 肾肝并沉:《脉经》"肝"作"脉"。"肾肝"二字下, 并脱"脉"字。《脉经》作"肾脉"固是, 但如无"肝", 何以能曰"并沉"？核王注"肾肝"下并有"脉"字, 应据补。

❷ 欲惊:"欲"字误, 应作"为"。与上"为石水""为风水""为死"句法一律。《全生指迷方》卷一《诊诸病证脉法》引作"为", 应据改。

【注】

① 石水: 水肿证候类型之一, 主要表现是腹满, 引胁下胀痛, 水肿偏于腹部。

② 风水: 水肿证候类型之一, 主要表现是骨节疼痛, 发热恶风, 浮肿以头面为甚。

【语译】

肾脉、肝脉都见沉象的, 会发生石水的病证。肾肝都见浮脉, 便是风水的病证。如果肾肝二脉都呈现虚象, 是为死证。若小而像弓弦状的, 就会发为惊病。

肾脉大急沉 ①, 肝脉大急沉, 皆为疝。

【注】

① 肾脉大急沉: 疝则小腹坠痛, 控引睾丸, 是乃肝肾气结为病, 故肝肾之

脉应之。古所谓"急"，有坚凝之义，非徒言其疾，亦非徒喻其寒；"沉"则谓病在下焦；"大"则谓病热方进。

【语译】

肾脉大而急沉、或肝脉大而急沉的，都会发为疝气病。

心脉搏滑急❶为心疝①，肺脉沉搏❷为肺疝②。

【校】

❶ 心脉搏滑急：《太素》卷十五《五脏脉诊》"搏"作"揣"。按："搏"应作"抟"。"搏""抟（抟）"形误。"抟"与"揣"同。《史记·贾生传》"控抟"，《汉书》作"控揣"可证。《广雅·释诂一》："揣，动也。"心脉抟，谓心脉之动。"滑急"即滑紧。

❷ 沉搏：准上文例，"搏"亦应作"抟"。"沉抟"应乙作"抟沉"。

【注】

① 心疝：是寒邪侵犯心经的急性痛证。主要表现是下腹有形块突起，气上冲胸，心暴痛。

② 肺疝：是邪气侵犯肺经的一种疝病。症见少腹与睾丸胀痛，小便不通。

【语译】

心脉之动，滑而且紧，是心疝；肺脉之动，见沉象，是肺疝。

三阳急为瘕，三阴急为疝❶，二阴急为痫厥①，二阳急为惊②。

【校】

❶ 三阴急为疝：《太素》卷二十六《寒热相移》、《甲乙》并无此五字。

【注】

① 痫厥：昏迷仆倒，卒不知人。

② 二阳急为惊：张介宾说："木邪乘胃，故发为惊。"

【语译】

膀胱和小肠脉紧，说明是瘕病。心肾脉紧，说明是痫厥。胃和大肠脉紧，说明是惊病。

　　脾脉外鼓^①，沉为肠澼^②，久自已。肝脉小缓^③为肠澼，易治。肾脉小搏沉^④，为肠澼下血，血温身热者死^❶。心肝澼亦下血^❷，二脏同病者可治，其脉小沉涩为肠澼，其身热者死^⑤，热见^❸七日死。

【校】

❶　血温身热者死：尤怡说："'温'当作'溢'。血既流溢，复见身热，则阳过亢而阴受逼，有不尽不已之势，故死。"

❷　心肝澼亦下血："澼亦下血"四字，似蒙上肾脉"肠澼下血"误衍。下"脉小沉涩为肠澼"七字，应在"心肝"二字之下。只以传写既误，又于"脉"上增"其"字，以成其义，而窜衍之迹遂难察。《全生指迷方》引正作"心肝脉小沉涩为肠澼"，如是，则与"肝脉小缓为肠澼"，"肾脉小搏沉为肠澼下血"，上下句例一致。

❸　见：《甲乙》"见"作"甚"。

【注】

①　外鼓：姚止庵说："外鼓，即浮动之意。"

②　沉为肠澼：姚止庵说："肠澼，痢证也。痢脉多沉，有积故也。若兼外鼓，则气既不滞，其积易净，虽久自愈。"

③　肝脉小缓：姚止庵说："肝脉忌见强急及沉数。今见小缓，是虽弱而有胃气，故易治。"

④　肾脉小搏沉：张介宾说："肾居下部，其脉本沉。若小而搏，为阴气不足，而阳邪乘之，故为肠澼下血。"

⑤　其身热者死：姚止庵说："下痢脓血之病，内积正多，而复外感风邪，以致身热。欲表其邪，则里积未净；直攻其积，则外邪随之而入于内。治之最难，故曰死。"

【语译】

　　脾脉浮动，而又见沉象的痢疾，时间长了自然会好的。肝脉小而缓的痢疾，容易治疗。肾脉小搏而沉又兼便血的痢疾，如血溢于外，而身体发热，是死证。心脉、肝脉小而沉涩的痢疾，如果二脏同病，木火相生，可以治疗；假如身体发热，可以致死；发热太甚的，七天就会死亡。

胃脉沉鼓涩❶，胃外鼓大，心脉小坚❷，皆鬲偏枯❸，男子发左，女子发右①，不瘖舌转❹，可治，三十日起，其从者，瘖，三岁起，年不满二十者，三岁死。

【校】

❶ 胃脉沉鼓涩："鼓"字涉下衍。此当作"胃脉沉涩"。盖脉贵中和，此"沉涩"是偏于阴，下"外鼓大"是偏于阳，阴阳偏胜，皆能发为偏枯之病。若云"沉鼓"，则讲不通。

❷ 小坚：《全生指迷方》引"小"下无"坚"字。

❸ 皆鬲偏枯："鬲"字误，似应作"为"。"鬲"象形作"鬲"，"为"古文作"爲"，二字形似致误。"皆为偏枯"与上"皆为瘕""皆为疝"句法一致。《全生指迷方》引"鬲"作"为"，亦可证。旧注并误。

❹ 转：《甲乙》"转"下有"者"字。

【注】

① 男子发左女子发右：张介宾说："男子左为逆，右为从；女子右为逆，左为从。"

【语译】

胃脉沉涩，或者浮动而大，以及心脉小急，全是气血不通的征象，都可发为偏枯的病。如果男子发病在左侧，女子发病在右侧，说话不失音，舌头动转灵活，就可以治疗，大约经过三十天就能恢复。如果男子发病在右侧，女子发病在左侧，说话发不出声音，大约需要三年才能恢复。如果年龄不满二十岁，正在发育的时候，大约三年就要死亡。

脉至而搏，血衄❶身热者死，脉来❷悬钩浮为常脉。

【校】

❶ 血衄：《甲乙》作"衄血"。《太素》杨注："阳虚衄血，身体应冷，而衄血身热，虚为逆，故死。"杨所据本亦作"衄血"，与《甲乙》合。

❷ 来：《脉经》卷五第五"来"下有"如"字。

【语译】

脉来搏指，大而有力，衄血身体发热的，就有死亡的危险。脉来如悬空无根，呈现微钩而浮之象的，这是衄血应有的脉。

脉至如喘①，名曰暴❶厥。暴厥者，不知与人言。脉至如❷数，使人暴惊，三四日自已。

【校】

❶ 暴：《太素》《脉经》"暴"并作"气"。

❷ 如：《甲乙》卷四第一下"如"作"而"。

【注】

① 脉至如喘：《释名·释疾病》："喘，湍也。""脉来如喘"喻脉来如水之湍急。王注："喘谓卒来盛疾，去而便衰。"义亦不误，但又谓"如人喘状"，是仍未审"喘"字之义。

【语译】

脉来像水流般湍急的，病名叫作暴厥。得暴厥的病人，一时不省人事，不能言语。脉来有数象的，这是热邪冲及心脏，所以使人暴惊。热退自安，大约三四天就会好的。

脉至浮合❶，浮合如数❷，一息十至❸以上，是经气予不足也❹，微见①九十日死；脉见如火薪然❺，是心精之予夺❻也，草干而死；脉至如散叶❼，是肝气予虚也，木叶落而死；脉至如省客②，省客者，脉塞而鼓③，是肾气予不足也，悬去枣华而死④；脉至如丸泥⑤，是胃精予不足也，榆荚❽落而死；脉至如横格⑥，是胆气予不足也，禾熟而死；脉至如弦缕⑦，是胞精予不足也，病善言⑧，下霜而死，不言可治；脉至如交漆❾，交漆者，左右旁⑨至也，微见三十日死；脉至如涌❿泉，浮鼓肌⓫中，太⓬阳气予不足也，少气味⓭，韭英⑩而死；脉至如颓⓮土之状，按之不得⓯，是肌气予不足也，五色先⓰见，黑白垒发⓫死；脉至如悬雍⓬，悬雍者，浮揣切之益大，是十二俞之予不足⓱也，水凝而死⓲；脉至如偃刀⓭，偃刀者，浮之小急，按之坚大急⓳，五脏菀熟，寒热独并于肾⑭

也，如此其人不得坐^⑮，立春而死；脉至如丸^⑯滑不直^⑳手，不直手者，按之不可得也，是大肠气予不足也，枣叶生而死；脉至如华^㉑者，令人善恐，不欲坐卧，行立常听^⑰，是小肠气予不足也，季秋而死。

【校】

❶ 脉至浮合："至"下脱"如"字，律以以下各节"脉至如"云云可证。王注："如浮波之合。"是王所据本有"如"字。

❷ 浮合如数：准后文各例，"合"下，疑脱"者"字，本句应作"浮合者如数"。张琦以"浮合如数"四字为衍文，似于文义未审。

❸ 十至：《脉经》卷五第五"十至"下叠"十至"二字。

❹ 是经气予不足也：《脉经》"是"下有"为"字。按："予"与"于"通，"于、之"同义，故本句犹云"是为经气之不足也"。下"予"字，并应作"之"解。

❺ 薪然：明绿格抄本"薪"作"新"。《太素》《脉经》并作"新"，与明绿格抄合。谢星焕说："脉来如火新然，然者，燃也，是洪大已极之脉。"

❻ 精之予夺：《甲乙》"精"下无"之"字。按：《甲乙》是，"予夺"即"之夺"。"夺"古脱也。

❼ 散叶：《甲乙》作"丛棘"。张琦说："丛棘，弦硬杂乱之象。"

❽ 荚：《脉经》校注引"荚"作"叶"。

❾ 漆：《太素》"漆"作"荚"。《甲乙》作"棘"。

❿ 如涌：《太素》"如"下无"涌"字。

⓫ 肌：《太素》"肌"作"胞"。

⓬ 太：《脉经》"太"上有"是"字。

⓭ 少气味：张琦说："此三字衍。"

⓮ 颓：《太素》《脉经》"颓"并作"委"。"委"有"弃"义。见《孟子·滕文公上》赵注。

⓯ 不得：《甲乙》"不得"作"不足"。

⓰ 色先：《甲乙》"色"下无"先"字。

⓱ 十二俞之予不足：《甲乙》"之"下有"气"字。《太素》杨注："悬离脉见，即五脏六腑，十二经输气皆不足。"似杨所据本有"气"字。

⓲ 凝而死：《甲乙》"凝"作"冻"。《太素》"死"下有"亟"字。

⑲ 大急：《甲乙》"大"下无"急"字。

⑳ 直：《甲乙》"直"作"著"。

㉑ 华：《脉经》《甲乙》"华"并作"春"。按：作"春"是。《三部九候论》："上下左右之脉相应如参春者，病甚。"

【注】

① 微见：吴崑说："微见，始见也。言始见此脉，便期九十日死，若见之已久，则不必九十日。"

② 省客：孙鼎宜说："'省客'即'塞'，二字合之，即得'塞'音。《中庸》注：'塞，犹实。'"

③ 脉塞而鼓：孙鼎宜说："鼓犹弹也，此即弹石之谓。"

④ 悬去枣华而死：张介宾说："枣华之候，初夏时也。悬者，华之开，去者，华之落，言于枣华开落之时，火王而水败。"

⑤ 如丸泥：张介宾说："泥弹之状，坚强短涩之谓。"

⑥ 横格：杨上善说："胆脉如弦，今如横格之木，即是木之胆气有损。"

⑦ 弦缕：马莳说："如弓弦之缕，主坚急不和。"

⑧ 善言：即多言。多言无次，非邪热攻中，即神明失守，故为死征。

⑨ 旁："旁"有"并"义。见《淮南子·本经》高注。

⑩ 韭英：吴崑说："韭至长夏而英，长夏属土，太阳壬水之所畏也，故死。"

⑪ 五色先见黑白垒发：《素问札记》云："言五色共见，而黑白之色累发者，盖阴阳互争之候，故死。'垒'字当从《甲乙》《太素》作'累'为是。"

⑫ 悬雍：《素问识》云："雍与甕通，《广雅》'瓶也'。盖取其大腹小口而形容浮揣切之益大之象也。"

⑬ 偃刀：孙鼎宜说："言其坚实如刀剑之偃卧然。"

⑭ 寒热独并于肾：张介宾说："此以五脏菀热，而发为寒热，阳王则阴消，故独并于肾。"

⑮ 不得坐：谓肾已病，腰不能支持。

⑯ 如丸：张介宾说："如丸，短而小也。'直'当也。言滑小无根，而不胜按也。"

⑰ 常听：杨上善说："心虚，耳中如有物声，故恒听。"

【语译】

脉来时像浮波之合，浮波之合，就是说太频数了。在一呼一吸之间，脉搏跳动十次以上，这是人身十二经络不足的现象。大约从开始见到这种脉象，经过九十天就会死亡。脉来时像火刚燃起来一样的旺盛，这是心脏的精气已经脱失的脉象，大约到冬初草枯的时候就要死亡。脉来时像丛棘一样，这是肝气虚极的脉象，大约到树木叶落的时候，就要死亡。脉来时极充实，所说的实，实际上是闭塞而弹指的脉象，这是肾脏精气已经不足，大约从枣树花开到花落的期间就会死亡。脉来时像泥弹一样，坚强短涩，是胃腑的精气已经不足，大约在夏初榆叶落的时候死亡。脉来像有东西横格在指下，这是胆气已经不足，大约到深秋禾谷成熟的时候，便要死亡。脉来如弦如缕，这是胞络的精气已经不足。如病人爱说话，大约到霜降季节便会死亡；如不爱说话，还可以治疗。脉来像豆荚交叉一样，左右相并，开始见到这种脉象，大约经过三十天就要死亡。脉来像泉水一样，浮动胞中，是太阳经脉的精气已经不足，到长夏尝到韭英的时候，就要死亡。脉来像废土一样，重按不足，是肌肉的精气已经不足。从面上五色看，黑白色屡现的，就要死亡。脉来时像悬壅一样，浮取揣摩就觉得愈摸愈大，这是十二俞穴的精气不足，到天寒水冻的时候，就要死亡。脉来像仰卧的刀口，浮取脉小而急，重按脉大而坚，五脏菀藏郁热，寒热交并于肾脏，像这样的病人，不能坐着，到立春时，就要死亡。脉来象弹丸，滑不着手，按之不得，这是大肠的精气已经不足，到初夏枣树生叶的时候，就会死亡。脉来像春米一样，使人多恐惧，坐卧不安，行立经常听见声音，这是小肠精气的不足，大约到深秋的时候，就会死亡。

脉解篇第四十九

本篇主要说明三阴三阳经脉，在偏盛偏衰之时，所发生病变的原因和病理。

太阳所谓肿腰❶膞痛者，正月太阳寅❷，寅太阳也，正月阳气出在❸上，而阴气盛，阳未得自次也①，故肿腰膞痛也。病偏虚❹为跛者，正月阳气冻❺解地气而出也，所谓偏虚者，冬寒颇有不足者❻，故偏虚为跛也。所谓强上引背❼者，阳气大上而争，故强上也。所谓耳鸣者，阳气万物盛上❽而跃，故耳鸣②也。所谓甚则❾狂癫③疾者，阳尽在上，而阴气从下，下虚上实，故狂癫疾也。所谓浮为聋④者，皆在气⑤也。所谓入中为瘖者，阳盛已衰，故为瘖也⑥。内夺⑦而厥，则为瘖俳❿，此肾虚也。少阴不至⓫者⑧，厥也。

【校】

❶ 肿腰：柯校云："'肿腰'当云'腰肿'。此倒者，《著至教论》'干嗌喉塞'同句法。"

❷ 正月太阳寅：于鬯说："'太阳'二字疑即涉下衍。'正月寅，寅，太阳也'，'太阳'正释寅义。今有两太阳，则复叠无理。"

❸ 在：明绿格抄本"在"作"于"。

❹ 病偏虚：《太素》卷八《经脉病解》"偏"上无"病"字。按：无"病"字是。"偏虚"上脱"所谓"二字。据下文"所谓偏虚者"句，"所谓"二字，传抄误窜于下。

❺ 冻：读本、赵本、吴本、朝本、藏本、熊本"冻"并作"东"。《素问识》

云:"东作冻,则'而'字不妥。盖谓阳气自东方,解地气之冻,而上出也。"

❻ 不足者:四库本"足"下无"者"字。孙鼎宜说:"'不'上疑有'阳'字。"

❼ 强上引背:《太素》无"引背"二字。孙鼎宜说:"强上,谓头项强痛。'上'头项也。"

❽ 阳气万物盛上:张文虎说:"'万物'二字衍。上云'阳气大上而争'是其例。"按:《素问玄机原病式·火类》引"万物盛上"作"上甚",是河间亦以"万物"二字为衍文。

❾ 甚则:《图经》卷二《足太阳膀胱经》注引无"甚则"二字。

❿ 痱:《太素》"俳"作"痱"。按:作"痱"是。《说文·疒部》:"痱,风病也。"是证有虚有实,此则属于虚言,下虚而厥,故四肢不收,肾脉夹舌本,故瘖。

⓫ 少阴不至:《太素》"至"下重"少阴不至"四字。

【注】

① 自次也:于鬯说:"'次'当读为'恣'。恣谐次声,例得假借。恣,纵也。'阳未得自恣者',阳未得自纵也。"

② 故耳鸣:气上冲,故耳鸣。

③ 狂癫:张琦说:"阳盛于上,阴陷于下,故或为狂,或为癫疾。"

④ 浮为聋:杨上善说:"诊人迎之脉得三阳浮者,皆是太阳之气为聋也。"

⑤ 在气:聋则气火上炎。"在气"指气上不下言。

⑥ 阳盛已衰故为瘖:张介宾说:"声由气发,气者阳也。阳盛则声大,阳微则声微,若阳盛已衰,均瘖哑不能言。"

⑦ 内夺:吴崑说:"内,谓房劳。夺,耗其阴也。"

⑧ 少阴不至者:杨上善说:"足少阴脉不通,则血气不资于肾,故厥为瘖痱。"

【语译】

太阳经有腰部肿胀和臀部疼痛的病证,这是因为正月建寅,属于太阳。正月阳气升发到上面,而阴寒之气还盛,阳气不能畅达,所以腰椎部肿痛。所谓阳气偏虚为跛足的,是因为正月阳气从东方来,解开地气之冻而上升,由于寒气的影响,体内阳气极盛不足,所以阳气偏虚在一侧,从而发生跛足的症状。所谓头项强痛的,是因为阳气上升互相争扰而发生的。所谓患有耳鸣的,是因为阳气盛上活跃,所以发生耳鸣。所谓狂癫的，是因为阳气尽在上部，阴气却在下面，下虚上实，所以发生狂癫病。所谓阳脉浮的耳聋，是因为气火上炎，气上而不下。所谓阳气进入内部而瘖痱不言的，是因为阳气已虚，所以发生失音不语的症状。色欲过度，发为厥逆，发展成为失音不语和四肢软废的瘖痱病，这是因为肾脏衰弱，少阴经气达不到的缘故。少阴经气达不到，就成为厥逆。

少阳所谓心胁痛^①者，言少阳盛❶也，盛者心之所表也^②，九月阳气尽而阴气盛，故心胁痛也。所谓不可反侧^③者，阴❷气藏物也，物藏❸则不动，故不可反侧也。所谓甚则跃^④者，九月万物尽衰，草木毕落而堕，则气去阳而之阴，气盛而阳之下长，故谓跃。

【校】

❶ 盛：《太素》"盛"作"戌"。下"盛者"同。按：作"戌"是，与"寅，太阳也""阳明者午也"例同。杨上善说："戌为九月，九月阳少，故曰少阳。"孙鼎宜说："言字衍。"

❷ 阴："阴"上脱"九月"二字，应据《太素》杨注、《图经》卷一《足少阳胆经》注引补。

❸ 物藏：四库本"物藏"作"藏物"。

【注】

① 心胁痛：杨上善说："手少阳脉络心包，足少阳脉循胁里，故少阳病心胁痛也。"

② 心之所表也：张介宾说："少阳属木，木以生火，故邪之盛者，其本在胆，其表在心，表者，标也。"

③ 反侧：即辗转，这是说卧而不能转动。此与本书《至真要大论》"心胁暴痛，不能反侧"义同。

④ 跃："跃"应指病言，方与各节文例相合。但"跃"是何病，不详。旧注均不切。姑阙疑。

【语译】

少阳经所谓心胁痛的症状，是因为少阳属九月，月建在戌，戌是少阳脉，散络心包，发病时能够影响心经，而九月是阳气将尽，阴气方盛的时候，所以心胁部发生疼痛。所谓卧而不能辗转的，是九月阴气渐渐盛了，万物就要闭藏，一切都将呈现静而不动的状态，人体的少阳经气也受影响，所以不能转动。所谓甚则跳跃的，是因为九月的季节，万物都渐渐衰败，草木凋零，人身之气也由阳入阴，如果阳气旺盛，阳气就会向下活动，所以叫作跃。

阳明所谓洒洒振寒^①者，阳明者午也^②，五月盛阳之阴也，阳盛而阴气加之，故洒洒振寒也。所谓胫肿而股不收^③者，是五月盛阳之阴也，阳者衰于五月，而一阴气上，与阳始争。故胫肿而股不收也。所谓上喘而为水者，阴气下而复上^④，上则邪客于脏腑间，故为水也。所谓胸痛少气者，水气❶在脏腑也，水者阴气也，阴气在中，故胸痛少气也。所谓甚则厥，恶人与火，闻木音则惕然而惊者，阳气与阴气相薄^⑤，水火相恶，故惕然而惊也。所谓欲独闭户牖而处者，阴阳相薄也，阳尽而阴盛，故欲独闭户牖而居。所谓病至则欲乘^⑥高而歌，弃衣而走者，阴阳复❷争，而外并于阳，故使之弃衣而走也。所谓客孙脉则头痛鼻衄腹肿者，阳明并于上，上者则其孙络❸太阴^⑦也，故头痛鼻衄腹肿也。

【校】

❶ 水气：《太素》"水"下无"气"字。

❷ 复："复"字疑衍。本书《阳明脉解篇》"实则能登高"句后，林校引本句无"复"字。

❸ 络：《太素》"络"作"脉"。

【注】

① 振寒：谓发冷时，全身抖动。

② 阳明者午也：杨上善说："午为五月，阳之盛也，五月盛阳，一阴爻生，即是阳中之阴也。"

③ 股不收：谓股不能屈伸。

④ 阴气下而复上：姚止庵说："按水属阴，阴自下而上，为水邪客肺而喘也。"

⑤ 薄：吴崑说："薄，摩荡也。"

⑥ 乘：本书《阳明脉解篇》"乘"作"登"，"乘、登"叠韵。

⑦ 则其孙络太阴：杨上善说："太阴经脉至于舌下，太阴孙络络于头鼻，故阳明并于太阴孙络致鼻鼽腹胀也。"

【语译】

阳明经有所谓洒洒振寒的症状，这是因为阳明经旺于五月，月建在午，是阳极而阴生的时候。阳明经病正像时令的阳极而有阴气相加，所以有洒洒然振寒的病态。所谓胫肿与两股不能屈伸的症状，这是五月里盛阳中阴气作祟的缘故。阳气在五月开始衰微，而一阴之气上升，阴与阳争，阳明经气不和，所以发生胫肿、两股不能屈伸的病证。所谓上气喘逆而为水肿的，是由于阴气从下上逆，阴邪随着侵犯了脾胃，所以化水而成为喘逆病。所谓胸痛少气的，是由于水气停在脏腑之间，水液属阴气，潴留体内，所以出现胸痛少气的病。所谓病甚则厥逆，厌恶人和火的亮光，听见击木的声音，就显出害怕的样子的，这是由于阳气和阴气相互摩荡，水火不相协调，所以发生这类惊怕的症状。所谓有的病人欲关闭门窗，独自居处，这是由于什么呢？是因为阴气和阳气相摩，阳气衰了，阴气转盛，阴盛就喜静，所以病人就要关门窗，喜欢独居了。所谓病至就要登高歌唱，脱衣乱跑的，是由于阴阳相争，结果阳气盛，邪气并于阳经，所以使病人有脱衣乱跑、神志失常的症状。所谓邪侵孙脉就会发生头痛鼻塞、流涕、腹胀的，是由于阳明经的邪气，并行于上部的细小络脉和太阴脉。邪入上部的细小络脉，所以发生头痛、鼻塞流涕；邪入太阴脉，所以腹部发胀。

太阴所谓病胀者，太阴❶子也，十一月万物气皆藏于中①，故曰病胀；所谓上走心为噫者，阴盛而上走于阳明，阳明络属心②，故曰上走心为噫也；所谓食则呕者，物盛满而上溢③，故呕也；所谓得后与气④则快然如衰者，十二❷月阴气下衰，而阳气且❸出，故日得后与气则快然如衰也。

【校】

❶ 阴：《太素》"阴"下有"者"字。

❷ 二：胡本、读本、赵本、吴本、朝本、藏本、熊本、守校本"二"并作"一"。

❸ 且：《图经》卷二《足太阴脾经》注引"且"作"自"。

【注】

① 万物气皆藏于中：杨上善说："十一月阴气内聚，虽有一阳始生，气微未能外通，故内病为胀也。"

② 阳明络属心：杨上善说："阳明之正，上入腹里，属胃，散之脾，上通于心，故阳明络属心。"

③ 物盛满而上溢：张琦说："消磨不速，物积胃中，胃气复逆，故呕也。"

④ 后与气："后"指大便。"气"指放屁。

【语译】

太阴经脉有所谓胀的症状，这是因为太阴经旺于十一月，月建在子，而十一月是万物收藏的季节，人体的阳气退藏在中，如果邪气也隐藏在内，所以就有腹部胀满的症状。所谓上走心而为噫的，是由于阴气旺盛向上侵犯足阳明胃经，阳明的络脉上属于心，所以阴气侵犯心经，就会发生嗳气的症状。所谓吃了食物而呕吐的，是因为食物不能消化，胃气盛满，向上溢出，所以就要呕吐。所谓病人得大便通，放了矢气，就极爽快的，是因为十一月阴气盛到极点，渐渐下衰，阳气自然发出，所以得大便或放了屁，就会感到很爽快。

少阴所谓腰痛者，少阴者肾❶也，十❷月万物阳气皆伤①，故腰痛也。所谓呕咳上气喘者，阴气在下，阳气在上，诸阳气浮，无所依从，故呕咳上气喘也。所谓色色不能久立久坐❸，起则目䀮䀮无所见者，万物阴阳不定未有主❹也，秋气始至，微霜始下，而方杀万物❺，阴阳内夺，故目䀮䀮无所见也。所谓少气善怒者，阳气不治，阳气不治，则阳气不得出，肝气当治而未得，故善怒，善怒者，名曰煎❻厥②。所谓恐❼如人将捕之者，秋气万物未有❽毕去③，阴气少，阳气入④，阴阳相薄，故恐也。所谓恶闻食臭⑤者，胃无气，故恶闻食臭⑥也。所谓面黑如地❾色者，秋气⑦内夺，故变于色也。所谓咳则有血者，阳脉伤也，阳气未盛于上❿而脉满，满则咳，故血见于鼻也。

【校】

❶ 肾："肾"字误，应作"申"。"肾、申"声误。"少阴申"与上太阳寅、少阳戌、阳明午太阴子及下厥阴辰义例一律。

❷ 十：《太素》"十"作"七"。按："七、十"形误，七月建申，与少阴者申也相合。

❸ 色色不能久立久坐：《太素》"色色"作"邑邑"。"坐"上无"久"字，连下读。按："色色"与"邑邑"古通用。《大戴礼·哀公问五义》"而志不邑邑"，《荀子》作"色色"。邑邑，忧貌。见孔广森注。

❹ 主：《图经》卷一《足少阴肾经》注引"主"作"生"。

❺ 万物：《图经》注引无"万物"二字。

❻ 煎：《太素》"煎"作"前"。

❼ 恐：《图经》注引"恐"上有"善"字。

❽ 有：《太素》"有"作"得"。

❾ 地：孙鼎宜说："'地'当作'坳'形误。'坳'（xiè谢）即炭也。《广雅·释诂四》：'炭，坳也。'"

❿ 阳气未盛于上：孙鼎宜说："'未'字疑衍。阳气盛于上即上文阳气在上之义。'满'谓邪满也。"

【注】

① 十（七）月万物阳气皆伤：杨上善说："七月之时，三阴已起，万物之阳已衰。太阳行腰，太阳既衰，腰痛也。"

② 煎厥：姚止庵说："按《生气通天论》以烦劳过甚为煎厥，此以多怒为煎厥，总而言之，火内动而躁扰者，皆其义。"

③ 秋气万物未有毕去：杨上善说："七月万物少衰，未至枯落，故未得毕去也。"

④ 阴气少阳气入：杨上善说："始凉未寒，故阴气少，其时犹热，故阳气

入也。"

⑤ 臭：气味。

⑥ 恶闻食臭：孙鼎宜说："胃气败不能纳谷，故恶闻食臭，即饥不欲食之义。"

⑦ 秋气：孙鼎宜说："即肾气。"

【语译】

少阴经脉有所谓腰痛的病，这是因为少阴月建在申。七月的时候，三阴已起，万物阳气已衰，人体的阳气也随着季节衰弱了，所以发生腰痛。所谓呕吐气逆而喘的，是由于阴气旺盛于下，阳气浮越于上，阳气无所依附，就发生呕吐、咳嗽、气逆而喘的证候。所谓忧虑怅望，不能久立，坐起则眼花缭乱，看不清东西的，是因为阴阳不能安定，万物未有所生，而秋天肃杀之气已来，微霜开始下降，万物因之凋零，人体阴阳之气在内相争，正和这种情况相同，所以眼睛模糊，什么也看不清了。所谓少气多怒的，是由于阳气失掉作用，少阳经气不能外出，肝气郁结不得疏泄，所以容易发怒，病名叫作煎厥。所谓经常害怕如有人捉捕的，是由于秋气初降，万物的阳气还未尽去，阴气未寒，阳气在内，阴阳相摩，所以经常害怕。所谓厌恶食物气味的，是由于胃腑失去了消化功能，所以就厌恶闻到食物的气味。所谓面黑如炭色的，是由于秋天之气耗散内藏精华，所以面色就变黑了。所谓咳则有血的，是由于上部的络脉受了损伤，阳气充盛于上，血液充满了脉管，而上部脉满就会咳嗽，所以就发生咳嗽以及鼻出血的症状。

厥阴所谓癞疝①，妇人少腹肿者，厥阴者辰也，三月阳中之阴，邪在中，故曰癞疝少腹肿也。所谓腰脊❶痛不可以俯仰者，三月一振荣华②，万❷物一俯而不仰也。所谓癞癃③疝肤胀③者，曰阴亦盛而脉胀不通❹，故曰癞癃疝⑤也。所谓甚则嗌干热中者，阴阳相薄而热，故嗌干也。

【校】

❶ 脊："脊"字疑衍。《灵枢·经脉》："肝足厥阴之脉……是动则病腰痛"并

未言"脊"。

❷ 万:《太素》"万"上有"而"字。

❸ 癫癃:《太素》作"钉癃"。杨上善说:"毒热客于厥阴,故为钉肿。邪客于阴器,遂为癃病,小便难也。"

❹ 曰阴亦盛而脉胀不通:《太素》作"曰阴一盛而胀,阴胀不通"。

❺ 疝:《太素》无"疝"字。

【注】

① 癫疝:杨上善说:"颓谓丈夫少腹寒气成积阴器之中而痛也。疝谓寒积气上入少腹而痛也。"

② 三月一振荣华:杨上善说:"振,动也。三月,三阳合动而为春,万物荣华,低枝垂叶,俯而不仰。故邪因客厥阴,腰脊痛俯不仰也。"

③ 肤胀:小便难,故肌肤胀。

【语译】

厥阴经脉有所谓癫疝,妇人少腹肿的症状,这是因为厥阴月建在辰。三月是阳气方虚、阴气将尽的季节,为阳中之阴。阴邪积聚于中,所以会发癫疝、少腹肿胀的病变。所谓腰痛不能俯仰的,是由于三月阳气鼓动,草木繁荣,枝叶下垂,呈现俯而不仰之势,人病应之,也就会腰痛不可俯仰。所谓钉癃肤胀的,是因为厥阴气盛,阴胀不通,因而发生阴器肿、小便不通的病变。所谓嗌干热中的,是因为阴阳相迫,产生内热,所以使咽喉发干。

刺要论篇第五十

本篇说明针刺治疗，必须按照一定的规律和法则。否则，就会造成极大的危害。篇名"刺要"，就是提示人们高度注意。

黄帝问曰：愿闻刺要。岐伯对曰：病有浮沉①，刺有浅深②，各至其理③，无过其道④，过之则内伤，不及则生外壅❶，壅则邪从之。浅深不得⑤，反为大贼，内动❷五脏，后生大病。故曰：病有在毫皮腠理者，有在皮肤者，有在肌肉者，有在脉者，有在筋者，有在骨者，有在髓者。

【校】

❶ 不及则生外壅："生"字衍，涉下"后生"句误衍。王注"不及则外壅"，是王所据本原无"生"字。

❷ 动：《甲乙》卷五第一下"动"作"伤"。

【注】

① 病有浮沉：是说病有轻重。

② 刺有浅深：孙鼎宜说："浅深者，所以分阴阳，明表里。"

③ 理：《素问札记》云："按'理'字与'道'字相对，乃道理之道，言刺有深浅之分也。张志聪'文理'之解，误。"

④ 无过其道：孙鼎宜说："应浅过深，应深反浅，皆过其道也。"《素问札记》云："按'道'谓可刺之道，乃下文'刺皮无伤肉'云云是也。王注恐非。"

⑤ 不得："不得"谓"不当"，"得、当"双声。

【语译】

黄帝说：希望听听针刺方面的要点。岐伯说：疾病有轻重的分别，刺法有浅深的不同，治病要达到应刺的浅度深度，而不能超过应刺的准则。刺得过深了，就会内伤五脏；刺得过浅，又达不到病所，使外面气血壅滞，这样，邪气就会乘机侵入。所以针刺的浅深，如不恰当，反有很大的危害。在内里会伤害五脏，要生大病的。这是因为，疾病有病在毫毛和腠理的，有病在皮肤的，有病在肌肉的，有病在脉的，有病在筋的，有病在骨的，有病在髓的。

是故刺毫皮腠理无伤皮，皮伤则内动肺 ①，肺动则秋病温疟 ❶，洒洒 ❷ 然寒栗。

【校】

❶ 疟：《甲乙》"疟"下有"热厥"二字。

❷ 洒洒：《甲乙》作"渐渐"。按：作"渐"是。渐、洒形误。《广雅·释诂二》："渐，洒也。"洒然，寒貌。

【注】

① 动肺：张志聪说："动，谓动其脏气也。"

【语译】

所以刺毫毛腠理，不要损伤了皮肤，如皮肤受伤，就会影响内部的肺脏。肺脏功能受到影响后，到秋天就会患温疟、热厥的病，发为战栗、怕冷的症状。

刺皮无伤肉，肉伤则内动脾，脾动则七十二日 ① 四季之月，病腹胀烦 ❶，不嗜食。

【校】

❶ 病腹胀烦：《甲乙》"烦"下有"满"字。按：有"满"字于义方足。《千金》卷十五上第一："脾脉沉之而濡，浮之而虚，苦腹胀烦满。"

【注】

① 脾动则七十二日：脾王每季最后十八日，四季共七十二日。

【语译】

刺皮肤，不要损伤肌肉，如肌肉受伤，就会影响内部的脾脏，脾脏功能受到影响后，就会在每季最后十八天当中，发生腹胀烦满，不想吃东西的症状。

刺肉无伤脉，脉伤则内动心，心动则夏病心痛。

【语译】

刺肌肉，不要损伤脉。如脉受伤，就会影响内部心脏，心脏功能受到影响后，到夏天就会发生心痛的病。

刺脉无伤筋，筋伤则内动肝，肝动则春病热而筋弛。

【语译】

刺脉，不要损伤筋。如筋受伤，就会影响内部肝脏。肝脏功能受到影响后，到了春天就会发生热性疾病，筋也会松弛的。

刺筋无伤骨，骨伤则内动肾，肾动则冬病胀、腰痛。

【语译】

刺筋，不要损伤骨。如骨受伤，就会影响内部的肾脏，肾脏功能受到影响后，到冬天就会发生腹胀腰痛的症状。

刺骨无伤髓，髓伤则销铄❶䯒酸，体解㑊然不去①矣。

【校】

❶ 销铄：《甲乙》作"消泺"。按："销铄""消泺"并叠韵宵部。"销铄"谓焦枯。见《楚词·九辩》王注。

【注】

① 体解㑊然不去："解㑊"即懈怠困倦。《广雅·释诂一》："去，行也。"本句谓身体困怠不愿行动。

【语译】

刺骨，不要损伤髓。如髓受伤，髓便日渐消枯，以致胫䯒发酸，身体酸怠无力，不愿行动了。

刺齐论篇第五十一

本篇说明针刺的浅度深度是根据病的部位确定的，如果违反了刺法，就会损伤其他部位，给病人造成痛苦，这在临床上，是必须注意的。

黄帝问曰：愿闻刺浅深之分。岐伯对曰：刺骨者无伤筋，刺筋者无伤肉，刺肉者无伤脉，刺脉者无伤皮；刺皮者无伤肉，刺肉者无伤筋，刺筋者无伤骨。

【语译】

黄帝问道：希望听听刺法里浅深的分别。岐伯答说：应深刺的，是说针刺骨的，不要伤害筋；针刺筋的，不要伤害肌肉；针刺肉的，不要伤害脉；针刺脉的，不要伤害皮肤；应浅刺的，是说针刺皮肤，不要伤害肌肉；针刺肉的，不要伤害筋；针刺筋的，不要伤害骨。

帝曰：余未知其所谓，愿闻其解。岐伯曰：刺骨无伤筋者，针至筋而去，不及骨也；刺筋无伤肉者，至肉而去，不及筋也；刺肉无伤脉者，至脉而去，不及肉也；刺脉无伤皮者，至皮而去，不及脉也。

【语译】

黄帝又道：我不明白你所说的意思，请你解释一下。岐伯说：所说的针刺骨不要伤害筋，就是说要刺骨，不能仅仅刺到筋的部位，还没有达到刺骨的深度，就停针或拔针；针刺筋不要损伤肌肉，就是说要刺筋的，不能仅仅刺到肌肉，还没有达到筋的深度，就停针或拔去；针刺肌肉不要伤害脉，就是说要刺肉的，不能仅仅刺到脉，还没有达到刺肉的深度，就停针或拔去；针刺脉不要伤害皮肤，就是说要刺脉的，不能仅仅刺到皮肤，还没有达到刺脉的深度，就停针或拔去。

所谓刺皮无伤肉者，病在皮中，针入皮中，无伤肉也；刺肉无伤筋者，过肉中^①筋也；刺筋无伤骨者，过筋中^①骨也，此之谓**❶**反^②也。

【校】

❶ 之谓：赵本、吴本、明绿格抄本"之谓"并作"谓之"。

【注】

① 中（zhòng 众）："中"与上"伤"字异文同义。《淮南子·原道》高注："中，伤也。"

② 此之谓反：全元起说："刺如此者，是谓伤，此皆过，过必损其血气，是谓逆也，邪必因而入也。"

【语译】

所谓针刺皮肤不要损伤肌肉，就是说病在皮肤里，就针入皮肤，不可针刺太过而伤害肌肉。所谓针刺肌肉不要去伤害筋，就是只可针入病变的肌肉里，太过就会伤害筋。所谓针刺筋不要去伤害骨，就是只可针入病变的筋上，太过就伤害骨。这些都是针刺不正常的情况。

刺禁论篇第五十二

本篇主要指出人体禁刺的部位及误刺后引起的病变和危险，使施术者有所警惕。

黄帝问曰：愿闻禁数①。岐伯对曰：脏有要害❶不可不察，肝生于左，肺藏于右②，心部于表③，肾治❷于里，脾为❸之使④，胃为之市⑤，膈肓之上，中有父母⑥，七节之旁⑦，中有小❹心⑧，从之有福，逆之有咎⑨。

【校】

❶ 要害：四库本作"五象"。

❷ 治：《云笈七签》卷五十七引"治"作"位"。

❸ 为：赵本、吴本、藏本，"为"并作"谓"。

❹ 小：《太素》卷十九《知针石篇》、《甲乙》卷五第四"小"并作"志"。

【注】

① 禁数：张志聪说："数，几也。言所当禁刺之处有几也。"

② 肝生于左肺藏于右：杨上善说："肝为少阳，阳长之始，故曰生。肺为少阴，阴藏之初，故曰藏。"按：左右者，指阴阳之道路。肝应春，东方阳生之始，肺应秋，西方阴藏之初。故肝体居右，而其气则自左升，肺居膈上，而其气则自右降。

③ 心部于表：姚止庵说："心为牡脏，属阳而主表，凡诸动作，皆其所部署。"

④ 脾为之使：脾主为胃行其津液，功在运化，故以"使"字喻其作用。

⑤ 胃为之市：《周礼·司市》郑注："市，杂聚之处。"盖胃为水谷之海，功在容纳，故以"市"字喻之。

⑥膈肓之上中有父母：王冰说："膈肓之上，气海居中，气者生之原，生者命之主，故气海为人之父母也。"

⑦七节之旁：杨上善说："脊有三七二十一节，肾在下七节之旁。"

⑧中有小心：杨上善说："肾神曰志，五脏之灵，皆名为神，神之所以任物得名为心，故志心者，肾之神也。"

⑨咎：过失。

【语译】

黄帝道：希望听你讲讲禁刺之处有哪些。岐伯说：五脏都有其要害的地方，不可不注意。肝长在左边；肺生在右边；心脏主管着外表；肾脏治理着体内；脾脏输送水谷精华给各脏器，像个差役；胃腑容纳水谷，像个市集；膈肓上有维持生命的气海；第七椎旁，里有肾的精微。这些重要部位，在针刺时，遵循着法则就有疗效，违反了法则，就有误刺的过失。

刺❶中心，一日死❷，其动为噫。刺中肝，五日死，其动为语❸。刺中肾，六❹日死，其动为嚏。刺中肺，三日死❺，其动为咳。刺中脾，十❻日死，其动为吞。刺中胆，一日半死，其动为呕①。

【校】

❶刺：《太平圣惠方》卷九十九引"刺"下有"若"字。下同。

❷一日死：本书《诊要经终论》作"环死"。按：经气环周，必周十二辰，即为一日。

❸语：《甲乙》卷五第一上"语"作"欠"。

❹六：本书《诊要经终论》"六"作"七"。

❺三日死：本书《诊要经终论》"三"作"五"。王冰说："金生数四，金数毕，当至五日而死。一云三日死，字误。"

❻十：本书《诊要经终论》"十"作"五"。

【注】

①呕：高世栻说："呕，胆气虚。"

【语译】

针刺如误中心脏，大约一日就死，其表现的是嗳气的症状。如误中肝脏，大约五日就死，其表现的是打哈欠的症状。如误中肾脏，大约六日就死，其表现的是打喷嚏的症状。如误中肺脏，大约五日就死，其表现的是咳嗽的症状。如误中脾脏，大约十日就死，其表现的是吞咽的症状。如误中胆，大约一日半死，其表现的是呕吐的症状。

刺跗上①，中大脉②，血出不止死。刺面，中溜脉③，不幸为盲。刺头，中脑户，入脑❶立死。刺舌下④，中脉太过，血出❷不止为瘖。刺足下布络中脉⑤，血不出为肿。刺郄中大脉❸，令人仆脱色。刺气街中脉，血不出为肿，鼠仆❹。刺脊间⑥，中髓，为伛⑦。刺乳上⑧，中乳房，为肿，根蚀⑨。刺缺盆中内陷⑩，气泄，令人喘咳❺逆。刺手鱼腹⑪内陷，为肿。

【校】

❶ 入脑：《圣济总录》卷一百九十四引无"入脑"二字。按："入脑"谓刺太深，其实"脑户"浅刺，亦应慎重。《图经》卷三："脑户禁不可针，亦不可妄灸。"可以参证。

❷ 血出：《医心方》卷二第三引"血"下无"出"字。

❸ 刺郄中大脉："郄中"下脱"中"字。"刺郄中，中大脉"与上"刺跗上，中大脉"句式同。《针灸大成》卷三《玉龙歌》杨注："委中（即郄中），四畔紫脉皆可出血，弱者慎之。"

❹ 鼠仆：《千金》卷二十九《针灸上》、《圣济总录》"仆"并作"鼷"。按：作"鼷"是，与林校引别本合。《尔雅·释兽》释文引《博物志》："鼷，鼠之最小者。"横骨尽处去中行五寸，有肉核名鼠鼷。误刺气街，血不出则瘀结为肿，而牵及鼠鼷痛矣。《图经》卷五《足太阴脾经》："箕门穴，治鼠鼷肿痛。"

❺ 喘咳：《医心方》引"喘"下无"咳"字。

【注】

① 跗上：足面上。

② 大脉：冲阳穴之高骨间动脉。

③ 溜脉：马莳说："溜脉即脉与目流通者。'五脏六腑之精，皆上注于目，

而为之精'。此溜脉之义。"按:"中溜脉"似谓刺承泣、四白过深。

④ 舌下:张介宾说:"舌下脉者,任脉之廉泉穴,足少阴之标。中脉太过,血出不止,则伤肾,肾虚则无气,故令人瘖。"

⑤ 布络中脉:《广雅·释诂三》:"布,散也。"足下散络,谓足下各经之络。误中其脉,而血又不出,则邪不得散而为肿。

⑥ 脊间:脊间禁刺穴,指灵台、神道二穴。《针灸大成》卷七云:"灵台,六椎下,神道,五椎下,并禁针。"

⑦ 伛(yǔ 语):驼背。

⑧ 乳上:指乳中穴。

⑨ 根蚀:"根"有"生"义。"根蚀"谓刺乳中过深,误中乳房,将由肿而生蚀疮。

⑩ 刺缺盆中内陷:"内陷"谓刺之过深。《资生经》第一《侧颈项部》云:"缺盆,不宜刺太深,使人逆息。"

⑪ 鱼腹:吴崑说:"鱼腹,鱼际以上高起之肉。"

【语译】

刺足面上,如误伤高骨间动脉,就会血出不止而死亡。刺面部,如误中溜脉,会使人眼瞎。刺头部,如误伤脑户穴,很快就会死亡。刺舌下廉泉穴,如中经脉太深,就会血流不止,以致失音不能说话。误刺伤了足下散布的络脉,血流不出来,就会发肿。刺委中太深,误伤大脉,会使人晕倒,面色变白。刺气街穴,误伤血脉,血流不出来,就瘀结为肿,牵及鼠鼷也痛。刺脊骨间隙,误伤脊髓,会发生背曲的病变。刺乳中穴,伤及乳房,就会肿起来,生成蚀疮。刺缺盆穴太深,气外泄,会使人喘逆。刺手鱼腹太深,会使人体的局部发肿。

无刺大醉,令人气**❶**乱。无刺大怒,令人气逆。无刺大劳人,无刺新**❷**饱人,无刺大饥人,无刺大渴人,无刺大惊人。

【校】

❶ 气:"气"疑应作"脉"。涉下致误。王注:"脉数过度,故因刺而乱。"是王所据本原作"脉乱"。

❷ 新:《太平圣惠方》引"新"作"大"。

【语译】

不可针刺大醉的病人，如刺了，会使人脉乱。不可针刺正在大怒时的病人，如刺了，会使人气逆。不可针刺过于疲劳的人，不可针刺过饱的人，不可针刺过于饥饿的人，不可针刺极度口渴的人，不可针刺受了极大惊吓的人。

刺阴股^①中大脉，血出不止死。刺客主人^②内陷❶中脉，为内漏^③、为聋。刺膝髌^④出液，为跛。刺臂太阴脉^⑤，出血多立死。刺足少阴脉，重虚^⑥出血，为舌难以言。刺膺中陷，中肺❷，为喘逆仰息。刺肘中^⑦内陷，气归之，为不屈伸^⑧。刺阴股下三寸内陷，令人遗溺。刺腋下胁间内陷，令人咳。刺少腹^⑨，中膀胱，溺出，令人少腹满。刺腨肠^⑩内陷为肿。刺❸眶上陷骨^⑪中脉，为漏^⑫为盲。刺关节中液出^⑬不得屈伸。

【校】

❶ 陷：《圣济总录》引"陷"下有"及刺目上陷骨"六字。

❷ 肺：《圣济总录》引"肺"作"脉"。

❸ 刺：《千金》"刺"下有"目"字。

【注】

① 阴股：似指箕门穴。《图经》谓此穴仅可灸三壮。

② 客主人：张介宾说："手少阳经穴，在耳前颧骨弓中央之直上，张口有空取之。"

③ 内漏：张介宾说："脓生耳底，是为内漏。"

④ 膝髌：即膝盖骨。

⑤ 臂太阴脉：似指天府穴言。

⑥ 重虚：张介宾说："肾既虚而复刺出血，是重虚也。"

⑦ 肘中：指尺泽、曲泽言。

⑧ 为不屈伸：张志聪说："内陷者，不能泻出其邪，而致气归于内也。气不得出，血不得散，故不能屈伸。"

⑨ 刺少腹：此似指刺横骨穴。

⑩ 腨肠：马莳说："腨肠，足鱼腹中承筋穴。"

⑪ 刺眶上陷骨：高世栻说："眶上，目眶之上，眉间也。陷骨，丝竹空穴，眉后陷骨也。"

⑫ 为漏：张介宾说："流泪不止为漏。"

⑬ 刺关节中液出：张介宾说："腰脊者，身之大关节也。手肘足膝者，四肢之关节。诸筋者，皆属于节，液出则筋枯。"

【语译】

针刺大腿内侧的穴位时，如误伤大脉，就会流血不止而死。刺客主人穴及目上陷骨时，如误伤络脉，会耳底生脓，使人耳聋。刺膝盖骨，如流出液体，会使人跛足。刺天府穴，误伤血脉，就会很快死亡。刺足少阴经脉，出血，会使肾气更虚，出现舌不灵活、难以说话的疾病。刺胸膺太深，伤了肺脉，会发为气喘上咳、仰面呼息的疾病。刺尺泽、曲泽两穴太深，气便结聚于局部，会使臂部不能屈伸。刺大腿内侧下三寸的部位太深，会使人小便失禁。刺胁肋之间太深，会使人咳嗽。刺少腹部太深，伤了膀胱，小便就流入腹腔，使人少腹胀满。刺小腿肚太深，会使局部发肿。刺眼眶骨上，伤了脉络，就会流泪不止，甚至失明。刺腰脊或四肢的关节时，如体液流出，会使人失掉屈伸活动的功能。

刺志论篇第五十三

本篇说明虚实的正常和反常现象，并述及针刺治疗虚实之法。

黄帝问曰：愿闻虚实之要。岐伯对曰：气实形实，气虚形虚①，此其常也，反此者病；谷盛气盛，谷虚气虚，此其常也，反此者病；脉实血实，脉虚血虚，此其常也，反此者病。

【注】

①气实形实气虚形虚：马莳说："气者，人身之气也；形者，人之形体也。气实则形实，气虚则形虚，此其相称者为常，而相反则为病。"顾观光说："气即营卫之气，非脉气也，观下文'血脉'对举可见。"

【语译】

黄帝道：希望听你讲讲虚实的要点。岐伯说：气充实的，形体也充实，气不足的，形体也衰弱，这是正常的现象，与此相反的，就是病态；纳谷多的，气就充盛，纳谷少的，气就不足，这是正常的现象，与此相反的，就是病态；脉充实的，血液也充实，脉虚弱的，血液也不足，这是正常的现象，与此相反的，就是病态。

帝曰：如何而反？岐伯曰❶：气虚身热，此谓反也；谷入多而气少①，此谓反也；谷不入而气多❷，此谓反也；脉盛血少②，此谓反也；脉少❸血多②，此谓反也。

【校】

❶曰：林校云："据《甲乙》'曰'下当补'气盛身寒'四字。"

❷谷不入而气多："不入"误，应作"入少"，核以下文"谷入少而气多"

句可证。盖入少气多，谓反，如谷不入，而气反多，似无是理。

❸ 少："少"误，应作"小"，核以下文可证。

【注】

① 谷入多而气少：喻昌说："谷入于胃，助其胃气，散布经络，当充然有余；今谷入多而气少，是胃气不布也。"

② 血少　血多：《素问识》云："血多血少，盖察面色而知之，即血少指面色㿠白，血多指面色红赤。"

【语译】

黄帝问：怎样算是反常呢？岐伯说：正气足而身体反觉寒冷，正气虚而身体反发热的，这就是反常的现象。吃东西多而正气不足，这是反常的现象；吃东西少而正气反足，这也是反常的现象。脉充实，血不足，这是反常现象；脉虚弱而血多，这也是反常现象。

气盛身寒，得之伤寒。气虚身热，得之伤暑。谷入多而气少者，得之有所脱血，湿居下也^①。谷入少而气多者，邪在胃及与肺^②也。脉小血多者，饮中热^③也。脉大血少者，脉有风气^④，水浆不入，此之谓❶也。

【校】

❶ 此之谓：张琦说："'此之谓'三字衍。"

【注】

① 脱血湿居下也：孙鼎宜说："脱血则气无所附丽，伤湿气又不能畅行，故气少也。"

② 胃及与肺：孙鼎宜说："胃病则不能纳谷，肺病则上气。"于鬯说："'及与'二字同义，古人自有复语。吴崑本删去'与'字，未必当。"

③ 饮中热：高世栻说："脉小血反多者，其内必饮酒中热之病，酒行络脉，故血多行于外，而虚于内，故脉小。"

④ 脉有风气：张介宾说："风为阳邪，居于脉中，故脉大；水浆不入，则中焦无以生化，故血少。"

【语译】

气旺盛而身上寒冷，这是受了寒邪的伤害。气不足而身体发热，这是受了暑热的伤害。吃东西多而气反少的，这是由于失血之后，湿邪聚于下部的原因。吃东西少而气反有余的，表明邪气在胃并达到了肺脏。脉小而血多，面有赤色，是饮酒多而中焦有热。脉大而血反少，面色㿠白，是感受风邪，水汤不进所造成的。

夫实^①者，气入也，虚^②者，气出也；气实者，热也，气虚者，寒也。入实者，左手开针空也；入虚^❶者，左手闭针空也。

【校】

❶ 入虚：《素问识》云："当是'出虚'。"

【注】

① 实：孙鼎宜说："邪气充于内故实。"

② 虚：孙鼎宜说："正气泄于中故虚。"

【语译】

所谓实，是说邪气侵入人体；所谓虚，是说正气耗散于内。邪气实，就会有热；正气虚，就会有寒。针刺治疗实证，应左手开针孔以泻之；治疗虚证，应左手闭合针孔以补之。

针解篇第五十四

本篇说明针刺手法及九针与自然的关系，并提出施术者应"静志观病人，无左右视"，做到精神高度集中，同时还要"欲瞻病人"，使病人的精神毫不外越。

黄帝问曰：愿闻九针之解，虚实之道。岐伯对曰：刺虚则实之者，针下热①也，气实乃热也❶；满而泄之者，针下寒②也，气虚乃寒也❷。菀陈③则除之者，出恶血也。邪胜则虚之者，出针勿按。徐而疾则实者，徐出针而疾按之；疾而徐则虚者，疾出针而徐按之。言实与虚④者，寒温气多少也。若无若有⑤者，疾不可知也。察后与先者，知病先后⑥也。为虚与实者，工❸勿失其法。若得若失⑦者，离其法也。虚实之要，九针最妙者，为其各有所宜也。补泻之时❹者，与气开阖相合也。九针之名，各不同形者，针穷其所当补泻也。

【校】

❶气实乃热也：《太素》卷十九《知针石篇》无此五字。

❷气虚乃寒也：《太素》无此五字。

❸工：《太素》"工"下有"守"字。按：王注引《针经》"慎守勿失"，似王所据本亦有"守"字。

❹时：林校据《甲乙》"时"下脱"以针为之"四字。

【注】

①针下热：杨上善说："刺寒虚者，得针下热，则为实和也。"

② 针下寒：杨上善说："刺热实者，得针下寒，则为虚和也。"

③ 菀陈：王冰说："菀，积也。陈，久也。言络脉之中血积而久者。"

④ 实与虚：虚则气少而寒，实则气多而温。

⑤ 若无若有：马莳说："其寒温多少，至疾而速，正恍惚于有无之间，真不可易知也。"

⑥ 先后："先后"指标本言。

⑦ 若得若失：杨上善说："失其正法，故得失难定也。"

【语译】

黄帝说道：希望听你讲讲对九针的解释和对虚实的不同治疗方法。岐伯说：针治虚证必须用补的手法，如针下有热感，那正气就算实和了；针刺实证必须用泻的手法，如针下有凉感，那邪气就算虚和了。血分有郁积已久的邪气，应该放出恶血。针刺邪盛的病人，出针以后，不要按闭针孔而应使邪气外泄。所谓"徐而疾则实"，就是说慢慢地出针，出针后，迅速按闭针孔，这样正气就不致外泄。所谓"疾而徐则虚"就是说迅速地出针，出针后，不按闭针孔，这样就可使邪气得以外散。这里所说的虚实，是指气至时凉感和热感的多少而言，如果凉感或热感似有似无，那么疾病的虚实就难以断定了。审察疾病的先后，是要认识病的标与本。掌握病的虚实，医工应该确守针法，不发生错误。假如得失无定，那就是离开治疗法则了。运用虚实的主要关键，是要灵活运用九针，因为九针能适应各种不同的病证。掌握补泻的时候，用针应该与气的开阖相配合。所谓九针，是说针有九种名称，形状各不相同，这九针是根据或补或泻而发挥其作用的。

刺❶实须其虚者，留针阴气隆①至❷，乃去针也；刺虚须其实者，阳气隆至，针下热乃去针也。经气已至，慎守勿失者，勿变更也。深浅在志者，知病之内外也；近远如一②者，深浅其候等也。如临深渊者，不敢堕❸也；手如握虎者，欲其壮③也；神无营于众物者，静志观病人，无左右视也；义无邪下者，欲端以正也；必正其神者，欲瞻病人目，制其神④，令气易行也。所谓三里者，下膝三寸也；所谓跗之❹者，举膝分易见❺也；巨虚⑤者，跻足骱独陷者❻；下廉⑥者，陷下者也。

【校】

❶ 刺：《太素》"刺"下有"其"字。下"刺虚"同。

❷ 阴气隆至：明绿格抄本"至"下有"针下寒"三字。按：明绿格抄本是。阴气隆至、针下寒去针，与下阳气隆至、针下热去针对文。

❸ 堕：守校本"堕"作"惰"。

❹ 跗之：《太素》"跗"作"付"。林校云"跗之"疑作"跗上"。按："上、之"二字，篆文（上·屮）形近易混。"跗上"指冲阳穴言。此所谓冲阳，与上所谓三里之句并列。旧注释此句为取三里法，不合。

❺ 举膝分易见："膝"是"脉"之误字。王注："故曰举膝分易见。"胡本，赵本"膝"并作"脉"。王注之"膝"，既系"脉"之误字，则正文之"膝"字，亦应作"脉"明矣。"分"似系"则"之误字，草书分（乡）则（彡）形近易误。"举脉则易见"，是说取动脉则冲阳穴易见。《吕氏春秋·下肾》高注："举，取也。"

❻ 者：金本"者"作"也"。

【注】

① 隆："隆"作"盛"解。见《生气通天论》王注。

② 近远如一：孙鼎宜说："深者气远，浅者气近，而皆以得气为候，故曰若一。"

③ 壮：王冰说："壮，谓持针坚定也。"

④ 制其神：马莳说："制其神气，使之专一。"

⑤ 巨虚：指上巨虚，又名上廉，穴名，在足三里直下三寸。

⑥ 下廉：即下巨虚，穴名，在上廉下直下三寸。

【语译】

刺实证，要用泻法，留针以待阴气盛来，针下有凉的感觉，然后去针。刺虚证，要用补法，应该待阳气盛来，针下有热的感觉，然后去针。所谓得经气后应该谨慎守候，是说不要轻率地改变手法。所谓应做到针刺的深浅，都装在心里，是要求搞清楚疾病的或内或外。所谓针刺的远近都一样，是说不论病变深浅候气之法是相同的。所谓行针时，要像临近深渊似的，是说不要怠惰大意。所谓持针像手握老虎一样，是说行针需要坚定有力。所谓精神不要注意外界的事物，是说应平心静气地观察病人，不左右张望。所谓下针时，不能倾斜，是说一定要使针保持端正直下。所谓施术时，一定要正病人的神志，是说需要注视病人的眼睛，来控制其精神活动，使经气容易运行。"三里"是膝下外侧三寸处的穴名，"跗上"是冲阳穴，取动脉是容易看清的。巨虚上廉穴，当举足取之，在胫骨外侧独自下陷处。巨虚下廉穴，则在陷中的下部。

帝曰：余闻九针，上应天地四时❶阴阳，愿闻其方，令可传于后世❷以为常也。岐伯曰：夫一天、二地、三人、四时、五音、六律、七星、八风、九野，身❸形亦应之，针各有所宜，故曰九针。人皮应天，人肉应地，人脉应人，人筋应❹时，人声应音，人阴阳合气❺应律，人齿面目应星，人出入气❻应风，人九窍三百六十五络应❼野，故一针皮，二针肉，三针脉，四针筋，五针骨，六针调阴阳，七针益精，八针除风，九针通九窍，除❽三百六十五节气，此之谓各有所主❾也。人心意应八风，人气应天，人发齿耳目五声应五音六律，人阴阳脉血气应地，人肝目应之九。

九窍三百六十五人一以观动静天二以候五色七星应之以候发母泽五音一以候宫商角徵羽六律有余不足应之二地一以候高下有余九野一节腧应之以候闭节三人变一分人候齿泄多血少十分角之变五分以候缓急六分不足三分寒关节第九分四时人寒温燥湿四时一应之以候相反一四方各作解。

按：本节文字残缺。王冰说："此一百二十四字（据林校今有一百二十三字，又亡一字），蠹简烂文，义理残缺，莫可寻究。"姑录原文存疑，以俟今后研究。

【校】

❶ 四时：《类说》卷三十七、《医说》卷二《九针》无"四时"二字。

② 世：《太素》"世"下有"而"字。

③ 身：《太素》"身"作"人"。

④ 应：《太平圣惠方》卷九十九《针经序》引"应"下有"四"字。

⑤ 合气：柯逢时说："依《九针论》'合气'二字衍。"

⑥ 气：《太素》"气"下有"口"字。

⑦ 应：《太平圣惠方》引"应"下有"九"字。

⑧ 除："除"字蒙上误，据《太素》杨注当作"应"。

⑨ 主：《太平圣惠方》引"主"作"立"。

【语译】

黄帝说：我听说九针与天地阴阳，是相应合的，希望听你讲讲其中的道理，使其传流后世，而作为治病的常规。岐伯说：一天、二地、三人、四时、五音、六律、七星、八风、九野，人的形体的各部分与这些是相对应的。而针各有与其相适应的疾病，所以有九针之名。具体地来讲，人的皮肤，如同覆盖万物的天；人的肌肉，如同敦厚的地；脉的盛衰，如同人的壮老；筋在各部功用不同，如同四时气候各异；人的声音与自然界的五音相应合；人的脏腑阴阳，与六律各有调节的情况相类似；人的牙齿面目的排列，像天上的星辰一样；人的呼吸，像自然界的风一样；人的九窍、三百六十五络分布全身，像九野一样。所以第一种针刺皮，第二种针刺肌肉，第三种针刺脉，第四种针刺筋，第五种针刺骨，第六种针调和阴阳，第七种针补益精气，第八种针驱除风邪，第九种针疏通九窍，以应三百六十五节之气，这就是说九针各有它的功能。人的心意，像八风一样变化无常；人的正气，像天一样运行不息；人的发齿耳目，像五音六律一样有条不紊；人的血气阴阳经脉，如同生化万物的大地；人的肝气通目，与九之数相应。

长刺节论篇第五十五

本篇对头痛、寒热、痈肿、少腹有积、寒疝、筋痹、肌痹、骨痹、狂癫、大风等病证的针刺手法，进针穴位，针后反应等分别作了说明。因为本篇补充了"刺节"的道理，所以名为长刺节论。

刺家不诊❶，听病者言，在头，头疾痛，为脏❷针之，刺至骨①，病已上❸，无伤骨肉及皮，皮者道也②。

【校】

❶ 不诊：孙鼎宜说："按'不诊'或为'来诊'。《荀子·大略》：'从诸候不。'杨注：'不当为来。'"

❷ 脏：林校据全元起本无"脏"字。

❸ 病已上：朝本、明绿格抄本"上"并作"止"。按：作"止"是，此谓病愈止针。下"病已止"句式凡三见，可证。

【注】

① 至骨：孙鼎宜说："《秦策》高注：'至犹大也。''至骨'即头之大骨，围二尺六寸者，病在头，故刺之，若其穴，则随证选择。"

② 皮者道也：杨上善说："皮者，乃是取其刺骨肉之道，不得伤余处也。"

【语译】

精于针术的医生来诊病，听病人自诉，病在头部，痛得很厉害，就给他针刺，刺头部的大骨，头不痛了，才止针，不伤及骨肉和皮，皮是针的出入道路，更要注意别损伤。

阴❶刺，入一旁四①处❷，治寒热。深专②者，刺大脏③；迫脏刺背，背❸俞也。刺之迫脏，脏会④，腹中寒热❹去而止。

与刺之要❺，发针而浅出血。

【校】

❶ 阴：《太素》"阴"作"阳"。林校云"阴刺疑是阳刺"，与《太素》合。

❷ 四处：《太素》"四"下无"处"字。

❸ 背背：《太素》"背"下不重"背"字。

❹ 热：《太素》"热"下有"气"字。

❺ 与刺之要："与"字疑为"举"之坏字。"举"有"凡"义。此谓凡刺之要点，出针之时，贵浅出其血，以通络脉。

【注】

① 入一旁四：中间直针一次，左右旁针四次。

② 深专：病邪深入，专攻内脏。

③ 大脏：马莳说："五脏为大脏，而刺五俞即所以刺大脏也。"

④ 脏会：背部俞穴，是脏气聚会之所。

【语译】

阳刺的手法，即中间直刺一次，左右斜针四次，可以治寒热的疾患。病邪深入，而专攻于脏的，可针刺五脏。邪气迫近五脏的，应该刺背俞。迫脏所以应刺背俞，是因为背俞为脏气聚会的所在。针刺时，以腹中寒热已去为止。大概针刺的要点是拔针时要稍微出点血。

治腐❶肿者刺腐❶上，视痈小大深浅刺❷，刺大者多血，小者深之❸，必端内针为故止①。

【校】

❶ 腐：《太素》"腐"作"痈"。林校引全元起本及《甲乙》作"痈"，与《太素》合。

❷ 浅刺：《太素》"浅"下无"刺"字。

❸ 大者多血小者深之：楼英说："'大者多血小者深之'八字，衍文也。'视痈大小深浅刺'七字，取脓之法尽矣备矣。"

【注】

① 必端内针为故止：《吕氏春秋·知度》高注："故，法。"此是说刺痈者，不拘于穴，必以直针为法。"止"语末助词。《甲乙》"止"作"正"，传写增笔致误。

【语译】

治疗痈肿时，就针刺痈上，察看痈的大小深浅，一定要以端直进针为准则。

病在少腹❶有积，刺皮髓❷① 以下，至少腹而止；刺侠脊两旁四椎间，刺两髂髎② 季胁肋间，导腹中气热❸ 下已。

【校】

❶ 少腹：《太素》作"小肠者"。

❷ 皮髓：《太素》作"腹齐"。新校正："骺，误作髓也……骺，骨端也。皮骺者，盖谓脐下横骨之端也。"

❸ 气热：金本作"热气"。

【注】

① 皮髓（tǔ 土）：孙鼎宜说："按《太素》'皮髓'作'腹齐'。据杨注当乙作'齐腹'，犹言从腹以下也。"

② 两髂髎（qiàliáo 恰辽）：马莳说："髂为腰骨。两髂髎者，居髎穴也。"

【语译】

少腹有积聚的疾病，应针刺从腹以下的部位，向下直到少腹为止；然后再针刺第四椎间两旁的孔穴和髂骨两侧的居髎穴，以及季胁肋间等处的穴位，引导腹中热气下行，病就会好的。

病在少❶腹，腹痛❷ 不得大小便，病名日疝①，得之寒，刺少腹两股间❸，刺腰髁骨间，刺而多❹之，尽炅病已②。

【校】

❶ 少："少"作"小"。

❷ 腹痛：《太素》《甲乙》"痛"上并无"腹"字。

❸ 得之寒刺少腹两股间：《甲乙》作"得寒则少腹胀，两股间冷。"

❹ 多："多"疑当作"灸"，"多""灸"形近致误。

【注】

① 疝：《说文·病部》："疝，腹中痛也。"其前阴睾丸肿痛之疝病，与此不同。

② 尽炅病已：张介宾说："俟其少腹尽热，则病已矣。"

【语译】

小腹有病，疼痛并不得大小便，病名叫作疝。这种病，受了寒凉，就感到少腹胀满，两股间发冷。应针刺腰部和髁骨之间，刺后并加灸治，待少腹全部发热，病就痊愈了。

病在筋，筋挛❶节痛，不可以行，名曰筋痹。刺筋上为故，刺分肉❷间，不可中骨也；病起❸筋炅，病已止。

【校】

❶ 挛：《太素》"挛"下有"诸"字。

❷ 分肉：《太素》"分"下无"肉"字。王注："分，谓肉分间有筋维络处也。"是王所据本亦无"肉"字，与《太素》合。

❸ 病起："病起"二字疑衍。据王注无此二字。吴注本删去之，是。

【语译】

病在筋，筋拘挛，关节都痛，不能行动，病名叫作筋痹。刺的准则，是在筋上，刺筋要刺在肌肉相合的地方，不可刺伤骨，刺后如筋有热感，表示病向痊愈，就可停针。

病在肌肤，肌肤尽痛，名曰肌痹，伤于寒湿。刺大分、小分①，多发针而深之，以热为故；无伤筋骨，伤筋骨，痛❶发若变；诸分尽热，病已止。

【校】

❶ 痛：《甲乙》"痛"作"寒"。

【注】

① 大分小分：马莳说："肉之大会为谷，则合谷、阳谷等为大分，肉之小会为溪，则解溪、侠溪等为小分。"

【语译】

病在肌肤，皮肤和肌肉全部疼痛的，叫作肌痹。这种病是受了寒湿的侵犯所引起的。应针刺大分、小分的穴道，针刺要深，要多针几处，以产生热感为准则。不要损伤筋骨，若伤害了筋骨，寒气就会发作而出现病变。假如针刺时大小分肉处都有热感，说明病趋痊愈，就应停针。

病在骨，骨重不可举，骨髓酸痛，寒气至❶，名曰骨痹，深者刺，无伤脉肉为故，其道❷大分、小分，骨热病已止。

【校】

❶ 至：孙鼎宜说："'至'下疑有'骨'字。"

❷ 其道：《太素》"其道"作"至其"。

【语译】

骨部有病，便感到沉重，举动不便。如感到骨髓里酸痛，寒气很大，病名叫作骨痹。应该深刺，以不刺伤脉和肌肉为准则。刺至大分、小分之间，骨部感觉发热，病向痊愈，就可止针。

病在诸阳脉①，且寒且热❶，诸分且寒且热②，名曰狂。刺之虚脉③，视分尽热，病已止。病初发，岁一发，不治，月一发，不治，月四五发，名曰癫病。刺诸分诸脉❷，其无寒者以针调之❸，病❹止。

【校】

❶ 且寒且热：此四字涉下误衍。《太素》杨注："身及四肢诸分且有寒热，名之为狂。"是杨所据本不重"且寒且热"四字。

❷ 诸脉：《甲乙》卷十一第二作"其脉"，连下读。

❸ 其无寒者以针调之：《甲乙》无"其"字，"无"作"尤"，"调"作"补"。

❹ 病：金本、胡本、读本、赵本、吴本、朝本、藏本、熊本、守校本"病"下并有"已"字。

【注】

① 诸阳脉：即手足太阳、少阳、阳明等经脉。

② 且寒且热：张介宾说："且寒且热者，皆阳邪乱其血气，热极则生寒也，故病为狂。"

③ 刺之虚脉：针刺用泻法，实则虚之。

476

【语译】

病从诸阳经脉发生，大小分肉处有时寒时热的感觉，这叫作狂病。针刺应该用泻法，以泄散阳脉的病邪，观察各处分肉，都有了热感，说明病趋痊愈，即可停针。狂病在初得的时候，每年发一次。如不及时治疗，就会发展到每月发作一次。再不治疗，就会发展到每月发作四五次了。这叫作癫病，应针刺大小分肉。如果经脉有异常寒冷的征象，需要用补法。病见好，就可停针。

病风且寒且热，炅汗出，一日数过 ❶，先刺诸分理络脉；汗出且寒且热，三日一刺，百日而已。

【校】

❶ 过：《甲乙》卷七第一中"过"作"欠"。按："欠"疑系"次"之坏字。

【语译】

因受风得病，出现时寒时热的征象，热则汗出，一日发作数次。应先刺分肉皮肤和络脉。若依旧汗出，时寒时热，应该三天针治一次，治疗到一百天，病就会好的。

病大风 ①，骨节重，须眉堕 ❶，名曰大风，刺肌肉 ② 为故，汗出百日，刺骨髓 ③，汗出百日，凡二百日，须眉生而止针。

【校】

❶ 须眉堕：《太素》"堕"作"随落"。按："随"乃"堕"之坏字。《病源》卷二："大风病，须眉堕落。"

【注】

① 大风：即疠风。
② 刺肌肉：张介宾说："刺肌肉，所以泄阳分之毒，风从汗散也。"
③ 刺骨髓：张介宾说："刺骨髓，所以泄阴分之风毒也。"

【语译】

患疠风病，周身骨节沉重、须眉脱落，这就叫作疠风病。治疗时应以针刺肌肉为原则，使之出汗；治疗一百天后，再针刺骨髓，仍应使之出汗，也治疗一百天，前后共二百天，直到须眉重新生长，才可止针。

皮部论篇第五十六

本篇说明十二经脉在皮部的分属部位，以及如何从皮部上所见的络脉色泽来了解邪气侵入人体的程序，从而认识各经疾病，掌握早期治疗。

黄帝问曰：余闻皮有分部①，脉有经纪②，筋有结络③，骨有度量④。其所生病各异⑤，别其分部，左右上下，阴阳所在，病之始终，愿闻其道。

【注】

① 皮有分部：张介宾说："言人身皮肤之外，上下前后，各有其位。"

② 经纪：脉络直行为经，横行为络。

③ 结络：筋之系结为结，连络为络。

④ 骨有度量：指骨之大小长短言。

⑤ 其所生病各异：杨上善说："以其皮脉筋骨各各不同，故皮脉筋骨生病异之。"

【语译】

黄帝说道：我听说皮肤上有十二经脉分属的部位。脉的分布，有横有纵；筋的分布，有结有络；骨的分布，有大小长短。它们所生的疾病各不相同，这就要靠十二经脉在皮肤上所分属的部位来区别，同时要照顾到左右、上下、阴阳的部位以及疾病的发展过程。希望听你具体地讲一讲。

岐伯对曰：欲知皮部以经脉为纪者❶①，诸经皆然。阳明之阳，名曰害蜚②，上❷下③同法。视其部中有浮络④者，皆阳明之络也。其色多青则痛⑤，多黑则痹，黄❸赤则热，多白则寒，五色皆见⑥，则寒热也。络盛则入客于经，阳主外，阴主内。

【校】

❶纪者：《太素》卷九《经脉皮部》"纪"下无"者"字。

❷上：《甲乙》卷二第一下"上"上有"十二经"三字。

❸黄："黄"上脱"多"字，应据《太素》补。

【注】

① 欲知皮部以经脉为纪者：杨上善说："欲知皮之部别，十二经为纲纪也。"

② 害蜚：《素问识》云："按害、盍、阖，古通用。《尔雅·释宫》：'阖谓之扉。''害蜚'即是'阖扉'，门扇之谓。与'阳明为阖'义相通。"

③ 上下：上谓手阳明大肠，下谓足阳明胃经。

④ 浮络：浅在之络脉。

⑤ 其色多青则痛：杨上善说："络脉俱有五色，然众络以色偏多者，候其别病。邪客分肉之间，迫肉初痛，故络青也。"

⑥ 五色皆见：杨上善说："青赤黄等为阳色，白黑为阴色。今二色俱见，当知所病有寒热也。"

【语译】

岐伯答道：要知道皮肤上的分区，是以经脉循行的部位作为联系的，各经都是这样。阳明经的阳络，叫作"害蜚"。手足阳明经是一样的。看到那分部中有浮络的都属阳明的络脉。这些浮络如果大多是青色的，就说明有痛；大多是黑色的，就说明有痹；大多是黄赤色的，就说明有热；大多是白色的，就说明有寒；倘使五种颜色都存在，就是寒热相兼的病。络脉中的邪气盛了，就会向内侵入本经，络属阳主外，经属阴主内。

　　少阳之阳，名曰枢持❶，上下①同法。视其部中有浮络者，皆少阳之络也。络盛则入客于经。故在阳者主内❷，在阴者主出，以渗于内，诸经皆然。

【校】

❶ 枢持：《甲乙》"持"作"抒"。《素问识》："枢抒，即枢轴。"

❷ 故在阳者主内：滑寿说："故在阳者至诸经皆然十九字，上下不相蒙，不知何谓。"按："在阳者"十九字，张琦以为讹误，孙鼎宜以为衍文，吴注本则删此十九字，并与滑说合。

【注】

① 上下：上谓手少阳三焦，下谓足少阳胆。

【语译】

少阳经的阳络，叫作"枢持"，手足少阳经是一样的。看到那分部中有浮络的，都属少阳经的络脉。络脉中的邪气盛了，就会向内侵入本经。

太阳之阳，名曰关枢，上下^①同法。视其部中有浮络者，皆太阳之络也。络盛则入客于经。

【注】

① 上下：上谓手太阳小肠，下谓足太阳膀胱。

【语译】

太阳经的阳络，叫作"关枢"，手足太阳经是一样的。看到那分部中有浮络的，都属太阳经的络脉。络脉中的邪气盛了，就会向内侵入本经。

少阴之阴，名曰枢儒❶，上下^①同法。视其部中有浮络者，皆少阴之络也。络盛则入客于经，其入经也，从阳部^②注于经❷；其出者❸，从阴内❹注于骨。

【校】

❶ 枢儒：《太素》"儒"作"檽"。林校引《甲乙》作"檽"。与《太素》合。《素问识》云："作'檽'似是。檽，柱上承斗之曲木。少阴之阴，取名于枢上柱头之檽，故曰'枢檽'欤？"

❷ 注于经："经"字蒙上误，似当作筋。"经""筋"声误。"注于筋"与下"注于骨"对文。

❸ 其出者：《太素》"其"下有"经"字。按："经"字应在"出"字下。"其

480

经出者"与上"其入经也"对文。

❹ 阴内:《太素》"阴"下无"内"字。按:"阴内"应作"阴部"。"阴部"与上"阳部"对文。《甲乙》卷二第一下作"阴部",但亦衍"内"字。"阴部"谓脉也。

【注】

① 上下:上谓手少阴心,下谓足少阴肾。

② 阳部:孙鼎宜说:"阳部谓络也。"

【语译】

少阴经的阴络,叫作"枢儒",手足少阴经是一样的。看到那分部有浮络的,都属少阴经的络脉。络脉中的邪气盛了,就会向内侵入本经。如果邪气侵入本经时,从络脉注入于筋;如不侵入经,就要从脉注入于骨。

心主❶之阴,名曰害❷肩,上下①同法。视其部中有浮络者,皆心主❶之络也。络盛则入客于经。

【校】

❶ 心主:张琦说:"'心主'当作'厥阴'。"按:张说是,仅举心主,则遗足肝经,故应作"厥阴之阴"。下"心主之络"亦应作"厥阴之络"。

❷ 害:四库本"害"作"寒"。

【注】

① 上下:上谓手厥阴心包,下谓足厥阴肝。

【语译】

厥阴经的阴络,叫作"害肩",手足厥阴经是一样的。看到那分部中有浮络的,都属厥阴经的络脉。络脉的邪气盛了,就会向内侵入本经。

太阴之阴,名曰关蛰❶,上下①同法。视其部中有浮络者,皆太阴之络也,络盛则入客于经。凡十二经络❷脉者,皮之部也。

【校】

❶ 蛰：林校引《甲乙》"蛰"作"执"。

❷ 经络：《太素》"经"下无"络"字。

【注】

① 上下：上谓手太阴肺，下谓足太阴脾。

【语译】

太阴经的阴络，叫作"关蛰"，手足太阴经是一样的。看到那分部中有浮络的，都属于太阴经的络脉。络脉中的邪气盛了，就要向内侵入本经。总之，十二经脉，都是分属于皮肤各个部分的。

是故百病之始生也，必先于皮毛❶，邪中之则腠理开，开则入客于络脉，留而不去，传入于经，留而不去，传入于腑，廪于❷肠胃。邪之始入于皮也，泝然❸起毫毛，开腠理。其入于络也，则络脉盛色变。其入客于经也，则感虚乃陷下①。其留于筋骨之间，寒多则筋挛骨痛；热多则筋弛②骨消，肉烁䐃破③，毛直而败。

【校】

❶ 必先于皮毛：吴注本"毛"作"也"。《太素》《甲乙》"先"下并有"客"字。

❷ 于腑廪于：《类说》卷三十七引"于"下无"腑廪于"三字。

❸ 泝然：《甲乙》"泝"作"淅"。按："泝"是"淅"之坏字。"淅然"寒貌。

【注】

① 感虚乃陷下：王冰说："经虚邪入，故曰感虚，脉虚气少，故陷下也。"

② 弛：松缓。

③ 䐃破：吴崑说："䐃者，肩、肘、髀、厌皮肉也，人热盛则反侧多而皮破也。"

【语译】

因此说，百病的发生，一定是先从皮部开始。病邪中于皮就使腠理开泄，邪气因而侵入络脉，停留不去，就会向内传到经脉，再停留不去，就会传入肠胃。当病邪开始侵入皮的时候，会使人寒栗，毫毛竖起，腠理开泄。病邪侵入络脉时，会使络脉盛满，颜色改变。病邪侵入于经脉的时候，会使人感到虚衰而进一步导致陷下的症状。若病邪留滞在筋骨之间，寒气盛了，就会筋挛骨痛；热气盛了，就会筋骨痿缓，肩、肘等处肌肉败坏，皮毛焦枯。

　　帝曰：夫子言皮之十二部，其生病皆何如？岐伯曰：皮者脉之部①也，邪客于皮则腠理开，开则邪入客于络脉，络脉满则注于经脉，经脉满则入舍于腑脏也，故皮者❶有分部，不与而生大病②也。帝曰：善！

【校】

❶ 皮者：《甲乙》"皮"下无"者"字。按：无"者"字是，与篇首句应。

【注】

① 皮者脉之部：张介宾说："十二经脉，各有其部，察之于皮，其脉可知，故曰'皮者脉之部'。"

② 不与而生大病：杨上善说："与，疗也。在浅不疗，遂生大误。"

【语译】

　　黄帝说：你所说皮的十二部，它发生的病变都是怎样的？岐伯说：皮上是络脉遍布的部分，邪气侵入于皮，则腠理开泄；而腠理开泄，邪气就会侵入络脉；络脉盛满，就会贯注于经脉；经脉盛满，则进而留于腑脏。所以皮有十二经的分布，在络浅病轻的时候，不及时治疗，就会发展为大病。黄帝道：讲得好！

经络论篇第五十七

本篇说明如何从络脉的色泽变化来测知脏腑经络的病变，是色诊部分中的重要文献。

黄帝问曰：夫络脉之见也，其五色各异，青黄赤白黑不同❶，其故何也？岐伯对曰：经有常色而络无常变也。

【校】

❶ 青黄赤白黑不同：《甲乙》卷二第一无此七字。

【语译】

黄帝问道：络脉表现于外，它的五色各不相同，这是什么缘故？岐伯答说：经脉的颜色是不变的，而络脉却没有常色，是变化着的。

帝曰：经之常色何如？岐伯曰：心赤、肺白、肝青、脾黄、肾黑，皆亦❶应其经脉之色也。

【校】

❶ 皆亦：明抄本"皆"下无"亦"字。

【语译】

黄帝说：经脉的常色都是怎样的？岐伯说：心主赤，肺主白，肝主青，脾主黄，肾主黑，这些都是与经脉主色相应的。

帝曰：络❶之阴阳 ①，亦应其经乎？岐伯曰：阴络之色应其经，阳络之色变无常 ②，随四❷时而行也。寒多则凝泣，凝泣则青黑；热多则淖泽③，淖泽则黄赤。此皆常色，谓之无病❸，五色具❹见者，谓之寒热。帝曰：善。

【校】

❶ 络：《太素》卷九《经脉皮部》、《甲乙》"络"上并有"其"字。

❷ 随四：《太素》"随"下无"四"字。

❸ 此皆常色谓之无病：明抄本夹注云："'此皆'八字，当在'随时而行'之下。"

❹ 具：《太素》"具"作"俱"。

【注】

① 络之阴阳：阴络，是深在的络脉；阳络，是浅在的络脉。

② 阴络之色应其经，阳络之色变无常：张介宾说："阴络近经，色则应之，故分五行以配五脏而色有常也；阳络浮显，色不应经，故随四时之气以为进退，而变无常也。"

③ 淖泽：湿润。

【语译】

黄帝问：阴络和阳络，也与其经脉的主色相应吗？岐伯说：阴络的颜色，与其经脉相应，而阳络的颜色就变化无常，它是随着季节的改变而变化的：寒冷过甚，血液就迟滞，因此呈现青黑的颜色；湿热过甚，血液就润泽，因此呈现黄赤的颜色。这都是正常的色泽，是无疾病的。假如五色都显露了，那是过寒或过热所引起的。黄帝说：讲得好！

气穴论篇第五十八

本篇主要介绍人体三百六十五个穴位的分布概况，并说明气穴与孙脉、络脉、经脉、溪谷、荣卫等的关系。

黄帝问曰：余闻气穴^①三百六十五，以应一岁，未知其所❶，愿卒闻之。岐伯稽首再拜对曰：窘乎哉问也！其^②非圣帝，孰能穷^③其道焉！因❷请溢意^④尽言其处。帝捧手逡巡❸而却曰：夫子之开^⑤余道也，目未见其处，耳未闻其数，而目以明，耳以聪矣。岐伯曰：此所谓圣人易语，良马易御也。帝曰：余非圣人之易语也，世言真数^⑥开人意，今余所访❹问者真数，发蒙解惑，未足以论也。然余愿闻夫子溢志尽言其处，令解其意，请藏之金匮，不敢复出。

【校】

❶ 所：《太素》卷十一《气穴》"所"下有"谓"字。

❷ 因：《太素》"因"作"固"。

❸ 逡巡：《太素》作"遵循"。按："逡巡"与"遵循"同为叠韵文部。"遵循"是"逡巡"之假借字。《文选·刘琨劝进表》翰注："逡巡犹退让也。"

❹ 访：《太素》"访"作"方"。按："访""方"通用。"方"时间副词，有"才"义。

【注】

① 气穴：杨上善说："三百六十五穴，十二经脉之气发会之处，故曰气穴。"

② 其："其"假设连词，有"如"义。

③ 穷：推究。

④ 溢意：杨上善说："纵志也。"有畅达之义。

⑤ 开：启发。

⑥ 真数：即脉络之穴数。

【语译】

黄帝说道：我听说人身有三百六十五个孔穴，它们与一年的天数相应，但不知道它们的位置，希望听你讲解一下。岐伯叩头再拜回答说：这个问题，是很令人为难的。如果不是圣帝，谁肯推究这些道理？既然您提出来了，那就让尽情地说明一下这些气穴的所在吧。黄帝拱手谦逊地说：先生讲的，对我很有启发，我的眼睛虽还没有看见所讲的穴位，耳朵虽还没有听到所讲的穴数，但是已经使我耳聪目明地领会了。岐伯说：这就是所谓"圣人容易告语，良马容易驾驭"啊！黄帝说：我并不是你所说的易语的圣人。一般人说，懂得脉络穴数，能够开拓人的思想，现在我所询问的就是这个，不过是希望启发我的蒙昧，解除我的疑惑，还谈不上讨论微妙的道理。然而我听你说要把气穴部位都讲出来，使我了解它的精髓，那么我一定把所记的藏在金匮里，决不失掉它。

岐伯再拜而起曰：臣请言之。背与心相控而痛①，所治天突与十椎②及上纪❶，上纪者，胃脘③也，下纪者，关元④也，背胸邪系❷阴阳左右，如此其病前后痛涩，胸胁痛而不得息，不得卧，上气短气偏❸痛，脉满起⑤，斜出尻脉，络胸胁❹，支心贯鬲，上肩加天突，斜下肩交十椎下❺。

【校】

❶ 纪：《太素》"纪"下有"下纪"二字。

❷ 背胸邪系：《太素》"邪"上无"背胸"二字，"系"作"击"。

❸ 偏：林校云："按别本'偏'一作'满'。"

❹ 络胸胁：《太素》"胸"下无"胁"字。王注"络"下无"胸"字。

❺ 下：《太素》"下"下有"藏"字。杨上善说："下藏者，下络肾藏也。"林校云："详自'背与心相控而痛'至此，疑是《骨空论》文，简脱误于此。"

【注】

① 背与心相控而痛：杨上善说："任脉上于脊里为经络海，其浮而外者，循腹里，当脐上胸，至咽喉，络唇口，故背胸相控痛者，任脉之痛也。"

② 十椎：张介宾说："十椎，督脉之中枢也。此穴诸书不载。"

③ 胃脘：即中脘穴，胃经之募穴。

④ 关元：即关元穴，小肠之募穴。

⑤ 脉满起：高世栻说："谓经脉满盈，从而起也。"

【语译】

岐伯再拜回答说：那么我就说一下吧！背部与胸部互相牵扯而痛，它的治疗方法，是取任脉经的天突穴，督脉经的中枢穴，以及中脘穴、关元穴。由于病邪触及阴阳左右，所以背部胸部才感到涩痛，胸胁痛使人不得呼吸，不能平卧，上气喘息、呼吸短促，或者满闷作痛。这是因为经脉满起以后，就从大络开始，斜出于尻脉，络胸部，支心贯膈，上肩胛，与任脉交会于天突穴，再斜下至肩，而交会于背部十椎下的肾脏。

脏俞五十穴①，腑俞七十二穴②，热俞五十九穴③，水俞五十七穴④，头上五行⑤行五，五五二十五穴，中䏶❶两旁各五，凡十穴，大椎上❷两旁各一，凡二穴，目瞳子浮白二❸穴，两髀厌分❹中二穴，犊鼻二穴，耳中多所闻⑥二穴，眉本⑦二穴，完骨二穴，顶❺中央一穴，枕骨⑧二穴，上关二穴，大迎二穴，下关二穴，天柱二穴，巨虚上下廉❻四穴，曲牙⑨二穴，天突一穴，天府二穴，天牖二穴，扶突二穴，天窗二穴，肩解⑩二穴，关元一穴，委阳二穴，肩贞二穴，瘖门⑪一穴，齐⑫一穴，胸俞十二穴⑬，背俞⑭二穴，膺俞十二穴⑮，分肉⑯二穴，踝上横❼二穴，阴阳跷四穴⑰，水俞在诸分⑱，热俞在气穴⑲，寒热❽俞在两骸厌中⑳二穴，大禁二十五㉑，在天府下五寸❾，凡三百六十五㉒穴，针之所由⑩行也。

【校】

❶ 胳：《太素》"胳"作"侣"，按：作"侣"是。"侣"乃"吕"之假借字。《说文·吕部》："吕，脊骨也。"篆文作"膂"。

❷ 大椎上：《太素》"大椎"作"大杼"。按："上"疑是"下"字之误，篆文"上、下"两字易混。大椎下两旁，正为大杼。《太素》改"大椎"为"大杼"，似未合。

❸ 二："二"上脱"各"字。王注："左右言之，各二为四也。"是王所据本有"各"字。顾观光谓"依前后文例，当云四穴"。其实不如补"各"字，义更明显。

❹ 厌分：《太素》"厌"下无"分"字。按："分"字衍。王注："谓环跳穴，在髀枢后。"林校谓"后当作中"。是王注本原无"分"字，与《太素》合。股外髀枢，名曰髀厌。见《太素》卷八杨注。

❺ 顶：金本、赵本、藏本"顶"并作"项"。《太素》作"项"，与金本合。《图经》卷三："风府，在项发际上一寸。"

❻ 下廉：《太素》"下"下无"廉"字。按：无"廉"字是。《图经》卷五《足阳明胃经》："下廉一名下巨虚，上廉一名上巨虚。"据是，则此两穴，如曰上下廉，则无庸出"巨虚"二字，如曰"巨虚上下"，则不应再有"廉"字。王注本两存之，不合。

❼ 横：《太素》"横"下有"骨"字。顾观光说："依前后文例，当云四穴。"

❽ 寒热：《太素》"寒"下无"热"字。

❾ 天府下五寸：张琦说："按'五里'手阳明穴，与'天府下五寸'不合，疑衍文。"

❿ 由：孙鼎宜说："'由'当作'游'，声误。后文云'游针之居'，是其明证。以所论非直数经穴，乃谓游针之穴。如后世所谓要穴也。"

【注】

① 脏俞五十六：五脏各有井荥输经合，每脏有五穴，为二十五穴，左右相加，就是五十穴。

② 腑俞七十二穴：六腑各有井荥输经合，每腑有六穴，为三十六穴，左右相加，就是七十二穴。

③ 热俞五十九穴：计头部五行，每行各五穴。中行为上星、囟会、前顶、百会、后顶；次两旁为五处、承光、通天、络却、玉枕；又次两旁为临泣、目窗、正营、承灵、脑空。以上共为二十五穴。另外尚有大杼、膺俞、缺盆、风

门，左右共八穴。又有气冲、三里、上巨虚、下巨虚，左右共八穴。又有云门、
髃骨、委中、腰俞，左右共八穴。又魄户、神堂、魄门、意舍、志室，左右共
十穴。总计为五十九穴。

④水俞五十七穴：计尻以上共为五行，每行各五穴。循脊骨当中为督脉
气所发，即脊中、悬枢、命门、腰俞、长强，共五穴；其次夹督脉两旁去脊一
寸五分，为足太阳经脉气所发，即大肠俞、小肠俞、膀胱俞、中脊俞、白环
俞，左右共十穴；又次外夹两旁，去脊三寸，亦为足太阳经脉气所发者，即胃
仓、肓门、志室、胞肓、秩边，左右共十穴。伏兔上各二行，每行各五穴，是
足少阳经脉气所发，即中注、四满、气穴、大赫、横骨，左右共十穴。次夹冲
脉，足少阴经两旁，乃足阳明经脉气所发，即外陵、大巨、水道、归来、气冲，
左右共十穴。踝上各一行，每行六穴，为足少阴，阴跷经脉气所发者，即太冲、
复溜、阴谷、照海、交信、筑宾，左右共十二穴。总计为五十七穴。

⑤行：行列。

⑥耳中多所闻：即听宫穴。

⑦眉本：即攒竹穴。

⑧枕骨：即窍阴穴。

⑨曲牙：沈彤说："牝齿曰牙，其自齿左右转势微曲者曰曲牙，颊车去曲牙
远，惟地仓二穴，侠口旁四分，正当牙曲处。"

⑩肩解：即肩井穴。

⑪瘖门：即痖门穴。

⑫齐：与"脐"同，即神阙穴。

⑬胸俞十二穴：谓俞府、或中、神藏、灵墟、神封、步廊，左右共十二穴。

⑭背俞：张志聪说："即膈俞穴。"在大椎下第七椎间，各开中行一寸五分。

⑮膺俞十二穴：谓云门、中府、周荣、胸乡、天溪、食窦，左右共十二穴。

⑯分肉：穴名。见本书《刺腰痛论》"刺肉里之脉"王注。林校疑为阳辅，
似非是。

⑰阴阳跷四穴：阴跷指照海穴，阳跷指申脉穴，左右共四穴。

⑱水俞在诸分：孙鼎宜说："此申言水热之俞。诸分者，谓肾俞之分廿五，
肾街之分廿，太冲之分十二也，亦即五十七穴之数。"

⑲热俞在气穴：孙鼎宜说："气穴当作'气分'，即五十九穴，以热多在阳
分也。"

⑳两骸厌中：张介宾说："谓膝下外侧骨厌中，足少阳阳关穴也。"

㉑大禁二十五：孙鼎宜说："五里，手阳明穴，以五往而竭其俞，因以

二十五为之别号。"

㉒ 三百六十五:《素问札记》云:"按三百六十五者,盖一岁天之数,此举其大较,不必拘也。注家强实其数,失经旨。"

【语译】

脏俞有五十个穴位,腑俞有七十二个穴位,热俞有五十九个穴位,水俞有五十七个穴位。另外头上有五行,每行五穴,五五共二十五穴;中脊两旁各有五穴,左右共十穴;大椎下两旁大杼二穴,目瞳子浮白各二穴,两侧髀枢中环跳二穴,犊鼻二穴,听宫二穴,攒竹二穴,完骨二穴,项中央风府一穴,窍阴二穴,上关二穴,大迎二穴,下关二穴,天柱二穴,上下巨虚四穴,地仓二穴,天突一穴,天府二穴,天牖二穴,扶突二穴,天窗二穴,肩井二穴,关元一穴,委阳二穴,肩贞二穴,痖门一穴,神阙一穴,胸俞十二穴,膈俞二穴,膺俞十二穴,分肉二穴;踝上横骨、内踝上之交信、外踝上之跗阳,左右共四穴;阴跷阳跷四穴;治水之俞穴在诸分;治热之俞穴在气分;治寒之俞穴在两骸厌中处;禁穴是五里。以上总共是三百六十五穴,是针刺的重要部位。

帝曰:余已知气穴之处,游针之居,愿闻孙络①溪谷,亦有所❶应乎?岐伯曰:孙络❷三百六十五穴会②,亦以❸应一岁,以溢③奇邪,以通荣卫❹,荣卫稽留④,卫散荣溢❺,气竭❻血著⑤,外为发热,内为少气,疾泻无怠,以通荣卫,见而泻之,无问所会。

【校】

❶ 有所:《甲乙》卷三第一"有所"作"各有"。

❷ 络:《甲乙》"络"下有"溪谷"二字。按:有"溪谷"二字非是,与下节"愿闻溪谷之会"不合。

❸ 亦以:《太素》《甲乙》"以"上并无"亦"字。

❹ 以通荣卫:此四字涉下误衍。

❺ 卫散荣溢:此四字疑为"气竭血著"之旁注,羼入正文。

❻ 竭:《太素》"竭"作"浊"。

【注】

① 孙络：比络脉更小，并有极多分支之小络。

② 穴会：张介宾说："孙络之云'穴会'，以络与穴为会也。穴深在内，络浅在外，内外相会，故曰'穴会'。非谓气穴之外，别有三百六十五络穴也。"

③ 溢：《广雅·释诂一》："溢，出也。"

④ 稽留："稽留"同义复词。慧琳《音义》卷四十六引《字林》："稽，留也。""稽留"有停滞之义。

⑤ 著：吴崑说："著，凝结而不流也。"

【语译】

黄帝问道：我已经知道气穴的部位和要穴的所在，还希望听听孙络和溪谷，也各有所应吗？岐伯答道：孙络溪谷与三百六十五穴内外相会，也和一岁相应。孙络的作用，是可以去邪气。如果邪侵入人体，造成荣卫停滞，气粗浊，血凝结，就会在外发热，在内短气，得赶快用针泻其邪气，不能够怠缓，以使荣卫流畅。只要见到以上情况，就用泻法，是不必考虑其穴会的。

帝曰：善❶。愿闻溪谷之会也。岐伯曰：肉❷之大会为谷，肉之❸小会为溪，肉分之间，溪谷之会，以行荣卫，以会❹大气，邪溢❺气壅，脉❻热肉败，荣卫不行，必将为脓❼，内销骨髓，外破大䐃❽，留于节腠，必将为败。积寒留舍，荣卫不居，卷肉缩筋❾，肋肘❿不得伸，内为骨痹，外为不仁，命日不足，大寒留于溪谷也。溪谷三百六十五穴会，亦应一岁，其小痹⓫淫溢①，循脉往来，微针所及，与法相同。

【校】

❶ 善：胡本、读本、赵本、藏本无"善"字。

❷ 肉：《太素》"肉"上有"分"字。

❸ 肉之："肉之"二字蒙上衍。《太素》卷三《阴阳杂说》杨注引无"肉之"二字。

❹ 会：《甲乙》"会"作"舍"。

❺溢：藏本"溢"作"益"。

❻脉：《外科精义》卷上引"脉"作"血"。

❼脓：孙鼎宜说："'脓'失韵，当作'膜'，肉肿起也。"

❽䐃：《太素》《类说》"䐃"并作"腘"。

❾卷肉缩筋：金本、赵本、吴本、朝本"肉"并作"内"。袁刻《太素》"卷"作"寒"。林校引全本"卷"亦作"寒"，与袁刻本合。综上各点，本句应作"寒内缩筋"。

❿肋肘：《太素》"肋肘"作"时"。《类说》引无"肋"字。"肘""时"形误。

⓫痹："痹"字误，据王注应作"寒"。"小寒"与上"大寒"相对。

【注】

① 淫溢：有积渐之义。见《楚辞·九辩》五臣注。盖大寒留于溪谷，固能留积为痹，而小寒积渐，亦能随脉往来，致为痹痛。其因寒致痹，固有大小之分，而微针调治，其法则同。

【语译】

黄帝说：我希望再听听溪谷交会的情况。岐伯说：肌肉的大会合处叫"谷"，小会合处叫"溪"。肌肉纹理之间，那是溪谷的会合之处，可以畅通荣卫，也可以舍止病气。如果外邪亢进，正气壅塞，血热肉坏，荣卫不能通行，肌肉必定要肿起，内部可使骨髓销烁，外表可使大䐃破损。如果邪气留连在骨肉之间，必将成为败证。寒邪长久聚留而不去，荣卫不能正常循行，就会由于内部过寒，筋络为之蜷缩，经常不能伸展，这样，在内可以成为骨痹，在外可以成为不仁，这是大寒留于溪谷所造成的。溪谷与三百六十五穴相会，也和一岁相应。如果属于小寒，积渐长了，也能随脉往来为病，微针可以治疗，治法和一般刺法相同。

帝乃辟左右而起，再拜曰：今日发蒙解惑，藏之金匮，不敢复出，乃藏之金兰之室①，署❶日气穴所在。岐伯曰：孙络之脉别经者，其血盛而当泻者，亦三百六十五脉，并注于络，传注十二络脉❷，非独十四络脉也，内解泻于中者十脉②。

【校】

❶ 署:《太素》"署"下有"之"字。

❷ 传注十二络脉:孙鼎宜说:"'络'当作'经',字误。《吕览·必己》注:'传,犹转。'谓孙络之脉注于络而转注于经。"

【注】

① 金兰之室:藏书之处。

② 内解泻于中者十脉:王冰说:"解,谓骨解之中经络也,虽则别行,然所受邪亦随注泻于五脏之脉,左右各五,故十脉也。"

【语译】

黄帝遣开左右,起身再拜说:今天听到你的讲话,启发了我的愚昧,解决了我的疑惑,我把它藏在金匮里,决不丢掉它。随即藏于金兰之室,署名为"气穴所在"。岐伯说:孙络之脉与经脉的区别,在于其血盛就能够泻注,所以虽也有三百六十五脉,但都贯注于络脉,再转注于十二经脉,它不仅与十四经络相贯通,就是骨解之中经络受邪,也能够内注泻于五脏之脉的。

气府论篇第五十九

　　本篇主要是讨论"气穴"，其所举腧穴，有属本经的，也有属他经的，这与现代针灸循行路线有所不同。全文共划分了手足三阳经、督脉、任脉、冲脉等脉气所发的几个系统。

　　足太阳脉气所发①者七十八❶穴：两眉头②各一，入发至项❷三寸半，旁五③，相去三寸④，其浮气⑤在皮中者凡五行，行五，五五二十五，项中大筋两旁各一⑥，风府两旁各一⑦夹背❸以下至尻尾二十一节⑧，十五❹间各一⑨，五脏之俞各五⑩，六腑之俞各六⑪，委中以下至足小趾旁各六俞⑫。

【校】

❶ 八：《太素》卷十一《气府篇》"八"作"三"。

❷ 项：林校云："'项'当作'顶'。"

❸ 背：《太素》"背"作"脊"。

❹ 五：柯逢时说："依王注'五'当作'三'。"

【注】

① 脉气所发：所发以与本经有关穴位为主，但不一定皆属本经之穴位。

② 两眉头：即攒竹穴。

③ 入发至项三寸半旁五：此指自攒竹入发际，至前顶，其中有神庭、上星、囟会，共长三寸半。前顶在中行，次两行，外两行，故云旁五。

④ 相去三寸：《太素》杨注引《明堂》旁相去一寸半。即头部中行，其次行，五处、承光、通天、络却、玉枕，左右相去中行各一寸半；又次行，临泣、目窗、正营、承灵、脑空，左右相去第二行各一寸半，故曰相去三寸。

⑤ 浮气：谓脉气之浮于巅顶者。

⑥ 项中大筋两旁各一：即天柱二穴。

⑦ 风府两旁各一：即风池二穴。

⑧ 夹背（脊）以下至尻尾二十一节：由大椎至尾骶计二十一节。

⑨ 十五（三）间各一：谓二十一节中有十三椎间，左右各一穴，计附分、魄户、神堂、譩譆、膈关、魂门、阳纲、意舍、胃仓、肓门、志室、胞肓、秩边。

⑩ 五脏之俞各五：即肺俞、心俞、肝俞、脾俞、肾俞。

⑪ 六腑之俞各六：即胃俞、三焦俞、胆俞、大肠俞、小肠俞、膀胱俞。

⑫ 委中以下至足小趾旁各六俞：指委中、昆仑、京骨、束骨、通谷、至阴六穴。

【语译】

足太阳经脉气所发的有七十八个穴位：两眉陷中各一穴，自眉头上行入发至前顶穴，其中有神庭、上星、囟会，共长三寸半，前顶居中行，其左右分次两行和外两行，是从中至两旁，共五行，中行至外行相距三寸。其上浮于头部的经脉之气，共有五行，五五计二十五个穴位。下行至项中大筋两侧左右各有一穴，即天柱穴。风府穴两旁各有一穴，即风池穴。自此下行至脊两旁，从大椎往下至尾骶，有二十一节，其中有十三个椎间，左右各有一个穴位。五脏的俞穴左右各有五个，六腑的俞穴左右各有六个，从委中穴下到足小趾左右各有六穴。

足少阳脉气所发者六十二穴：两角上各二①，直目上发际内各五②，耳前角上各一③，耳前角下各一④，锐发下各一⑤，客主人各一，耳后陷中各一⑥，下关各一，耳下牙车之后各一⑦，缺盆各一，腋下三寸⑧，胁下至胠，八间各一⑨，髀枢中旁❶各一，膝以下至足小趾次趾各六俞⑩。

【校】

❶ 旁："旁"字疑衍。《图经》卷五："环跳穴在髀枢中。"林校谓"旁各一者，谓左右各一穴"。但以本篇文例言之，如"客主人各一，下关各一"，均无"旁"字，而"各一"即指左右二穴，则此"旁"字之为衍文明甚。张琦谓"中"字亦衍，似未必。

【注】

① 两角上各二：高世栻说："角，头角也。从耳之曲鬓，至天冲两角上左右各二。"

② 直目上发际内各五：自瞳孔直上发际内，即临泣、目窗、正营、承灵、脑空左右各五穴。

③ 耳前角上各一：张介宾说："耳前角，曲角也，角上各一，颔厌二穴也。"

④ 耳前角下各一：即悬厘二穴。

⑤ 锐发下各一："锐发"谓发尖锐处，即耳前鬓末。此指和髎穴。

⑥ 耳后陷中各一：谓翳风二穴。

⑦ 耳下牙车之后各一：谓颊车二穴。

⑧ 腋下三寸：指渊腋、辄筋、天池三穴。

⑨ 胁下至胠八间各一：胁下至胠是日月、章门、带脉、五枢、维道、居髎六穴。"间"指胁骨与胁骨之间。

⑩ 膝以下至足小趾次趾各六俞：即阳陵泉、阳辅、丘墟、临泣、侠溪、窍阴六穴。

【语译】

足少阳经脉气所发的有六十二穴：两头角上各有一穴；自瞳孔直上发际内各有五穴；耳前角上各有一穴；耳前角下各有一穴；锐发下各有一穴；客主人穴左右各一；耳后陷中各有一穴；下关穴左右各一；耳下牙车之后各有一穴；缺盆左右各有一穴；腋下三寸、胁下至胠左右各有一穴；髀枢中左右各有一穴；膝以下到足小趾侧次趾，左右足各有六个俞穴。

足阳明脉气所发者六十八穴：额颅发际旁各三①，面鼽骨空各一②，大迎之骨空各一③，人迎各一，缺盆外骨空各一④，膺中骨间各一⑤，侠鸠尾之外，当乳下三寸，侠胃脘各五⑥，侠脐广三❶寸各三⑦，下脐二寸侠之各三⑧，气街动脉各一，伏菟上各一⑨，三里以下至足中趾各八俞⑩，分之所在穴空⑪。

【校】

❶ 三：高注本"三"作"二"。按：作"二寸"，与林校合。

【注】

① 额颅发际旁各三：王冰说："谓悬颅、阳白、头维左右共六穴。"

② 面鼽骨空各一："面鼽"指颧骨，即四白穴。《甲乙》卷三第十："四白，在目下一寸，向顃骨颧空。"

③ 大迎之骨空各一：高士栻说："大迎在颊车下，承浆旁，穴在骨间，故曰大迎之骨空。"

④ 缺盆外骨空各一：即天髎二穴。《针灸大成》卷七云："天髎，肩缺盆中，陷处上有空，起肉上是穴。"

⑤ 膺中骨间各一：即气户、库房、屋翳、膺窗、乳中、乳根六穴，左右共十二穴。

⑥ 侠胃脘各五：谓不容、承满、梁门、关门、太乙五穴，左右共十穴。

⑦ 侠脐广三寸各三：王冰说："广，谓去脐横广也。各三者，谓滑肉门、天枢、外陵也。"

⑧ 下脐二寸侠之各三：王冰说："谓大巨、水道、归来也。"

⑨ 伏菟上各一：谓髀关穴，左右各一。

⑩ 三里以下至足中趾各八俞：谓三里、上廉、下廉、解溪、冲阳、陷谷、内庭、厉兑，左右各八个俞穴。

⑪ 分之所在穴空：王冰说："之，往也，言分而各行往趾间穴空处也。"

【语译】

足阳明经脉气所发的有六十八穴：额颅发际旁各有三穴；颧骨骨空中间各有一穴；大迎穴在骨空陷中左右各一穴；人迎穴左右各一；缺盆外骨空陷中各有一穴；膺中骨中间各有一穴；夹鸠尾穴之外，正当乳下三寸，夹胃脘左右各有五穴；夹脐横开三寸左右各有三穴；下脐二寸，左右各有三穴；气街穴在动脉跳动处左右各一；伏兔上各有一穴；三里以下到足中趾，左右各有八个俞穴，它们分而去往趾间的空窍处。

手太阳脉气所发者三十六穴；目内眦各一①，目外❶各一②，鼽骨下各一③，耳郭上❷各一，耳中各一④，巨骨穴各一，曲腋上骨穴各一⑤，柱骨上陷者各一⑥，上天窗四寸各一⑦，肩解各一⑧，肩解下三寸各一⑨，肘以下至手小指本各六俞⑩。

【校】

【校】

❶外：明绿格抄本"外"下有"眦"字。《资生经》："瞳子髎在目外眦五分。"

❷耳郭上：《甲乙》卷三第十一"郭"作"廓"。按：耳郭上，指耳壳上角之陷凹处，即两角孙穴。

【注】

① 目内眦各一：谓睛明二穴。

② 目外各一：谓瞳子髎二穴。

③ 鼽骨下各一：谓颧髎二穴。

④ 耳中各一：谓听宫二穴。

⑤ 曲腋上骨穴各一：王冰说："谓臑俞二穴，在肩俞后大骨下，胛（原作脾，误。据《甲乙》卷三第十三改。）上廉陷者中。"

⑥ 柱骨上陷者各一：谓肩井二穴。

⑦ 上天窗四寸各一：天窗穴上四寸，当耳后肌部，浮白下一寸，为窍阴穴，左右二穴。

⑧ 肩解各一：谓秉风二穴。

⑨ 肩解下三寸各一：谓天宗二穴。

⑩ 肘以下至手小指本各六俞：张介宾说："脉起于指端，故曰'本'。六腧，谓小海、阳谷、腕骨、后溪、前谷、少泽左右共十二腧。"

【语译】

手太阳经脉气所发的有三十六穴：目内眦各有一穴；目外眦各有一穴；耳廓上各有一穴；巨骨穴左右各一；曲腋上各有一穴；柱骨上陷者中各有一穴；天窗上四寸处各有一穴；肩解部各有一穴；肩解下三寸处各有一穴；肘部以下至手小指端处，各有六个俞穴。

手阳明脉气所发者二十二穴：鼻空外廉、项上各二①，大迎骨空各一②，柱骨之会各一③，髃骨之会各一④，肘以下至手大指次指本各六腧⑤。

【注】

① 鼻空外廉项上各二：高世栻说："鼻孔外廉，迎香穴也；项上，扶突穴

也。左右各二，凡四穴。"

② 大迎骨空各一：吴崑说："大迎穴，一出足阳明，一出乎此，岂手阳明、足阳明二经，所并发者乎？"

③ 柱骨之会各一：高世栻说："柱骨，项骨也。柱骨之会，谓项肩相会之处，两天鼎穴。"

④ 髃骨之会各一：《医宗金鉴》云："髃骨者，肩端之骨，即肩胛骨头臼上之棱骨也。"髃骨之会，即肩臂相会之处，谓肩髃二穴。

⑤ 肘以下至手大指次指本各六腧：谓曲池、阳溪、合谷、三间、二间、商阳六穴。

【语译】

手阳明经脉气所发的有二十二穴：鼻孔外侧和项上各有二穴；大迎穴在骨空中各有一穴；项肩相会之处各有一穴；肩臂相会之处各有一穴；肘部以下至手大指侧的次指间，左右手各有六个腧穴。

手少阳脉气所发者三十二穴：颧骨下各一①，眉后各一②，角上❶各一，下完骨后各一③，项中足太阳之前各一④，侠扶突❷各一，肩贞各一，肩贞下三寸分间各一⑤，肘以下至手小指次指本各六腧⑥。

【校】

❶ 角上：林校云："按足少阳脉中言角下，此云角上，疑此误。"按：林谓此误，系因王注"悬厘"而言。《太素》杨注谓额厌左右二穴，则"角上"不误。

❷ 侠扶突：《太素》"扶"上无"侠"字。杨注："扶突，近手少阳经。"

【注】

① 颧骨下各一：张介宾说："手太阳颧髎二穴，手少阳之气，重出。"

② 眉后各一：谓丝竹空二穴。

③ 下完骨后各一：谓天牖二穴。

④ 项中足太阳之前各一：谓风池二穴。

⑤ 肩贞下三寸分间各一：王冰说："谓肩髎、臑会、消泺各二穴，其穴各在肉分间也。"

⑥肘以下至手小指次指本各六俞：从肘以下至手小指、次指端，有天井、支沟、阳池、中渚、液门、关冲左右各六个腧穴。

【语译】

手少阳经脉气所发的有三十二穴：骱骨下面各有一穴；眉后各有一穴；角上各有一穴；下完骨后各有一穴；项中足太阳之前各有一穴；扶突穴左右各一；肩贞穴左右各一；肩贞穴下三寸，其间左右各有一穴；肘以下到手小指侧的次指端，左右各有六个腧穴。

督脉气所发者二十八穴：项中央二①，发际后中八②，面中三③，大椎以下至尻尾及旁十五穴④，至骶下凡二十一节⑤，脊椎法也。

【注】

① 项中央二：即风府、痖门二穴。

② 发际后中八：张介宾说："前发际以至于后，中行凡八穴：谓神庭、上星、囟会、前顶、百会、后顶、强间、脑户也。内囟会等五穴，重见前足太阳下。"

③ 面中三：高士栻说："面之中央，从鼻至唇，有素髎、水沟、兑端三穴。"

④ 大椎以下至尻尾及旁十五穴：张介宾说："谓大椎、陶道、身柱、神道、灵台、至阳、筋缩、中枢、脊中、悬枢、命门、阳关、腰俞、长强、会阳也。内会阳二穴，属足太阳经，在尻尾两旁，故曰'及旁'，共十六穴。"

⑤ 至骶下凡二十一节：张介宾说："此除项骨而言，若连项骨三节，则共二十四节。"

【语译】

督脉经气所发的有二十八穴：项中央有二穴，前发际中行向后有八穴，面部中央有三穴，大椎以下至尻尾及旁有十五个穴，从大椎至尾骶共二十一节，这是根据脊椎骨来寻找穴位的方法。

任脉之气❶所发者二十八穴：喉中央二①，膺中骨陷中各一②，鸠尾下三寸③，胃脘五寸④，胃脘以下至横骨六寸半

一 ❷⑤，腹脉法也。下阴别一⑥，目下各一⑦，下唇❸一，龂交
一⑧。

【校】

❶ 任脉之气："之"字衍，律以上下文"督脉气""冲脉气"句可证。《图经》卷四《阴交》引无"之"字。

❷ 一：顾观光说："'一'上当脱'寸'字，'寸一'谓每寸一穴也。下冲脉穴正同。"

❸ 下唇："下唇"应乙作"唇下"。与上"目下"句例同。《图经》卷二："承浆，在颐前唇下宛宛中。"

【注】

① 喉中央二：谓廉泉、天突二穴。

② 膺中骨陷中各一：高士栻说："膺中，胸之中行也。骨陷中有璇玑、华盖、紫宫、玉堂、膻中、中庭各一，共六穴。"

③ 鸠尾下三寸：鸠尾骨以下至胃之上脘，计三寸间，有鸠尾、巨阙二穴。《图经》卷四《腹中行》"上脘，去蔽骨三寸"是也。

④ 胃脘五寸：自胃之上脘至神阙穴五寸间，有上脘、中脘、建里、下脘、水分五穴。

⑤ 胃脘以下至横骨六寸半一：自神阙穴至横骨毛际计六寸半，有阴交、气海、石门、关元、中极、曲骨六穴。

⑥ 下阴别一：张介宾说："自曲骨以下，别络两阴之间，为冲督之会，故曰'阴别'。'一'谓会阴也。"

⑦ 目下各一：谓承泣二穴。

⑧ 龂交一：罗树仁说："下齿中央之穴名龂基，属任脉；上齿中央名龂交，属督脉。今于任脉所在之穴，不言龂基，而言龂交者，其意盖以为两龂相交，言一穴而两穴俱在矣。"

【语译】

任脉经气所发的有二十八穴：喉中央有二穴；膺中骨陷中各有一穴；鸠尾下三寸是上脘穴；上脘穴至脐中是五寸，脐中至横骨毛际是六寸半，每寸各有一穴，共计十四穴。这是腹部取穴的方法。下部前后二阴的中间，有会阴穴；目下各有一穴；唇下有一穴；外加龂交一穴。

冲脉气所发者二十二穴：侠鸠尾外各半寸至脐寸一①，侠脐下旁各五分至横骨寸一②，腹脉法也。

【注】

① 侠鸠尾外各半寸至脐寸一：张介宾说："寸一，谓每寸一穴。即幽门、通谷、阴都、石关、商曲、肓俞，左右共十二穴。"幽门在巨阙两旁各五分，肓俞直脐旁五分。

② 侠脐下旁各五分至横骨寸一：高士栻说："并脐下两旁，各开五分，下至横骨，有中注、四满、气穴、大赫、横骨，其穴相去亦一寸也。"

【语译】

冲脉经气所发的有二十二穴：夹鸠尾外两旁各横开半寸到脐部共有六穴，每穴各相距一寸，夹脐两旁各横开五分，而下至横骨部各有五穴，每穴各相距一寸，这是取腹部经脉穴位的方法。

足少阴舌下①，厥阴毛中急脉②各一，手少阴各一③，阴阳跷各一④，手足诸鱼际脉气所发者❶，凡三百六十五穴也。

【校】

❶ 者：孙鼎宜说："'者'下脱'各一'二字。手足共四，故曰诸。手鱼际，肺经穴名，足鱼际，谓足太阴大都穴。"

【注】

① 足少阴舌下：《素问识》云："任脉廉泉之外，有肾经廉泉，此属肾经。马张以任脉廉泉释之，疏矣。"

② 厥阴毛中急脉：张介宾说："急脉在阴毛之中，凡疝气急痛者，上引小腹，下引阴丸，即急脉之验，厥阴脉气所发也。"

③ 手少阴各一：谓阴郄穴。

④ 阴阳跷各一：王冰说："阴跷谓交信穴，阳跷谓附阳穴。"

【语译】

足少阴经脉气所发的在舌下有二穴，厥阴在毛际中各有一急脉穴，手少阴经左右各有一穴，阴跷、阳跷各有一穴，手足的鱼际穴也是脉气所发的。以上共计三百六十五穴。

骨空论篇第六十

本篇主要介绍某些疾病的针灸疗法及所应取的穴位。

黄帝问曰：余闻风者百病之始也，以针治之奈何？岐伯对曰：风从外入^①，令人振寒，汗出头痛，身重恶❶寒，治在风府^②，调其阴阳，不足则补，有余则泻。

大风颈项痛，刺风府，风府在上椎；大风汗出，灸譩譆^③，譩譆在背下侠脊旁三寸所^④，厌^⑤之，令病者呼譩譆，譩譆应手^⑥。

【校】

❶ 恶：《太素》卷十一《骨空》"恶"下有"风"字。

【注】

① 风从外入：高士栻说："风从外入，伤太阳通体之皮肤，故令人振寒；从皮肤而入于肌腠，故汗出；随太阳经脉上行故头痛；周身肌表不和，故身重。"

② 风府："风府"穴名，在项上入发际同身寸之一寸大筋内宛宛中。

③ 譩譆：穴名，在第六椎下两旁距脊各三寸。

④ 所：有"处"义。见《荀子·王霸》杨注。"三寸所"即三寸处。

⑤ 厌："厌"与"厣"古通。《说文·手部》："厣，以指按也。"

⑥ 譩譆应手："譩譆"病痛声。譩譆应手，谓病痛声与手相应。《甲乙》所谓"以手痛按之，病者言譩譆是穴"也。

【语译】

黄帝问道，我听说风邪是一切疾病的根由，如用针刺来治疗，应采取怎样的方法？岐伯答道：风邪从外侵入人体，使人寒战、出汗、头痛、身重、怕风寒，治疗应取风府穴，以调和它的阴阳。若是正气不足的，就用补法；若是邪气有余的，就用泻法。假如感受了大的风邪，就会颈项痛，应刺风府穴。风府在颈椎第一椎上面。若因受大风而汗出，应灸譩譆穴。譩譆穴在背部下第六脊椎旁开三寸，用手指压其穴位，病人就会感觉疼痛而呼出譩譆的声音，此时医者的手指下会觉得跳动。

从风憎风①，刺眉头。失枕②，在肩上横骨间❶。折③，使榆❷臂④，齐肘正，灸脊中。

【校】

❶ 在肩上横骨间：《太素》"上"下有"之"字。按："在"上疑脱"治"字。"失枕"是病状，不是穴名，云"在肩上"不合。杨注："可取肩上横骨间。"足证应有"治"字。取穴似是肩井穴。

❷ 榆：吴本"榆"作"揄"。《太素》作"揄"，与吴本合。

【注】

① 从风憎风："从风"即迎风。《广雅·释诂三》："憎，恶也。"内热外寒，所以恶风。

② 失枕：吴崑说："失枕者，风在颈项，颈痛不利，不能就枕。"

③ 折：顾观光说："折字绝句，痛如折也。"

④ 使榆（揄）臂：张介宾说："揄（榆），引也。谓使病者，引臂下齐肘端，以度脊中，乃其当灸之处。"

【语译】

迎风就怕的病人，应刺眉头攒竹穴。颈项强痛的疾患，应取肩上横骨之间的穴位。臂痛如折的，可使病人伸臂，然后引两肘尖相合寻找正当脊部中央的部位，给以灸治。

胁①络季胁❶引少腹而痛胀，刺譩譆。

【校】

❶ 胁络季胁：《太素》"胁"上有"除"字。按：《甲乙》卷七第一中无"除"字，"胁"下亦无"络"字。盖《太素》以除季胁少腹痛，与上灸脊中合。"胀刺譩譆"另起，故与《素问》《甲乙》并异。

【注】

① 眇（miǎo 秒）：王冰说："眇谓侠脊两旁空软处也。"

【语译】

眇季胁牵引脐下而痛胀的，刺谚谞穴。

腰痛不可以转摇，急引阴卵，刺八髎^①与痛上，八髎在腰尻分^②间。

【注】

① 八髎：《甲乙》卷三第八："上窌（与髎同）在第一空腰髁下一寸，侠脊陷者中，次窌，在第二空，中窌，在第三空，下窌，在第四空。"

② 分：王冰说："分，谓腰尻筋肉分间陷下处。"

【语译】

腰痛不能转侧摇动的，痛极了，牵引睾丸也不舒服，刺八髎穴和疼痛部位。八髎在腰尻骨间孔隙中。

鼠瘘^①，寒热，还刺寒府^❶，寒府在附^❷膝外解营^②，取膝上外者使之拜^③，取足心者使之跪^④。

【校】

❶ 鼠瘘寒热还刺寒府："还"字旧注未详。"还"上疑脱"往"字。"往还"属上为句，应作"鼠瘘，寒热往还，刺寒府"。于文义为顺。又"寒府"，据《太素》杨注似应作"寒热府"。

❷ 在附：《太素》"在"下无"附"字。

【注】

① 鼠瘘：《病源》卷三十四《鼠瘘候》云："鼠瘘者，由饮食不择，虫蛆毒变化入于腑脏，稽留脉内而不出，使人寒热，其根在肺，生于颈腋之间。"

② 解营：是骨缝中间之穴。

③ 使之拜：张志聪说："拜，揖也。取膝上外解之委中者，使之拜，则膝挺而后直，其穴易取。"

④ 使之跪：张志聪说："跪则足折，而涌泉之穴，宛在于足心之横纹间矣。"

得了鼠瘘病，寒热往来，应刺寒府穴，寒府在膝膑外旁的骨缝中。取膝上外侧的孔穴时，要使病人作揖拜的姿式；若取足的涌泉穴则应使病人作跪的姿式。

任脉者，起于中极之下①，以上❶毛际，循腹里上关元，至咽喉，上颐循面入目②。冲脉者，起于气街②，并少阴❸之经，侠脐上行，至胸中而散。任脉为病，男子内结七疝③，女子带下❹瘕聚。冲脉为病，逆气里急④。

【校】

❶ 上：《甲乙》卷二第二"上"作"下"。《太素》卷十《任脉》杨注引皇甫谧录《素问》作"上"，与今《素问》合。

❷ 上颐循面入目：林校云："按《难经》《甲乙》无'上颐循面入目'六字。"按：核今《甲乙》仍有"上颐"六字，盖任脉亦能上行。《太素》杨注引《明堂》云："目下巨窌、承泣左右四穴，有阳跷脉任脉之会，则知任脉亦有分歧上行者。"故上颐循面入目，谓不直交督脉，由足阳明承泣穴，入目内眦之足太阳睛明穴，始交于督脉，总为阴脉之海。

❸ 少阴：林校云："按《难经》《甲乙》少阴作阳明。"按：作"阳明"是。《太素·冲脉》杨注引皇甫谧录《素问》作"阳明"，与林校合。

❹ 带下：《难经·二十九难》"带下"作"为"。

【注】

① 中极之下：中极，穴名，在少腹聚毛处之上毛际。中极之下，谓曲骨之下会阴穴。会阴在两阴间，任脉由会阴而行腹，督脉由会阴而行背。

② 起于气街：《医宗金鉴》卷六十八云："是起于腹气之街，名曰气街者，是谓气所行之街也。"

③ 七疝：是五脏疝及狐疝癥疝。

④ 逆气里急：《难经》丁注云："逆气，腹逆也。里急，腹痛也。"

【语译】

任脉起源于中极穴的下面，上行至毛际，再循腹部的中行上行通过关元穴，直到咽喉，再上颐，循面，最后进入承泣穴。冲脉起源于气街穴，与阳明经相并，夹脐左右上行，到胸中就分散了。任脉如发生病变，在男子为腹部的七种疝病，在女子为瘕聚病。冲脉发生病变，就会气逆上冲，腹内疼痛的。

督脉为病，脊强反折❶。督脉者，起于少腹以下骨中①央。女子入系廷孔②，其孔，溺孔之端也。其络循阴器合篡❷间，绕篡后，别③绕臀，至少阴与巨阳中络者❸合，少阴上股内后廉，贯脊属肾，与太阳起于目内眦，上额交巅，上入络脑，还出别下项，循肩膊，内侠脊抵腰中，入循膂络肾❹；其男子循茎下至篡，与女子等，其少腹直上者，贯脐中央，上贯心入喉，上颐还唇，上系两目之下中央❺。此生病，从少腹上冲心而痛，不得前后④，为冲疝⑤；其女子不孕，癃痔❻遗溺嗌干。督脉生病治督脉，治在骨上⑥，甚者在脐下营⑦。

【校】

❶ 反折：滑抄本"折"作"张"。《难经》、《脉经》卷二第四"反折"作"而厥"。

❷ 篡：《太素》、《甲乙》卷二第二"篡"并作"纂"。按：作"纂"是。《说文》："纂似组而赤。"两阴之间，有一道缝处，其状如纂，故谓之"纂"。

❸ 者："者"字疑衍。核王注原无"者"字。

❹ 肾：《太素》"肾"下有"而止"二字。

❺ 中央：《甲乙》无"中央"二字。

❻ 痔：《太素》卷十《督脉》杨注："有本无'痔'字。"

【注】

① 骨中：杨上善说："骨中，尻下大骨空中也。"

② 廷孔：孙鼎宜说："'廷'当作'阴'，故下文'其孔溺孔之端也'。女子系阴门，男子则循茎端，女无外阴，故变易其文。"

③ 别：经络分歧而行。

④ 不得前后：二便阻闭。

⑤ 为冲疝：是因督脉受病而成之疝。

⑥ 治在骨上："骨上"有指脊骨言者，有指腹下横骨言者，其实脊骨及曲骨各穴，皆为治疗督脉病穴，不必太泥。

⑦ 脐下营：张介宾说："谓脐下一寸阴交穴也。"

【语译】

督脉发生病变，会使脊柱强硬反张。督脉的循行，是起于少腹下髋髀大骨的中间。在女子督脉循行入阴孔，阴孔就是溺道的外端。然后从这里分出一支别络，循着阴户会合于会阴部，绕行于肛门外面。再分支别行绕臀部到少阴，与太阳经的中络相合。少阴经从股内后廉而上，穿过脊柱而连属于肾脏，与足太阳经起于目内眦，上行至额，在巅顶交会，又向里联络于脑，复还出，下项，循着肩膊，内行夹脊，抵达腰中，入内，循膂络于肾而止。在男子，督脉则循阴茎，下至会阴，这与女子是相同的。不同的是，此后它从少腹直上，穿过脐中央，再向上通过心进入喉，又上行到颐，并环绕口唇，再上行系于两目之下。督脉发生病变，气从少腹直上冲心而痛，不能大小便，称为冲疝，如在女子，就有不能怀孕、或小便不利、遗尿、嗌干等病证。总而言之，督脉生了病，还是应从督脉治疗，病轻的话从脊骨或横骨的各穴去治，病重的话就取脐下阴交穴治疗。

其上气有音①者，治其喉中央②，在缺盆中者，其病❶上冲喉者治其渐③，渐者，上❷侠颐也。

【校】

❶ 病：孙鼎宜说："'病'下疑有'气'字。"

❷ 上：孙鼎宜说："'上'字蒙上文衍。"

【注】

① 上气有音：杨上善说："喘鸣声也。"

② 喉中央：杨上善说："廉泉也。"

③ 渐：王冰说："阳明之脉，渐上颐而环唇，故以侠颐名为渐也。"

【语译】

对于那气逆喘鸣有声的病人，治疗时，应取廉泉穴和天突穴。如逆气上冲喉部，就治夹颐处大迎穴。

蹇^①，膝伸不屈，治其楗^②。坐而膝痛，治其机^③。立而暑解❶，治其骸关^④。膝痛，痛及拇指^⑤治其腘^⑤。坐而膝痛如物隐^⑥者，治其关^⑦。膝痛不可屈伸，治其背内^⑧，连䯒若折^⑨，治阳明中输髎^⑩。若别^⑪，治巨阳少阴荣。淫泺^⑫胫酸❷，不能久立，治少阳之维❸，在外❹上五寸。

【校】

❶ 暑解：尤怡说："'暑'当是'骨'字。骨解，言骨散堕如解也。'骨'与'暑'相似，传写之误。"

❷ 胫酸：《太素》无"胫酸"二字。

❸ 维："维"误，应作"络"，核王注原作"络"。

❹ 外：金本"外"下有"踝"字。《太素》、《圣济总录》卷一百九十一并有"踝"字，与金本合。

【注】

① 蹇（jiǎn 剪）：跛，行走困难。

② 楗：张介宾说："股骨曰楗，盖指股中足阳明髀关等穴。"

③ 机：张介宾说："侠臀两旁，骨缝之动处曰机，即足少阳之环跳穴。"

④ 骸关：膝关节部。张介宾说："为足少阳之阳关穴。"

⑤ 拇指　腘：手足大指皆谓之拇。"腘"膝部后方，即膝弯。

⑥ 隐：《国语·齐语》韦注："隐，藏也。"此谓膝痛如其中藏有东西。

⑦ 关：杨上善说："腘上髀枢为关也。"

⑧ 背内：杨上善说："谓足太阳背俞内也。"

⑨ 连䯒若折："䯒"小腿部。"折"，断也。

⑩ 阳明中输髎：高世栻说："髎，骨穴也。中输，足阳明输穴也，五输之穴，前有井荣，后有经合，输居中，故曰中输髎，足中趾间，陷谷穴也。"

⑪ 若别：《图经》卷五："阴谷，治膝痛如离。"彼"如离"，与此"若别"义同。此谓膝痛如离股然。马张注并作"别求治法"解，不合。

⑫ 淫泺：似酸痛而无力。

【语译】

对于行走困难，膝关节能伸不能屈的病人，治疗时，可取股部经穴；坐下而膝痛的，治疗时，可取环跳穴；站立时，感到骨散坠如分开一样的，治疗时可取膝关节经穴；膝痛，痛而牵引到拇指的，刺其膝弯处委中穴；坐下来，膝痛像有东西藏在里面似的，治疗时可取髀枢穴；膝痛不可屈伸的，治疗时可取背部足太阳经的输穴；如疼痛牵连小腿部像折断似的，治疗时可取阳明中输的陷谷穴；膝痛像离股一样的，治疗时可取太阳经、少阴经的荥穴；膝部酸痛无力，不能久立的，治疗时可取少阳之络，穴在外踝上五寸处。

辅骨①上，横骨下为楗②，侠髋为机③，膝解为骸关，侠膝之骨为连骸④，骸下为辅，辅上为腘，腘上为关，头横骨为枕❶。

【校】

❶头横骨为枕：《太素》"头"作"项"。杨上善说："项横骨，项上头后玉枕也。"

【注】

① 辅骨：吴崑说："是膝辅骨。"

② 横骨下为楗：吴崑说："是腰横骨，楗为股骨。"

③ 侠髋为机：张介宾说："髋，两股间也。机，枢机也。侠臀之外，即楗上运动之机，故曰侠髋为机，当环跳穴处是也。"

④ 连骸：《医宗金鉴》卷七十三云："膝盖骨即连骸，亦名髌骨。"

【语译】

辅骨之上，横骨之下叫"楗"；夹髋骨相接的地方叫"机"；膝部关节叫"骸关"；夹膝两旁的高骨叫"连骸"；连骸下面叫"辅骨"；辅骨上面是膝弯，膝弯上骨节动处叫"关"；项后部的横骨叫"枕骨"。

水俞五十七穴者，尻上五行，行五；伏菟上两行，行五，左右各一行，行五；踝上各一行，行六穴。髓空在脑后三❶分，在❷颅际锐骨之下，一在龂基❸①下，一在项后中复骨②下，一在脊骨上空在风府上；脊骨下空，在尻骨下空③，数髓空在面侠鼻④，或骨❹空在口下当两肩；两髆骨空，在髆中之阳⑤，臂骨空在臂❺阳，去踝四寸两骨空❻之间；股骨上空在股阳⑥，出上❼膝四寸；骺骨空在辅骨之上端，股际⑦骨空在毛中动下❽；尻骨空⑧在髀骨之后，相去四寸。扁骨⑨有渗理腠❾，无髓孔，易髓无孔❿。

【校】

❶ 三：胡本、读本、赵本、吴本、明绿格抄本、朝本、藏本、熊本、守校本"三"并作"五"。

❷ 在：明绿格抄本无"在"字。

❸ 龈基：《太素》作"新纂"。

❹ 或骨：沈彤说："'或'即'域'本字。云'或骨'者，以其骨在口颊下，像域之回帀。"

❺ 在臂：《太素》"在"下无"臂"字。

❻ 骨空：《太素》"骨"下无"空"字。

❼ 出上：孙鼎宜说："'出上'二字恐文倒。《诗经·宾之初筵》笺：'出，犹去也。'"

❽ 动下：《太素》："动下有'脉'字。"

❾ 理腠：《太素》"理"下无"腠"字。

❿ 易髓无孔：顾观光说："'易髓'二字当乙转。"按：顾说是。王注："骨若无孔，髓亦无孔。"是王所据本原作"髓易"。"易"作"亦"解。

【注】

① 龈基：张介宾说："唇内上齿缝中曰龈交，则下齿缝中，当为龈基。龈基下者，乃颐下正中骨罅也。"

② 复骨：张介宾说："'复'当作'伏'，盖项骨三节不甚显，故云伏骨下。"

③ 脊骨下空在尻骨下空：林校云："按《甲乙经》长强在脊骶端，正在尻骨下。"

④ 数髓空在面侠鼻：张介宾说："数，数处也，在面者，如足阳明之承泣、巨髎，手太阳之颧髎，足太阳之睛明，手少阳之丝竹空，足少阳之瞳子髎、听会，侠鼻者，如手阳明之迎香等，皆在面之骨空也。"

⑤ 阳："阳"是指外侧。

⑥ 股阳：股面。

⑦ 股际：阴股交会之际。

⑧尻骨空：即尻骨八髎穴。

⑨扁骨：张介宾说："扁骨者，对圆骨而言，圆骨内皆有髓，有髓则有髓孔。扁骨，有血脉渗灌之理，而内无髓。"

【语译】

治水之俞有五十七个孔穴：尻骨上有五行，每行各五穴；伏兔上有两行，每行各五穴；又左右各一行，每行各五穴；足内踝上各一行，每行各六穴。髓穴在脑后五分，颅骨边际锐骨的下面，有一孔在龈基的下面，有一孔在项后伏骨的下面，有一孔在脊骨上孔的风府上面；脊骨下端之空，在尻骨下面的髓孔；在面部夹鼻两旁有数处髓孔，域骨在口颊下，恰当两肩；两肩膊骨空在肩膊中的外侧；臂骨的骨空在外侧，离手踝四寸处两骨的中间；股骨上面的骨孔在股面上至膝四寸的地方；骱骨的骨孔在辅骨的上端；股际的骨孔在阴毛中的动脉下面；尻骨的骨孔在髀骨的后面相去四寸处。扁骨有血脉渗灌的纹理，没有髓孔。

灸寒热之法，先灸❶项大椎，以年为壮①数，次灸橛❷骨，以年为壮数。视背俞陷者灸之②，举❸臂肩上陷者灸之，两季胁之间灸之，外踝上绝骨之端灸之，足小趾次趾间灸之，腨下❹陷脉灸之，外踝后灸之，缺盆骨上切之坚痛❺如筋者灸之，膺中陷骨间灸之，掌束骨下③灸之，脐下关元三寸❻灸之，毛际④动脉灸之，膝下三❼寸分间灸之，足阳明❽跗上动脉灸之，巅上一灸之。犬所啮❾之处灸之三壮，即以犬伤病法灸之。凡当灸二十九❿处，伤食灸之，不已者，必视其经之过于阳者，数刺其俞而药之。

【校】

❶灸：《太素》卷二十六《灸寒热法篇》、《甲乙》卷八第一上"灸"并作"取"。

❷橛：赵本、吴本、藏本"橛"并作"撅"。《太素》作"厥"。按："橛"应作"髋"。《说文》："髋，臀骨也。"

❸ 举：《太素》"举"作"与"。

❹ 腨下：《甲乙》"下"作"上"。按：据杨注谓此为承山穴，自以作"腨下"为合。

❺ 痛：胡本、赵本、吴本"痛"并作"动"。

❻ 脐下关元三寸："关元"与"三寸"二字误倒，应作"脐下三寸关元"。

❼ 膝下三：《甲乙》"膝"作"脐"，"三"作"二"。

❽ 明：《太素》"明"下有"灸之"二字。林校引《甲乙》及全本有"灸之"二字，与《太素》合。

❾ 啮：《太素》作"嚛"。按：作"嚛"是。《说文》："嚛，噬也。"

❿ 九：《太素》"九"作"七"。

【注】

① 壮：孙鼎宜说："'壮'灸之创痕也。创之浅者曰伤。《易·大壮》释文引郭璞云：'今淮南呼壮为伤。'"

② 背俞陷者灸之：张介宾说："背俞皆足太阳经穴陷下之处，即经气之不足者，故灸之。"

③ 掌束骨下：高世栻说："束骨，横骨也。掌束骨下，犹言掌下束骨，谓横骨缝中，大陵二穴。"

④ 毛际：生阴毛处之边缘。

【语译】

灸寒热证的方法是，先灸项后的大椎穴，根据病人年龄来决定艾灸创伤的深度。次灸尾骶骨的尾闾穴，也是以年龄为艾灸的壮数。察看背部有凹陷的地方用灸法，与臂肩上有凹陷的地方用灸法，两季胁间的京门穴用灸法，足外踝上绝骨的阳辅穴用灸法，足小趾次趾间的侠溪穴用灸法，腨下凹陷处的承山穴用灸法，外踝后的昆仑穴用灸法，缺盆骨上切按坚动如筋的用灸法，膺中陷骨间的天突穴用灸法，掌横骨下的阳池穴用灸法，脐下三寸的关元穴用灸法，毛际边缘有动脉跳动处的气冲穴用灸法，膝下三寸的三里穴用灸法，足阳明经用灸法，足跗上动脉处的冲阳穴用灸法，头顶上的百会穴用灸法。被犬咬的，可就犬所咬处灸三壮，按着犬伤病法灸治。以上灸寒热的部位共有二十九处，因伤食而发寒热的，如用灸法还不见好，一定要细察它经脉过盛的地方。多刺它的腧穴，同时配合药物治疗。

水热穴论篇第六十一

　　本篇主要介绍治疗水病和热病的腧穴，并论述了它的机理。另外，还说明了针刺深浅必须结合四时的问题。

　　黄帝问曰：少阴何以主肾？肾何以主水？岐伯对曰：肾者，至阴①也，至❶阴者，盛水②也；肺者，太阴❷也。少阴者，冬脉也，故其本在肾，其末在肺③，皆积水也。帝曰：肾何以能聚水而生病？岐伯曰：肾者，胃之关也❸④，关门❹不利，故聚水而从其类⑤也。上下溢于皮肤，故为胕肿❺，胕肿者，聚水而生病也。

【校】

　❶ 至：《太素》卷十一《气穴》无"至"字。

　❷ 肺者太阴：《太素》作"肾者少阴"。按：《太素》是。盖帝两问，岐伯先以"肾者至阴"，以应"肾何以主水"，继以"肾者少阴"，以应"少阴何以主肾"，语意显然。传写误以下有"其末在肺"之句，故改"肾者少阴"为"肺者太阴"，以求合下文。其实肾脉上入肺中，故云"末在肺"，杨王两注并及之，奈何不细察耶！

　❸ 也：《太素》"也"作"闭"。

　❹ 门：赵本"门"作"阀"，朝本作"闭"。《太素》作"闭"，与朝本合。《释音》出"阀"字，似宋人所见本作"阀"，是赵本作"阀"所本。"阀""闭"义同。

　❺ 胕肿：《医垒元戎》卷十引"胕"作"跗"。按：作"跗"非。"胕"与"疛"义通。《说文·疒部》："疛，小腹病。""胕肿"即腹肿，盖腹水也。王注："肺肾俱溢，故聚水于腹中而生病。"所释甚确。或以"胕"与"浮"通，而以

"胕肿"为浮肿，于义似未切。

【注】

① 至阴：杨上善说："至，极也，肾者，阴之极也。"

② 盛水：马莳说："肾居下焦，为阴中之阴，水为阴，肾亦为阴，水病乃盛水也。"

③ 其本在肾其末在肺：姚止庵说："水原于肾，故云本；由肾而溢于肺，故云末也。"

④ 胃之关也：姚止庵说："肾主化气，而命门之火，实生脾胃土，肾足则气通，肾虚则气闷。胃以肾为通塞者，实以肾为胃之本原，不可不知也。"

⑤ 故聚水而从其类：王冰说："关闭则水积，水积则气停，气停则水生，水生则气溢，气水同类，故云关闭不利，聚水而从其类。"

【语译】

黄帝问道：少阴为什么主肾？肾又为什么主水？岐伯答道：肾是至阴之脏，而阴属水，所以说肾是主水的脏器。肾属少阴，这是因为少阴在冬季最旺，而冬季正是与水相应的。因此水肿的病，它的根本在肾，它的标末在肺，肺肾两脏如不健全，都能够积水为病。黄帝又问道：肾为什么能够积水而生病呢？岐伯说：肾就好比胃的闸门，闸门不灵活了，就会积聚水液并使邪气猖獗，水液上下泛溢于皮肤，其内会发生腹水，发生腹水的原因，就是水液的不断积聚。

帝曰：诸水皆生❶于肾乎？岐伯曰：肾者，牝脏①也，地气上者❷属于肾，而生水液也，故曰至阴。勇而劳甚则肾❸汗出，肾汗出逢于风❹，内不得入于脏腑❺，外不得越于皮肤，客于玄❻府，行于皮里❼，传为胕肿②，本之于肾，名曰风水③。所谓玄府者，汗空也⑧。

【校】

❶ 生：《甲乙》"生"作"主"。

❷ 上者：《医垒元戎》引无此二字。

❸ 勇而劳甚则肾：《圣济总录》卷七十九《风水》引"勇"上有"故人"二字。孙鼎宜说："'肾'字蒙上'甚'字声衍。"

516

❹ 肾汗出逢于风:《太素》"汗"上无"肾"字,"逢"下无"于"字。

❺ 入于脏腑:《太素》作"入其脏"。

❻ 玄:《太素》"玄"作"六"。

❼ 里:四库本"里"作"肤"。《太素》作"肤",与四库本合。

❽ 所谓玄府者汗空也:《太素》无此八字。

【注】

① 牝脏:阴脏。

② 胕肿:指浮肿。似与前"故为胕肿"义异。

③ 名曰风水:孙鼎宜说:"以肾主水,故曰'本之于肾'。逢风得之,故又名曰'风水'。"

【语译】

黄帝问道:一切水病,都是由肾脏导致的吗?岐伯答道:肾是阴脏,地气与肾相通而生为水液,所以叫作至阴。假如有人自恃其勇,入房或劳力过甚,就会汗出,当汗出的时候,遇到风邪,汗孔骤闭,余汗未尽,向内不得回到其脏,向外不能泄于皮肤,就会滞留在六腑,流走于皮肤,最后形成浮肿。这种病是由肾的病变所导致的,又因感风而成,所以叫作风水。

帝曰:水俞五十七处①者,是何❶主也?岐伯曰:肾俞②五十七穴,积阴之所聚也,水所从出入也③。尻上五行行五者,此❷肾俞,故水病下为胕❸肿大腹,上为喘呼④,不得卧者,标本俱病,故肺为喘呼,肾为水肿,肺为逆❹不得卧,分为相输俱受者⑤,水气之所留也。伏兔上各二行行五⑥者,此肾之街❺也,三阴之所交结于脚⑦也。踝上各一行行六⑧者,此肾脉之下行也,名曰太冲。凡五十七穴者,皆脏之阴络❻,水之所客也⑨。

【校】

❶ 何:《太素》:"何"下有"所"字。

❷ 此:《太素》"此"下有"皆"字。

❸ 胕：金本、赵本、吴本、熊本"胕"并作"胕"。

❹ 逆：《太素》"逆"下有"故"字。

❺ 街："街"作"所冲"。

❻ 皆脏之阴络：《太素》作"皆脏阴之所终也"。

【注】

① 处：作"穴"解，此与下"肾腧五十七穴"异文同义。

② 肾俞：孙鼎宜说："肾主水，故水俞统名肾俞，非谓足少阴一经之穴也。"

③ 水所从出入也：姚止庵说："肾俞为水俞，肾居于内，俞应于外，肾病有积聚，于是水从俞而出入矣。"

④ 喘呼：喘息疾促。慧琳《音义》卷三十引《考声》云："呼，出息也，气出喉有声也。"王注以"呼"为"大呼"，不切。

⑤ 分为相输俱受者：高世栻说："肾气上升，肺气下降，上下分行，相为输布。今俱受病者，乃水气之所留聚也。"

⑥ 伏兔上各二行行五：伸腿时，股部有肉隆起，状如伏兔，故名之。在伏兔以上，每侧各二行，每一行各有五穴。

⑦ 三阴之所交结于脚：指足太阴交出厥阴之前，上膝股内前廉；足少阴上股内后廉；足厥阴交出太阴之后，上腘内廉。"脚"作"胫"解。见《说文·肉部》是从膝盖到脚跟的一段。

⑧ 踝上各一行行六：张介宾说："踝上各一行，独指足少阴肾经而言，行六穴，则大钟、照海、复溜、交信、筑宾、阴谷是也。"

⑨ 水之所客也：杨上善说："是等诸穴，皆肾之阴脏所终之输，水客之舍也。"

【语译】

黄帝问道：治疗水病的腧穴有五十七处，它们究竟和什么相关联呢？岐伯说：肾腧五十七穴，是阴气积聚的地方，也是水液从此出入的地方。尻上有五行，每行有五个穴，五五二十五穴，这是督脉和足太阳经脉所主的腧穴。所以有了水病，就会下见浮肿与腹部膨大，在上部则出现喘息急促，不能平卧，这是标本同病：喘呼属肺，水肿属肾。肺被上逆的水气所迫，就不能平卧，肺肾本是互相输应的，现在同时受病了，这就是由于水气稽留的关系。伏兔上各有两行，每行五个穴，这是肾气通行的道路，而和肝脾二经交结在小腿下；足内踝上各有一行，每行有六个穴，这是肾脉下行的部分，叫作太冲。以上五十七个穴，都是脏的阴络，也是水液所停留的地方。

帝曰：春取络脉分肉①何也？岐伯曰：春者木始治，肝气始❶生，肝气急，其风疾，经脉常深，其气少，不能深入，故取络脉分肉❷间。

【校】

❶ 气始：《太素》卷十一《变输》"气"下无"始"字。

❷ 肉：《甲乙》卷五第一上"肉"下有"之"字。

【注】

① 春取络脉分肉：此谓针宜浅刺，刺及络脉分肉即可。《素问识》云："本节论四时刺法，与水热穴义不太涉，疑是他篇错简。"

【语译】

黄帝道：春天针刺，要取络脉分肉，为什么？岐伯说：春天是草木开始生发的季节，与之相应的肝脏之气自然也呈现出生意。肝气的性能很急，它的变动像风一般的迅速。因为经脉深藏，而在春时，其气还少，不能深入到经脉，所以只能浅刺，取络脉分肉之间。

帝曰：夏取盛经分腠，何也？岐伯曰：夏者火始治，心气始长，脉瘦气弱①，阳气留❶溢，热熏分腠❷，内至于经，故取盛经分腠，绝肤而病去者②，邪居浅也。所谓盛经者，阳脉也。

【校】

❶ 留：《太素》《甲乙》"留"作"流"，与林校引别本合。

❷ 热熏分腠：《甲乙》作"血温于腠"。

【注】

① 脉瘦气弱：马莳说："脏气始长，其脉尚瘦，其气尚弱。因为心气始长，所以脉气未盛。"

② 绝肤而病去者：姚止庵说："夏热气浮，邪居阳分，用针不必太深。'绝

肤'谓但绝其皮肤而病邪已去也。"

【语译】

黄帝问道：夏天针刺，要取盛经分腠，为什么？岐伯说：夏天是火当令，人体内与之相应的心气也开始旺盛起来，因此虽然脉瘦气弱，却充满了阳气。热气熏蒸于分腠之间，向内进入经脉，所以应取盛经分腠。针刺只透过皮肤，病邪就会外出，这是因为病邪处于浅表的关系。所谓的"盛经"，就是阳脉。

帝曰：秋取经输^①何也？岐伯曰：秋者金始治，肺将收杀❶，金将胜火，阳气在合，阴气初胜，湿气及体^②，阴气未盛，未能深入，故取输以泻阴邪，取合以虚阳邪^③，阳气始衰，故取于合。

【校】

❶ 肺将收杀："杀"疑误，似应"敛"，"杀""敛"形近致误。《尚书大传·尧典》注："秋，收敛貌。"以收敛应秋，而即以之应肺。至以杀喻秋，有曰"肃杀"，"肃杀"双声，"收杀"则不词。

【注】

① 经输：张介宾说："输应夏，经应长夏，皆阳分之穴。"

② 湿气及体：初秋是湿土主气，易侵人体。

③ 取输以泻阴邪，取合以虚阳邪：姚止庵说："肺以太渊为输，以尺泽为合。"孙鼎宜说："阳邪，谓六腑之邪。"

【语译】

黄帝问道：秋天刺法，要取经输，为什么？岐伯说：秋天是金当令，人体与之相应的肺脏，表现了收敛之象。金气旺了，反要胜火，阳气在经脉的合穴，阴气只是刚旺起来，它侵犯人体，但不是太盛，还不能深入，所以应取输穴以泻阴邪，取合穴以泻阳邪，因阳气初衰，所以要取合穴。

帝曰：冬取井荣❶何也？岐伯曰：冬者水始治，肾方闭^①，阳气衰少，阴气坚盛^②，巨阳伏沉^②，阳脉❸乃去，故取井以下阴逆，取荣❶以实阳气③。故曰冬取井荣，春不鼽衄④，此之谓也。

【校】

❶ 荣：金本、胡本、吴本"荣"并作"荥"。

❷ 坚盛：《太素》作"紧"。

❸ 脉：赵本、朝本"脉"作"气"。

【注】

① 方闭：姚止庵说："方闭，谓初冬也，阳衰阴盛，冬至之后，一阳始生。"

② 巨阳伏沉：足太阳气伏沉在骨。

③ 实阳气：姚止庵说："冬阴寒逆，抑之使下，冬阳气微，实之为贵。《甲乙》《千金》'实'作'通'非也，元起作'遣'尤非。"

④ 冬取井荣春不鼽衄：吴崑说："冬时取其在下之井荣，则下无逆阴，故春时木气升发，亦无鼽衄之患。"

【语译】

黄帝问道：冬天针刺，要取井荣，为什么？岐伯答道：冬天是水当令，人体内与之相应的肾脏就呈现出阳衰阴盛的气象。足太阳经气伏沉在骨，阳气随之下行，故取井穴以抑制阴逆的太过，取荥穴以充实阳气的不足。所以说"冬取井荥，春不鼽衄"，就是这个道理。

帝曰：夫子言治热病五十九腧，余论❶其意，未能领❷别其处，愿闻其处，因闻其意。岐伯曰：头上五行行五者，以越诸阳之热逆也①；大杼、膺俞、缺盆、背俞，此八者，以泻胸中之热也；气街、三里、巨虚上下廉，此八者，以泻胃中之热也；云门、髃骨、委中、髓空②，此八者，以泻四肢之热也；五脏俞旁五③，此十者，以泻五脏之热也，凡此五十九穴者，皆热之左右④也。

【校】

❶ 论："论"疑误，似应作"谕"，"论""谕"形近致误。《广雅·释言》："谕，晓也。"

❷ 能领：《太素》卷十一《气穴》"能"下无"领"字。

【注】

① 以越诸阳之热逆也：热之逆上于头者，即刺头上二十五俞以泻之。

② 髓空：正名腰俞。见本书《刺热篇》王注。据经文谓云门等穴为"此八者"，分明指左右穴言，则腰俞当为双穴，与今言"腰俞"为单穴者不合，旧注于此并略。罗树仁谓："'长强'与'腰俞'同在二十一椎下，或'长强'居中，'腰俞'居其两旁。"是否？录俟明达。

③ 五脏俞旁五：每一脏俞之旁，各有一穴，两侧共有十穴。

④ 左右：犹云"经过"。见《汉书·楼护传》颜注。这是说五十九穴，皆热之所经过，故可刺而泻之。

【语译】

黄帝道：夫子所说治疗热病的五十九个腧穴，我已经明白了它们的大概，但还不能分清腧穴的部位，现在希望听一下其部位的所在和它们的作用。岐伯说：头上五行，每行五穴，能够泻诸阳经上逆的热邪。大杼、膺俞、缺盆、背俞，这八个穴，可以泻除胸中的热邪。气街、三里、上巨虚、下巨虚，这八个穴，可以泻胃中的热邪。云门、髃骨、委中、髓空，这八个穴，可以泻四肢的热邪。以上五十九个穴位，都是热邪所经过的，可以刺而泻之。

帝曰：人伤于寒而传❶为热，何也？岐伯曰：夫寒盛❷则生热也。

【校】

❶ 传："传"应作"转"，"传""转"声形易误。王注："故人伤于寒，转而为热。"是王所据本原作"转"。《文选·风赋》善注，《太平御览》卷三十四《时序部》引并作"转"，与王注合。

❷ 盛：《太素》"盛"作"甚"。

【语译】

黄帝道：人受了寒邪，会转为发热，这是什么缘故？岐伯说：寒邪太甚，就会郁而发热。

调经论篇第六十二

本篇主要说明外邪侵袭人体，由经络传入脏腑，而引起阴阳失调之病理变化；并指出神、气、血、形、志之各种虚实症状及治疗方法。

黄帝问曰：余闻刺法言，有余泻之，不足补之，何谓有余？何谓不足？岐伯对曰：有余有五，不足亦❶有五，帝欲何问？帝曰：愿尽闻之。岐伯曰：神有❷余有不足，气有余有不足，血有余有不足，形有余有不足，志有余有不足，凡此十者，其气不等①也。

【校】

❶ 亦：《太素》卷二十四《虚实补泻》"亦"作"又"。

❷ 神有：《甲乙》卷六第三"泻有"下叠"有"字。按："神有"之"有"，传疑副词，与"或"义同。此犹云神或有余，或不足。下气血形志同。

【注】

① 凡此十者其气不等：杨上善说："神气血形志，各有补泻，故有十数，名曰'不等'，又此十种补泻，极理以论，随气漫衍，变化无穷，故曰不等。"

【语译】

黄帝问道：我听到刺法上说，病属有余的用泻法，病属不足的用补法。但是怎样是有余，怎样是不足呢？岐伯答说：有余的有五种，不足的也有五种，你要问哪一种呢？黄帝道：希望全都听听！岐伯说：神有有余和不足，气有有余和不足，血有有余和不足，形有有余和不足，志有有余和不足。这十种情况随气漫衍，变化无穷。

帝曰：人有精气津液、四肢、九窍、五脏、十六部^①、三百六十五节^②，乃生百病，百病之生，皆有虚实。今夫子乃言有余有五，不足亦有五，何以生之乎？岐伯曰：皆生于五脏也。夫心藏神，肺藏气，肝藏血，脾藏肉，肾藏志，而此成❶形。志意通❷，内连骨髓，而成身形五脏❸。五脏之道，皆出于经隧^③，以行血气，血气不和，百病乃变化而生，是故守经隧焉。

【校】

❶ 此成：明绿格抄本"此"作"各"。于鬯说："'此成'二字盖倒。此者，此五脏也，'成此形'成五脏之形也。与下文'身形'别。"

❷ 通：《甲乙》"通"下有"达"字。

❸ 身形五脏：林校云："按《甲乙经》无'五脏'二字。"核今《甲乙》无"身"字。高氏《直解》据林校删"五脏"二字，是。

【注】

① 十六部：张志聪说："此指手足经脉十二、跷脉二、督脉一、任脉一，共十六部。"

② 节：姚止庵说："节指骨节。"

③ 经隧：谓孔穴，经脉流行之道。

【语译】

黄帝问道：人有精气津液、四肢、九窍、五脏、十六部、三百六十五节，能够发生各种疾病，而各种疾病的发生，各有虚实的不同。现在，先生只说有余的有五种，不足的也有五种，它们究竟是怎样发生的呢？岐伯说：都是由于五脏发生的。心藏神，肺藏气，肝藏血，脾藏肉，肾藏志，因而成了五脏的形态。而志意通达，与内部骨髓互相联系，这就成了人的整个形体，五脏之间相互联系的通道，都是出自经穴之间，从而使血气得以运行。假如血气不能调和，各种疾病就会因而发生。所以诊断治疗，是要以经脉作为依据的。

帝曰：神有余不足何如？岐伯曰：神有余则笑不休，神不足则悲❶，血气未并①，五脏安定❷，邪客于形，洒淅❸起于毫毛，未入于经络也，故命曰神之微②。帝曰：补泻奈何？岐伯曰：神有余，则泻其小络之血❹，出血勿之深斥③，无中其大经④，神气乃平。神不足者，视其虚络，按❺而致之，刺而利❻之，无出其血，无泄其气，以通其经，神气乃平。帝曰：刺微奈何？岐伯曰：按摩勿释，著针勿斥，移气于不足❼，神气乃得复。

【校】

❶ 悲：《太素》《甲乙》"悲"并作"忧"。于鬯说："作'忧'为是。上文云：'神有余则笑不休。''忧''休'叶韵。'忧'古作'㥑'，'㥑'与'悲'形似而误。"

❷ 定：《太素》"定"下有"神不定则"四字。杨上善说："神者身之主，故神顺理而动，则其神必安，神安则百体和适，和则腠理周密，周密则风寒暑湿无如之何。若忘神任情，则哀乐妄作，作则喜怒动形，动则腠理开发，腠理开则邪气竞入，竞入为灾，遂成百病。"

❸ 洒淅：《太素》作"洫沂"。《甲乙》作"凄厥"。张文虎说："凄厥亦寒貌，与'洒淅'文异义同，'洫'与'洒'形近而讹，'沂'则'淅'之坏字。"

❹ 小络之血：守校本"血"作"脉"。按：作"脉"是。王注："故可泻其小络之脉出其血。"是王所据本原作"脉"。

❺ 按：《太素》《甲乙》"按"并作"切"。

❻ 利：《甲乙》"利"作"和"。

❼ 移气于不足：林校云："按《甲乙经》及《太素》作'移气于足'，无'不'字。"

【注】

① 血气未并：张介宾说："并，偏聚也。邪之中人，久而不散，则或并于气，或并于血，病乃甚矣。"

② 神之微：王冰说："邪始起于毫毛，尚在于小络，神之微病。"

③ 勿之深斥：王冰说："斥，推也。勿深推针。"

④ 大经：大经脉。

【语译】

黄帝问道：神有余和不足的情况是怎样的？岐伯说：神有余就大笑不止，神不足就易发忧虑。如果病邪尚未与血气相混杂，那么，五脏还是安定的。这时病邪只是滞留在形体中，恶寒只是起于肌表毫毛，尚未入于经络，这叫作微邪的神病。黄帝又道：治疗时怎样使用补泻之法呢？岐伯说：神有余的就刺小络之脉，使之出血，但不要推针深刺，更不要刺伤大的经脉，这样，神气就自然平调了。神不足的要用补法，看准那虚络，按摩以达病所，再配合以针刺，不使出血，也不使其气外泄，只是疏通它的经脉，神气就平调了。黄帝又问道：针刺微邪应该怎样！岐伯说：按摩病处，不要松歇，针刺时不向深推，只是导移病人之气，使之充足，神气就可得到恢复。

帝曰：善！有❶余不足奈何？岐伯曰：气有余则喘咳上气，不足则息❷利气。血气未并，五脏安定，皮肤微病，命曰白气①微泄。帝曰：补泻奈何？岐伯曰：气有余，则泻其经隧②，无伤其经，无出其血，无泄其气；不足，则补其经隧，无出其气。帝曰：刺微奈何？岐伯曰：按摩勿释，出针视之，曰我❸将深之，适人❹必革，精气自伏，邪气散乱，无所休❺息，气泄腠理，真气乃相得。

【校】

❶有：金本、胡本、读本、赵本、吴本、明绿格抄本、朝本、藏本、守校本"有"上并有"气"字。《太素》有"气"字，与各本合。

❷息："息"下脱"不"字。《灵枢·本神》："肺气虚，则鼻塞不利，少气。"

❸我：《甲乙》"我"作"故"。按："故"与"固"通用。"固"表态副词。

❹人：《太素》萧校引《甲乙》"人"作"入"。按：作"入"似是。"适"时间副词，有"才"义。上曰"我将深之"。此曰"适入必革"者，谓才入针则改而浅刺。王冰所谓"谓其深而浅刺之"者是。

❺休：《太素》"休"作"伏"。

【注】

① 白气：杨上善说："五色气中，肺为白气。"

② 泻其经隧：杨上善说："经隧者，手太阴之别，从手太阴走手阳明，乃是手太阴向手阳明之道。故曰'经隧'，隧，道也。欲通脏腑阴阳，故补泻之，皆取其正经别走之络也。"

【语译】

黄帝道：很好！气有余和不足的情况是怎样的？岐伯说：气有余就喘咳、上逆；气不足就鼻息不利、气短。如果邪气尚未与气血相混杂，那么五脏还是安定的。这时皮肤只是微病，其势尚轻，这叫作肺气微虚。黄帝又问道：补泻的方法怎样？岐伯说：气有余就泻它的经隧，但不要伤了它的经脉，不能使它出血，不能使它气泄。如气不足的，就要补它的经隧，不能使它出气。黄帝又问道：针刺微病时应怎样？岐伯说：应按摩病处，不要松懈，同时拿针告诉病人，本来应该深刺的，但刚进针时一定得改而浅刺。这样病人的精气自然贯注于内，而邪气就散乱于浅表，无处留止；邪气从腠理发泄了，真气自然就能恢复正常。

帝曰：善！血有余不足奈何？岐伯曰：血有余则怒，不足则恐❶；血气未并，五脏安定，孙络水❷溢，则经❸有留血①。帝曰：补泻奈何？岐伯曰：血有余，则泻其盛经出其❹血②；不足，则视❺其虚经内针其脉中③，久留而视④；脉大，疾出其针，无令血泄。帝曰：刺留血奈何？岐伯曰：视其血络，刺出其血，无令恶血得入于经，以成其疾。

【校】

❶ 恐：《太素》"恐"作"悲"。《甲乙》作"慧"。林校引全本及《甲乙》并作"悲"。则今《甲乙》作"慧"误。

❷ 水：金本、赵本、明绿格抄本、朝本"水"并作"外"。

❸ 经：《甲乙》"经"作"络"。

❹ 其："其"字蒙上衍。

❺ 视：《太素》"视"作"补"。按：作"补"是。"补"与上"泻"对文。

【注】

① 经有留血：经内血行不畅，而有留滞现象。

② 泻其盛经出其血：杨上善说："泻其盛经出血，所以不怒。"

③ 内针其脉中：于鬯说："内针二字当句。'其脉中'对下文'脉大'而言。脉不大故曰中。《汉书·律历志》颜注所谓'中不大不小也'。其脉中而不大，则不可即出针，故云久留而视；其脉大而过中，针又不可留，故下文云脉大，疾出其针也。"

④ 久留而视：于鬯说："按此云'久留而视'与上之'出针视之'。视究何视？窃谓视病人之目也，即《针解》所云'欲瞻病人目，制其神，令气易行'也。若为视其针，则两视之并闲文矣。"

【语译】

黄帝说：很好！血不足和有余的情况是怎样的？岐伯说：血有余就易发怒，血不足就易悲忧。如果邪气尚未与血气相混杂，五脏还安定。只是孙络邪盛外溢，络内就会有留血现象。黄帝又问道：补泻的方法怎样？岐伯说：血有余就泻其气充盛的经脉，使之出血；血不足，就补其气虚弱的经脉。在进针后，如病人脉搏不大不小，留针时间就要稍长，并注意病人的目光；如脉见洪大，就要立刻拔针，不能使它出血。黄帝又问道：刺留血的方法怎样？岐伯说：看准那有留血的络脉，刺出其血，但注意不要让恶血流入经脉，而引起其他疾病。

帝曰：善！形有余不足奈何？岐伯曰：形有余则腹胀，泾❶溲①不利，不足则四肢不用。血气未并，五脏安定，肌肉蠕❷动，命曰微风②。帝曰：补泻奈何？岐伯曰：形有余则泻其阳经③，不足则补其阳络③。帝曰：刺微奈何？岐伯曰：取分肉间，无中其经，无伤其络，卫气得复，邪气乃索④。

【校】

❶ 泾：《太素》无"泾"字。

❷ 蠕：《太素》"蠕"作"濡"。《甲乙》作"溢"。按：作"濡"作"溢"，并非是。"蠕"篆作"蝡"。《说文·虫部》："蝡，动也。"《荀子·劝学》杨注："蠕，微动也。"肌肉蠕蠕然微动，即肉瞤也。

① 溲：小便也。

② 微风：吴崑说："风为动物，故动者命曰微风。"

③ 阳经　阳络：张志聪说："阳，谓阳明也，阳明与太阳为表里，盖皮肤气分为阳，脾所主在肌肉，故当从阳而补泻，泻刺其经者，从内而出于外也；补刺其络者，从外而入于内也。"

④ 索：王冰说："索，散尽也。"

【语译】

黄帝道：很好！形有余和不足的情况是怎样的？岐伯说：形有余就腹部发胀，小便不利；形不足则手足不灵活。如果邪气尚未与血气相混杂，五脏还安定，仅是肌肉有些蠕蠕微动的感觉，这叫作"微风"。黄帝又问道：补泻的方法怎样？岐伯说：形有余就泻足阳明胃经之气，形不足就补足阳明胃经的络脉之气。黄帝又问道：针刺微风之病应怎样？岐伯说：刺其分肉间以散其邪，不要刺中经脉，也不要伤到络脉，使卫气能够恢复，那么邪气就消散了。

帝曰：善！志有余不足奈何？岐伯曰：志有余则腹胀飧泄❶，不足则厥①，血气未并，五脏安定，骨节有动❷②。帝曰：补泻奈何？岐伯曰：志有余则泻然筋血者❸，不足则补其复溜③。帝曰：刺未并奈何？岐伯曰：即取之，无中其经，邪所❹乃能立虚。

【校】

❶ 飧泄：《圣济经》卷四第四吴注引无此二字。

❷ 动：《甲乙》"动"作"伤"。

❸ 然筋血者：林校云："详诸处引然谷者，多云'然骨之前血者'。疑少'骨之'二字。'前'字误作'筋'字。"按：林校是。《缪刺论》："邪客于足少阴之络，无积者，刺然骨之前出血。"

❹ 邪所：《太素》"邪所"作"以邪"。《甲乙》作"以去其邪"。按：《甲乙》是。核王注"不求穴腧，直取居邪之处"，似王所据本原作"以取其邪"。《甲乙》"去"字，疑为"取"之声误。

【注】

① 厥：杨上善说："足厥冷也。"

② 骨节有动：骨节里似有微动之感觉。

③ 复溜：穴名，属足少阴经，在内踝上二寸处。

【语译】

黄帝道：很好！志有余和不足的情形是怎样的呢？岐伯说：志有余就要腹胀，志不足就足厥冷。如果邪气尚未与气血相混杂，那么五脏还是安定的，只是骨节里有微动的感觉。黄帝又道：补泻的方法是怎样的？岐伯说：志有余就刺泻然谷出血，志不足就在复溜穴采取补法。黄帝又问道：在邪气与血气尚未相并的时候，怎样刺呢？岐伯说：就刺骨节微动的地方，不要刺中它的经脉，只刺邪所留止处，病邪就可马上除去了。

帝曰：善！余已闻虚实之形①，不知其何以生？岐伯曰：气血以❶并，阴阳相倾②，气乱于卫，血逆❷于经，血气离居，一实一虚。血并于阴，气并于阳，故为惊狂；血并于阳，气并于阴，乃为炅中③；血并于上④，气并于下，心烦惋❸善怒；血并于下，气并于上⑤，乱❹而喜忘。帝曰：血并于阴，气并于阳，如❺是血气离居，何者为实？何者为虚？岐伯曰：血气者，喜温而恶寒，寒则泣不能流，温则消而去之⑥，是故气之所并为血虚，血之所并为气虚⑦。

【校】

❶ 以：赵本"以"作"已"。

❷ 逆：《太素》卷二十四《虚实所生》"逆"作"留"。按：作"逆"是。"逆"与上"乱"字相偶。

❸ 惋：《太素》"惋"作"悗"。《甲乙》作"闷"。明抄本夹注云"惋宜作悦"。"悗"与"闷"通。

❹ 乱：《太素》"乱"上有"气"字。

❺ 如：《太素》"如"作"于"。

【注】

①虚实之形：杨上善说："形，状也，虚实之状，已闻于上，虚实所生，犹未知之，故复请也。"

②阴阳相倾：张介宾说："倾，倾陷也。气为阳，故乱于卫，血为阴，故逆于经，阴阳不和，则气血离居。故实者偏实，虚者偏虚，彼此相倾也。"

③炅中：内热。

④血并于上：姚止庵说："血者生于心而藏于肝，血并于上，则血偏盛而气自并于下，下冲其上，心与肝动，故令烦惋善怒。"

⑤气并于上：姚止庵说："气者蓄于丹田，则神自清而精自摄；今并于上，则气尽升而血自并于下，上离乎下，精神涣散，故令乱而喜忘。"

⑥温则消而去之：马莳说："温则消释而易行。"

⑦气之所并为血虚，血之所并为气虚：王冰说："气并于血则血少，故血虚。血并于气则气少，故气虚。""并"谓偏胜。

【语译】

黄帝道：很好！我已经听到关于虚实的各种表现，但还不知道它们是怎样产生的？岐伯说：虚实的发生，是由于邪气与血气相混杂，以致阴阳相互间失去平衡。这样，气窜乱于卫分，血逆行于经络，血气都离了本位，就形成了一虚一实的情况。如果血与阴邪相混，气与阳邪相混，就会发生惊狂的病证。如果血与阳邪相混，气与阴邪相混，就会发生内热的病证。如果血与邪气在人体上部相混杂，气与邪气在人体下部相混杂，就会使人心中烦闷、多怒。如果血与邪气在下部相混杂，气与邪气在人体上部相混杂，就会使人气乱、健忘。黄帝道：血与阴邪相混，气与阳邪相混，像这样血气离了本位的情况，怎样才算是实，怎样才算是虚呢？岐伯说：血和气都是喜温暖而恶寒冷的，寒冷会使血气涩滞不能畅通，温暖就能使血气消释而易于运行。所以气若偏胜，就有血虚的现象；而血若偏胜了，就有气虚的现象。

帝曰：人之所有者，血与气耳。今夫子乃言❶血并为虚，气并为虚，是无实乎？岐伯曰：有者为实，无者为虚，故气并则无血①，血并则无气①，今血与气相失②，故为虚焉。络之与

孙脉俱输 ❷ 于经，血与气并，则为实焉。血之与气并走于上，则为大厥 ③，厥则暴死，气 ❸ 复反则生，不反则死。

【校】

❶ 言：四库本"言"作"曰"。

❷ 孙脉俱输：明绿格抄本"孙脉"作"孙络"。《甲乙》"输"作"注"。

❸ 气：《太素》无"气"字。杨上善说："手足还暖复生。"

【注】

① 无血　无气：张介宾说："有血无气，是血实气虚也；有气无血，是气实血虚也。"

② 今血与气相失：孙鼎宜说："'今'字衍，气血不可相离，偏胜则为相失。"

③ 大厥：张介宾说："血气并走于上，则上实下虚，下虚则阴脱，阴脱则根本离绝，而下厥上竭，是为大厥。"

【语译】

黄帝道：人体最重要的，就是血和气了，现在您却说血偏胜，气偏胜都是虚，那么就没有实了吗？岐伯说：多余的就叫作实，不足的就叫作虚。因为，气偏胜，血就显得不足，血偏胜，气就显得不足。加之血和气失掉了正常的相互联系，所以就成为虚了。大络和孙络里的血气，那是流注到经脉去的，如果血与气相混杂，那就成为实了。如血和气混杂后，循着经络上逆，就会发生大厥的病证。得了大厥病，就会突然昏死过去，如手足还暖就能活，否则就会死去。

帝曰：实者何道从来？虚者何道从去①？虚实之要，愿闻其故。岐伯曰：夫阴与阳②，皆有俞会，阳注于阴，阴满之外③，阴阳匀 ❶ 平，以充其形，九候若一，命曰平人。夫邪之 ❷ 生也，或生于阴，或生于阳④。其生于阳者，得之风雨寒暑 ❸；其生于阴者，得之饮食居处 ❹、阴阳⑤喜怒。

【校】

❶ 匀：《太素》"匀"作"旬"。《甲乙》作"绌"。按：作"绌"误。"匀"

与“均”同，“均”与“旬”通。阴阳均平，谓阴阳平衡，无所偏也。

❷ 之：《甲乙》“之”下有“所”字。

❸ 暑：“暑”字误，应作“湿”。以下帝问“寒湿伤人”律之可证。

❹ 居处：《太素》《甲乙》“居处”作“起居”。

【注】

① 实者何道从来，虚者何道从去：杨上善说：“血气何道来入此经为实，何道而去此经为虚也。”

② 夫阴与阳：此阴阳以经脉言。

③ 外：杨上善说：“脏腑阴阳之脉，皆有别走输会相通，如足阳明从丰隆之穴，别走足太阴；太阴从公孙之穴，别走足阳明，故曰‘外’也。”

④ 或生于阴，或生于阳：张琦说：“内因曰生于阴，外感曰生于阳。”

⑤ 阴阳：此阴阳指男女言。

【语译】

黄帝道：实是从什么渠道来的？虚又是从什么渠道去的？关于虚实的关键，我希望听你讲一讲这其中的缘故。岐伯说：阴经和阳经，都有输入和会合的腧穴。阳经的气血，灌注到阴经，阴经气血充满了，就流走于他处，这样阴阳得以平衡，从而充实人的形体，使九候的脉象也表现一致，就称为正常的人。凡邪气产生的病变，有生于阴的内伤，有生于阳的外因。生于阳的，是受了风雨寒暑的侵袭；生于阴的，是由于饮食不节、起居失常、情欲过度、喜怒无恒等缘故。

帝曰：风雨之伤人奈何？岐伯曰：风雨之伤人也，先客于皮肤，传入于孙脉，孙脉满则传入于络脉，络脉满则输于大❶经脉，血气与邪并客于分腠之间，其脉坚大，故曰实。实者外坚❷充满，不可按之❸，按之则痛。帝曰：寒湿之伤人奈何？岐伯曰：寒湿之中人也，皮肤不收❹，肌肉坚紧❺，荣血泣，卫气去，故曰虚。虚者聂辟❻，气不足❼，按之则气足以温之，故快然而不痛。

【校】

❶ 则输于大:《甲乙》"则输"作"乃注"。孙鼎宜说:"'大'字疑衍。"

❷ 外坚:孙鼎宜说:"'外坚'当作'外邪',蒙上文误。"

❸ 按之:《太素》《甲乙》"按"下并无"之"字。

❹ 皮肤不收:《太素》《甲乙》"肤"下并无"不"字。按:无"不"字是。"皮肤收"与下"肌肉坚"意义一贯。杨注:"收者,言皮肤急而聚也。"

❺ 坚紧:《太素》"坚"下无"紧"字。

❻ 聂辟:《太素》"聂"作"慑",《甲乙》作"摄"。张琦说:"摄辟,怯弱恐惧之义。"

❼ 足:《太素》《甲乙》"足"下并有"血泣"二字。

【语译】

黄帝道:风雨伤害人的情况是怎样的呢？岐伯说:风雨的伤人是先侵入皮肤,然后传入孙脉,孙脉满再传到络脉,络脉满就注入到经脉,血气和邪气相混杂侵袭分肉腠理之间,其脉象呈坚大,所以说是实证。实证外表有坚实充满的样子,肌肤上不能够按触,按触就会发生疼痛。黄帝又问:寒湿伤害人的情况是怎样的呢？岐伯说:寒湿的伤人,会使皮肤急聚,肌肉坚紧,营血凝涩,卫气耗散,所以说是虚证。病虚的人,常有恐怯的感觉,气不够用。如经按触,就会血脉流畅,而气也就足了,像有温暖似的,所以就觉得舒服而不痛了。

帝曰:善！阴之生实奈何？岐伯曰:喜怒①不节,则阴气上逆,上逆则下虚,下虚则阳气走之,故曰实矣。帝曰:阴之生虚奈何？岐伯曰:喜❶则气下,悲则气消,消则脉虚空❷,因寒饮食,寒气熏满❸,则血泣气去,故曰虚矣。

【校】

❶ 喜:"喜"字误,似应作"恐"。本书《举痛论》:"恐则气下。"

❷ 虚空:《太素》"虚"下无"空"字。

❸ 熏满:《甲乙》作"动脏"。《太素》"满"作"脏"。

【注】

① 喜怒:"喜怒"偏义复词,此侧指怒言。林校以"喜"为剩文,非是。

【语译】

黄帝道：很好！阴分发生的实证是怎样的？岐伯说：多怒不加节制，就会使阴气上逆。如果阴气上逆，下部的阴气就要不足，阳气就来凑合，所以说是实证。黄帝又道：阴分发生的虚证是怎样的？岐伯说：如恐惧太过，就会使气下陷；悲哀太过，就会使气消散；气消耗，血脉就虚了，若再吃了寒冷的饮食，寒气伤了脏气，就会使血涩滞而气耗散，所以说是虚证。

帝曰：经言阳虚则外寒，阴虚则内热，阳盛则外热，阴盛则内寒，余已闻之矣，不知其所由然也。岐伯曰：阳受气于上焦①，以温皮肤分肉之间，令❶寒气在外，则上焦不通，上焦不❷通，则寒气❸独留于外，故寒栗。帝曰：阴虚生内热奈何？岐伯曰：有所劳倦，形气衰少，谷气不盛，上焦不行，下脘❹不通②，胃气热，热气❺熏胸中，故内热。帝曰：阳盛生外热奈何？岐伯曰：上焦不通❻利，则皮肤致密，腠理闭塞，玄府❼③不通，卫气不得泄越，故外热④。帝曰：阴盛生内寒奈何？岐伯曰：厥气上逆，寒气积于胸中而不泻，不泻❽则温气⑤去，寒独留，则血凝❾泣，凝❿则脉不通，其脉盛大以涩⑥，故中寒⓫。

【校】

❶ 令：金本、读本、赵本、朝本"令"并作"今"。

❷ 上焦不：《太素》、《甲乙》、《病源》卷十二《寒热候》"不"上并不叠"上焦"二字。

❸ 寒气：《太素》《甲乙》《病源》"寒"下并无"气"字。

❹ 下脘：《甲乙》"下脘"作"下焦"。

❺ 热气：《甲乙》《病源》并无"热气"二字。

❻ 通："通"字似涉下"玄府不通"衍。

❼ 玄府：《太素》《甲乙》《病源》并无"玄府"二字。

❽ 不泻：吴本无"不泻"二字。

❾ 凝：《太素》"凝"作"㳠"。

❿ 凝：《太素》《病源》"凝"并作"血㳠泣"。

⓫ 中寒："中寒"据杨注应作"寒中"。《卫生宝鉴》卷六引作"寒中"，与杨注合。

【注】

① 阳受气于上焦：杨上善说："阳，卫气也。卫出上焦，尽行阳二十五周，以温皮肤分肉之间。"

② 上焦不行，下脘不通：高世栻说："上焦不能宣五谷味，故上焦不行；下脘不能化谷之精，故下脘不通。"

③ 玄府：即汗孔。

④ 故外热：张介宾说："外伤寒邪，则上焦不通，肌表闭塞，卫气郁聚，无所流行，而为外热。"

⑤ 温气：即阳气。

⑥ 其脉盛大以涩：《素问识》云："厥气上逆故盛大，血凝泣故脉涩。"

【语译】

黄帝道：古经上所说的阳虚就产生外寒，阴虚就产生内热，阳盛就产生外热，阴盛就产生内寒。我已听到了这种说法，但不知其所以然。岐伯说：诸阳都是受气于上焦的，它的功用是温养腠理之间。现在寒气侵袭于外，就会使上焦之气不能达于肤腠之间，以致寒独留在外表，所以发生恶寒战栗的症状。黄帝又道：阴虚产生内热是怎么回事？岐伯说：假如劳倦过度，形体气力就会衰疲，脾胃之气也会不足，结果上焦不能宣五谷之味，下脘不能化谷之精，胃气郁遏而生热，上熏胸中，所以阴虚会发生内热。黄帝又问：阳盛产生外热是怎样？岐伯说：由于上焦不利，就使皮肤紧密，腠理闭塞不通，卫气不能发泄外越，所以就发生外热。黄帝又问道：阴盛产生内寒是怎样的！岐伯说：由于厥逆之气向上，寒气积在胸中而不得下泄，就使阳气散去，而寒独留，因而血液凝涩，血液凝涩就使脉不通畅，其脉盛大而兼涩象，所以成为寒中。

帝曰：阴与阳并❶，血气以并，病形以成，刺之奈何？岐伯曰：刺此者，取之经隧，取血于营，取气于卫①，用形哉②，因四时多少高下③。帝曰：血气以并，病形以成，阴阳相倾，补泻奈何？岐伯曰：泻实者气盛乃内针，针与气俱内❷，以开其门，如④利其户；针与气俱出，精气不伤，邪气乃下⑤，外门不闭，以出其疾；摇大其道，如利其路，是谓大泻，必切而出⑥，大气⑦乃屈。帝曰：补虚奈何？岐伯曰：持针勿置⑧，以定其意，候呼内针⑨，气出针入⑩，针空四塞，精无从去，方实而疾出针⑪，气入针出，热不得还❸，闭塞其门，邪气布散，精气乃得存，动气候时❹，近气不失，远气乃来，是谓追之⑫。

【校】

❶ 阴与阳并：《太素》作"阴之与阳"。

❷ 俱内：《素问校讹》引古抄本"俱"下无"内"字。

❸ 还：《太素》"还"作"环"。按："还""环"义同。《史记·李将军传正义》："还谓转也。"

❹ 动气候时：《太素》作"动无后时"。林校引《甲乙》与《太素》合。今《甲乙》脱"无"字。"动无后时"谓及时入针出针。

【注】

① 取之经隧取血于营取气于卫：杨上善说："刺已成病法有三别，一则刺于大经别走之道。'隧，道也'，别走之道，通阴阳道也。二则刺于脉中营血，三则刺于脉外卫气。"

② 用形哉：吴崑说："言因其形之长短、阔狭肥瘦而施针法也。"

③ 因四时多少高下：吴崑说："如曰以月死生为痏数，多少之谓也；春时腧在颈项，夏时腧在胸胁，秋时腧在肩背，冬时腧在腰股，高下之谓也。"

④ 如：滑寿说："如读曰而。"按："如"承接连词，故有"而"义。下"如利其路"之"如"同。

⑤ 下："下"作"减"解。见《后汉书·仲长统传》贤注。

⑥ 切而出：王冰说："切，谓急也，言急出其针也。"

⑦ 大气：谓大邪气，亦即相并之盛气。

⑧ 持针勿置：杨上善说："持针勿置于肉中，先须安神定意，然后下针。若

医者志意散乱，针下气之虚实有无，皆不得知，故须定意也。"

⑨ 候呼内针：杨上善说："人之呼气，身上有孔，其气皆出，故所针孔气出之时内针，欲令有气从针而入，不使气泄，所以候呼内针者也。"

⑩ 气出针入：杨上善说："呼气出时针入穴者，欲使针空四塞，不泄正气也。"

⑪ 方实而疾出针："方"有"正"义。此谓候气正实而疾出针。

⑫ 追之：即补虚之法。

【语译】

黄帝道：阴与阳相混杂，同时又与血气相混杂，病已经形成，刺治的方法应怎样？岐伯说：刺治这样的病证，取其经隧刺之，并刺脉中营血和脉外卫气，同时还要观察病人形体的长短肥瘦和四时气候的不同，而采取或多或少、或高或下的刺法。黄帝又道：邪气已经和血气相混杂，病形已成，阴阳失去了平衡，这时补法和泻法怎样运用呢？岐伯说：泻实的方法是在邪气盛时进针，使针与气一起入内，从而开放邪气外泄的门户。拔针时，要使气和针一同出来，人的精气不受伤，邪气就会消退。针孔不能闭塞，以让邪气都出尽，这就要摇大针孔，从而通利邪气外出的道路，这就叫作大泻。拔针时一定要急出其针，邪气就会退的。黄帝又问：补虚的方法又是怎样的？岐伯说：拿着针先不要忙着刺入病人肉里，必须安神定志，等待病人呼气之时下针，呼气出而针入。这样，针孔四围紧密，使精气没有地方泄去。待气正实的时候迅速把针拔出，气入而针出。这样，针下的热气不能随针而出，等于堵住了其散失之路，而邪气就会散去，人的精气就得以保存了。总而言之，在针刺时，不论入针还是出针都要不失时机，使已得之气不致从针孔外泄散失，使未至之气能够引导而来，这就叫作补法。

帝曰：夫子言虚实者❶有十①，生于五脏，五脏❷五脉耳，夫十二经脉皆生其❸病，今夫子独言五脏，夫十二经脉者，皆络三百六十五节②，节有病必被③经脉，经脉之病，皆有虚实，何以合④之？岐伯曰：五脏者，故⑤得六腑与为表里，经络肢节，各生虚实，其^❹病所居，随而调之。病在脉，调之血；病在血，调之络^⑥；病在气，调之卫；病在肉，调之分肉^⑦；病在筋，调之筋；病在骨，调之骨^❺；燔针劫刺其下及与^⑧急者；病在骨，焠^❻针药熨；病不知^❼所痛，两跷为上^⑨；身形有痛，九候莫病，则缪刺^⑩之；痛^❽在于左而右脉病者，巨^❾刺^⑪之。必谨察其九候，针道备^❿矣。

【校】

❶ 实者：《太素》《甲乙》"实"下并无"者"字。

❷ 五脏：《甲乙》无"五脏"二字。

❸ 其：《太素》《甲乙》"其"并作"百"。

❹ 其：《太素》《甲乙》"其"上并有"视"字。

❺ 病在骨调之骨：《太素》无此六字。按：下"燔针劫刺其下及与急者"，紧承调筋而言。如以"病在骨调之骨"六字，横格其中，则上下文义不属。且此六字与下"病在骨"文复，衍误甚明。

❻ 焠：《太素》"焠"作"卒"。杨上善说："卒，穷也。痛痹在骨，穷针深之至骨，出针以药熨之，以骨病痛深故也。"

❼ 知：《太素》"知"下有"其"字。

❽ 痛：《太素》《甲乙》"痛"并作"病"。

❾ 巨：《太素》《甲乙》"巨"上并有"则"字。

❿ 备：《甲乙》作"毕"。

【注】

① 虚实者有十：谓神气血肉志各有虚实，计之有十。

② 节："节"即气穴。

③ 被："被"有"及"义。见《尚书·禹贡》孔传。

④ 合："合"有"应"义。见《史记·乐书》正义。

⑤ 故："故"与"固"通。

⑥ 调之络：姚止庵说："血荣一身，不独络也。调之络者，谓血之流行，由络走经，故病在血分，必调其经络也。"

⑦ 调之分肉：姚止庵说："拥护一身者肉也，然而前后左右各有部分，故曰'分肉'。肉之所分，经络系焉。观其病在何部，则知其所属何经，然后或用药或用针也。"

⑧ 及与：同义复词，与口语"和字"相当。

⑨ 两跻为上："两跻"谓阴阳跻脉。"上"胜也。

⑩ 缪刺：刺络脉，左痛刺右，右痛刺左。

⑪ 巨刺：刺经脉，脉左痛刺右，右痛刺左。

【语译】

黄帝道：你说虚实有十种，只是产生于五脏的五脉。可是人身有十二经脉，能够产生各种病变，你仅仅谈了五脏，那十二经脉，联络人体的三百六十五个气穴，每个气穴有病，必定波及经脉，经脉的病，又都有虚实，它们与五脏的虚实怎样能相应呢？岐伯说：五脏本来和六腑有表里的关系，其经络和肢节，各有虚实的病证，这要审视病变的所在，随即进行调治。如病在脉，可以调治其血；病在血，可以调治其络；病在气，可以调治其卫气；病在肌肉，可以调治其分肉间；病在筋，调治筋，这要用火针劫刺病处和拘急的地方；如病在骨，可用针深刺，出针后，用药温熨病处；如病人不知疼痛，针刺阳跻阴跻二脉是最好了；如有疼痛，而九候的脉象没有变化，就用缪刺法治疗；如疼痛在左侧，而右脉见了病象，就要用巨刺方法治疗。所以必定要谨慎审察病人九候的脉象，然后进行针治，这样，针刺的道理就算完备了。

缪刺论篇第六十三

本篇主要论述各经络脉发病时所采用的缪刺方法。

黄帝问曰：余闻缪刺①，未得其意，何谓缪刺？岐伯对曰：夫邪之客于形也②，必先舍于皮毛，留而不去入舍于孙脉❶，留而不去入舍于络脉，留而不去入舍于经脉，内连五脏，散于肠胃，阴阳俱感❷，五脏乃伤，此邪之从皮毛而入，极③于五脏之次也，如此则治其经④焉。今邪客于皮毛，入舍于孙络，留而不去，闭塞不通，不得入于经，流❸溢于大络⑤，而生奇病⑥也。夫邪客大络者，左注右，右注左，上下左右❹，与经相干，而布于四末。其气无常处，不入于经俞，命曰缪刺。

【校】

❶ 脉：明绿格抄本"脉"作"络"。《甲乙》卷五第三、《外台》卷三十九并作"络"，与明绿格抄本合。

❷ 俱感：《太素》卷二十三《量缪刺》"俱感"作"更盛"。

❸ 流：《甲乙》《外台》无"流"字。

❹ 左右：《太素》无此二字。

【注】

① 缪刺：《素问识》云："左病刺右，右病刺左，交错其处，故曰缪刺。"

② 夫邪之客于形也："形"指身言。《左传》昭公七年疏："有身体之质名之曰形。"此与《脏气法时论》"夫邪气之客于身也"句例同。

③ 极：有"至"义。见《尔雅·释诂》。

④ 治其经：谓十二经穴之正刺，而不用缪刺之法。

⑤大络：即十四经之大络和脾之大络。

⑥奇病：此与本书《玉版论要篇》所言"奇病"义异。《太平御览》卷七百五十引《风俗通》："奇，只也。"病在络，在左在右，只病一侧，故曰奇病。

【语译】

黄帝问道：我听说有一种缪刺，但不知道它的意义，究竟什么叫作缪刺？岐伯回答说：邪气在侵袭人体时，必定先侵入皮毛，如果逗留不去，就会进入孙络；再逗留不去，那就进入络脉；如果还逗留不去，就要进入经脉，内与五脏相连，分散到肠胃。这样一来，阴阳交互偏盛，五脏就要受伤，这是邪气先从皮毛进来，到达五脏的顺序。像这样，应当治其经穴。假如邪气侵入皮毛，并且到了孙络，邪气逗留不去，而络脉闭塞，流行不通，邪气不能传入经脉，于是流到大络，就会发生一侧的病变。当邪气进入大络以后，从左进到右边，又从右进到左边，上下与经脉相关连，而流布到四肢。邪气流窜，没有一定的地方，也不流入经腧，这就需要进行缪刺。

帝曰：愿闻缪刺以左取右以右取左奈何❶？其与巨刺何以别之①？岐伯曰：邪客于经，左盛则右病，右盛则左病，亦有移易②者，左痛未已而右脉先病，如此者，必巨刺之，必中其经，非络脉③也。故络病者，其痛与经脉缪处④，故命曰缪刺。

【校】

❶奈何：《甲乙》无此二字。

【注】

①其与巨刺何以别之：孙鼎宜说："巨刺，缪刺，其法相同，但刺经者谓之巨刺，刺络者谓之缪刺。"

②移易：同义复词。《广韵·五支》："移，易也。""移易"，改变。

③络脉：杨继洲说："络脉者，本经之旁支而别出以联络于十二经者也。"

④缪处：高世栻说："缪处，异处也。谓经脉之痛，深而在里，络脉之痛，支而横居。"

黄帝道：我希望听听缪刺，左病取右，右病取左是什么道理，它和巨刺又是根据什么分别的。岐伯说：邪气侵袭到经脉，左侧邪气盛，影响到右边发病，右侧邪气盛，影响到左边发病。但是也有改变的时候，左边疼痛没好，而右脉已经开始有病。像这样的情况就必须用巨刺法。但使用巨刺必定要邪气中于经脉，绝不是络脉。因为络病疼痛的部位与经脉疼痛的部位不同，所以叫作缪刺。

帝曰：愿闻缪刺奈何？取之何如？岐伯曰：邪客于足少阴之络，令人卒心痛，暴胀①，胸胁支满，无积者②，刺然骨之前出血，如食顷③而已。不已❶，左取右，右取左。病新发者，取❷五日，已。

【校】

❶ 不已：《太素》《甲乙》并无此二字。

❷ 取：《太素》《甲乙》无"取"字。按："取"误，应作"刺"，核以王注可证。

【注】

① 卒心痛暴胀：杨上善说："足少阴直脉以肾上入肺中；支者，从肝出络心，注胸中。故卒心痛，从肾而上，故暴胀，注于胸中，胸胁支满也。以足少阴大钟之络，傍经而上，故少阴脉行处，络为病也。"

② 无积者：高世栻说："胀满有积，当刺其胸胁，若无积者病，少阴之络上走心包，故当刺骨之前。"

③ 食顷：一饭时间。

【语译】

黄帝道：希望听听怎样是缪刺，运用的方法怎样？岐伯说：邪气侵入足少阴的络脉以后，使人突然发生心痛、腹胀、胸胁部撑满。如果病人没有积聚，刺然谷穴出血，大约一顿饭的时间病就好了，这就需要采用左病取右，右病取左的方法。如果属于复发，针刺要过五天，才可痊愈。

邪客于手少阳之络①，令人喉痹舌卷，口干心烦，臂外❶廉痛，手不及头，刺手中指❷次指爪甲上，去端如韭叶各一痏②，壮者立③已，老者有顷④已，左取右，右取左。此新病数日已。

【校】

❶ 外：《太素》"外"作"内"。

❷ 中指：《太素》作"小指"。

【注】

① 邪客于手少阳之络：杨上善说："手少阳外关之络，从外关上绕臂内廉，上注胸，合心主之脉。胸中之气上熏，故喉痹，舌卷，口干，烦心，臂内廉痛，手不上头也。"

② 痏：沈祖绵说："痏字本篇凡二十六见。《文选》嵇康《幽愤诗》注引《说文》：'痏，疮痏痥也。'此痏字，似指穴下针处言，则刺处之痕痕也。"

③ 立：时间副词，有"即"义。

④ 有顷：谓不久。见《战国策·秦策》高注。

【语译】

邪气侵入手少阳的络脉，会使人发生喉痹、舌卷、口干、心中烦闷、手臂外侧疼痛、不能高举到头部等病证。应当刺手小指旁次指上，距离爪甲约韭菜叶那样宽处的关冲穴，左右各刺一次。壮年人立刻就好，老年人稍等一刻就好了。病在左，刺右边，病在右，刺左边。假使是宿疾新发，几天的时间，也就好了。

邪客于足厥阴之络①，令人卒疝暴痛，刺足大趾爪甲上，与肉交②者各一痏，男子立已，女子有顷已③，左取右，右取左。

【注】

① 邪客于足厥阴之络：杨上善说："足厥阴蠡沟之络，其别者，循胫上睾，结于茎，故病卒疝暴痛也。疝痛者，阴之病也。"

② 肉交：谓爪甲与皮肉交界之处。

③ 女子有顷已：杨上善说："女子阴气不胜于阳，故有顷已也。"

【语译】

邪气侵袭足厥阴经络脉以后，使人发生突然疼痛的疝气。这应当刺足大趾爪甲上和肉相接处的大敦穴，左右各一次。男子立刻见好，女子稍等一刻就好了。刺的方法，就是病在左边取右边，病在右边取左边。

邪客于足太阳之络①，令人头项❶肩痛，刺足小趾爪甲上，与肉交者各一痏，立已，不已，刺外踝下三痏❷，左取右，右取左，如食顷已❸。

【校】

❶ 项：《太素》《甲乙》"项"下并有"痛"字。

❷ 下三痏：四库本"痏"作"分"。《甲乙》"下"作"上"。《素问识》云："《甲乙》作上，益谓跗阳穴，跗阳在踝上三寸。"

❸ 如食顷已：《太素》无此四字。

【注】

① 邪客于足太阳之络：杨上善说："足太阳支正之络，别者，上走肘，络肩髃，故头项痛也。"

【语译】

邪气侵入足太阳经络脉以后，使人发生头项痛，肩痛。这应当刺足小趾爪甲上和肉相交接处的至阴穴。左右各一次，立刻就好。如果不好，改刺外踝下的金门穴各三次，左病刺右边，右病刺左边。

邪客于手阳明之络①，令人气满胸中，喘息❶而支胠，胸中热，刺手大指次指爪甲上，去端如韭叶，各一痏，左取右，右取左，如食顷已。

【校】

❶ 息：《甲乙》"息"作"急"。

【注】

① 邪客于手阳明之络：杨上善说："手阳明偏历之络，其支者，上臂垂肩

髃，上曲颊，不言至于胸肤。而言胸肤痛者，手阳明之正膺乳，别上入柱骨，下走大肠，属于肺，故胸满喘息支肤胸热也。"

【语译】

邪气侵入手阳明经络脉以后，使人胸中气满、喘急、胸内发热。这应当刺手大指旁边次指的爪甲上，距离顶端如韭菜叶宽处的商阳穴。左右各一次，左病取右边，右病取左边。约一顿饭的时间，就可痊愈了。

邪客于臂掌之间①，不可❶得屈，刺其踝后②，先以指按之痛③，乃刺之，以月死生为❷数，月生一日一痏，二日二痏❸，十五日十五痏，十六日十四痏❹。

【校】

❶ 可：《甲乙》无"可"字。《太素》杨注无"可"字，与《甲乙》合。《全生指迷方》卷三《诸痛》引作"臂痛不能屈伸"文义似较胜，但疑王氏以义增损耳。

❷ 为：明绿格抄本"为"下有"痏"字。《太素》有"痏"字，与明绿格抄合。

❸ 痏："痏"下脱"渐多之"三字，应据本书《刺腰痛篇》王注引补。

❹ 痏："痏"下脱"渐少之"三字，应据本书《刺腰痛篇》王注引补。

【注】

① 邪客于臂掌之间：杨上善说："腕前为掌，腕后为臂，手外踝后是手阳明脉所行之处，有脉见者，是手阳明络。臂掌不得屈者，取此络。"

② 刺其踝后：全元起说："是人手之本节踝也。"

③ 先以指按之痛：吴崑说："此以应痛为痏，不拘穴法。"

【语译】

邪气侵入臂掌络脉，腕关节不能弯曲，这应当刺腕关节后。先用手指按住压痛之处，然后进针。要根据月亮的圆缺来决定用针的次数：月亮向圆时，初一是一针，初二是两针，逐日增加一针。如下半月月亮向缺，就十五日十五针，十六日十四针，逐日减少一针。

邪客于足❶阳跷之脉①，令人目痛从内眦②始，刺外踝之下半寸所^③各二痏，左刺右，右刺左，如行十里顷而已。

【校】

❶足：《太素·量缪刺篇》无"足"字。《阴阳跷脉篇》有"足"字。按：以王注引《难经》《针经》核之，无"足"字是。

【注】

① 邪客于足阳跷之脉：杨上善说："阳跷从足上行至目内眦，故目痛。"

② 内眦：内眼角。

③ 外踝之下半寸所：谓申脉穴。申脉在外踝下五分。"所"与"许"义同，语助词。《文选·谢元晖在郡卧病诗》善注："许犹所也。"

【语译】

邪气侵入阳跷脉，会使人发生眼痛，这种疼痛是从眼内角开始。这应当刺外踝下面半寸处的申脉穴。左右各二次，左病刺右边，右病刺左边，约摸有走十里路的时间就可以好了。

人有所堕坠，恶血留内，腹中满❶胀，不得前后^①，先饮利药^②，此上伤厥阴之脉^③，下伤少阴之络，刺足内踝之下，然骨之前，血脉❷出血，刺足跗上动脉^④，不已，刺三毛^⑤上各一痏，见血立已，左刺右，右刺左。善悲惊❸不乐^⑥，刺如右方。

【校】

❶满：《卫生宝鉴》卷十三引"满"作"痛"，作"痛"义胜。《千金》卷二十五第三有治腹中满痛，大小便不通方。

❷脉：林校云："脉字疑是'络'字。"

❸惊：《太素》"惊"上有"善"字。

【注】

① 不得前后：即大小便不通。

② 利药：指破瘀药。尤怡说："血有形，以利药行之。"

③ 上伤厥阴之脉：张介宾说："凡堕坠者，必病在筋骨。故上伤厥阴之脉，肝主筋也，下伤少阴之络，肾主骨也。"

④ 刺足跗上动脉：谓冲阳穴。

⑤ 三毛：谓大敦穴。

⑥ 善悲惊不乐：吴崑说："厥阴之病，连于肝则惊。少阴之病，逆于膻中则不乐，故刺法相侔。"

【语译】

人由于跌伤，瘀血留在体内，就会腹中痛胀，大小便不通。这时要先服用逐瘀的药物。这种病，属于上面伤了厥阴的经脉，下面伤了少阴的络脉，应当刺足内踝下面、然骨之前的血络使它出血，并刺足背上动脉处的冲阳穴。如果不见效，就再刺足大趾三毛上面的大敦穴，左右各一次，出血后，立刻就好。也是左病刺右边，右病刺左边。假如有好悲好惊和不乐的现象，和上述的刺法是一样的。

邪客于手阳明之络①，令人耳聋，时②不闻音❶，刺手大指次指爪甲上去端如韭叶各一痏，立闻，不已，刺中指爪甲上与肉交者③立闻，其不时④闻者，不可刺也。耳中生风⑤者，亦刺之如此数，左刺右，右刺左。

【校】

❶ 音：《太素》无"音"字。

【注】

① 邪客于手阳明之络：杨上善说："手阳明偏历之络，别者入耳，会于宗脉，故邪客令人耳聋也。"

② 时："时"时间副词，有"时时"之义。

③ 中指爪甲上与肉交者：谓中冲穴。

④ 时："时"亦时闻副词，"即时"之省文。《后汉书·窦武传》贤注："时，谓即时也。"

⑤ 生风：谓耳鸣，如闻风声也。

【语译】

邪气侵入手阳明经络脉以后，会使人耳聋，常常失掉听觉。这应当刺手大指侧次指端距离爪甲上如韭菜叶宽处的商阳穴，左右各一次，立时可以恢复听觉。如不见效，改刺中指爪甲上和肌肉相交处的中冲穴，病人立刻就能听见声音。如果不能即时听见，说明络气已绝，不可用针刺治疗了。至于那时刻都好像听到风声的耳鸣，也可采取与上述刺法同等的次数，左病刺右，右病刺左。

凡痹往来行无常处者①，在分肉间痛而刺之②，以月死生为数，用针者随气盛衰，以为痏数❶，针过其日❷数则脱气③，不及日数则气不泻，左刺右，右刺左，病已止，不已❸，复刺之如法。月生一日一痏，二日二痏，渐多之；十五日十五痏，十六日十四痏，渐少之。

【校】

❶ 用针者随气盛衰以为痏数：明绿格抄本无此十一字。吴崑说："此十一字原为注文，窜入正文。"

❷ 日：《太素》"日"作"月"。

❸ 病已止不已：《甲乙》作"病如故"。

【注】

① 凡痹往来行无常处者：高士栻说："凡痹往来，谓之行痹，其行无常处者，邪在分肉之间，不涉经脉也。"

② 在分肉间痛而刺之：张介宾说："谓随痛所在，求其络而缪刺之也。"

③ 脱气：伤耗正气。

【语译】

凡是痹证的疼痛往来，并无固定地方的，就在疼痛的分肉部分进行针刺。以月亏月盈的日期作为次数标准，倘使针刺超过了应刺的日数，就会伤耗正气，如达不到应刺的日数，那么病气就不会去掉。左病刺右，右病刺左。病好了，就停止。倘若还没有好，仍要采用上面的刺法。月亮开始向圆的初一刺一针，初二日刺两针，以后逐日增加一针；到十五日刺十五针，十六日则刺十四针，以后就逐日减少一针。

邪客于足阳明之经❶①，令人鼽衄上❷齿寒，刺足中趾次趾❸爪甲上，与肉交者各一痏，左刺右，右刺左。

【校】

❶ 经:《太素》、《甲乙》、《圣济总录》卷一百九十一"经"并作"络"。

❷ 上:《太素》"上"作"下"。

❸ 次趾:《太素》《甲乙》无"次趾"二字。

【注】

① 邪客于足阳明之经:杨上善说:"足阳明丰隆之络,别者上络颈,合诸经之气下络喉嗌,故从頄入于下齿,所以邪客令人鼽衄下齿冷也。"

【语译】

邪气侵入足阳明经络脉,会使人发生流涕流鼻血,上齿寒冷等病证。这应当刺足中趾爪甲与肌肉交界处的厉兑穴,左右各一次。左病刺右边,右病刺左边。

邪客于足少阳之络①,令人胁痛不得息,咳而汗出,刺足小趾次趾❶爪甲上,与肉交者各一痏,不得息立已,汗出立止,咳者温衣饮食,一日已。左刺右,右刺左,病立已。不已,复刺如法。

【校】

❶ 次趾:《甲乙》无"次趾"二字。

【注】

① 邪客于足少阳之络:杨上善说:"足少阳光明之络,不至于胁。足少阳正别者,入季胁之间,循胸里,属胆,散之上肝贯心,上挟咽,故胁痛,贯心上肺,故咳,汗出。"

【语译】

邪气侵入足少阳经络脉以后,会使人产生胁痛、呼吸不畅快、咳嗽、出汗等病证。这应当刺足小趾爪甲上趾甲和肌肉交界处的窍阴穴,左右各一次。这样,呼吸不畅的症状就会去掉,出汗也会立刻停止。如有咳嗽的要注意衣服饮食的温暖,大约一天就好了。左病刺右,右病刺左,病就可以立刻见好。如还没有好,按照上述的方法再行针刺。

邪客于足少阴之络①，令人嗌❶痛，不可内②食，无故善怒，气上走贲③上❷，刺足下中央之脉，各三痏，凡六刺，立已，左刺右，右刺左。

【校】

❶ 嗌:《太素》《甲乙》"嗌"并作"咽"。

❷ 贲上: 四库本"贲"下无"上"字。

【注】

① 邪客于足少阴之络: 杨上善说:"足少阴大钟之络，别者傍经上走心包，故咽痛不能内食。少经正经直者，上贯肝膈，络既傍经而上，故善怒，气走贲上。"

② 内:"内"与"纳"同。《广雅·释诂三》:"内，入也。"

③ 贲: 膈也。

【语译】

邪气侵入足少阴经络脉以后，会使人发生咽痛、不能进食、无故发怒、气上逆至胸膈病证。这应当刺足心的涌泉穴，左右各三次，共六针，立刻就可见效。刺法是左病刺右，右病刺左。

嗌中肿，不能内①唾，时不能出唾者，刺❶然骨之前，出血立已，左刺右，右刺左。

【校】

❶ 刺:《太素》《甲乙》"刺"上并有"缪"字。按:"缪"字应补，与王注所谓"二十九字"合。

【注】

① 内: 高士栻说:"内，犹咽也。"

【语译】

咽喉肿得到了不能咽唾液，口有涎沫也不能吐出的时候，应该刺然骨前面的然谷穴。使它出血，会立即见效。刺法是左病刺右，右病刺左。

邪客于足太阴之络①，令人腰痛②，引少腹控䏚③，不可以仰息，刺腰尻之解，两胛④之上，是腰俞❶，以月死生为痏数，发针立已，左刺右，右刺左。

【校】

❶ 是腰俞：《太素》无此三字。林校引全元起本亦无此三字，与《太素》合。

【注】

① 邪客于足太阴之络：杨上善说："足太阴公孙之络，至髀上行，则贯腰入少腹过胁，所以腰痛、引少腹控胁者也。"

② 令人腰痛：吴崑说："足太阴，湿土也，湿病者，先注于腰，故腰痛。太阴之筋，聚于阴器，循腹里结胁，故引少腹控胁。"

③ 控胁："控"引也。"胁"谓季胁下之空软处。

④ 胻：《中诰孔穴经》："胻，谓两髁胕也。"

【语译】

邪气侵入足太阴经络脉以后，会使人腰痛连及少腹，一直波及到季肋下面，并且使人不能挺胸呼吸。这应当刺腰尻部的骨缝当中脊两旁之肌肉上的下髎穴。以月的盈亏日数决定针刺的多少。刺完出针以后，会立即见效。刺法是左病刺右，右病刺左。

邪客于足太阳之络①，令人拘挛背急，引胁而痛❶，刺之从项始，数脊椎侠脊，疾按之应手如痛❷②，刺之旁三痏，立已。

【校】

❶ 痛：《太素》《甲乙》"而痛"下并有"内引心而痛"五字。林校引全元起本有此五字，与《太素》合。

❷ 如痛：《全生指迷方》卷三"如痛"作"痛者"。

【注】

① 邪客于足太阳之络：杨上善说："足太阳飞扬之络，不至腰胭。足太阳正，别入胭中；直者，从膂上于项，复属太阳。故邪客拘挛背急引胁，引心痛。"

② 疾按之应手如痛：吴崑说："此不拘穴俞而刺，谓之应痛穴。"

【语译】

邪气侵入足太阳经络脉以后，会使人的背部拘急，牵引胁肋疼痛。

进行针刺时，应当从项后数着脊椎，循脊骨两旁，突然按到病人感到疼痛的地方，针刺脊骨旁三针，会立即见效。

邪客于足少阳之络①，令人留于❶枢中痛，髀②不可举，刺枢中以毫针，寒则久留针③，以月死生为❷数，立已。

【校】

❶ 留于："留于"二字衍，应据《针灸资生经》卷五《足杂病》删。

❷ 为："为"下脱"痛"字，应据《太素》《甲乙》补。

【注】

① 邪客于足少阳之络：杨上善说："足少阳光明之络，不至枢中。足少阳正别，绕髀入毛际，合厥阴，别者，入季肋间，故髀枢中久痛及髀不举也。"

② 髀（bì 闭）：大腿。

③ 久留针：杨上善说："留，停久也。静以徐往，微养之，久留以取痛痹也。"

【语译】

邪气侵入足少阳经的络脉以后，会使人环跳部疼痛，大腿不能举动。这应当用极细的毫针，刺环跳穴。如寒太重，留针时间要长些。以月的盈亏日数决定针刺的次数，立刻就会见好。

治诸经刺之，所过者不病❶①，则缪刺之。

【校】

❶ 病：《太素》"病"作"痛"。

【注】

① 所过者不病：杨上善说："刺十二经所过之处不痛者，病在于络，故缪刺也。"

【语译】

治疗各经的疾病，用针刺的方法，经脉所过的部位并不疼痛，那是病变发生在络的地方，就要用缪刺法。

耳聋，刺手阳明①，不已，刺其通❶脉出耳前者②。

【校】

❶ 通:《甲乙》"通"作"过"。按:作"过"是,律以上"所过者不病"可证。

【注】

① 手阳明:此指商阳穴。

② 通脉出耳前者:此指听宫穴。

【语译】

耳聋,刺手阳明经的商阳穴。如不见效,就要改刺手阳明经脉走向耳前的听宫穴。

齿龋①,刺手阳明❶,不已,刺其脉入齿中❷②,立已。

【校】

❶ 明:《甲乙》"明"下有"立已"二字。

❷ 中:金刻本、胡本、读本、赵本"中"下并有"者"字。

【注】

① 龋:慧琳《音义》六十引《考声》云:"龋,齿有虫也。"

② 刺其脉入齿中:齿龋,刺手阳明既不已,则牙龈必肿硬,血凝不散,势将化脓。非从齿中肿硬处刺取恶血,无以解结出毒,故曰"刺其脉入齿中"。旧注泛指齿痛,似不切。

【语译】

龋齿病,刺手阳明的商阳穴,可立刻见效。如不见好,就刺入齿中取其恶血,可立即收到效果。

邪客于五脏之间,其病也,脉引而痛,时来时止①,视其病❶,缪刺之于手足爪甲上②,视其脉,出其血,间日一刺,一刺不已,五刺已。

【校】

❶ 病:《太素》《甲乙》"病"下并有"脉"字。

【注】

① 时来时止:高士栻说:"邪客于五脏之间,其病也,经脉络脉,相引而

痛，有时来出于络脉，有时但止于经脉，故时来时止。"

② 缪刺之于手足爪甲上：杨上善说："手足爪甲上，十二经脉，井之络脉，亦是取经井以疗络病也。"

【语译】

邪气侵入到五脏之间，它的病变，是经脉络脉相引而痛，有时来于络脉，有时止于经脉。这需要看准病脉，刺之使其出血，隔日针刺一次，如一次不见好，连刺五次就好了。

缪传①引上齿，齿唇寒痛❶，视其手背脉血❷者去之，足❸阳明中趾爪甲上一痏，手大指次指爪甲上各一痏，立已，左取右，右取左。

【校】

❶ 唇寒痛：《甲乙》"寒"下无"痛"字。据《太素》杨注"唇"下无"寒"字。

❷ 脉血："脉血"疑应作"血络"。杨注："取手阳明血络，以去齿唇痛。"似杨所据本原作"血络"。

❸ 足：《甲乙》"足"上有"刺"字。

【注】

① 缪传：吴崑说："缪传者，病本在下齿，今缪传于上齿也。"

【语译】

手阳明经有病而邪气缪传牵引上齿，发生齿唇痛的症状。这要看病人手背上的络脉有瘀血的地方，刺出其血，然后刺足阳明经的中趾爪甲上的内庭穴和手大指侧次指爪甲上的商阳穴，各刺一次，立刻就好。左病取右，右病取左。

邪客于手足少阴太阴足阳明之络，此五络❶，皆会于耳中①，上络左角②，五络俱竭，令人身脉皆动❷，而形无知也，其状若尸，或曰尸厥，刺其❸足大趾内侧爪甲上，去端如韭叶，后刺足心，后刺足中趾❹爪甲上各一痏，后刺手大指内侧，去端如韭叶，后刺手心主❺，少阴锐骨之端各一痏，立已。不已，以竹管吹其两耳❻，鬄❼其左角之发方一寸，燔治③，饮以美酒一杯，不能饮者灌之，立已。

【校】

❶络："络"下脱"者"字，应据《甲乙》、《针灸资生经》卷五《尸厥》补。

❷皆动："皆动"二字似有脱误。王注："言其卒冒闷而如死，身脉犹如常人而动也。"注文与正文不合。检《千金》卷三十第四、《针灸资生经》引"皆动"并作"动如故"，据是，则本句原作"令人身脉动如故"，故王注云然。其他旧注均不合。

❸刺其：《太素》"刺"下无"其"字。

❹中趾："中趾"应作"大趾次趾"。《医心方》卷二："厉兑在足大趾次趾之端，主暴厥欲死，脉动如故，其形无知。"

❺后刺手心主：《太素》无此五字。林校云："《甲乙》不刺手心主。详此五络之数，亦不及手心主。"与《太素》合。

❻两耳：《甲乙》"耳"下有"中"字。按："两耳"下脱"立已，不已"四字。盖尸厥刺络应立已，不已则吹耳；吹耳应立已，仍不已，然后剃左角之发燔治。推寻上下文义，至为明显，此如脱"立已，不已"四字，则与下不属。《针灸资生经》引有此四字，应据补。

❼鬄：《甲乙》作"剔"。按："鬄"与"剔"同。"剔"义同"剃"。见《庄子·马蹄》释文引《字林》。

【注】

①此五络皆会于耳中：杨上善说："手少阴通里，入心中，系舌本，孙络至耳中。足少阴经至舌本，皮部络入耳。手太阴正别从喉咙，亦孙络入耳中，足太阴经连舌本散舌下，亦皮部络入耳中。足阳明经上耳前，过客主人前，亦皮部络入耳中。此之五络入于耳中，相会通已。"

②上络左角：谓络于左耳之额角。

③燔治：谓烧发治为末。

【语译】

再说邪气侵入到手少阴、足少阴、手太阴、足太阴、足阳明等经的络脉。这五经的络脉都聚集在耳中，并上绕至左耳上面的额角，假使五种络脉的脉气全都衰竭，就会使人全身经脉虽运转如常，形体却失去知觉，像死尸一样，有的人就把这叫作尸厥。这时应当刺病人的足大趾内侧爪甲上距离顶端有一个韭菜叶宽处的隐白穴，然后刺足心的涌泉穴，再刺足大趾侧次趾的厉兑穴各一针，而后再刺手大指内侧距离顶端一个韭菜叶宽处的少商穴和掌后锐骨端少阴的神门穴各一针，会立刻见效。如不效，再用竹管吹病人的两耳，可立刻见效。如仍不效，把病人左边头角上的头发，剃下一方寸来，用火烧燔，研末，用好酒一杯冲服。如病人因失去知觉而不能饮服，就把酒灌入病人口中，立时可以挽救过来。

凡刺之数①，先❶视其经脉，切而从❷之，审其虚实而调之，不调②者经刺③之，有痛而经不病者缪刺之④，因视其皮部有血络⑤者尽取之，此缪刺之数也。

【校】

❶ 先：《太素》"先"上有"必"字。

❷ 从：《甲乙》"从"作"循"。

【注】

① 数：法也。

② 不调：杨上善说："不调者，偏有虚实也。偏有虚实者，可以经穴调其气也。"

③ 经刺：即巨刺。

④ 有痛而经不病者缪刺之：杨上善说："循经候之，不见有病，仍有痛者，此病有异处，故左痛刺右等。"

⑤ 血络：谓络脉结有瘀血。

【语译】

大凡针刺之法，要首先观察病人的经脉，用手细加按摸，详审它的虚实，而调其气血。如有偏虚偏实的现象，就用巨刺法。如果有疼痛而经脉没有病变的，就用缪刺法。并且要看看皮部，如有血络，就得把瘀血都刺出来，这就是缪刺的原则。

四时刺逆从论篇第六十四

本篇说明脏腑经络之气与四时相应的道理；并指出针刺治疗也须与四时气候相结合；最后指出了误刺伤及五脏的危险，以引起人们的高度警惕。

厥阴有余，病阴痹①；不足，病生热痹❶②；滑则病狐疝风❷③；涩则病少腹积气。

【校】

❶病生热痹：明绿格抄本、明抄本"病"下并无"生"字。按："生"字衍。"病热痹"与上"病阴痹"对文。

❷疝风：于鬯说："按下文诸某'风疝'，则此'疝风'盖倒。"

【注】

①阴痹：张介宾说："厥阴，风木之气也，风木有余则邪并于肝，肝经之脉，结于诸阴之分，故病为阴痹。"

②热痹：痹痛，关节红肿，厥阴之气不足，阳邪乘之，故曰热痹。

③狐疝风：《素问识》云："《经脉》篇肝所生病为狐疝，而本篇系以风者，《寿夭刚柔》篇云：'病在于阴者谓之痹，病在于阳者谓之风。'凡脉滑为阳有余，今脉滑者，并以风称之，其义可知。"

【语译】

厥阴之气太过，会发为阴痹；而不足则会发为热痹。见滑脉就要发生狐风疝；而见涩脉则主少腹里有积气。

少阴有余，病皮痹①隐疹；不足，病肺痹；滑则病肺风疝②，涩则病积溲血。

【注】

① 皮痹：病名。见本书《痹论》。

② 肺风疝：病名，因疝气由于外感风邪所致，故名。

【语译】

少阴之气太过，会发生皮痹和瘾疹；而不足则会发生肺痹。见滑脉就要患肺风疝；而见涩脉则患有积聚和尿血。

太阴有余，病肉痹寒中；不足，病脾痹；滑则病脾风疝；涩则病积心腹时满。

【语译】

太阴之气太过，会发生肉痹和寒中；而不足，则会发生脾痹。见滑脉就要患脾风疝；而见涩脉则主患积聚，使人心腹经常胀满。

阳明有余，病脉痹，身时热；不足，病心痹；滑则病心风疝；涩则病积时善惊。

【语译】

阳明之气太过，可以发生脉痹，身体常发热；而不足则会发生心痹。见滑脉就要患心风疝；而见涩脉则会患积聚，使人时常惊恐。

太阳有余，病骨痹身重 ❶①；不足病肾痹；滑则病肾风疝；涩则病积善时巅疾 ❷。

【校】

❶ 重：明抄本"重"下有"满"字。

❷ 病积善时巅疾：明抄本"积"下无"善时"二字。按："善时"二字误倒。"时善巅疾"与上"时善惊"句式同。

【注】

① 骨痹身重：张介宾说："太阳者，寒水之气也，其合肾，其主骨，故太阳

寒邪有余者，主为骨痹为身重。"

【语译】

太阳之气太过，会发生骨痹，身体沉重；而不足则会发生肾痹。见滑脉就要患肾风疝；而见涩脉则主有积聚，或使人经常发生头部疾患。

少阳有余，病筋痹胁满；不足病肝痹；滑则病肝风疝；涩则病积时筋急目痛。

【语译】

少阳之气有余，会发生筋痹，胁部满闷；而不足则会发生肝痹。见滑脉就要患肝风疝；而见涩脉则主积聚，使人时常感到筋脉拘急和眼痛。

是故春气在经脉，夏气在孙络，长夏气在肌肉，秋气在皮肤，冬气在骨髓中。帝曰：余愿闻其故。岐伯曰：春者，天气始开，地气始泄，冻解冰释，水行经通，故人气在脉。夏者，经满气溢，入❶孙络受血，皮肤充实。长夏者，经络皆盛，内溢肌中。秋者，天气始收，腠理闭塞，皮肤引急①。冬者盖藏，血气在中，内著骨髓，通于五脏。是故邪气者，常随四时之气血而入客也，至其变化不可为❷度，然必从其经气，辟除②其邪，除其邪❸，则乱气不生。

【校】

❶ 入："人"字衍，应据姚止庵说删。

❷ 为：明抄本"为"作"以"。

❸ 除其邪：明抄本无此三字。

【注】

① 皮肤引急：谓皮肤毛孔收缩。

② 辟除：排除。

【语译】

这是因为春天风木之气在经脉，夏天君火之气在孙络，长夏湿土之气在肌肉，秋天燥金之气在皮肤，冬天寒水之气在骨髓中。黄帝道：我希望听听这其中的缘故。岐伯说：春天，天气刚刚升发，地气也刚刚泄露，冻土已解，冰也融化，水流行而河道通，所以与这相应，人身之气也在经脉。夏天，经脉满，气充盛，孙络得到了血的滋养，皮肤也就充实了。长夏，经脉与络脉都很旺盛，能够充分地润泽着肌肉。秋天，天气开始收敛，人身的腠理闭塞，皮肤也随着收缩。冬天，主闭藏，人身的血气收藏在内，附着于骨髓，贯通着五脏，所以邪气常常随着四时气血的不同情况而入侵人体。至于它们的具体变化，那是不可揣度的。但是，在治疗方面，所有的病都必须顺着四时的经气来排除病邪。这样，逆乱之气就不会产生了。

帝曰：逆四时而生乱气奈何？岐伯曰：春刺络脉，血气外溢，令人少气；春刺肌肉，血气环逆①，令人上气；春刺筋骨，血气内著，令人腹胀。夏刺经脉，血气乃竭，令人解㑊❶；夏刺肌肉，血气内却②，令人善恐；夏刺筋骨，血气上逆，令人善怒。秋刺经脉，血气上逆，令人善忘；秋刺络脉，气不外行❷，令人卧不欲动；秋刺筋骨，血气内散，令人寒栗。冬刺经脉，血气皆脱，令人目不明；冬刺络脉，内❸气外泄，留为大痹③；冬刺肌肉，阳气竭绝，令人善忘❹。凡此四时刺者，大逆之病❺，不可不从也，反之，则生乱气相淫病焉。故刺不知四时之经，病之所生，以从为逆，正气内乱，与精相薄④。必审九候，正气不乱，精气不转⑤。帝曰：善。

【校】

❶ 解㑊：本书《诊要经终论》林校引本句"㑊"作"堕"。"堕"系"惰"之借字。"解㑊"即"解惰"。

❷ 气不外行：林校引全元起本作"气不卫外"。张介宾说："气虚不能卫外，气属阳，阳虚故卧不欲动。"

❸ 内："内"是"血"之误字，本书《诊要经终论》林校引本文作"血"，

应据改。

❹善忘：本书《诊要经终论》林校引"善忘"作"善渴"。

❺大逆之病：林校引全元起本作"六经之病"。

【注】

①环逆：姚止庵说："环者，循环，谓血气相乱而逆，故周身之气上而不下。"

②内却：王冰说："却，闭也。血气内闭，则阳气不通，故善恐。"

③大痹：谓脏气虚而邪痹于五脏。

④与精相薄："精"真气。"薄"与"搏"通。"搏"击也。见《广雅·释诂三》。

⑤精气不转："转"疑应作"搏"，"转""搏"草书形近易误。"精气不搏"与上"与精相搏"对文。

【语译】

黄帝道：在治疗时，违反了四时气候变迁规律，因而产生血气逆乱的情况，是怎样的？岐伯说：春气在经脉，如果刺了络脉，血气就会向外散溢，使人发生气短；如刺肌肉，血气就会循环逆乱，使人发生气喘；如刺筋骨，血气就会留着在内，使人发生腹胀。夏气在孙络，如果刺了经脉，血气就会衰竭，使人发生倦惰；如刺肌肉，血气就会内闭，阳气不通，使人容易惊恐；如刺筋骨，血气就会逆行而上，使人容易发怒。秋气在皮肤，如果刺了经脉，就会气血上逆，使人健忘；如刺络脉，气就会虚损而不能卫外，使人嗜睡，不想活动；如刺筋骨，就会气血散乱于内，使人发生寒战。冬气在骨髓，如果刺了经脉，就会气血虚脱，使人目视不明；如刺络脉，就会血气向外泄出，使人发生大痹；如刺肌肉，就会阳气竭绝，使人记忆力减退。以上结合四时的各种刺法，凡是六经之病，治疗时都必须遵从。如果违反了，必定会产生逆乱之气，而逆乱之气的泛滥就要导致病变的扩大。所以说，针刺不懂得四时经气的所在和疾病发生的情况，以顺为逆，就会使正气内乱，邪气和真气相搏击。因此在诊断时，必须审察三部九候之脉，使正气不致紊乱，真气不受邪气的搏击。黄帝道：讲得好。

刺五脏，中心一日死，其动为噫；中肝五日死，其动为语❶；中肺三日死，其动为咳；中肾六日死，其动为嚏欠❷；中脾十日死，其动为吞。刺伤人五脏必死，其动则依其脏之所变候知其死也①。

【校】

❶ 语：林校引《甲乙》"语"作"欠"。

❷ 欠：林校引《甲乙》无"欠"字。

【注】

① 其动则依其脏之所变候知其死也：张介宾说："见其变动之候，则识其伤在某脏，故可知其死期。"

【语译】

针刺五脏时，如刺中心脏，一天就要死亡，其病变的症状是噫气；如刺中肝脏，五天就要死亡，其病变的症状是多语；如刺中肺脏，三天就要死亡，其病变的症状是咳嗽；如刺中肾脏，六天就要死亡，其病变的症状是多喷嚏；如刺中脾脏，十天就要死亡，其病变的症状，是吞咽之态。总之，刺伤了人的五脏必死。刺中后所发生的病变，就是某脏所伤的依据，并可以此测知病人死亡的日期。

标本病传论篇第六十五

本篇说明疾病有标有本，针刺有逆有从，必须注意，不得妄行。另外还论述了疾病转变的次序以及判断生死的方法。

黄帝问曰：病有标本、刺有逆从^①奈何？岐伯对曰：凡刺之方，必别阴阳^②，前后相应^③，逆从得施^④，标本相移^⑤，故曰：有其在标而求之于标，有其在本而求之于本，有其在本而求之于标，有其在标而求之于本，故治有取标而得者，有取本而得者，有逆取^⑥而得者，有从取^⑥而得者，故知逆与从，正行无问 ❶^⑦，知标本者，万举万当，不知标本，是谓 ❷ 妄行。

【校】

❶ 问：吴注本"问"作"间"。

❷ 谓：本书《至真要大论》"夫标本之道"节，林校引本句"谓"作"为"。

【注】

① 病有标本刺有逆从：马莳说："标者，病之后生，本者，病之先成，此乃病体之不同也。逆者，如病在本而求之于标，病在标而求之于本；从者，如在本求本，在标求标，此乃治法不同也。"

② 阴阳：张介宾说："阴阳二字，所包者广，如经络时令，气血疾病，无所不在。"

③ 前后相应：张志聪说："有先病后病也。"

④ 逆从得施：吴崑说："逆者反治，从者正治。得施，谓施治无失。"

⑤ 标本相移：吴崑说："刺者，或取于标，或取于本，互相移易。"

⑥ 逆取 从取：高世栻说："有逆取而得者，即在本求标，在标求本；有从

取而得者，即在标求标，在本求本。"

⑦ 正行无问：马莳说："正行之法，而不必问之于人。"

【语译】

黄帝问道：病有标病本病，刺法有逆治从治，这是怎么回事？岐伯回答说：大凡针刺的原则，必定要先辨别病情属阴还是属阳，并将病的前期和后期联系起来看。然后确定施行逆治还是施行从治，治标还是治本。所以说有的标病而治标，有的本病而治本，有的本病而治标，有的标病而治本。因此在治法方面，有治标而奏效的，有治本而奏效的，有反治而奏效的，有正治而奏效的。所以懂得了逆治与从治的法则，那么就可放手治疗而无所疑虑；懂得了治标和治本的法则，就能屡治屡愈，万无一失。如果不懂得标本，那就是胡乱治疗。

夫阴阳、逆从、标本之为❶道也，小而大，言一而知百病之害。少而多，浅而博，可以言一而知百也。以浅而知深，察近而知远，言标与本，易而勿及。

【校】

❶ 之为:《圣济经》卷一第六吴注引"之"下无"为"字。

【语译】

阴阳逆从和标本作为一种原则，可以使人们对疾病的认识由小到大，从某一点出发，就可以了解各种疾病的害处；又可以引少入多，由浅到博，从一种疾病而推知各种疾病。从浅便能知深，察近便能知远。讲标与本的道理，是容易理解，而不易做到。

治反为逆，治得为从①。先病而后逆者治其本②；先逆而后病者治其本；先寒而后生病者治其本；先病而后生寒者治其本❶；先热而后生病者治其本；先热而后生中满者治其标❷③；先病而后泄者治其本；先泄而后生他病者治其本；必且调之，乃治其他病；先病而后先中满❸者治其标；先中满而后烦心者治其本。人有客气，有同^❹气。小大不利治其标；小大利治其本；病发而有余^④，本而标之，先治其本，后治其标；病发而不足，标而本之，先治其标，后治其本。谨察间甚^⑤，以意调之，间者并行^⑥，甚者独行^⑥。先小大不利而后生病者治其本^❺。

【校】

❶ 先病而后生寒者治其本：本书《至真要大论》"夫标本之道"节，林校引无此十字。但以"先逆""先热""先泄"上下各例律之，林引似脱。

❷ 先热而后生中满者治其标：《灵枢·病本》"热"作"病"。滑寿说："此句当作'先病而后生热者治其标'。盖以下文自有'先病而后生中满者治其标'之句，此误无疑。"

❸ 而后先中满：金本、胡本、赵本、吴本、明绿格抄本、朝本、滑抄本、四库本、守校本"先中满"并作"生中满"。明抄本"而后"下无"先"字。

❹ 同：林校引全本"同"作"固"。《素问识》云："作'固'似是。盖客气谓邪气，固气谓真气。"

❺ 先小大不利而后生病者治其本：明绿格抄本、明抄本此十三字移上"小大利治其本"句下。

【注】

① 治反为逆治得为从：高世栻说："不知标本，治之相反，则为逆；识其标本，治之得宜，始为从。"

② 先病而后逆者治其本：马莳说："凡先生病，而后病势逆者，必先治其初病之为本。"

③ 先热而后生中满者治其标：张介宾说："诸病皆先治本，而惟中满者，先治其标，盖以中满为病，其邪在胃，胃者，脏腑之本也，胃满则药食之气不能行，而脏腑皆失其所禀，故先治此者，亦所以治本也。"

④ 病发而有余：张介宾说："此以气强弱而言标本，如病发之气有余，则必侮及他脏之气，而因本以传标，故必先治其本；病发之气不足，则必受他脏他气之侮，而因标以传本，故必先治其标。"

⑤ 间甚："间"谓病轻，"甚"谓病重。

⑥ 并行　独行："并行"谓病轻者，可以标本同治。"独行"谓病重者，单独进行治疗，就是或治本或治标。

【语译】

相反而治的为逆治，相顺而治的为从治。例如先患某病，然后才气血不和的，要治它的本病；若先因气血不和，然后才患病的，也应先治其本。先因寒邪致病而后发生其他病变的，应当先治其本；先患病而后生寒变的，也当先治其本病。先患热病而后发生其他病变的，应当治其本病；先患病而后生热的，就应治它的标病。先患病而后发生泄泻的，应先治其本病；先患泄泻而后又生其他病的，当先治疗泄泻，一定得先把泄泻调治好，才可治疗其他病证。先患病而后发生中满的，应当先治它的标病；先患中满证，而后又增加了心烦不舒的，应当治其本病。人体内有邪气，也有真气。大小便不利的，应当先治其标病；大小便通利的应当先治其本病。先大小便不通利，而后并发其他疾病的，应当先治其本病。如病发而表现为有余的实证，应当用本而标之的治法，即先治其本，后治其标；如病发而表现为不足的虚证，应当用标而本之的治法，即先治其标，后治其本。要谨慎地观察病情的轻重，根据具体情况而进行适当的治疗。病轻的可以标本兼治，病重的就要从实际出发，或治本或治标。

夫病传①者，心病先心痛，一日而咳；三日胁支痛；五日闭塞不通，身痛体重；三日不已，死。冬夜半，夏日中②。

【注】

①传：沈祖绵说："标题与此句'传'字当训'转'。《释名·释书契》：'传，转也，转移所在，执以为信也。'"

②冬夜半夏日中：张介宾说："心火畏水，故冬则死于夜半，阳邪亢极，故夏则死于日中，盖衰极死，盛极亦死。"

【语译】

关于疾病的转变，心病是先发心痛，大约一天时间，病转到肺，就会发生咳嗽；大约三天时间，病转到肝，就要胁部撑痛；大约五天时间，病转到脾，就会大便闭塞不通，身体痛且沉重；如果再过三天时间不好，就会死亡。冬天是死在半夜，夏天是死在中午。

肺病喘咳，三日而胁支满痛；一日身重体痛；五日而胀①；十日不已，死。冬日入，夏日出。

【注】

① 胀：脾传于肾，水壅不行，故胀。

【语译】

肺病先是喘咳，大约三天时间，病转到肝，就会胁肋胀满疼痛；大约一天时间，病转到脾，就会发生身重疼痛；大约五天时间，病转到肾，就会发生肿胀；如果再过十天不好，就会死亡。冬天是死在日落的时候，夏天是死在日出的时候。

肝病头目眩，胁支满❶，三日体重身痛；五日而胀；三日腰脊少腹痛，胫酸；三日不已，死。冬日入❷，夏早食。

【校】

❶ 满：金本"满"作"痛"。

❷ 日入：林校引《甲乙》作"日中"。

【语译】

肝病先是头晕目眩，胁肋撑胀，大约三天时间，病转到脾，就产生体重身痛；大约五天时间，病转到胃，就产生腹胀；大约三天时间，病转到肾，就产生腰脊少腹疼痛，腿胫发酸；如果再过三天不好，就会死亡。冬天是死在日落的时辰，夏天是死在早餐的时辰。

脾病身痛体重，一日而胀；二日少腹腰脊痛胫酸；三日背䏚筋痛①，小便闭；十日不已，死。冬人定，夏晏食②。

【注】

① 背䏚筋痛：姚止庵说："䏚，脊肉，脊开一寸五分为膀胱经脉，邪传入故痛。"

② 晏食：即"晏晡"，"晡"古作"餔"。"食"为"餔"之省文。《小尔雅·广言》："晏，晚也。""晏食"即晚饭之时。

脾病先是身体疼痛沉重，大约一天时间，病转到胃，发生胀闷；大约两天时间，病转到肾，发生少腹腰脊疼痛，腿胫发酸；大约三天时间，病转到膀胱，发生背脊筋痛，小便不通；如果再过十天不好，就会死亡。冬天是死在戌时，夏天是死在吃晚饭的时候。

肾病少腹腰脊痛，胻酸，三日背脂筋痛，小便闭；三日腹胀①；三日两胁❶支痛，三日不已，死。冬大晨②，夏晏晡。

【校】

❶ 两胁：楼英说："小肠传心，'两胁'恐错。"

【注】

① 腹胀：此小肠胀。见《灵枢·胀论》。

② 大晨：天亮之时。

【语译】

肾病则少腹腰脊疼痛，胫部发酸，大约三天时间，病转到膀胱，发生背脊筋痛，小便不通；大约三天时间，病转到小肠，产生少腹膜胀；大约三天时间，病转到心，发生两胁撑痛；如果再过三天不好，就会死亡。冬天死在天亮之时，夏天死在晚饭之时。

胃病胀满①，五日少腹腰脊痛，胻酸；三日背脂筋痛，小便闭；五日身体重❶；六日不已，死。冬夜半后②，夏日昳③。

【校】

❶ 身体重：楼英说："膀胱水传心火，'身体重'亦错简。"

【注】

① 胀满：姚止庵说："胃为水谷之海，胃病则不能化水谷，故胀而满。"

② 夜半后：即子时以后。

③ 昳（dié 迭）：午后。

【语译】

胃病先是胀满，大约五天时间，病转到肾，发生少腹腰脊疼痛，胫部发酸；大约三天时间，病转到膀胱，发生背脊筋痛，小便不通；大约五天时间，病转到脾，就会身体沉重；如再过六天不好，就会死亡。冬天是死在半夜以后，夏天是死在午后。

膀胱病小便闭，五日少腹胀，腰脊痛，骱痠；一日腹胀；一日身体痛❶；二日不已，死。冬鸡鸣①，夏下晡②。

【校】

❶身体痛：楼英认为错简。

【注】

①鸡鸣：即半夜后。

②下晡：即午后。

【语译】

膀胱病先是小便不通，大约五天时间，病转到肾，发生少腹胀满，腰脊疼痛，胫部发酸；大约一天时间，病转到小肠，发生腹部䐜胀；大约一天时间，病转到心，发生身体重痛；如果再过两天不好，就会死亡。冬天是死在半夜后，夏天是死在午后。

诸病以次是❶相传，如是者，皆有死期①，不可刺，间一脏止❷，及至三四脏者，乃可刺也。

【校】

❶次是：金本"次"下无"是"字。

❷止：林校引《甲乙》无"止"字。《灵枢·病传》亦无"止"字，与林校合。

【注】

①皆有死期：姚止庵说："五行以胜相传，言其常也，若夫'死期'有相符者，有未必相符者，不可拘执。"

【语译】

各种病证，按次序相互转变，像上述次序相传的，都有一定的死期，不可用刺法。如果是间脏相传或隔三四脏相传的，方可进行针刺治疗。

天元纪大论篇第六十六

本篇说明了五运六气的一些基本法则，并指出五运六气是四时气候变化的根据。

黄帝问曰：天有五行，御五位^①，以生寒、暑、燥、湿、风。人有五脏，化五气，以生喜、怒、思、忧、恐。论言五运相袭而皆治之，终期^②之日，周而复始，余已知之矣，愿闻其与三阴三阳之候奈何合之？

【注】

① 御五位："御"有"主"义。见《礼记·曲礼》郑注。"五位"指东、南、中央、西、北五方。

② 期（jī 基）：即一年。

【语译】

黄帝问道：天有五行，主五方之位，因而产生寒、暑、燥、湿、风的气候变化。人有五脏化生五气，因而产生喜、怒、思、忧、恐。本书《六节藏象论》说道：五运之气相承袭，都有其固定的顺序，到岁终的那一天是一个周期，然后重新开终环转。这些道理我已经了解了，希望再听听五运与三阴三阳这六气是怎样结合的？

鬼臾区稽首再拜对曰：昭乎哉问也。夫五运阴阳者，天地之道也，万物之纲纪，变化之父母，生杀之本始，神明之府也，可不通乎？故物生谓之化，物极谓之变，阴阳不测谓之神，神用无方^①谓之圣。夫变化之为用也，在天为玄，在人为道，在地为化，化生五味，道生智，玄生神。神在天为风，在地为木；在天为热，在地为火；在天为湿，在地为土；在天为燥，在地为金；在天为寒，在地为水。故在天为气，在地成形，形气相感而化生万物矣。然天地者，万物之上下也；左右者，阴阳之道路也；水火者，阴阳之征兆也；金木者，生成之终始也^②。气有多少，形有盛衰，上下相召，而损益彰矣。

【注】

① 神用无方：张介宾说："神之为用，变化不测，故曰无方。"

② 金木者生成之终始也："金"代表秋，"木"代表春，春秋一生一成，而为万物之终始。

【语译】

鬼臾区恭敬行礼回答说：你问得很明确啊！五运阴阳是天地间的规律，是一切事物的纲领，是千变万化的起源，是生长、毁灭的根本，是精神活动的大本营，难道可以不通晓它吗？凡是万物的生长称为"化"，生长发展到极端就叫作"变"，阴阳的变化不可揣测叫作"神"，这个神的作用变化无穷叫作"圣"。神明变化的作用，在天就是深奥不测的宇宙，在人就是深刻的道理，在地就是万物的化生。地能够化生，就产生了万物的五味；人明白了道理，就产生了智慧；天的深奥不测，就产生了神明。而神明变化，在天为风，在地为木；在天为热，在地为火；在天为湿，在地为土；在天为燥，在地为金；在天为寒，在地为水。总之在天为无形的六气，在地为有形的五行，形气相互感应，就能化生万物了。这样说来，天地是一切事物的上下范围，左右是阴阳升降的道路，水火是阴阳的表现，秋春是生长收成终了与开始。大气有多少的不同，五行有盛衰的分别，形气相互感召，于是不足和有余的现象，也就很明显了。

帝曰：愿闻五运之主时也何如？鬼臾区曰：五气运行，各终期日①，非独主时也。帝曰：请闻❶其所谓也。鬼臾区曰：臣积❷考《太始天元册》②文曰：太虚廖❸廓③，肇基化元，万物资④始，五运终天，布气真灵，摠统坤元⑤，九星⑥悬朗，七曜周旋⑦，曰阴曰阳，曰柔曰刚，幽显既位，寒暑弛张，生生化化，品物⑧咸章。臣斯十世，此之谓也。

【校】

❶ 闻：守校本"闻"作"问"。

❷ 积："积"疑当作"稽"。

❸ 廖：守校本"廖"作"寥"。

【注】

① 期日：就是三百六十五日。

② 太始天元册：张介宾说："盖太古之文，所以纪天元者也。"

③ 太虚寥廓：《文选·游天台山赋》善注："太虚，谓天也。""廖廓"天上宽广之处。见《汉书·司马相如传》颜注。

④ 资：《易·乾卦》释文："资，取也。"

⑤ 坤元：指地之德，为生长万物之根。

⑥ 九星：谓天蓬、天芮、天冲、天辅、天禽、天心、天任、天柱、天英。

⑦ 七曜周旋：谓日、月、金、木、水、火、土星也。王冰说："周谓周天之度，旋谓左循天度而行。"

⑧ 品物：谓万物。《易·乾卦》："品物流形。"

【语译】

黄帝道：我希望听听五运主四时的情况是怎样的。鬼臾区说：五气运行，每气各尽一年的三百六十五日，并不是仅仅主四时的。黄帝又问道：希望听您说说这其中的缘由。鬼臾区说：我查考了《太始天元册》那上面说：广阔无垠的天空，是化生的基础，万物依靠它开始成长，五运在那儿找到自己的归宿。它还敷布真灵之气，统摄着作为万物生长之根本的坤元。九星在它那儿悬挂辉耀，七曜在它那儿环绕旋转。于是就有了阴阳的变化，也有了柔刚的分别，昼夜的明暗既已有了固定的规律，四时寒暑也就更替有常了，这样生化不息，万物自然就都会明显地繁荣昌盛了。我家已经十世相传的，就是前面所讲这些道理。

帝曰：善。何谓气有多少，形有盛衰？鬼臾区曰：阴阳之气各有多少，故曰三阴三阳也。形有盛衰，谓五行之治，各有太过不及^①也。故其始也，有余而往，不足随之，不足而往，有余从之，知迎知随，气可与期。应天为天符^②，承岁为岁直^③，三合^④为治。

【注】

① 太过不及：阳年为太过，阴年为不及。

② 天符：运气与司天之气相应而符合，谓之天符。

③ 岁直：运气与年支之气相同，谓之岁直。

④ 三合：主运、司天、年支三者之会合，谓之三合。也称作"太乙天符"。

【语译】

黄帝道：讲得好！什么叫作气有多少，形有盛衰呢？鬼臾区说：阴气和阳气，各有多少的不同，所以说有三阴三阳之别。形有盛衰，是说五行主岁运，各有太过与不及。所以在开始的时候，如太过了，随之下一运便是不足；如开始是不足的，随之下一年便是太过。懂得有余不足的道理，也就可以推测气的来至。凡运气与司天之气相应而符合的叫作"天符"，与该岁的年支相符的叫作"岁直"，若运气与天气、年支相会合，那么就可以算作"治"了。

帝曰：上下相召^①奈何？鬼臾区曰：寒暑燥湿风火，天之阴阳^②也，三阴三阳上奉之。木火土金水火，地之阴阳^③也，生长化收藏下应之。天以阳生阴长，地以阳杀阴藏。天有阴阳，地亦有阴阳。木火土金水火，地之阴阳也，生长化收藏^❶。故阳中有阴，阴中有阳。所以欲知天地之阴阳者，应天之气，动而不息^④，故五岁而右迁^⑤；应地之气，静而守位^⑥，故六期而环会^⑦。动静相召，上下相临，阴阳相错，而变由生也。

【校】

❶ 木火土金水火地之阴阳也生长化收藏：《困学纪闻》卷九《天道》引无此

十六字。钱熙祚说："木火以下十六字，必因上文误衍。上下文势紧相承接，不当以此十六字横亘于中。"

【注】

① 上下相召：上为天，下为地，相召者，谓天地之气相互感召。

② 天之阴阳：谓风寒暑湿燥火之分属三阴三阳。

③ 地之阴阳：谓主时之气的三阴三阳。

④ 应天之气动而不息：张介宾说："应天之气，五行之应天干也。动而不息，以天加地而六甲周旋也。"

⑤ 五岁而右迁：例如甲子年为土运，由甲而乙，乙而丙，丙而丁，丁而戊，至己巳年又为土运，是谓五岁而右迁。

⑥ 应地之气静而守位：张介宾说："应地之气，天气之应地支也。静而守位，以地承天而地支不动也。"

⑦ 六期而环会：谓六年运气循环一周。如甲子年少阴热气，至庚午年又为少阴热气。

【语译】

黄帝道：天地阴阳相互感召是怎么一回事呢？鬼臾区说：寒、暑、燥、湿、风、火是天的阴阳，而人身的三阴三阳与它相应。木、火、土、金、水是地的阴阳，而生长化收藏的变化与它相应。天是阳生阴长的，地是以阳杀阴藏的，天有阴阳，地也有阴阳，天地相合，则阳中有阴，阴中有阳。这就是我们要了解天地之阴阳的根本原因。与六气相应的五运，是运动不息的，经过五年就右迁一步。与五运相应的六气，是比较静止的，所以经过六年才循环一周。天地动静上下相互影响，阴阳相互交错，于是变化就产生了。

帝曰：上下周纪^①，其有数乎？鬼臾区曰：天以六为节，地以五为制，周天气者，六期为一备；终地纪者，五岁为一周。君火以明，相火以位❶，五六相合，而七百二十气为一纪^②，凡三十岁；千四百四十气，凡六十岁而为一周，不及太过，斯皆见矣。

【校】

❶ 君火以明相火以位：明绿格抄本无此八字。

【注】

① 上下周纪：天干在上，五岁为一周，地支在下，七百二十气为一纪。

② 七百二十气为一纪：气指节气，一年共有二十四个节气，三十年为一纪，共七百二十个节气。

【语译】

黄帝道：天地运转，周而复始，也有定数吗？鬼臾区说：天以六气为节，地以五行为制。六气司天，需要六年方能循环一周，五运制地，需要五年才能循环一周。五运和六气相合计三十年中共有七百二十个节气，是为一纪。经过一千四百四十个节气，是为六十年甲子一周，而不及与太过就都可以显现出来了。

帝曰：夫子之言，上终天气，下毕地纪，可谓悉矣。余愿闻而藏之，上以治民，下以治身，使百姓昭著，上下和亲，德泽下流，子孙无忧❶，传之后世，无有终时，可得闻乎？鬼臾区曰：至数①之机，迫迮②以微，其来可见，其往可追，敬之者昌，慢之者亡。无道行私，必得天殃，谨奉天道，请言真要。

【校】

❶ 使百姓昭著上下和亲德泽下流子孙无忧：明绿格抄本无此十七字。

【注】

① 至数："至数"指五运六气相合的定数。

② 迮："迮"与"窄"通，有"近"义。见《孟子·滕文公下》焦疏。

【语译】

黄帝道：你以上所讲的，上说完了天气，下说完了地纪，可以说是极为详细了。我要把听到的藏在心里，上以治人民的疾苦，下以维护自己的健康，并把它传于后世，使其没有终止的时候，能不能再跟我讲一讲呢？鬼臾区说：五运六气相合的规律，可以说是近于微妙的，它的变化，其未来是可察见的，其以往是可寻求的。重视这些变化规律，就可以避免疾病，忽视了它，就要得病，甚至于死亡。违背了自然规律，放纵私意，必然会遭到灾祸。所以必须要谨慎地适应运气的自然规律，请允许我讲讲它的真正要旨吧！

帝曰：善言始者，必会于终。善言近者，必知其远，是则至数极而道不惑，所谓明矣。愿夫子推而次之，令有条理，简而不匮，久而不绝，易用难忘，为之纲纪。至数之要，愿尽闻之。鬼臾区曰：昭乎哉问！明乎哉道！如鼓之应桴，响之应声也。臣闻之：甲己之岁，土运统之①；乙庚之岁，金运统之；丙辛之岁，水运统之；丁壬之岁，木运统之；戊癸之岁，火运统之。

【注】

① 甲己之岁土运统之：《说文·系部》："统，纪也。""甲己之岁，土运统之"，谓甲年则阳土通纪全年之运，己年则阴土通纪全年之运。余类推。

【语译】

黄帝道：善讲起源的，必然会领悟到结果；善讲浅近的，必然也了解那深远的地方。只有这样，五运六气相合的道理，才能算达到深刻而不至于迷惑了。希望你推进一步，使其有条理，内容简要而不贫乏，并能久传不绝，容易运用，不会忘记，而且要有纲目。关于这运气的要道，我希望听到它的全部道理。鬼臾区说：你问得是多么高明啊，而运气的道理又是多么清楚啊！就像鼓槌敲在鼓上，又像发出的声音得到了回响。我曾听说：甲年和己年是土运通纪它的全年，乙年和庚年是金运通纪它的全年，丙年和辛年是水运通纪它的全年，丁年和壬年是木运通纪它的全年，戊年和癸年是火运通纪它的全年。

帝曰：其于三阴三阳，合之奈何？鬼臾区曰：子午之岁，上见少阴①；丑未之岁，上见太阴；寅申之岁，上见少阳；卯酉之岁，上见阳明；辰戌之岁，上见太阳；巳亥之岁，上见厥阴。少阴所谓标也，厥阴所谓终也②。厥阴之上，风气主之③；少阴之上，热气主之；太阴之上，湿气主之；少阳之上，相火主之；阳明之上，燥气主之；太阳之上，寒气主之。所谓本也，是谓六元❶。帝曰：光乎哉道！明乎哉论！请著之玉版，藏之金匮，署④曰《天元纪》。

【校】

❶六元：林校引别本作"天元"。

【注】

①子午之岁上见少阴：逢子年午年，则少阴司天在上，因三阴三阳为六气之上奉于天，故称少见。

②少阴所谓标也，厥阴所谓终也：标，首也，终，尽也。子午为少阴君火，君火为起首，其始故谓标。从少阴子午而数到厥阴乙亥为一周，厥阴为阴之尽，其尽故谓终。

③厥阴之上风气主之：三阴三阳是六气的代表名称（少阴暑，太阴湿，少阳火，阳明燥，太阳寒，厥阴风），所以称之"之上"。

④署：签题。

【语译】

黄帝道：五运六气与三阴三阳怎样相合的呢？鬼臾区说：子年午年都是少阴司天，丑年未年都是太阴司天，寅年申年都是少阳司天，卯年酉年都是阳明司天，辰年戌年都是太阳司天，巳年亥年都是厥阴司天。年支阴阳的次序以子年为始，亥年为终。厥阴是以风气为主，少阴是以热气为主，太阴是以湿气为主，少阳是以相火为主，阳明是以燥气为主，太阳是以寒气为主，因为风热湿火燥寒是三阴三阳的本气，所以称为"天元"。黄帝又道：你讲得太明白了，请记载在玉版上，藏在金匮里，题上一个名称，叫作《天元纪》。

五运行大论篇第六十七

本篇说明五运学说的基本规律，以及它的变化对人体的影响。

黄帝坐明堂，始正天纲①，临观八极②，考建五常③，请天师而问之曰：论④言天地之动静，神明为之纪；阴阳之升降，寒暑彰其兆。余闻五运之数于夫子，夫子之所言，正五气之各主岁尔，首甲⑤定运，余因论之。鬼臾区曰：土主甲己，金主乙庚，水主丙辛，木主丁壬，火主戊癸。子午之上，少阴主之；丑未之上，太阴主之；寅申之上，少阳主之；卯酉之上，阳明主之；辰戌之上，太阳主之；巳亥之上，厥阴主之。不合阴阳⑥，其故何也？

岐伯曰：是明道也，此天地之阴阳也。夫数之可数者，人中之阴阳也，然所合，数之可得者也。夫阴阳者，数之可十，推之可百，数之可千，推之可万。天地阴阳者，不以数推，以象之谓也。

【注】

① 天纲：指天之黄道、二十八宿等。

② 八极：张志聪说："地之八方也。"

③ 考建五常：张介宾说："考，察也；建，立也；五常，五行气运之常也。"

④ 论：林校云："详'论'谓《阴阳应象大论》及《气交变大论》文。"

⑤ 首甲：王冰说："首甲谓六甲之初，则甲子年也。"

⑥ 不合阴阳：张介宾说："不合阴阳，如五行之甲乙，东方木也，而甲化

土运，乙化金运；六气之亥子，北方水也。而亥年之上，风木主之；子年之上，君火主之。"

【语译】

黄帝坐在明堂里，开始校正天文，观看八方地形，研究五行运气阴阳变化的道理。请岐伯来，向他问道：有的书上说天地的动静，是由日月为之纪度；阴阳的升降，是由寒暑显出其征兆。我曾听你讲过五运的规律，你所讲的仅仅是五运主岁，应以甲为首。我曾与鬼臾区商讨这个说法，鬼臾区认为：土运统率甲己，金运统率乙庚，水运统率丙辛，木运统率丁壬，火运统率戊癸；子午两年是少阴司天，丑未两年是太阴司天，寅申两年是少阳司天，卯酉两年是阳明司天，辰戌两年是太阳司天，巳亥两年是厥阴司天，与你所讲的阴阳之例不相符合，这是什么缘故？

岐伯说：这个道理是很明显的，因为五运六气是天地的阴阳啊！那能够数得清的是人体内的阴阳，但它与天地的阴阳相合并可用类推的方法求得。如由十可以推到百，由千可以推到万。但是天地间阴阳，是不能够以数来推算而只能够进行估计的。

帝曰：愿闻其所始也。岐伯曰：昭乎哉问也！臣览《太始天元册》文，丹①天之气，经于牛女戊分①；黅②天之气，经于心尾己分②；苍天之气，经于危室柳鬼③；素天之气，经于亢氐昴毕④；玄天之气，经于张翼娄胃⑤。所谓戊己分者，奎壁角轸，则天地之门户⑥也。夫候之所始，道之所生，不可不通也。

【注】

① 丹 牛女戊分："丹"，赤色。"牛女"，二星宿名，在北方癸位。"戊分"西北方，奎壁二宿之所在。

② 黅 心尾己分："黅"黄色。"心尾"二星宿名，在东方甲位。"己分"东南方，角轸二宿之所在。

③ 危室柳鬼：四星宿名。"危室"在北方，居天纬的壬位。"柳鬼"在南方，居天纬的丁位。

④ 亢氐昴毕：四星宿名。"亢氐"在东方，居天纬的乙位。"昴毕"在西方，居天纬的庚位。

⑤ 张翼娄胃：四星宿名。"张翼"在南方，居天纬的丙位。"娄胃"在西方，居天纬的辛位。

⑥ 天地之门户：太阳之视运动，位于奎壁二宿时正当由春入夏之时；位于角轸二宿时正当由秋入冬之时。夏为阳中之阳，冬为阴中之阴，故古称"奎壁角轸"为天地之门户。

【语译】

黄帝道：我希望听到它是怎样开始的。岐伯说：您问得高明啊！我曾在《太始天元册》文里看到，古人测天时看见天空当中有赤色的气，横亘在牛女二宿与西北方戊位之间；黄色的气横亘在心尾二宿与东南方己位之间；青色的气横亘在危室二宿与柳鬼二宿之间；白色的气横亘在亢氐二宿与昴毕二宿之间；黑色的气横亘在张翼二宿与娄胃二宿之间。所谓戊位，就是奎壁二宿的所在，己位是角轸二宿的所在，奎壁是在立秋到立冬的节气之间，角轸是在立春到立夏的节气之间，所以是天地的门户。时节的开始，也就是天地阴阳之道的发端，这是不可不通晓的。

帝曰：善。论言天地者，万物之上下，左右^①者，阴阳之道路，未知其所谓也。岐伯曰：所谓上下者，岁上下见阴阳之所在^②也。左右者，诸上^③见厥阴，左少阴，右太阳；见少阴，左太阴，右厥阴；见太阴，左少阳，右少阴；见少阳，左阳明，右太阴；见阳明，左太阳，右少阳；见太阳，左厥阴，右阳明。所谓面北而命其位^④，言其见也。

【注】

① 上下左右："上"指司天，"下"指在泉，"左右"指司天之左右。

② 阴阳之所在：即指三阴三阳之所在。

③ 诸上：即指司天，司天之位既定，司天的左右间气自然而定。

④ 面北而命其位："面北"与下"面南"相对，面向不同，其左右亦相反，此谓司天左右，为面向北方所定之左右。

【语译】

黄帝道：讲得好！《天元纪大论》上说过，天地是万物的上下，左右是阴阳运行的道路，我不明白它的意义。岐伯说：所谓上下，是该年的司天、在泉位置上的阴阳。而左右，是司天的左右。凡是司天的位置上出现厥阴时，左面便是少阴，右面是太阳；出现少阴时，左面是太阴，右面是厥阴；出现太阴时，左面是少阳，右面是少阴；出现少阳时，左面是阳明，右面是太阴；出现阳明时，左面是太阳，右面是少阳；出现太阳时，左面是厥阴，右面是阳明。所谓面向北方来确定阴阳的位置，说的就是阴阳在司天位置上的各种显现。

帝曰：何谓下？岐伯曰：厥阴在上，则少阳在下，左阳明，右太阴^①；少阴在上，则阳明在下，左太阳，右少阳；太阴在上，则太阳在下，左厥阴，右阳明；少阳在上，则厥阴在下，左少阴，右太阳；阳明在上，则少阴在下，左太阴，右厥阴；太阳在上，则太阴在下，左少阳，右少阴；所谓面南而命其位，言其见也。上下相遘^②，寒暑相临^③，气相得^④则和，不相得^⑤则病。

【注】

① 左阳明右太阴："左右"指在泉之左右。

② 上下相遘（gòu 垢）：遘，有交合之义。司天在上，五运居中，在泉在下，三气之交，是上下相遘。

③ 寒暑相临：指客气加临于主时之六气。

④ 相得：谓彼此相生。

⑤ 不相得：谓彼此相克。

【语译】

黄帝道：怎样叫作下呢？岐伯说：厥阴在司天的位置，那么少阳就在在泉的位置，左是阳明，右是太阴；少阴在司天的位置，那么阳明就在在泉的位置，左是太阳，右是少阳；太阴在司天的位置，那么太阳就在在泉的位置，左是厥阴，右是阳明；少阳在司天的位置，那么厥阴就在在泉的位置，左是少阴，右是太阳；阳明在司天的位置，那么少阴就在在泉的位置，左是太阴，右是厥阴；太阳在司天的位置，那么太阴就在在泉的位置，左是少阳，右是少阴。这里所说面向南方而确定阴阳的位置，说的是阴阳在在泉位置上的不同显现。上下相互交合，寒暑相互加临，其气相生的就是和平，其气彼此相克的就会使人生病。

帝曰：气相得而病者何也？岐伯曰：以下临上^①，不当位也。

【注】

①以下临上：王冰说："土临火，火临木，木临水，水临金，金临土，皆为以下临上，不当位也。"

【语译】

黄帝又道：有气彼此相生而使人生病的，这又是什么缘故呢？岐伯说：这是由于以下加临于上，位置不当啊！

帝曰：动静何如？岐伯曰：上者右行，下者左行^①，左右周天，余而复会也。帝曰：余闻鬼臾区曰，应地者静。今夫子乃言下者左行，不知其所谓也，愿闻何以生之乎？岐伯曰：天地动静，五行迁复，虽鬼臾区其上候^②而已，犹不能遍明^③。夫变化之用，天垂象，地成形，七曜纬虚^④，五行丽^⑤地。地者，所以载生成之形类^⑥也。虚者，所以列应天之精气^⑦也。形精之动，犹根本之与枝叶也，仰观其象，虽远可知也。

【注】

①上者右行下者左行：张介宾说："上者右行，言天气右旋，自东而西以降于地。下者左行，言地气左转，自西而东以升于天。"

②上候：张介宾说："天运之候。"

③不能遍明：谓对于左右尚未彻底了解。

④七曜纬虚：谓日月五星循行于太虚。

⑤ 丽：王冰说："丽，著也，有形之物，未有不依据物而得全者也。"

⑥ 形类：指动植物或矿物言。

⑦ 天之精气：指日月五星。

【语译】

黄帝道：司天、在泉运转的动静怎样？岐伯说：司天之气向右转，在泉之气向左转，左右旋转一周年，又回归到原来的位置。黄帝又道：我听得鬼臾区说，与地相应的气多主静，现在你说在下者向左转，不知道是什么道理，希望听你讲一讲怎么会动呢？岐伯说：天地是运动而又静止的，五行是循环流转的。鬼臾区虽然知道天运之候，却不了解左右的道理。在自然的变化作用中，天创造了星象，地生成了万物的形体，日月五星循行于天空，五行之气附着于大地，大地是负载它所生成的有形物类的，天空是分布日月五星的，大地上的物类与天空上日月五星的运动，好像根本与枝叶一样地密切，我们抬头观看天象，那怕很远的天体也是可以了解的。

帝曰：地之为下否乎？岐伯曰：地为人之下，太虚之中者❶也。帝曰：冯①乎？岐伯曰：大气举之也。燥以干之，暑以蒸之，风以动之，湿以润之，寒以坚之，火以温之。故风寒在下②，燥热在上③，湿气在中，火游行其间④，寒暑六入⑤，故令虚而生化❷也。故燥胜则地干，暑胜则地热，风胜则地动，湿胜则地泥，寒胜则地裂，火胜则地固矣。

【校】

❶ 中者：明绿格抄本"中"下无"者"字。

❷ 生化：胡本、赵本、吴本、朝本"生化"并作"化生"。

【注】

① 冯：与"凭"通。《文选·西京赋》薛注："凭，依托也。"王冰说："太虚无碍，地体何冯而止住。"

② 风寒在下：张介宾说："寒居北，风居东，自北而东，故曰风寒在下，下者左行也。"

③燥热在上：热居南，燥居西，自南而西，故曰燥热在上，上者右行也。

④湿气在中火游行其间：地者土也，土之化湿，故曰湿气在中。惟火有二，君火居湿之上，相火居湿之下，故曰火游行其间。

⑤寒暑六入："寒暑"指一年。王冰说："地体之中，凡有六入，受燥故干性生焉，受暑故蒸性生焉，受风故动性生焉，受湿故润性生焉，受寒故坚性生焉，受火故温性生焉，此天之六气。"

【语译】

黄帝问道：大地是不是在下面？岐伯说：大地是在人的下面、太虚之中的。黄帝又问：那么大地有作为凭依的地方吗？岐伯说：是太虚的大气托浮着它。燥气使它干燥，暑气使它蒸发，风气使它运动，湿气使它润泽，寒气使它坚实，火气使它温和。风寒在下，燥热在上，湿气位于中央，火气游行于上下。一年之中，六气分别侵入地面，地面受其影响而化生万物。所以燥气太过，大地就干燥；暑气太过，大地就发热；风气太过，大地就万物皆动；湿气太过，大地就湿润，寒气太过，大地就冻裂；火气太过，大地就坚实固密。

帝曰：天地之气①，何以候之？岐伯曰：天地之气，胜复②之作，不形于诊也。《脉法》曰：天地之变，无以脉诊，此之谓也。

【注】

① 天地之气：谓司天、在泉之气。张志聪说："天地之气者，五运六气也。"

② 胜复："胜"谓克贼侵犯，"复"谓报复。

【语译】

黄帝道：司天、在泉之气在脉搏上怎样诊察呢？岐伯说：天地间的六气，胜复变化，不表现在人的脉搏上。《脉法》上说：天地的变化，不能根据脉来诊察，就是这个意思。

帝曰：间气①何如？岐伯曰：随气所在，期于左右②。帝曰：期之奈何？岐伯曰：从其气则和，违其气则病，不当其位③

者病，迭移其位④者病，失守其位⑤者危，尺寸反者死，阴阳交⑥者死。先立其年，以知其气，左右应见，然后乃可以❶言死生之逆顺。

【校】

❶ 可以：《素问入式运气论奥》卷中第二十引"可"下无"以"字。

【注】

① 间（jiàn 见）气：即间隔于司天在泉之中的气。司天、在泉都有左右间气。

② 左右：指脉搏的左右寸尺。

③ 不当其位：张介宾说："应左而右，应右而左，应上而下，应下而上也。"

④ 迭移其位：王冰说："谓左见右脉，右见左脉，气差错故尔。"

⑤ 失守其位：张介宾说："克贼之脉见，而本位失守也。"

⑥ 阴阳交：王冰说："交，谓岁当在阴在右脉反见左，岁当在阳在左脉反见右，左右交见，是谓交。"

【语译】

黄帝道：间气怎样在脉搏上检查？岐伯说：随着间气的位置，可以诊察左右的脉搏。黄帝又道：脉与气相应的情况怎样？岐伯说：脉与气相应的为和平，脉与气相违的就会生病。不当其位的会生病，左右相反的会生病，见到相克之脉病就危险，尺寸俱反的就会死亡，阴阳交错而现的也会死亡。首先要确定该年的司天、在泉，从而知道它的左右间气，然后才可推测病的或死、或生、或逆、或顺。

帝曰：寒暑燥湿风火，在人合之奈何？其于万物何以生化？岐伯曰：东方生风，风生木，木生酸，酸生肝，肝生筋，筋生心。其在天为玄，在人为道，在地为化。化生五味，道生智，玄生神，化生气❶。神❷在天为风，在地为木，在体为筋，在气为柔①，在藏为肝。其性为暄②，其德为和，其用为动，其色为苍，其化为荣，其虫③毛，其政为散，其令宣发，其变摧拉，其眚④为陨，其味为酸，其志为怒。怒伤肝，悲胜怒；风伤肝，燥胜风；酸伤筋，辛胜酸。

【校】

❶ 其在天为玄……化生气：林校云："详'在天为玄'至'化生气'七句，通言六气五行生化之大法，非东方独有之也。"据林说，"其在天"七句，似应移在"岐伯曰"下，"东方生风"至"筋生心"移在"化生气"下，上下文义方合。

❷ 神："神"字误，当作"其"。应据下文南方各例改。

【注】

① 在气为柔：王冰说："木化宣发，风化所行，则物体柔软。"

② 暄：王冰说："温也。"

③ 虫：包括多数或全部动物在内。

④ 眚（shěng 省）：作"灾害"解。见《易·讼》虞注。

【语译】

黄帝道：天的寒、暑、燥、湿、风、火六气，在人体怎样与之相合呢？它们对于万物又是怎样孕育生化的呢？岐伯说：六气的变化，其在天为玄冥之象，在人为适应变化之道，在地为生养之化。化能生五味，道能出智慧，玄能生神明。地有化生作用，从而产生了六气。东方是产生风的方位，风能使木气生长，木气能生酸味，酸味能够养肝，肝血能够养筋，而由于筋生于肝，肝属木，木能生火，所以筋又能养心。它在天，是为风，在五行是为木，在人体中是为筋，在物体生化是柔软，在五脏中是为肝。它的性质温暖，它的本质属于平和，它的功能属于运动，它的颜色属于苍青，它的变化属于荣美，它在动物中属于兽类，它在作用上属于发散，它在时令上属于宣布阳和，它在变动上易受摧折，它的危害表现为陨坠，它在气味上属于酸类，它在情志上属于忿怒。发怒会损伤肝，悲哀的情绪能够抑制愤怒；风气能够伤肝，燥气能够克制风气；酸味太过会伤害筋，辛味能克制酸味。

南方生热，热生火，火生苦，苦生心，心生血，血生脾。

其在天为热，在地为火，在体为脉，在气为息①，在脏为心，其性为暑，其德为显，其用为躁，其色为赤，其化为茂，其虫羽，其政为明，其令郁蒸，其变炎烁，其眚燔焫，其味为苦，其志为喜。喜伤心，恐胜喜；热伤气，寒胜热；苦伤气，咸胜苦。

【注】

① 息：王冰说："息，长也。"

【语译】

南方生热，热能使火气兴旺，火气能生苦味，苦味能够养心，心能够生血，血足能够养脾。它在天的六气中是为热，在地的五行中是为火，在人体是为血脉，在功用能使物体生长，在内脏是为心。它的性质属于暑热，它的本质属于显明，它的功能属于躁急，它的颜色属于赤，它的变化属于繁茂，它在动物中属于鸟类，它在作用上属于明达，它在时令上属于盛热蒸腾，它在变动上易发燃烧，它的为害是发生火灾，它在气味上属于苦类，它在情志上属于喜乐。喜乐太过会损害心，恐惧的情绪能够克制喜乐；过热会伤气，寒气能够克制热气；苦味太过也能伤气，咸味能够克制苦味。

中央生湿，湿生土，土生甘，甘生脾，脾生肉，肉生肺。其在天为湿，在地为土，在体为肉，在气为充，在脏为脾。其性静兼①，其德为濡，其用为化，其色为黄，其化为盈，其虫裸②，其政为谧③，其令云雨，其变动注④，其眚淫溃，其味为甘，其志为思。思伤脾，怒胜思；温伤肉，风胜湿；甘伤脾，酸胜甘。

【注】

① 兼：王冰说："兼，谓兼寒热暄凉之气。"

② 裸：无毛无甲无鳞的动物。

③ 谧（mì 密）："静"义。

④ 注：王冰说："注，雨久下也。"

【语译】

中央属土而生湿，湿能使土气增长，土气能产生农作物的甘味，甘味能够滋养脾气，脾气能够滋养肌肉，肌肉强壮，能使肺气充实。所以它在六气中是为湿，在五行中是为土，在人体是为肌肉，在功用能使形体充实，在内脏是为脾。它的性质属于安静并能兼容，它的本质属于润泽，它的功能属于化生万物，它的颜色属于黄，它的变化属于盈满，它在动物中属于裸虫一类，它的作用属于安静的，它在时令上属于云行雨施，它在变动上易发暴雨或阴雨连绵，它的为害如同久雨溃堤。它在气味上属于甘类，它在情志上属于思虑。思虑太过会损伤脾，愤怒的情绪能够克制思虑；湿气会伤害肌肉，风气能够克制湿气；甘味太过也会伤害脾，酸味能够克制甘味。

西方生燥，燥生金，金生辛，辛生肺，肺生皮毛，皮毛生肾。其在天为燥，在地为金，在体为皮毛，在气为成①，在脏为肺。其性为凉，其德为清，其用为固，其色为白，其化为敛，其虫介，其政为劲②，其令雾露，其变肃杀，其眚苍落③，其味为辛，其志为忧。忧伤肺，喜胜忧；热伤皮毛，寒胜热；辛伤皮毛，苦胜辛。

【注】

① 在气为成：高士栻说："感秋气而万物成就也。"

② 劲："劲"强也。见《史记·韩世家》索引。

③ 苍落：王冰说："青干而凋落。"

【语译】

西方生燥，燥气能使金气旺起，金气能生辛味，辛味能够滋养肺气，肺气能够滋养皮毛，皮毛润泽又能滋生肾水。它在六气里是为燥，在五行里是为金，在人体是为皮毛，在功用方面能使物体成就，在内脏里是为肺。它的性质属于清凉，它的本质属于清静，它的功能是加固，它的颜色属于白，它的变化属于收敛，它在动物中属于介虫一类。它的作用属于强劲有力，它在时令上属于雾生露降，它的变动能使万物肃杀，它为灾害是使草木青干凋落，它在气味上属于辛，它在情志上属于忧愁。忧愁太过会伤害肺，喜乐的情绪能够克制忧愁；热气太过会伤害皮毛，寒气能克制热气；辛味太过，也能伤害皮毛，苦味能克制辛味。

北方生寒，寒生水，水生咸，咸生肾，肾生骨髓，髓生肝。其在天为寒，在地为水，在体为骨，在气为坚，在脏为肾。其性为凛①，其德为寒，其用为❶，其色为黑，其化为肃，其虫鳞，其政为静，其令❷，其变凝冽②，其眚冰雹，其味为咸，其志为恐。恐伤肾，思胜恐；寒伤血，燥胜寒；咸伤血，甘胜咸。五气更立③，各有所先，非其位则邪，当其位则正。

【校】

❶ 为：明绿格抄本"为"下补"藏"字。

❷ 令：明绿格抄本"令"下补"霰雪"二字。

【注】

① 凛：《文选·闲居赋》引《字书》："凛，寒也。"

② 凝冽：寒甚。

③ 五气更立：张志聪说："五气，五方之气也；更立，四时之更换也。"

【语译】

北方生寒，寒能使水气生旺，水气能产生咸味，咸味能滋养肾气，肾气能滋养骨髓，骨髓充实，又能养肝。它在六气里是为寒，在五行里是为水，在人体是为骨，在功用方面能使物体坚固，在内脏是为肾。它的性质属于冷，它的本质属于寒，它的功能属于收藏，它的颜色属于黑，它的变化属于万物肃静，它在动物中属于有鳞片的一类。它的作用属于静止，它在时令上属于霰撒雪飞，它的变动是冰冻寒甚，它为灾害是冰雹非时而降，它在气味上属于咸类，它在情绪上属于恐惧。恐惧太过会伤害肾，思虑能够克制恐惧；寒气太过会伤害血脉，燥气能够克制寒气；咸味能伤害血脉，甘味能够克制咸味。五方之气，交替更换，各有先期而至的气候，与四时的定位相反的是为邪气，于四时定位相合的是为正气。

帝曰：病生之**❶**变何如？岐伯曰：气相得则微，不相得则甚。帝曰：主岁^①何如？岐伯曰：气有余，则制己所胜^②而侮所不胜^②；其不及，则己所不胜侮而乘之，己所胜轻而侮之。侮反受邪，侮而受邪**❷**，寡于畏也。帝曰：善。

【校】

❶生之：读本、赵本、吴本、藏本、熊本、守校本"生之"并乙作"之生"。

❷侮而受邪：滑抄本无此四字。

【注】

① 主岁：五运六气，有其所主之岁，是为各主岁。

② 己所胜 所不胜："己所胜"即是我克制它；"己所不胜"即它克制我。

【语译】

黄帝道：五气主岁怎样？岐伯说：气太过就克制自己所能克制的他气，而一方面还要欺侮克制自己的他气。假如气不及就会被胜过自己的乘机欺侮，另一方面还要受到为自己所克制之气的轻易来犯。凡是侮人而受到邪气的侵袭，是因为它无所畏惮而招致来的。黄帝说：讲得好！

六微旨大论篇第六十八

本篇说明六气之间，具有标本中气的相互联系，应有互相承制作用。另外，对于自然界的升降出入运动的生机，也给予了精微的阐明。

黄帝问曰：呜呼远哉！天之道也，如迎浮云，若视深渊，视深渊尚可测，迎浮云莫知其极，夫子数言谨奉天道，余闻而藏之，心私异之，不知其所谓也。愿夫子溢志尽言其事，令终不灭，久而不绝，天之道可得闻乎？岐伯稽首再拜对曰：明乎哉问！天之道也，此因天之序，盛衰之时也。

【语译】

黄帝问道：哎呀，关于天的道理，真是太深远了，就好像仰接浮云，又好像俯视深渊，但深渊还可以测量，而迎浮云却不可能知道它的极点何在。你屡次说，天道是应该谨慎奉行的，我听了以后，记在心里，但又充满了疑惑，不知其所以然。希望你尽情地讲一讲，使它永不泯灭，长久流传。像这样的天道，可以讲给我听吗？岐伯行礼回答说：你问得很高明啊。所谓天之道，就是自然的变化所显示出来的时序和盛衰。

帝曰：愿闻天道六六之节盛衰何也？岐伯曰：上下有位，左右有纪。故少阳之右，阳明治之；阳明之右，太阳治之；太阳之右，厥阴治之；厥阴之右，少阴治之；少阴之右，太阴治之；太阴之右，少阳治之。此所谓气之标①，盖南面而待❶也。故曰：因天之序，盛衰之时，移光定位，正立而待之②。此之谓也。

【校】

❶ 待：胡本、吴本、明绿格抄本、朝本、滑抄本、守校本"待"下并有"之"字。《永乐大典》卷一万一百十六引有"之"字，与胡本合。

【注】

① 气之标：谓三阴三阳为六气之标。

② 移光定位正立而待之：张介宾说："六气盛衰之时，由于日光之移，日光移而后位次定，圣人南面正立而待以察之，则其时更气易，皆于日光而见之。"

【语译】

黄帝道：我希望听听天道六六之节和时序的盛衰是怎样的呢？岐伯说：上下六步有一定的位置，左右升降有一定的范围，所以少阳的右面由阳明所司，阳明的右面由太阳所司，太阳的右面由厥阴所司，厥阴的右面由少阴所司，少阴的右面由太阴所司，太阴的右面由少阳所司。这都是六气之标，要面向南方而等待它。所以说自然界的时序及盛衰，要靠观看日光移影来确定，说的就是这个道理。

少阳之上，火气治之，中见厥阴；阳明之上，燥气治之，中见太阴；太阳之上，寒气治之，中见少阴；厥阴之上，风气治之，中见少阳；少阴之上，热气治之，中见太阳；太阴之上，湿气治之，中见阳明。所谓本也，本之下，中之见也，见之下❶，气之标也，本标不同，气应异象①。

【校】

❶ 下：张琦说："'下'当作'上'，谓司天在上者也。"

【注】

① 本标不同气应异象：张介宾说："瓜甜蒂苦，葱白叶青，参补芦泻，皆本标不同之象。"

【语译】

少阳的上面是火气所司，所以中气是厥阴；阳明的上面是燥气所司，所以中气是太阴；太阳的上面是寒气所司，所以中气是少阴；厥阴的上面是风气所司，所以中气是少阳；少阴的上面是热气所司，所以中气是太阳；太阴的上面是湿气所司，所以中气是阳明。以上所说的"上面"是三阴三阳的本气，本气的下面是中气，中气之上，是六气之标。由于本标不同，所以六气所反映的现象也是不同的。

帝曰：其有至而至^①，有至而不至，有至而太过，何也？岐伯曰：至而至者和；至而不至，来气不及也；未至而至，来气有余也。帝曰：至而不至，未至而至如何？岐伯曰：应则顺，否则逆，逆则变生，变❶则病。帝曰：善。请言其应。岐伯曰：物，生其应也，气，脉其应也。

【校】

❶ 变：读本、赵本、吴本、朝本、四库本"变"下并有"生"字。

【注】

① 至而至：张介宾说："时至气亦至。"

【语译】

黄帝道：就时与气的关系来说，有时至而六气至的，有时至而六气不至的，有六气先时而至的，这是什么原因？岐伯说：时至而六气至的是和平之气，时至而六气不至的是来气尚未到达，时未至而六气先至的是来气有余。黄帝又道：时至而气不至，时未至而气先至的怎样呢？岐伯说：时与气相应而来的，这叫作顺。时与气不能相应而来的，这叫作逆，逆就产生变化，产生变化就能致病。黄帝道：讲得好！希望你再讲一下什么叫作相应？岐伯说：万物与生长是相应的，大气与脉象是相应的。

帝曰：善。愿闻地理之应六节气位何如？岐伯曰：显明^①之右，君火之位也；君火之右，退行一步^②，相火治之；复行一步，土气治之；复行一步，金气治之；复行一步，水气治之；复行一步，木气治之；复行一步，君火治之。

相火之下，水气承^③之；水位之下，土气承之；土位之下，风气承之；风位之下，金气承之；金位之下，火气承之；君火之下，阴精承之。帝曰：何也？岐伯曰：亢则害，承乃制^④，制则生❶化^⑤，外列盛衰^⑥，害则败乱，生化大病。

【校】

❶ 则生：胡本、读本、赵本、吴本、藏本"则生"并乙作"生则"。

【注】

① 显明：谓日正之卯正东方。

② 退行一步：向右行为"退行"，即从卯到巳的东南方，"一步"凡六十日又八十七刻半，包括四个节气，即由春分而清明、谷雨、立夏、小满。余类推。

③ 承：王履说："承犹随也。谓之承，有防之之义。其不亢则随之而已。""承"有克制的意思。

④ 亢则害承乃制：过盛为亢，凡事物亢极则起危害；"承制"犹云承其下者，从而克制之。

⑤ 制则生化：谓一克一生，则变化无穷。

⑥ 外列盛衰：张志聪说："谓外列主岁之气，有盛有衰，如主岁之气与主时之气，交相亢极，则为害更甚。"

【语译】

黄帝道：好！希望听你讲讲关于六气主时的位置是怎样的。岐伯说：春分节以后是少阴君火的位置，君火的右边，后退一步是少阳相火主治的位置，再后退一步是太阴土气主治的位置，再后退一步是阳明金气主治的位置，再后退一步是太阳水气主治的位置，再后退一步是厥阴木气主治的位置，再后退一步是少阴君火主治的位置。相火主治之位的下面，有水气来制约它；水气主治之位的下面，有土气来制约它；土气主治之位的下面，有风气来制约它；风气主治之位的下面，有金气来制约它；金气主治之位的下面，有火气来制约它；君火主治之位的下面，有阴精来制约它。黄帝又道：这是为什么？岐伯说：六气亢盛就产生伤害作用，随之要有克制它的，只有加以克制，才能生化。六气要是有太过或不及的情况就会为害，从而败坏生化之机出现极大的病变。

帝曰：盛衰何如？岐伯曰：非其位^①则邪，当其位^①则正，邪则变甚，正则微。帝曰：何谓当位？岐伯曰：木运临卯，火运临午，土运临四季^②金运临酉，水运临子，所谓岁会^③，气之平^④也。帝曰：非位何如？岐伯曰：岁不与会也。

【注】

① 非其位　当其位："非其位"谓寅申巳亥不当于四正位。"当其位"指子午卯酉四方之正位，以及辰戌丑未兼属中央土位的位置。

② 四季：指辰戌丑未四个方位。

③ 岁会：中运与地支五行，方位所属相同者，谓之岁会。

④ 气之平：就是平气。五运之气，既非太过，又非不及，谓之平气。

【语译】

黄帝道：那么，自然界的盛衰又是怎样的呢？岐伯说：不合其位的是邪气，恰当其位的是正气，邪气致病变化多，正气致病是轻微的。黄帝又道：怎样叫作当位？岐伯说：例如木运遇卯年，火运遇午年，土运遇辰戌丑未年，金运遇酉年，水运遇子年，这就称为岁会，也就是平气。黄帝又道：不当其位怎样？岐伯说：那就是主岁的天干与地支不能相会于五方正位啊。

帝曰：土运之岁，上见太阴；火运之岁，上见少阳、少阴；金运之岁，上见阳明；木运之岁，上见厥阴；水运之岁，上见太阳。奈何？岐伯曰：天之与❶会^①也。故《天元册》曰天符。

【校】

❶ 之与：吴注本"之与"乙作"与之"。

【注】

① 天与之会：谓司天之气与运气相会合。

【语译】

黄帝道：土运主岁而司天是太阴，火运主岁而司天是少阳或少阴，金运主岁而司天是阳明，木运主岁而司天是厥阴，水运主岁而司天是太阳，这些都是怎样分的？岐伯说：这是司天之气与主岁的运气相合，所以《天元册》里叫作天符。

天符岁会何如？岐伯曰：太一天符^①之会也。

【注】

① 太一天符：谓司天、中运与地支方位五行所属完全相同。

【语译】

黄帝又道：既是天符又是岁会的怎样？岐伯说：这叫作太乙天符的会合。

帝曰：其贵贱何如？岐伯曰：天符为执法^①，岁位为行令^②，太一天符为贵人^③。帝曰：邪之中也奈何？岐伯曰：中执法者，其病速而危；中行令者，其病徐而特^{❶④}；中贵人者，其病暴而死。帝曰：位之易也何如？岐伯曰：君位臣则顺，臣位君则逆，逆则其病近，其害速；顺则其病远，其害微。所谓二火也。

【校】

❶ 特：赵本、吴本、藏本、朝本"特"并作"持"。

【注】

① 执法：此比喻天符之邪气在上，如法执于上的意思。

② 行令：此比喻岁会之邪气在下，如下奉令而行的意思。

③ 贵人：此比喻天符岁会之邪气盛于上下，如贵人然。

④ 特：持之误，即相持。

【语译】

黄帝又道：它们之间有什么贵贱的分别呢？岐伯说：天符如同执法，岁会如同行令，太乙天符如同贵人。黄帝又问道：如属感受邪气而发病，这三者有什么区别呢？岐伯说：感受执法之邪的，发病急而比较危险；感受行令之邪的，发病较缓而邪正呈相持状态；感贵人之邪的，发病急骤并容易死亡。黄帝道：六气的位置相互变换会怎样？岐伯说：君居臣位是顺的，臣居君位是逆的。逆则发病就会很急，它的危害大；顺则发病就会较帝曰：善。愿闻其步何如？岐伯曰：所谓步者，六十度而有奇^①，故二十四步积盈百刻而成日也。

【注】

① 六十度而有奇：张介宾说："一日一度，度即日也。周岁共三百六十五日二十五刻，以六步分之，则步得六十日又八十七刻半，故曰有奇也。"

【语译】

黄帝道：讲得好！我希望听听步是怎样的？岐伯说：一步就是六十日有零，所以二十四步以后，其奇零之数积满一百刻，就成为一日。

帝曰：六气应五行之变何如？岐伯曰：位有终始^①，气有初中^②，上下^③不同，求之亦异也。帝曰：求之奈何？岐伯曰：天气始于甲，地气始于子，子甲相合，命曰岁立^④，谨候其时，气可与期^⑤。帝曰：愿闻其岁，六气始终，早晏何如？岐伯曰：明乎哉问也！甲子之岁，初之气，天数始于水下一刻^⑥，终于八十七刻半；二之气，始于八十七刻六分，终于七十五刻；三之气，始于七十六刻，终于六十二刻半；四之气，始于六十二刻六分，终于五十刻；五之气，始于五十一刻，终于三十七刻半；六之气，始于三十七刻六分，终于二十五刻。所谓初六，天之数^⑦也。

【注】

① 位有终始：张介宾说："位，地位也。位有上下左右之终始。"

② 气有初中："初"言其始，气自始而渐盛；"中"言其盛，气自盛而渐衰。

③ 上下："上"指天气，"下"指地气。

④ 岁立：张介宾说："干支合而六十年之岁气立。"

⑤ 期：《广雅·释诂四》："会也。"

⑥ 水下一刻：古以漏壶计时，壶水昼夜尽百刻。水下一刻，即壶水开始下滴。

⑦ 初六天之数："初六"指以甲子年开始六气的第一周。"天"指六气。"数"指刻分数。

【语译】

黄帝道：六气与五行相应的变化怎样？岐伯说：主时之六气的每一气位都有始有终，每一气有初气，有中气，又有天气和地气的分别。所以推求起来也就不能一律了。黄帝又道：怎样推求呢？岐伯说：天气以甲为开始，地气以子为开始，子与甲相互组合，称为岁立，只要认真地推测四时的变化，就可以求得六气终始的会合。黄帝又道：我希望听听每年六气始终的早晚怎样？岐伯说：问得高明啊！甲子的年份，初气开始于水下一刻，终止于八十七刻半；第二气开始于八十七刻六分，终止于七十五刻；第三气开始于七十六刻，终止于六十二刻半；第四气开始于六十二刻六分，终止于五十刻；第五气开始于五十一刻，终止于三十七刻半；第六气开始于三十七刻六分，终止于二十五刻。这就是六气第一周的始终刻分数。

乙丑岁，初之气，天数始于二十六刻，终于一十二刻半；二之气，始于一十二刻六分，终于水下百刻；三之气，始于一刻，终于八十七刻半；四之气，始于八十七刻六分，终于七十五刻；五之气，始于七十六刻，终于六十二刻半；六之气，始于六十二刻六分，终于五十刻。所谓六二，天之数也。

【语译】

乙丑的年份，初气开始于二十六刻，终止于十二刻半；第二气开始于十二刻六分，终止于水下百刻；第三气开始于一刻，终于八十七刻半；第四气开始于八十七刻六分，终止于七十五刻；第五气开始于七十六刻，终止于六十二刻半；第六气开始于六十二刻六分，终止于五十刻。这是六气是二周的始终刻分数。

丙寅岁，初之气，天数始于五十一刻，终于三十七刻半；二之气，始于三十七刻六分，终于二十五刻；三之气，始于二十六刻，终于一十二刻半；四之气，始于一十二刻六分，终于水下百刻；五之气，始于一刻，终于八十七刻半；六之气，始于八十七刻六分，终于七十五刻。所谓六三，天之数也。

【语译】

丙寅的年份，初开始于五十一刻，终止于三十七刻半；第二气开始于三十七刻六分，终止于二十五刻；第三气开始于二十六刻，终止于十二刻半；第四气开始于十二刻六分，终止于水下百刻；第五气开始于一刻，终止于八十七刻半；第六气开始于八十七刻六分，终止于七十五刻。这是六气第三周的始终刻分数。

丁卯岁，初之气，天数始于七十六刻，终于六十二刻半；二之气，始于六十二刻六分，终于五十刻；三之气，始于五十一刻，终于三十七刻半；四之气，始于三十七刻六分，终于二十五刻；五之气，始于二十六刻，终于一十二刻半；六之气，始于一十二刻六分，终于水下百刻。所谓六四，天之数也。次戊辰岁，初之气，复始于一刻，常如是无已，周而复始。

【语译】

丁卯的年份，初气开始于七十六刻，终止于六十二刻半；第二气开始于六十二刻六分，终止于五十刻；第三气开始于五十一刻，终止于三十七刻半；第四气开始于三十七刻六分，终止于二十五刻；第五气开始于二十六刻，终止于十二刻半；第六气开始于十二刻六分，终止于水下百刻。这是六气第四周的始终刻分数。再次是戊辰年初气，重新从水下一刻开始，时时循着上述次序，周而复始地循环不已。

帝曰：愿闻其岁候^①何如？岐伯曰：悉乎哉问也！日行一周^②，天气始于一刻，日行再周，天气始于二十六刻，日行三周，天气始于五十一刻，日行四周，天气始于七十六刻，日行五周，天气复始于一刻，所谓一纪③也。是故寅午戌岁气④会同，卯未亥岁气会同，辰申子岁气会同，巳酉丑岁气会同，终而复始。

【注】

① 岁候：张介宾说："通岁之大候。"

② 日行一周：即太阳在天体黄道上循行一周，一周于天，谓甲子一年。

③ 一纪：四年为一纪。

④ 岁气：指一年中六气始终的刻分数。

【语译】

黄帝问道：希望听听以年来计算又该怎样？岐伯说：问得真详细啊！太阳循行第一周，六气开始于一刻，太阳循行第二周，六气开始于二十六刻，太阳循行第三周，六气开始于五十一刻，太阳循行第四周，六气开始于七十六刻，太阳循行第五周，六气又从一刻开始。这是六气四周的循环，叫作一纪。所以寅年、午年、戌年，六气始终的时刻相同；卯年、未年、亥年，六气始终的时刻相同；辰年、申年、子年，六气始终的时刻相同；巳年、酉年、丑年，六气始终的时刻相同。总之，六气是循环不已，终而复始的。

帝曰：愿闻其用①也。岐伯曰：言天者求之本②，言地者求之位③，言人者求之气交。帝曰：何谓气交④？岐伯曰：上下之位，气交之中，人之居也。故曰：天枢⑤之上，天气主之；天枢之下，地气主之；气交之分，人气从之，万物由之。此之谓也。帝曰：何谓初中？岐伯曰：初凡三十度而有奇⑥，中气同法。帝曰：初中何也？岐伯曰：所以分天地也。帝曰：愿卒闻之。岐伯曰：初者地气也，中者天气也。

【注】

① 用：指六气变化动静升降出入之作用。

② 本：王冰说："本，六气寒暑燥湿风火也。"

③ 位：谓金木火土水君火。

④ 气交：王冰说："天地之气，上下相交，人之所处者也。"

⑤ 天枢：是中枢。谓天地之中间。

⑥ 三十度而有奇：初气是三十日余四十三刻又四分刻之三。中气同。

【语译】

黄帝道：我希望听你讲一讲六气的作用。岐伯说：说到天，当推求于六气，说到地，当推求于主时之六位，说到人体，当推求于天地气交之中。黄帝又道：什么叫作气交？岐伯说：天气降于下，地气升于上，天地气交之处，就是人类生活的地方。所以说中枢的上面，是属于天气所主；中枢的下面，是属于地气所主，而气交的部分，人气随之而来，万物也由之化生。黄帝又道：什么叫作初气、中气呢？岐伯说：初气三十度有零，中气也是这样。黄帝又道：有初气又有中气，这是为什么？岐伯说：这是分别天气与地气的根据。黄帝又道：我希望听你讲个究竟。岐伯说：初就是地气，中就是天气。

帝曰：其升降何如？岐伯曰：气之升降，天地之更用也。帝曰：愿闻其用何如？岐伯曰：升已而降，降者谓天；降已而升，升者谓地。天气下降，气流于地；地气上升，气腾于天。故高下相召①，升降相因①，而变作矣。帝曰：善。寒湿相遘②，燥热相临③，风火相值④，其有闻❶⑤乎？岐伯曰：气有胜复，胜复之作，有德有化⑥，有用⑦有变，变则邪气居之。

【校】

❶ 闻：读本、吴本、朝本、守校本"闻"并作"间"。

【注】

① 相召　相因：张介宾说："召，犹招也。上者必降，下者必升，此天运循环之道，故高下相召、则有升降，有升降则强弱相因而变作矣。"

② 遘：作"遇"解。见《尔雅·释诂》。

③ 临：《战国策·西周策》高注："临，犹守也。"

④ 值：有"当"义。见《文选·皇太子释奠会诗》善注。

⑤ 有闻：闻，间之误。张介宾说："间，异也，惟其有间，故或邪或正而变由生也。"

⑥ 有德有化："德"是本质，"化"是生息。

⑦ 用：与"以"义同。

【语译】

黄帝道：气的升降是怎样的？岐伯说：地气上升，天气下降，这是天地之气的相互作用。黄帝又道：希望听听它的作用怎样？岐伯说：升后而降，这是天的作用；降后又升，这是地的作用。天气下降，气就下流于大地；地气上升，气就蒸腾于天空。所以上下交相呼应，升降互为因果，因而就发生变化了。黄帝道：讲得好！寒与湿相遇，燥与热相守，风与火相当，其中有什么间隙吗？岐伯说：六气里有胜有复，而胜复的变化中，有根本与生化，有原因与变异，一旦有了变异，就会招致邪气的留连。

帝曰：何谓邪乎？岐伯曰：夫物之生从于化，物之极①由乎变，变化之相薄，成败之所由也。故气有往复②，用有迟速，四者之有，而化而变，风之来也。帝曰：迟速往复，风所由生，而化而变，故因盛衰之变耳。成败倚伏③游乎中何也？岐伯曰：成败倚伏生乎动，动而不已，则变作矣。

【注】

① 极：《吕氏春秋·制乐》高注："极，犹终。""终"与"生"对文。

② 往复：即往返。《尔雅·释言》："复，返也。"

③ 倚伏：谓成败之间，隐藏相互的因果。《老子》第五十八章王注："倚，因也。"《晋语二》韦解："伏，隐也。"

【语译】

黄帝道：什么是邪呢？岐伯说：万物的生长都由于化，万物的终结都由于变。变与化的斗争，是成长与毁败的根源。所以气有往有返，作用有慢有快，从往返快慢里，就会出现化与变的过程，这就是风气的由来。黄帝道：慢快往返，是风气产生的原因，由化至变的过程，是随着盛衰的变化而进行的。但是无论成败，其潜伏的因素都是从变化中来，这是为什么？岐伯说：成败因素相互蕴伏，是由于六气的运动，运动不止，就会发生变化。

帝曰：有期乎？岐伯曰：不生不化，静之期也。帝曰：不生化乎？岐伯曰：出入废则神机化灭^①，升降息则气立孤危^②，故非出入，则无以生长壮老已；非升降，则无以生长化收藏。是以升降出入，无器不有。故器者生化之宇，器散则分之，生化息矣。故无不出入，无不升降，化有小大，期有近远，四者之有，而贵常守，反常则灾害至矣。故曰：无形无患。此之谓也。帝曰：善。有不生不化乎？岐伯曰：悉乎哉问也！与道合同，惟真人也。帝曰：善。

【注】

①出入废则神机化灭：王冰说："出入，谓喘息也。毛羽裸鳞介及飞走蚑行，皆生气根于身中，以神为动静之主，故曰神机也。"

②升降息则气立孤危：王冰说："升降，谓化气也。金玉土石、熔埏草木，皆生气根于外，假气以成立主持，故曰气立也。"

【语译】

黄帝道：变化一出现，有停止的时候吗？岐伯说：没有生，没有化，就是停止的时候。黄帝道：也有不生不化的时候吗？岐伯说：凡动物之类，如果其呼吸停止，那么生命就会立即消灭；凡植矿物类，如果其阴阳升降停止，那么则其活力也就立即颓萎。因此说没有出入，就不可能由生、而长、而壮、而老、而死亡；没有升降，也就不能由生、而长、而开花、而结实、而收藏。所以有形之物，都具有升降出入之气。因此有形之物，是生化的所在。如果形体解散，生化也就息止了。因此任何具有形体的东西，没有不出不入不升不降的，其间仅仅有生化的大小，和时间早晚的分别而已。升降出入的存在重要的是要保持正常，假如违反了正常，就会遭到灾害。所以说：除非是无形体的东西，才能免于灾患。黄帝道：讲得好！那么有没有不生不化的人呢？岐伯说：问得真详细啊！能与自然规律相融合，而同其变化的，只有真人。黄帝道：讲得好。

气交变大论篇第六十九

本篇说明气交变化，是由于五运的太过与不及，并从五运的德、化、政、令正常功能中，阐述它对自然界的影响，以及与人体发病的关系。

黄帝问曰：五运更治，上应天期，阴阳往复，寒暑迎随，真邪相薄，内外分离，六经波荡，五气倾移，太过不及，专胜兼并①，愿言其始，而有常名，可得闻乎？岐伯稽首再拜对曰：昭乎哉问也！是明道也。此上帝所贵，先师传之，臣虽不敏，往闻其旨。帝曰：余闻得其人不教，是谓失道，传非其人，慢泄天宝。余诚菲德，未足以受❶至道；然而众子哀其不终，愿夫子保于无穷，流于无极，余司其事，则而行之奈何？岐伯曰：请遂言之也。《上经》曰：夫道者，上知天文，下知地理，中知人事，可以长久，此之谓也。帝曰：何谓也？岐伯曰：本气位也，位天者，天文也，位地者，地理也，通于人气②之变化者，人事也。故太过者先天，不及者后天，所谓治化③而人应之也。

【校】

❶受：读本"受"作"为"。

【注】

①专胜兼并：王冰说："专胜，谓五运主岁太过也。兼并，谓主岁之不及也。"

②通于人气：王冰说："五运居中，司人气之变化，故曰通于人气。"

③治化：指六气之变化。

【语译】

黄帝问道：五运交替，与在天之六气相应；阴阳往来，与寒暑变化相随；真气与邪气相搏争，因而使人体的表里分离，六经的血气为之波动，五脏之气也失去了平衡而互相倾移，出现了太过不及，专胜以及互相兼并现象。我希望你谈谈它起始的原理，和反映于人身的病证，能讲给我听吗？岐伯行礼后回答说：您问得很明达，这是应该讲明的道理，它是往古所珍贵的，也是从前医师传授下来的，我虽不聪敏，但过去却听说过其中的意义。黄帝道：我听说遇到了适当的人而不教，就会先去传道的机会，如传授给不适当的人，则等于不重视宝贵的大道。我固然是才德浅薄，不一定能够推行医学要道，但是我悲悯许多人因疾病死亡，因此希望你能为了保护人们的生命，为了医道的永远流传，而把这些道理传授出来，由我来主管其事，按照规矩去做，你看怎样呢？岐伯说：我尽量谈一下。《上经》说：所谓道，可以上知天文，下知地理，中知人事，并能保持长久，说的就是这个。黄帝又道：这又怎么讲呢？岐伯说：这里的根本就在于推求天地人三气的位置啊。位天，就是司天的气象；位地，就是司地的六节；通晓人气的变化的是人事。所以太过的气先天时而至，不及的气后天时而至，所以说，岁运的变化有常有变，而人体也随之而起变化。

帝曰：五运之化，太过何如？岐伯曰：岁木太过，风气流行，脾土受邪。民病飧泄，食减，体重，烦冤，肠鸣腹支满，上应岁星①。甚则忽忽②善怒，眩冒巅疾。化气③不政，生气③独治，云物飞动❶，草木不宁，甚而摇落，反❷胁痛而吐甚，冲阳④绝者死不治，上应太白星⑤。

【校】

❶ 动：明绿格本"动"作"扬"。

❷ 反：《史载之方》卷上无"反"字。

【注】

① 岁星：即木星。

② 忽忽：谓迫促，犹骤然。见《楚辞·七谏譈》善注。

③ 化气　生气："化气"谓土气，"生气"谓木气。

④ 冲阳：胃脉。

⑤ 太白星：即金星。

【语译】

黄帝道：五运的气化，在太过的时候，是什么情况呢？岐伯说：岁木之气太过，就会风气流行，脾土受到它的侵害，人们因脾土失运多患飧泄、饮食减少、肢体沉重、烦闷、肠鸣、肚腹胀满等病证。由于木气太过，所以上应天的木星，就显得光明。如果风气过度的旺盛，在人体就会产生骤然发怒，头眩，眼发黑花及头部疾病。这是土气不能行其政令，木气独胜的现象，因此，风气就更猖獗起来，使天上的云物飞扬，地上的草木动摇不定，甚至枝叶摇落，在人就会发生胁痛，呕吐不止。冲阳脉绝的，大多死亡，无法治疗。木弱则金胜之，所以上应天的金星就分外明亮。

岁火太过，炎暑流行，金肺❶受邪。民病疟，少气咳喘，血溢血泄注下，嗌燥耳聋，中热肩背热，上应荧惑星①。甚则胸中痛，胁支满胁痛❷，膺背肩胛间痛，两臂内痛，身热骨❸痛而为浸淫。收气②不行，长气③独明，雨水霜寒，上应辰星④，上临少阴少阳⑤，火燔焫，冰❹泉涸，物焦槁，病反谵妄狂越，咳喘息鸣，下甚❺血溢泄不已，太渊⑥绝者死不治，上应荧惑星。

【校】

❶ 金肺：吴本"金肺"乙作"肺金"。

❷ 胁痛：《三因方》卷五引无"胁痛"二字。

❸ 骨：林校"骨"字当是"肤"字之误。

❹ 冰：读本、赵本、明绿格抄本、藏本"冰"并作"水"。

❺ 下甚：张琦说："'下甚'二字衍。"

【注】

① 荧惑星：即火星。

② 收气：即金气。

③ 长气：即火气。

④ 辰星：即水星。

⑤ 上临少阴少阳："上临"指司天。张介宾说："凡此戊年，皆太过之火，而又遇子午，则上临少阴君火，遇寅申，则上临少阳相火，皆为天符，其热尤甚。"

⑥ 太渊：肺脉。

【语译】

岁火之气太过，就会暑热流行，肺金就要受到侵害，人们多患疟疾、呼吸少气、咳嗽气喘、吐血衄血、便血、水泻如注、喉干、耳聋、胸中发热、肩背发热等病证。由于火气太过，所以上应天的火星，就显得光明。如果火气过度旺盛，在人体就会有胸中疼痛，胁下胀满，胸部、背部、肩胛之间均感到疼痛，两臂内侧疼痛，身热，皮肤痛，因而发生浸淫疮。这是金气不行，火气独旺的现象，由于物极必反，水气乘之，因而出现雨冰霜寒的变化。所以上应水星，就显得光明。假如遇到少阴、少阳司天，火热之气就会更加亢盛，好像火烧一样，以致水泉干涸，植物焦枯，在人们的病，多见谵语狂乱，咳嗽气喘，呼吸有声，二便下血不止。太渊脉绝的，大多死亡，无法治疗，这种病上应火星。

岁土太过，雨湿流行，肾水受邪。民病腹痛，清厥①意不乐，体重烦冤，上应镇星②。甚则肌肉萎，足痿不收，行善瘈，脚下痛，饮发中满食减，四肢不举。变生得位③，脏气④伏，化气⑤独治之，泉涌河衍⑥，涸泽生鱼，风雨大至，土崩溃，鳞见于陆，病腹满溏泄肠鸣，反下甚而太溪⑦绝者，死不治，上应岁星。

【注】

① 清厥：手足逆冷。

② 镇星：即土星。

③ 变生得位：张介宾说："土无定位，凡在四季中土邪为变，即其得位之时也。"

④ 脏气：即水气。

⑤ 化气：即土气。

⑥ 衍：作"溢"解。见《文选·琴赋》善注。

⑦ 太溪：即肾脉。

【语译】

岁土之气太过，雨湿之气就会流行，肾水就要受到侵害，人们多患腹痛、手足逆冷、情志抑郁、身体不轻快、烦闷等病证。由于土气太过，所以上应天的土星，就显得光明。如果土气过度旺盛，在人体就会肌肉萎缩，两足痿弱不能行走，经常抽搐拘挛，脚跟痛，水邪蓄积于中，而生胀满、吃东西减少，以至四肢不能举动。这是土气得位，水气无权，土气独旺的现象。因此泉水涌出、河水满溢，甚至干涸的池塘也孳生了鱼类，甚则会发生急风暴雨，使堤岸崩溃，河水泛滥，陆地出现鱼类，在人就会患肚腹胀满、大便溏泻、肠鸣、泄泻不止等病证。如果太溪脉绝止的，大多死亡，无法治疗。水气受伤以后，木气就要来复，所以天的木星就分外光明。

岁金太过，燥气流行，肝木受邪。民病两胁下少腹痛，目赤痛眦疡❶，耳无所❷闻。肃杀而甚，则体重烦冤，胸痛引背，两胁满且痛引少腹，上应太白星。甚则喘咳逆气，肩背痛，尻阴❸股膝髀腨胻足皆病，上应荧惑星。收气①峻，生气②下，草木敛，苍干凋陨，病反暴痛，胠胁不可反侧，咳逆甚而血溢，太冲③绝者死不治，上应太白星。

【校】

❶ 疡：《三因方》引"疡"作"痒"。

❷ 无所：《三因方》引"无"下无"所"字。

❸ 尻阴：《圣济总录》卷一中引作"下连"。

【注】

① 收气：即金气。

② 生气：即木气。

③ 太冲：肝脉。

【语译】

岁金之气太过，燥气就会流行，肝木就要受到侵害，人们多患两胁下面少腹疼痛、目赤痛、眼角痒、耳聋等病证。燥金之气过于亢盛，就会身体觉重、烦闷、胸痛牵引到背部、两胁胀满、而痛势下连少腹，由于金气太过，所以上应天的金星，就显得光明。如果金气过度旺盛，在人体就会有喘息咳嗽、逆气，肩背疼痛，下连股、膝、髀、腨、胻、足等处疼痛的病证，由于火气来复，所以上应火星，就显得光明。若是金气过于严峻，木气被它克制，草木就要呈收敛之象，以至绿叶干枯凋落，在人们的疾病，多见急剧疼痛，肢胁痛得不能动转，咳嗽气逆，甚则吐血、衄血。太冲脉绝止的，大多死亡，无法治疗。因为金气盛，所以天上的金星光明。

岁水太过，寒气流行，邪害心火。民病身热烦心，躁悸，阴厥①上下中寒，谵妄心痛，寒气早至，上应辰星。甚则腹大胫肿，喘咳，寝❶汗出憎风，大雨至，埃雾朦郁，上应镇星。上临太阳，雨❷冰雪，霜不时降，湿气变物，病反腹满肠鸣，溏泄食不化，渴而妄冒，神门②绝者死不治，上应荧惑、辰星。

【校】

❶ 寝：赵本、朝本、藏本"寝"并作"寝"。

❷ 雨："雨"上脱"则"字，应据《五常政大论》"流衍之纪"节林校引补。

【注】

① 阴厥：属于虚寒之厥冷。

② 神门：心脉。

岁水之气太过，就会寒气流行，心火从而受到侵害，人们多患身热、心烦、焦躁心跳、虚寒厥冷、全身发冷、谵语、心痛等病证。在气候方面是寒气早至。由于水气太过，所以天上的水星就显得光明。如果水气过度旺盛，在人体就会有腹水、足胫浮肿、气喘咳嗽、盗汗、怕风等病证。由于水气盛，因而大雨下降，尘雾迷蒙不清，土气来复，天上的土星就显得光明。如遇太阳寒水司天，则会冰雹霜雪不时下降，湿气太盛，致使物变其形。在人们的疾病，多见肚腹膨满、肠鸣、溏泄、食物不化、渴而眩晕等病证。神门脉绝止的，大多死亡，无法治疗。因为火不胜水，所以天上的火星无光，而水星却显得明亮。

帝曰：善。其不及何如？岐伯曰：悉乎哉问也！岁木不及，燥廼^①大行，生气失应^②，草木晚荣，肃杀而甚，则刚木辟著^③，悉❶萎苍干，上应太白星，民病中清^④，胠胁痛，少腹痛，肠鸣溏泄，凉雨时至，上应太白星，其谷苍^⑤。上临阳明，生气失政，草木再荣，化气乃急，上应太白、镇星，其主苍早❷。复^⑥则炎暑流火，湿性燥，柔脆草木焦槁，下体再生，华实齐化^⑦，病寒热疮疡痱胗❸痈痤，上应荧惑、太白，其谷白坚^⑧。白露早降，收杀气行，寒雨害物，虫食甘黄，脾土受邪，赤气后化，心气晚治，上胜肺金，白气乃屈，其谷不成，咳而鼽，上应荧惑、太白星。

【校】

❶ 悉：胡本、读本、吴本、朝本、藏本、守校本"悉"并作"柔"。

❷ 主苍早：沈祖绵说："主上脱'谷'字，'早'为'白'之讹。"

❸ 胗：四库本"胗"作"疹"。

【注】

① 廼：与"乃"字同。

② 失应：王冰说："后时之谓失应。"

③ 刚木辟著:"刚"谓劲硬,"辟"谓破析。见《释名·释天》。"著"与"着"同,助词。此是说金气太甚,劲硬之水,破析如劈也。

④ 中清:谓中气虚寒。

⑤ 其谷苍:张介宾说:"谷之苍者属木,麻之类也,金胜而火不复,则苍谷不成。"

⑥ 复:张介宾说:"复者,子为其母而报复也,木衰金亢,火则复之,故为炎暑流火。"

⑦ 华实齐化:谓开花结实同时成熟。

⑧ 白坚:张介宾说:"白坚属金,秀而不实。"

【语译】

黄帝道:讲得好。那么五运不及的怎样?岐伯说:问得真详细啊!岁木之气不及,燥气然后流行,生气不能及时而来,草木就要晚荣。金气亢盛,劲硬的树木就会破析如劈,柔嫩的枝叶都会萎顿枯干。因为燥金之气盛,所以上应天的金星就显得光明。在人们多患中气虚寒、肰胁部疼痛、少腹痛、肠鸣、溏泄。在气候方面,是凉雨时至。这一切与天上的金星相应。在谷类,则不能成熟,呈现青苍色。如遇阳明司天,木气不能行其政令,土气兴起,草木再度茂盛,于是生化之气就显得峻急,而谷类也就不易结实了。因为燥、土二气俱盛,所以天的金星、土星俱明。木气受克制,则其子气来复,那么就会炎热如火,万物湿润的变为干燥,柔嫩脆弱的草木也都焦枯,枝叶从根部重新生长,以达到花实并见。在人体多患寒热、疮疡、痱疹、痈痤等疾病。与此相应,天上的火星、金星俱明,而五谷却因火气制金,不能成熟,白露则提前下降,肃杀之气流行,寒雨非时,损害万物,甘黄的谷物为虫所食。在人则脾土受邪,火气后起,心气虽然旺起较迟,但等到火能胜金的时候,金气就会受到抑制,谷物不能成熟。在人体会出现咳嗽、流鼻涕等病证。与此相应,天上的火星、金星光明。

岁火不及,寒乃大行,长政不用,物荣而下①,凝惨而甚,则阳气不化,乃折荣美,上应辰星,民病胸中❶痛,胁支满,两胁痛,膺背肩胛间及两臂内痛,郁冒朦昧,心痛暴瘖,胸腹大，胁下与腰背相引而痛，甚则屈不能伸，髋髀如别②，上应荧惑、辰星，其谷丹。复则埃郁③，大雨且至，黑气乃辱④，病鹜溏腹满、食饮不下、寒中肠鸣、泄注腹痛、暴挛痿痹、足不任身，上应镇星、辰星，玄谷不成。

【校】

❶ 胸中：《三因方》引作"胃"。

【注】

① 物荣而下：《尔雅·释诂》："下，落也。""物荣而下"谓植物由荣趋向衰落。

② 髋髀如别："髋"即坐骨，"髀"即股部。"别"作"裂"解。

③ 埃郁："埃"是土气，"郁"作"蒸"解。"埃郁"是谓土湿之气上蒸为云。

④ 黑气乃辱："黑气"是水气。"辱"，屈，抑制。

【语译】

岁火之气不及，寒气就会大规模流行。夏天生长之气不能行其政令，植物就会由茂盛走向零落。寒凉之气过甚，则阳气不能生化，因而万物的荣美也就被摧残了。与此相应，天上的水星光明。在人们多患胃痛，胁部胀满，两胁疼痛，胸部、背部、肩胛之间以及两臂内侧都感疼痛，气郁上冒，视物不清，心痛，突然失音，胸腹大，胁下与腰背互相牵引而痛，甚则病势发展到屈不能伸，髋骨与股部好像裂开一样。因为火受水气制约，所以上应天的火星失明，水星光亮，五谷不成熟而其色红。水气克火，则火的子气来复，于是土湿之气上蒸为云，大雨将至，水气受到抑制，在人多见大便溏泄，腹满，饮食不下，肚中寒冷，肠鸣和泻下如注，腹痛，突然拘挛、痿、痹而足不能支持身体。与此相应，天上土星光明，水星失色。黑色之谷不能成熟。

岁土不及，风乃大行，化气不令，草木茂荣。飘扬而甚，秀而不实，上应岁星。民病飧泄霍乱，体重腹痛，筋骨繇复❶，肌肉𥆧①酸，善怒，脏气举事，蛰虫早附，咸病寒中，上应岁星、镇星，其谷黅。复则收政严峻，名木苍凋，胸胁暴痛，下引少腹，善太息，虫食甘黄，气客于脾，黅谷乃减，民食少失味，苍谷乃损，上应太白、岁星。上临厥阴，流水不冰，蛰虫来见，脏气不用，白乃不复，上应岁星，民乃康。

【校】

❶瘛复：林校引《至真要大论》疑"复"为"并"字之误。《圣济总录》卷一上引作"并"，与林校合。"瘛并"是谓筋骨摇动而强直。

【注】

①眴（shùn 顺）：有"掣"义。

【语译】

岁土之运不及，风气就大规模流行，而化气就不能行其政令。风木能生万物，所以草木茂盛，但因过分飘扬，虽然外秀却不能结实。与此相应，天上木星明亮。在人们多患飧泄、霍乱、身体重、腹痛、筋骨动摇强直、肌肉掣动发酸等病证，并时常发怒。寒水之气乘机行动，虫类提前伏依在土里。人们一般都患中气虚寒。与此相应，天上木星光明，土星失色。在谷类，其色黄而不能结实。土受木气的克制，则其子气来复，于是秋气当令，呈现出肃杀严峻之气，因此大木凋谢，在人体就会有胸胁突然疼痛、牵引少腹、频频叹气等病证。甘黄五谷都被虫食了。邪气客于脾土，黄色的谷类结实减少，人们吃得少，而且感到没有滋味。金气胜木，青色之谷受到损害。与此相应，天上金星光明，木星无光。如遇厥明司天，少阳在泉，则流水不能结冰，蛰伏的虫类，又重新出现，寒水之气不能用事，金气也就不得复盛。与此相应，天上木星光明，人们也就康健了。

岁金不及，炎火乃行，生气乃用，长气专胜，庶物以茂，燥烁以行，上应荧惑星，民病肩背瞀重，鼽嚏血便注下，收气乃后，上应太白星，其谷坚芒①。复则寒雨暴至，乃零②冰雹霜雪杀物，阴厥且格③，阳反上行，头脑户④痛，延及囟❶顶发热，上应辰星，丹谷不成，民病口疮，甚则心痛。

【校】

❶ 囟：胡本、读本、赵本、吴本、明绿格抄本、朝本、藏本并作"脑"。

【注】

① 坚芒：犹言白色。林校云："评其谷坚芒，白色可见，故不云其谷白也。"

② 零：作"落"解。见《诗经·定之方中》传。

③ 格：《尔雅·释诂》："格，至也。"

④ 脑户：指脑后部，督脉穴名。

【语译】

岁金之气不及，火气就会流行，木气得行政令，生长之气专胜，万物因而茂盛。但火气旺盛了，气候就会干燥烁热。与此相应，天上火星光明。在人们多患肩背沉重、鼻流清涕、喷嚏、便血、泻下如注等病证。金气被制，所以秋收之气后至。与此相应，天上金星失明，谷类不能成熟而呈现白色。金气被制以后，它的子气来复，于是寒雨暴至，然后降落冰雹霜雪，杀害万物。在人就会为寒逆所扰，使阳气反而上行，以致头后部疼痛，连及脑顶，身体发热。与此相应，天上水星光明，红色谷类不能成熟，人们多患口中生疮、甚至发生心痛等病证。

岁水不及，湿乃大行，长气反用，其化乃速，暑雨数至，上应镇星，民病腹❶满身重，濡泄寒疡流水，腰股痛发，腘腨股膝不便，烦冤，足痿，清厥，脚下痛，甚则跗❷肿，脏气不政，肾气不衡，上应辰星，其谷秬①。上临太阴，则大寒数举，蛰虫早藏，地积坚冰，阳光不治，民病寒疾于下，甚则腹满浮肿，上应镇星，其主齡谷。复则大风暴发，草偃木零，生长不鲜，面色时变，筋骨并辟，肉𥄂瘛，目视䀮䀮，物疏璺②，肌肉胗发，气并膈中，痛于心腹，黄气乃损，其谷不登，上应岁星。

【校】

❶ 腹：《三因方》"腹"作"肿"。

❷ 跗：跗赵本、吴本"跗"并作"胕"。

【注】

① 秬：《尔雅·释草》："黑黍。"

② 疏墨（wèn问）："疏"作"稀"解。《方言》六："器破而未离谓之墨。""疏墨"，谓稍有裂纹。

【语译】

岁水之气不及，湿气就大规模流行。水气不能制火，火气反行其令，其生化很快，暑雨屡次下降。与此相应，天上土星光明。在人们多患腹部胀满，身体重，湿泄，阴性疮疡，脓液稀薄，腰股发痛，腘、腨、股、膝部都不便利，烦闷，两脚萎弱，四肢清冷，脚下疼痛，甚则浮肿，这是冬藏之气不能行其政令，肾气失掉平衡的缘故。与此相应，天上水星失明，黑色的谷类不能成熟。如遇太阴司天，寒水在泉，大的寒气常常侵袭，虫类很早就伏藏，地面上凝积厚冰，在天上的阳光不能发挥温暖作用，人们多患下部寒疾，严重的就腹满浮肿。与此相应，天上土星光明，谷类黄色之稻成熟。由于土气被水气制约，则其子气来复，就出现大风暴发，草类偃伏，木类凋零，因为风吹干裂，失去了生长的鲜泽。在人的面色就也改变，筋骨拘急疼痛，肌肉跳动抽搐，两眼看物不清，有的东西看去像稍有裂纹，肌肉发出风疹。如果风气侵入胸膈里，就会产生心腹疼痛。这是木气太盛，土气受害，黄色的谷类不能成熟，与此相应，天上的木星光明。

帝曰：善。愿闻其时也。岐伯曰：悉❶哉问也！木不及，春有鸣条❷律畅之化①，则秋有雾露清凉之政，春有惨凄❸残贼之胜②，则夏有炎暑燔烁之复，其眚东，其脏肝，其病内舍胠胁，外在关节。

【校】

❶ 悉：胡本、吴本、朝本、藏本"悉"下并有"乎"字。

② 鸣条：孙诒让说："'条'当作'璺'。鸣璺，谓风过璺隙而鸣也。"

③ 凄：赵本、吴本"凄"并作"悽"。

【注】

① 化：王冰说："和气。"

② 胜：王冰说："金气。"

【语译】

黄帝道：讲得好。希望听一下五气与四时的关系怎样。岐伯说：问得真详细啊！木运不及的，如果春天有惠风畅鸣的和气，那么秋天就有雾露清凉的正常气候；如果春天反见寒冷伤害的金气，夏天就会有炎热如火燔烧的气候。它的灾害，往往发生在东方，在人体应在肝脏，其发病部位，内在肤胁，外在关节。

火不及，夏有炳明①光显之化，则冬有严肃霜寒之政，夏有惨凄凝冽之胜，则不时有埃昏大雨之复，其眚南，其脏心，其病内舍膺胁，外在经络。

【注】

① 炳明：同义复词。《说文·火部》："炳，明也。"

【语译】

火运不及的，如果夏天有显明的和气，那么冬天就有严肃霜寒的正常气候；如果夏天反见惨凄寒冷的气象，那么就会经常有尘埃昏蒙和大雨的情况。它的灾害，往往发生在南方，在人体应在心脏，其发病部位，内在胸胁，外在经络。

土不及，四维①有埃云润泽之化，则春有鸣条鼓拆之政，四维发振拉飘腾②之变，则秋有肃杀霖霆③之复，其眚四维，其脏脾，其病内舍心腹，外在肌肉四肢。

【注】

① 四维：指辰戌丑未月。也指东南、东北、西南、西北四隅。

② 振拉飘腾："振拉"谓摇折。"飘腾"谓暴风。此谓暴风飞扬、草木摇折。

③霖霪：久雨。

【语译】

土运不及的，如果四维之月有埃尘云物润泽的和气，那么春天就有风和鸟鸣、草木萌芽的正常气候；如果四维之月有暴风飞扬、草木摇折的异常现象，那么秋天也就有阴凉久雨不止的气象。它的灾害，往往发生在四隅，在人体应在脾脏，其发病部位，内在心腹，外在肌肉四肢。

金不及，夏有光显郁蒸之令，则冬有严凝整肃之应，夏有炎烁燔燎之变，则秋有冰雹霜雪之复，其眚西，其脏肺，其病内舍膺胁肩背，外在皮毛。

【语译】

金运不及的，如果夏天有显明湿蒸的和气，那么冬天就有严寒凝结整肃之气相应；如果夏天出现炎热，如火燔烧的变化，那么秋天就会冰雹霜雪的反应。它的灾害，往往发生在西方，在人体应在肺脏，其发病部位，内在胸胁肩背，外在皮毛。

水不及，四维有湍润埃云之化，则不时有和风生发之应，四维发埃昏骤注之变，则不时有飘荡振拉之复，其眚北，其脏肾，其病内舍腰脊骨髓，外在溪谷踹膝。夫五运之政，犹权衡也，高者抑之，下者举之，化者应之，变者复之，此生长化成收藏之理 ❶，气之常也，失常则天地四塞矣。故曰：天地之动静，神明为之纪，阴阳之往复，寒暑彰其兆，此之谓也。

【校】

❶此生长化成收藏之理：沈祖绵说："句有误，当作'此生长化收藏之理'。"

【语译】

水运不及的，如果四维之月有湿润埃云的正常气候，那么就会时常有和风生发的感应；如果四维之月有尘埃迷暗，暴雨如注的变化，那么就会时常有暴风飞扬、摇折草木的情况。它的灾害，往往发生在北方，在人体应在肾脏，其发病部位，内在腰脊骨髓，外在溪谷踹膝。五运之气的作用如同权衡一样，太过的就加以抑制，不及的就加以辅助，正常的气化，就有正常的感应，异常的气化，就使其复原。这是万物生长化收藏过程的自然道理，四时气序的常规，如果失丢了这些规律，则天地之气就会四塞不通了。所以说，天地的动静，有日月星辰的的运行作为参照，阴阳的往来，有寒暑的更移来显示它的征兆，就是这个意思。

帝曰：夫子之言五气之变，四时之应，可谓悉矣。夫气之动乱，触遇而作，发无常会，卒然灾合，何以期之？岐伯曰：夫气之动变，固不常在，而德化政令灾变，不同其候也。帝曰：何谓也？岐伯曰：东方生风，风生木，其德敷和①，其化生荣，其政舒启②，其令风，其变振③发，其灾散落④。南方生热，热生火，其德彰显，其化蕃茂，其政明曜，其令热，其变销烁，其灾燔炳。中央生湿，湿生土，其德溽蒸⑤，其化丰备，其政安静，其令湿，其变骤注，其灾霖溃。西方生燥，燥生金，其德清洁，其化紧敛，其政劲切，其令燥，其变肃杀，其灾苍陨。北方生寒，寒生水，其德凄沧，其化清谧⑥，其政凝肃⑦，其令寒，其变溧冽，其灾冰雪霜雹。是以察其动也，有德有化，有政有令，有变有灾，而物由之，而人应之也。

【注】

① 敷和：谓布散和气。

② 舒启：王冰说："舒，展也；启，开也。"

③ 振：王冰说："怒也。"

④ 散落：王冰说："散，谓物飘零而散落也。"

⑤ 溽蒸：湿热。

⑥ 谧（mì 密）：《尔雅·释诂》："静也。"

⑦ 肃：王冰说："肃，中列（胡本、读本作外）严整。"

【语译】

黄帝道：你讲五运之气的变化和四时相应的情况，可以说是很详尽了。但是，气的动乱，有所触犯才随时而发，而发生动乱的时候，又没有一定的规律，突然遇到发生灾害，怎样能先期知道呢？岐伯说：五气的动乱变化，固然是没有一定的常规，然而它的德化政令和变异，是有不同之处可以推测的。黄帝又道：这是什么道理呢？岐伯说：东方生风，风能使木气旺盛。它的特性是敷布和气，它的生化是使万物滋生繁荣，它的职权是使万物舒展开放，它的表现是风，它的变动是大风怒号，它的灾害是吹散万物而使零落。南方生热，热能使火气旺盛，它的特性是光明显耀，它的生化是使万物繁多茂盛，它的职权是明亮照曜万物，它的表现是热，它的变动是火势炎炎，它的灾害是销烁万物。中央生湿，湿能使土气旺盛，它的特性是湿热，它的生化是使万物丰满全备，它的职权是使万物安静，它的表现是湿，它的变动是暴雨如注，它的灾害是久雨不止、土溃泥烂。西方生燥，燥能使金气旺盛，它的特性是清洁，它的生化是使万物紧缩收敛，它的职权是使万物由干而成强劲锐，它的表现是燥，它的变动是肃杀万物，它的灾害是使万物青干陨落。北方生寒，寒能使水气旺盛，它的特性是寒冷，它的生化是使万物清静，它的职权是使万物中外凝固严整，它的表现是寒，它的变动是酷寒，它的灾害是冰雪霜雹。所以观察它的运动，有特性、有生化、有职权、有表现、有变动、有灾害，而万物与之相随，人也与之相应。

帝曰：夫子之言岁候，不及其太过❶，而上应五星。今夫德化政令，灾眚变易，非常①而有也，卒②然而动，其亦为之变乎。岐伯曰：承天而行之，故无妄动，无不应也。卒然而动者，气之交变也，其不应焉。故曰：应常不应卒。此之谓也。帝曰：其应奈何？岐伯曰：各从其气化③也。

【校】

❶不及其太过：高世栻说："不及，系倒文，应作'其太过不及'。"

① 常：经常，规律。

② 卒（cù 醋）：同"猝"，突然。

③ 各从其气化：王冰说："岁星之化，以风应之。荧惑之化，以热应之。镇星之化，以湿应之。太白之化，以燥应之。辰星之化，以寒应之。气变则应，故各从其气化也。"

【语译】

黄帝道：你已讲了五运的太过、不及，而上应五星的变化。现在特性、生化、职权、表现、灾害、变动，并不按常规发生而属于突然的变化，五运是否也会随之变动呢？岐伯说：如果五运是随天道而行，那就肯定与五星相应。突然而来的胜复变动，那是由于气候的交相变化，五星是和它不相应的。所谓"五星应常规而不应突变"，就是这个道理。黄帝又道：五星是怎样与岁运相应的呢？岐伯说：那就是各从其天运之气。

帝曰：其行之徐疾逆顺何如？岐伯曰：以道①留久，逆守而小②，是谓省下③；以道而去，去而速来，曲而过之，是谓省遗过④也；久留而环，或离或附，是谓议灾与其德也；应❶近则小，应❶远则大，芒而大倍常之一，其化甚；大常之二，其眚即❷也；小常之一，其化减；小常之二，是谓临视，省下之过与其德也。德者福之，过者伐之。是以象之见也，高而远则小，下而近则大，故大则喜怒迩，小则祸福远。岁运太过，则运星北越，运气相得，则各行以道。故岁运太过，畏星⑤失色而兼其母⑤，不及则色兼其所不胜。肖者瞿瞿，莫知其妙，闵闵之当，孰者为良，妄行无征，示畏侯王。

【校】

❶ 应：《素问校讹》引古抄本无二"应"字。

❷ 即：顾观光说："依注则'即'下当有'发'字。"

【注】

① 以道：王冰说："谓顺行。"道，谓五星所行之道。

② 逆守而小：张介宾说："逆守，逆行，不进而守其度。小，无芒而光不露。"

③ 省下：谓察看所属之分野。

④ 省遗过：张介宾说："谓省察有未尽，而复省其所遗过失也。"

⑤ 畏星　其母：张介宾说："畏星，即所制之星，如木运太过，则镇为畏星。""其母"指畏星之母，例如土星是畏星，火星便是其母。

【语译】

黄帝道：五星的运行有慢快逆顺的不同，这都说明了什么呢？岐伯说：五星如果在它顺行的径路上久留不前，或者在它的度数上不进，而光芒微小，这就好像是察看所属分野中的情况；若五星顺行时，去而速回，或者迂回而过，这就好像是察看所属分野中的情况是否还有遗漏和过错；若五星久留而回环旋转，似去似不去的，这就好像是在它所属分野中建议降灾和降福；气候的变化近则小，变化远则大。若是星的光芒大于平常一倍，那气化就亢盛，大两倍的，那灾害就立即发作；小于平常一倍的，那气化就减退，小两倍的，叫作"临视"，好像是在察看在下的过与德，有德的降福，有过的降灾。所以五星的呈现，若是高而远，它的胜负就小；若是下而近，它的胜负就大。所以星的光芒大，就表示喜怒的感应期近，星的光芒大，就示祸福的降临期远。岁运太过的时候，它的运星就向北越出常规，如运气相和五星就各按它的道路而行。所以在岁运太过的时候，它所克制之星就会暗淡而兼见母星的颜色，若是岁运不及，则岁星就兼见所不胜的颜色。总之，天的变化，道理是极精微而不易审察的，谁能了解它的奥妙呢？道理是很深远而且适宜的，谁能理解它的好处呢？那无知的人，毫无征验，只是乱谈占象，以使侯王畏惧而已。

帝曰：其灾应何如？岐伯曰：亦各从其化也。故时至有盛衰，凌犯有逆顺①，留守有多少，形见有善恶，宿属②有胜负，征应有吉凶矣。

【注】

① 凌犯有逆顺：王冰说："东行凌犯为顺，西行凌犯为逆。"

② 宿属：张介宾说："谓二十八宿及十二辰位，各有五行所属之异。"

【语译】

黄帝道：五星在灾害方面的征验怎样？岐伯说：也是各从岁运的气化而有所不同。所以岁时的更至有盛有衰，运星的侵犯有逆有顺，星的留守日期有长有短，星的呈象中是有好有坏，星宿所属有胜有负，征验的反应有吉有凶。

帝曰：其善恶何谓也？岐伯曰：有喜①有怒①，有忧①有丧①，有泽②有燥②，此象之常也，必谨察之。帝曰：六者高下异乎？岐伯曰：象见高下，其应一也，故人亦应之。

【注】

① 喜 怒 忧 丧：王冰说："五星之见，从夜深见之，人见之喜，星之喜也；见之畏，星之怒也；光色微曜，乍明乍暗，星之忧也；光色迥然，不彰不莹，不与众同，星之丧也；光色圆明，不盈不缩，怡然盈然，星之喜也；光色勃然临人，芒彩满溢，其象懔然，星之怒也。"

② 泽 燥：王冰说："泽，洪润也；燥，干枯也。"

【语译】

黄帝道：星象的好坏怎样？岐伯说：五星呈象中是有喜、怒、忧、丧、泽、燥的不同，这是星象变化时常呈现的，应该慎重观察。黄帝道：星的喜、怒、忧、丧、泽、燥六种现象，在它所居地位的高低有什么不同吗？岐伯说：星象虽然可看出高低的不同，但在应验上却是一样的，所以应在人身方面也是一样的。

帝曰：善。其德化政令之动静损益皆何如？岐伯曰：夫德化政令灾变，不能相加①也。胜复盛衰②，不能相多也。往来小大，不能相过也。用之升降，不能相无也。各从其动而复之耳③。

【注】

① 相加：指相益，或相陵。《国语·鲁语》韦解："加，益也。"《左传》襄十三年杜注："加，陵也。"

② 胜复盛衰：王冰说："胜盛复胜，胜微复微，不应以盛报微，以化报变，故曰不能相多也。"

③ 各从其动而复之耳：张介宾说："五运之政，犹权衡也，故动有盛衰，则复有微甚，各随其动而应之。"

【语译】

黄帝说：讲得好。它们的德、化、政、令、动静、损益都是怎样？岐伯说：德、化、政、令、灾变都有一定，是不能彼此相加或相减的。胜盛复就胜，胜衰复就衰，是不能相互一方而增多的。胜复往来的日数，多少一样，是不能彼此相越的。五行阴阳的升降，是互相结合而不是一方消灭的。这都是随着五气的运动而与之相应的。

帝曰：其病生何如？岐伯曰：德化者气之祥，政令者气之章，变易者复之纪，灾眚者伤之始①，气相胜②者和，不相胜者病，重感③于邪则甚也。

帝曰：善。所谓精光之论，大圣之业，宣明大道，通于无穷，究于无极也。余闻之，善言天者，必应于人，善言古者，必验于今，善言气者，必彰于物，善言应者，同天地之化，善言化言变者，通神明之理，非夫子孰能言至道欤？乃择良兆而藏之灵室，每旦读之，命曰《气交变》，非斋戒不敢发，慎传也。

【注】

① 始：张介宾说："始者，灾伤所由。"

② 相胜：张介宾说："相胜，相当也，谓人气与岁气相当。"

③ 重感：王冰说："谓年气已不及，天气又见剋杀之气，是为重感。"

【语译】

　　黄帝道：它对疾病的发生有什么影响？岐伯说：特性和生化，是岁气的和祥，职权和表现，是岁气的昭著，变易是反复的纲纪，灾害是万物受伤的原因。人气和岁气相当的就平和，人气和岁气不相当的就生病，若再重感邪气，病就更要加重了。

　　黄帝道：讲得好。这真称得上是精微高明的理论，大圣的事业，畅晓的学说，简直达到了无穷无尽的境界了。我听说，善于讲天道的，必定把天道应验于人；善于讲古代事物的，必定把古代的事物应验于现在；善于讲气化的，必定把气化明确地表现在万物上；善于讲感应的，就和天地的造化统一起来；善于讲生化与变动的，就要了解自然的道理。除了像你这样的人，谁能说出这样极精的道理呢？于是选择了一个好日子，把它藏在灵兰书室里，每天清晨读它，命名为《气交变》，不是专心诚意的时候不敢打开，非常谨慎地传于后世。

五常政大论篇第七十

本篇主要说明五运的平气、太过与不及的变化，以及地势高下对人身的影响，并提出治疗原则。如上病取下，下病取上，消之削之，吐之下之，补之泻之，久新同法，以及用药不可过剂等，都是后人所应遵守的大法。

黄帝问曰：太虚寥廓，五运迴薄①，衰盛不同，损益相从②，愿闻平气③何如而名？何如而纪④也？岐伯对曰：昭乎哉问也！木曰敷和⑤，火曰升明⑥，土曰备化⑦，金曰审平⑧，水曰静顺。

【注】

① 迴薄："迴"与"回"同。《说文·口部》："回，转也。"《尚书·益稷》传："薄，迫也。""转迫"即循环速而不息的意思。

② 损益相从：由于衰盛不同，故损益随之而异。

③ 平气：五运之气，既非太过，又非不及，就叫作平气。

④ 纪：《广雅·释诂》："识也。"识，标志，辨别。

⑤ 敷和：谓敷布和柔。《小尔雅·广诂》："敷，布也。"

⑥ 升明：谓上升而明。

⑦ 备化：王冰说："广被化气，资（原作'损'，据读本改）于群品。"

⑧ 审平：张介宾说："金主杀伐，和则清宁，故曰审平，无妄刑也。"

【语译】

黄帝问道：天空这样的广阔无垠，五运循环急速而不息止。由于它有盛衰的不同，所以人体的损益也随之而异。我希望听听五运中的平气，是怎样立名，怎样来识别呢？岐伯回答说：你问得高明啊！木的平气，是敷布和柔，称为敷和；火的平气，是上升而明，称为升明；土的平气，是广布生化，称为备化；金的平气，是清宁平和，称为审平；水的平气，是静穆顺达，称为静顺。

帝曰：其不及奈何？岐伯曰：木曰委和，火曰伏明，土曰卑监[1]，金曰从革[2]，水曰涸流。帝曰：太过何谓？岐伯曰：木曰发生，火曰赫曦[3]，土曰敦阜[4]，金曰坚成，水曰流衍[5]。

【注】

[1] 卑监：《史记·张释之传》："卑，下也。"《说文》："监，临下也。"

[2] 从革：俞樾说："即因革，金之性可因可革，木之性可曲可直。"

[3] 赫曦：《文选·潘岳在怀县作诗》铣注："赫曦，炎盛貌。"

[4] 敦阜：王冰说："敦，厚也；阜，高也；土馀故高而厚。"

[5] 衍：作"溢"解。见《文选·琴赋》善注。

【语译】

黄帝道：那不及的怎样？岐伯说：如果不及，木就委曲而无阳和之气；火就伏藏而失明曜之气；土就低下而缺生化之气；金就可因可革而无坚硬之气；水就干涸而无湿润之气。黄帝道：太过又怎样呢？岐伯说：太过木就会生发过早；火就会炎势太盛；土就会过于高厚；金就会过于刚硬；水就会溢满外流。

帝曰：三气之纪，愿闻其候。岐伯曰：悉乎哉问也！敷和之纪，木德周[1]行，阳舒阴布，五化宣平[2]，其气端，其性随[3]，其用曲直，其化生荣，其类草木，其政发散，其候温和，其令风，其脏肝，肝其畏清，其主目，其谷麻，其果李，其实核，其应春，其虫毛，其畜犬，其色苍，其养筋，其病里急支满，其味酸，其音角[4]，其物中坚，其数八。

【注】

① 周：作"遍"解。见《诗经·嵩高》郑笺。"周行"谓普遍流行。

② 五化宣平：谓五行气化，皆由木德而畅发它的平和之气。

③ 其性随：王冰说："顺于物化。"

④ 角：作"触"解，由阳气触动而发生，木亦为春阳之气发动而生，故角为木之音。

【语译】

黄帝道：平气、太过和不及的标志，我希望听听怎样来判断。岐伯说：你问得真够详细了。木运平气的识别在于，木的特性是周遍流行，阳气舒畅，阴气散布，五行的气化也从而显得畅通平和。敷和的气理端正；性顺随；其变动是或曲或直；其生化能使万物兴旺；其属类是草木；其功能是发散；其征兆是温和；其表现是风；其相应于人体内脏的是肝。肝畏惧肺金，它关联着眼睛；其在谷类是麻；其在果类是李；其在果实是核仁；其所应的时令是春；其在虫类是毛虫；其在畜类是犬；其在颜色是苍；其在精气所养是筋；其在病是里急胀满；其在五味是酸；其在五音是角；其在物体是属于中坚；其在河图成数是八。

升明之纪，正阳①而治，德施周普，五化均衡②，其气高，其性速，其用燔灼，其化蕃茂；其类火，其政明曜，其候炎暑，其令热，其脏心，心其畏寒，其主舌，其谷麦，其果杏，其实络，其应夏，其虫羽，其畜马，其色赤，其养血，其病瞤瘛③，其味苦，其音徵④，其物脉，其数七。

【注】

① 正阳：火主南方，故曰正阳。

② 均衡：等平。

③ 瞤瘛：肌肉跳动，身体抽搐。

④ 徵：作"止"解，阳盛而极，物盛则止，火为盛阳之象，故"徵"为火之宫。

【语译】

火运平气的识别，在于火气行令，其特性充分发挥无所不至，五行的气化从而得以平衡发展。升明之气上升，性急速；其变动是燃烧；其生化能使物类茂盛；其属类是火；其功能是使万物明亮光曜；其征兆是炎暑；其表现是热；其在人的内脏是心。心所畏惧的是寒水，它关联着舌；其在谷类是麦；其在果类是杏，其在果实中是丝络；其所应的时令是夏；其在虫类是羽虫；其在畜类是马；其在颜色是赤；其在精气所养是血；其在病是肌肉跳动，身体抽搐；其在五味是苦；其在五音是徵；其在物体是属于脉络一类；其在河图成数是七。

备化之纪，气协天休①，德流四政，五化齐修②。其气平，其性顺，其用高下，其化丰满，其类土，其政安静，其候溽蒸，其令湿，其脏脾，脾其畏风，其主口，其谷稷，其果枣，其实肉，其应长夏，其虫裸，其畜牛，其色黄，其养肉，其病否③，其味甘，其音宫④，其物肤，其数五。

【注】

① 气协天休：王冰说："土之气厚，应天休和之气。"

② 五化齐修：张介宾说："生长化收藏咸得其政而五者齐修。"

③ 否（pǐ 痞）：《广雅·释诂一》："否，隔也。"即痞隔。王冰所谓"土性拥凝（原作'碍'，据《素问校讹》引古抄本改）是也"。

④ 宫：作"中"解，土居中央，化生万物，故宫为土音。

【语译】

土运平气的识别在于土的气厚，与自然休和之气相协调，它的特性达于四方，使五行的气化，同时盛行。备化之气和平；性柔顺；其变动是或高或低；其生化能使万物成熟丰满；其属类是土；其功能是使万物平安静和；其征兆是湿热相蒸；其表现是湿；其在人的内脏是脾。脾所畏惧的是肝木，它关联着口；其在谷类是稷；其在果类是枣；其在果实中是果肉；其所应的时令是长夏；其在虫类是裸虫，其在畜类是牛；其在颜色是黄；其在精气所养是肉；其在病是痞塞；其在五味是甘；其在五音是宫；其在物体是属于皮肤一类；其在河图成数是五。

审平之纪，收而不争，杀而无犯，五化宣明，其气洁，其性刚，其用散落①，其化坚敛，其类金，其政劲肃，其候清切②，其令燥，其脏肺，肺其畏热，其主鼻，其谷稻，其果桃，其实壳，其应秋，其虫介，其畜鸡，其色白，其养皮毛，其病咳，其味辛，其音商③，其物外坚，其数九。

【注】

① 散落：即分散零落。

② 清切：王冰说："清，大凉也。切，急也，风声也。"

③ 商：作"强"解，五行之金，性最坚强，故商为金之音。

【语译】

金运平气的识别，在于金是收敛而无争夺，肃杀而无残害，五行的气化，从而得到通畅、明洁。审平之气洁净；性刚强；其变动是分散零落；其生化能使万物结实收敛；其属类是金；其功能是使万物清劲严肃；其征兆是清凉而急切；其表现是燥；其在人的内脏是肺。肺所畏惧的是心火，它关联着鼻；其在谷类是稻；其在果类是桃；其在果实是外壳；其所应的时令是秋；其在虫类是介虫；其在畜类是鸡；其在颜色是白；其在精气所养是皮毛；其在病是咳嗽；其在五味是辛；其在五音是商；其在物体是属于外壳坚硬一类；其在河图成数是九。

静顺之纪，藏而勿害，治而善下，五化咸整，其气明，其性下，其用沃衍①，其化凝坚，其类水，其政流演②，其候凝肃，其令寒，其脏肾，肾其畏湿，其主二阴，其谷豆，其果栗，其实濡，其应冬，其虫鳞，其畜彘，其色黑，其养骨髓❶，其病厥，其味咸，其音羽③，其物濡，其数六。

故生而勿杀，长而勿罚，化而勿制，收而勿害，藏而勿抑，是谓平气。

【校】

❶骨髓：吴本"骨"下无"髓"字。

【注】

① 沃衍："沃衍"是说溉灌流溢。

② 流演：王冰说："井泉不竭，河流不息，则流演之义。"

③ 羽：作"舒"解，阴尽阳生，万物将生，冬尽春回，水能生木，故羽为水音。

【语译】

水运平气的识别在于水纳藏而于万物无害，生化而善于下行，五行的气化从而都得以完整。静顺之气明静；性趋下；其变动是沫生流溢；其生化是水物凝坚；其属类是水；其功能是使井泉不竭，河流不息；其征兆是寒静；其表现是寒；其在人的内脏是肾。肾所畏惧的是脾土，它关联着二阴；其在谷类是豆；其在果类是栗；其在果实是液汁，其所应的时令是冬；其在虫类是鳞虫；其在畜类是猪；其在颜色是黑；其在所养精气是骨；其在病是气逆；其在五味是咸，其在五音是羽；其在物体是液体一类；其在河图成数是六。

所以发生而不戕害，长养而不惩罚，化育而不制止，收敛而不妨害，纳藏而不抑制，这就叫作平气。

委和之纪，是谓胜生^①。生气不政，化气乃扬，长气自平，收令乃早。凉雨时降，风云并兴，草木晚荣，苍干凋落，物秀而实，肤肉内充。其气敛，其用聚，其动緛戾拘缓^②，其发惊骇，其脏肝，其果枣李，其实核壳，其谷稷稻，其味酸辛，其色白苍，其畜犬鸡，其虫毛介，其主雾露凄沧，其声角商，其病摇动注❶恐。从金化也，少角^③与判商^④同，上角^⑤与正角同，上商与正商同。其病支废❷痈肿疮疡，其甘虫，邪伤肝也，上宫与正宫同。萧飋^⑥肃杀，则炎赫沸腾，眚于三^⑦，所谓复^⑧也。其主飞蠹蛆^⑨雉，乃为雷霆。

【校】

❶ 注：于鬯说："按'注'字无义，疑'狂'字形近之误。"

❷ 废：胡本、吴本、藏本、熊本"废"并作"发"。

【注】

① 胜生：谓生发之气受阻。木运不及，而受土金之气克制，故曰胜生。

② 缛戾（ruǎnlì 软利）拘缓："缛戾"谓拘挛收缩。"拘缓"谓弛缓。

③ 少角：木运平气称为正角，委和（不及）称为少角，发生（太过）称为太角。其余各音类推。

④ 判商：王冰说："判，半也。""判商"指少商。

⑤ 上角："上"指司天而言，角属木，厥阴风木司天，故称上角。

⑥ 萧飋：《文选·秋兴赋》济注："秋声。"

⑦ 三：王冰说："东方也。"

⑧ 复：报复。例如木运不及，金气克之，金气过盛，火来报复。

⑨ 蠹蛆："蠹"内生虫，"蛆"蝇之生者。

【语译】

木运不及的标志是"胜生"。木的生发之气不能发挥作用，土气于是播散，火气自然平静，收气因之早来。这样，凉雨不时下降，风云交相变起，草木生发得晚，并且易于干枯凋落，但当谷物抽穗结实后，皮肉充实。委和之气收敛，其作用是聚集；其在人体的变动是筋络收缩弛缓；其发病是易于惊骇；其应于内脏为肝；其在果类是枣、李；其在果实中是属于核和壳；其在谷类是稷、稻；其在五味是酸、辛；其在颜色是白、青；其在畜类是犬、鸡；其在虫类是毛虫、介虫；其所主宰的气候是雾露寒凉；其声音为角与商；其病变是摇动和狂怒。这是木从金化的缘故。这时少角与半商是相同的，上角与正角是相同的，上商与正商也是相同的。如所发病变是四肢痈肿、疮疡、生虫等，这是金气伤了肝气的缘故。这时上宫与正宫是相同的。木受金克，秋气肃杀，但随之而来的就是火势炎炎，其灾害应于东方，这是所谓报复。木受金克，属火的羽虫、蠹虫、蛆虫、雉鸡应之而出，但木气郁到极点，就会震发而为雷霆。所以说委和主羽虫、蠹虫、蛆虫、雉鸡以及雷霆。

伏明之纪，是谓胜长①。长气不宣，脏气反布，收气自政，化令乃衡②；寒清数举，暑令乃薄。承化物生，生而不长，成实而稚，遇化已老。阳气屈伏，蛰虫早藏。其气郁，其用暴，其动彰伏③变易。其发痛，其脏心，其果栗桃，其实络濡，其谷豆稻，其味苦咸，其色玄丹，其畜马彘，其虫羽鳞，其主冰雪霜寒，其声徵羽，其病昏惑悲忘。从水化也，少徵与少羽同，上商与正商同。邪伤心也❶，凝惨漂冽❷则暴雨霖霪，眚于九❸。其主骤注雷霆震惊，沉黔❹❹淫雨。

【校】

❶ 邪伤心也：本句上疑有脱文。如"委和"所云"其病支废痈肿疮疡、邪伤肝也"，"卑监"所云"其病飧泄，邪伤脾也"，"涸流"所云"其病癃闷，邪伤肾也"，惟此与"从革，邪伤肺也"句上，并无"其病"如何，律以"委和"三节，则比及"从革"两节，当脱"其病"句。否则，文义不相衔接。

❷ 漂冽：金刻本、藏本"漂"并作"溧"。

❸ 九：胡本、读本、吴本、藏本并作"七"。

❹ 黔：金刻本、朝本并作"黔"。作"霮"是。

【注】

① 胜长：谓生长之气受阻。火运不及，受制于水金二气，故曰胜长。

② 衡：作"平"解。见《尚书·太甲上》传。

③ 彰伏：王冰说："彰，明也。伏，隐也。"

④ 沉黔（黔）（yīn 阴）：沉，《说文》注："沉，即霮之假借字。"黔，古阴字。《说文·雨部》："霮，久阴也。"又"黔，云覆日也。"

【语译】

火运不及的标志是"胜长"。火的生长之气不得发扬，水气就乘机施布，收气也自行发挥作用，土气于是平静，寒冷之气屡现，暑热之气就薄弱了。万物虽承土的化气而生，但因火运不及，生后不能成长，虽能结实，却稚小不肥，一遇长夏之化令就先衰老。由于阳气伏陷，所以虫类不等岁气到就蛰藏起来。伏明之气郁结，其作用是暴急，其变动或明或隐并不一定。其发病是疼痛；其应于内脏为心；其在果类是栗、桃；

其在果实是丝络和液汁；其在谷类是豆、稻；其在五味是苦、咸；其在颜色是玄、丹；其在畜类是马、猪；其在虫类是羽虫、鳞虫；其所主宰的气候是冰、雪、霜、寒；其在声音是徵、羽；其病变为昏乱糊涂、悲哀善忘。这是火从水化的缘故。这时少徵与少羽相同，上商与正商相同。这是水气伤了心气所致的。火运既衰，阴凝惨淡，随之大雨倾泻，其灾害应于四方。火受水克，以致暴雨下注、雷霆震惊，但火郁到极点，又会转为乌云蔽日、阴雨连绵。所以说伏明主暴雨、雷霆以及霪雨。

卑监之纪，是谓减化①。化气不令，生政独彰，长气整，雨乃愆②，收气平，风寒并兴，草木荣美，秀而不实，成而粃③也。其气散，其用静定，其动疡涌分❶溃痈肿。其发濡滞④，其脏脾，其果李栗，其实濡❷核，其谷豆麻，其味酸甘，其色苍黄，其畜牛犬，其虫裸毛，其主飘怒振发，其声宫角，其病留满否塞。从木化也，少宫与少角同，上宫与正宫同，上角与正角同。其病飧泄，邪伤脾也。振拉⑤飘扬，则苍干散落，其眚四维，其主败折虎狼，清气乃用，生政乃辱⑥。

【校】

❶ 涌分：张琦说："肌肉之病，'涌分'字衍。"

❷ 濡：林校云："'濡'当作'肉'。王注亦非。"

【注】

① 减化：谓化运受到减弱。土运不及，而受木水之气克侮，故曰减化。

② 愆：《文选·刘越石扶风歌》善注："过也。"此谓雨水过期。

③ 粃：子实不饱满。

④ 濡滞：濡湿凝滞。《说文·水部》："滞，凝也。"

⑤ 振拉：摇动摧折。《说文·手部》："振，摇也。"《汉书·邹阳传》："拉，摧也。"

⑥ 辱：《吕氏春秋·慎行》高注："屈也。"引申可作被抑制解。

【语译】

土运不及的标志是"减化"。土的化气不能起主导作用，木的生气就

634

独自张扬，火的长气倒可完整如常，但雨水会过期不降。收气也是平定的，可是风寒并起，草木虽然荣美，也秀而不能成实，所成的，只是秕子一类的东西。其气散漫，其作用是镇静、安定；其变动是疮疡溃烂、痈肿；其发病是水湿凝滞；其应于内脏为脾；其在果类是李、栗；其在果实是仁与核；其在谷类是豆与麻；其在五味是酸、甘；其在颜色是苍、黄；其在畜类是牛、犬；其在虫类是裸虫、毛虫；其所主的气候是大风刮起，树木摇动；其在声音是宫、角；其病变是胀满痞塞不通。这就是土运不及而从木化的关系。这时少宫与少角相同，上宫和正宫相同，上角和正角相同。其发病是飧泄，这是木气伤脾所致。土衰木盛，所以暴风骤起，草木摇折，随之干枯散落，其灾害应于东南、西北、西南、东北，其所主败坏折伤，有如虎狼之势，清冷之气也发生作用，于是生气的功能便被抑制了。

从革之纪，是谓折收①，收气乃后，生气乃扬，长化合德②，火政乃宣③，庶类④以蕃。其气扬，其用躁切，其动铿禁⑤瞀厥，其发咳喘，其脏肺，其果李杏，其实壳络，其谷麻麦❶，其味苦辛，其色白丹，其畜鸡羊，其虫介羽，其主明曜炎烁，其声商徵，其病嚏咳鼽衄。从火化也，少商与少徵同，上商与正商同，上角与正角同。邪伤肺也。炎光赫烈，则冰雪霜雹，眚于七❷，其主鳞伏彘鼠，岁气早至，乃生大寒。

【校】

❶ 其谷麻麦：程瑶田说："经注三'麦'字，本皆'黍'字，后人因'火曰升明，其谷麦'，而妄改之。"

❷ 七：胡本、读本、吴本、藏本、熊本"七"并作"九"。

【注】

① 折收：金运不及，火来克金，木来反侮，收气以减，故曰折收。

② 长化合德：王冰说："火（去）土（化）之气，同生化也。"

③ 宣：作"行"解。

④ 庶类：《尔雅·释诂》："庶，众也。""类"有种义。众种，是谓各种植物。

⑤铿禁：张介宾说："铿然有声，咳也。禁，声不出也。"

【语译】

金运不及的标志是"折收"。金的收气后至，生气就张扬，火气和土气合在一起发挥作用，火的功用就发动了，各种植物从而得以茂盛。其气升扬，其作用是躁急；其变动是喘咳、失音、胸闷、气逆；其发病是咳嗽、气喘；其应于内脏为肺；其在果类是李、杏；其在果实是外壳和丝络；其在谷类是麻和黍；其在五味是苦、辛；其在颜色是白和丹；其在畜类是鸡、羊；其在虫类是介虫、羽虫；其所主的气候是晴朗炎热；其在声音为商、徵；其发病是喷嚏、咳嗽、鼻涕、衄血。这是金运不及而从火化的关系。这时少商和少徵相同，上商与正商相同，上角和正角相同。这是火气伤肺所致的。金衰火旺，所以火势炎炎，火气过盛，水气来复，随之而见冰、雪、霜、雹。其灾害应于南方，鳞、伏（小爬虫类）、猪、鼠随之而出，冬藏之气早到，于是发生大寒。

涸流之纪，是谓反阳①，藏令不举，化气乃昌，长气宣布，蛰虫不藏，土润水泉减，草木条茂，荣秀满盛。其气滞，其用渗泄，其动坚止，其发燥槁，其脏肾，其果枣杏，其实濡肉，其谷黍稷，其味甘咸，其色黅玄，其畜彘牛，其虫鳞裸，其主埃郁昏翳②，其声羽宫，其病痿厥坚下③。从土化也，少羽与少宫同，上宫与正宫同。其病癃閟④，邪伤肾也。埃昏骤雨，则振拉摧拔，眚于一，其主毛显狐狢⑤，变化不藏。

故乘危而行，不速而至，暴虐无德，灾反及之，微者复微，甚者复甚，气之常也。

【注】

①反阳：王冰说："阴气不及，反为阳气代之。"水运不及，火不畏水，火之长气反宣，故曰反阳。

②昏翳：昏暗。

③坚下：指下部坚硬癥结一类病变。

636

④ 癃闷："闷"与"闭"同。"癃闭"为尿闭或排尿困难，下腹胀满之症。

⑤ 狐狢（hé 和）：多疑的一种兽类。

【语译】

水运不及的标志是"反阳"。水的脏气不能行使其封藏的职能，土化之气就昌盛，长气也乘机宣布，蛰虫不按时藏伏，土润泽、水泉少，草木条达茂盛，万物荣秀丰满盛大。其气窒塞，其作用是慢慢渗漏；其变动是癥结不动；其发病是津液枯竭；其应于内脏为肾；其在果类是枣、杏；其在果实是液汁和肉；其在谷类是黍、稷；其在五味是甘、咸；其在颜色是黄、黑；其在畜类是猪、牛；其在虫类是鳞虫、裸虫；其所主的气候，是尘土飞扬空中昏暗；其在声音是羽、宫；其病变是痿厥和下部癥结。这是水运不及而从土化的关系。这时少羽和少宫相同，上宫与正宫相同。其病的表现是尿闭或排尿困难，这是土气伤了肾脏的缘故。水运不及，所以尘土昏暗，突然降雨，但木气来复，反见大风飞扬，树木摧拔。其灾害应于北方，毛虫像狐狢一类就应之而出，变化而不潜藏。

所以五运有不及的时候，那么相胜的就会乘其不足而至，加以侵犯，好像不速之客，不请自来，如暴虐而无道德，灾害必然反加到自己身上，这是子来报复的关系。如母所受克制微弱，受到报复就微，如母所受克制过重，受到报复也重，这是运气中的常规。

发生之纪，是谓启敶①，土疏泄，苍气达，阳和布化，阴气乃随，生气淳化，万物以荣。其化生，其气美，其政散②，其令条舒，其动掉眩巅疾，其德鸣靡启坼③，其变振拉摧拔，其谷麻稻，其畜鸡犬，其果李桃，其色青黄白，其味酸甘辛，其象春，其经足厥阴少阳，其脏肝脾，其虫毛介，其物中坚外坚，其病怒。太角与上商同。上徵则其气逆，其病吐利。不务其德，则收气复，秋气劲切，甚则肃杀，清气大至，草木凋零，邪乃伤肝。

【注】

① 启敕："敕"古陈字。"启陈"与本书《四气调神论》"发陈"义同。张介宾说："布散阳和，发生万物之象也。"

② 散：《广雅·释诂三》："散布也。"

③ 鸣靡启坼：张介宾说："鸣，风木声也；靡，散也；启坼，即启陈之义。"

【语译】

木运太过的标志是"启陈"。土气因木气太过而疏松发泄，草木的青气条达，阳气和柔布化于四方，阴气相随，生气淳厚，化生万物，万物因之欣欣向荣。其运化是生发，其气美好，其职权是向外散布，其表现是畅达舒展；其应在人体变动上是颤摇、眩晕和巅顶部的疾病；其特性是惠风四散，推陈出新，若变化就会出现狂风振摇，摧折树木；其在谷类是麻、稻；其在畜类是鸡、犬；其在果类是李、桃；其在颜色属青、黄、白；其在五味属酸、甘、辛；其相应是春天；其在人体的经脉是足厥阴及少阳；其在内脏是肝、脾；其在虫类为毛虫、介虫；其在物体中属内外坚硬；其在病变上主忿怒。这时太角与上商同。若逢少阴君火司天，火性上逆，木旺克土，所以病发气逆吐泻。若木运自恃太过，不注意坚守自己的品性而去侮土，那么金的收气就来复，以致发生秋令劲急的景象，甚至呈现出肃杀之气，突然气候清凉，草木干落，木运衰败，邪气就会损伤人的肝脏。

赫曦之纪，是谓蕃茂，阴气内化，阳气外荣，炎暑施化，物得以昌。其化长，其气高，其政动，其令鸣❶显，其动炎灼妄扰，其德暄暑①郁蒸，其变炎烈沸腾，其谷麦豆，其畜羊彘，其果杏栗，其色赤白玄，其味苦辛咸，其象夏，其经手少阴太阳，手厥阴少阳，其脏心肺，其虫羽鳞，其物脉濡，其病笑疟疮疡血流狂妄目赤。上羽与正徵同，其收齐，其病痓❷，上徵而收气后也。暴烈其政，脏气乃复，时见凝惨，甚则雨水霜雹切寒，邪伤心也。

❶ 鸣：明绿格抄本"鸣"作"明"。

❷ 其收齐其病痓：张绮说："其收六字疑衍。'痓'为太阳病，与火运无与。"

【注】

① 暄暑：即热暑。

【语译】

火运太过的标志是繁茂。物遇太阳，阴气从内而退，阳气显荣于外，炎暑发挥着它的蒸腾作用，草木得以昌盛。其运化是成长，其气上升，其职权是推动，其表现明显；其应在人体变动上是发生高热，烦扰不宁；其特性是暑热湿蒸，其变化是热得厉害，好像沸腾；其在谷类是麦、豆；其在畜类是羊、猪；其在果类是杏、栗；其在颜色属赤、白、黑；其在五味属苦、辛、酸；其相应是夏天；其在人体的经脉是手少阴及太阳和手厥阴、少阳；其在内脏是心肺；其在虫类是羽虫、鳞虫；其在物体中属脉络和汁液；其在病变上主笑，疟疾、疮疡、出血、发狂、目赤。这时上羽与正徵同。若火气太过又逢火气司天，二火相合，则金气受伤，而收气作用的发挥就推迟了。如火运过于暴烈，水气必来报复，就会经常看到阴凝惨淡的景象，甚至下雨、下霜、下雹，极为寒冷。火运衰退，邪气会伤人的心脏。

敦阜之纪，是谓广化①，厚德清静，顺长以盈，至阴内实，物化充成，烟埃朦郁，见于厚土②，大雨时行，湿气乃用，燥政乃辟。其化圆，其气丰，其政静，其令周备，其动濡积并蓄，其德柔润重淖❶，其变震惊飘骤崩溃，其谷稷麻，其畜牛犬，其果枣李，其色黅玄苍，其味甘咸酸，其象长夏，其经足太阴阳明，其脏脾肾，其虫裸毛，其物肌核，其病腹满，四肢不举。大风迅至，邪伤脾也。

【校】

❶淖：于鬯说："按'淖'疑'潭'字形近之误。《史记·天官书》集解：'潭音泽。'故《六元正纪大论》此文两见，俱见'其化柔润重泽'，是其明证。盖'潭'实即'泽'之殊文。"

【注】

①广化：王冰说："土余，故化气广被于物。"

②厚土：王冰说："山也。"

【语译】

土运太过的标志是广化。土性厚而清静，使万物顺应时节生长以至充满，土的精气内实，则万物就能生化而成形。土气太过，蒸腾好像烟尘，隐约朦朦地呈现在丘陵之上，大雨经常下降，湿气横行，燥的职权退避。其运化是圆满，其气丰盛，其职权主安静，其表现周密详备；其应在人体变动上是濡湿蓄积；其特性是柔润光泽；其变化是雷霆震动，暴雨骤至，山崩土溃；其在谷类是稷、麻；其在畜类是牛、犬；其在果类是枣、李；其在颜色是黄、黑、青；其在五味是甘、咸、酸；其相应是长夏；其在人体的经脉是足太阴及阳明；其在内脏是脾、肾；其在虫类是裸虫、毛虫；其在物体中属于肉、核一类；其在发病上主腹满和四肢不能举。土运太过，木气来复，所以大风迅速而来，土木交争，土运衰败，邪气会伤人的脾脏。

坚成之纪，是谓收引①，天气洁，地气明，阳气随，阴治化，燥行其政，物以司成，收气繁布，化洽❶不终②。其化成❷，其气削，其政肃，其令锐切，其动暴折疡疰③，其德雾露萧飔，其变肃杀凋零，其谷稻黍，其畜鸡马，其果桃杏，其色白青丹，其味辛酸苦，其象秋，其经手太阴阳明，其脏肺肝，其虫介羽，其物壳络，其病喘喝、胸凭仰息④。上徵与正商同。其生齐，其病咳。政暴变，则名木不荣，柔脆焦首，长气斯救，大火流，炎烁且至，蔓将槁，邪伤肺也。

❶ 洽：吴本"洽"作"治"。

❷ 成：明绿格抄本"成"作"减"。王注："减，削也。"是王所本原作"减"。

【注】

① 收引：王冰说："引，敛也，阳气收，阴气用，故万物收敛。"

② 化洽不终：王冰说："收杀气早，土之化不得终其用也。"

③ 疡疿：皮肤生疮。

④ 胸凭仰息：谓呼吸困难，喘不得卧。

【语译】

金运太过的标志是收引。天气洁净，地气明朗，阳气随之而来，而阴气也显得条达，燥金之气行使职权，因而万物成实，但收气频繁地施布，化气就不能尽其作用。其生化减损，其气削伐，其职权过于肃杀；其表现尖锐急切；其在人体变动上是折伤、肤疮；其特性是雾露萧瑟；其变化是肃杀凋零；其在谷类是稻、黍；其在畜类是鸡、马；其在果类是桃、杏；其在颜色是白、青、丹；其在五味是辛、酸、苦；其相应是秋天；其在人体的经脉是手太阴、阳明；其在内脏是肺、肝；其在虫类是介虫、羽虫；其在物体中属于皮壳和丝络一类；其在病变上主气喘有声和呼吸困难，而不得卧。这时上徵与正商相同。由于金气被制，木不受克，所以生气能和长化收藏诸气平衡，发生的病变，只是咳嗽。如金运太过，行使职权暴虐太甚，则名木枯槁，不能发荣，草类也会柔脆干死，夏天的长气就得以恢复，所以炎热流行，蔓草将要枯槁，金运衰败，邪气会伤人的肺脏。

流衍之纪，是谓封藏①。寒司物化，天地严凝，藏政以布，长令不扬。其化凛，其气坚，其政谧，其令流注，其动漂泄沃涌②，其德凝惨寒雰③，其变冰雪霜雹，其谷豆稷，其畜彘牛，其果栗枣，其色黑丹黅，其味咸苦甘，其象冬，其经足少阴太阳，其脏肾心，其虫鳞裸，其物濡满，其病胀。上羽而长气不化也。政过则化气大举，而埃昏气交，大雨时❶降，邪伤肾也。故曰：不恒④其德，则所胜来复，政恒⑤其理，则所胜同化⑥。此之谓也。

【校】

❶时:《素问校讹》引古抄本"时"作"斯"。

【注】

① 封藏：与"闭藏"义同。张介宾说："水盛则阴气大行，天地闭而万物藏，故曰封藏。"

② 漂泄沃涌："漂泄"谓痛泄。《汉书·中山靖王胜传》颜注："漂，动也。""动"，引申有痛义。"沃"，沫也，"涌"作吐解。"沃涌"谓吐涎沫。

③ 寒雰：谓寒气。

④ 不恒：王冰说："谓恃己有余，凌犯不胜。"

⑤ 恒：王冰说："谓守常之化，不肆威行。"

⑥ 所胜同化：张介宾说："谓安其常，处其顺，则所胜者亦同我之气而与之俱化矣，如木与金同化，火与水齐育之类是也。"

【语译】

水运的太过的标志是封藏。这时脏气掌管物化，天寒地冻，万物凝结，闭藏之气主宰一切，长化之气就不能得以发扬。其生化为寒冷，其气为坚凝，其职权为安静，其表现是水湿流注；其在人体变动上是痛泄、吐涎沫；其特性是阴凝惨淡的寒气；其变化是冰雪霜雹；其在谷类是豆、稷；其在畜类是猪、牛；其在果类是栗、枣；其在颜色是黑、丹、黄；其在五味是咸、苦、甘；其象征是冬天；其在人体的经脉是足少阴、太阳；其在内脏是肾、心；其在虫类是鳞虫、裸虫；其在物体中属于液汁充满；其病变是胀满。这是火的生长之气不能布化的缘故。如水运太过，则土气来复，于是水土交争，大雨下降，水运衰败，邪气就会伤人的肾脏。所以说：不保持正常的性能，以强凌弱，就会有胜我者前来报复。若功能的行使能守常规，就是有胜气来侵，也可能同化，就是这个意思。

帝曰：天不足西北，左寒而右凉①；地不满东南，右热而左温②。其故何也? 岐伯曰: 阴阳之气, 高下之理, 太少❶之异也。东南方, 阳也, 阳者其精降于下, 故右热而左温。西北方, 阴也, 阴者其精奉于上, 故左寒而右凉。是以地有高下, 气有温凉, 高者气寒, 下者气热, 故适③寒凉者胀, 之❷温热者疮, 下之则胀已, 汗之则疮已④, 此腠理开闭之常, 太少❸之异耳。

【校】

❶ 太少: 胡本、吴本、明绿格抄本、藏本、熊本并作"大小"。

❷ 之: "之"应作"适", 适寒凉、适温热, 上下句法一致。作"之"及涉下"下之""汗之"致误。《太医局诸科程文》卷一《墨义》引"之"作"适"可证。

❸ 太少: 熊本作"大小"。

【注】

① 左寒而右凉: 西北之右方是西方, 属金, 气凉; 西北之左方是北方, 属水, 气寒。

② 右热而左温: 东南之左方是东方, 属木, 气温; 东南之右方是南方, 属火, 气热。

③ 适: 作"往"解。见《尔雅·释诂》。

④ 下之则胀已, 汗之则疮已: 王冰说: "下之则中气不余, 故胀已; 汗之则阳气外泄, 故疮愈。"

【语译】

黄帝道: 天气不足于西北, 北方寒, 西方凉; 地气不满于东南, 南方热, 东方温。这是什么缘故? 岐伯说: 天气的阴阳, 地理的高下, 都随着四方疆域的大小而有所不同。东南方属阳, 阳的精气自上而下降, 则南方热而东方温; 西北方属阴, 阴的精气自下而上奉, 则西方凉而北方寒。所以地理有高低, 气候有温凉, 地势高峻气候就寒, 地势低下气候就热。往西北寒凉地方去就容易有胀病, 往东南温热的地方去就容易有疮疡。患胀满的人, 用通利药可治愈, 患疮疡的人, 用发汗药可治愈, 这是气候和地理影响人体腠理开闭的一般情况, 在治疗上只要根据病情大小的不同而加以变化就可以了。

帝曰：其于寿夭何如？岐伯曰：阴精所奉其人寿，阳精所降其人夭。帝曰：善。其病也❶，治之奈何？岐伯曰：西北之气散而寒之，东南之气收而温之，所谓同病异治也。故曰：气寒气❷凉，治以寒凉，行水渍之①；气温气❸热，治以温热，强其内守②，必同其气，可使平也，假者反之③。帝曰：善。一州之气，生化寿夭不同，其故何也？岐伯曰：高下之理，地势使然也。崇高则阴气治之，污下④则阳气治之，阳胜者先天，阴胜者后天，此地理之常，生化之道也。帝曰：其有寿夭乎？岐伯曰：高者其气寿，下者其气夭。地之小大异也，小者小异，大者大异。故治病者，必明天道地理，阴阳更胜，气之先后，人之寿夭，生化之期，乃可以知人之形气矣。

【校】

❶ 也：熊本"也"作"者"。

❷ 寒气：《素问校讹》引古抄本"寒"下无"气"字。

❸ 温气：《素问校讹》引古抄本"温"下无"气"字。

【注】

① 行水渍之：谓用热汤浸渍，以散外寒。

② 内守：张介宾说："阳气不泄，而固其中。"

③ 假者反之：谓假热假寒，应用反治之法。

④ 污下：同义复词。《文选·西征赋》善注："污，下也。"

【语译】

黄帝道：它对于人的寿命长短有什么关系？岐伯说：阴精上承的地方，腠理致密，所以人多长寿。阳精下降的地方，腠理开发，所以人多夭折。黄帝说：讲得好。但有了病人，应该怎样治疗呢？岐伯说：西北方气候寒冷，应该散其外寒，清其里热；东南方气候温热，应该收敛外泄的阳气，温其内寒，这就是同样发病而治法不同的道理。所以说，气候寒凉的地方，多内热，可以用寒凉药治疗，并可用汤水浸渍。气候温热的地方，多内寒，可用温热的方法治疗，又必加强内守，不使真阳外泄。治法必须与该地的气候一致起来，这样可使气达到平调。如果有假热的冷病，或假寒的热病，又当用相反的方法治疗。黄帝道：讲得好。但同是一个地区的气候，而生化寿夭，各有不同，这是什么缘故？岐伯说：这是高下不同的缘故，地势的差异所导致的。地势崇高的地方多寒，属于阴气所治；地势低下的地方多热，属于阳气所治；阳气太过，四时气候就到得早；阴气太过，四时气候就到得晚。这就是地理高下与生化迟早之关系的一般规律啊。黄帝又道：那么它对寿夭也有关系吗？岐伯说：地势高的地方，因为寒则元气固而多寿；地势低的地方，因为热则元气泄而多夭。地域的大小跟这种差别的关系则是：地域小寿夭的差别就小，地域大寿夭的差别就大。所以治病必须懂得天道和地理，阴阳的相胜，气候的后先，人的寿命长短，生化的时期，然后才可以了解人的形体和气机啊。

帝曰：善。其岁有不病，而脏气不应不用者何也？岐伯曰：天气制之，气有所从也。帝曰：愿卒闻之。岐伯曰：少阳司天，火气下临，肺气上从，白起金用①，草木眚，火见燔焫，革②金且耗，大暑以行，咳嚏鼽衄鼻窒，曰❶疡，寒热③胕肿，风行于地，尘沙飞扬，心痛胃脘痛，厥逆膈不通，其主暴速。

【校】

❶ 曰：明绿格抄本"曰"作"疮"。王注："火气燔灼，故曰生疮。疮，身疮也。"是王所据本原作"疮"。《类经》与王注同。

【注】

① 白起金用：即金为火用。

② 革：王冰说："谓革易。"

③ 寒热：谓疟疾。

【语译】

黄帝道：讲得好。那么岁运当病而却不病，或脏气应该相感应相使用，而不相感应相使用，这是什么原因？岐伯说：这是司天之气制约着，人身脏气有所适从的关系。黄帝道：我希望详尽地听听。岐伯说：少阳相火司天，火气弥漫于地，肺气上从天气。上从于天气则为火用事，地上的草木受灾，火现出烧灼的景象，金被克制变质，并且耗损，火气太过、炎暑流行。这时发生的病变有咳嗽、喷嚏、鼻涕、衄血、鼻塞、疮疡、疟疾、浮肿等。厥阴在泉，则风气起行于地，飞沙扬尘，发生的病变，为心痛、胃脘痛、厥逆、胸膈不通等，很快就会暴发的。

阳明司天，燥气下临，肝气上从，苍起木用而立①，土乃眚，凄沧②数至，木伐③草萎，胁痛目赤，掉振④鼓栗，筋痿不能久立。暴热至，土乃暑，阳气郁发，小便变，寒热如疟，甚则心痛，火行于稿❶，流水不冰，蛰虫乃见。

【校】

❶ 稿：胡本"稿"作"槁"。

【注】

① 苍起木用而立：木畏金，金气胜，则木应之而为金用。

② 凄沧：大凉。《文选·圣主得贤臣颂》翰注："凄沧，寒之甚也。"

③ 伐："伐"有"败"义。见《广雅·释诂三》。

④ 掉振：摇动。

【语译】

阳明燥金司天，燥气下临于地，肝气先受克制，应而上从天气，青色起，木从金而化为金用，土气就会受到灾害，凉气常常到来，木坏草枯。在人体，受到气运的影响，就可产生胁痛、目赤、动摇、战栗、筋脉萎弱、不能久立等病证。但是阳明司天则少阴君火在泉，于是暴热来到，地气变为暑热蒸腾，阳气郁结于内发生疾病，小便变为赤黄，寒热往来如同疟疾，甚而至于心痛。在火气流行于草木枯槁的时候，流水不得结冰，蛰虫却外见了。

太阳司天，寒气下临，心气上从，而火且明❶，丹起金乃眚，寒清时举，胜则水冰，火气高明，心热烦，嗌干善渴，鼽嚏，喜悲数欠，热气妄行，寒乃复，霜不时降，善忘，甚则心痛。土乃润，水丰衍，寒客至，沉阴化，湿气变物，水饮内蓄，中满不食，皮痛①肉苛，筋脉不利，甚则胕肿，身后痈❷。

【校】

❶ 火且明：林校云："当作'火用'二字。"

❷ 痈：林校云："应作'难'。"

【注】

① 痛（wán 顽）：谓麻痹。

【语译】

太阳寒水司天，寒气下临于地，心火受到克制，应而上从天气，从水化而为水用。火热之气起，金必受害，寒凉之气就出现了，寒气太过则水结成冰，由于火气被迫上炎，所以发病为心热烦闷、咽喉干、常口渴、流涕、喷嚏、容易悲哀、常常打呵欠。热气妄行于上，寒气报复于下，严霜不时下降，由于水气侵犯心火，神气受伤，所以善忘，甚至于发生心痛。太阳司天则太阴湿土在泉，土能制水，所以土气滋润，水流溢满，寒水之客气加临，火为沉阴所化，万物就会因寒湿而发生变易。在人体受到气运的影响，就可产生停饮，腹满不能饮食，皮肤麻痹，肌肉不仁，筋脉活动不利，甚至浮肿，转身困难。

厥阴司天，风气下临，脾气上从，而土且隆，黄起，水乃眚，土用革，体重，肌肉萎，食减口爽①，风行太虚，云物摇动，目转耳鸣。火纵其暴，地乃暑，大热消烁，赤沃下②，蛰虫数见，流水不冰，其发机速。

【注】

① 爽：《尔雅·释言》："差也。"

② 赤沃下：指赤痢。

【语译】

厥阴风木司天，风气下临于地，脾气受到克制，从木化而为木用。

土气隆起，水气因之受害，土的功用亦为之改变。随着气运而产生的病变，就会有身体发重、肌肉萎缩、食少、口不辨味。风气行于天空之间，云气与草木动摇，人体也感觉有眼转、耳鸣的情况。厥阴司天少阳相火在泉，火气任其横行，地气于是像暑一般，大热如火。应在人体上，多病赤痢。这时，应该蛰居的虫类常见于外，流水不能结冰，在它造成病害时，是非常急速的。

少阴司天，热气下临，肺气上从，白起金用，草木眚，喘呕寒热，嚏鼽衄鼻窒，大暑流行，甚则疮疡燔灼，金烁石流。地乃燥清❶，凄沧数至，胁痛善太息，肃杀行，草木变①。

【校】

❶ 燥清：读本、赵本、吴本、明绿格抄本、朝本、藏本、熊本"燥"下并无"清"字。

【注】

① 变：王冰说："谓变易容质。"

【语译】

少阴君火司天，热气下临于地，肺气受到克制，相应而上从天气，金就畏火而化为火用，草木于是受害。在人受了气运的影响，就会产生哮喘、呕吐、寒热、喷嚏、鼻流涕、衄血、鼻塞不通等病证。火气当权，所以大暑流行，甚至病发疮疡、高烧。炎暑酷热的情况，好像能使金烁石流一样。少阴司天则阳明燥金在泉、燥气行地，寒凉之气屡次到来，在病变上，就容易发生胁痛，好叹息。肃杀之气大行，青青草木的容质就要改变了。

太阴司天，湿气下临，肾气上从，黑起水变❶，埃冒云雨，胸中不利，阴痿，气大衰，而不起不用❷。当其时，反腰脽①痛，动转不便也，厥逆。地乃藏阴，大寒且至，蛰虫早附②，心下否❸痛，地裂冰坚，少腹痛，时害于食，乘金则止

黄帝内经素问校注语译

水③增，味乃咸，行水④减也。

【注】

① 脂：王冰说："谓臀肉也。"

② 附：《广雅·释诂三》："附，近也。""早附"谓早就贴近土里伏藏。

③ 止水：井泉。

④ 行水：河津流注之水。

【语译】

太阴湿土司天，湿气下降于地，肾气受到克制，相应而上从天气，寒水就畏湿土而化为水用，土气则上冒而为云雨。在人受了气运的影响，就会产生胸中不快、阴痿、阳气大衰、阴不能举而失其作用。在这土旺的时候，又会感到腰臀疼痛、动转不便、厥逆。太阴司天，则太阳寒水在泉，所以地气阴凝闭藏，大寒又到，蛰虫提前贴近土里伏藏。在病变上，就会产生心下痞塞而痛。如果寒气太过，土地冻裂，水结坚冰，则病发为少腹痛，经常影响吃东西。水气上乘肺金，水得金生，寒凝更加显著，所以井泉水增，水味变咸，这是由于津河流注的水太少了。

帝曰：岁有胎孕不育，治①之不全，何气使然？岐伯曰：六气五类②，有相胜制也，同③者盛之，异③者衰之，此天地之道，生化之常也。故厥阴司天，毛虫静，羽虫育，介虫不成；在泉，毛虫育，裸虫耗，羽虫不育。少阴司天，羽虫静，介虫育，毛虫不成；在泉，羽虫育，介虫耗不育。太阴司天，裸虫静，鳞虫育，羽虫不成；在泉，裸虫育，鳞虫❶不成。少阳司天，羽虫静，毛虫育，裸虫不成；在泉，羽虫育，介虫耗，毛虫不育。阳明司天，介虫静，羽虫育，介虫不成；在泉，介虫育，毛虫耗，羽虫不成。太阳司天，鳞虫静，裸虫育；在泉，鳞虫耗❷，裸虫不育。诸乘所不成之运，则甚也④。故气主❸有所制，岁立有所生，地气制己胜⑤，天气制胜己⑥，天制色，地制形，五类衰盛，各随其气之所宜也。故有胎孕不育，治之不全，此气之常也，所谓中根⑦也。根于外者亦五，故生化之别，有五气五味五色五类五宜❹也。帝曰：何谓也？岐伯曰：根于中者，命曰神机，神去则机息。根于外者，命曰气立，气止则化绝。故各有制，各有胜，各有生，各有成。故曰：不知年之所加，气之同异，不足以言生化。此之谓也。

【校】

❶ 鳞虫：林校云："详鳞虫下少一'耗'字。"

❷ 鳞虫耗：林校云："详此当作'鳞虫育，羽虫耗'。"

❸ 主：吴本、藏本"主"并作"生"。

❹ 五宜：朝本"五"作"互"。按：作"互"是，与王注合。传写以五气、五味、五色、五类不合王注二十五之数，故改"互宜"为"五宜"，其实按王注言，五类有二，如作"五宜"，则其数溢出矣。

【注】

① 治：张介宾说："治，谓治岁之气。"

② 五类：谓毛羽裸介鳞五种虫类。

③ 同　异：张介宾说："同者，同其气故盛，异者，异其气故衰。"

④ 诸乘所不成之运则甚也："运"指五运。此谓凡运气被六气所乘之时，其不成者，更不能孕育。

⑤ 地气制己胜：张介宾说："谓以己之胜，制彼之不胜，如以我之木，制彼之土。"

⑥ 天气制胜己：张介宾说："谓司天之气，能制夫胜己者也。如木运不及，而上见太阴，则土齐木化。"

⑦ 中根：高世栻说："五运在中，万物生化，所谓中根。"

【语译】

黄帝道：每年有的虫类能够胎孕繁殖，有的不能生育，这生化的不同情况，究竟是什么气所导致的呢？岐伯说：六气和五行所化的五种虫类，是相胜相克的。如六气与运气相同，则生物就会繁盛，如六气与运气不相同，则生物就会减衰，这是天地孕育的道理，生化的自然规律。所以厥阴司天的时候，毛虫不受影响而安静，羽虫可以生育，介虫不能生成；若厥阴在泉，毛虫可以生育，裸虫遭到损耗，羽虫也就不育。少阴司天的时候，羽虫不受影响而安静，介虫可以生育，毛虫不能生成；若少阴在泉，羽虫可以生育，介虫遭到耗损并且不得生育。太阴司天的时候，裸虫不受影响而安静，鳞虫可以生育，羽虫不能生成；太阴在泉，裸虫可以生育，鳞虫虽育而不能生成。少阳司天的时候，羽虫不受影响而安静，毛虫可以生育，裸虫不能生成；少阳在泉，羽虫可以生育，介虫遭到耗损，毛虫不能生育。阳明司天的时候，介虫不受影响而安静，羽虫可以生育，介虫不能生成；阳明在泉，介虫可以生育，毛虫遭到耗损，羽虫不能生成。太阳司天的时候，鳞虫不受影响而安静，裸虫可以生育；太阳在泉，鳞虫可以生育，羽虫遭到耗损，裸虫不能生育。凡是遭到克制而不能成长的气运，就更甚重了。所以六气所主各有所胜，而岁运所立，各有其生化的作用。在泉之气，制其所胜者；司天之气，制其胜己者；司天之气制色，在泉之气制形。五种虫类的繁衍和衰微，都是适应着六气而产生的，所以有胎孕和不育的分别，这不是治化的不全，而是运气的一种正常现象，因此叫作中根。中根以外的六气，也是根据五行而施化。所以生化之气不齐，而有臊、焦、香、腥、腐五气，酸、苦、辛、咸、甘五味，青、黄、赤、白、黑五色，毛、羽、裸、鳞、介五类分别。它们在万物之中各得其所宜。黄帝道：这是什么道理呢？岐伯说：生物的生命，其根源藏于内的，叫作神机，如果神离去了，则生化的机能也就停止。凡生命根源于外的，叫作气立，假如在外的六气歇止，那么生化也就随之断绝了。所以说运各有制约、各有相胜、各有所生、各有所成，设若不知道岁运和六气的加临，以及六气的同异，就不能晓得生化，就是这个道理。

帝曰：气始而生化，气散而有形，气布而蕃育，气终而象变，其致一也。然而五味所资①，生化有薄厚，成熟有少多，终始不同，其故何也？岐伯曰：地气制之也，非天不生❶地不长也。帝曰：愿闻其道。岐伯曰：寒热燥湿，不同其化也。故少阳在泉，寒毒②不生，其味辛，其治苦酸，其谷苍丹。阳明在泉，湿毒不生，其味酸，其气湿，其治辛苦甘，其谷丹素。太阳在泉，热毒不生，其味苦，其治淡咸，其谷黔秬③。厥阴在泉，清毒不生，其味甘，其治酸苦，其谷苍赤。其气专，其味正。少阴在泉，寒毒不生，其味辛，其治辛苦甘，其谷白丹。太阴在泉，燥毒不生，其味咸，其气热，其治甘咸，其谷黔秬。化淳④则咸守，气专则辛化而俱治。

【校】

❶生：赵本、吴本、朝本"生"下并有"而"字。

【注】

① 资：作"禀受"解。见《国语·晋语》韦解。

② 毒：王冰说："毒者，皆五行慓盛暴烈之气所为。"

③ 秬：黑黍。见《尔雅·释草》。

④ 淳：作"厚"解。见《文选·东京赋》善注。

【语译】

黄帝道：气形成就能生化，气流动就能造就物体的形质，气敷布就可繁殖长育，气终了的时候，形体物象便发生变化，一切物质都是如此。然而五味所禀受之气，在生化上有厚有薄，在成熟上有少有多，其结果与开始也不同，这是什么缘故呢？岐伯说：这是由于在泉之气所控制，所以生化上有厚薄多少的差异，而不是天不生地不长啊！黄帝又道：希望听听这其中的道理。岐伯说：寒、热、燥、湿的气化，各有不同。所以少阳相火在泉的时候，寒毒之物不能生长，金从火化，所以味辛，其主治之味是苦、酸，其在谷类颜色上是苍色和丹色。阳明燥金在泉的时候，湿毒之物不能生长，木从金化，所以味酸，其气湿，其主治之味是辛、苦、甘，其在谷类颜色上是丹色和素色。太阳寒水在泉的时候，热毒之物不能生长，火从水化，所以味苦，其主治之味是淡、咸，在谷类颜色上是黄色和黑色。厥阴风木在泉的时候，清毒之物不能生长，土从木化，所以味甘，其主治之味是酸、苦，在谷类颜色上是青色和红色，厥阴司天则少阳在泉，木火相生，则气化专一，其味纯正。少明君火在泉的时候，寒毒之物不能生长，金从火化，所以味辛，其主治之味是辛、苦、甘，在谷类颜色上是白色和红色。太阴湿土在泉的时候，燥毒之物不能生长，水从土化，所以味咸，其气热，其主治之味是甘、咸，在谷类颜色上是黄色和黑色。太阴在泉，而其气化淳厚，土能制水，所以咸味得以内守。土居土味，而能生金，其气专精，所以辛味也得以生化，能与湿土同治。

故曰：补上下者从之，治上下①者逆之，以所在寒热盛衰而调之。故曰：上取下取②，内取外取③，以求其过。能毒者以厚④药，不胜❶毒者以薄④药，此之谓也。气反者，病在上，取之下；病在下，取之上；病在中，旁取之。治热以寒，温而行之；治寒以热，凉而行之；治温以清，冷而行之；治清以温，热而行之。故消之削❷之，吐之下之，补之泻之，久新同法。

【校】

❶ 胜：明绿格抄本"胜"作"能"。

❷ 削：吴本"削"作"制"。

【注】

① 上下：上谓司天，下谓在泉。

② 上取下取：王冰说："上取，谓以药制有过之气。下取，谓以迅疾之药除下病。"

③ 内取外取：王冰说："内取，谓食及以药内之，审其寒热而调之；外取，谓药熨令所病气调适也。"

④ 厚　薄：谓药之气味厚薄。

【语译】

所以说：因司天在泉之气不及而引起的疾病应该用补法，补就要顺其气而补。因司天在泉之气太过而引起的疾病应该用治法，治就要逆其气而治。都要从表现出的寒热盛衰而加以调治，所以说无论用上取、下取、内取、外取之法，总要先找着其气不及和太过的原因，再给治疗。身体强能耐受毒药的就给以性味厚的药，身体弱而不能耐受毒药的，就给以性味薄的药，就是这个道理。若病气反其常候，如病在上而治其下，病在下而治其上，病在中而治其左右。治热用寒药，应该温服；治寒用热药，应该凉服；治温用凉药，应该冷服；治清冷用温药，应该热服。病者身体的虚实不同，其制方也就不同，所以或用消法、或用削法、或用吐法、或用下法、或用补法、或用泻法，无论久病新病，都得遵从这一点。

帝曰：病在中而不实不坚，且聚且散，奈何？岐伯曰：悉乎哉问也！无积者求其脏，虚则补之，药以祛之，食以随之，行水渍之，和其中外，可使毕已。

【语译】

黄帝道：若病在里面，不实也不坚硬，有时聚而有形，有时散而无形，这种病怎样治疗呢？岐伯说：你问得真详尽啊！这种病如果没有积滞的话，应该从脏器里寻求病因，如虚就用补法，用药以祛邪，随用饮食加以滋养，用热汤以浴渍肌表，使其内外调和，这样可以使病完全治愈。

帝曰：有毒无毒，服有约乎？岐伯曰：病有久新，方有大小，有毒无毒，固宜常制矣。大毒治病，十去其六；常❶毒治病，十去其七；小❷毒治病，十去其八；无毒治病，十去其九；谷肉果菜，食养尽之，无使过之❸，伤其正也。不尽，行复如法，必先岁气，无伐天和，无盛盛❹，无虚虚，而遗人夭❺殃，无致邪，无失正，绝人长命。帝曰：其久病者，有气从不康，病去而瘠，奈何？岐伯曰：昭乎哉圣人之问也！化不可代，时不可违。夫经络以通，血气以从，复其不足，与众齐同，养之和之，静以待时❻，谨守其气，无使倾移，其形乃彰，生气以长，命曰圣王。故《大要》曰：无代化，无违时，必养必和，待其来复。此之谓也。帝曰：善。

【校】

❶ 常：《素问玄机原病式·火》、《兰室秘藏》卷上、《卫生宝鉴》卷一引"常"作"小"。

❷ 小：《原病式》引"小"作"常"。

❸ 无使过之：《原病式》引作"勿令过度"。

❹ 盛盛：《原病式》引"盛盛"作"实实"。

❺ 天：金刻本、吴本、明绿格抄本、朝本、藏本"天"并作"夭"。

❻ 待时：《原病式》作"时之"。《广雅·释言》："时，伺也。""伺"作"观察"解。

【语译】

黄帝道：有毒的药和无毒的药，服法也有什么限制吗？岐伯说：病的新久，处方的大小，药的有毒无毒，一定有它的常规。凡用大毒之药，病去十分之六，不可再服；用小毒之药，病去十分之七，不可再服；用平常的毒药，病去十分之八，不可再服；无毒的药，病去十分之九，也不必再服；以后用谷肉果菜，饮食调养，就可使病气都去掉了，但不可吃得过多而损伤了正气。如果邪气未尽，还可再按上法服药。一定得先知道岁气的偏胜，千万不能攻伐天真的冲和之气，不要使实者更实，不要使虚者更虚，而给患者留下后患。总之，一方面要注意不能使邪气更盛，另一方面要注意不能使正气丧失，以免断送人的生命。黄帝道：那久病的人，有时气顺，而身体并不健康，病虽去了，而身体仍然瘦弱，又怎么办呢？岐伯说：你问得真够高明的！天地对万物的生化，人是不能代替的，四时的气序，人是不可违反的。因此只能顺应天地四时的气化，使经络畅通，气血和顺，慢慢来恢复它的不足，使与正常人一样，或补养，或调和，要耐心地观察，谨慎地守护着正气，不要使它耗损。这样，病人的形体就会强壮，生气也会一天一天地增长起来，这叫作圣王之法。《大要》上说：不要以人力来代替天地的气化，不要违反四时的运行，必须静养，必须安和，等待正气的恢复，就是这个意思。黄帝道：讲得好。

六元正纪大论篇第七十一

本篇论述六十纪年运气变化的规律，胜复郁发的情况；以及六气到来时，万物所起的变态，特别是人所发生的疾病；指出在治疗中，不仅需适应天时，并应根据疾病的不同性质，灵活运用治疗法则。

黄帝问曰：六化六变①，胜复淫治，甘苦辛咸酸淡先后，余知之矣。夫五运之化，或从五气❶，或逆天气，或从天气而逆地气，或从地气而逆天气，或相得②，或不相得②，余未能明其事。欲通天之纪，从地之理，和其运，调其化，使上下合德，无相夺伦，天地升降，不失其宜，五运宣行，勿乖其政，调之正味，从逆奈何？岐伯稽首再拜对曰：昭乎哉问也，此天地之纲纪，变化之渊源，非圣帝孰能穷其至理欤！臣虽不敏，请陈其道，令终不灭，久而不易。

【校】

❶五气：林校云："详'五气'疑作'天气'，则与下文相协。"

【注】

① 六化六变："六化"谓六气之正常变化；"六变"谓六气之异常变化。

② 相得　不相得：相生为相得；胜制为不相得。

【语译】

黄帝问道：六气的正化和异常变化以及胜气、复气、邪气、平治的关系，与甘苦辛咸酸淡等味的先后生化道理，我已经明白了。但是五行的运化，有时和司天之气相从，有时和司天之气相违，有时从在泉之气而逆司天之气，有时从司天之气而逆在泉之气，有的互相适应，有的不相适应，我不明白这其中的道理。要想符合天之六气的规律，顺应地之五行的法则，调和五运的气化，使之上下协调，而不互相违背，使天地的升降不失其常规，使五运之气畅行不背离它的职权，后用五味来和气化的从和逆，应该怎样呢？岐伯行礼回答说：你提出的问题，真高明啊！这是天地生化的纲领、气运变化的本源，如不是聪明圣智的人，谁能穷究它的精微道理呢？我虽然没有才能，还愿意阐述它的道理，使它永不磨灭，长久不变。

帝曰：愿夫子推而次之，从其类序①，分其部主②，别其宗司，昭其气数，明其正化③，可得闻乎？岐伯曰：先立其年以明其气④，金木水火土运行之数，寒暑燥湿风火临御⑤之化，则天道可见，民气可调，阴阳卷舒，近而无惑，数之可数者，请遂言之。

【注】

① 类序：谓类属及次序。如甲己类天干，子午属地支，甲为天干之始，子为地支之始，各有次序。

② 部主：谓分六气之所部主。

③ 正化：王冰说："谓岁直气味所宜，酸苦甘辛咸寒温冷热也。"

④ 先立其年以明其气：张介宾说："先立其年，如甲子乙丑之类是也，年辰立则岁气可明。"

⑤ 临御：主制为临，从侍为御，此谓阴阳两方面之一主一从，两相激动而发生寒暑燥湿风火六气。

【语译】

黄帝道：希望你进一步根据它们的类属和次序，分别六气里的主气、客气，主宰和从属，从而阐明五行运化的气数和法则，你能这样来告诉我吗？岐伯说：必先建立年岁干支，以明主岁之气金木水火土五行运行之数、寒暑燥湿风火主从的变化。这样，自然的规律就可以了解，人们的气机就可以调和，阴阳胜负的道理，就能够认识而不致迷惑了。这气运之数是可以计算的，我愿意尽我所知的说一下。

帝曰：太阳之政奈何？岐伯曰：辰戌之纪^①也。

太阳　太角　太阴　壬辰　壬戌　其运风，其化鸣紊启坼^②，其变振拉摧拔^③，其病眩掉目暝。

太角_{初正}　少徵　太宫　少商　太羽_终^④

太阳　太徵　太阴　戊辰　戊戌　同正徵^⑤　其运热，其化暄暑郁燠^{❶⑥}，其变炎烈沸腾，其病热郁。

太徵　少宫　太商　少羽_终　少角_初

太阳　太宫　太阴　甲辰岁会_{同天符}^⑦　甲戌岁会_{同天符}　其运阴埃^❷，其化柔润重泽，其变震惊飘骤^⑧，其病湿下重。

太宫　少商　太羽_终　太角_初　少徵

太阳　太商　太阴　庚辰　庚戌　其运凉，其化雾露萧飋^⑨，其变肃杀凋零，其病燥背瞀^⑩胸满。

太商　少羽_终　少角_初　太徵　少宫

太阳　太羽　太阴　丙辰天符　丙戌天符　其运寒，其化凝惨栗冽，其变冰雪霜雹，其病大寒留于溪谷。

太羽_终　太角_初　少徵　太宫　少商

【校】

❶燠：林校云："按《五常政大论》'燠'作'蒸'。"

❷埃：林校云："埃疑作'雨'。"

【注】

①辰戌之纪：以地支中辰和戌来标志的年份，如壬辰、壬戌年等。

②鸣紊启坼：谓风木发出声音、地气开始萌动。

③振拉摧拔：谓草木被风摇倒折断。

④太角_{初正}　少徵　太宫　少商　太羽_终：角、徵、宫、商、羽五音，生于木火土金水五行之气，并分别建于五运十干之中。如角建于木运，在十干为丁

壬。徵建于火运，在十干为戊癸。宫建于土运，在十干为甲己。商建于金运，在十干为乙庚。羽建于水运，在十干为丙辛。十干以甲丙戊庚壬为阳，乙丁己辛癸为阴，在阳干则属"太"，在阴干则属"少"。"初"是指每年主运之初运，故注在角。"终"是指每年主运之终运，故注在羽。"正"谓得四时之正，只壬年太角和丁年少角如此。

⑤同正徵：张介宾说："火运太过，得司天寒水制之，则火得其平，故云同正徵。"

⑥暄暑郁燠：张志聪说："火之化也，即气候温暖渐渐暑热熏蒸。"

⑦同天符：凡逢阳年，太过的中运之气，与在泉之气相合，谓之同天符。

⑧飘骤：暴风雨至。

⑨萧飔："飔"谐瑟声。《文选·九辩》翰注："萧瑟，秋风貌。"

⑩瞀：闷，不舒畅。

【语译】

黄帝道：太阳司天的运气情况怎样？岐伯说：这是以辰戌来标志的年份。辰戌年是太阳寒水司天，太阴湿土在泉，若逢岁运是木运太过，便是壬辰、壬戌两个年份。其运主风，如正常，则风鸣地坼，万物萌芽；如木运变常，则狂风振撼，树木摧折。风气太过之病，是眩晕振掉，眼目昏花，因为木运主岁，所以客运与主运都起于太角，终于太羽。

若逢火运太过，便是戊辰、戊戌两个年份。这两年虽火运太过，但正当太阳寒水司天，受其制约，故其气运相当于火运平气之年。其运主热，如土运正常，则气候温暖渐渐暑热熏蒸；如火运变常，则火气炎烈，水气沸腾。火气太过之病，多属于热郁。因岁运是火运太过，所以客运起于太徵，终于少角，主运起于少角，终于少羽。

若逢土运太过，便是甲辰、甲戌二年。甲己属土，辰戌亦属土，故此二年都是岁会，其运主阴雨。如土运正常，则地气柔润，雨露滋泽；如土运变常，就会雷电震惊，暴风雨至。土气太过之病，表现下部湿重。因为甲是阳年，所以客运起于太宫而终于少徵，主运则起于太角，终于太羽。

若逢金运太过，便是庚辰、庚戌二年。岁运是金，其运为凉。如金运正常，则雾露降临秋风萧瑟。如金运变常，则气候肃杀，草木凋零。

金气太过之病多为燥，背闷胸满。因岁运是金，故客运起于太商，终于少宫，而主运则起于少角，终于少羽。

若逢水运太过，便是丙辰、丙戌二年。因司天与中运相同，故均为天符。岁运是水，故其运为寒。如水运正常，则气候寒冷；如水运变常，则降冰雪霜雹。水气太过之病，多是严寒之气滞留于三百六十五穴会。

按：本节以下，前后类似，可以类推，不再语译。

凡此太阳司天之政，气化运行先天，天气肃，地气静，寒临太虚，阳气不令，水土合德，上应辰星镇星。其谷玄黅，其政肃，其令徐。寒政大举，泽无阳焰，则火发待时^①。少阳❶中治，时雨乃涯，止极雨散，还于太阴，云朝北极^②，湿化乃布，泽流万物，寒敷于上，雷动于下，寒湿之气，持于气交。民病寒湿，发肌肉萎，足萎不收，濡泻血溢。初之气，地气迁^③，气乃大温，草乃早荣，民乃厉^④，温病乃作，身热头痛呕吐，肌腠疮疡。二之气，大凉反❷至，民乃惨，草乃遇寒，火气遂抑，民病气郁中满，寒乃始。三之气，天政布，寒气行，雨乃降，民病寒反热中，痈疽注下，心热瞀闷，不治者死。四之气，风湿交争，风化为雨，乃长乃化乃成，民病大热少气，肌肉萎，足萎，注下赤白。五之气，阳复化❸，草乃长，乃化乃成，民乃舒。终之气，地气正，湿令行，阴凝太虚，埃昏郊野，民乃惨凄，寒风以至，反者孕乃死。故岁宜苦以燥之温之^④，必折其郁气^⑤，先资其化源^⑥，抑其运气，扶其不胜，无使暴过而生其疾，食岁谷以全其真，避虚邪以安其正。适^⑦气同异，多少制之，同寒湿者燥热化，异寒湿者燥湿化，故同者多之，异者少之^⑧，用寒远^⑨寒，用凉远凉，用温远温，用热远热，食宜同法。有假者反常^⑩，反是者病，所谓时也。

【校】

❶ 阳：吴注本"阳"作"阴"。

❷ 凉反：《圣济总录》卷一中引"凉"下无"反"字。

❸ 阳复化：张琦说："阳复句疑有误。客气外加，君火被抑，不当云复化。'复'疑'不'字之讹。"

❹ 故岁宜苦以燥之温之：林校云："详'故岁'九字，当在'避虚邪以安其正'下，错简在此。"

【注】

① 火发待时：张介宾说："寒盛则火郁，郁极必发，待王时而至也。"

② 北极：王冰说："北极，雨府也。"

③ 地气迁：张介宾说："本年初之气，少阳用事。上年在泉之气至此迁易，故曰地气迁。后仿此。"

④ 厉：疫病。见《礼记·檀弓下》郑注。

⑤ 郁气：即被克而郁结不散之气，如水胜则火郁，火胜则金郁等是。

⑥ 化源：谓化生之源，如木能生火，火失养则当资木，从其母气以资养之。

⑦ 适：谓酌量所宜。《吕氏春秋·适威》高注："适，宜也。"

⑧ 同者多之异者少之：张介宾说："气运同者其气甚，非多不足以制之；异者其气微，当少用以调之耳。"

⑨ 远：《国语·吴语》韦解："远，疏也。""疏"引申有避义。

⑩ 假者反常：张介宾说："假者反常，谓气有假借而反乎常也，如夏当热而反寒，冬当寒而反热，春秋亦然。"这是说天气反常，邪气反胜，就不必远寒远热。

【语译】

凡是太阳司天行使职权的时候，气化的运行常先天时而至，天气清肃，地气安静。寒气上临天空，阳气不能发挥它的作用，寒水与湿土互相协济，它相应于上的就是辰星镇星。生长的谷物是黑色和黄色。它的气象严肃，它的作用徐缓。如果寒气的作用极为扩张，阴中之阳受了遏制，川泽里没有升腾的阳气，那么火气必要待时而发。到了少阳当令的时候，时雨就终止了。到了极点，雨水非常稀少，就又回到太阴当令，乌云朝向北极，湿土之气运化四布，雨水润泽遍及万物。寒水之气布于上，少阴君火动于下，寒湿偏胜之气，相持于气交之中。这时人们多患寒湿，发为肌肉萎、两足痿弱、伸缩无力、大便濡泻、失血等病证。

初之气，由于地气迁移，气候极为温暖，于是百草早早地就繁盛了。这时人们很容易感受疫病，发为温病，它的证候是身热、头痛、呕吐、肌肤赤斑等。

二之气，阳明燥金当令，大凉的气候到来。人们遭受到突然惨栗的气候，百草遇到寒气，火气被抑制了。人们就要患气郁于中、胸腹胀满的病证，太阳寒水之气从此开始。

三之气，司天太阳之气当令，寒气流行，雨水下降。这时人们多发生寒病，但内中却病热，以致发生痈疽、下利、心中烦热、神志昏蒙、胸闷等病证，若不及时治疗，就会死亡。

四之气，厥阴风木当令，太阴湿土主运。风湿两气交争，风不胜湿，化为雨水，万物因而长大、变化、成熟。这时人们多患高热、气虚不足、肌肉萎弱、两足痿弱无力、赤白痢疾等病证。

五之气，少阴君火当令，火气不能运行。但因太阴湿土之气与之化合，百草因此生长、变化、定形，人们也舒畅无病。

终之气，太阴湿土当令，地气正胜，湿气运行。阴气凝聚在天空，尘土飞扬，蒙蔽郊野，人们受这样气候的影响，也感到凄惨不乐。若再有寒风到来，风能胜湿，影响到人体，孕妇就会受到损害而致殒胎。

如果要减弱致郁的胜气，首先要培养化生的根源，这样来抑制那太过的运气，扶植那不胜的运气，而不要使其有偏胜偏衰的现象以致生病。同时应食用与岁气相合的青色、黄色谷类以保全真气，防避虚邪贼风以保持正气，所以本年应多用苦味以祛湿、苦温以祛寒。要斟酌气运的同异，来确定用药的多少。若气运同是寒湿的，就用燥热之品；若气运寒湿之气不同的，就用燥湿之品；其气运同的，应多用相宜的气味；其气运不同的，就应该斟酌少用。更要注意用寒性药应避开寒冷的天时，用凉性药应避开清冷的天时，用温性药应避开温暖的天时，用热性药应避开炎热的天时。在饮食方面，与上面的规律是相同的。假如天气反常，邪气反胜，就可不照避寒避热等常规去做。不这样的话，就会生病。这是所谓因时制宜。

帝曰：善。阳明之政奈何？岐伯曰：卯酉之纪也。

阳明　少角　少阴　清热胜复同[①]，同正商[②]。丁卯岁会
丁酉　其运风清热[③]。

少角[初正]　太徵　少宫　太商　少羽[终]

阳明　少徵　少阴　寒雨胜复[④]同，同正商。癸卯[同岁会]
癸[西][同岁会]　其运热寒雨[⑤]。

少徵　太宫　少商　太羽[终]　太角[初]

阳明　少宫　少阴　风凉胜复[⑥]同。己卯　己酉　其运雨
风凉[⑦]。

少宫　太商　少羽[终]　少角[初]　太徵

阳明　少商　少阴　热寒胜复[⑧]同，同正商。乙卯天符
乙酉岁会　太一天符[⑨]　其运凉热寒[⑩]。

少商　太羽[终]　太角[初]　少徵　太宫

阳明　少羽　少阴　雨风胜复[⑪]同，辛卯少宫同[⑫]。辛酉
辛卯　其运寒雨风[⑬]。

少羽[终]　少角[初]　太徵　太宫　太商

【注】

①清热胜复同：张志聪说："丁主少角，则木运不及，故金之清气胜之。有
胜必有复，火来复之，故为清热胜复同。"

②同正商：张志聪说："岁木不及，而上临阳明，所谓上商与正商同。"

③其运风清热：马莳说："不及之运常兼胜复之气。风，运气也；清，胜气
也；热，复气也。"

④寒雨胜复：张志聪说："寒者寒水之气，雨者湿土之气。寒胜少徵，土来
复之。"

⑤其运热寒雨：马莳说："运气为热，胜气为寒，复气为雨。"

⑥风凉胜复：谓土运不及，风为胜气，凉为复气。

⑦其运雨风凉：运气为雨，胜气为风，复气为凉。

⑧热寒胜复：张志聪说："热胜少商，寒气来复。因此金运不及，热为胜

气，寒为复气。"

⑨ 太一天符：既为天符，又为岁会，谓之太一天符。

⑩ 其运凉热寒：运气为凉，胜气为热，复气为寒。

⑪ 雨风胜复：雨（土）胜气，风，复气。

⑫ 少宫同：张介宾说："辛为水运不及，土得乘之，故与少宫同也。"

⑬ 其运寒雨风：寒，运气，雨，胜气，风，复气。

凡此阳明司天之政，气化运行后天，天气急，地气明，阳专其令，炎暑大行，物燥以坚，淳风乃治，风燥横运①，流于气交，多阳少阴②，云趋雨府，湿化乃敷。燥极而泽，其谷白丹，间谷命太者③，其耗白甲品羽④，金火合德，上应太白荧惑。其政切，其令暴，蛰虫乃❶见，流水不冰，民病咳嗌塞，寒热发，暴振溧❷癃闭，清先而劲，毛虫乃死，热后而暴，介虫乃殃，其发躁，胜复之作，扰而大乱，清热之气，持于气交。初之气，地气迁，阴始凝，气始肃，水乃冰，寒雨化。其❸病中热胀，面目浮肿，善眠，鼽衄，嚏欠，呕❹，小便黄赤，甚则淋。二之气，阳乃布，民乃舒，物乃生荣。厉大至，民善暴死。三之气，天政布，凉乃行，燥热交合，燥极而泽，民病寒热。四之气，寒雨降，病❺暴仆，振栗谵妄，少气，嗌干引饮，及为心痛痈肿疮疡疟寒之疾，骨痿血便。五之气，春令反行，草乃生荣，民气❻和，终之气，阳气布，候反温，蛰虫来见，流水不冰，民乃康平，其病温。故食岁谷以安其气，食间谷以去其邪，岁宜以咸以苦以辛，汗之、清之、散之，安其运气，无使受邪，折其郁气，资其化源。以寒热轻重少多其制，同热者多天化⑤，同清者多地化⑥，用凉远凉，用热远热，用寒远寒，用温远温，食宜同法。有假者反之，此其道也。反是者，乱天地之经，扰阴阳之纪也。

【校】

❶ 乃：《圣济总录》卷一上引"乃"作"出"。

❷ 溧：《圣济总录》引"溧"作"慄"。

❸ 其：《三因方》《圣济总录》引"其"并作"民"。

❹ 呕：《三因方》引"呕"下有"吐"字。

❺ 病：《三因方》《圣济总录》引"病"上并有"民"字。

❻ 气：《圣济总录》引"气"作"乃"。

【注】

① 风燥横运：风燥之气，横于岁运。

② 多阳少阴：谓火气胜。

③ 间谷命太者：张介宾说："间谷，间气所化之谷；命，天赋也；太，气之有余。"

④ 其耗白甲品羽：此与"厥阴司天"同俱有"其耗"云云，余皆未有，张介宾以为其义未详。不必强解。

⑤ 同热者多天化：张介宾说："凡运与在泉少阴同热者，则当多用司天阳明清肃之化以治之，故曰同热者多天化。"天化指阳明燥金清凉之气。

⑥ 同清者多地化：张介宾说："运与司天阳明同清者，则当多用在泉少阴温热之化以治之，故曰同清者多地化。"地化指在泉火热之气。

【语译】

凡是阳明司天行使职权的时候，气化运行比正常天时慢些，天气劲急，阳气主宰着时令，炎热之气流行，草木干燥而硬。只有和淳之风吹来才可得到消解。风燥之气横于岁运，流于气交之中，阳气多，阴气少。云向雨府，湿土之气于是敷布，燥气盛到极点，化为雨泽。正气所化的岁谷是红白二色，其间谷是感受太过的间气而成熟的，金火互相配合发挥作用，它相应于上的，是太白荧惑二星。金气的气象劲急，火气的表现急暴。于是伏藏的虫类出现，水流动而不结冰。在这情况下人们多患咳嗽、咽喉肿塞、突然发寒发热、战栗颤抖、大小便不通等病证。上半年清金之气劲而有力，毛虫死亡，下半年火热之气急暴，介虫受到灾殃，金气和火气的发作都是急迫的，而胜复的变化，常常是纷乱的，清气和热气相持于气交之中。

初之气，地气迁移，阴气开始凝聚，于是气肃杀，水结冰冻，寒雨酝酿。人们受了气候的侵害，多患内热胀满、面目浮肿、喜睡眠、鼻流清涕、鼻血、喷嚏、呵欠、呕吐、小便颜色黄赤、甚则尿频、尿急、淋漓不断等病证。

二之气，阳气敷布，人们感到舒畅，草木生长繁荣。但疫病会猖獗一时，造成人们的死亡。

三之气，燥金司天当令，凉气运行，燥气热气交相配合。燥气到了极点就会化为润泽，人们多患疟疾。

四之气，寒雨下降，人们多患突然仆倒、寒冷发抖、胡言乱语、气不足、咽喉干燥、口渴引饮、心痛、痈肿疮疡、寒疟、骨软无力、大小便出血等疾患。

五之气，厥阴风木用事，秋天反行春令，草又生发荣美，人们也很舒服。

终之气，阳气四布，气候反而温暖，蛰伏的虫类，出现于外，流水不能结冰，人们安康，只是易患温病。

在这样的年份应吃白色或红色的岁谷，以安定正气，吃间谷以驱除邪气。用药时应用咸味、苦味、辛味，并用汗法、清法、散法以适应运气，不使受到邪气，并削弱郁结之气，资助化生的泉源。根据寒热轻重来调节用药，运与气同热的，用方多以清凉之品治之。运与气同清的，用方多以火热之品治之。用凉性应该避免清凉的天气，用热性应该避免炎热的天气，用寒性应该避免寒冷的天气，用温性应该避免温暖的天气。在饮食方面，与上述的方法是相同的。有时天气反常，就可以灵活应用，这些都是适应自然的法则，如果违反了它，就会扰乱了自然变化的法则和阴阳的规律。

帝曰：善。少阳之政奈何？岐伯曰：寅申之纪也。

少阳　太角　厥阴　壬寅_{同天符}　壬申_{同天符}　其运风鼓[1]，其化鸣紊启坼，其变振拉摧拔，其病掉眩，支胁，惊骇。

太角_{初正}　少徵　太宫　少商　太羽_终

少阳　太徵　厥阴　戊寅天符　戊申天符　其运暑，其化暄嚣❶郁燠，其变炎烈沸腾，其病上热郁、血溢、血泄、心痛。

太徵　少宫　太商　少羽终　少角初

少阳　太宫　厥阴　甲寅　甲申　其运阴雨，其化柔润重泽，其变震惊飘骤，其病体重、胕肿、痞饮②。

太宫　少商　太羽终　太角初　少徵

少阳　太商　厥阴　庚寅　庚申同正商　其运凉，其化雾露清切，其变肃杀凋零，其病肩背胸中。

太商　少羽终　少角初　太徵　少宫

少阳　太羽　厥阴　丙寅　丙申　其运寒肃，其化凝惨溧冽，其变冰雪霜雹，其病寒浮肿。

太羽终　太角初　少徵　太宫　少商

【校】

❶嚣：林校云："按《五常政大论》'嚣'作'暑'，此变暑为嚣者，以上临少阳故也。"

【注】

① 鼓："鼓"作"动"解。

② 痞饮：水饮停聚，发为痞胀。

凡此少阳司天之政，气化运行先天，天气正，地气扰，风乃暴举，木偃沙飞，炎火乃流，阴行阳化，雨乃时应，火木同德，上应荧惑岁星，其谷丹苍①，其政严，其令扰❶，故风热参布②，云物沸腾，太阴横流，寒乃时至，凉雨并起。民病寒中，外发疮疡，内为泄满。故❷圣人遇之，和而不争，往复之作，民病寒热疟泄，聋瞑呕吐，上怫③肿色变。初之气，地气迁，风胜乃摇，寒乃去，候乃大温，草木早荣。寒来不杀④，温病乃起，其病气怫于上，血溢目赤，咳逆头痛，血崩胁满，肤腠中疮。二之气，火反郁，白埃四起，云趋雨府，风不胜湿，雨乃零，民乃康，其病热郁于上，咳逆呕吐，疮发于中，胸嗌❸不利，头痛身热，昏愦脓疮。三之气，天政布，炎暑至，少阳临上，雨乃涯，民病热中，聋瞑血溢，脓疮咳呕，鼽衄渴④嚏欠，喉痹目赤，善暴死。四之气，凉乃至，炎暑间化⑤，白露降，民气和平，其病满身重。五之气，阳乃去，寒乃来，雨乃降，气门⑥乃闭，刚木早凋，民避寒邪，君子周密❺。终之气，地气正，风乃至，万物反生，霿⑦雾以行，其病关闭不禁，心痛，阳气不藏而咳。抑其运气，赞所不胜，必折其郁气，先取化源，暴过不生，苛疾不起。故岁宜咸辛宜酸，渗之泄之，渍之发之，观气寒温以调其过，同风热者多寒化，异风热者少寒化，用热远热，用温远温，用寒远寒，用凉远凉，食宜同法，此其道也❻。有假者反之，反是者病之阶也。

【校】

❶ 扰：《圣济总录》引"扰"作"挠"。《广雅·释诂三》："挠，乱也。"

❷ 故：《圣济总录》无"故"字。

❸ 嗌：《三因方》引"嗌"作"臆"。《说文·肉部》："肊，胸肉也。肊或从臆。"

❹ 衄渴：《圣济总录》引"衄"下无"渴"字。

❺ 周密："周"疑应作"固"，"周""固"形近致误。《热论·王注》："君子固密，不伤于寒。"

❻ 此其道也："此其"四字，与下"有假者反之"句误倒。应据"太阴少阴、厥明"各节文例，改作"有假者反之，此其道也"方合。

【注】

① 丹苍：马莳说："丹为火而苍为木。"

② 风热参布：张志聪说："少阳厥阴之气交相参合而布于气交之中。"

③ 上怫：谓心肺郁结。

④寒来不杀:《广雅·释诂二》:"杀,减也。此谓寒气来,并不能稍减其荣。"

⑤炎暑间化:张介宾说:"燥金之客,加于湿土之主,故凉气至而炎暑间化。间者,时作时止之谓。"

⑥气门:张介宾说:"气门、腠理,空窍也。所以发泄营卫之气,故曰气门。"

⑦霿(méng 蒙):《说文·雨部》:"天气下,地不应曰霿。霿,晦也。"

【语译】

凡是少阳司天行使职权的时候,气化的运行比正常的天时早些。天气正常,地气扰动,于是暴风突起,树被吹倒,沙土飞扬,炎火流行。而当厥阴湿土之气与少阳并行时,雨就应时下降。火木互相配合发挥作用,它相应于上的,是荧惑岁星,它应于谷物是红色、深青色,其职权是严肃的,其表现是扰动的,所以风热之气相互参合于气交之中,而景物呈现不已。一旦湿土之气横行,寒气经常来到,凉雨就随之降下。在这种情况下,人们多患寒抑于内、外生疮疡、内生泄泻腹满等病证。明达的人遇到了这种情况,就会使寒热之气调和,不致相争。假如寒热相争,反复发作,就要发生疟疾、泄泻、耳聋、目瞑、呕吐、心肺气郁、肿胀、皮肤变色等病证。

初之气,地气迁移,风气亢盛有摇动之势,寒气退去,气候显著温暖,草木很早就欣欣向荣,即使有些寒气,并不减少它的荣美。这时温热病开始发生,人们多患上部气郁、出血、目赤、咳嗽气逆、头痛、血崩、两胁胀满、皮肤生疮等病证。

二之气,太阴湿土用事,少阴君火之气反被郁遏,白色之气四起,云向雨府,风气不能胜过雨湿之气,细雨零落,人们极为安康。如有疾病,是热气郁于上部、咳嗽、气逆、呕吐、疮疡发于体内、胸部不利、头痛、周身发热、心乱、脓疮等。

三之气,司天运气布化,炎热到来,因为客主之气都是少阳相火行使职权,所以雨就停止下降。这时,人们多患内里发热、耳聋、目瞑、出血、咳嗽、呕吐、鼻塞流涕、鼻出血、喷嚏、呵欠、咽喉痹痛、目赤等病证,常常突然死亡。

四之气，阳明燥金清凉之客气，加于主时的太阴湿土，因而有时凉、有时热，白露下降，民气和平。如有疾病，是胸满、身体沉重。

五之气，阳热散去，寒气随之而来，雨水下降，人身的腠理空窍收敛，坚硬的树木提前凋落，人们纷纷躲避寒邪，起居就更谨慎了。

终之气，地气当令，风气流动，万物反有生长的气象，时常出现雾雾。在这种情况下，人们常患关闭不禁、心痛、阳气不能闭藏、而有咳嗽等病证。治疗时应当抑制那太过的运气，资助那不及的运气，必须减弱郁结之气，并首先从生化的泉源做起。如果运气太过的情况不发生，种种奇病就不致发作。所以本年用药应用咸味、辛味、酸味，并用渗法、泄法、水渍法、发汗法。观察运气的寒温，加以调节不使太过。如岁运与在泉同风化，司天同热化的，用方就以寒凉之品治之，不相同的，就少用寒凉之品，用热性应避免炎热的天气，用温性应避免温暖的天气，用寒性应避免寒冷的天气，用凉性应避免清凉的天气。在饮食方面，与上述方法是相同的。有时气候反常，就可以灵活应用。这些都是基本的法则，如果违反了法则，就会造成疾病。

帝曰：善。太阴之政奈何？岐伯曰：丑未之纪也。

太阴　少角　太阳　清热胜复同，同正宫[①]。丁丑　丁未　其运风清热。

少角初正　太徵　少宫　太商　少羽终

太阴　少徵　太阳　寒雨胜复同。癸丑　癸未　其运热寒雨。

少徵　太宫　少商　太羽终　太角

太阴　少宫　太阳　风清胜复同，同正宫[②]。己丑　太一天符　己未　太一天符　其运雨风清。

少宫　太商　少羽终　少角初　太徵

太阴　少商　太阳　热寒胜复同。乙丑　乙未　其运凉热寒。

少商　太羽_终　太角_初　少徵　太宫

太阴　少羽　太阳　雨风胜复同，同正宫③。辛丑_{同岁会}　辛未_{同岁会}　其运寒雨风。

少羽_终　少角_初　太徵　少宫　太商

【注】

① 同正宫：张介宾说："本年木运不及，则土得其政，所谓委和之纪，上宫与正宫同也。"

② 同正宫：张介宾说："本年土运不及，得司天湿土之助，所谓卑监之纪，上宫与正宫同也。"

③ 同正宫：张介宾说："辛年水运不及，而湿土司天胜之，所谓涸流之纪，上宫与正宫同也。"

凡此太阴司天之政，气化运行后天，阴专其政，阳气退辟，大风时起，天气下降，地气上腾，原野昏霿，白埃四起，云奔南极①，寒雨数至，物成于差夏②。民病寒湿，腹满，身膹愤③，胕肿，痞逆寒厥拘急。湿寒合德，黄黑埃昏，流行气交，上应镇星辰星。其政肃，其令寂，其谷黅玄。故阴凝于上，寒积于下，寒水胜火，则为冰雹，阳光不治，杀气乃行。故有余宜高，不及宜下，有余宜晚，不及宜早，土之利，气之化也，民气亦从之，间谷命其太也。初之气，地气迁，寒乃去，春气正❶，风乃来，生布万物以荣，民气条舒，风湿相薄，雨乃后。民病血溢，筋络拘强，关节不利，身重筋痿。二之气，大火正，物承④化，民乃和，其病温厉大行，远近咸若，湿蒸相薄，雨乃时降。三之气，天政布，湿气降，地气腾，雨乃时降，寒乃随之。感于寒湿，则民病身重胕肿，胸腹满。四之气，畏火⑤临，溽⑥蒸化，地气腾，天气否隔⑦，寒风晓暮，蒸热相薄，草木凝烟，湿化不流，则白露阴布，以成秋令。民病腠理热，血暴溢疟，心腹满热，胪❷胀，甚则胕肿。五之气，惨❸令已行，寒露下，霜乃早降，草木黄落，寒气及体，君子周密，民病皮腠。终之气，寒大举，湿大化，霜乃积，阴乃凝，水坚冰，阳光不治。感❹于寒，则病人❺关节禁固，腰脽❻痛，寒湿推❼于气交而为疾也。必折其郁气，而取化源，益❽其岁气，无使邪胜，食岁谷以全其真，食间谷以保其精。故岁宜以苦燥之温之，甚者发之泄之。不发不泄，则湿气外溢，肉溃皮坼而水血交流。必赞其阳火，令御甚寒，从气异同，少多其判❾也，同寒者以热化，同湿者以燥化，异者少之，同者多之，用凉远凉，用寒远寒，用湿远温，用热远热，食宜同法。假者反之，此其道也，反是者病也。

【校】

❶ 正：《类经》卷二十六"正"作"至"。

❷ 胪：《三因方》"胪"作"膹"。

❸ 惨：张琦说："五气主客燥金，'惨'疑作'燥'，肺主皮毛，燥反自伤也。"

❹ 感：《圣济总录》"感"上有"民"字。

❺ 病人："病"下"人"字似衍。

❻ 脽："脽"疑应作"骽"，声误。《素问病机气宜保命集》卷上引"脽"作"腿"，"腿"系"骽"之俗字。

❼ 推：吴注本"推"作"持"。《圣济总录》引亦作"持"，与吴注本合。

❽ 益：吴注本"益"作"抑"。

❾ 判：吴注本"判"作"制"。

【注】

① 南极：王冰说："雨府也。"

② 差夏：王冰说："谓立秋之后一十日也。"

③ 膹愤：胀满。

④ 承：《说文·手部》："承，受也。"

⑤ 畏火：张介宾说："少阳相火用事，其气尤烈，故曰畏火。"

⑥溽：作"湿"解。见《礼记·月令·季夏》释文。

⑦否隔：作"不通"解。见《文选·午赋》善注。

【语译】

凡是太阴司天行使职权的时候，气化运行比正常天气慢些，阴气取得了支配地位，阳气就退避了。大风经常刮起，天气下降，地气上升，广阔的野地隐隐昏暗，白色的云气四起，云向南方奔驰，寒雨频频下降，万物在立秋后才能成熟。这时人们多患寒湿的病，腹胀满、全身也胀满、浮肿、痞塞气逆、阳气虚微而厥、手足拘急。湿寒配合起了作用，黄黑之色的埃尘昏暗，流行于气交之中。它相应于上的，就是镇星、辰星，其职权是严肃的，其表现是寂静的，其应于谷物是黄色和黑色。由于阴湿之气凝结上，寒水之气积留于下，寒水胜过了火，就会成为冰雹，阳气失掉它的作用，阴气就会流行。在运气有余的年份，应在高地种植谷物；在不及的年份，应在低地种植谷物。有余的年份应种得晚，不及的年份应种得早。土地之利在于自然的化育，人们的体气也是这样的，间谷是感受太过的间气而成熟的。

初之气，地气迁移，寒气离去，春气到，和风来，生气四布，万物向荣，人们感到舒畅。由于太阴湿土司天，风湿之气相搏，不能及时下雨。人们受了气候的影响，多患口鼻出血、筋络拘急强直、关节活动不便、身体沉重、筋萎无力等病证。

二之气，少阴君火用事，万物得到化育，人民安和。但由于火盛气热，所以温疫病就大流行，远近都像这样。等到湿气上蒸，与热气相搏，雨才及时下降。

三之气，太阴司天行使权力，湿气下降，地气上升，雨水应时下降，寒气也随之而来。如果感受寒湿，人们就会患身体重着、浮肿、胸腹胀满等病证。

四之气，少阳相火加临，湿气熏蒸，地气升腾，天气不通，早晚都有寒风吹拂，蒸腾的湿气与热气互相搏击，草木之间似有薄烟凝聚，湿气运化既不流动，而白露暗降，从而表现出秋季收成的时令。这时人们多患皮肤热、突然出血、疟疾、心腹全都发热、并且产生胀满等病证，甚则发生浮肿。

五之气，阳明燥金之气流行，寒露既下，严霜早降，草木枯黄凋落，寒气侵犯人体，明达医理的人，都起居谨慎，以防疾病，这时人们多患皮肤腠理的病。

终之气，寒气大盛，湿气运化，冷霜积聚，阴气凝结，水冻结成坚冰，阳气失去作用。人们感受寒气，就会多患关节强直、腰腿疼痛等病证，这致病原因就是由于寒湿之气相推于气交之中而成的。必须削弱其郁结之气，而采取化生的泉源，抑制岁气的太过，不使邪胜为害。服食岁谷以保全真气，服食间谷以保全精气。本年份在药物上应该用苦味，并用燥法、温法，甚者，用发法、泄法。如果不发散宣泄，就会湿气充溢于外，肉烂皮裂，血水淋漓。应该扶助阳火，使之抵抗严寒。根据运气的相同或差异来确定治法和药量：岁运与司气同寒的应调以热化，同湿的应调以燥化，不同的少投，相同的多投，用凉性应该避免清凉的天气，用寒性应该避免寒冷的天气，用温性应该避免温暖的天气，用热性应该避免炎热的天气。在饮食方面，与上述的方法是相同的。有时气候反常，就得灵活应用。这些都是基本法则。如果违反了法则，就会致病的。

帝曰：善。少阴之政奈何？岐伯曰：子午之纪也。

少阴　太角　阳明　壬子　壬午　其运风鼓，其化鸣紊启坼，其变振拉摧拔，其病支满。

太角初正　少徵　太宫　少商　太羽终

少阴　太徵　阳明　戊子天符　戊午太一天符　其运炎暑，其化暄曜郁燠，其变炎烈沸腾，其病上热血溢。

太徵　少宫　太商　少羽终　少角初

少阴　太宫　阳明　甲子　甲午　其运阴雨，其化柔润时雨❶，其变震惊飘骤，其病中满身重。

太宫　少商　太羽终　太角初　少徵

少阴　太商　阳明　庚子_{同天符}　庚午_{同天符}　同正商　其运凉劲^①，其化雾露萧飚，其变肃杀凋零，其病下清^②。

太商　少羽_终　少角_初　太徵　少宫

少阴　太羽　阳明　丙子_{岁会}　丙午　其运寒，其化凝惨溧冽，其变冰雪霜雹，其病寒下^③。

太羽_终　太角_初　少徵　太宫　少商

【校】

❶柔润时雨：林校云："按《五常政大论》云：'柔润重淖。'又太宫三运，雨作'柔润重泽'，此'时雨'二字疑误。"

【注】

① 其运凉劲：金运与阳明在泉之气相合，故云凉劲。

② 下清：张介宾说："二便清泄，及下体清冷。"

③ 寒下：张介宾说："中寒下利，腹足清冷。"

凡此少阴司天之政，气化运行先天，地气肃，天气明，寒交暑^①，热加燥^②，云驰雨府，湿化乃行，时雨乃降❶，金火合德，上应荧惑太白。其政明，其令切，其谷丹白。水火寒热持于气交而为病始也。热病生于上，清病生于下，寒热凌❷犯而争于中，民病咳喘，血溢血泄，鼽嚏，目赤，眦疡^③，寒厥入胃，心痛，腰痛，腹大，嗌干肿上。初之气，地气迁，燥将去，寒乃始，蛰复藏，水乃冰，霜复降，风乃至，阳气郁，民反周密，关❸节禁固，腰腄痛，炎暑将起，中外疮疡❹。二之气，阳气布，风乃行，春气以正，万物应荣，寒气时至，民乃和，其病淋，目瞑❺目赤，气郁于上而热。三之气，天政布，大火行，庶类蕃鲜^④，寒气时至。民病气❻厥心痛，寒热更作，咳喘目赤。四之气，溽暑至，大雨时行，寒热互至❼。民病寒热，嗌干，黄疸，鼽衄，饮发^⑤。五之气，畏火临，暑反至，阳乃化，万物乃生乃长荣**❽**，民乃康，其病温。终之气，燥令行，余火内格**⑥**，肿**❾**于上，咳喘，甚则血溢。寒气数举，则霜雾翳**❿**，病生皮腠，内舍于胁，下连少腹而作寒中，地将易也，必抑其运气，资其岁胜，折其郁发**⓫**，先取化源，无使暴过而生其病也，食岁谷以全真气，食间谷以辟虚邪。岁宜咸以软之，而调其上，甚则以苦发之**⓬**，以酸收之，而安其下，甚则以苦泄之**⓬**，适气同异而多少之，同天气者以寒清化，同地气者以温热化，用热远热，用凉远凉，用温远温，用寒远寒，食宜同法。有假则反，此其道也，反是者病作矣。

【校】

❶ 云驰雨府湿化乃行时雨乃降：张琦说："上热下燥，无湿化流行之理，'云驰'十二字，必误衍。"

❷ 凌：《圣济总录》卷一中引"凌"作"相"。

❸ 关：《三因方》"关"上有"民病"二字，应据补。

❹ 炎暑将起中外疮疡：张琦说："上年终气相火，本年初气寒水，故寒甚而火郁，关节、腰脽皆寒水为病，'炎暑'二句不伦，必误衍。"

❺ 目瞑：《三因方》引无"目瞑"二字。

❻ 气：《三因方》引"气"作"热"。

❼ 至：《圣济总录》引"至"作"作"。

❽ 万物乃生乃长荣：《圣济总录》引作"物乃生荣"。

❾ 肿：《圣济总录》引"肿"上有"民病"二字。

❿ 雾翳：《圣济总录》引"霜雾"乙作"雾霜"。按："霜翳"谓雾气太重，则地面昏暗遮盖，视物不清。

⓫ 发："发"误，疑作"气"，以太阳各节律之，可证。

⓬ 甚则以苦发之　甚则以苦泄之："发"误，应作"泄"。"甚则以苦泄之"是衍文。

【注】

① 寒交暑：张介宾说："以下临上曰交。"

② 热加燥：张介宾说："以上临下曰加。"

③ 眦疡：眼角生疮。

④ 蕃鲜：谓蕃盛鲜明。见《易·说卦》正义。

⑤ 饮发：谓水饮病发作。

⑥ 余火内格：张介宾说："燥金之客，加于寒水之主，金气收，故五气之余火内格，而为病如此。格，拒也。"

【语译】

凡是少阴司天行使职权的时候，气化运行比正常的天气为早，地气收缩，天气明朗，寒气与暑气相交，热气和燥气相加，金火相互配合发挥作用。它相应于上的，是荧惑、太白二星。天气的布化光明，地气的表现急切，其应于谷物是红色、白色，水火寒热相持于气交之中，成为疾病的起因。热病生于上部，寒病生于下部，寒热之气互相侵犯而争扰于中部。因此，人们多患咳嗽、喘息、口鼻出血、大便下血、鼻塞流涕、喷嚏、目赤、眼角生疮、寒厥及于胃部、心痛、腰痛、腹胀、咽喉干燥、头面肿等病证。

初之气，地气转移，燥气已去，寒气开始，虫类又蛰藏起来，河水冻结成冰，严霜又复下降，寒风常常刮起，阳气被寒气郁遏。这时人们的起居应该谨慎。如果不注意，就会发生关节运动不便、腰臀部疼痛。在炎热即将到来的时候，还会内部和外部发生疮疡。

二之气，阳气散布，风气流动，春气极为舒和，万物欣欣向荣。但司天君火未盛，所以寒气时常到来，由于木火与时令相应，人们很觉安和。其在疾病的发生，是小便不利、两眼红赤、气分郁于上焦、发热。

三之气，司天和运气行使职权，君相二火当令，火气旺盛，万物繁盛、鲜明，但时常有寒气侵犯。人们多患热厥、心痛、寒热相互发作、咳喘、眼睛红赤等病证。

四之气，溽暑的气候到来，大雨经常下降，寒热交互而作。人们多患寒热、咽干、黄疸、鼻塞流涕、鼻出血、水饮等病证。

五之气，少阳相火加临，其时当秋，反而炎热，阳气运化，万物生长荣美。人们都很安康，如有疾患一般是温病。

终之气，阳明燥气当令，火热的余邪，从内隔拒，不能散泄。人们多患首面肿、咳嗽气喘、严重的口鼻出血等病证。寒气时常流动，天空里呈现大雾晦暗迷漫的景象，此时疾病在外生于皮肤腠理，在内留于胁肋，向下牵连到少腹而产生寒冷的病，到这时，地气又要转换了。

必须抑制运气的有余，资助岁气的所胜，减弱那郁结之气，并首先调和化生的泉源，不使它太过而产生疾病。所以应服食岁谷以保全真气，服食间谷以预防邪气。在本年份应该用咸寒之品以软坚，而调和其上部，进一步用苦味之品来涌泄它，用酸味之品来收敛它并安和其下部，要根据运气的相同或差异，而给以或多或少。若岁运与司天的热气相同的，应以清寒调治，与在泉的凉气相同的，应以温热调治。用热要避免炎热的气候，用凉要避免清凉的气候，用温要避免温暖的气候，用寒要避免寒冷的气候。在饮食方面，与上述的方法是相同的。有时气候反常，就可以灵活应用，这些都是基本法则，如果违反了这个法则，就会发生疾病。

帝曰：善。厥阴之政奈何？岐伯曰：巳亥之纪也。

厥阴　少角　少阳　清热胜复同，同正角[①]。丁巳天符
丁亥天符　其运风清热。

少角初正　太徵　少宫　太商　少羽终

厥阴　少徵　少阳　寒雨胜复同。癸巳同岁会　癸亥同岁会　其运热寒雨。

少徵　太宫　少商　太羽终　太角初

厥阴　少宫　少阳　风清胜复同，同正角[②]。己巳　己亥其运雨风清。

少宫　太商　少羽终　少角初　太徵

厥阴　少商　少阳　热寒胜复同，同正角[③]。乙巳　乙亥其运凉热寒。

少商　太羽终　太角初　少徵　太宫

厥阴　少羽　少阳　雨风胜复同。辛巳　辛亥　其运寒雨风。

少羽终　少角初　太徵　少宫　太商

【注】

① 同正角：木运不及，得司天厥阴之助，而成为正角。

② 同正角：张介宾说："土运不及，风木司天胜之，则木兼土化，所谓卑监之纪，上角与正角同也。"

③ 同正角：张介宾说："金运不及，而厥阴司天，木无所制，则木得其政，所谓从革之纪，上角与正角同。"

凡此厥阴司天之政，气化运行后天，诸同正岁①，气化运行同天②，天气扰，地气正，风生高远，炎热从之③，云趋雨府，湿化乃行，风火同德，上应岁星荧惑。其政挠，其令速，其谷苍丹，间谷言太者，其耗文角品羽④。风燥火热，胜复更作，蛰虫来见，流水不冰，热病行于下，风病行于上，风燥胜复形于中。初之气，寒始肃，杀气方至，民病寒于右❶之下。二之气，寒不去，华雪⑤水冰，杀气施化，霜乃降，名草上焦，寒雨数至，阳复化，民病热于❷中。三之气，天政布，风乃时举，民病泣出耳鸣掉眩。四之气，溽暑❸湿热相薄，争于左之上⑥，民病黄疸而为❹胕肿。五之气，燥湿更胜，沉阴⑦乃布，寒气及体，风雨乃行。终之气，畏火司令，阳乃大化，蛰虫出见，流水不冰，地气大发，草乃生，人乃舒，其病温厉，必折其郁气，资其化源，赞其运气，无使邪胜。岁宜以辛调上，以咸调下，畏火之气，无妄犯之。用温远温，用热远热，用凉远凉，用寒远寒，食宜同法。有假反常，此之道也，反是者病。

【校】

❶ 右："右"下脱"胁"字，应据《三因方》补。

❷ 热于："热"下衍"于"字，应据《三因方》删。

❸ 暑：《圣济总录》引"暑"下有"至"字。

❹ 黄疸而为：《三因方》引"黄疸"下无"而为"二字。

【注】

① 正岁："正岁"指平气。

② 同天：张介宾说："生长化收藏，皆与天气相合，故曰运化同天。"

③ 风生高远炎热从之：张介宾说："木在上，故风生高远，火在下，故炎热从之。"

④ 其耗文角品羽：张介宾以为义未详。应阙疑。

⑤ 华雪：即白雪。"华"作"白"解。见《后汉书·崔骃传》贤注。

⑥ 争于左之上：张介宾说："四气为天之左间，故湿热争于左之上。"

⑦ 沉阴："沉"读为"霃"。《说文·雨部》："霃，久阴也。""阴"读为"霠"。《雨部》："霠，云覆日也。"

【语译】

　　凡是厥阴司天行使职权的时候，气化运行比正常的天气为迟。若逢平气，则气化运行都和天时相合。风木司天，所以天气扰乱。少阳在泉，所以地气正常。木在上，所以风生高远。火在下，所以炎热从之。云向雨府，象征湿土之气敷布流行，这是风火协同的作用。它相应于上的，是岁星（木）、荧惑（火）二星。风的职权是扰乱的，火的作用是急速的，其应于谷物是深青色和红色，间谷是感受太过的间气而成熟的。风燥火热，彼此胜负交争，蛰伏的虫类又出见于外，流水不能结冰，人们的热病多趋于下部，风病多趋于上部，风燥之气，胜复相争，复呈现于中部。

　　初之气，寒气急，肃杀之气才来。人们多患右胁之下感觉寒冷之病。

　　二之气，寒气不去，白雪纷飞，河水结冰，肃杀之气发挥作用，冷霜降下，草类尖梢干枯，寒雨屡降。由于少阴君火主时，阳气又复散发，人们多患内部郁热。

　　三之气，司天运气行使权力，所以经常起风，人们多患眼睛流泪、耳鸣、头晕眩等病证。

　　四之气，溽暑来临，湿热互相搏结，争扰于左间上部，人们多患黄疸、浮肿。

　　五之气，燥气、湿气更胜，经常阴天，寒气侵袭人体，于是风雨大作。

终之气，客气少阳相火当令，阳气大盛，蛰伏的虫类出来活动，流水不能结冰，地气发扬，百草重新生长，人们感到舒畅。在疾病上，易患温病。必须削弱郁结之气，资助其化生的泉源和运气，不使邪气太过。本年份应用辛味以调和在上的风气，应用咸味以调和在下的火气。相火之气，不能随意触犯它。应用温性要避免温暖的气候，应用热性要避免炎热的气候，应用凉性要避免清凉的气候，应用寒性要避免寒冷的气候。在饮食方面，与上述的方法是相同的。有时气候反常，就可以灵活应用，这些都是基本法则。如果违反了这个法则，就会发生疾病。

　　帝曰：善。夫子❶言可谓悉矣，然何以明其应乎？岐伯曰：昭乎哉问也！夫六气者，行有次，止有位①，故常以正月朔日平旦②视之，睹其位而知其所在矣。运有余，其至先，运不及，其至后，此天之道，气之常也。运非有余非不足，是谓正岁③，其至当其时也。帝曰：胜复之气，其常在也。灾眚④时至，候也奈何？岐伯曰：非气❷化者，是谓灾也。

【校】

❶子：守校本"子"下有"之"字。

❷气：《类经》卷二十六"气"作"正"。注云："当其位，则为正化。"

【注】

①行有次止有位：张介宾说："凡主客六气，各有次序，亦各有方位。"

②平旦：谓天正亮。《周礼·夏官·大司马》郑注："平，正也。"《说文·部首》："旦，明也。"

③正岁：张介宾说："和平之岁，时至气亦至也。"

④眚：与"灾"义同。《楚语·下》韦解："眚，犹灾也。"

【语译】

黄帝说：讲得好。夫子的话，可以说很详尽了，但是怎样才可以明白它的相应呢？岐伯说：你问得真明显啊！那六气的运行，各有一定的次序，和一定的方位，应该以正月初一日平明气候来观察，看它所在的气位，就可以知道应与不应了。凡是中运太过的，气至在节候之前；不及的，气至在节候之后。这是天道，也是六气的规律。如果中运既不是太过也不是不及，就是所谓"正岁"，其气至就恰好与节候同时。黄帝说：胜气与复气是常有的，而灾害也时常到来，这怎样来察验呢？岐伯说：不是当位的气化，就可称为灾害了。

帝曰：天地之数①，终始奈何？岐伯曰：悉乎哉问也！是明道也。数之始，起于上而终于下②，岁半③之❶前，天气主之，岁半之❶后，地气主之，上下交互，气交主之，岁纪毕矣。故曰位明，气月可知乎④，所谓气⑤也。帝曰：余司其事，则而行之，不合其数何也？岐伯曰：气用⑥有多少，化洽⑦有盛衰，衰盛多少，同其化也。帝曰：愿闻同化何如？岐伯曰：风温春化同，热曛昏⑧火夏化同，胜与复同，燥清烟露秋化同，云雨昏暝埃长夏化同，寒气霜雪冰冬化同，此天地五运六气之化，更用盛衰之常也。

【校】

❶之：《素问入式运气论奥》卷中第十六引"之"作"已"。

【注】

① 天地之数：张介宾说："司天在泉，各有所主之数。"

② 起于上而终于下：张介宾说："司天在前，在泉在后，司天主上，在泉主下，故起于上而终于下。"

③ 岁半：大寒至小暑为岁半以前，所谓"初气终三气，天气主之"；大暑至小寒，为岁半以后，所谓"四气尽终气，地气主之"。

④ 气月可知乎：张介宾说："上下左右之位既明，则气之有六，月之有十二，其终始移易之数，皆可知矣。"

⑤ 所谓气：马莳说："此正天气地气气交之谓。"

⑥ 气用：张志聪说："谓六气之用，有有余不足也。"

⑦ 化洽：六气与五运相合之化。

⑧ 昏：与"暋"（mǐn 敏）通。见《尚书·盘庚》释文。暋有闷义。

【语译】

黄帝道：天地的气数，其开始与终止的情形怎样？岐伯说：问得真详细，这才真正是要了解医道啊！天地的气数，开始于天气，终止于地气，上半年是天气所主，下半年是地气所主。天地之气上下互合为用，是气交所主，一年里的气化规律就是这些了。所以说上、下、左、右的位置明白了，那么每气所主的月份就可知道，也就是所谓天地气数的终始。黄帝又道：我考察这项事，按你所说的去做，那运气之数和岁候有的不能相合，这是什么原因？岐伯说：六气的作用有有余有不足，与五运的相合之化又有盛、有衰。由于存在多少和盛衰的不同，所以就有了同化问题。黄帝道：希望听听同化是怎样的？岐伯说：风温之气与春天的木气同化，炎炎闷热之气与夏天的火气同化。胜气与复气也有同化，燥清烟露之气与秋天的金气同化，寒气霜雪之气与冬天的水气同化，这是天地五运六气化洽、盛衰互用的常规。

帝曰：五运行同天化①者，命曰天符，余知之矣。愿闻同地化②者何谓也？岐伯曰：太过而同天化者三，不及而同天化者亦三，太过而同地化者三，不及而同地化者亦三。此凡二十四岁也。帝曰：愿闻其所谓也。岐伯曰：甲辰甲戌太宫下加③太阴，壬寅壬申太角下加厥阴，庚子庚午太商下加阳明，如是者三。癸巳癸亥少徵下加少阳，辛丑辛未少羽下加太阳，癸卯癸酉少徵下加少阴，如是者三。戊子戊午太徵上临④少阴，戊寅戊申太徵上临少阳，丙辰丙戌太羽上临太阳，如是者三。丁巳丁亥少角上临厥阴，乙卯乙酉少商上临阳明，己丑己未少宫上临太阴，如是者三。除此二十四岁，则不加不临⑤也。帝曰：加者何谓？岐伯曰：太过而加同天符，不及而加同岁会也。帝曰：临者何谓？岐伯曰：太过不及，皆曰天符，而变行有多少，病形有微甚，生死有早晏耳。

① 同天化：谓岁运与司天之气一致。

② 同地化：谓岁运与在泉之气一致。

③ 下加：下加于上为加，运与在泉同化，谓之下加。

④ 上临：上临于下为临，运与司天同化，谓之上临。

⑤ 不加不临："不加"指在泉与岁运不同，"不临"指司天与岁运不同。

【语译】

黄帝道：岁运与司天之气一致的称为天符，这我已经知道了。希望听一下岁运与在泉之气一致的情况怎样。岐伯说：岁运太过而与司天一致的有三，岁运不及而与司天一致的也有三，岁运太过而与在泉一致的有三，岁运不及而与在泉一致的也有三，这共有二十四年。

黄帝道：希望听听"三"是指什么说的？岐伯说：甲辰甲戌是土运太过，下加太阴在泉；壬寅壬申是木运太过，下加厥阴在泉；庚子庚午是金运太过，下加阳明在泉：这是太过而与在泉一致的三。癸巳癸亥是火运不及，下加少阳在泉；辛丑辛未是水运不及，下加太阳在泉；癸卯癸酉是火运不及，下加少阴在泉：这是不及而与在泉一致的三。戊子戊午是火运太过，上临少阴司天；戊寅戊申是火运太过，上临少阳司天；丙辰丙戌是水运太过，上临太阳司天：这是太过与司天一致的三。丁巳丁亥是木运不及，上临厥阴司天；乙卯乙酉是金运不及，上临阳明司天；己丑己未是土运不及，上临太阴司天：这是不及与司天一致的三。除开这二十四年以外，就没有岁运与司天在泉一致的加临了。黄帝道：岁运与在泉一致是怎样讲？岐伯说：太过而与在泉一致的叫作同天符，不及而与在泉一致的叫作同岁会。黄帝道：岁运与司天一致是怎样讲？岐伯说：太过不及，都叫作天符，只不过其中变化运行有多有少，病形有轻有重，生死有早有晚罢了。

帝曰：夫子言用寒远寒，用热远热，余未知其然也，愿闻何谓远？岐伯曰：热无犯热，寒无犯寒，从者和，逆者病，不可不敬畏而远之，所谓时兴❶六位①也。帝曰：温凉何如？岐伯曰：司气^②以热，用热无犯，司气以寒，用寒无犯，司气以凉，用凉无犯，司气以温，用温无犯，间气同其主^③无犯，异其主则小犯之，是谓四畏^④，必谨察之。帝曰：善。其犯者何如？岐伯曰：天气反时^⑤，则可依则，及胜其主^⑥则可犯，以平为期，而不可过，是谓邪气反胜者。故曰：无失天信^⑦，无逆气宜^⑧，无翼^⑨其胜，无赞其复，是谓至治。

【校】

❶兴:《素问校讹》引古抄本"兴"作"与"。《类经》亦作"与"。

【注】

①时与六位：张介宾说："时谓四时，即主气也。位谓六步，即客气也。"

②司气：张介宾说："司天司地之气也。"

③间气同其主：张介宾说："间气，左右四间之客气也。主，主气也。同者，同热同寒，其气甚，故不可犯。"

④四畏：寒热温凉。

⑤天气反时：张介宾说："天气即客气，时即主气，客不合主，是谓反时，反时者，则可依时。"

⑥胜其主：张介宾说："胜其主者，客气太过也。如夏而寒甚，冬而热甚，故可以热犯热，以寒犯寒，而从其变，乃所谓从治。"

⑦天信：客主气运，至必应时，谓之天信。

⑧气宜：张介宾说："寒热温凉，用之必当，气之宜也。"

⑨翼：有"助"义。见《诗经·卷阿》郑笺。

【语译】

黄帝道：你讲过，用寒药应该避免寒，用热药应该避免热，我还不知道具体的做法，希望你讲一下怎样叫作避免？岐伯说：用热不要和天气之热抵触，用寒不要和天气之寒抵触，顺应这一规律，就能平和，否则就会添病，不可不谨慎而避免它，就是所说的主气与客气。黄帝道：温凉次于寒热，是否可以犯呢？岐伯说：气运是热，用热应该避免；气运是寒，用寒应该避免；气运是凉，用凉应该避免；气运是温，用温应该避免；间气与主气相同的应该避免，与主气不同的，可以稍有违逆；这寒、热、温、凉叫作四畏，是要谨慎地观察注意的。黄帝道：讲得好。

对于违犯的怎么办？岐伯说：客气与主气不相合的，就可以依照主气，至于客气胜过主气的，就也可以违犯，以达到平衡为准，不可太过。这是由于邪气反而胜过主时之气的缘故。所以说：不违反天气的时令，不违反六气的宜忌，不助长胜气，也不助长复气，这是最好的治法。

帝曰：善。五运气行主岁之纪，其有常数^①乎？岐伯曰：臣请次之。

甲子　甲午岁

上少阴火，中太宫土运，下阳明金，热化二^②，雨化五^③，燥化四^④，所谓正化日也^⑤。其化^⑥上咸寒，中苦热，下酸热，所谓药食宜也。

乙丑　乙未岁

上太阴土，中少商金运，下太阳水，热化寒化胜复同^⑦，所谓邪气化日也。灾七宫^⑧。湿化五，清化四，寒化六，所谓正化日也。其化上苦热，中酸和，下甘热，所谓药食宜也。

【注】

①常数："数"即下文热化二、雨化五等。其数是五行之生成数，如水之数为一（生）六（成），火之数为二、七，木之数为三、八，金之数为四、九，土之数为五、十。

②热化二：少阴君火司天，其气为热，火之生数为二，故云热化二。

③雨化五：中运土湿之气太过，土之生数为五，故云雨化五。

④燥化四：阳明燥金在泉，金之生数为四，故云燥化四。

⑤所谓正化日也：张介宾说："结上文三句，乃本年上中下正气之所化也。"

⑥其化：张介宾说："言气化病治之宜。"

⑦热化寒化胜复同：金运不及，故有火气来胜之热化，有热化，故有水气来复之寒化。

⑧灾七宫：七西方兑宫，金运不及，故灾及之。

【语译】

黄帝道：讲得好，主岁的五运气化流行，是否有常数呢？岐伯说：

让我分别来说明吧。

甲子、甲午年。

上临少阴君火司天，中属太宫土运太过，下加阳明燥金在泉。司天热化之数二，中运雨化之数五，在泉燥化之数四，本年无胜复之气，所以叫作正化日。其气化所致之病，司天热气所致的应该用咸寒，中运雨湿之气所致的应该用苦热，在泉燥气所致的应该用酸热：这是在这两年用药方面适宜的情况。

乙丑、乙未年。

上临太阴湿土司天，中属少商金运不及，下加太阳寒水在泉。由于金运的不及，致有热化的胜气和寒化的复气，因非本年正常之气，所以叫作"邪气化日"。它所致的灾害是在西方。司天湿化之数五，中运清化之数四，在泉寒化之数六，这是正气所化，所以叫作"正化日"。其气化所致之病，司天湿土之气所致的应该用苦热，中运清气所致的应该用酸和，在泉寒气所致的应该用甘热：这是这两年用药方面适宜的情况。

按：以下各节，其义相似，可以由此类推，不再语译。

丙寅　丙申岁

上少阳相火，中太羽水运，下厥阴木，火化二，寒化六，风化三，所谓正化日也。其化上咸寒，中咸温，下辛温，所谓药食宜也。

丁卯岁会　丁酉岁

上阳明金，中少角木运，下少阴火，清化热化胜复同，所谓邪气化日也。灾三宫①。燥化九，风化三，热化七，所谓正化日也。其化上苦小温，中辛和，下咸寒，所谓药食宜也。

【注】

① 三宫：东方震宫。

戊辰　戊戌岁

上太阳水，中太徵火运，下太阴土，寒化六，热化七，湿化五，所谓正化日也。其化上苦温，中甘和，下甘温，所谓药食宜也。

己巳　己亥岁

上厥阴木，中少宫土运，下少阳相火，风化清化胜复同，所谓邪气化日也。灾五^①宫。风化三，湿化五，火化七，所谓正化日也。其化上辛凉，中甘和，下咸寒，所谓药食宜也。

【注】

① 五："五"指中央位。

庚午_{同天符}　庚子岁_{同天符}

上少阴火，中太商金运，下阳明金，热化七，清化九，燥化九，所谓正化日也。其化上咸寒，中辛温，下酸温，所谓药食宜也。

辛未_{同岁会}　辛丑岁_{同岁会}

上太阴土，中少羽水运，下太阳水，雨化风化胜复同，所谓邪气化日也。灾一宫^①。雨化五，寒化一，所谓正化日也。其化上苦热，中苦和，下苦热，所谓药食宜也。

【注】

① 一宫：北方坎宫。

壬申_{同天符}　壬寅岁_{天同符}

上少阳相火，中太角木运，下厥阴木，火化二，风化八，所谓正化日也。其化上咸寒，中酸和，下辛凉，所谓药食宜也。

癸酉_{同岁会}　癸卯岁_{同岁会}

上阳明金，中少徵火运，下少阴火，寒化雨化胜复同，所谓邪气化日也。灾九宫^①。燥化九，热化二，所谓正化日也。其化上苦小温，中咸温，下咸寒，所谓药食宜也。

【注】

① 九宫：南方离宫。

甲戌_{岁会同天符}　甲辰岁_{岁会同天符}

上太阳水，中太宫土运，下太阴土，寒化六，湿化五，正**❶**化日也。其化上苦热，中苦温，下苦温，药食宜也。

【校】

❶ 正：《素问校讹》引古抄本"正"上有"所谓"二字。

乙亥　乙巳岁

上厥阴木，中少商金运，下少阳相火，热化寒化胜复同，邪气化日也。灾七宫。风化八，清化四，火化二，正化度也。其化上辛凉，中酸和，下咸寒，药食宜也。

丙子_{岁会}　丙午岁

上少阴火，中太羽水运，下阳明金，热化二，寒化六，清化四，正化度也。其化上咸寒，中咸热，下酸温，药食宜也。

丁丑　丁未岁

上太阴土，中少角木运，下太阳水，清化热化胜复同，邪气化度也。灾三宫。雨化五，风化三，寒化一，正化度也。其化上苦温，中辛温，下甘热，药食宜也。

戊寅　戊申岁_{天符}

上少阳相火，中太徵火运，下厥阴木，火化七，风化三，正化度也。其化上咸寒，中甘和，下辛凉，药食宜也。

己卯　己酉岁

上阳明金，中少宫土运，下少阴火，风化清化胜复同，邪气化度也。灾五宫。清化九，雨化五，热化七，正化度也。其化上苦小温，中甘和，下咸寒，药食宜也。

庚辰　庚戌岁

上太阳水，中太商金运，下太阴土，寒化一，清化九，雨化五，正化度也。其化上苦热，中辛温，下甘热，药食宜也。

辛巳　辛亥岁

上厥阴木，中少羽水运，下少阳相火，雨化风化胜复同，邪气化度也。灾一宫。风化三，寒化一，火化七，正化度也。其化上辛凉，中苦和，下咸寒，药食宜也。

壬午　壬子岁

上少阴火，中太角木运，下阳明金，热化二，风化八，清化四，正化度也。其化上咸寒，中酸凉，下酸温，药食宜也。

癸未　癸丑岁

上太阴土，中少徵火运，下太阳水，寒化雨化胜复同，邪气化度也。灾九宫。雨化五，火化二，寒化一，正化度也。其化上苦温，中咸温，下甘热，药食宜也。

甲申　甲寅岁

上少阳相火，中太宫土运，下厥阴木，火化二，雨化五，风化八，正化度也。其化上咸寒，中咸和，下辛凉，药食宜也。

乙酉太一天符　乙卯岁天符

上阳明金，中少商金运，下少阴火，热化寒化胜复同，邪气化度也。灾七宫①。燥化四，清化四，热化二，正化度也。其化上苦小温，中苦和，下咸寒，药食宜也。

【注】

① 七宫：西方兑宫。

丙戌_{天符}　丙辰岁_{天符}

上太阳水，中太羽水运，下太阴土，寒化六，雨化五，正化度也。其化上苦热，中咸温，下甘热，药食宜也。

丁亥_{天符}　丁巳岁_{天符}

上厥阴木，中少角木运，下少阳相火，清化热化胜复同，邪气化度也。灾三宫。风化三，火化七，正化度也。其化上辛凉，中辛和，下咸寒，药食宜也。

戊子_{天符}　戊午岁_{太一天符}

上少阴火，中太徵火运，下阳明金，热化七，清化九，正化度也。其化上咸寒，中甘寒，下酸温，药食宜也。

己丑_{太一天符}　己未岁_{太一天符}

上太阴土，中少宫土运，下太阳水，风化清化胜复同，邪气化度也。灾五宫。雨化五，寒化一，正化度也。其化上苦热，中甘和，下甘热，药食宜也。

庚寅　庚申岁

上少阳相火，中太商金运，下厥阴木，火化七，清化九，风化三，正化度也。其化上咸寒，中辛温，下辛凉，药食宜也。

辛卯　辛酉岁

上阳明金，中少羽水运，下少阴火，雨化风化胜复同，邪气化度也。灾一宫。清化九，寒化一，热化七，正化度也。其化上苦小温，中苦和，下咸寒，药食宜也。

壬辰　壬戌岁

上太阳水，中太角木运，下太阴土，寒化六，风化八，雨化五，正化度也。其化上苦温，中酸和，下甘温，药食宜也。

癸巳_{同岁会}　癸亥❶_{同岁会}

上厥阴木，中少徵火运，下少阳相火，寒化雨化胜复同，邪气化度也。灾九宫。风化八，火化二，正化度也。其化上辛凉，中咸和，下咸寒，药食宜也。

凡此定期之纪①，胜复正化，皆有常数，不可不察。故知其要者，一言而终，不知其要，流散无穷，此之谓也。

【校】

❶ 亥：明绿格抄本、四库本"亥"下并有"岁"字。

【注】

① 定期之纪：张志聪说："谓天干始于甲，地支始于子，子甲相合，三十岁而为一纪，六十岁而成一周。"

【语译】（略）

总之，以上定期的纪年，有胜复，有正化，都是有定数的，不可不察验。所以知道纲要的，用不着多少话就明白了，如不知其纲要，就会茫无头绪。

帝曰：善。五运之气，亦复岁①乎？岐伯曰：郁极乃发，待时而作也。帝曰：请问其所谓也？岐伯曰：五常之气，太过不及，其发异也。帝曰：愿卒闻之。岐伯曰：太过者暴，不及者徐，暴者为病甚，徐者为病持②。帝曰：太过不及，其数何如？岐伯曰：太过者其数成③，不及者其数生③，土常以生也。

【注】

① 复岁：张介宾说："复，报复也。此问五运之气，亦如六气之胜复而岁见否。"

② 持：持续。

③ 成 生："成"谓气之盛，"生"谓气之微。

【语译】

黄帝道：讲得好。五运之气，每年也有胜复问题吗？岐伯说：五运之气，若被胜气抑郁太甚，就会发生复气，到了一定的时候就会发作。

黄帝道：请问它的道理是怎样？岐伯说：五运之气有太过不及的分别，所以复气的发作也不一样。黄帝道：我希望彻底了解一下。岐伯说：气太过的发作起来急剧，气不及的徐缓。急剧的伤人，则病严重；徐缓的伤人，则病持续时间长。黄帝道：太过和不及，其数是怎样？岐伯说：太过的是成数，不及的是生数，而土常用生数。

　　帝曰：其发也何如？岐伯曰：土郁之发，岩谷震惊，雷殷①气交，埃昏黄黑，化为白❶气，飘骤高深，击石飞空②，洪水乃从，川流漫衍，田牧土驹③。化气乃敷，善为时雨，始④生始长，始化始成。故民病心腹胀，肠鸣而为数后，甚则心痛胁膜，呕吐❷霍乱，饮发注下，胕肿身重。云奔雨府，霞拥朝阳，山泽埃⑤昏，其乃发也，以其四气⑥。云横天山，浮游生灭，怫⑦之先兆。

【校】

❶白：张琦说："'白'或当作'雨'，字之讹也。"

❷吐：《儒门事亲》卷十引"吐"作"逆"。

【注】

① 雷殷：隆隆雷声。见《诗经·云汉》郑笺。

② 击石飞空：形容大雨滂沱，冲击砂土。

③ 田牧土驹：王冰说："大水去已，石土危然，若群驹散牧于田野。"

④ 始生："始"作"然后"解。

⑤ 埃：王冰说："白气似云而薄也。"

⑥ 四气：王冰说："谓夏至后三十一日起，尽至秋分日也。"

⑦ 怫（fú 浮）：蕴积将发。

【语译】

　　黄帝道：你说"郁极乃发"，那么它发作起来怎样呢？岐伯说：土郁发作的时候，岩谷都会震动，气交之间雷声隆隆，尘埃蒙蔽，好像黄昏，湿气上蒸，化为白气，疾风骤雨发于高山深谷，冲击砂石，洪水于是从而泛滥，巨川奔腾四溢。大水退后，土石嵬然，形如一群放牧的马。然后湿化之气开始敷布，雨水按时而降，万物于是生长化成。在这种时候人们多患心腹胀满、肠鸣并且频频泄泻等病证，甚至发生心痛、胁胀、呕吐霍乱、痰饮、水泻、浮肿、身体沉重等病证。云往雨府聚集霞光环绕着朝阳，山泽间隐有尘埃昏蒙之气，这就表明土郁要发作了。它的发作在四之气当令的时候，则湿气上腾，云气横于天山，或浮、或游、或生、或灭，是郁积将发的先兆。

金郁之发，天洁地明，风❶清气切，大凉乃举，草树浮烟，燥气以行，霜❷雾数起，杀气来至，草木苍干，金乃有声。故民病咳逆，心胁满，引少腹，善暴痛，不可反侧，嗌干面尘色恶❸。山泽焦枯，土凝霜卤①，怫乃发也，其气五②。夜零③白露，林莽声凄，怫之兆也。

【校】

❶ 风：胡本、赵本、吴本"风"并作"气"。

❷ 霜：吴本作"霜"。

❸ 色恶：四库本"色"下无"恶"字。

【注】

① 土凝霜卤：王冰说："土上凝白盐卤，状如霜也。"

② 其气五：王冰说："五气，谓秋分后，至立冬后十五日内也。"

③ 零：作"降"解。见《大戴记·夏小正》传。

【语译】

金郁发作的时候，天气洁净，地气明朗，气候清爽急切，秋凉于是到来。草木之间像有浮烟一样，燥气流行，霜雾经常出现，肃杀之气应时而来，草木因而苍老干枯，金气开始发出切切的秋声。人们受了秋燥气候的影响，多患咳嗽气逆，心胁胀满连及少腹，常常突然疼痛，不能翻身，咽干，面色难看，好像蒙上灰尘。山泽干涸，地上结着白盐碱，像霜一样，这就表明金郁要发作。它的发作是在五气当令的时候。而夜降白露，草木里好像发出凄切的声音，这是金郁将发的先兆。

水郁之发，阳气乃辟，阴气暴举，大寒乃至，川泽严凝，寒雾①结为霜雪，甚则黄黑昏翳，流行气交，乃为霜杀，水乃见祥。故民病寒客心痛，腰脽痛，大关节不利，屈伸不便，善厥逆❶，痞坚腹满。阳光不治，空积沉阴，白埃昏暝，而乃发也。其气二火前后②。太虚深玄③，气犹麻散④，微见而隐，色黑微黄，怫之先兆也。

【校】

❶ 厥逆：《儒门事亲》引"厥"下无"逆"字。

【注】

① 寒雾：王冰说："白气也，其状如雾而不流行，坠地如霜雪，得日晞也。"

② 二火前后：马莳说："二月中气春分日交君火之二气，四月中气小满日交相火之三气，君火之后，相火之前，大约六十日之内，乃水郁之所发也。"

③ 深玄：王冰说："言高远而黯黑也。"

④ 麻散：张介宾说："如麻散乱可见。"

【语译】

水郁发作的时候，阳气退避，阴气突然发动，极寒之气来到，川泽之水急结成冰，寒冷的空气结为霜雪，甚至水气昏暗黄黑，流于气交之中，于是霜降而杀害草木，水也就开始结冰了。这时人们多感寒邪，患心痛、腰痛、大关节运动困难、屈伸都不便利、经常厥冷、痞硬、腹中胀满等病证。阳气失其作用，太空聚满沉阴，白色尘埃之气昏暗无光，这就表明水郁要发作了。水郁发作的时令，是在君火与相火当令的前后，而天色高远，微黄色黑，其气如散麻一样，稍微看到而又隐约不清，则是郁积将发的先兆。

木郁之发，太虚埃昏，云物以扰，大风乃至，屋发①折木，木有变。故民病胃脘当心而痛，上肢两胁，膈咽不通，食饮不下，甚则耳鸣眩转，目不识人，善暴僵仆。太虚苍埃，天山一色，或气❶浊色，黄黑郁若②，横云不起，雨而乃发也，其气无常。长川草偃③，柔叶呈阴④，松吟高山，虎啸岩岫，怫之先兆也。

【校】

❶气：读本、赵本、吴本、朝本、熊本"气"并作"为"。

【注】

① 屋发：王冰说："谓发鸥吻。""屋发"是说屋上角之饰物堕落。

② 若：语末助词。

③ 草偃：野草被风吹而倒下。

④ 柔叶呈阴：张介宾说："凡柔叶皆垂，因风翻动而见叶底也。"

【语译】

木郁发作的时候，天空中埃尘昏暗，云气扰动，大风到来，屋角上的饰物纷纷被风吹掉，树木也被摧折，这都是木气暴发所致。这时人们多患胃脘当心疼痛、上肢两胁胀满、咽膈之间隔塞不通、饮食不能下咽、甚至耳鸣眩晕、眼花认不清人、时常突然倒仆等病证。天色苍茫如尘，辨不出是天是山，有时呈混浊色，黄黑之气郁结不散，又像云横天空而不降雨，这是它发作时的气象。风气之起没有定期，但是可以测验，假如看到长川边的野草被风吹得倒下，柔软的叶子反转而呈现出背面，高山上有松吟之音，岩洞里有虎啸之声这就是木郁将发的先兆。

火郁之发，太虚肿❶翳，大明①不彰，炎火行，大暑至，山泽燔燎，材②木流津，广厦腾烟，土浮霜卤，止水③乃减，蔓草④焦黄，风行惑言⑤，湿化乃后。故民病少气，疮疡痈肿，胁腹胸背，面首四肢䐜愤，胕⑥胀，疡痱，呕逆，瘛疭骨痛，节乃有动，注下温疟，腹中暴痛，血溢流注，精❷液乃少，目赤心热，甚则瞀闷懊侬，善暴死。刻终大温⑦，汗濡玄府，其乃发也，其气四。动复则静，阳极反阴，湿令乃化乃成。华发水凝，山川冰雪，焰阳午泽⑧，怫之先兆也。有怫之应而后报也，皆观其极而乃发也，木❸发无时，水随火也。谨候其时，病可与期，失时反岁，五气不行，生化收藏，政无恒也。

【校】

❶ 肿：明绿格抄本"肿"作"曛"。顾观光说：《释音》出'矇'字，疑经注'肿'字，皆'矇'之误。"

❷ 精："精"疑当作"津"，音误。

❸ 木：吴本"木"作"本"。藏本作"大"。

【注】

① 大明：指日光言。

② 材："材"是木之实。见《周礼·委人·注》贾疏。

③ 止水：指井水、池水。

④ 蔓草：蔓生之草。

⑤ 风行惑言：张介宾说："言热极风生，风热交炽，而人言惑乱也。"

⑥ 胪：《说文·肉部》："胪，皮也。"

⑦ 刻终大温：张介宾说："刻终者，百刻之终也。日之刻数，始于寅初，终于丑末，一日此气，惟此最凉。"

⑧ 午泽：即南面之泽。

【语译】

火郁发作的时候，天空的太阳被遮盖，不很明亮的，炎火流行，暑热之气到来，山泽之间热如火烤，树木被烤得流出汁液，大厦上烟气升腾，地面浮起一层霜卤，井水日渐减少，细茎而长的蔓草变得焦黄。由于热极风生，风热交织，有的人言语不清，湿气的敷布也不能及时。所以人们多患气不足、疮疡痈肿、胁腹胸背面头四肢胀大、肉皮发紧、痱疹、呕逆、四肢抽搐挛急、骨痛、骨节里像有东西蠕动、泄泻如注、温疟、腹中急剧疼痛、血热妄行、出血如流、津液减少、眼目红赤、心中烦热、甚至昏昏烦闷、心中懊侬不安、常常突然死亡等病证。一日的刻数终了时，应该凉爽而反大热，汗液从汗孔里发出湿润来，这就表明大暑的天气要发作了，它发作的时候，是在四气当令之时。动后必静，阳之极反为阴，热极则生湿，湿土之气敷布则万物因而化成。当百花开放之时，河水却结冰，霜雪满地，那是火气正被郁抑，若见朝南的池塘，有阳气上腾，就是郁积将发的先兆。

有将发的先兆，而后才有报复之气。凡是报复之气据观察都是郁积到了极点，然后才发作的。木的复气，发作没有定时，水的复气，发作在二火的前后，仔细察看它的时令，那么疾病产生的原因就可以知道了。如果不知时令，违反岁气，就是五行之气失其运行，生化收藏之事，都没有了常规，那还能够知道胜复的异常变化吗？

帝曰：水发而雹雪，土发而飘骤，木发而毁折，金发而清明，火发而曛昧①，何气使然？岐伯曰：气有多少，发有微甚，微者当其气，甚者兼其下②，征其下气而见可知也。

【注】

① 曛昧：犹昏昧。"曛、昏"音同相假。

② 甚者兼其下：王冰说："六气之下，各有承气也。则如火位之下，水气承之；水位之下，土气承之；土位之下，木气承之；木位之下，金气承之；金位之下，火气承之；君位之下，阴清承之。各征其下，则象可见矣。"

【语译】

黄帝道：水郁之发而见雹雪，土郁之发而见风暴，木郁之发而见毁折，金郁之发而见清明，火郁之发而见昏昧，是什么气使它们这样呢？岐伯说：五运之气有太过不及，其发作也就有轻微的，有厉害的。轻微的是正当其本气，厉害的就兼其下承之气，只要观察它所承之气，就可知道它发作的微甚了。

帝曰：善。五气之发，不当位者何也？岐伯曰：命其差。帝曰：差有数①乎？岐伯曰：后皆三十度而有奇也②。

【注】

① 数：王冰说："言曰数也。"

② 后皆三十度而有奇也：张介宾说："后者，自始及终也。度，日也。三十度而有奇，一月之数也。奇，谓四十三刻七分半也。"

【语译】

黄帝道：讲得好。五气的发作，有时不应其时，为什么？岐伯说：

因为气有盛衰，它来的时候也就有先有后，所以有差数。黄帝道：它先后的差数，有一定的日数吗？岐伯说：其先后的差数都是三十天有零。

帝曰：气至而先后^①者何？岐伯曰：运太过则其至先，运不及则其至后，此候之常也。帝曰：当时^②而至者何也？岐伯曰：非太过，非不及，则至当❶时，非是者眚也。

【校】

❶当：吴本"当"下有"其"字。

【注】

① 气至而先后：王冰说："谓未应至而至太早，应至而至反太迟。"

② 当时：王冰说："谓应日刻之期也。"

【语译】

黄帝道：气到来的时候，有先后的不同，为什么？岐伯说：岁运太过，则气的到来就早，岁运不及，则气的到来就迟，这是气候的常规。黄帝道：气有适当其时而到来的，为什么？岐伯说：这既不是太过，也不是不及，所以气到来就适当其时，否则就会发生灾害。

帝曰：善。气有非时而化^①者何也？岐伯曰：太过者当其时，不及者归其己胜^②也。

【注】

① 气有非时而化：张志聪说："如清肃之气行于春，炎热之气行于秋，凝寒之气行于夏，溽蒸之气行于冬，是谓非时而化。"

② 归其己胜：王冰说："冬雨、春凉、秋热、夏寒之类，皆为归其己胜。"

【语译】

黄帝道：讲得好。气有不是它所主之时而行其治化的，为什么？岐伯说：其气太过的，当其时行其治化；而不及之气，便表现了胜己之气的作用。

帝曰：四时之气，至有早晏高下左右，其候何如？岐伯曰：行有逆顺，至有迟速，故太过者化先天，不及者化后天①。

帝曰：愿闻其行何谓也？岐伯曰：春气西行，夏气北行，秋气东行，冬气南行，故春气始于下，秋气始于上，夏气始于中，冬气始于标②。春气始于左，秋气始于右，冬气始于后，夏气始于前。此四时正化之常。故至高之地，冬气常在，至下之地，春气常在③。必谨察之。帝曰：善。

【注】

① 太过者化先天，不及者化后天：王冰说："气有余故化先，气不足故化后。"

② 标：《广雅·释诂一》："标，表也。"

③ 至高之地冬气常在，至下之地春气常在：王冰说："高山之巅，盛夏冰雪；污下川泽，严冬草生。长在之义足明矣。"

【语译】

黄帝道：四时之气到来，有早晚、高下、左右的不同，怎样察验呢？岐伯说：气行有顺有逆，气至有慢有快，所以其气太过的，其化先天时而至，其气不及的，其化后天时而至。

黄帝道：我希望知道气行逆顺、迟速是怎样的情形？岐伯说：春气由东向西而行，夏气由南向北而行，秋气由西向东而行，冬气由北向南而行；所以春气开始于下，秋气开始于上，夏气开始于中，冬气开始于末，春气开始于东，秋气开始于西，冬气开始于北，夏气开始于南，这是四时的正常气化。所以极高的地方，常有冬气存在，极低下的地方，常有春气存在，必须仔细考察。黄帝道：讲得好。

黄帝问曰：五运六气之应❶见，六化之正，六变之纪何如？岐伯对曰：夫六气正纪①，有化有变，有胜有复，有用有病，不同其候②，帝欲何乎❷？帝曰：愿尽闻之。岐伯曰：请遂言之。夫气之所❸至也，厥阴所至为和平，少阴所至为暄，太阴所至为埃溽，少阳所至为炎暑，阳明所至为清劲，太阳所至为寒雾，时化之常③也。

【校】

❶ 应：赵本"应"作"运"。

❷ 乎：四库本"乎"作"问"。

❸ 之所：明绿格抄本"之"下无"所"字。

【注】

① 正纪：张介宾说："凡六气应化之纪，皆曰正纪。"

② 候：察验。

③ 时化之常：王冰说："四时气正化之常候。"

【语译】

黄帝问道：五运六气所属之运表现于外，那么六气的常态和变异的要领是怎样的呢？岐伯回答说：六气的正纪，有正化、有变化、有胜气、有复气、有利用、有病害，它们的征象都不一样，您要问的是什么呢？黄帝道：我希望全听听。岐伯说：那就让我详细说吧！六气到来时，厥阴之气是和煦的，少阴之气是温和的，太阴之气是湿润的，少阳之气是炎热的，阳明之气是清凉劲急的，太阳之气是寒冷的，这是四时气化的正常现象。

　　厥阴所至为风府，为璺启①；少阴所至为❶火府，为舒荣；太阴所至为雨府，为圆盈②；少阳所至为热府，为行出③；阳明所至为司杀府，为庚苍④；太阳所至为寒府，为归藏。司化⑤之常也。

【校】

❶ 为：胡本、读本、赵本、吴本、熊本"为"下并有"大"字。

【注】

① 璺（wèn 问）启：璺，微裂未破。"璺启"是谓草木萌芽。

② 圆盈：王冰说："物承土化，质圆盈满。"

③ 行出：谓阳气盛极，由中而达于外。

④ 庚苍：张介宾说："庚，更也；苍木化也。"

⑤ 司化：张介宾说："司，主也。六气各有所主，乃正化之常也。"

【语译】

厥阴之气所至，是风之所聚，象征着草木萌芽；少阴之气所至，是火之所聚，象征着万物荣美；太阴之气所至，是雨之所聚，象征着万物周备丰满；少阳之气所至，是热之所聚，象征着气行于外；阳明之气所至，是肃杀之气所聚，象征着万物变为苍老；太阳之气所至，是寒之所聚，象征着万物潜藏。这是六气所主、万物变化的正常现象。

厥阴所至为生，为风摇；少阴所至为荣，为形见①；太阴所至为化，为云雨；少阳所至为长，为蕃鲜②；阳明所至为收，为雾露；太阳所至为藏，为周密。气化之常也。

【注】

① 形见：张介宾说："阳气方盛，故物荣而形显。"

② 蕃鲜：《易·说卦》："震为蕃鲜。"正义："鲜，明也，草木蕃育而鲜明。"

【语译】

厥阴之气所至，为万物生发，又为风的动摇；少阴之气所至，为万物荣美，又为形态的显现；太阴之气所至，为万物化生，又为云雨的润泽；少阳之气所至，为万物长养，又为茂盛鲜明；阳明之气所至，为万物收敛，又为雾露下降；太阳之气所至，为万物闭藏，又为阳气周密。这是六气正常变化的现象。

厥阴所至为风生，终为肃①；少阴所至为热生，中为寒；太阴所至为湿生，终为注雨；少阳所至为火生，终为蒸溽②；阳明所至为燥❶生，终为凉❶；太阳所至为寒生，中为温。德化之常也。

【校】

❶ 燥　凉：张介宾说："燥、凉二字，当互更用之为是，盖金位之下，火气

承之，故阳明凉生，而终为燥。"

【注】

① 肃：静。

② 蒸溽：湿热。

【语译】

厥阴之气所至，则有风生，末了是肃静的；少阴之气所至，则有热生，但其中气是寒冷的；太阴之气所至，则有湿生，末了是暴雨；少阳之气所至，则有火生，末了是湿热；阳明之气所至，则有凉生，末了是燥气；太阳之气所至，则有寒生，但其中气是温暖的。这是六气自然变化的一般现象。

厥阴所至为毛化，少阴所至为羽❶① 化，太阴所至为裸化，少阳所至为羽② 化，阳明所至为介化，太阳所至为鳞化，德化③ 之常也。

【校】

❶ 羽：明绿格抄本作"翮"。

【注】

① 羽：王冰说："有羽翼（据赵本应作'翮'）飞行之类也。"

② 羽：王冰说："薄明羽翼蜂蝉之类，非翎羽之羽也。"

③ 德化：张介宾说："此动物赖之以生，所谓德化之常也。"

【语译】

厥阴之气所至，有毛的动物化育；少阴之气所至，有翅膀的动物化育；太阴之气所至，裸体的动物化育；少阳之气所至，有翼的虫类化育；阳明之气所至，有甲的动物化育；太阳之气所至，有鳞的动物化育。这是六气化育万物的正常现象。

厥阴所至为生化，少阴所至为荣化，太阴所至为濡化，少阳所至为茂化，阳明所至为坚化，太阳所至为藏化，布政① 之常也。

① 布政：张介实说："气布则物从其化，故谓之政。"

【语译】

厥阴之气所至，为生发之化；少阴之气所至，为万物向荣之化；太阴之气所至，为万物濡润之化；少阳之气所至，为万物茂盛之化；阳明之气所至，为万物坚实之化；太阳之气所至，为万物闭藏之化；这是六气敷布，万物顺其变化的一般规律。

厥阴所至为飘怒太凉，少阴所至为大暄寒①，太阴所至为雷霆骤注烈风，少阳所至为飘风②燔燎霜凝，阳明所至为散落温③，太阳所至为寒雪冰雹白埃，气变之常也。

【注】

① 大暄寒：王冰说："大暄，君火也；寒，下承之阴精也。"

② 飘风：旋转风。

③ 散落温：马莳说："金气为散落，火气为温也。"

【语译】

厥阴之气到来时，大风怒吼，气候大凉；少阴之气所至，则大热大寒；太阴之气所至，则雷霆大作、暴雨、狂风；少阳之气所至，则旋风起，气候火热，夜间露结为霜；阳明所至之气，则草木散落，而气候反见温暖；太阳之气所至，则见寒雪、冰雹，地面又现白埃之气。这是六气过亢生变的一般规律。

厥阴所至为挠动①，为迎随②；少阴所至为高明，焰为❶曛③；太阴所至为沉阴，为白埃，为晦暝；少阳所至为光显，为彤云，为曛；阳明所至为烟埃，为霜，为劲切，为凄鸣；太阳所至为刚固，为坚芒，为立④。令行⑤之常也。

【校】

❶ 焰为：于鬯说："按'焰为'二字当乙。"

【注】

① 挠动：即扰动。《说文·手部》："挠，扰也。"

② 迎随：指往来，飘摇。

③ 焰为曛：王冰说："焰，阳焰也，曛，赤黄色也。"

④ 立：作"成"解。见《广雅·释诂三》。

⑤ 令行：张介宾说："气行而物无敢违，故谓之令。"

【语译】

厥阴之气到来时，万物有扰动，有飘摇；少阴之气所至，有高明，有赤黄色的火光；太阴之气所至，有阴沉天气，有白色灰尘，有湿土之气上蒸，暗蔽不明；少阳之气所至，有光显，有赤云，有炎热；阳明之气所至，有烟尘，有霜，有西风劲切，有秋虫凄鸣；太阳之气所至，有冰坚硬，有风刺骨，有物成熟。这是六气行使职权时的一般规律。

厥阴所至为里急^①；少阴所至为疡胗❶身热；太阴所至为积饮否❷隔；少阳所至为嚏呕，为疮疡；阳明所至为浮虚；太阳所至为屈伸不利。病之常也。

【校】

❶ 胗：明绿格抄本作"疹"。

❷ 否：《素问入式运气论奥》卷下第二十八引作"痞"。

【注】

① 里急：王冰说："筋缓缩故急。"

【语译】

厥阴之气到来时，会有筋脉缩急的病；少阴之气到来时，会有疡疹发热的病；太阴之气到来时，会有水饮积滞、胸脘痞塞的病；少阳之气到来时，会有喷嚏、呕吐、疮疡的病；阳明之气到来时，有肌肤浮肿的病；太阳之气到来时，有关节屈伸不利的病。这是在六气影响下生病的一般规律。

厥阴所至为支痛^①；少阴所至为惊❶惑，恶寒，战栗，谵妄；太阴所至为蓄满❷；少阳所至为惊躁，瞀昧，暴病❸；阳明所至为鼽❹，尻阴股膝髀腨胻足病；太阳所至为腰痛。病之常也。

【校】

❶ 惊：张琦说："惊为木病，与少阴不合，疑误。"

❷ 蓄满：《素问入式运气论奥》引作"中满"。

❸ 昧暴病：赵本、吴本、朝本、藏本"昧"并作"昩"。《素问入式运气论奥》引"昩"下无"暴病"二字。

❹ 所至为鼽：《素问入式运气论奥》引"鼽"下有"嚏"字。

【注】

① 支痛：两胁疼痛，如有物支撑其中。

【语译】

厥阴之气到来时，会有两胁支撑作痛的病；少阴之气到来时，会有疑惑、恶寒战栗、胡言乱动的病；太阴之气到来时，会有腹中胀满的病；少阳之气到来时，会有惊躁、满闷、昏昧的病；阳明之气到来时，会有鼻塞流涕，喷嚏，尻、阴股、膝、髀、腨、胻、足等部位的病；太阳之气到来时，有腰痛的病。这也是在六气影响下生病的一般规律。

厥阴所至为缩戾①；少阴所至为悲妄衄衊❶②；太阴所至为中满❷霍乱吐下；少阳所至为喉痹，耳鸣呕涌③；阳明所至❸皴揭④；太阳所至为寝汗⑤，痉。病之常也。

【校】

❶ 妄衄衊：吴本、藏本"衊"下并有"为行劲"三字。《素问入式运气论奥》引"妄"作"笑"。

❷ 中满："中满"二字蒙前"蓄满"衍，似应删。

❸ 至：胡本、读本、赵本、吴本、朝本、藏本、熊本"至"下并有"为胁痛"三字。

【注】

① 缩戾：张介宾说："厥阴木病在筋，故令肢体缩缩缩，乖戾不支。"

② 衃：污血。

③ 涌：王冰说："谓溢食不下。"

④ 皴揭：由于皮肤甲错，肌肤粗糙如麸。

⑤ 寝汗：王冰说："谓睡中汗发于胸嗌颈腋之间，俗误呼为盗汗。"

【语译】

厥阴之气到来时，会有肢体软缩、扭转不便的病；少阴之气到来时，会有无故悲笑、衄血和血污的病；太阴之气到来时，会有霍乱、呕吐、下泻的病；少阴之气到来时，会有喉痹、耳鸣、呕逆的病；阳明之气到来时，会有肌肤粗糙的病；太阳之气到来时，会有寝汗、抽筋的病。这又是在六气影响下生病的一般规律。

厥阴所至为胁痛呕泄；少阴所至为语笑❶；太阴所至为❷重胕肿；少阳所至为暴注，瞤瘛，暴死；阳明所至为鼽嚏；太阳所至为流泄禁止①。病之常也。

【校】

❶ 语笑：《素问入式运气论奥》引作"血汗"。

❷ 为：明绿格抄本"为"下有"身"字。《素问入式运气论奥》引有"身"字，与明绿格抄合。

【注】

① 流泄禁止：张介宾说："寒气下行，能为泻利，故曰流泄。阴寒凝结，阳气不化，能使二便不通，故曰禁止。"

【语译】

厥阴之气到来时，会有胁痛、呕吐、泄泻的病；少阳之气到来时，会有语笑不休的病；太阴之气到来时，会有身重浮肿的病；少阳之气到来时，会有暴泻、肌肉跳动、筋脉抽掣的病，有的会突然死亡；阳明之气到来时，会有鼻塞流涕、喷嚏的病；太阳之气到来时，会有二便失禁或二便不通的病。这还是在六气影响下生病的一般规律。

凡此十二变①者，报德②以德，报化②以化，报政②以政，报令②以令，气高则高③，气下则下，气后则后，气前则前，气中则中，气外则外，位之常也。故风胜则动④，热胜则肿，燥胜则干，寒胜则浮⑤，湿胜则濡泄，甚则水闭胕肿，随气所在，以言其变耳。

【注】

①十二变：张介宾说："此总结上文胜复病变之候。"

②报德 报化 报政 报令："报"谓回答。"化"指"德化政令"（本书《五常政大论》），即六气对于万物之作用。而所谓"报"者，即万物对于六气所与之德化政令，而表现之变化。

③气高则高：气至有高下前后中外之不同，在人应之。王冰说："高下前后中外，谓生病所也。手之阴阳其气高，足之阴阳其气下，足太阳气在身后，足阳明气在身前，足太阴、少阴、厥阴气在身中，足少阳气在身侧。"

④动："动"应作"痛"解。见本书《阴阳应象大论》注。

⑤浮：应作疼痛解。见本书《阴阳应象大论》注。

【语译】

总括以上十二种变化，可以看出六气赋予万物"德化政令"，而万物都有相应的回复。六气所至的位置，有高下、前后、中外的不同，应在人体上，也有高下、前后、中外的不同。所以风气胜就痛，热气胜就肿，燥气胜就皱干，寒气胜就腹中疼痛，湿气胜就水泻，甚至小便不通、浮肿。总之，要根据病气的所在来研究它的变化。

帝曰：愿闻其用①也。岐伯曰：夫六气之用，各归不胜而为化，故太阴雨化❶，施于太阳；太阳寒化，施于少阴；少阴热化，施于阳明；阳明燥化，施于厥阴；厥阴风化，施于太阴。各命其所在以征之也。帝曰：自得其位何如？岐伯曰：自得其位，常化也。帝曰：愿闻❷所在也。岐伯曰：命其位而方月②可知也。

【校】

❶ 雨化：张琦说："按'雨化'当作'湿化'。"

❷ 闻：明绿格抄本"闻"下有"其"字。

【注】

① 用：王冰说："用，谓施其化气。"

② 方月："方"指方位，"月"指月时。

【语译】

黄帝道：我愿意听听它们的气化作用？岐伯说：六气的气化作用，都是加于不胜之气而产生的：太阴湿气，加于太阳而为化；太阳寒气，加于少阴而为化；少阴热气，加于阳明而为化；阳明燥气，加于厥阴而为化；厥阴风气，加于太阳而为化。这要各随六气的所在方位来预测。黄帝道：六气自得它们的方位是怎样的？岐伯说：自得其方位，这是气化的常态。黄帝道：我希望听听它的所在方位是什么？岐伯说：明确了六气命名的位次，它的方隅与月时就可知道了。

帝曰：六位之气❶盈虚何如？岐伯曰：太少①异也，太者之至徐而常，少者暴而亡❷。帝曰：天地之气，盈虚何如？岐伯曰：天气不足，地气随之，地气不足，天气从之，运居其中而常先也。恶所不胜②，归所同和③，随运归从而生其病也。故上胜则天气降而下，下胜则地气迁而上④，多❸少而差其分，微者小差，甚者大差，甚则位易，气交易，则大变生而病作矣。《大要》曰：甚纪五分，微纪七分，其差可见。此之谓也。

【校】

❶ 六位之气：明绿格抄本作"六气之位"。

❷ 太者之至徐而常少者暴而亡：张琦说："详此与上'太过者暴，不及者徐'正反，疑误。"王注："力强而作，不能久长，故暴而亡也。"似王所据本原作"太者之至暴而亡，少者徐而长"。

❸ 多：读本、赵本、吴本、明绿格抄本、朝本、藏本、熊本"多"上并有"胜"字。

【注】

① 太少：太过为“太”，不及为“少”。在阳干则属“太”，在阴干则属“少”。

② 恶所不胜：即讨厌自己所不胜之气，不胜之气指司天在泉之气。

③ 归所同和：谓岁运与司天在泉之气相同。

④ 上胜则天气降而下，下胜则地气迁而上：王冰说：“胜，谓多也。上多则自降，下多则自迁，多少相移，气之常也。”

【语译】

黄帝道：六气的部位，盈虚情况怎样？岐伯说：太过不及，两者是不同的，太过的气到来时急暴但很快就消失，不及的气到来时缓慢却能持久。黄帝道：司天在泉之气盈虚是怎样？岐伯说：司天之气不足，则在泉之气随之上升；在泉之气不足，则司天之气就随之下降。岁运之气居于气交之中，它的升降，常在天气地气的前面，它厌恶所不胜之气而归属于同和之气，但同和则助其气，所以随之就产生病变。所以司天之气胜，天气就下降，在泉之气胜，地气就上升。根据它胜的多少就决定了升降的差分，胜气微的差别就小，胜气甚大的差别就大。如相差过甚，则气交的位置移易，移易就要发生变化而疾病也就产生了。《大要》上说：胜甚之年差别为七分，微甚之年差别为五分，其间的差分是可以看出的。就是这个意思。

帝曰：善。论言热无犯热，寒无犯寒。余欲不远寒，不远热奈何？岐伯曰：悉乎哉问也！发表不远热，攻里不远寒。帝曰：不发不攻而犯寒犯热何如？岐伯曰：寒热内贼，其病益甚。帝曰：愿闻无病者何如？岐伯曰：无者生之，有者甚之。帝曰：生者何如？岐伯曰：不远热则热至，不远寒则寒至，寒至则坚否腹满，痛急下利之病生矣，热至则身热，吐下霍乱，痈疽疮疡，瞀郁注下，瞤瘛肿胀，呕，鼽衄头痛，骨节变，肉痛，血溢血泄，淋闭之病生矣。帝曰：治之奈何？岐伯曰：时必顺之①，犯者治以胜^②也。

【注】

① 时必顺之：王冰说："春宜凉、夏宜寒、秋宜温、冬宜热，此时之宜，不可不顺。"

② 犯者治以胜：王冰说："犯热治以咸寒，犯寒治以甘热，犯凉治以苦温，犯温治以辛凉，亦胜之道。"

【语译】

黄帝道：讲得好。论中说过，用热不要侵犯热，用寒不要侵犯寒。我想不避忌寒，也不避忌热，这怎么办？岐伯说：你问得真详细啊！发表不必忌热，攻里不必忌寒。黄帝道：若不发表，也不攻里，而犯了寒天用寒，热天用热的禁忌，又怎样呢？岐伯说：这样，寒热之气就会内伤脏腑，它的病就要加重了。黄帝道：对于没病的人来说怎样？岐伯说：没病的人，会因此生病，有病的人，会因此加重。黄帝道：生了病又怎样？岐伯说：不避热就会生热病，不避寒就会生寒病。寒太甚，就产生胸部坚痞、腹部胀满、急剧疼痛、下痢等病证。热太甚，就产生发烧、吐下、霍乱、痈疽疮疡、昏昧郁闷、泄泻、身体抽动、肿胀、呕吐、鼻涕鼻血、头痛、骨节变化、肉痛、吐血、便血、小便淋漓、或癃闭等病证。黄帝道：怎样治疗呢？岐伯说：必须顺四时的时序，假如违犯了禁忌，在治疗时，就应该热病用寒、寒病用热。

黄帝问曰：妇人重身，毒之何如？岐伯曰：有故^①无殒^②，亦无殒也。帝曰：愿闻其故何谓也？岐伯曰：大积大聚，其可犯也，衰其太半而止，过者死。

【注】

① 故：王冰说："故，谓有大坚癥痕，痛甚不堪。"

② 殒："殒"与"陨"同。《淮南子·览冥》高注："殒，坏也。"王冰说："无殒，言母必全。亦无殒，言子亦不死也。"

【语译】

黄帝问道：妇人怀孕，用剧烈药品怎样？岐伯说：如有癥痕，则病受药，既不伤害母体、也不伤胎。黄帝道：我希望听听这是什么原因。岐伯说：大积大聚的病，那是可以用剧烈药品的，因为主要是为去病，如果病邪已减了大半，就要停药，如用药过当，就会使人死亡。

帝曰：善。郁①之甚者治之奈何？岐伯曰：木郁达②之，火郁发③之，土郁夺④之，金郁泄⑤之，水郁折⑥之，然调其气，过者折之，以其畏⑦也，所谓泻之。帝曰：假⑧者何如？岐伯曰：有假其气，则无禁⑨也。所谓主气不足，客气胜也。帝曰：至哉圣人之道！天地大化，运行之节，临御之纪，阴阳之政，寒暑之今❶，非夫子孰能通之？请藏之灵兰之室，署曰《六元正纪》，非斋戒不敢示，慎传也。

【校】

❶ 今：赵本、吴本、朝本、四库本"今"并作"令"。

【注】

① 郁：赵养葵说："郁者，抑而不通之义。《内经》五法，为因五气所乘而致郁，不必作忧郁之郁。"

② 达：张璐说："达者，通畅之也，当以轻扬之剂举而达之。"

③ 发：张璐说："发者，升发之也，当以升发之剂汗而发之。"

④ 夺：王冰说："夺，谓下之，令无拥碍也。"

⑤ 泄：张介宾说："疏利也。"张璐说："泄者开发之也。"

⑥ 折：王冰说："折，谓抑之，制其冲逆也。"

⑦ 畏：畏指相制之药。王冰说："过者畏泻，故谓泻为畏。"

⑧ 假：谓春反凉，秋反温，夏反寒，冬反热之类。

⑨ 禁：指用寒远寒，用热远热之禁忌。

【语译】

黄帝道：讲得好。五气抑郁过甚的，怎样治疗？岐伯说：木气抑郁就应该条达它，火气抑郁就应该发越它，土气抑郁就应该夺下它，金气抑郁就应该疏泄它，水气抑郁就应该抑制它，这就是调和其气。对太过的应折其势，可用相制的药来泻它。黄帝道：其气有所假借的应怎样？

岐伯说：如有假借之气，就不必依照远寒远热的禁忌，这是主气不足而客气胜的缘故。黄帝道：圣人的学说真是太精深了！天地气化的大道理，五运运行的规律，六气加临的纲纪，阴阳的作用，寒暑时节的影响，除了夫子你，谁还能够通晓呢？让我把它藏在灵兰之室里，署名叫《六元正纪》，不经过斋戒沐浴，不让人看，以表示传世的慎重态度。

刺法论篇第七十二（亡）

本病论篇第七十三（亡）

至真要大论篇第七十四

　　本篇分析了司天在泉、六气分治的种种变化，以及由于六气胜复的关系而产生的各种病变，并指出了疾病与气候变化的密切关系。文中就许多疾病症状与五运六气的关系，归纳为病机十九条，使医生在诊断和治疗上有所依据。文中对于处方的剂量配伍、佐制、服法、禁忌各方面，也给后人制定了确切可行的规范。

　　黄帝问曰：五气交合，盈虚更作^①，余知之矣。六气分治，司天地者，其至何如？岐伯再拜对曰：明乎哉问也！天地之大纪^②，人神之通应^③也。帝曰：愿闻上合昭昭，下合冥冥^④奈何？岐伯曰：此道^⑤之所主，工之所疑也。

【注】

　　① 盈虚更作：马莳说："五运分为五气，以太过不及而有盈有虚。《天元纪大论》：'其始也，有余而往，不足随之，不足而往，有余从之，正盈虚更作之义也。'"

　　② 天地之大纪：《国语·越语下》韦解："纪犹法也。"此谓天地变化之大法。

　　③ 人神之通应："神"指自然现象。张介宾说："人神运动之机，内外虽殊，其应则一也。"

　　④ 上合昭昭下合冥冥："昭昭"谓明。"冥冥"谓玄远。"上下"者，谓人体与天地之变化相适应。

　　⑤ 道："道"指医理。

【语译】

　　黄帝问道：五运之气交相配合，太过不及互相更替，这些道理我已经知道了。那么六气分时主治，其司天在泉之气到来时所起的变化又怎样？岐伯行礼后回答说：问得多么清楚啊！这是天地变化的基本规律，也是人体与天地变化相适应的规律。黄帝道：我希望听一下它怎样能上合于昭明的天道，下合于玄远的地气？岐伯说：这是医学理论中的主要部分，也是一般医生所不甚了解的。

帝曰：愿闻其道也。岐伯曰：厥阴司天，其化以风；少阴司天，其化以热；太阴司天，其化以湿；少阳司天，其化以火；阳明司天，其化以燥；太阳司天，其化以寒。以所临脏位①，命其病者也。

【注】

① 所临脏位：张志聪说："天气上临而下合，人之脏位临六气之所伤而命其病也。"

【语译】

黄帝道：我希望听一下这一道理。岐伯说：厥阴司天，气从风化；少阴司天，气从热化；太阴司天，气从湿化；少阳司天，气从火化；阳明司天，气从燥化；太阳司天，气从寒化。它们都是以客气所临的脏位来决定疾病名称的。

帝曰：地化奈何？岐伯曰：司天同候，间气皆然。帝曰：间气何谓？岐伯曰：司左右者，是谓间气也。帝曰：何以异之？岐伯曰：主岁者纪岁，间气者纪步①也。帝曰：善。岁主奈何？岐伯曰：厥阴司天为风化，在泉为酸化，司气②为苍化，间气为动化。少阴司天为热化，在泉为苦化，不司气化，居气③为灼化。太阴司天为湿化，在泉为甘化，司气为黅④化，间气为柔化。少阳司天为火化，在泉为苦化，司气为丹化，间气为明化。阳明司天为燥化，在泉为辛化，司气为素化，间气为清化。太阳司天为寒化，在泉为咸化，司气为玄化，间气为脏化。故治病者，必明六化分治，五味五色所生，五脏所宜，乃可以言盈虚病生之绪也。

【注】

① 步：王冰说："步，六十日余八十七刻半也。"

② 司气：谓司六气与岁运之气化。

③ 居气：林校云："少阴不曰'间气'而曰'居气'者，盖尊君火无所不居，不当间之也。"

④ 黅：色黄。

【语译】

黄帝道：在泉之化是怎样的？岐伯说：与司天是同样的，间气也是如此。

黄帝道：怎样叫作间气？岐伯说：分管司天在泉之左右的，就称为间气。黄帝道：与司天在泉有什么分别呢？岐伯说：司天在泉（主岁）之气主一年的气化，间气主六十天（一步）的气化。

黄帝道：讲得好！岁的主气是怎样的呢？岐伯说：厥阴在司天就为风化，在在泉就为酸化，在司岁运就为苍化，在间气就为动化；少阴在司天就为热化，在在泉就为苦化，它不司岁运之化，在居气就为灼化；太阴在司天就为湿化，在在泉就为甘化，在司岁运就为黅化，在间气就为柔化；少阳在司天就为火化，在在泉就为苦化，在司岁运就为丹化，在间气就为明化；阳明在司天就为燥化，在在泉就为辛化，在司岁运就为素化，在间气就为清化；太阳在司天就为寒化，在在泉就为咸化，在司岁运就为玄化，在间气就为脏化。所以治病的医生，必须明白六气的不同气化作用以及五味五色所产生的变化作用和五脏的喜恶，然后才可以说对气化的盈虚和疾病的发生有了头绪。

帝曰：厥阴在泉而酸化，先余知之矣。风化之行也何如？

岐伯曰：风行于地，所谓本也①，余气同法。本乎天②者，天之气也，本乎地②者，地之气也，天地合气，六节③分而万物化生矣。故曰：谨候气宜④，无失病机④，此之谓也。

【注】

① 风行于地所谓本也：马莳说："司天则风行于天，在泉则风行于地。乃本于地之气而为风之化；若时乎司天，则本乎天之气而亦为风化矣。"

② 本乎天　本乎地：张介宾说："六气之在天，则为天之气，六气之在地，则为地之气，上下之位不同，而气化之本则一。"

③ 六节：即六步。

④ 气宜　病机：马莳说："在天地为气宜，而在人身为病机。"

【语译】

黄帝道：厥阴在泉而从酸化，我早就知道了，那么风行之化又怎样呢？岐伯说：风气行于地，这是本于地之气而为风化，其他五气也是这样。因为本属于天的，是天之气，本属于地的，是地之气，天地之气相合，就有了六节之气的划分，于是万物就能化生。所以说，要特别注意观察气候的变化，别错过病情的变化，就是这个道理。

帝曰：其主病①何如？岐伯曰：司岁备物②，则无遗主矣。帝曰：先岁❶物何也？岐伯曰：天地之专精③也。帝曰：司气者何如？岐伯曰：司气者主岁同，然有余不足也。帝曰：非司岁物何谓也？岐伯曰：散也，故质同而异等也，气味有薄厚，性用有躁静，治保有多少④，力化⑤有浅深，此之谓也。

【校】

❶ 先岁：林校云："先岁，疑作'司岁'。"

【注】

① 主病：谓主治病之药物。

② 司岁备物：张介宾说："天地之气，每岁各有所司，因司气以备药物。"

③ 专精：王冰说："专精之气，药物肥浓，又于使用，当其正气味也。"

④ 治保有多少：张志聪说："谓治病保真之药物，或宜多用，或宜少用。"

⑤ 力化：犹言药力所及。

黄帝道：那些主治疾病的药物怎样？岐伯说：根据岁气来采备药物，就会没有遗漏了。黄帝道：采备岁气所生化的药物，这是为什么？岐伯说：因为能得天地专精之气，疗效比较大。黄帝道：司运气的药物怎样？岐伯说：司运气的药物与主岁的药物相同，但是有有余和不足的分别。黄帝道：不是司岁的药物，又怎样呢？岐伯说：其气散而不纯。所以本质虽同，而等次却不相同，如气味有厚薄的不同，性能有静躁的不同，治效有多少的不同，药力有浅深的不同，这就是关于非司岁药物的说法。

帝曰：岁主脏害^①何谓？岐伯曰：以所不胜^②命之，则其要也。帝曰：治之奈何？岐伯曰：上淫^③于下，所胜平之，外淫于内^❶，所胜治之。帝曰：善。平气何如？岐伯曰：谨察阴阳所在而调之，以平为期，正者正治，反者反治^④。

【校】

❶ 外淫于内：张琦说："按地气不可云外淫于内，疑是'内淫于外'。在泉之气，当可云内矣。"

【注】

① 岁主脏害：张志聪说："岁主者，谓六气之主岁。脏，五脏也。五脏内属五行即外合五运，五运之气，受胜制之所伤，则病入五脏而为害矣。"

② 不胜：王冰说："木不胜金，金不胜火之类是也。"

③ 淫：王冰说："谓行所不胜己者也。"

④ 正者正治反者反治：王冰说："阴病阳不病，阳病阴不病，是为正病，则正治之，谓以寒治热，以热治寒也。阴位已见阳脉，阳位已见阴脉，是为反病，则反治之，谓以寒治寒，以热治热也。"

【语译】

黄帝道：岁主之气，伤害五脏，这是什么原因？岐伯说：以其所不胜之气来说明，这是它的关键。黄帝道：怎样治疗？岐伯说：司天之气偏胜而淫于下，那就以胜制来平调；在泉之气偏胜而淫于外，那就以胜制来治疗。黄帝道：讲得好！但也有岁气平和而得病的，又怎样治呢？岐伯说：这要细心地观察三阴三阳司天在泉的所在而加以调治，以达到正常为目的，正病用正治法，反病用反治法。

帝曰：夫子言察阴阳所在而调之，论言人迎与寸口相应，若引绳小大齐等，命曰平，阴之所在寸口何如？岐伯曰：视岁南北①，可知之矣。帝曰：愿卒闻之。岐伯曰：北政之岁，少阴在泉，则寸口不应；厥阴在泉，则右不应；太阴在泉，则左不应。南政之岁，少阴司天，则寸口不应；厥阴司天，则右不应；太阴司天，则左不应。诸不应者，反其诊②则见矣。帝曰：尺候何如？岐伯曰：北政之岁，三阴在下，则寸不应；三阴在上，则尺不应。南政之岁，三阴在天，则寸不应；三阴在泉，则尺不应。左右同。故曰：知其要者，一言而终，不知其要，流散无穷，此之谓也。

【注】

① 南北："南北"即下文之南政北政。南即黄道南纬，起于寿星辰宫，一直到娵訾亥宫，因而岁支的亥子丑寅卯辰，都属于南政。北即黄道北纬，起于降娄戌宫，一直到鹑尾巳宫，因而巳午未申酉戌，都属于北政。

② 反其诊：王冰说："脉沉下者，仰手而沉，覆其手则沉为浮，细为大也。"

【语译】

黄帝道：你说要观察阴阳的所在而调治，而有的书上说人迎和寸口的脉象要相合，像引绳一样，大小相等的叫作平。那么阴之所在，在寸口应该怎样？岐伯说：看主岁的是南政还是北政，就可以知道了。黄帝道：我希望彻底了解一下。岐伯说：北政主岁的时候，少阴在泉，则寸口脉沉细而伏，不应于指；厥阴在泉，则右寸沉细而伏不应于指；太阴在泉，则左寸沉细而伏不应于指。南政主岁的时候，少阴司天，则寸口脉沉细而不应指；厥阴司天，则右寸沉细而伏不应于指；太阴司天，则左寸沉细而伏不应于指。凡是寸口脉不应的，"反其诊"就可见了。黄帝道：尺部的脉候怎样？岐伯说：北政主岁的时候，三阴在泉，则寸口不应；三阴司天，则尺部不应。南政主岁的时候，三阴司天，则寸口不应；三阴在泉，则尺部不应。左右脉的不应，同于上例。所以说，懂得主要的道理，一句话就说完了，不懂得主要道理的所在，就漫无边际，就是指这说的。

帝曰：善。天地之气，内淫而病何如？岐伯曰：岁厥阴在泉，风淫所胜①，则地气不明②，平野昧③，草乃早秀。民病洒洒振寒❶，善伸❷数欠，心痛支满，两胁里急，饮食不下，膈咽不通，食则呕，腹胀善噫，得后与气，则快然如衰，身体皆重。

【校】

❶ 洒洒振寒：《史载之方》卷上引作"洒淅寒如疟"。

❷ 伸：赵本"伸"作"呻"。

【注】

① 风淫所胜：司天在泉之气病，均曰淫胜。

② 地气不明：王冰说："谓天围之际，气色昏暗。"

③ 昧：有"暗"义。

【语译】

黄帝道：讲得好！天地之气，侵入人体内部而产生疾病的情形怎样？岐伯说：厥阴在泉的年份，风气偏胜，就会地气不明，平野昏暗，草提前抽穗。人们多患发冷之症，如疟疾一样，常常呻吟，不住地打哈欠，心痛并感觉撑满，而胁拘急不舒，饮食不进，咽膈不痛快，食后就要呕吐，肚腹发胀，多噫气，得大便或放屁后，觉得轻快，软绵绵的，全身乏力。

岁少阴在泉，热淫所胜，则焰❶浮川泽，阴处反明。民病腹中常鸣，气上冲胸，喘不能久立，寒热皮肤痛，目瞑齿痛颐❷

肿，恶寒发热如疟，少腹中痛，腹大，蛰虫不藏❸。

【校】

❶ 焰：四库本"焰"作"气"。

❷ 颎：吴本、藏本"颎"并作"项"。《史载之方》卷上《少阴地胜》引"颎"作"颊"。

❸ 蛰虫不藏：《类经》卷二十七将本句移于"阴处反明"句下，似较合。

【语译】

少阴在泉的年份，热气偏胜，气就升浮于川泽，阴处反觉明亮，蛰虫也不伏藏。人们多患腹中不时鸣响，逆气上冲胸脘，喘得不能久立，恶寒发热，皮肤痛，眼模糊，牙痛，项肿，寒热交争好像疟疾，少腹中痛，腹部胀大。

岁太阴在泉，草乃早荣❶，湿淫所胜，则埃昏岩谷，黄反见黑，至阴之交。民病饮积，心痛，耳聋，浑浑焞焞①，嗌肿喉痹，阴病血见，少腹痛肿，不得小便，病冲头痛，目似脱，项似拔，腰似折，髀不可以回，腘如结，腨如别。

【校】

❶ 草乃早荣：林校云："详'草乃早荣'四字疑衍。"

【注】

① 焞焞："焞"与"沌"韵同义通。"浑浑沌沌"无知貌，由于耳聋，所以有如无知。

【语译】

太阴在泉的年份，湿气偏胜，使岩谷里昏暗浑浊，黄为土色，湿盛则反见黑色，这是湿土之气交合的现象。人们多患饮邪积聚，心痛，耳聋，听觉毫无所知，咽肿，喉痛，阴病见血，少腹痛肿，不得小便，感到上冲头痛，痛得眼睛像要脱出，颈部好像要拔出，腰部像要折断，髀骨不能回转，膝窝好像凝住了，小腿肚好像僵死了。

岁少阳在泉，火淫所胜，则焰明郊野，寒热更至。民病注泄赤白，少腹痛溺赤，甚则血便，少阴同候。

【语译】

少阳在泉的年份，火气偏胜，郊野就会光焰四射，天气时寒时热。人们多患大便注泄，下利赤白，少腹痛，小便赤色，严重的就要出血便，其余证候与少阴在泉相同。

岁阳明在泉，燥淫所胜，则霿雾①清暝。民病喜呕，呕有苦，善太息，心胁痛不能反侧，甚则嗌干面尘，身无膏泽，足外反热。

【注】

① 霿雾：王冰说："霿雾谓霿暗（据藏本）不分，似雾也。"

【语译】

阳明在泉的年岁，燥气偏胜，就会雾气迷蒙看不见东西，天气薄寒。人们多患呕吐，呕吐苦水，经常叹气，心与胁部疼痛，不能转身。病得厉害，就咽干，面呈尘土色，全身肌肤干枯而不润泽，足外部觉得发热。

岁太阳在泉，寒淫所胜，则凝肃惨栗①。民病少腹控睾，引腰脊，上冲心痛，血见，嗌痛颔肿。

【注】

① 凝肃惨栗：王冰说："凝肃，谓寒气霭空，凝而不动，万物静肃其仪形也。惨栗，谓寒甚也。"

【语译】

太阳在泉的年岁，寒气偏胜，天地之间，就呈现出凝肃惨栗的气象。人们多患少腹疼痛，牵引睾丸、腰脊，上冲心脘作痛，出血，咽痛，下巴颏肿。

帝曰：善。治之奈何？岐伯曰：诸气在泉，风淫于内，治以辛凉，佐以苦❶，以甘缓之，以辛散之。热淫于内，治以咸寒，佐以甘苦，以酸收之，以苦发之。湿淫于内，治以苦热，佐以酸淡，以苦燥之，以淡泄之。火淫于内，治以咸冷，佐以苦辛，以酸收之，以苦发之。燥淫于内，治以苦温，佐以甘❷辛，以苦下之❸。寒淫于内，治以甘热，佐以苦辛，以咸泻之，以辛润之，以苦坚之。

【校】

❶ 苦：明绿格抄本"苦"下有"甘"字。

❷ 甘：林校云："'甘'字疑当作'酸'。"

❸ 之："之"下似脱一句。下"以咸泻之"句，疑应移于此。

【语译】

黄帝道：讲得好！那么怎样治疗呢？岐伯说：凡是在泉之气，风气太过而伤于体内的，主治用辛凉之药，辅佐用苦甘之药，用甘味缓和肝木，用辛味来散其风邪；热气太过而伤于体内的，主治用咸寒之药，辅佐用甘苦之药，用酸味收敛阴气，用苦药来发散热邪；湿气太过而伤于体内的，主治用苦热之药，辅佐用酸淡之药，用苦味药以燥湿，用淡味药以泄湿邪；火气太过而伤于体内的，主治用咸冷之药，辅佐用苦辛之药，用酸药收敛阴气，用苦药来发散火邪；燥气太过而伤于体内的，主治用苦温之药，辅佐用酸辛之药，用苦寒泄热，用咸味之药泻火；寒气太过而伤于体内的，主治用甘热之药，辅佐用苦辛之药，用辛味之药以温润之，以苦味之药坚实之。

帝曰：善。天气之变何如？岐伯曰：厥阴司天，风淫所胜，则太虚埃昏①，云物以扰，寒生春气，流水不冰。民病胃脘当心而痛，上肢两胁，膈咽不通，饮食不下，舌本强，食则呕，冷泄腹胀，溏泄，瘕水闭，蛰虫不去❶，病本于脾。冲阳②绝，死不治。

❶ 去：吴本、明绿格抄本、熊本"去"并作"出"。《类经》移此句于上文"流水不冰"句下，似是。

【注】

① 埃昏：王冰说："埃，青尘也。不分远物，是为埃昏。"

② 冲阳：王冰说："在足跗上动脉应手。"以候胃气。

【语译】

黄帝道：讲得好！天气变化时，又怎样呢？岐伯说：厥阴司天，风气偏胜，天空就会尘浊不清，云物被风气鼓荡而扰乱，寒天而行春令，流水不能结冰，蛰虫仍然伏藏。人们多患胃脘当心处疼痛，上撑两胁，膈咽阻塞不通，饮食不下，舌根强硬，食后就呕吐，冷泄腹胀大，溏泄，以及气结成瘕，小便不通。这些病的根本是在脾脏。如冲阳脉绝，那是胃气已败，就会死亡而不能救治。

少阴司天，热淫所胜，怫热至❶，火行其政。民病胸中烦热，嗌干，右胠满，皮肤痛，寒热咳喘，大雨且至❶，唾血血泄，鼽衄嚏呕，溺色变，甚则疮疡胕肿，肩背臂臑及缺盆中痛，心痛肺膜，腹大满，膨膨而喘咳，病本于肺，尺泽①绝，死不治。

【校】

❶ 怫热至　大雨且至：吴注本"热"下无"至"字。下"大雨且至"四字，移"热"字下，作"怫热，大雨且至，火行其政"。

【注】

① 尺泽：王冰说："在肘内廉大纹中，动脉应手，肺之气也。"

【语译】

少阴司天，热气偏胜，闷热，大雨将至，君火行其政令。人们多患胸中烦躁而热，咽干，右胁痞满，皮肤疼痛，寒热咳喘，唾血、便血，鼻出血，喷嚏，呕吐，小便变色，甚则疮疡浮肿、肩、背、臂、上臂及缺盆等处疼痛，心痛，肺胀，腹大而满，气喘咳嗽。这些病的根本是在肺脏。如尺泽脉绝，那是肺气已败，就会死亡不能救治。

太阴司天，湿淫所胜，则沉阴且布，雨变枯槁。胕❶肿骨痛阴痹，阴痹者❷按之不得，腰脊头项痛，时眩，大便难，阴气不用，饥不欲食，咳唾则有血，心如悬，病本于肾。太溪①绝，死不治。

【校】

❶ 胕：明绿格抄本"胕"上有"民病"二字。《圣济总录》卷一上引有"民病"二字，与明绿格抄合。

❷ 阴痹者：《素问病机气宜保命集》卷上引无此三字。

【注】

① 太溪：在足内踝后跟骨上，动脉应手，以候肾气。

【语译】

太阴司天，湿气偏胜，就会阴沉之气密布，雨水过多，反使草木枯槁。人们多患浮肿，骨痛阴痹，按之不知痛处，腰脊头项疼痛，时常眩晕，大便困难，阴气不能运化，饥饿不愿吃东西，咳唾就有血，心不安宁像悬空一样，这些病的根本是在肾脏。如太溪脉绝，那是肾气已败，就会死亡不能救治。

少阳司天，火淫所胜，则温气流行，金政不平。民病头痛，发热恶寒而疟，热上皮肤痛，色变黄赤，传而为水，身面胕肿，腹满仰息，泄注赤白，疮疡咳❶唾血，烦心胸中热，甚则鼽衄，病本于肺。天府①绝，死不治。

【校】

❶ 疡咳：四库本"疡"下无"咳"字。

【注】

① 天府：王注："在肘后内侧上，腋下同身寸之三寸，动脉应手。"以候肺气。

【语译】

少阳司天，火气偏胜，就会温热之气流行，金失其清肃之气，所以不能当令。人们多患头痛，发热恶寒而发疟疾，热气在上，皮肤疼痛，色变黄赤，热传于里，治节不行，变而为水病，身面浮肿，腹满、仰息、泄泻暴注，赤白下痢，疮疡、唾血，心烦，胸中热，甚至鼻中流血。这些病的根本是在肺脏。如天府脉绝，那是肺气已败，就会死亡不能救治。

阳明司天，燥淫所胜，则木乃晚荣，草乃晚生，筋骨内变。民病左胠胁痛，寒清于中，感而疟，大凉革候❶，咳，腹中鸣，注泄鹜溏，名木敛❶，生菀于下❶，草焦上首❶，心胁暴痛，不可反侧，嗌干面尘腰痛，丈夫癞疝，妇人少腹痛，目昧❷眦，疡疮痤痈，蛰虫来见❶，病本于肝。太冲①绝，死不治。

【校】

❶ 大凉革候　名木敛　生菀于下　草焦上首　蛰虫来见：《类经》将"大凉"等句移在"筋骨内变"句下，似可从。

❷ 昧：吴本作"眛"。

【注】

① 太冲：王冰注："在足大趾本节后二寸，动脉应手。"以候肝气。

【语译】

阳明司天，燥气偏胜，则草木回春较晚。在人则筋骨发生病变。大凉之气使天气反常，所以大树枝梢枯敛，而生气郁伏于下，草梢也因之焦干，应该蛰伏的虫类反而出现。人们多患左胠胁疼痛，寒气内藏若再感受外寒，就会发为疟疾，此外，还有咳嗽、腹中鸣响、暴注泄泻、大便稀溏、心胁突然剧痛、不能转侧、咽喉发干、面如尘色、腰痛、男子癞疝、妇人少腹疼痛、眼角昏昧不明、疮疡痤痈等病证。这些病的根本是在肝脏。如太冲脉绝，那是肝气已败，就会死亡不能救治。

太阳司天，寒淫所胜，则寒气反至，水且冰，血❶变于中，发为痈疡。民病❶厥心痛，呕血，血泄，衄衊，善悲，时眩仆，运火炎烈，雨暴乃雹❷，胸腹满，手热，肘挛，腋衝❸，心澹澹大动，胸胁胃脘不安，面赤目黄，善噫，嗌干，甚则色焰，渴而欲饮，病本于心。神门①绝，死不治。所谓动气知其脏也。

【校】

❶ 血 民病：据《类经》"民病"二字，应移在"血"上。

❷ 运火炎烈雨暴乃雹：据《类经》此八字，应移在"水且冰"下。

❸ 衝：胡本、赵本、吴本、熊本、四库本"衝"并作"腫"。王注作"腫"与胡本合。

【注】

① 神门：王冰注："在手之掌后，锐骨之端，动脉应手。"以候心气。

【语译】

太阳司天，寒气偏胜，寒气就会出奇不意地到来，水就要结冰。如运气遇戊癸火化炎烈，就有暴雨冰雹。人们体内血液生变，就会发生痈疡，厥逆心痛，呕血，下血，鼻流血，善悲，时常眩晕仆倒，胸腹满，手热，肘挛急，腋部肿，心悸不安，胸胁胃脘不舒，面赤，目黄，善噫气，咽喉干燥，甚至面黑如同烟子，口渴想喝水等病证。这些病的根本是在心脏。如神门脉绝，那是心气已败，就会死亡不能救治。所以说，由脉气的搏动，就可以知道它脏气的存亡。

帝曰：善。治之奈何？岐伯曰：司天之气，风淫所胜，平①以辛凉，佐以苦甘，以甘缓之，以酸泻之。热淫所胜，平以咸寒，佐以苦甘，以酸收之。湿淫所胜，平以苦热，佐以酸辛❶，以苦燥之，以淡泄之。湿上甚而热②，治以苦温，佐以甘辛，以汗为故而止。火淫所胜，平以酸❷冷，佐以苦甘，以酸收之，以苦发之，以酸复之，热淫同。燥淫所胜，平以苦湿❸，佐以酸辛，以苦下之。寒淫所胜，平以辛热，佐以甘苦，以咸泻之。

❶ 辛：林校云："'辛'疑当作'淡'"。

❷ 酸：吴本、明绿格抄本、熊本"酸"并作"咸"。

❸ 湿：林校云："'湿'当作'温'。"

【注】

① 平：林校云："按本论上文云：上淫于下，所胜平之。外淫于内，所胜治之。故在泉曰治，司天曰平。"

② 湿上甚而热：张介宾说："谓湿郁于上而成热也。"

【语译】

黄帝道：讲得好！怎样治疗呢？岐伯说：由司天之气所胜而致病的，如属风淫所胜，以辛凉之药平其胜气，辅佐以苦甘之药，以甘味药缓其急，以酸味药泻其邪；如属热淫所胜，以咸寒之药平其胜气，辅佐以苦甘之药，以酸味药收敛阴气；如属湿淫所胜，以苦味热性之药平其胜气，辅佐以酸淡之药，以苦味药燥湿，以淡味药渗泄湿邪；如湿邪盛于上部而且有热，就要以苦味温性之药治疗，辅佐以甘辛之药，以汗解法恢复其常态而止；如属火淫所胜，以咸味冷性之药平其胜气，辅佐以苦甘之药，以酸味药收敛阴气，以苦味药发泄火邪，以咸味药恢复阴液，热淫所胜的与此相同；如属燥淫所胜，以苦味温性之药平其胜气，辅佐以酸辛之药，以苦味之药下其燥结；如属寒淫所胜，以辛味热性之药平其胜气，辅佐以甘苦之药，以咸味药泻其寒邪。

帝曰：善。邪气反胜①，治之奈何？岐伯曰：风司于地，清反胜之②，治③以酸温，佐③以苦甘，以辛平③之。热司于地，寒反胜之，治以甘热，佐以苦辛，以咸平之。湿司于地，热反胜之，治以苦冷，佐以咸甘，以苦平之。火司于地，寒反胜之，治以甘热，佐以苦辛，以咸平之。燥司于地，热反胜之，治以平❶寒，佐以苦甘，以酸平之，以和为利。寒司于地，热反胜之，治以咸冷，佐以甘辛，以苦平之。

【校】

❶平:《素问校讹》引古抄本"平"作"辛"。

【注】

① 反胜:司天在泉之气不足,间气乘虚为邪,而反胜天地之脏位,均曰反胜。

② 清反胜之:张介宾说:"凡寅申岁,厥阴风木在泉,而或气有不及,则金之清气反胜之。"余可类推。

③ 治 佐 平:王冰说:"治者,泻客邪之胜气也。佐者,皆所利所宜也。平者,补已弱之正气也。"

【语译】

黄帝道:讲得好!邪气反胜所致之病,应怎样治疗?岐伯说:风气司地,而清肃之金气反胜而乘之,当用酸温之药治之,辅佐以苦甘之药,用辛味药平其正气;热气司地,而寒气反胜而乘之,就用甘味热性之药治之,辅佐以苦辛之药,用咸味药平其正气;湿气司地,而热气反胜而乘之,就用苦味冷性之药治之,辅佐以咸甘之药,用苦味药平其正气;火气司地,而寒气反胜而乘之,就用甘味热性之药治之,辅佐以苦辛之药,用咸味药平其正气;燥气司地,而热气反胜而乘之,就用辛味寒性之药治之,辅佐以苦甘之药,用酸味药平其正气,凡是用药以和平为宜。寒气司地,而热气反胜而乘之,就用咸味冷性之药治之,辅佐以甘辛之药,用苦味药平其正气。

帝曰:其司天邪胜何如?岐伯曰:风化于天,清反胜之,治以酸湿,佐以甘苦;热化于天,寒反胜之,治以甘温,佐以苦酸辛;湿化于天,热反胜之,治以苦寒,佐以苦酸;火化于天,寒反胜之,治以甘热,佐以苦辛;燥化于天,热反胜之,治以辛寒,佐以苦甘;寒化于天,热反胜之,治以咸冷,佐以苦辛。

【语译】

黄帝问道:司天之气不足而邪胜的,应怎样治疗?岐伯说:风气司天而清凉之气反胜而乘之，应用酸温之药治之，用甘苦之药佐之；热气司天，而寒气反胜而乘之，应用甘温之药治之，用苦酸辛之药佐之；湿气司天，而热气反胜而乘之，应用苦寒之药治之，用苦酸之药佐之；火气司天，而寒气反胜而乘之，应用甘热之药治之，用苦辛之药佐之；燥气司天，而热气反胜而乘之，应用辛寒之药治之，用苦甘之药佐之；寒气司天，而热气反胜而乘之，应用咸冷之药治之，用苦辛之药佐之。

帝曰：六气相胜①奈何？岐伯曰：厥阴之胜，耳鸣头眩，愦愦②欲吐，胃膈如寒，大风数举，裸虫③不滋，肤胁气并④，化而为热，小便黄赤，胃脘当心而痛，上肢两胁，肠鸣飧泄，少腹痛，注下赤白，呕吐，膈咽不通。

【注】

① 相胜：六气互有胜弱，相互乘虚为病者，为相胜。

② 愦愦（kuìkuì 愧愧）：烦乱。见《庄子·大宗师》疏。

③ 裸虫：谓无羽毛鳞介蔽身之虫类。

④ 气并：谓偏着一边。

【语译】

黄帝道：六气相胜是怎样的情况？岐伯说：厥阴风气偏胜，就会耳鸣头眩，心中烦乱想吐，胃脘之上及横膈之下有寒感，大风时起，裸虫不能孳生。人们多患肤胁之气偏着一边，化而成热，小便黄赤，胃脘当心之处疼痛，上肢两胁胀满，肠鸣飧泄，少腹疼痛，泄泻赤白，病甚就要呕吐，膈咽之间隔塞不通。

少阴之胜，心下热善❶饥，脐下反动❷，气游三焦，炎暑至，木乃津，草乃萎，呕逆躁烦，腹满痛，溏泄，传为赤沃①。

【校】

❶ 善：藏本"善"作"苦"。

❷ 动：读本、吴本"动"作"痛"。

【注】

① 赤沃：张介宾说："利血，尿赤也。"

【语译】

少阴热气偏胜，就会患心下热，常觉饥饿，脐下还痛，热气遍于三焦，炎暑到来，树木流水汁，草类因之枯萎。人们患呕逆躁烦，腹部胀满而痛，大便溏泄，传变成为尿血。

太阴之胜，火气内郁，疮疡于中，流散于外，病在胠胁，甚则心痛热格①，头痛喉痹项强，独胜则湿气内郁，寒迫下焦，痛留❶顶，互引眉间，胃满，雨数至❷，燥❸化乃见，少腹满，腰脽重强，内不便，善注泄，足下温，头重足胫胕❹肿，饮发于中，胕肿于上。

【校】

❶ 留：于鬯说："'留'乃'凶'字之形误。"

❷ 雨数至：林校云："雨数至下，脱'鳞见于陆'四字。"

❸ 燥：张介宾说："燥当作'温'。"

❹ 胕："胕"字涉下误衍。王注无"胕"字。

【注】

① 热格：即热气阻格于上。

【语译】

太阴湿气偏胜，火气郁结在人体内，就会酝酿成为疮疡，流散在外，则病发于胠胁，甚则心痛。热气阻格在上部，就发生头痛、喉痹、项强。如湿气独胜，郁结于里，湿寒之气迫于下焦，就会凶顶痛，牵扯眉间也痛，胃中满闷。时常下雨，鳞虫之类，见于地上，于是湿化之象出现，少腹满胀，腰脽沉重强直，湿蕴于内，而屈伸不利，时常泄泻下注，足下温暖，头部重，足胫肿，水饮发于内而上部出现浮肿。

少阳之胜，热客于胃，烦心心痛，目赤欲呕，呕酸善饥，耳痛溺赤，善衄^❶谵妄，暴热消烁，草萎水涸，介虫乃屈，少腹痛，下沃赤白。

【校】

❶ 衄：胡本、读本、赵本、吴本"衄"并作"惊"。

【语译】

少阳火气偏胜，热邪留于胃，于是出现许多症状，如烦心，心痛，目赤，欲呕，呕酸，常感饥饿，耳痛，尿赤色，易发惊恐，谵妄。暴热之气消烁万物，草萎黄，水干竭，介虫屈伏不动。在人体上，就产生少腹疼痛、下痢赤白的病。

阳明之胜，清发于中，左胠胁痛溏^❶泄，内为嗌塞，外发癫疝，大凉肃杀，华英改容，毛虫乃殃，胸中不便，嗌塞而咳。

【校】

❶ 痛溏：四库本"痛"下无"溏"字。

【语译】

阳明燥气偏胜，则清凉之气发于内，左胠胁疼痛，泄泻，内则咽嗌窒塞，外则阴囊肿大。大凉之气肃杀，草木变为枯萎，有毛的虫类死亡。在人体上，就要胸中不舒，咽嗌窒塞而且咳嗽。

太阳之胜，凝凓且至，非时水冰，羽乃后化，痔疟发，寒厥入胃，则内生心痛，阴中乃疡^①，隐曲不利，互引阴股，筋肉拘苛，血脉凝泣，络^②满色变，或为血泄，皮肤否肿，腹满食减，热反上行，头项囟^❶顶脑户中痛，目如脱，寒入下焦，传为濡泻。

【校】

❶ 囟：明绿格抄本"囟"作"巅"。

【注】

① 阴中乃疡：即阴部生疮疡。张介宾说："太阳之脉，络肾属膀胱，故为

阴疡。"

②络：王冰注："络，络脉也。"

【语译】

太阳寒气偏胜，凝肃凛冽之气就要来到，不到结冰之时而水已结冰，羽类之虫延迟生化，发为痔疮，疟疾。寒气入胃，气逆上冲，就会发生心痛，阴部生疮疡，小便不利，疼痛牵引两股内侧，筋肉拘急引缩，血脉凝滞，所以络脉满而色变，或为便血，皮肤因水气郁积而肿，腹中痞满，饮食减少，热气上行，因之头项巅顶脑户等处都觉得疼痛，目珠痛如脱出，寒气入于下焦，传变成为水泻。

帝曰：治之奈何？岐伯曰：厥阴之胜，治以甘清，佐以苦辛，以酸泻之。少阴之胜，治以辛寒，佐以苦咸，以甘泻之。太阴之胜，治以咸热，佐以辛甘，以苦泻之。少阳之胜，治以辛寒，佐以甘咸，以甘泻之。阳明之胜，治以酸温，佐以辛甘，以苦泄❶之。太阳之胜，治以甘❷热，佐以辛酸，以咸泻之。

【校】

❶ 泄："泄"应作"泻"。方与上下文例合。

❷ 甘：林校云："详此为治，皆先泻其不胜，而后泻其来胜。独太阳之胜治以甘热为异。疑'甘'字，'苦'之误也。"

【语译】

黄帝道：怎样治疗呢？岐伯说：厥阴风气所胜之病，用甘凉的药品主治，用苦辛的药辅佐，用酸味药泻其胜气；少阴热气所胜之病，用辛寒的药品主治，用苦咸的药辅佐，用甘味药泻其胜气；太阴湿气所胜之病，用咸热的药品主治，用辛甘的药辅佐，用苦味药泻其胜气；少阳火气所胜之病，用辛寒的药品主治，用甘咸的药辅佐，用甘味药泻其胜气；阳明燥气所胜之病，用酸温的药品主治，用辛甘的药辅佐，用苦味药泻其胜气；太阳寒气所胜之病，用苦热的药品主治，用辛酸的药辅佐，用咸味药泻其胜气。

帝曰：六气之复^①何如？岐伯曰：悉乎哉问也！厥阴之复，少腹坚满，里^②急暴痛，偃^③木飞沙，裸虫不荣，厥❶心痛，汗发呕吐，饮食不入，入而复出，筋骨掉眩，清厥，甚则入脾，食痹而吐。冲阳绝，死不治。

【校】

❶ 厥："厥"上疑脱"气"字。王注："气厥，谓气冲胸胁而凌及心也，胃受逆气而上攻心痛也。"是王所据本原有'气'字，应据补。

【注】

① 复：张介宾说："复者，报复之义；六气盛衰不常，有所胜，则有所复。"

② 里：王冰注："里，腹胁之内也。"

③ 偃：有"伏"义。见《孟子·滕文公上》赵注。

【语译】

黄帝道：六气报复致病的情况怎样？岐伯说：您问得真详细啊！厥阴之复，就会产生少腹部坚满、腹胁里拘急、突然疼痛的症状。在自然界就发生树木偃伏，沙土飞扬，裸虫不能发育等现象。在病变上就产生气厥心痛，出汗，呕吐，饮食不入，食入而又吐出，筋骨振颤，目眩，手足逆冷。严重的就会风邪入脾，成为食后吐出的食痹之证。如果冲阳脉绝，那就是死证不能治了。

少阴之复，燠热^①内作，烦躁鼽嚏，少腹绞痛，火见燔蒸，嗌燥，分注^②时止，气动于左，上行于右，咳，皮肤痛，暴瘖心痛，郁冒不知人，乃洒淅恶寒，振栗谵妄，寒已而热，渴而欲饮，少气骨痿❶，隔肠^③不便，外为浮肿，哕噫，赤气后化^④，流水不冰，热气大行，介虫不复❷，病痱胗疮疡，痈疽痤痔，甚则入肺，咳而鼻渊。天府绝，死不治。

【校】

❶ 痿：读本、吴本"痿"并作"萎"。

❷ 复：胡本、读本、吴本、明绿格抄本"复"并作"福"。按："福"读如

副，有"藏"义。见《集韵》。

【注】

① 燠（yù 欲）热：燠热，即烦闷发热。

② 分注：谓大小便俱下。

③ 隔肠：王冰说："隔肠，谓肠如隔绝而不便也。"

④ 赤气后化：张介宾说："阳明先胜，少阴后复。"

【语译】

少阴之复，烦热从心里发生，烦躁，鼻流血，喷嚏，少腹绞痛，火现于外，身热如焚烧，咽嗌干燥，大小便时下时止，气动于左边而向上逆行于右侧，咳嗽，皮肤痛，突然失音，心痛，神志昏昏不知人事，继则洒淅恶寒，打寒战，妄言乱语，寒过去，又发烧，口渴而想喝水，少气，骨萎弱，肠道梗塞而大便不通，外现浮肿，呃逆嗳气。如少阴火热之气后化，流水不能结冰，热气因之大行，介虫不蛰藏。这时人们多患痱、胗、疮疡、痈疽、痤痔等外证，热邪过甚，就会入肺，发为咳嗽、鼻渊。如天府脉绝，就是死证不能治。

太阴之复，湿变乃举，体重中满，食饮不化，阴气上厥，胸中不便，饮发于中，咳喘有声。大雨时行，鳞见于陆①，头顶❶痛重，而掉瘛②尤甚，呕而密默，唾吐清液，甚则入肾，窍泻无度。太溪绝，死不治。

【校】

❶ 顶：林校云："顶，疑当作'项'。"

【注】

① 鳞见于陆：大雨之后，河水漫溢，鱼随之现于陆地。

② 掉瘛：即惊动。《广雅·释诂一》："掉，动也。""瘛，小儿惊病。""掉瘛尤甚"谓头项痛重，而受惊恐震动时，则痛重更甚。

【语译】

太阴之复，湿气的病变就发生，身体沉重，胸满，饮食不消化，阴气上逆，胸中不爽快，水饮发于内，咳嗽的声音不断。如大雨时常下降，鱼类游上陆地，人们就会头项痛而重，在受到惊恐或震动时候，更加厉害，呕吐，不愿动作，啐吐清水，甚则湿邪入肾，泄泻没有节制。如太溪脉绝而不动，就是死证不能治。

少阳之复，大热将至，枯燥燔爇，介虫乃耗，惊瘛咳衄，心热烦躁，便数憎风，厥气上行，面如浮埃，目乃瞤瘛，火气内发，上为口糜❶，呕逆，血溢血泄，发而为疟，恶寒鼓栗，寒极反热，嗌络焦槁，渴引❷水浆，色变黄赤，少气脉萎，化而为水，传为胕肿，甚则入肺，咳而血泄。尺泽绝，死不治。

【校】

❶ 糜:《伤寒论》成注卷三第六引"糜"作"干"。

❷ 引：明绿格抄本"引"作"饮"。

【语译】

少阳之复，大热将要来到，枯燥灼热，介虫因而伤耗。人们多患惊恐瘛疭，咳嗽，衄血，心热烦躁，小便频数，怕风。厥逆之气上行，面色就会像蒙上浮尘，眼睛也瞤动引掣。火气内入，就会上为口干，呕逆，或为血溢，下行则此便血。发为疟疾，就有恶寒鼓栗的现象。寒极转热，咽部干燥，渴欲饮水，面色变为黄赤，少气脉萎弱。气蒸热化则为水病，传变成为浮肿，甚则邪气入肺，咳而出血。如尺泽绝而不动，就是死证不能治。

阳明之复，清气大举，森木苍干，毛虫乃厉①。病生胠胁，气归于左，善太息，甚则心痛否满，腹胀而泄，呕苦❶咳哕，烦心，病在膈中头痛，甚则入肝，惊骇筋挛。太冲绝，死不治。

【校】

❶ 苦：赵本"苦"作"吐"。

【注】

① 厉：谓疫死。见《管子·五行》房注。

【语译】

阳明之复，清肃之气大行，众多的树木都苍老枯干，兽类多发生疫病。人们的疾病生于肤胁，其气偏于左侧不舒，时时叹息，甚则产生心痛，痞满，腹胀，泄泻，呕吐，咳嗽，呃逆，烦心。病在膈中，头痛，甚则邪气入肝，而发生惊骇、筋挛等病证。如太冲脉绝而不动，就是死证不能治。

太阳之复，厥气上行，水凝雨冰，羽虫乃死，心胃生寒，胸膈❶不利，心痛否满，头痛善悲❷，时眩仆，食减，腰脽反痛，屈伸不便，地裂冰坚，阳光不治，少腹控睾，引腰脊，上冲心，唾出清水，及为哕噫，甚则入心，善忘善悲。神门绝，死不治。

【校】

❶ 膈：胡本、赵本、吴本、藏本、熊本"膈"并作"中"。《史载之方》卷上《太阳之复》引作"中"，与胡本合。

❷ 悲："悲"字疑误，与下"善忘善悲"重复。《史载之方》引"悲"作"恐"，当据改。

【语译】

太阳之复，则寒气上行，水结冰，天下雪，禽类因此死亡。人们多患心胃生寒气，胸中不爽快，心痛，痞满，头痛，多恐惧，经常眩晕仆倒，纳食减少，腰脽疼痛，屈伸极不方便。如地裂，冰厚而坚，阳光不显温暖，人们就会少腹痛，牵引睾丸，连腰脊都痛，逆气上冲于心，唾出清水，呃逆嗳气，甚则邪气入心，发生善忘善悲的现象。如神门脉绝而不动，就是死证不能治。

帝曰：善。治之奈何？岐伯曰：厥阴之复，治以酸❶寒，佐以甘辛，以酸泻之，以甘缓之。少阴之复，治以咸寒，佐以苦辛，以甘泻之，以酸收之，辛❷苦发之，以咸软之。太阴之复，治以苦热，佐以酸辛，以苦泻之，燥之，泄之。少阳之复，治以咸冷，佐以苦辛，以咸软之，以酸收之，辛❷苦发之，发❸不远热，无犯温凉，少阴同法。阳明之复，治以辛温，佐以苦甘，以苦泄之，以苦下之❹，以酸补之。太阳之复，治以咸热，佐以甘辛，以苦坚之。治诸胜复，寒者热之，热者寒之，温者清之，清者温之，散者收之，抑者散之，燥者润之，急者缓之，坚者耎之，脆者坚之，衰者补之，强者泻之，各安其气，必清必静，则病气衰去，归其所宗①，此治之大体也。

【校】

❶ 酸：林校引别本"酸"作"辛"。

❷ 辛：吴本、明绿格抄本、藏本、熊本"辛"并作"以"。

❸ 发：林校引《天元正纪大论》"发"下有"表"字。

❹ 以苦下之：四库本作"以甘发之"。

【注】

① 归其所宗：王冰注："宗，属也。调不失理，则余之气，自归其所属。"

【语译】

黄帝道：讲得好！怎样治疗呢？岐伯说：厥阴之复气所致的病，主治用辛寒的药，佐用甘辛的药，用酸药泻其邪，用甘药缓其急；少阴之复气所致的病，主治用咸寒的药，佐用苦辛的药，用甘药泻其邪，用酸味药收敛，用苦药发散，用咸药软坚；太阴之复气所致的病，主治用苦热的药，佐用酸辛的药，用苦药泻其邪，燥其湿，或泄其湿邪；少阳之复气所致的病，主治用咸冷的药，佐用苦辛的药，用咸药软坚，用酸药收敛，用苦药发汗，发汗之药不必避忌热天，别用温凉的药。少阴之复气所致的病，用发汗之药与此同法；阳明之复气所致的病，主治用辛温的药，佐用苦甘的药，用苦药渗泄，用甘药发散，用酸药补虚；太阳之复气所致的病，主治用咸热的药，佐用甘辛的药，用苦药以坚其气。凡治各种胜气复气所致的病，属于寒的用热药，属于热的用寒药，属于温的用清凉药，属于凉的用温性药，元气耗散的用收敛药，气抑郁的用疏散药，气燥的用滋润药，气急的用缓和药，病邪坚实的用软坚药，气脆弱的用固本药，衰弱的用补药，亢盛的用泻药，使五脏之气各安其所，清静无所扰乱，病气自然就会消退，那么其余气也就各归其类属，无所偏胜，恢复到正常。这是治疗上的大体方法。

帝曰：善。气之上下，何谓也？岐伯曰：身半以上，其气三①矣，天之分也，天气主之。身半以下，其气三①矣，地之分也，地气主之。以名命气，以气命处，而言其病。半，所谓天枢②也。故上胜而下俱病者，以地名之③，下胜而上俱病者，以天名之④。所谓胜至，报气屈服而未发也。复至则不以天地异名，皆如复气为法也。帝曰：胜复之动，时有常乎？气有必乎？岐伯曰：时有常位，而气无必也⑤。帝曰：愿闻其道也。岐伯曰：初气终三气，天气主之，胜之常也。四气尽终气，地气主之，复之常也。有胜则复，无胜则否。帝曰：善。复已而胜何如？岐伯曰：胜至则复，无常数也，衰乃止耳。复已而胜，不复则害，此伤生也。帝曰：复而反病何也？岐伯曰：居非其位，不相得也⑥。大复其胜则主胜之，故反病也。所谓火燥热也⑦。

【注】

①其气三：王冰说："司天者其气三，司地者其气三。"按：身半以上之"其气三"，指初之气至三之气，为司天所主；身半以下之"其气三"，指四之气至终之气，为在泉所主。

②天枢：当脐两旁，同身寸之二寸。

③以地名之：张志聪说："如身半以上之木火气胜，而身半以下之土金木三气俱病，以地名之，谓病之在地也。"

④以天名之：张志聪说："如身半以下之土金水胜，而身半以上之木火气病者，以天名之，谓病之在天也。"

⑤时有常位而气无必也：张志聪说："木火土金水，四时有定位，而胜复之

气，不随所主之本位而发，故气不可必也。"

⑥ 居非其位不相得也：张志聪说："如火气复而乘于金位，金气复而乘于火位，皆居非其位，不相得也。"

⑦ 所谓火燥热也：王冰说："少阳、火也，阳明、燥也，少阴、热也。少阴少阳在泉，为火居水位；阳明司天，为金居火位。金复其胜，则火主胜之；火复其胜，则水主胜之。余气胜复，则无主胜之病气也，故又曰所谓火燥热也。"

【语译】

黄帝道：讲得好！人体的气有上下之分，这是怎么个情况？岐伯说：身半以上，其气有三，属于人身应天的部分，是司天之气主持的；身半以下，其气有三，属于人身应地的部分，是在泉之气主持的。用上下来指明它的胜气和复气，用六气来指明人身的部位而说明疾病。所谓"身半"，指天枢而言。所以上部的三气胜而下部的三气都病的，以地气的名称，来称呼所受的疾病；下部的三气胜而上部的三气都病的，以天气的名称，来称呼所受的疾病。以上是指胜气到来，报复之气尚屈伏未发的情况而言，而复气到来时，就不以司天在泉之气来分别其病名，而应根据复气的变化来确定病名。黄帝道：胜气复气的变化，有一定的时候吗？气的来与不来有一定的规律吗？岐伯说：四时有一定的常位，而胜复之气来与不来，却并不是一定的。黄帝道：希望听听这其中的道理。岐伯说：初之气到三之气，是天气所主持，是胜气常见的时位；四之气到终之气，是地气所主持，是复气常见的时位。有胜气才有复气，没有胜气就没有复气。黄帝道：讲得好！有时复气已退而胜气又发生，这是什么原因？岐伯说：胜气到来，就会有复气，这本无一定的规律，直到气衰才会停止。复气之后又有胜气发生，如胜后而没有复气相应发生就会为害，能够伤人生命。黄帝道：有复气至而复气本身反病的，是什么原因？岐伯说：这是复气到来的时节，不是它的时令的正位，其气与其位不能相得的缘故。复气若大复其胜气，那么复气本身就虚，而主时之气又胜它，所以复气反而自病，这是指火、燥、热三气来说的。

帝曰：治之何如？岐伯曰：夫气之胜也，微者随之，甚者制之。气之复也，和者平之，暴者夺之。皆随胜气，安其屈伏，无问其数，以平为期，此其道也。

【语译】

黄帝道：治疗的方法怎样？岐伯说：胜气所造成的疾病，轻微的顺着它，严重的制止它；复气所致的疾病，和缓的加以平调，暴烈的就削弱它。总之，要随顺其胜气，安定那被抑伏之气，不必管用药的次数，以和平为止点，这是治疗的法则。

帝曰：善。客主之胜复奈何？岐伯曰：客主之气，胜而无复也。帝曰：其逆从何如？岐伯曰：主胜逆，客胜从，天之道也。

【语译】

黄帝道：讲得好！客气和主气的胜复怎样？岐伯说：客气与主气二者之间，只有胜没有复。黄帝道：其逆顺怎样区别？岐伯说：主气胜是逆，客气胜是顺，这是天地间的常规。

帝曰：其生病何如？岐伯曰：厥阴司天，客胜则耳鸣掉眩，甚则咳；主胜则胸胁痛，舌难以言。少阴司天，客胜则鼽嚏，颈项强，肩背瞀热，头痛少气，发热耳聋目瞑，甚则胕肿血溢，疮疡咳喘；主胜则心热烦躁，甚则胁痛支满。太阴司天，客胜则首面胕肿，呼吸气喘；主胜则胸腹满，食已而瞀 ①。少阳司天，客胜则丹胗外发，及为丹熛 ② 疮疡，呕逆喉痹，头痛嗌肿，耳聋血溢，内为瘛疭；主胜则胸满咳仰息，甚而有血，手热。阳明司天，清复内余 ③，则咳衄嗌塞，心鬲中热，咳不止而白血出者死 ❶。太阳司天，客胜则胸中不利，出清涕，感寒则咳；主胜则喉嗌中鸣。

【注】

① 瞀：精神昏乱。《楚辞·九辩》："中瞀乱兮迷惑。"

② 丹熛：病名，丹毒之类。

③ 清复内余：张志聪说："清肃之客气入于内，而复有余于内也。"阳明属金，金居火位，金不能胜火，故不言客胜。

【语译】

黄帝道：其发生的病状是怎样的？岐伯说：厥阴司天，客气胜就患耳鸣眩晕，甚则咳嗽；主气胜就病胸胁疼痛，舌强难以说话。少阴司天，客气胜就患衄嚏，颈项强，肩背发热，头痛，少气，发热，耳聋，目昏，甚则浮肿，血溢，疮疡，咳嗽气喘；主气胜就病心热烦躁，甚至胁痛胀满。太阴司天，客气胜就患头面浮肿，呼吸气喘；主气胜就病胸腹满，进食之后，精神昏乱。少阳司天，客气胜就患丹疹发于皮肤，也许成为丹毒疮疡，呕逆，喉痛，头痛，咽肿，耳聋，血溢，内证是手足抽搐；主气胜就患胸满，咳嗽，仰息，甚至咳而有血，手热。阳明司天，肃之气有余于内，就患咳嗽，衄血，嗌咽窒塞，心膈中热，咳嗽不止，面白，血出不止者死。太阳司天，客气胜就患胸中不快，流清涕，感寒则咳嗽；主气胜就病喉嗌中鸣响。

厥阴在泉，客胜则大关节不利，内为痉强拘瘛，外为不便；主胜则筋骨繇并①，腰腹时痛。少阴在泉，客胜则腰痛，尻股膝髀腨胻足病，瞀热以酸，胕肿不能久立，溲便变；主胜则厥气上行，心痛发热，膈中众痹皆作，发于胠胁，魄汗不藏，四逆而起。太阴在泉，客胜则足痿下重，便溲不时，湿客下焦，发而濡泻，及为肿隐曲之疾；主胜则寒气逆满，食饮不下，甚则为疝。少阳在泉，客胜则腰腹痛而反恶寒，甚则下白溺白②；

主胜则热反上行而客于心，心痛发热，格中而呕。少阴同候。阳明在泉，客胜则清气动下，少腹坚满而数便泻；主胜则腰重腹痛，少腹生寒，下为鹜溏，则寒厥于肠，上冲胸中，甚则喘不能久立。太阳在泉，寒复内余③，则腰尻痛，屈伸不利，股胫足膝中痛。

【注】

① 瘛并：张介宾说："瘛，摇同。并，挛束不开也。"

② 下白溺白：马莳说："大便下白，而溺亦下白。"

③ 寒复内余：太阴在泉，为水居水位，无主胜客胜之分，故不复云主胜或客胜，而统以寒复内余概之。

【语译】

厥阴在泉，客气胜就患大关节不利，在内就发生痉挛强直抽搐，在外就发生动作不便的现象；主气胜就患筋骨摇动强直，腰腹经常疼痛。少阴在泉，客气胜就患腰痛，尻、股、膝、髀、腨、胻、足等部位都不舒服，无规律地灼热而酸，浮肿不能久立，二便变色；主气胜就患逆气上冲，心痛发热，膈部诸痹都可出现，病发于肤胁，汗多不藏，四肢因之而致厥冷。太阴在泉，客气胜，就发生足痿之病，下肢沉重，二便不能正常，湿留下焦，就发为濡泻以及浮肿隐曲之疾；主气胜就会寒气上逆，痞满，饮食吃不多，甚至发生疝痛之病。少阳在泉，客气胜就患腰腹痛，恶寒，甚至二便色白；主气胜就会热反上行而侵犯到心部，心痛发热，格拒于中，呕吐，其他各种证候与少阴在泉所致者相同。阳明在泉，客气胜则清凉之气扰动下，少腹坚满，屡次便泻；主气胜就患腰重腹痛，少腹部生寒气，在下大便溏泄，寒气逆于肠胃，上冲胸中，甚则气喘不能久立。太阳在泉，寒复内余，就会腰、尻疼痛，屈伸感到不便，股、胫、足、膝中疼痛。

帝曰：善。治之奈何？岐伯曰：高者抑之，下者举之①，有余❶折之，不足❶补之，佐以所利，和以所宜，必安其主客，适其寒温，同者逆之，异者从之 ②。

【校】

❶ 有余　不足：读本、赵本、吴本、藏本"有余""不足"下并有"者"字。沈祖绵说："拆当为'泄'。"

【注】

① 高者抑之下者举之："高"指上冲。张介宾说："高者抑之，欲其降也；下者举之，欲其升也。"

② 同者逆之异者从之：张介宾说："客主同气者，可逆而治之；客主异气者，或从于客，或从于主也。"

【语译】

黄帝道：讲得好！应该怎样治疗？岐伯说：上冲的抑之使下，陷下的举之使升，有余的泻其实，不足的补其虚，再佐以有利的药物，调以恰当的饮食，使主客之气安泰，而适和其寒温。客主同气的，是胜气偏甚，可逆而折之；若客主异气的，当视其偏强偏弱之气从而调之。

帝曰：治寒以热，治热以寒，气相得者逆之，不相得者从之，余以 ❶ 知之矣。其于正味 ① 何如？岐伯曰：木位之主 ②，其泻以酸，其补以辛。火位之主 ③，其泻以甘，其补以咸。土位之主 ④，其泻以苦，其补以甘。金位之主 ⑤，其泻以辛，其补以酸。水位之主 ⑥，其泻以咸，其补以苦。厥阴之客，以辛补之，以酸泻之，以甘缓 ❷ 之。少阴之客，以咸补之，以甘泻之，以咸收之 ❸。太阴之客，以甘补之，以苦泻之，以甘缓之。少阳之客，以咸补之，以甘泻之，以咸软之。阳明之客，以酸补之，以辛泻之，以苦泻之。太阳之客，以苦补之，以咸泻之，以苦坚之，以辛润之。开发腠 ❹ 理，致津液，通气也。

【校】

❶ 以：胡本、赵本、藏本"以"并作"已"。

❷ 缓：四库本"缓"作"发"。

❸ 以咸收之：明绿格抄本"咸"作"酸"。林校云："按《脏气法时论》云'心苦缓，急食酸以收之'，此云以咸收之者误也。"

❹ 膜：四库本"膜"作"其"。

【注】

① 正味：张介宾说："五行气化补泻之味，各有专主，故曰正味。"

② 木位之主："木位"是厥阴风木之位。"主"是主气。王冰注："木位，春分前六十一日，初之气也。"

③ 火位之主：王冰注："君火之位，春分之后六十一日，二之气也。相火之位，夏至前后各三十日，三之气也。"

④ 土位之主：王冰注："土之位，秋分前六十一日，四之气也。"

⑤ 金位之主：王冰注："金之位，秋分后六十一日，五之气也。"

⑥ 水位之主：王冰注："水之位，冬至前后各三十日，终之气也。"

【语译】

黄帝道：治寒用热，治热用寒，主客气相同的用逆治，相反的用从治，我已经知道了。然而对于五行补泻的正味来说又是怎样的呢？岐伯说：厥阴风木主气所致的，就用酸味泻之，用辛味补之；少阴君火与少阳相火所致的，就用甘味泻之，用咸味补之；太阴湿土主气所致的，就用苦味泻之，用甘味补之；阳明燥金主气所致的，就用辛味泻之，用酸味补之；太阳寒水主气所致的，就用咸味泻之，用苦味补之。厥阴客气为病，补用辛味，泻用酸味，发用甘味；少阴客气为病，补用咸味，泻用甘味，收用酸味；太阴客气为病，补用甘味，泻用苦味，缓用甘味；少阳客气为病，补用咸味，泻用甘味，软坚用咸味；阳明客气为病，补用酸味，泻用辛味，泻下用苦味；太阳客气为病，补用苦味，泻用咸味，坚用苦味，润用辛味。这都是为了疏通膜理，引致津液，宣通阳气啊。

帝曰：善。愿闻阴阳之三也何谓？岐伯曰：气有多少，异用也。帝曰：阳明何谓也？岐伯曰：两阳合明①也。帝曰：厥阴何也？岐伯曰：两阴交尽②也。

【注】

① 两阳合明：高世栻说："有少阳之阳，有太阳之阳，两阳相合而明，其中

有阳明也。"

② 两阴交尽：高世栻说："由太而少，则终有厥阴，有太阴之阴，少阴之阴，两阴交尽，故曰厥阴。"

【语译】

黄帝道：讲得好！听说阴阳各有三，这是什么道理？岐伯说：这是因为阴阳之气有多有少，它的性用也各不相同。黄帝道：阳明是什么意思？岐伯说：太阳、少阳二阳合明，所以称为阳明。黄帝道：厥阴是什么意思？岐伯说：太阴、少阴之气交尽，所以称为厥阴。

帝曰：气有多少，病有盛衰，治有缓急，方有大小，愿闻其约奈何？岐伯曰：气有高下，病有远近，证有中外，治有轻重，适其至所为故也。《大要》曰：君一臣二，奇之制也；君二臣四，偶之制也；君二臣三，奇之制也；君二❶臣六，偶之制也。故曰：近者奇之，远者偶之，汗者不以奇❷，下者不以偶❷，补上治上制以缓，补下治下制以急，急则气味厚，缓则气味薄，适其至所，此之谓也。病所远而中道气味之❸者，食而过之，无越其制度也。是故平气之道，近而奇偶，制小其服也。远而奇偶，制大其服也。大则数少，小则数多。多则九之，少则二之。奇之不去则偶之，是谓重方。偶之不去，则反佐^①以取之，所谓寒热温凉，反从其病也。

【校】

❶ 二：赵本、吴本、藏本、熊本、四库本、滑抄本"二"并作"三"。

❷ 不以奇　不以偶：明绿格抄本"以奇"与"以偶"互乙。按：明绿格抄本是。王注："汗药不以偶方，下药不以奇制。"是其证。

❸ 之："之"疑作"乏"，"之"为"乏"之坏字。

【注】

① 反佐：李时珍《本草纲目》："反佐即从治也。谓热在下而上有寒邪拒格，则寒药中入热药为佐；寒在下而上有浮火拒格，则热药中入寒药为佐。此寒因

热用，热因寒用之妙，温凉仿此。"

【语译】

黄帝道：气有多少的不同，病有盛衰的不同，治法有应缓应急的不同，处方有大小的不同，希望听听划分它们的标准是什么？岐伯说：邪气有高下之别，病有远近之分，症状表现有在里在外之异，所以治法就需要有轻有重，总之，以药力达到病所为准则。《大要》说：君药一味，臣药二味，是奇方之法；君药二味，臣药四味，是偶方之法；君药二味，臣药三味，是奇方之法；君药三味，臣药六味，是偶方之法。病在近所用奇方，病在远所用偶方；发汗之剂不用偶方，攻下之剂不用奇方；补上部、治上部的方制宜缓，补下部、治下部的方制宜急；气味迅急的药物其味多厚，性缓的药物其味多薄。方制用药要恰到病处，就是指此而言。如果病所远，而在中道药的气味就已缺乏，就当考虑食前或食后服药，以使药力达到病所，不要违反这个规定。所以平调病气的规律是：如病所近，不论用奇方或偶方，其制方服量要小；如病所远，不论用奇方或偶方，其制方服量要大。方制大的，是药的味数少而量重；方制小的，是药的味数多而量轻。味数多的可至九味，味数少的仅用到二味。用奇方而病不去，就用偶方，这叫作重方；用偶方而病仍不去，就用反佐之药以顺其病情来治疗，这就属于反用寒、热、温、凉的药来治疗了。

帝曰：善。病生于本①，余知之矣。生于标者②，治之奈何？岐伯曰：病反其本，得标之病，治反其本，得标之方。

【注】

① 生于本：张志聪说："本者，生于风热湿火燥寒六气。"
② 生于标者：张志聪说："标者，生于三阴三阳之气也。"

【语译】

黄帝道：讲得好！病生于本的，我已经知道了。病生于标的怎样治疗呢？岐伯说：与本病相反的，就可知道这是标病。在治疗时不从本病着眼，那就明白了治标的方法。

帝曰：善。六气之胜，何以候之？岐伯曰：乘其至❶也。清气大来，燥之胜也，风木受邪，肝病生焉。热气大来，火之胜也，金燥受邪，肺病生焉。寒气大来，水之胜也，火热受邪，心病生焉。湿气大来，土之胜也，寒水受邪，肾病生焉。风气大来，木之胜也，土湿受邪，脾病生焉。所谓感邪而生病也。乘年之虚①，则邪甚也。失时之和②，亦邪甚也。遇月之空③，亦邪甚也。重感于邪，则病危矣。有胜之气，其必来复也。

【校】

❶ 至：张琦说："'至'当作'虚'。"

【注】

① 乘年之虚：张志聪说："主岁之气不及也。"

② 失时之和：张志聪说："四时之气衰也。"

③ 遇月之空：王冰注："谓上弦前、下弦后、月轮中空也。"如遇月之空，则人体气血有不足之感。

【语译】

黄帝道：讲得好！六气的胜气，怎样观察呢？岐伯说：这要趁六气到来的时候观察。清肃之气大来，是燥气之胜，燥胜则风木受邪，肝病就发生了。热气大来，是火气之胜，火偏胜则金燥受邪，肺病就发生了。寒气大来，是水气之胜，水偏胜则火热受邪，心病就发生了。湿气大来，是土气之胜，土偏胜则寒水受邪，肾病就发生了。风气大来，是木气之胜，木胜则土湿受邪，脾病就发生了。这些都是所谓感邪而生病的。如果正当岁气不足之年，则邪气更甚；如主时之气不和也使邪气更甚；遇月廓空的时候也使邪气更甚。以上三种情况，若再感受邪气，病就很危险了。凡是有了胜气，相继而来的必定是报复之气。

帝曰：其脉至何如？岐伯曰：厥阴之至其脉弦，少阴之至其脉钩，太阴之至其脉沉，少阳之至大而浮，阳明之至短面涩，太阳之至大而长❶。至而和则平，至而甚则病，至而反者病，至而不至者病，未至而至者病，阴阳易^①者危。

【校】

❶ 少阳之至大而浮阳明之至短而涩太阳之至大而长：以上文"厥阴、少阴、太阴"律之，"至"下，应有"其脉"二字，当据《素问入式运气论奥》引补。

【注】

① 阴阳易：谓阴位见阳脉，阳位见阴脉，阴阳易位而见，故曰"阴阳易"。

【语译】

黄帝道：六气到来时，脉的体象都怎样？岐伯说：厥阴之气到来，其脉应表现为弦；少阴之气到来，其脉应表现为钩；太阴之气到来，其脉应表现为沉；少阳之气到来，其脉应表现为大而浮；阳明之气到来，其脉应表现为短而涩；太阳之气到来，其脉应表现为大而长。气至而脉和是平人，气至而脉应太盛的是病，气至而脉相反的是病，气至而脉不至的是病，气未至而脉已至的是病，若阴阳之气变易而脉象交错的就很危险了。

帝曰：六气标本，所从不同奈何？岐伯曰：气有从本者，有从标本者，有不从标本者也。帝曰：愿卒闻之。岐伯曰：少阳太阴从本^①，少阴太阳从本从标^②，阳明厥阴，不从标本从乎中^③也。故从本者，化生于本^④，从标本者，有标本之化，从中者，以中气为化也。帝曰：脉从而病反者，其诊何如？岐伯曰：脉至而从，按之不鼓，诸阳皆然。帝曰：诸阴之反^⑤，其脉何如？岐伯曰：脉至而从，按之鼓甚而盛也。

【注】

① 少阳太阴从本：少阳本火而标阳，太阴本湿而标阴。二者均属标本同气，故两经经病之化，皆从乎本。

② 少阴太阳从本从标：少阴本热标阴，而中见为太阳寒气；太阳本寒而标阳，而中见为少阴热气。二者均为标本异气，且互为中见，而有水火阴阳之悬殊，本标不得同化，故两经经病之化，或从标或从本。

③ 阳明厥阴不从标本从乎中：阳明之中见为太阴湿气，厥阴之中见为少阳

火气。燥从湿化，木从火化，故二者均不从标本，而从乎中气。

④ 化生于本：王冰说："化谓气化之元主也，有病以元主气用寒热治之。"

⑤ 诸阴之反：谓诸阴之脉从病反者。

【语译】

黄帝道：六气的标本，变化所从不同，是什么原因？岐伯说：六气有从本化的，有从标本的，有不从标本的。黄帝道：我希望彻底了解这个道理。岐伯说：少阳太阴从本化，少阴太阳既从本又从标，阳明厥阴不从标本而从其中气，从本的，是因为病邪生于本气。从标从本的，是因为病的发生有从本的，也有从标的。从中气的，是因为病的发生基于中气。

黄帝道：脉相从而病相反的，怎样诊断呢？岐伯说：脉至与症状相一致，但按之不鼓击而无力的，这就不是真正阳病，各种阳证阳脉都是这样。黄帝道：凡是阴证而相反的，其脉象怎样？岐伯说：脉至与病证相一致，但按之鼓指而极盛的，这就不是正阴病。

是故百病之起，有生于本者，有生于标者，有生于中气者，有取本而得者，有取标而得者，有取中气而得者，有取标本而得者，有逆取而得者，有从取而得者。逆，正顺也；若顺，逆也。故曰：知标与本，用之不殆，明知逆顺，正行无问❶。此之谓也。不知是者，不足以言诊，足❷以乱经。故《大要》曰：粗工嘻嘻①，以为可知，言热未已，寒病复始，同气异形，迷诊乱经。此之谓也。夫标本之道，要而博，小而大，可以言一而知百病之害，言标与本，易而勿损，察本与标，气可令调，明知胜复，为万民式，天之道毕矣。

【校】

❶ 问：吴本、藏本、四库本"问"并作"间"。

❷ 足：《儒门事亲》卷十引"足"上有"适"字。

【注】

① 嘻嘻：喜笑之貌。见《易·家人》正义。

【语译】

所以各种疾病的起始，有发生于本气的，有发生于标气的，有发生于中气的。在治疗上有治其本气而得愈的，有治其标气而得愈的，有治其中气而得愈的，也有标气本气兼治而得愈的。有逆其势而治愈的，有从其情而治愈的。逆，是逆病之情，在治疗上是正治顺治，若顺治表面虽似顺，其实却是逆。所以说：知道标与本，在临证时，就能没有危害，明白逆治顺治的道理，就能适当施行治疗而没有漏洞，就是这个意思。不知道这些道理，就不能谈诊断，却足以扰乱经气。所以《大要》上说：粗工沾沾自喜，以为所有病证都已知道了，但一结合临证，他谈论热证尚未终了，寒病征象又开始显出来了，他不了解同是一气而所生病变不同，于是心中迷惑，诊断不清，扰乱了经气，就是这个意思。标本的道理简要而应用极广，从小可以及大，通过一个例子可以明白一切病的变化。所以明白了标与本，就容易治疗而不会发生损害；观察属本还是属标，就可使病气调和。明确懂得六气胜复的道理，就可以作为一般医生的榜样，同时对于天地变化之道也就彻底了解了。

帝曰：胜复之变，早晏何如？岐伯曰：夫所胜者，胜至已病，病已愠愠①，而复已萌也。夫所复者，胜尽而起，得位而甚，胜有微甚，复有少多，胜和而和，胜虚而虚，天之常也。帝曰：胜复之作，动不当位，或后时而至，其故何也？岐伯曰：夫气之生，与其化衰盛异也❶。寒暑温凉盛衰之用，其在四维②。故阳之动，始于温，盛于暑；阴之动，始于清，盛于寒。春夏秋冬，各差其分。故《大要》曰：彼春之暖，为夏之暑，彼秋之忿，为冬之怒，谨按四维，斥候③皆归，其终可见，其始可知。此之谓也。帝曰：差有数乎？岐伯曰：又凡三十度也。帝曰：其脉应皆何如？岐伯曰：差同正法，待时而去也。

《脉要》曰：春不沉，夏不弦，冬不涩，秋不数❷，是谓四塞④。沉甚曰病，弦甚曰病，涩甚曰病，数甚曰病，参见曰病，复见曰病，未去而去曰病，去而不去曰病，反者死。故曰：气之相守司也，如权衡之不得相失也。夫阴阳之气，清静则生化治，动则苛疾起，此之谓也。

【校】

❶ 夫气之生与其化衰盛异也："与其"与"化"字误倒，"化"字应属上读，作"夫气之生化，与其衰盛异也"。此当据本书《六元正纪大论》"五气之发"节林校引文乙正。

❷ 冬不涩秋不数：赵本"冬不涩"与"秋不数"互乙。

【注】

① 愠愠：《类篇》十《心部》："心所蕴积也。""愠愠"即蓄积之义。

② 四维：张介宾说："辰戌丑未之月。"即指春之温在三、四月，夏之暑在五、六月，秋之凉在九、十月，冬之寒在十二月与正月。

③ 斥候：《淮南子·兵略训》高注："斥度候视也。"即侦察之义。

④ 四塞：王冰说："天地四时之气，闭塞而无所运行也。"

【语译】

黄帝道：胜气复气的变动，有早有晚是怎样的情况？岐伯说：所谓胜气，胜气到来时人已经病了，而病气蓄积的时候，复气就已经萌发了。那复气，在胜气终了时它乘机而起，得其时位，就会加剧。胜气有轻有重，复气有少有多，胜气平和，复气也就平和，胜气虚，复气也虚，这是天气变化的常规。

黄帝道：胜复的发作，有时并不恰合它的时位，有的后于时位而来，这是什么缘故？岐伯说：这是因为六气的发生变化，都有衰和盛的不同。寒暑温凉盛衰的作用，表现就在四维。所以阳气的发动，开始于温暖而极盛于暑热，阴气的发动，开始于清凉而极盛于寒冽，春夏秋冬的气候，各有差别。所以《大要》上说：春天的温暖，发展而为夏天的暑热，秋天的清肃，发展而为冬天的凛冽。谨慎按照四维的变化，侦察其气候的回归，这样，可以见到气的终了，可以知道气的开始。就是这个意思。

黄帝道：四时气候的变迁，它的差别有常数吗？岐伯说：大概是三十天的光景。

黄帝道：其脉的相应，都是什么？岐伯说：差分之脉见于脉象，与正常的相同，只不过在判断时，将所差的时数去掉罢了。《脉要》说：春脉毫无沉象，夏脉毫无弦象，秋脉毫无数象，冬脉毫无涩象，叫作四时之气闭塞。沉而太过的是病脉，弦而太过的是病脉，数而太过的是病脉，涩而太过的是病脉，脉气乱而参差的是病脉，气已去而脉复见的是病脉，气未去而脉先去的是病脉，气去而脉不去的是病脉，脉与气相反的是死脉。所以说四时之气相互联系，各有所守，各有所司，就像秤砣与秤杆一样，缺一不可。阴阳之气，清静时就会生化安宁，变动时就会产生疾病，说的就是这个意思。

帝曰：幽明何如？岐伯曰：两阴^①交尽故曰幽，两阳^②合明故曰明，幽明之配，寒暑之异也。帝曰：分至^③何如？岐伯曰：气至之谓至，气分之谓分，至则气同，分则气异^④，所谓天地之正纪也。

【注】

① 两阴：指太阴与少阴。

② 两阳：指太阳与少阳。

③ 分至："分"即春分与秋分。"至"即夏至与冬至。

④ 至则气同分则气异：夏至当三气之中，冬至当终气之中，秋分位于四气与五气之间，春分位于初气与二气之间。

【语译】

黄帝道：什么是幽明？岐伯说：两阴之气都尽就称作幽，两阳之气相合就称为明，幽明的配合，成为寒暑的不同。黄帝道：分至是什么原因？岐伯说：气来叫作至，气分叫作分，气至之时其气是相同的，气分之时其气是不相同的，这就是天地的一般规律。

帝曰：夫子言春秋气始于前，冬夏气始于后，余已知之矣。

然六气往复，主岁不常也，其补泻奈何？岐伯曰：上下所主^①，随其攸^②利，正其味，则其要也，左右同法。《大要》曰：少阳之主，先甘后咸；阳明之主，先辛后酸；太阳之主，先咸后苦；厥阴之主，先酸后辛；少阴之主，先甘后咸；太阴之主，先苦后甘。佐以所利，资以所生，是谓得气。

【注】

① 上下所主：张介宾说："司天在泉，上下各有所主。"

② 攸："攸"有"所"义。

【语译】

黄帝道：夫子你说春秋之气开始于前，冬夏之气开始于后，这我已经知道了。但是六气往复运动，主岁之气又变化无常，其补泻的方法应怎样？岐伯说：司天在泉，上下都有所主，应该随其所利而用补泻，考虑适宜的药物就是治疗的要点。左右间气的治法与此相同。《大要》说：少阳主岁，先用甘药，后用咸药；阳明主岁，先用辛药，后用酸药；太阳主岁，先用咸药，后用苦药；厥阴主岁，先用酸药，后用辛药；少阴主岁，先用甘药，后用咸药；太阴主气，先用苦药，后用甘药。辅以有利的药物，资助其生化之机，这样就算是适合了六气。

帝曰：善。夫百病之生也，皆生于风寒暑湿燥火，以之化之变^①也。经言盛者泻之，虚赐补之，余赐以方士，而方士用之，尚未能十全，余欲令要道必行，桴^②鼓相应，犹拔刺雪污^③，工巧神圣，可得闻乎？岐伯曰：审察病机，无失气宜，此之谓也。帝曰：愿闻病机何如？岐伯曰：诸风掉眩，皆属于肝。诸寒收引^④，皆属于肾。诸气膹❶郁^⑤，皆属于肺。诸湿肿满，皆属于脾。诸热瞀瘛^⑥，皆属于火。诸痛痒疮，皆属于心。诸厥固泄，皆属于下❷。诸痿❸喘呕，皆属于上。诸禁鼓栗^⑦，如丧神守，皆属于火。诸痉项强，皆属于湿。诸逆冲上，皆属于火。诸胀腹大，皆属于热。诸躁狂越，皆属于火。诸暴强直，皆属于风。诸病有声，鼓⑧之如鼓，皆属于热。诸病胕肿疼酸惊骇，皆属于火。诸转反戾⑨，水液浑浊，皆属于热。诸病水液，澄澈清冷❹⑩，皆属于寒。诸呕吐酸，暴注下迫，皆属于热。故《大要》曰：谨守病机，各司其属，有者求之，无者求之，盛者责之，虚者责之，必先五胜⑪，疏其血气，令其调达，而致❺和平，此之谓也。

【校】

❶ 膹：《医垒元戎》卷三引"膹"作"愤"。

❷ 下：滑抄本"下"作"邪"。

❸ 痿：《素问玄机原病式·热类》、《医垒元戎》卷七引"痿"并作"病"。

❹ 冷：藏本"冷"作"泠"。

❺ 致：吴本"致"作"至"。

【注】

① 之化之变：气之正者为化，邪者为变，气之邪正，皆由风寒暑湿燥火，故曰"之化之变"。

② 桴：即击鼓槌。见《后汉书·第五种传》贤注。

③ 雪污：《广雅·释诂三》："雪，除也。""污"，谓污秽不净。

④ 收引："收"谓收缩，"引"谓拘急。"收引"即指筋脉拘急，关节屈伸不利。

⑤ 膹郁：《说文·心部》："愤，懑也。""愤郁"即烦满郁闷。

⑥ 瞀瘛："瞀"，指视物昏花，"瘛"，指手足筋脉拘急抽搐。

⑦ 诸禁鼓栗："禁"与"噤"通。"鼓栗"谓寒战发抖，上下牙齿扣击。

⑧ 鼓："鼓"谓拍击。

⑨ 诸转反戾："转"谓转筋，"反"谓角弓反张，"戾"曲也。"转、反、戾"指筋脉挛急之三种不同现象。

⑩ 清冷："冷"与"泠"谐声，"清泠"即寒冷。

⑪ 五胜：王冰说："谓五行更胜也。"

【语译】

黄帝道：讲得好！大凡各种疾病，都生于风、寒、暑、湿、燥、火六气的化与变，医书里说，盛就应该泻，虚就应该补。我把这些方法，教给医生，而医生运用后还不能收到十全的效果。我想使这些重要的理论得到普遍的运用，能够收到桴鼓相应的效果，好像拔除棘刺、洗雪污浊一样，使一般医生能够达到工巧神圣的程度，可以讲给我听吗？岐伯说：仔细观察疾病的机理，不违背调和六气的原则，就可以达到这个目的。黄帝道：希望听您说说病机是什么？岐伯说：凡是风病而发生的颤动眩晕，都属于肝；凡是寒病而发生的筋脉拘急，都属于肾；凡是气病而发生的烦满郁闷，都属于肺；凡是湿病而发生的浮肿胀满，都属于脾；凡是热病而发生的视物昏花，肢体抽搐，都属于火；凡是疼痛、瘙痒、疮疡，都属于心；凡是厥逆，二便不通或失禁，都属于下焦；凡是患喘逆呕吐，都属于上焦；凡是口噤不开，寒战，口齿叩击，都属于火；凡是痉病颈项强急，都属于湿；凡是气逆上冲，都属于火；凡是胀满腹大，都属于热；凡是躁动不安，发狂而举动失常的，都属于火；凡是突然发生强直的症状，都是属于风邪；凡是病而有声，在触诊时，发现如鼓音的，都属于热；凡是浮肿、疼痛、酸楚，惊骇不安，都属于火；凡是转筋挛急，排出的水液浑浊，都属于热；凡是排出的水液感觉清亮、寒冷，都属于寒；凡是呕吐酸水，或者突然急泄而有窘迫的感觉，都属于热。所以《大要》说：要谨慎地注意病机，了解各种症状的所属，有五行之邪要加以推求，没有五行之气也要加以推求，如果是盛要看为什么盛，如果是虚要看为什么虚。一定得先分析五气中何气所胜，五脏中何脏受病，疏通其血气，使其调和畅达，而归于和平，这就是所谓疾病的机理。

帝曰：善。五味阴阳之用何如？岐伯曰：辛甘发散为阳，酸苦涌泄^①为阴，咸味涌泄为阴，淡味渗泄^②为阳，六者或收或散，或缓或急，或燥或润，或软或坚，以所利而行之，调其气使其平也。帝曰：非调气而得者，治之奈何？有毒无毒，何先何后？愿闻其道。岐伯曰：有毒无毒，所治为主，适大小为制^③也。帝曰：诸言其制。岐伯曰：君一臣二，制之小也；君一臣三佐五，制之中也；君一臣三佐九，制之大也。寒者热之，热者寒之，微者逆之，甚者从之，坚者削之，客者除之，劳者温之，结者散之，留者攻之，燥者濡之，急者缓之，散者收之，损者温❶之，逸者行之，惊者平之。上之下之，摩之浴之，薄之劫之，开之发之，适事为故④。帝曰：何谓逆从？岐伯曰：逆者正治，从者反治，从少从多，观其事也。帝曰：反治何谓？岐伯曰：热因寒用⑤，寒因热用❷⑥，塞因塞用⑦，通因通用⑧，必伏其所主，而先其所因，其始则同，其终则异，可使破积，可使溃坚，可使气和，可使必已。帝曰：善。气调而得者何如？岐伯曰：逆之从之，逆而从之，从而逆之，疏气令调，则其道也。

【校】

❶温：胡本、读本、吴本、明绿格抄本、藏本、熊本"温"并作"益"。

❷热因寒用寒因热用：以"塞因塞用，通因通用"律之，"寒用、热用"，上下误倒，应作"热因热用，寒因寒用"。

【注】

① 涌泄：王冰说："涌，吐也。泄，利也。"

② 渗泄：李杲说："渗，小汗也，泄，利小便也。"

③ 适大小为制：王冰说："量病轻重，大小制之者也。"

④ 适事为故：《荀子·王霸》杨注："故，巧也。""适事为故"是说适应病情为好。

⑤ 热因寒用：反治法之一，如内真寒而外假热，即应用此种方法治疗。

⑥ 寒因热用：反治法之一，如内真热而外假寒，即应用此种方法治疗。

⑦ 塞因塞用：反治法之一，指用补益药治阻塞假象的方法。

⑧ 通因通用：反治法之一，指用通利药治通利病证的方法。

【语译】

黄帝道：讲得好！药物五味、阴阳的作用是怎样的？岐伯说：辛、甘味的药性是发散的，属于阳；酸、苦味的药性是涌泄的，属于阴；咸味的药性也是涌泄的，所以属阴；淡味的药性是渗泄的，所以也属阳；这六种性味的药物，其作用有的是收敛，有的是发散，有的是缓和，有的是迅急，有的是干燥，有的是濡润，有的是柔软，有的是坚实，要根据它们的不同作用来使用，从而调和其气，使之归于和平。

黄帝道：病有不是调气所能治好的，应该怎样治疗？有毒的药和无毒的药，哪种先用，哪种后用，希望听听这些道理。岐伯说：用有毒的药，或用无毒的药，要以能治病为准则，然后根据病情来制定剂量的大小。

黄帝道：请你讲讲方制。岐伯说：君药一味，臣药二味，这是小剂的组成；君药一味，臣药三味，佐药五味，这是中剂的组成；君药一味，臣药三昧，佐药九味，这是大剂的组成。病属于寒的，要用热药；病属于热的，要用寒药。病轻的，就逆着病情来治疗；病重的，就顺着病情来治疗。病邪坚实的，就削弱它。病邪停留在体内的，就驱除它。病属劳倦所致的，就温养它。病属气血郁结的，就加以舒散。病邪滞留的，就加以攻逐。病属枯燥的，就加以滋润。病属急剧的，就加以缓解。病属气血耗散的，就加以收敛。病属虚损的，就加以补益。病属安逸停滞的，要使其畅通。病属惊怯的，要使之平静。或升或降，或用按摩，或用洗浴，或迫邪外出，或截邪发作，或用开泄，或用发散，都以适合病情为好。

黄帝道：什么叫作逆从？岐伯说：逆就是正治法，从就是反治法，所用从治药的应多应少，要观察病情来确定。

黄帝道：反治怎么讲呢？岐伯说：就是"热因热用，寒因寒用，塞因塞用，通因通用"，要制服其主病，但必先找出致病的原因。反治之法，开始时药性与病情之寒热似乎相同，但是它所得的结果却并不相同，可以用来破除积滞，可以用来消散坚块，可以用来调和气血，可使疾病得到痊愈。

黄帝道：讲得好！有六气调和而得病的，应怎样治？岐伯说：或用逆治，或用从治，或主药逆治而佐药从治，或主药从治而佐药逆治，疏通气机，使之调和，这是治疗的正法。

帝曰：善。病之中外何如？岐伯曰：从内之外者，调其内；从外之内者，治其外；从内之外而盛于外者，先调其内而后治其外；从外之内而盛于内者，先治其外而后调其内；中外不相及，则治主病。

【语译】

黄帝道：病有内外相互影响的，怎样治疗？岐伯说：病从内生而后至于外的，应先调治其内；病从外生而后至于内的，应先调治其外；病从内生，影响到外部而偏重于外部的，先调治它的内部，而后治其外部；病从外生，影响到内部而偏重于内部的，先调治它的外部然后调治它的内部；既不从内，又不从外，内外没有联系的，就治疗它的主要病证。

帝曰：善。火热复，恶寒发热，有如疟状，或一日发，或间数日发，其故何也？岐伯曰：胜复之气，会遇之时，有多少也。阴气多而阳气少，则其发日远；阳气多而阴气少，则其发日近。此胜复相薄，盛衰之节，疟亦同法。

【语译】

黄帝道：讲得好！火热之气来复，就使人恶寒发热，好像疟疾的症状，有的一天一发，有的间隔数天一发，这是什么缘故？岐伯说：这是胜复之气相遇的时候有多有少的缘故。阴气多而阳气少，那么发作的间隔日数就长；阳气多而阴气少，那么发作的间隔日数就少。这是胜气与复气相互搏击，盛衰互为节制的道理。疟疾的原理也是这样。

帝曰：论言治寒以热，治热以寒，而方士不能废绳墨①而更其道也。有病热者寒之而热，有病寒者热之而寒，二者②皆在，新病复起，奈何治？岐伯曰：诸寒之而热者取之阴，热之而寒者取之阳，所谓求其属也③。帝曰：善。服寒而反热，服热而反寒，其故何也？岐伯曰：治其王气④，是以反也。帝曰：不治王而然者何也？岐伯曰：悉乎哉问也！不治五味❶属也。夫五味入胃，各归所喜，攻❷酸先入肝，苦先入心，甘先入脾，辛先入肺，咸先入肾，久而增气，物化之常也。气增而久，夭❸之由也。

【校】

❶ 五味：胡本、吴本、熊本"五味"并作"王味"。《素问校讹》引古抄本"五味"作"王气"。

❷ 攻：守校本"攻"作"故"。

❸ 夭：沈祖绵说："夭，为'反'之讹，上文三出'反'字。"

【注】

① 绳墨：谓规矩。见《何休·公羊序》疏解。

② 二者：指寒与热。

③ 所谓求其属也：马莳说："人有五脏，肾经属水为阴，今寒之而仍热者，当取之阴经，所谓壮水之主，以制阳光者是也；心经属火为阳，今热之而仍寒者，当取之阳经，所谓益火之源，以消阴翳者是也。此皆求之以本经之所属也。"

④ 王（wàng 望）气：指亢盛之气。

【语译】

黄帝道：论中曾说，治寒病用热药，治热病用寒药，医生不能废掉这个规矩而变更治法。但是有些热病服寒药而更热的，有些寒病服热药而更寒的，这寒热两种病俱在，反又引起新病，应该怎样治呢？岐伯说：凡是用寒药而反热的，应该滋阴，用热药而反寒的，应该补阳，这就是求其属类的治法。黄帝道：讲得好！服寒药而反热，服热药而反寒，这是什么缘故？岐伯说：只治其偏亢之气，所以有相反的结果。黄帝道：有的不是治了偏亢之气也出现这种情况，是什么原因？岐伯说：问得真详尽啊！这是不治偏嗜五味的一类。五味入胃以后，各归其所喜的脏器，所以酸味先入肝，苦味先入心，甘味先入脾，辛味先入肺，咸味先入肾，积之日久，便能增加各该脏之气，这是五味入胃后所起气化作用的一般规律。脏气增长日久而形成过胜这是导致相反的原因。

帝曰：善。方制君臣何谓也？岐伯曰：主病之谓君，佐君之谓臣，应臣之谓使，非上下三品之谓也。帝曰：三品何谓？岐伯曰：所以明善恶之殊贯①也。

【注】

① 明善恶之殊贯：张志聪说："谓药有毒无毒之分。"

【语译】

黄帝道：讲得好！制方有君臣的分别，是什么道理呢？岐伯说：主治疾病的药味就是君，辅佐君药的就是臣，供应臣药的就是使，不是上中下三品的意思。黄帝道：三品是什么意思？岐伯说：所谓三品，是用来说明药性有毒无毒的。

帝曰：善。病之中外何如？岐伯曰：调气之方，必别阴阳，定其中外，各守其乡，内者内治，外者外治，微者调之，其次平之，盛者夺之，汗者❶下之，寒热温凉，衰之以属，随其攸利，谨道如法，万举万全，气血正平，长有天命。帝曰：善。

【校】

❶ 者：赵本、吴本、熊本、滑抄本"者"并作"之"。王注："故曰汗之下之。"是王所据本原作"之"，与赵本合。

【语译】

黄帝道：讲得好！对病的内在外在都怎样治疗？岐伯说：调治病气的方法，必须分别阴阳，确定其属内属外，各按其病之所在，在内的治其内，在外的治其外，病轻的调理它，较重的平治它，病势盛的就攻夺它。或用汗法，或用下法，这要分辨病邪的寒、热、温、凉，根据病气的所属使之消退，这要随其所宜。谨慎地遵守如上的法则，就会万治万全，使气血和平，确保天年。

著至教论篇第七十五

本篇指出学医之道，必须对天文、地理、人事，作整体的分析和认识。另外说明三阳对人身的危害和三阳独至的发病情况。

黄帝坐明堂①，召雷公而问之曰：子知医之道乎？雷公对曰：诵而颇❶能解，解而未能别②，别而未能明，明而未能彰③，足以治群僚，不足至❷侯王，愿得受树❸天之度，四时阴阳合之④，别❹星辰与日月光，以彰经术，后世益明，上通神农，著至教⑤，疑❺于二皇⑥。帝曰：善！无失之，此皆阴阳表里上下雌雄相输应⑦也，而道上知天文，下知地理，中知人事，可以长久，以教众庶，亦不疑殆⑧，医道论篇，可传后世，可以为宝。

【校】

❶ 颇：《太平御览》卷七百二十一《方术部》引"颇"作"未"。

❷ 至：吴本"至"作"治"。

❸ 得受树："受"字衍，"受"乃"得"字旁注，误入正文。《广雅·释诂三》："受，得也。""树"有"立"义。高世栻所谓"上古树八尺之臬，参日影之斜正长短，以定四时阴阳"是也。

❹ 别：于鬯说："别字疑当在'四时'上，'合之'二字属'星辰'读。"

❺ 疑：林校引全本及《太素》"疑"作"拟"。

【注】

① 明堂：宣明政教之堂。《白虎通·辟雍》："天子立明堂，所以正四时，出教化。"

②别："别"有区分之义。《汉书·杨雄传上》颜注："别，谓分系绪也。"

③彰："彰"与"章"通。《广雅·释训》："章，行也。"

④四时阴阳合之："阴阳"断句，"合之"二字应如于说属下读，此段上下文"明、彰、王、阳、光、皇"叶韵。

⑤著至教：谓阐明至确之理。

⑥二皇：指庖牺、女娲。

⑦输应：有相互感应、相互联系的意思。

⑧疑殆：沈祖绵说："殆，犹似也。"《魏志·杜怒传》："疑似难分。""疑似"谓疑惑像似。

【语译】

黄帝坐在明堂里，召来雷公问道：你懂得医的道理吗？雷公回答说：我读了医书，但不能够解释；即使能够解释，也还不能分析清楚；即使能够分析，也还不能明白它的道理；即使明白了，在临证时也还不能一一去做。因此，我的医道，能够治同僚的疾病，却不能够治疗侯王的疾患。希望教给我定个尺度，搞清四时阴阳和星辰日月的奥妙，从而使医经之法得以发扬光大，愈到后世，愈加显明。这就与远古的神农一脉相承，实在是最卓越的教化，可以与二皇相比美。黄帝道：你说得好！不要失掉了。这些就是阴阳、表里、上下、雌雄相互联系相互感应的道理。就医道来讲，应该上通天文、下通地理、中通人事，才可以长久存在，用它来教导群众，也才不致有什么疑惑。把这些医学道理著于书籍，传之后世，可以说是很宝贵的。

雷公曰：请受道，讽诵①用解。帝曰：子不闻《阴阳传》乎？曰：不知。曰：夫三阳天为业❶，上下②无常，合而病至，偏害阴阳。雷公曰：三阳莫当，请闻其解。帝曰：三阳独至③者，是三阳并至，并至如风雨，上为巅疾，下为漏病④，外无期，内无正⑤，不中经纪，诊无上下，以书⑥别。雷公曰：臣治疏愈，说意而已。帝曰：三阳者，至阳⑦也，积并则为惊⑧，病起疾风❷，至如砺砺⑨，九窍皆塞，阳气滂溢⑩，干嗌喉塞，并于阴⑪，则上下无常，薄为肠澼，此谓三阳直心⑫，坐不得起，卧者便身全❸。三阳之病，且以知天下，何以别阴阳，应四时，合之五行。

【校】

❶ 天为业："天"疑应作"之"。"之"与"天"字，草书形似易误。《尔雅·释诂》："业，事也。""事"有作用、活动之义。

❷ 疾风："疾"字疑误，似应作"如"。"如风""如礔砺"句法一律。

❸ 便身全：林校引《甲乙》"便身全"作"身重"。

【注】

① 讽诵：谓诵读。慧琳《音义》卷二十七："背文曰讽，以声节之曰诵。"

② 上下：指手足六经言。

③ 独至："独"读为"浊"，"浊"与"重"双声，"重"有"累"义。此曰"重至"，故下以"并至"申之。若作单独解，则与"并至"之义相抵触矣。

④ 漏病：杨上善说："谓膀胱漏泄，大小便数不禁守也。"

⑤ 外无期内无正：王冰说："外无色气可期，内无正经常尔。"其义是在外无征象之可期，在内无准则之可据。

⑥ 书："书"指《阴阳传》言。

⑦ 至阳："至"盛也，三阳并至，故称盛阳。

⑧ 积并则为惊：马莳说："三经积并，即手太阳之里为心，足太阳之里为肾，心失神、肾失志，则皆为惊骇。"

⑨ 礔砺：即"霹雳"。慧琳《音义》卷三十八："大雷震也。或从石作'礔砺'。"

⑩ 滂溢：水涌貌。此谓阳气盛，像大水之流溢。

⑪ 并于阴：张介宾说："阴，脏也。阳邪自表入脏，并聚于阴，则或上或下，亦无定诊。"

⑫ 三阳直心：高世栻说："三阳积并为病，谓之三阳直心。亢害已极，故坐不得起卧。"

【语译】

雷公说：请把这些医论传给我，以便诵读、理解。黄帝道：你没有听到《阴阳传》这部书吗？雷公说：不了解。黄帝道：三阳的危害是，当它们上下运行时如不按一般规律，就会合而产生疾病，偏害阴阳的活动。雷公说：三阳之气并至，不可阻挡，请您讲一讲这其中的道理。黄帝道：三阳独至，就是三阳之气并至，其来的时候像风雨一样迅疾，侵犯到人体上部，就发生头顶疾病，侵犯到下部就发生二便失禁的病。它所引起的疾患，在外没有明显的征象可期，在内没有准则可据。其病变不符合一般规律，所以诊断就无法肯定其病属上属下，应根据《阴阳传》加以识别。雷公说：我对于这类病，极少能治愈的，请说明这其中的意义，以解除我的疑惑。黄帝道：三阳是至盛之阳，积聚一起，就发为惊骇，病起时如风一样的迅速，如霹雳雷声一样的猛烈，九窍都为之闭塞，阳气盈溢于外，因而就咽干喉塞。如果并入于阴，就会上下失常，下迫于肠，发生肠澼。这是三阳之邪积并，影响经脉，所以坐下就不能起立，躺着也觉得身子沉重。以上虽然说的是三阳之病，但从而可进一步了解天与人的关系，以及如何区别阴阳、适应四时、与五行相配合。

雷公曰：阳言不别，阴言不理，请起受解，以为至道。帝曰：子若①受传，不知合至道以惑师教，语子至道之要，病伤五脏，筋骨以消，子言不明❶不别，是世主学尽❷矣。肾且绝②，惋惋日暮③，从容不出，人事不殷④。

【校】

❶ 不明："不明"疑误，似应作"不理"。方与雷公之问相合。

❷ 主学尽："主"字误，应作"至"。草书"主""至"异字同写，故易混误。"至学"与"至教""至道"同义。盖此言阳病及阴，伤及五脏，理本易明，雷公却惑师教，故帝慨叹世之至学亡失。《说文·四部》："尽，器中空也。"引申有亡失之义。

【注】

① 若："若"推拓连词，与"虽"同义。

② 肾且绝："且"有"将"义。吴崑说："此上，必有诸经衰绝之候，盖阙之，今惟存肾绝一条尔。"孙鼎宜说："病遍五脏，而独标肾绝者，以肾为五脏之终故也。"

③ 惋惋日暮：《素问札记》云："惋惋，闷也。言肾脏将绝之候，犹日暮之凄

凉寂寂，心中愦闷，不可譬也。"

④ 人事不殷：孙鼎宜说："殷当作'安'，声误。'从容'二句言肾绝之状。肾喜静，故从容不出，人事不安，则昏愦极矣。"

【语译】

雷公说：明白地讲，我还不能分别，隐约地讲，就更不能领会了。让我站起来聆听您的讲解，以便领会这一至深的道理。黄帝道：你虽然受了老师的传授，但不知道应与至道相结合，因此对老师所教的还有疑惑。现在，我告诉你至道的要点吧。如果病邪伤人五脏，筋骨就会日渐消损。像你所说的那样不理不别，世上的医学至理就要亡失了。例如肾脉将绝，就表现为心中愦闷，傍晚时更厉害，身体懒得不想出门，没有精神应酬人事。

示从容论篇第七十六

本篇指出临证诊断，应当循法守度，从容不迫，并举例说明了如何对脉象、症状做具体分析。

黄帝燕坐①，召雷公而问之曰：汝受术诵书者，若能览观杂学②，及于比类③，通合道理，为余言子所长。五脏六腑，胆胃大小肠脾胞膀胱，脑髓涕唾，哭泣悲哀，水④所从行，此皆人之所生，治之过失❶，子务明之，可以十全，即不能知，为世所怨。雷公曰：臣请诵《脉经·上下篇》甚众多矣，别异比类❷，犹未能以十全，又安足以明之。

【校】

❶ 失：张志聪注本"失"作"矣"。

❷ 别异比类：于鬯说："别异二字，今本作'则无'，似与上文黄帝问辞'及于比类'为义合。"

【注】

① 燕坐："燕"安息貌。见《诗经·北山》传。"燕坐"谓安息坐着。

② 杂学：正学以外之各种学问。

③ 比类：马莳说："观前后篇内，俱有比类，系古经篇名，然实以比方相类为义。"

④ 水：吴崑说："水，谓五液。"

【语译】

黄帝悠闲地坐在那里，召来雷公问道：你学习医术，诵读医书，或能够博览群书，达到了取类比象的地步，可以说把医学道理融会贯通了。

那么，你对我说说个人心得吧。如五脏、六腑、胆、胃、大小肠、脾、胞、膀胱、脑髓、涕唾、哭泣、悲哀以及水液的运行，这些都是人体之所赖以生存的，在治疗时容易发生错误的，你务必明了这些道理，治疗才能够十不失一，如不能了解，就要为人们所抱怨。雷公说：我读了《脉经·上下篇》的许多内容，却不能取类比象，在治病上，更不能达到十全的疗效，又怎能说是完全明白呢？

帝曰：子别试^①通五脏之过，六腑之所不和，针石之败，毒药所宜，汤液滋味，具言其状，悉言以对，请问不知。雷公曰：肝虚肾虚脾虚，皆令人体重烦冤^②，当❶投毒药刺灸砭石汤液，或己，或不己，愿闻其解。帝曰：公何年之长而问❷之少，余真问以自谬也。吾问子窈冥^③，子言《上下篇》以对，何也？夫脾虚浮似肺，肾小浮似脾，肝急沉散似肾，此皆工之所时乱也，然从容得之❸。若夫三脏土木水参居❹，此童子之所知，问之何也？

【校】

❶ 当：明绿格抄本"当"作"尝"。

❷ 问：于鬯说："问当作'闻'，涉下文'问'字而误。"

❸ 从容得之："从容"下脱"分别而"三字，应据本书《疏五过论》"从容知之"句王注引补。

❹ 若夫三脏土木水参居："土木水"三字衍，乃涉王注致误，此应作"若夫三脏参居"。三脏，承上脾肝肾言。

【注】

① 别试：《素问识》云："别试者，谓《脉经·上下篇》之外，别有所通，试论之也。"

② 肝虚肾虚脾虚皆令人体重烦冤：张璐说："身重无非湿证，湿重多归重于脾土，为脾病是矣。肾为水脏，肾虚则邪水用事，故又主肾虚。至于肝虚，亦令人体重烦冤者何也？盖肝虚则不能胜土，土无风气，亦必郁热上蒸而为病矣。"

③ 窈冥：吴崑说："窈冥者，义理玄妙，非书传之陈言。"

【语译】

黄帝道：那么你在《脉经·上下篇》之外，根据你所通晓的，试述一下五脏的病变，六腑的不和，针石的坏证，毒药的适宜，汤液的滋味等，要说得详尽一些，我也会详尽地回答你。你就把自己所不了解的提出来问吧。雷公说：肝虚、肾虚、脾虚，都能使人身体沉重、烦冤，曾经给过毒药、刺灸、砭石、汤液进行治疗，可是有的有效，有的却无效，希望听听你对这个问题的解释。黄帝道：你的年纪这样大，而听到的医理怎么这样肤浅呢？我提的问题，也可能不太适当了。我问的是较深的医理，你仅是把《脉经·上下篇》的话来回答，这是什么缘故呢？那脾脉虚浮如同肺脉，肾脉小浮像脾脉，肝脉急沉而散像肾脉，这些都是一般医工常常搞紊乱的。但是，只要安定从容，是可以一一辨别出来的。脾肝肾三脏都在膈下，部位相近，就是童子都能知道，你为什么还要问呢？

雷公曰：于此有人，头痛，筋挛骨重，怯然少气，哕噫腹满，时惊，不嗜卧，此何脏之发也？脉浮而弦❶，切❷之石坚，不知其解，复问所以三脏者，以知其比类也。帝曰：夫从容之谓也。夫年长则求之于腑，年少则求之于经，年壮则求之于脏，今子所言皆失。八风菀①熟❸，五脏消烁，传邪相受。夫浮而弦②者，是肾不足❹也，沉③而石者，是肾气内著也，怯然少气者，是水道不行，形气消索④也，咳嗽烦冤者，是肾气之逆⑤也，一人之气，病在一脏⑥也，若言三脏俱行⑦，不在法也。

【校】

❶ 脉浮而弦：《针灸资生经》第六《头痛》引作"其脉举之则弦"。

❷ 切：《针灸资生经》引"切"作"按"。

❸ 熟：明绿格抄本、柯校本"熟"并作"热"。

❹ 肾不足："肾"下疑脱"气"字，以下"肾气内著""肾气之逆"句律之

可证，以王注"以肾气不足"句律之亦可证。

【注】

① 菀："菀"蕴也。见《初学记》卷二十四引《风俗通》。

② 浮而弦：肾为水脏，真阴充则脉不浮，水能涵木，则肝气不横，脉必不弦。如浮而弦，则象征肾气之不足。

③ 沉：《素问绍识》云："据上文'切之石坚'，'沉'即沉按之谓。"

④ 消索：散尽。

⑤ 肾气之逆：尤怡说："肾虚气逆者，肾之脉上贯肝膈，入肺中，循喉咙。肾中阴火上炎，入肺则咳；肾中阴水随经入肺亦咳。"

⑥ 病在一脏：张琦说："言病皆在肾之一脏耳，非三脏俱行也，虽病变不一，兼及他脏，而病本则在于肾，余皆传邪相受也。"

⑦ 行："行"谓病之行。

【语译】

雷公说：这里有个病人，头痛，筋脉拘挛，骨节沉重，怯弱气短，呕哕嗳气，腹部胀满，时常惊恐，不想睡觉，这是哪一脏所发的病？他的脉象是举之则弦，按之坚硬如石，我不了解这其中的道理，我再问三脏，就是为了知道怎样比类。黄帝道：比类就是说诊病时要从容不迫。一般来说，对于年长人的病，应从六腑去探求；对于年少人的病，应从经络去探求；对于壮年人的病，应从五脏去探求。现在你仅从三脏之脉来说，那就错了。八风蕴结为热，五脏就会消烁。同时，病邪之变，互相传受。脉浮而弦，说明是肾气不足；重按而石坚，说明是肾气内着而不行；怯弱气短，说明是水津不能输布，以致形气消散；咳嗽烦闷，则是肾气上逆的缘故。因此说，这个人的症状，其病变在于肾脏，如果认为肝脾肾三脏都有病，那是不合医经之法的。

雷公曰：于此有人，四肢解堕，喘咳血泄，而愚诊之，以为伤肺，切脉浮大而紧 ❶，愚不敢治，粗工下砭石，病愈多出血，血止身轻，此何物也？帝曰：子所能治，知亦众多，与此病失矣。譬以鸿飞，亦冲于天。夫圣人之治病，循法守度，援物比类，化之冥冥①，循上及下，何必守经②。今夫脉浮大虚者，是脾气之外绝，去胃外归阳明❷也，夫二火不胜三水③，是以脉乱而无常也。四肢解堕，此脾精之不行也。喘咳者，是水气并阳明也。血泄者，脉急，血无所行也④，若夫以为伤肺者，由失以❸狂也，不引比类，是知不明也。夫伤肺者，脾气不守，胃气不清，经气不为使，真脏坏决，经脉旁绝，五脏漏泄，不衄则呕，此二者不相类也。譬如天之无形，地之无理，白与黑相去远矣。是失，吾过矣。以子知之，故不告子，明引比类、从容，是以名曰诊轻❹，是谓至道也。

【校】

❶ 紧：明绿格抄本"紧"作"虚"。

❷ 是脾气之外绝去胃外归阳明：张琦说："'外绝去'三字有误，或衍也。右关部外以候胃，内以候脾。今脉浮大而虚，是脾气外归于阳明之经，故砭出血，泄阳明而愈。"

❸ 以：吴注本"以"作"于"。

❹ 轻：林校引《太素》"轻"作"经"。

【注】

① 化之冥冥：张介宾说："握变化于莫测之间，而神无方也。"意思是随机应变。

② 经："经"谓经脉。

③ 二火不胜三水："二火"即二阳（胃），"三水"即三阴（脾）。

④ 脉急血无所行也：周学海说："经脉得寒而缩急，血不得畅行而旁溢也。"

【语译】

雷公说：这有个病人，四肢怠惰无力，喘息咳嗽，便血。我去诊断，以为是伤肺，可是切其脉浮大而虚，我不敢治疗。有个粗率的医生用砭石治疗，病人出血更多，待血止后，全身立感轻快，这是什么病呢？黄帝道：你所能治和所知道的病，也是很多了，可是就此病来说，是你错了。譬如鸿雁，有时也会飞到高空，那个粗率的医生不过是偶然所得而已。高明医生治病，则是遵循法度，引物比类，通过思考分析，随机应变的。察上可以及下，何必拘守经脉？现在病人脉象见浮大而虚，是脾气注胃，以致津液独归于阳，二火制不住三水，所以脉就乱而无常了。四肢懈惰无力，是脾精不能输布的关系。喘息咳嗽，是水气并走阳明所造成。大便出血，是经脉缩急，血不畅行而旁溢的缘故。假如认为是伤肺，那错误在于太随意了。不能引物比类，主要是认识还不够明确。如果是伤肺的病，应当脾气不能保持，胃气不能纯净，经脉之气不能起前导作用，肺脏虚损败坏，经脉失去布散精气的作用，五脏的精气漏泄，不是衄血，便是呕血。这是伤肺伤脾两种病证的不同之处。就好像天是无形的，地是无际的，二者根本不同。又好比白的颜色与黑的颜色，相差得太大了。你这次诊断的失败，也是我的过错。我以为你已经知道了，所以没告诉你，没有使你懂得引物比类或者说从容不迫这一法则，而这正是诊断方法的精髓，是最高明的理论啊！

疏五过论篇第七十七

本篇主要是说明诊治上的五种过错，并指出诊治时必须结合阴阳四时的变化，人体的强弱，年龄的大小，以及病人的生活环境，思想情绪等各方面进行仔细的分析和研究，才能避免诊治上的错误。

　　黄帝曰：呜呼远哉！闵闵^①乎若视深渊，若迎浮云，视深渊尚可测，迎浮云莫知其际❶，圣人之术，为万民式，论裁^②志意，必有法则，循^③经守数，按循医事，为万民副^④，故事有五过四德❷，汝知之乎？雷公避席再拜曰：臣年幼小，蒙愚以惑，不闻五过与四德❸，比类形名，虚引其经，心无所对。

【校】

❶ 际：于鬯说："际字当依《六微旨大论》作'极'，'极'与上文'测'字，下文'式'字、'则'字、'副''德'字为韵。若作'际'，则失音韵。"

❷ 四德："四德"二字疑衍，全篇只论"五过"，并未涉及四德，故全元起本名此篇曰"论过失"。"四德"二字，似涉下篇"四失"误衍。

❸ 与四德：依上例，"与四德"三字衍。

【注】

① 闵闵：深远貌。

② 论裁：谓讨论决定。《淮南子·主术》高注："裁，度也。"

③ 循："循"，遵也。见《楚辞·天问》王注。

④ 副：于鬯说："副当为'福'，'福、副'同声通借。下文'诊必副矣'，亦读'福'，两字正相呼应。"

黄帝道：哎呀，真是太深远了！研究医学好像探视深渊，又好像面对着天空的浮云。深渊还可以测量，而浮云就很难知道它的尽头了。圣人的医术，是众人的典范，他讨论决定医学上的认识，必然有一定的法则。只有遵守常规和法则，按照医学的原则治疗疾病，才能给众人谋福利。所以在医事上面有五过的规定，这你知道吗？雷公离开坐位再拜说：我年岁幼小，愚笨而又糊涂，没有听到五过的说法，只能够在疾病的表象和名称上进行比类，空洞地引用经文，而在心里是无法对答的。

帝曰：凡未❶诊病者，必问尝贵后贱，虽不中❷邪，病从内生，名曰脱营①；尝富后贫，名曰失精①；五气②留连，病有所并。医工诊之，不在脏腑，不变躯形，诊之而疑，不知病名；身体日减，气虚无精，病深无气，洒洒然时惊，病深者，以其外耗于卫，内夺于荣。良❸工所失，不知病情，此亦③治之一过也。

【校】

❶ 凡未：《医心方》卷一引《太素》"凡"下无"未"字。

❷ 中：《医心方》引"中"下有"于外"二字。

❸ 良："良"字疑误，似应作"粗"。本篇所谓"愚医治之""为医而不知道""粗工治之"，并是说医之妄诊。若名良工，而不知病情，其如良何？

【注】

① 脱营　失精：病名，二者皆为情志郁结所致。

② 五气：此似指情志忧悲言。《阴阳应象论》："人有五脏化五气，以生喜怒悲忧恐。"仅言忧悲，而曰五气，概括言之耳。

③ 亦："亦"字语中助词。《素问识》以为衍文，似未必。

【语译】

黄帝道：凡是在诊病的时候，必须询问病人的生活情况。如果是以前高贵而以后卑贱的，那么虽然不中外邪，疾病也会从内而生，这种病叫作"脱营"。如果是以前富裕而以后贫困因而发病的，这种病叫作"失精"。这两种病都是由于情志不舒，气血郁结，渐渐积累成病的。当医生诊察时，因病的部位不在脏腑，躯体形态也没有变化，所以往往发生疑惑，认不清是什么病。但病人身体是一天天消瘦，气虚精耗，待到病势加深，就会毫无气力，并且怕冷，时常惊恐不安。这种病所以会日渐加深，就是因为情志抑郁，在外耗损了卫气，在内劫夺了荣血的关系。粗工的疏忽，是不注意它的病情，随便处理，这在诊治上是第一种过失。

凡欲诊病者，必问饮食居处，暴乐暴苦，始乐后❶苦，皆伤精气，精气竭绝，形体毁沮①。暴怒伤阴②，暴喜伤阳②，厥气上行，满脉去形③。愚医治之，不知补泻，不知病情，精华日脱，邪气乃并④，此治之二过也。

【校】

❶ 后：林校引《太素》"后"作"始"。

【注】

① 毁沮：谓毁坏。慧琳《音义》卷四："沮，犹坏也。"《汉书·李夫人传》："形体毁坏。"

② 伤阴　伤阳：姚止庵说："伤阴者，怒伤肝血也。伤阳者，喜散心气也。"

③ 满脉去形："满脉"犹云"张脉"。《左传》僖公十五年："张脉偾兴。""去形"谓"羸瘦"。

④ 并：谓盛实，见《生气通天论》王注。

【语译】

凡要诊察病人，一定得问他饮食起居的情况，精神上有没有突然的欢乐，突然的痛苦，原先是否享过福或受过罪，这些都能伤害精气，使精气衰竭，形体毁坏。暴怒会损伤阴气，暴喜会损伤阳气。阴阳有了伤害，厥逆之气就会上行而经脉张满，形体羸瘦。粗浅的医生，诊治这些疾病时，不知道应该补还是应该泻，也不了解病情，以致病人五脏精华之气一天天损耗，而邪气愈加盛实起来，这是诊治上的第二种过失。

善为脉者，必以比类奇恒从容①知之，为工而不知道，此诊之不足贵，此治之三过也。

【注】

① 比类奇恒从容：喻昌说："比类之法，医之所贵，如老吏判案，律所不载者，比例断之；奇恒者，审其病之奇异平常也；从容者，凡用比类之法，分别病能，必从容参酌，恶粗疏简略也。"

【语译】

善于诊脉的医生，必然能够别异比类，分析奇恒，从容细致地掌握病的变化规律。假如做个医生而不懂得这个道理，那他的诊治就没有什么值得称许的了。这是诊治上的第三种过失。

诊有三常①，必问贵贱，封君败伤②，及欲❶侯王。故贵脱势，虽不中邪，精神内伤，身必败亡。始富后贫，虽不伤邪，皮焦筋屈③，痿躄为挛。医不能严，不能动神④，外为柔弱⑤，乱至失常⑥，病不能移⑦，则医事不行，此治之四过也。

【校】

❶ 欲：林校引《太素》"欲"作"公"。

【注】

① 三常：指贵贱、贫富、苦乐。

② 封君败伤：《素问识》云："封君，乃封国之君。败伤，谓削除之类，追悔已往，以致病也。"

③ 皮焦筋屈：吴崑说："失其甘肥，五液干涸，故病如是。"

④ 不能动神：孙鼎宜说："既不能严，又不能令病者之心悦神怡，而忘乎富贵之感也。"

⑤ 外为柔弱：孙鼎宜说："乃曲从将顺而为针之石之熨之药之。"

⑥ 乱至失常：谓诊治失其常法。《尔雅·释诂》："乱，治也。"

⑦ 移："移"去也。见《楚辞·大招》王注。

【语译】

诊病时，对于病人的贵贱、贫富、苦乐三种情况，必须先问清楚。譬如原来的封君公侯，一旦降职罢官，虽然不中外邪，而精神上先已受伤，身体一定要败坏，甚至死亡。如先是富有的人，一旦贫穷，虽没有外邪的伤害，也会发生皮毛枯焦，筋脉拘挛，成为痿躄的病。对这种病人，医生如不能认真对待，从而转变患者的精神意识，而仅是曲从病人之意，敷衍诊治，以致在治疗上丢掉法度，那么病患就不能去掉，当然也就谈不上什么疗效了。这是诊治上的第四种过失。

凡诊者，必知终始，有❶知余绪①。切脉问名②，当合男女，离绝菀结③，忧恐喜怒，五脏空虚，血气离❷守，工不能知，何术之语。尝富大伤❸，斩筋绝脉，身体复行，令泽不息，故伤败结④，留薄归阳，脓积寒炅，粗工治之，亟刺阴阳，身体解散，四肢转筋，死日有期，医不能明，不问所发⑤，唯言死日，亦为粗工，此治之五过也。

【校】

❶ 有：守校本作"又"。

❷ 离：《素问札记》云："《韵会小补》引'离'作'难'。"

❸ 尝富大伤："富"似应作"负"，"富""负"声误。《史记·黥布传》索隐："负，犹被也。"此谓尝被大伤，故下以"斩筋绝脉"承之。

【注】

① 余绪：谓末端。张介宾说："有知余绪，谓察其本知其末也。"

② 问名：谓问症状。《春秋繁露·深察名号》："名之为言真也。""真"与"证"双声，故义相通。旧注以"名"为名字，非是。

③ 离绝菀结："离"是离别，"绝"是绝望，"菀结"是情志抑郁不解。

④ 故伤败结：张介宾说："故，旧也。言旧之所伤，有所败结，血气留薄不散，则郁成热，归于阳分，故脓血蓄积，令人寒炅交作。"

⑤ 发：吴崑说："发，谓病之由也。"

【语译】

凡是诊治疾病，必须了解发病的全部过程，同时还要做到察本而能知末。在切脉问证的时候，应注意到男女性别的不同，以及生离死别，情怀郁结，忧愁恐惧喜怒等因素，这些都能使五脏空虚，血气难以持守。如果医生不知道这些，还谈什么治疗方法！譬如有人曾负大伤，以致筋脉的荣养断绝，可是身体依旧行动，使津液不能滋生，所以形体伤败，血气内结，归于阳分，日久积脓，发生寒热。粗率的医生治疗时，屡次刺其阴阳经脉，结果使病人的身体日见消瘦，难于行动，四肢拘挛转筋，死期已经不远了，而医生不能明辨，不问发病原因，只能说出哪一天会死，这也是粗率的医生。这是诊治上的第五种过失。

凡此五者，皆受术不通，人事不明也。故曰：圣人之治病也，必知天地阴阳，四时经纪❶，五脏六腑，雌雄表里①，刺灸砭石，毒药所主，从容人事，以明经道，贵贱贫富，各异品理，问年少长，勇怯之理，审于分部❷，知病本始，八正九候，诊必副矣。

【校】

❶ 四时经纪："经纪"疑应作"经络"，"纪""络"形误。《经络论》："阴络之色应其经，阳络之色变无常，随四时而行也。"故治病必知之。

❷ 分部：赵本、吴本、明绿格抄本、朝本、藏本、熊本、滑抄本"分部"并乙作"部分"。

【注】

① 雌雄表里：吴崑说："六阴为雌，六阳为雄，阳脉行表，阴脉行里。"

【语译】

以上所说的五种过失，都是由于所学的医术不通，又不懂得贵贱、贫富、苦乐的人事的缘故啊！所以说，有修养的医生诊治疾病，必须知道天地阴阳、四时经络、五脏六腑的相互关系，刺灸、砭石、毒药所治疗的主要病证，比类人事的变迁，掌握诊治的常规。贵贱贫富，品质标格各有不同。问年龄的少长，分析个性的勇怯，再审查病的所属部分，就可以知道疾病的根本原因。然后参对八正的时节、九候的脉象，那么诊治就一定精确了。

治病之道，气内为宝❶①，循求其理，求之不得，过在表里^②；守数据治^③，无失腧理，能行此术，终身不殆。不知腧理，五脏菀熟^❷，痈发六腑，诊病不审，是谓失常。谨守此治，与经相明。《上经》《下经》，揆度阴阳，奇恒五中^④，决以明堂^❸，审于终始^⑤，可以横行。

【校】

❶ 宝：林校引全本及《太素》"宝"作"实"。

❷ 熟：明绿格抄本"熟"作"热"。

❸ 明堂："明堂"疑误，似应作"精明"。王注："夫明堂者，所以视万物，别白黑，审短长。所谓视也、别也、审也，是精明之作用，而非明堂所可能，将何以决？"且王注"夫明堂"云云，乃引本书《脉要精微论》之文，则王原所据本之作"精明"无疑。后人改正文并改注文，误矣。

【注】

① 气内为宝（实）：杨上善说："天地间气为外气，人身中气为内气。外气裁成万物，是为外实；内气荣卫裁生，故为内实。治病能求内气之理，是治病之要也。"

② 过在表里：张介宾说："求元气之病，而无所得，然后察其过之在表在里以治之。"

③ 守数据治：王冰说："守数，谓血气多少及刺深浅之数也。据治，谓据穴腧所治之旨而用之也。"

④ 五中：王冰说："谓五脏之气色。"

⑤ 终始：始是初病，终是现今之病。

【语译】

治病的途径，应首先从内气的荣卫运行来探求邪正变化的原因。假如不能切中，那么过失就在于对表里关系的认识了。治疗时，应该守数据治，不要搞错取穴的理法。能这样进行治疗，可以一生不发生医疗上的过错。若不知取穴的理法，妄施刺灸，就会使五脏郁热，六腑发为痈疡。诊病不能审慎，叫作失去常规。谨守常规来治疗，自然就与经旨相合了。《上经》《下经》二书，都是研究揆度阴阳奇恒之道的。五脏之病，表现于气色，取决于精明，能从望诊上了解病的终始，可以无往而不利。

征四失论篇第七十八

本篇分析医生工作上的四种过失，指出其要害在于"治不能循理"。

黄帝在明堂，雷公侍坐。黄帝曰：夫子所通书受事① 众多矣，试言得失② 之意，所以得之，所以失之。雷公对曰：循经❶ 受业，皆言十全，其时有过失者，请闻其事解也❷。

【校】

❶ 循经："经"字疑误，似应作"学"。慧琳《音义》卷三十一引《广雅》云："循，从也。""循学"即从学。王注"循学"甚是，但未知"经"是误字，复出"经师"二字，则骈枝矣。

❷ 请闻其事解也：吴本"请"作"愿"。按："事"字衍。王注："故请闻其解说也。"似王所据本无"事"字。

【注】

① 夫子所通书受事："夫"提起连词。"受事"谓受业，《史记·淮阴侯传》集解引文颖："事，犹业也。"

② 得失："得"指治愈，"失"指治不愈。

【语译】

黄帝在明堂里，雷公在一旁侍坐。黄帝道：你读书受业已经多时了，试谈谈你对治病的成功与失败的看法，为什么能够治愈？为什么治不愈？雷公回答说：我在从学受业当中都说可以得到十全的疗效，但常常还是有过失，希望听听其中的说法。

帝曰：子年少智未及邪，将言以杂❶ 合耶？夫经脉十二，络脉三百六十五，此皆人之所明知，工之所循用也。所以不十全者，精神不专，志意不理，外内①相失，故时疑殆。诊不知阴阳逆从之理，此治之一失也。

【校】

❶ 杂：沈祖绵说："按'杂'孙诒让校正作'离'字是也。"

【注】

① 外内：王冰说："外，谓色；内，谓脉。"

【语译】

黄帝道：你是因为年轻，智力达不到呢，还是对阴阳离合言之无物呢？十二经脉，三百六十五络脉，这是人人都明白了解的，也是医工们所经常遵循应用的。之所以不能得到十全的疗效，是由于精神不能集中，思想上不加分析，又不能参合色脉，因此时常产生疑问和困难。在诊治上，不懂得阴阳逆从的道理，这是治疗工作中的第一个失败原因。

受师不卒①，妄作杂❶术②，谬❷言为道，更名自功❸，妄用砭石，后遗身咎，此治之二失也。

【校】

❶ 杂：读本、吴本、明绿格抄本、朝本"杂"并作"离"。

❷ 谬：《素问绍识》云："谬当作'嘐'。《说文》：嘐（xiāo 肖），夸言也。"

❸ 更名自功：于鬯说："功字当依林校引《太素》作'巧'，'巧'与上文'道'字、下文'咎'字为韵。窃取前人之法而更其名目，是以前人之巧为己巧，故曰自巧。"

【注】

① 受师不卒：谓初受于师者，后则变易而他学焉，故云不卒。慧琳《音义》卷二十一："卒，终也。"

② 杂（离）术：吴崑说："离术，别术也。"

【语译】

从师学习尚未卒业，就盲目地搞起别的疗法，并夸大地说这是真理，或窃取前人成果而更其名目，以为己巧，乱用砭石，结果给自己造成了罪过，这是治疗工作中第二个失败的原因。

不适^① 贫富贵贱之居，坐^❶之薄厚，形之寒温，不适饮食之宜，不别人之勇怯，不知比类，足以自乱，不足以自明，此治之三失也。

【校】

❶ 坐：高注本"坐"作"土"。按：作"土"是。由于土有薄厚，故一病而治各不同。其义见于本书《异法方宜论》。张琦谓当作"生"，于义未允。

【注】

① 不适：谓不理解。《广雅·释言》："适，悟也。""悟"有理解、明白之义。

【语译】

不理解贫富贵贱所处的环境，土地的薄厚，形体的寒温，不理解饮食上应该吃些什么，不能区别性情的勇怯，不知道应用比类异同的方法进行分析。像这样，足以使自己头脑混乱，而不能够使自己有清楚的认识。这是治疗工作中第三个失败的原因。

诊病不问其始，忧患饮食之失节，起居之过度，或伤于毒^①，不先言此^②，卒持寸口，何病能中，妄言作^③名，为粗所穷，此治之四失也。

【注】

① 毒：吴崑说："毒，谓草木金石禽虫诸毒。"

② 不先言此：姚止庵说："不识致病之因，而但持寸口，名为诊脉，而实不知病之名。"

③ 作：胡澍说："作读曰诈，'妄、诈'对文。"

【语译】

诊断疾病，不问病起于何时，是由于精神方面的刺激，饮食方面的不节制，生活起居方面的越出常规还是由于中毒？这些都没有问清楚，就贸然诊察病人的脉息，怎能诊断出什么病呢？信口胡说，杜撰病名，就会因粗枝大叶而使自己陷于困境，这是治疗工作中的第四个失败原因。

是以世人之语者，驰千里之外，不明尺寸之论，诊无人事❶①。治数②之道，从容之葆③，坐④持寸口，诊不中五脉，百病所起⑤，始以自怨，遗师其咎❷。是故治不能循理，弃术于市，妄治时愈，愚心自得❸。呜呼！窈窈冥冥，孰知其道？道之大者，拟于天地，配于四海，汝不知道之谕❹，受以明为晦。

【校】

❶ 不明尺寸之论，诊无人事："论"字与下"诊"字误倒，应作"不明尺寸之诊，论无人事"。王注所据本不误。

❷ 遗师其咎："师、咎"两字误倒，应作"遗咎其师"。王注："遗过咎于师氏者。"是王注所据本不误。

❸ 自得：林校引《太素》作"自功"。王注作"自功"，与《太素》合。

❹ 汝不知道之谕："道""谕"二字误倒，应作"汝不知谕之道"。王注："不能晓谕于道。"是王所据本未倒。"谕"与下"明"字异文同义。《淮南子·修务》高注："谕，明也。"谕道即明道。此是说汝不知明于道，故受明道而反暗昧也。

【注】

① 诊（论）无人事：粗工诊病，对于贫富贵贱、饮食、寒温往往忽略不问，故曰论无人事。

② 治数：张琦说："即阴阳逆从及脏腑经脉之度也。"

③ 从容之葆：《素问绍识》云："治数之道，从容安缓而能得之，故以为其宝也。"

④ 坐：《广雅·释诂三》："坐，止也。""止"作"仅"解。

⑤ 百病所起：谓医工不识百病所起之由，非谓患者之百病丛生。

【语译】

所以有的医生，说起话来，可以夸大到千里之外，却不明白尺寸的诊法，论治疾病，也不考虑人事。关于"治数"的原则，必定从容安缓才能得到，仅知诊察寸口的办法，不能精确地合上五脏之脉，也不会知道百病所起的原因，碰到医疗上的事故，开始自怨所学不精，继则归罪于老师传授得不好。所以治病如果不能遵循理论，就开业行医，炫于市廛，任意乱治，偶而有治好的，就夸耀己功。唉！医学的道理是微妙高深的，有谁能够了解其中的道理？医学理论的远大，能和天地相比，能和四海相配，你不了解明白医理的重要，即使受到明白医理的传授，也会依然糊涂。

阴阳类论篇第七十九

本篇说明三阴三阳的命意和作用及其症状脉象等，最后指出预测死期，主要在于结合时节。

孟春^①始至，黄帝燕坐，临观八极^②，正八风之气^③，而问雷公曰：阴阳之类，经脉之道，五中所主^④，何脏最贵？雷公对曰：春甲乙青，中主肝，治七十二日，是脉之主时^⑤，臣以其脏最贵。帝曰：却念上下经，阴阳从容^⑥，子所言贵，最其下也。

【注】

① 孟春：农历春季之首月为孟春。孟春始至、谓立春之日。

② 八极：八方极远之地。

③ 正八风之气：候察八风所至的方向。

④ 五中所主：即五脏主时。

⑤ 主时：孙鼎宜说："谓正当主此春时。"

⑥ 从容：谓比类分析。

【语译】

在立春的这一天，黄帝很安闲地坐着，靠近窗户观看着八方的远景，伺察着八风所至的方向，向雷公问道：按照阴阳的分析方法和关于经脉的理论，以及五脏主时的规律，你认为哪一脏最重要？雷公回答说：春季属甲乙木，其色青，在五脏中主肝，肝旺于春季七十二日，也是肝脉当令的时候，我认为肝脏是最重要的。黄帝道：我依据上下经阴阳比类分析的理论来体会，你认为最重要的，实际上却是最次要的。

雷公致斋①七日，且复待坐。帝曰：三阳为经②，二阳为维②，一阳为游部②，此知五脏终始③。三阳为表❶，二阴为里④，一阴至绝作❷朔晦⑤，却❸具合以正其理⑥。雷公曰：受业未能明⑦。

【校】

❶ 三阳为表：张介宾说："三阳误也，当作'三阴'。三阴，太阴也，太阴为诸阴之表，故曰三阳为表。"

❷ 作：《素问札记》云："作字恐衍。"

❸ 却：《素问札记》云："却字恐衍。"

【注】

① 斋：斋戒，旧指祭祀之前整洁身心。

② 经 维 游部：《素问札记》云："经是经纬之经。维，犹言'纬'也。太阳之经直行故曰经，阳明之经旁出故曰维，少阳为半表半里，出表入里故曰游部。部字轻讲，不必有深意，诸注恐凿。"

③ 五脏终始：吴崑说："由表而入，则始太阳，次少阳，终阳明；由里而出，则始阳明，次少阳，终太阳。言五脏者，阳该阴也。"

④ 二阴为里：张介宾说："二阴，少阴肾也，肾属水，其气沉，其主骨，故二阴为里。"

⑤ 一阴至绝作朔晦：王冰说："阴尽为晦，阳生为朔。厥阴者，以阴尽为义，征其气生则朔，言其气尽则晦，既见其朔，又当其晦，故曰一阴至绝作朔晦也。""朔"夏历每月初一日。"晦"夏历每月末一天。

⑥ 具合以正其理：张介宾说："终始循环，气数具合，故得以正其造化之理。"

⑦ 受业未能明：肝属一阴，为阴之尽，雷公悟其前言肝为最贵之非，故曰受业未能明。

【语译】

雷公斋戒了七天，平旦又在黄帝的一旁陪坐。黄帝道：三阳为经，二阳为纬，一阳为游部，从这就可了解五脏之气的运行终始。三阴为表，二阴为里，一阴是阴气之最终，也是阳气的开始，有如朔晦的交界，这就明确无误地印证了阴阳的道理。雷公说：我没有明白其中的意义。

帝曰：所谓三阳者，太阳为经❶，三阳脉，至手太阴①，弦浮而不沉❷，决以度，察以心，合之阴阳之论。所谓二阳者，阳明也，至手太阴，弦而沉急不鼓②炅至以病皆死。一阳者，少阳也，至手太阴，上连人迎，弦急悬不绝③，此少阳之病也，专❸阴则死。

【校】

❶ 太阳为经：明绿格抄本"为经"作"也"字。《甲乙》卷四第一下作"太阳也"，与明绿格抄本合。

❷ 弦浮而不沉：胡本、赵本、吴本、藏本、熊本"弦"上并有"而"字。按："浮"下"而"字误倒。本句应作"而弦浮不沉"。王注可证。胡本增"而"字，作"至手太阴而弦，浮而不沉"，恐非是。

❸ 专：《甲乙》卷四第一下"专"作"搏"。

【注】

① 至手太阴：俞正燮说："三阳三阴俱至手太阴，气口候外候内之部分也。"

② 沉急不鼓：二阳者，阳气亦盛，其应于脉，则弦劲有力。今乃沉急不鼓，加以热病，脉证相反，故为死证。

③ 弦急悬不绝：《素问识》云："按以上三阳为病，皆言路急者，盖弦属于肝，厥阴脉也，阴邪见于阳分，非危则病，故特举为言。"

【语译】

黄帝道：所谓三阳是指太阳。如果其脉至于手太阴寸口，呈现出弦浮不沉的脉象，就要用四时的规律来确定，用心里的智慧来体察，参合阴阳之论，以确知它的好坏。所谓二阳，就是阳明。如果其脉至于手太阴寸口，呈现出弦而沉急的脉象而没有鼓动之象，那么到火热大至之时都会死亡的。一阳就是少阳，其脉至于手太阴寸口，上连人迎。如见弦急悬而不绝，这是少阳经的病脉，如见有阴而无阳的脉象，就要死亡。

三阴①者，六经之所主也，交于太阴，伏鼓不浮，上空志❶心。二阴至肺，其气归❷膀胱②，外连脾胃③。一阴独至④，经绝，气浮不鼓，钩而滑。此六脉者，乍阴乍阳⑤，交属相并⑥，缪通五脏，合于阴阳，先至为主，后至为客⑦。

【校】

❶ 空志:《甲乙》"志"作"至"。按:"空"误，应作"控"。传抄烂去偏旁致误。王注:"故上控引于心。"是王所据本原作"控"。《素问校讹》引古抄本作"控"，与王注合。

❷ 归:《甲乙》"归"下有"于"字。

【注】

① 三阴:指脾言。

② 其气归膀胱:张介宾说:"肾主水，得肺气以行降下之令，通调水道，其气归膀胱也。"

③ 外连脾胃:张介宾说:"肺在上，肾在下，脾胃居中，主其升降之柄，故曰外连脾胃。外者，肾对脾言。"

④ 一阴独至:姚止庵说:"一阴，厥阴肝木也。独至者，不兼他脉也。肝脉来见于肺，木性畏金，故其气欲绝而不能鼓动。然木中有火，火能凌金，故又有浮滑之象。"

⑤ 乍阴乍阳:孙鼎宜说:"手足三阴三阳之脉，皆非其本象，故曰乍阴乍阳。"

⑥ 交属相并:"属"犹连也。"并"有聚义。此是说六经之脉交连聚于气口。

⑦ 先至为主后至为客:孙鼎宜说:"乍阴乍阳，当以先后分主客。至，谓至手太阴，治则治其主而已。"

【语译】

三阴为手太阴肺，这是六经的主宰。其气往来交会于寸口，脉象沉伏，鼓动不浮，上连心部之脉。二阴是少阴，其脉到达肺，其气归于膀胱，外与脾胃相连。一阴之气如独至于太阴寸口，这时经气已绝，所以脉气浮而不能鼓动，脉象如钩而滑。以上六种脉象，忽然阴，忽然阳，互相交错，连属在一起，与五脏相贯通，与阴阳相应合。先见于寸口的为主，后见于寸口的为客。

雷公曰:臣悉尽意，受传经脉，颂得从容之道，以合《从容》，不知阴阳，不知雌雄。帝曰:三阳为父①，二阳为卫②，一阳为纪^③；三阴为母^④，二阴为雌^⑤，一阴为独使^⑥。

【注】

① 三阳为父："三阳"即太阳，太阳为三阳经，故称为父，有高尊之义。

② 卫：指卫外作用。

③ 一阳为纪：即少阳为枢之义。

④ 三阴为母："三阴"即太阴，太阴能滋养诸经，故称为母。

⑤ 雌：指内守作用，与上"卫"字相对。

⑥ 一阴为独使：张介宾说："阴尽阳生，惟厥阴主之，故为独使。"

【语译】

雷公说：我已经完全明白你的意思了。以前您传授给我的经脉之学和我自己诵读到的从容之道，与您今天所讲的从容之法是一致的，但我还不了解其中阴阳雌雄的意义。黄帝道：三阳相当于高尊的父亲，二阳相当于外卫，一阳相当于枢纽；三阴相当于善养育的母亲，二阴像雌性那样内守，一阴如使者一般交通着阴阳。

二阳一阴，阳明主病，不胜一阴，软^❶而动，九窍皆沉。三阳一阴^①，太阳脉胜，一阴不能止，内乱五脏，外为惊骇。二阴二阳^②，病在肺，少阴脉沉，胜肺伤脾，外伤四肢。二阴二阳皆交至^③，病在肾，骂詈妄行，癫疾为狂。二阴一阳，病出于肾^④，阴气^⑤客游于心脘，下空^❷窍堤^⑤，闭塞不通，四肢别离^⑥。一阴一阳代绝^⑦，此阴气至心，上下无常，出入^⑧不知，喉咽干燥，病在土脾^❸。二阳三阴，至阴皆在，阴不过阳，阳气不能止^❹阴，阴阳并绝，浮为血瘕，沉为脓胕^⑨。阴阳皆壮^⑩，下至阴阳。上合昭昭^⑪，下合冥冥^⑪，诊决死生之期，遂合岁首。

【校】

❶ 软：胡本、读本、吴本、明绿格抄本、朝本、藏本、熊本"软"上并有"脉"字。《甲乙》及王注并有"脉"字，与胡本合。

❷空:"空"疑为"控"之误字。

❸病在土脾:"土"字衍。"病在脾"与"病在肺""病在肾"句法一律。

❹止:"止"误,当作"制","止、制"声误,应据王注改。

【注】

① 三阳一阴:张介宾说:"三阳一阴,膀胱与肝合病,肝木生火,而膀胱以寒水侮之。故太阳脉胜,一阴肝气虽强,不能禁止,由是而风寒相挟,内乱五脏,肝气受伤,故发为惊骇之病。"

② 二阴二阳:林校云:"此二阳乃手阳明大肠,肺之腑也。少阴心火,胜金之腑,故云病在肺。"

③ 二阴二阳皆交至:张介宾说:"二阴之至,邪在肾也,二阳之至,邪在胃也。水土之邪交至,则土胜水亏,水亏则水不胜阳,故病在肾;土胜则阳明邪实,故骂詈妄行,癫疾为狂。"

④ 病出于肾:姚止庵说:"病出于肾,谓病由肾出也,与前病在肺肾者不同。"

⑤ 阴气 窍堤:周学海说:"阴气即肾气也,上逆心包,下控少腹膀胱,以致闭塞不通,四肢别离,即心疝也。窍堤者,窍以为通,堤以为束,即膀胱也。"

⑥ 四肢别离:"别离"疑应作"剖梨",声误。《淮南子·齐俗训》高注:"剖,判梨,分也。""四肢剖梨"是描写四肢懈散,如剖分然也。

⑦ 代绝:周学海说:"代绝,软弱之极也。"

⑧ 出入:"出"指二便,"入"指饮食。

⑨ 胕:"胕"与"腐"通。

⑩ 阴阳皆壮:周学海说:"若二气皆壮而不和,是即阴阳并至也,必见证于前后二阴,谓二便之或不通或不禁也。"

⑪ 昭昭 冥冥:"昭昭"指天,指阳;冥冥指地,指阴。

【语译】

二阳一阴是阳明主病。二阳不胜一阴,阳明脉软不动,九窍之气就要沉滞而不通利。三阳一阴为病,表现为太阳脉胜,一阴之气不能制止寒水,因而内乱五脏,外现惊骇。二阴二阳则病在肺。少阴脉沉,少阴之气胜肺伤脾,在外伤及四肢。二阴二阳交互为患,其病在肾。它表现的症状,是随意骂人,癫疾狂乱。二阴一阳,其病出于肾,阴气上逆心胞,下控少腹膀胱,以致闭塞不通,四肢就像分开一样。一阴一阳软弱已极，这是厥阴之气上至于心所发生的病变，或上或下，而无定处，饮食无味，二便不能控制，咽喉干燥，其病在脾。二阳三阴为病，至阴脾脏也在内，阴气不能超越阳，阳气也不能约束阴，如阴阳互相隔绝了，那么阳浮于外时就会内成血瘕，阴沉于里时就会外成脓烂。如阴阳之气都盛壮，则病变趋向于下，在男子则阳道生病，女子则阴器生病。上配合天，下配合地，必以阴阳之理，诊断病者死生之期，就要合计一岁之中何气是为岁首。

雷公曰：请问短期①。黄帝不应。雷公复问。黄帝曰：在经论中。雷公曰：请闻❶短期。黄帝曰：冬三月之病，病合于阳②者，至春正月脉有死征，皆归③出❷春。冬三月之病，在理已尽④，草与柳叶皆杀⑤，春❸阴阳皆绝，期在孟春。春三月之病，曰阳杀⑥，阴阳皆绝，期在草干。夏三月之病，至阴不过十日⑦；阴阳交⑧，期在溓⑨水。秋三月之病，三阳❹俱起，不治自已。阴阳交合者⑩，立不能坐，坐不能起。三阳独至，期在石水⑪；二阴❺独至，期在盛水⑫。

【校】

❶ 闻：吴本、明绿格抄本"闻"并作"问"。

❷ 出：《甲乙》"出"作"于"。

❸ 春：林校引《太素》无"春"字。

❹ 三阳：张琦说："详王注意，'三阳'当是'三阴'。"

❺ 二阴：林校引全元起本"二阴"作"三阴"。

【注】

① 短期：谓因病不能长寿而死。

② 病合于阳：孙鼎宜说："以阴盛时而得阳病。"

③ 归："归"有"死"义。见《尔雅·释训》注引《尸子》。此谓冬病当死于春也。

④ 在理已尽：孙鼎宜说："理，天人之理，日穷于次，月穷于纪，岁将几终，数且更始，故曰在理已尽。"

⑤ 杀：有死义。见《楚辞·国殇》王注。

⑥ 阳杀：马莳说："春三月为病者，正以其人秋冬夺于所用，阴气耗散，不能胜阳。故春虽非盛阳，交春即病，为阳而死，名曰阳杀。"

⑦ 至阴不过十日：高世栻说："六月长夏，属于至阴。时当至阴，阳气尽浮于外。夏三月而病不愈，交于至阴，不过十日死。"

⑧ 阴阳交：指阴脉见于阳位，阳脉见于阴位。

⑨ 溓（lián 连）水：喻初冬时。《文选·寡妇赋》善注引《说文》："溓溓，薄冰也。"

⑩ 阴阳交合者：吴崑说："谓阴阳之气交至，合而为病也。阴阳两伤，血气俱损，衰弱已甚，故令动止艰难，立则不能坐，坐则不能起。"

⑪ 石水：指水冰如石之时，冬季。

⑫ 盛水：孙鼎宜说："盛水，谓夏大雨时行之时也。阴阳不可偏废，故阳盛死于冬，阴盛死于夏。"

【语译】

雷公说：请问有的疾病，怎么在极短时期内便能死亡？黄帝没有回答。雷公又问了一次，黄帝才说道：这在古医经里有说明。雷公又说：请问怎样可以知道有些疾病在极短时期内就会死亡？黄帝道：冬季三月的病，如属于阳盛，到春季正月而脉有死的征象，就大都死在春天。冬季三月的病，在天人之理来讲，势已将尽，草和柳叶都枯死了，阴阳之气都绝，所以死期就在正月。春季三月的病，名叫"阳杀"，阴阳之气都绝，死期在秋天草枯的时候。夏季三月的病，如不愈而又与至阴相交会的，那么死期不过十日；若脉见阴阳交错的，则死期当在初冬结薄冰的时候。秋季三月的病，如果三阴都见起色，不给治疗也会痊愈的。若是阴阳错合而产生的病，使人只能站立而不能坐下，一旦坐下就不能起来了。若三阳脉并至，独阳无阴，那么死期当在冰如坚石的时候；三阴脉并至，独阴无阳，死期当在夏天雨季。

方盛衰论篇第八十

本篇说明阴阳之气的盛衰，与五中五度的强弱虚实有密切的关联，在诊断上须要掌握全面情况，如果"持雌失雄，弃阴附阳"，就会失于片面，而产生不良后果。

雷公请：问气之多少①，何者为逆？何者为从？黄帝答曰：阳从左，阴从右②，老从上，少从下。是以春夏归阳为生❶，归秋冬为死，反之，则归秋冬为生❷，是以气多少，逆皆为厥。

【校】

❶春夏归阳为生：于鬯说："春夏归夏，疑当作'阳归春夏'，故下句云'归秋冬为死'，正与'归春夏为生'语偶。盖以'是以阳'三字领句。下文云'反之，则归秋冬为生'。反之者，反阳为阴也。此句一倒误，而下文亦不可通。"

❷反之则归秋冬为生：《素问札记》云："按不言'归春夏为死'者，盖省文。"

【注】

① 多少：谓盛衰。

② 阳从左阴从右：张介宾说："阳主升，故从左；阴主降，故从右。从者为顺，反者为逆。"

【语译】

雷公问气的盛衰，怎么样的算是逆，怎么样的算是顺？黄帝答道：阳气从左而右；阴气从右而左；老年之气从上而下；少年之气从下而上。所以阳归春夏则为顺、为生，阳归秋冬则为逆、为死。反过来说，阴归秋冬则为顺、为生，阴归春夏则为逆、为死。所以不论气盛气衰，只要不顺就都会成为厥证。

问曰：有余者厥耶？答曰：一上不下①，寒厥到膝，少者秋冬死，老者秋冬生②。气上不下③，头痛巅疾，求阳不得，求阴不审④，五部隔无征⑤，若居旷野，若伏空室，绵绵乎属不满日❶。

【校】

❶ 绵绵乎属不满日：《甲乙》"日"作"目"。按：作"目"是。《汉书·盖宽饶传》颜注："属，注也。""绵绵"谓微细。盖有余之厥，头痛巅疾，故注目而视力难充。

【注】

① 一上不下：杨上善说："阳气一上于头，不下于足，足胫虚，故寒厥到膝。"

② 少者秋冬死老者秋冬生：张介宾说："老人阳气从上，膝寒犹可；少年阳气从下，膝寒为逆。少年之阳不当衰，故畏阴胜之时；老人阳气本衰，故于秋冬无虑。"

③ 气上不下：姚止庵说："气血上行，不惟足寒至膝，而且巅顶之上，亦必生病。"

④ 求阳不得求阴不审：孙鼎宜说："病厥既久，正气皆虚，百脉俱病，谓之阳证，而又似阴，谓之阴证，而又似阳，故曰求阳不得，求阴不审。"

⑤ 五部隔无征：王冰说："五部，谓五脏之部。隔谓隔远。无征者，犹言无可信验也。"

【语译】

雷公又问道：气有余也能成厥吗？黄帝答道：阳气一味上行而不下，那么足部会厥冷到膝，如果是年少的，在秋冬见到这样症状就会死，但是，年老的在秋冬却可生。阳气上而不下，会发为头痛或巅顶疾患，这种厥证，说它属阳，找不出阳热，说它属阴，辨不清阴寒，五脏部分又隔得远，没有显著形证可作验证。病人好像置身旷野，又像伏居空室，细微的东西，就是全神贯注，仍然看不完全。

是以少气❶之厥，令人妄梦，其极至迷，三阳绝，三阴微，是为少气。

【校】

❶ 少气：读本、吴本"气"并作"阴"。按：作"少阴"与下"是为少气"不合，误。《类经》卷十八亦作"少阴"，未知张氏何以不审。

【语译】

所以气虚的厥，会使人胡乱做梦，达到极端，则梦多离奇迷乱。三阳脉气悬绝，三阴之诊细微，这就是少气之候。

是以肺气虚，则使人❶梦见白物，见人斩血藉藉❷，得其时则梦见兵战。肾气虚，则使人梦见舟舩溺人，得其时则梦伏水中，若有畏恐。肝气虚则梦见菌香①生草，得其时则梦伏树下不敢起。心气虚则梦救火阳物②，得其时则梦燔灼。脾气虚则梦饮食不足，得其时则梦筑垣盖屋。此皆五脏气虚③，阳气有余，阴气不足，合之五诊④，调之阴阳，以在⑤经脉。

【校】

❶ 则使人：《千金》卷十七"则"下无"使人"二字。

❷ 藉藉：吴本、明绿格抄本作"籍籍"。按："藉藉"与"籍籍"通。《史记·司马相如传》"它它籍籍"，《汉书》作"它它藉藉"。颜注："言交横也。"此言梦见被杀死尸交横于地也。

【注】

① 菌香：香木。见《楚辞·离骚》五臣注。

② 阳物：张志聪说："龙也，乃龙雷之火游行也。"

③ 此皆五脏气虚：姚止庵说："此言五脏虚梦，盖因上言'少气'则妄梦。而因言五脏气虚亦多梦，非谓气厥者其梦如是也。"

④ 五诊：谓五内见证。

⑤ 在：《尔雅·释诂》："在，察也。"

【语译】

肺气虚，就会梦见白色东西，或梦见有人被杀流血，尸体交横；当金旺的时候，就会梦见战争。肾气虚就会梦见舟船淹死人；当水旺的时候，就会梦见自己潜伏在水里，好像遇到很害怕的事。肝气虚就会梦见菌香草木；当木旺的时候，就会梦见伏在树下不敢起来。心气虚就会梦见救火和见到雷电；当火旺的时候，就会梦见大火燔烧。脾气虚就会梦见饮食不够充足；在其当旺的时候，就会梦见筑墙盖房。这些都是五脏气虚，六腑的阳气有余，五脏的阴气不足，阴虚阳亢，所以才魂梦纷乱。当参合五内见证，调其阴阳，审察十二经脉而加以治疗。

　　诊有十❶度，度人：脉度①、脏度②、肉度③、筋度④、俞度⑤。阴阳气尽❷，入病自具。脉动无常，散阴颇阳⑥，脉脱不具⑦，诊无常行⑧。诊必上下⑨，度民君卿。受师不卒，使术不明，不察逆从，是为妄行，持雌失雄⑩，弃阴附阳⑪，不知并合⑫，诊故不明，传之后世，反论❸自章。

【校】

❶十："十"疑当作"五"，以下"定五度之事"句核之可证。

❷阴阳气尽：王注："诊备尽阴阳虚盛之理。"细绎其义，似本句应作"诊备阴阳"，故王注云然。本篇论诊，一曰"调之阴阳"，再曰"先后阴阳而持之"，又曰"追阴阳之变"，则此曰"诊备阴阳"，前后文义，正相贯通。

❸论："论"字，据王注似应作"古"。

【注】

① 脉度（duó 夺）：孙鼎宜说："脉度，如《经脉》之类。"

② 脏度：如《本脏》《肠胃》《平人绝谷》之类。

③ 肉度：如《卫气失常》之类。

④ 筋度：如《经筋》之类。

⑤ 俞度：如《本输》《气穴》之类。

⑥ 颇阳：即偏阳。《汉书·匈奴传上》颜注："颇亦偏也。"

⑦ 脉脱不具：谓脉不显明。

⑧ 诊无常行：谓诊无固定常规。

⑨ 上下：张琦说："上下，谓人迎趺阳也，必兼取之，以知病能。"

⑩ 持雌失雄："雌雄"喻阴阳，此谓偏于补阴而伐阳。

⑪ 弃阴附阳:《广雅·释诂》:"附，益也。""弃阴附阳"与上"持雌失雄"相对，此谓偏于补阳而耗阴。

⑫ 并合:张琦说:"阴阳相齐，是为'并合'，即下文所谓'并交'也。"

【语译】

诊法有五度，可用来衡量病人，那就是脉度、脏度、肉度、筋度、俞度。如果诊法上彻底掌握了阴阳的原则，对病情就可以得到全面了解。脉息之动本无常规，或散阴，或偏阳，或搏动并不明显，所以诊法也没有固定的常规。诊时必须兼取人迎趺阳，又必考虑病人地位的高低，形志的苦乐。如果从师不能卒业，医术没能达到高明地步，临证不能辨别顺逆，不是补阴伐阳，就是补阳耗阴。不知道阴阳平衡的道理，在诊断上就不会明确，这样的诊断方法，传给后人，就一定会使自己违背古训的缺点暴露得很清楚。

至阴虚，天气绝①；至阳盛，地气不足❶①。阴阳并交，至人之所行。阴阳并交者，阳气先至，阴气后至②。是以圣人持诊之道，先后阴阳而持之，《奇恒之势》乃六十首③，诊合微④之事，追⑤阴阳之变，章五中之情，其中之论，取虚❷实之要，定五度之事，知此乃足以诊。是以切阴不得阳❸，诊❹消亡；得阳不得阴，守学不湛⑥。知左不知右，知右不知左，知上不知下，知先不知后，故治不久。知丑知善，知病知不病，知高知下，知坐知起，知行知止，用之有纪，诊道乃具，万世不殆。

【校】

❶ 地气不足:"不足"二字似应作"微"。"天气绝"与"地气微"相配。应据王注改。

❷ 取虚:藏本"虚"上无"取"字。

❸ 切阴不得阳:"切"疑应作"得"。"得阴不得阳"与下"得阳不得阴"文正相对。

❹ 诊:"诊"下疑脱"道"字。以下"诊道乃具"句核之可证。

【注】

① 天气绝地气不足（微）：孙鼎宜说："天地喻阴阳，言阴阳不可偏胜，胜则自伤，故阴虚则阳绝，阳盛则阴微。"

② 阳气先至阴气后至：周学海说："阴阳和同，则先后相从，浮沉相得也。"

③ 奇恒之势乃六十首：王冰说："奇恒势六十首，今世不传。"

④ 合微：张志聪说："合微，谓声合五音，色合五行，脉合阴阳也。"

⑤ 追：《广雅·释诂三》："追，逐也。"引申有"穷"义，此犹云"穷阴阳之变"。

⑥ 守学不湛：《文选·高唐赋》善注："湛，深貌。"守学不深的，只知其一，失于片面。

【语译】

至阴虚，则阳气绝而不降；至阳盛，则阴气微而不升。能使阴阳融合交通，这是有修养医生的能事。阴阳之气融合交通，是阳气先至，阴气后至。所以高明医生的治病，诊脉要掌握阴阳的先后，参考《奇恒之势》六十首，综合从各种细微诊察所得的情况，推究阴阳的变化，清楚地了解五脏的病情，参合其中的原则，和虚实的纲要，再用五度加以判断。知道了这些，才可以诊病。所以只了解其阴而不能了解其阳，这是没有诊法；只了解其阳而不能了解其阴，说明所学的医道，是不深的。知左而不知其右，知右而不知其左，知上而不知其下，知先而不知其后，这种治疗就不能长久。既要了解不好的，也要了解好的；既了解有病的，也要了解无病的；既了解高，也了解下；既了解坐，也了解起；既了解行，也了解止。这样就能做到有条不紊，诊法才算全备，而永远不会出差错了。

　　起①所有余，知所不足，度事上下，脉事因格②。是以形弱气虚，死；形气有余，脉气不足，死；脉气有余，形气不足，生。是以诊有大方，坐起有常，出入有行③，以转④神明，必清必净，上观下观，司⑤八正邪，别五中部，按脉动静⑥，循尺滑涩，寒温之意，视其大小，合之病能⑦，逆从以得，复知病名，诊可十全，不失人情⑧。故诊之，或视息视意，故不失条理，道甚明察，故能长久；不知此道，失经绝理，亡❶言妄期⑨，此谓失道。

【校】

❶亡：明绿格抄本"亡"作"妄"。

【注】

①起："起"有举义。见《战国策·秦策》高注。

②脉事因格：吴崑说："格者，穷至其理也，言揆度病情之高下，而脉事因之穷至其理也。"

③行："行"与上"常"字对文。《诗经·卷耳》传："行，列也。"引申为规律。

④转：有运义。见《汉书·高帝纪上》颜注。

⑤司：有察义。《汉书·黄霸传》："尝欲有所司察。"

⑥动静：统脉之浮沉迟数虚实言。

⑦能：胡澍说："能读为态，与意为韵。"

⑧人情：李中梓说："人情之类有三，曰病人之情，傍人之情，医人之情。"其说可参。

⑨妄言妄期：妄言寒热虚实，妄期病愈生死。

【语译】

举其有余的一面，就得知道其不足的一面；考虑到病人的上下各部，诊脉就可穷究其理。例如形弱气虚的，主死；形气太盛，脉气不足的，也主死；脉气太盛，形气不足的，主生。所以诊病有一定的大法，医生应该坐起有准则，举动有规律，头脑灵活，而且一定冷静地上下观察，来分别四时八节，观察邪气中于五脏的何部；按其脉息的动静，循摸尺肤滑涩寒温的概况；视其大小便的变化，参合病态，从而知道是逆是顺，又知道了病名，这样诊视疾病，可以十不失一，也不会违背人情。所以诊病的时候，或察其呼吸，或看其精神，都能不失去条理。医理极高明了，自然长久不出事故。假如不知道这些，违反了原则和原理，乱谈病情，乱下结论，这叫作违反规律。

解精微论篇第八十一

本篇讨论哭泣涕泪之病，而其关键在于神志的变化。

黄帝在明堂。雷公请曰：臣授❶业，传之行教以经论❷，从容形法，阴阳刺灸，汤药所滋❸，行治有贤不肖①，未必能十全。若先言悲哀喜怒，燥湿寒暑，阴阳妇女，请问其所以然者，卑❹贱富贵，人之形体所从，群下通使，临事②以适道术，谨闻命矣。请问有亸愚仆漏❺③之问，不在经者，欲闻其状。帝曰：大矣。

【校】

❶ 授：《太素》卷二十九《水论》"授"作"受"。

❷ 传之行教以经论：《太素》作"传之以教皆以经论"。

❸ 汤药所滋：《太素》作"汤液药滋"。

❹ 卑："卑"似应作"贫"，应据《太素》杨注改。

❺ 仆漏：林校引全元起本"仆"作"朴"。顾观光说："漏即陋字。"

【注】

① 有贤不肖：孙鼎宜说："犹言有效不效也。"

② 临事：谓临证。

③ 亸（chán 蝉）愚仆（朴）漏：张介宾说："亸，妄也。问不在经，故亸愚朴陋，自歉之辞。"

【语译】

黄帝在明堂里。雷公问道：我接受了你传给我的医道，再教给别人，都根据经典所论的内容，如从容形法、阴阳刺灸、汤液药滋等。可是在治疗上，有效有不效，未必能够十不失一。您是先告诉我悲哀喜怒、燥湿寒暑、阴阳妇女等方面的问题，当我问到其中的道理时，您说贫贱富贵和人的形体等方面的情况，都要结合在临证实践中，以适应医学的理论。这些都听你讲过了。现在我还有愚妄简陋的问题，在经典里找不到，希望听到它的情况。黄帝道：你谈得真重要呀！

公请问：哭泣而泪不出❶者，若出而少涕，其故何也？帝曰：在经有也。复问：不知水所从生，涕所从出也。帝曰：若问此者，无益于治也，工之所知，道之所生❷也。夫心者，五脏之专精①也，目者其窍也②，华色者其荣也③，是以人有德❸也，则气和于目④，有亡❹，忧知于色⑤。是以悲哀则泣下，泣下水所由生。水宗❺者积水也，积水者至阴也，至阴者肾之精也，宗精之水所以不出者，是精持之也⑥，辅了裹之，故水不行也。

【校】

❶ 哭泣而泪不出：张琦说："详下文应是'哭泣而涕泪皆出'。此因下'泪不出若出而少涕'而误。"

❷ 生：明抄本"生"作"在"。

❸ 德：《太素》"德"作"得"。按："得"与下"亡"字对文。

❹ 亡："亡"下脱"也"字，应据王注补。

❺ 水宗：《甲乙》卷十二第一"水宗"作"众精"。

【注】

① 专精：杨上善说："心为五脏身之总主，故为专精。"

② 目者其窍也：杨上善说："目为心之通窍。"

③ 华色者其荣也：华色为心之荣显。

④ 气和于目："和"有"集"义。见《汉书·荆燕吴传赞》颜注。盖人有所得，则气集于目而神采奕奕。

⑤ 忧知于色："知"当训"见"。见《吕氏春秋·自知》高注。"忧知于色"谓忧见于色也。

⑥ 是精持之也：张介宾说："五液皆宗于肾，故又曰宗精，精能主持水道，则不使之妄行。"

【语译】

雷公问道：哭泣而鼻涕眼泪皆出，或泪出而很少有鼻涕的，这是什么缘故？黄帝道：这在医经里有记载。雷公又问：我不知道眼泪是怎样产生，鼻涕是从哪里出来的。黄帝道：你问这些问题，对治疗虽没有益处，但是医生应该知道，因为它也是医理的所在。心脏是五脏和人身的总主，两目是它的通窍，（面部的）光华色泽是它的外在表现。所以人有得意的事，则神气集中在两目，假如有失意的事，就表现出忧郁之色。所以悲哀就会哭泣，泣下的泪是水所产生的。水的来源，是体内积存的水液，而积存水液的，是至阴，至阴就是肾脏之精。来源于精的水液，平时所以不致流出，是受着精的约制，起了夹辅、包缠的作用，所以泪水不致自流。

夫❶水之精为志，火之精为神，水火相感，神志俱悲❷，是以目之水生也。故谚言曰：心悲名曰志悲。志与心精，共凑①于目也。是以俱悲则神气传于心精，上❸不传于志而志独悲，故泣出也。泣涕❹者脑也，脑者阴❺也，髓者骨之充也，故脑渗为涕。志者骨之主也，是以水流②而涕从之者，其行❻类也。夫涕之与泣者，譬如人之兄弟，急则俱死，生则俱生，其志以早❼悲，是以涕泣俱出而横行❽也，夫人涕泣俱出而相从者，所属之类也。雷公曰：大矣。

【校】

❶ 夫：《甲乙》"夫"下有"气之传也"四字。

❷ 水火相感神志俱悲：《太素》无此八字。

❸ 上："上"应作"下"。"上、下"篆文形似易误。

❹ 泣涕：明绿格抄本"涕"上无"泣"字。按："泣"字衍，以下文"脑渗为涕"核之可证。

❺ 阴：《太素》《甲乙》"阴"并作"阳"。林校引全本亦作"阳"，与《太

素》合。

❻ 其行：《甲乙》"其"下无"行"字。

❼ 以早：明抄本"以"下无"早"字。

❽ 行：王冰说："行，恐当作'流'。"

【注】

① 凑：聚合。

② 水流：泪水。

【语译】

水的精气是志，火的精气是神，水火相互交感，神志都感到悲哀，因而泪水就流出来了。所以俗语说：心悲叫作志悲。因为肾志与心精，同时聚合于目。所以心肾俱悲，神气就传到心精，而不下传于肾志，肾志独悲，水失去了精的约制，所以泪水就流出来了。鼻涕属于脑，脑属阳，髓是要充满骨空的，所以脑髓渗漏而成涕。肾志是骨的主宰，所以泪水流出而鼻涕也随着出来，这是因为涕、泪是同类的关系。涕和泪，好像兄弟一样，危急则同死，生乐则共存。如果肾志有了悲哀，那么涕、泪就会一起涌出。涕泪所以俱出而相随，是由于涕泪同属于水的缘故。雷公说：您讲的道理真是博大啊。

请问：人哭泣而泪**❶**不出者，若出而少，涕不从之何也？帝曰：夫泣不出者，哭**❷**不悲也。不泣^①者，神不慈也。神不慈则志不悲，阴阳相持^②，泣安能独来。夫志悲者，惋^③惋则冲^④阴，冲阴则志去目，志去**❸**则神不守精，精神去目，涕泣出也。

【校】

❶ 泪：《太素》《甲乙》"泪"并作"泣"。

❷ 哭："哭"误，似应作"志"，以前文"志独悲故泣出"核之可证。

❸ 去：《太素》"去"下有"目"字。

【注】

① 泣：王冰说："泣，谓哭也。"

804

② 阴阳相持：杨上善说："神者为阳，志者为阴，神之失守故慈，志之失守故悲，悲故泣出。今阴阳相持无失，泣安从生也。"

③ 惋：吴崑说："惋，凄惨之意。"

④ 冲：冲动。

【语译】

请问有人哭泣而哭不出来的，或泪少而且涕不随出的，这是什么道理？黄帝道：哭而不出眼泪的，是内心里并不悲伤。不哭是心神没有感动，神不感动，志就不悲伤，阴阳相持而不能相互交感，眼泪怎么能流出来呢？假如志悲，就会有凄惨之意；志意凄惨，就会冲动阴气；阴气受到了冲动，肾志就会离开眼睛；肾志离开了眼睛，就会神不守精。如果精和神都离开了眼睛，泪和鼻涕就会一起流出来了。

且子独不诵不❶念夫经言乎，厥则目无所见①。夫人厥则阳气并②于上，阴气并于下。阳并于上，则火独光也③；阴并于下则足寒，足寒则胀④也。夫一水不胜五❷火，故目眦❸盲。

【校】

❶ 独不诵不：明抄本"独"下无"不诵"二字。《太素》"诵"下无"不"字。

❷ 五：《太素》"五"作"两"。

❸ 目眦：明绿格抄本"目"下无"眦"字。《甲乙》无"眦"字，与明绿格抄本合。杨上善所谓"热盛争而盲也"。

【注】

① 厥则目无所见：吴崑说："（此句）为经言。'夫人'以下释经也。"

② 并：有"聚"义。见《后汉书·张衡传》贤注。

③ 火独光也：谓阳亢。

④ 足寒则胀：阴中无阳故胀满。

【语译】

再说，你难道没有读过医经上的话吗？医经上说，厥则眼睛一无所见。人有了厥证，阳气聚在上部，阴气聚在下部。阳聚于上，则上部阳亢，阴聚于下则足冷，因而发生胀满。一水不胜两火，所以眼睛就看不见东西了。

是以冲风，泣下而不止。夫风之中目也，阳气内❶守于精，是火气燔❷目，故见风则泣下也。有以比之，夫火❸疾风生乃能雨，此之❹类也。

【校】

❶ 内：《太素》"内"作"下"。

❷ 是火气燔：明抄本"火"上无"是"字。《太素》"燔"作"循"。

❸ 夫火：《甲乙》"夫"下无"火"字。

❹ 之：《太素》"之"作"其"。

【语译】

迎风流泪不止，是因风邪中于目的时候，阳气下守于精，火气燔目，所以见风就会流泪了。打个比方说，急风生才能下雨，与这种情况是类似的。

附录一

《素问》书目

按：本书目仅就史志、地方志著录汇编，其他图书馆及个人藏书书目，并未采撷。

《黄帝素问》九卷　梁八卷

　　见《隋书》卷三十四《经籍志》

　　按：《宋史·艺文志》云："八卷之《素问》为隋全元起注。"

《黄帝内经太素》三十卷　隋　杨上善撰

　　见《唐书》卷四十七《经籍志》

《内经药类》四卷　唐　陈宪

　　见光绪十八年《山西通志》卷八十八《经籍记》

《黄帝素问》二十四卷　《释文》一卷　唐　王冰

　　见《新唐书》卷五十九《艺文志》三

《素问释音》　唐·杨玄操

　　见《宋史》卷二零七《艺文志》

《素问医疗诀》一卷

　　见《宋史·艺文志》

《素问误文阙义》一卷　宋　高若讷

　　见《宋史·艺文志》

　　按：光绪十八年《山西通志》著录此书，"阙义"作"阐义"误。

《补注素问》二十四卷　宋　林亿

　　见《通志》卷六十九《艺文略》

《素问音释》

　　见《通志·艺文略》

《素问注释考误》十二卷　宋　孙兆

　　见《明史》卷九十八《艺文志》

《内经指微》十卷　冲真子

　　见《通志·艺文略》

《素问注疑难》　宋　王翼

　　见《山西通志·经籍记》

　　按：同志卷一百五十九《艺术录》王翼作元人，与雍正十三年《泽州府志》卷四十本传合。

《素问钩玄》　元　李浩

　　见光绪十六年《山东通志》卷一百三十六

《读素问钞》一卷　元　滑寿

　　见干隆元年《江南通志》卷一百九十二

《内经指要》　元　李季安

　　见光绪六年《江南通志》卷一百五

《素问纠略》　元　朱震亨

　　见干隆六十年《常昭合志稿》卷十一

　　按：干隆十三年《苏州府志》卷七十五著录明·周木著《素问纠略》。但据丹波元简《素问书目》，《纠略》一书，是丹溪所撰，周木仅系校刊，《苏州志》误。

《素问钞补正》十二卷　明　丁瓒

　　见民国十九年《续丹徒县志》卷十八

《素问辨疑》　明　何其高

　　见康熙三十年《苏州府志》卷四十五

《素问抄》　明　赵献可

见干隆五十三年《鄞县志》卷二十一

按:《嘉庆志》作《素问注》

《黄帝素问注》 明　徐渭

见康熙十年《山阴县志》卷二十九

按：嘉庆八年《山阴县志》卷二十六《书籍采访》作《内经注》一卷

《素问唐参》 明　唐达

见康熙十二年《德清县志》卷八

《素问注》 明　马莳

见康熙二十三年《浙江通志》卷四十二

《素问捷径》 三卷　明　高士

见一九五一年《鄞县志·文献志》戊编上

《素问集解》 明　沈好问

见一九五一年《鄞县志·文献志》戊编上

《素问钞》 明　汪机

见康熙二十三年《江南通志》卷五十九

《素问发明》 明　程膟生

见光绪十三年《桐乡县志》卷十五

《素问摘语》 一卷　明　郑晓

见干隆四年《浙江通志》卷二百四十七

《内经疏》 明　蒋主孝

见光绪三十年《句容县志》卷二十

《内经解》 明　周诗

见干隆元年《江南通志》卷一百六十八

按：干隆十三年《苏州府志》卷七十五作《素问笺》

《内经注》 明　徐庭玲

见干隆五十七年《绍兴府志》卷七十八

按：嘉庆十六年《上虞县志》卷十作《内经注解》

《内经或问》 明　吕复

　　见咸丰六年《鄞县志》卷二十五

《内经直指》 明　翁应祥

　　见道光十四年《乐清县志》卷十一

《删次内经》 明　潘弼

　　见万历十九年《兴化县志》卷六

《内经知要》 明　李中梓

　　见干隆元年《江南通志》卷一百九十二

《内经便读》 明　郭宗皋

　　见民国二十年《福山县志》卷六之一

《医经原旨》 明　徐吾元

　　见康熙二十九年《无锡县志》卷二十六

《医经大指》 明　贺岳 （本书一作四卷）

　　见天启四年《海盐县图经》卷十四

　　按：康熙六十年《嘉兴府志》卷十六著录《吴岳·医经大指》

《医经会解》 明　钱萼

　　见嘉庆五年《嘉善县志》卷十八

　　按：干隆元年《浙江通志》卷二百四十七作《医经会海》四十卷

《医经会元》 明　吴嘉言

　　见道光二十五年《分水县志》卷九

《素问笺释》 明　沈应善

　　见光绪六年《江西通志》卷一百五

《素问注》 清　胡尚礼

　　见康熙五十七年《仪真志》卷二十

《素问注》一卷 清　钱璜

　　见雍正九年《昭文县志》卷九

《素问通解》 清　魏荔彤

　　见干隆三十一年《柏乡县志》卷十

按：民国二十二年《吴县志》卷五十八下《流寓著述》列魏荔彤有《内经注》二十四卷，似合《素问通解》《灵枢通解》为一书

《素问解》 清　洪天锡

　　见同治九年《天津县志》卷十九

《素问释义》十卷　清　张琦

　　见道光二十二年《武进阳湖县合志》卷三十三

《素问集注》 清　陈世芳

　　见民国六年《丹徒县志摭余》卷九

《素问注》 清　黄百谷

　　见光绪二十五年《余姚县志》卷十七

《素问直解》九卷　清　高世栻

　　见干隆四十四年《杭州府志》卷五十九

《素问质疑》 清　张锡

　　见光绪三十二年《嘉兴县志》卷三十四

《素问指归》八十一篇　清　戈颂平

　　见宣统续纂《泰州志》（抄本）卷三十二

　　按：民国二十年《泰县志稿》卷二十八"八十一篇"作八卷

《素问悬解》十三卷　清　黄元御

　　见光绪十六年《山东通志》卷一百三十六

《素问义证》 清　蒯廷理

　　见光绪十一年续修《庐州府志》卷九十

《素问集注》 清　李宝堂

　　见民国三十七年《贵州通志·艺文志》十二

《素问悬解》 清　孙炎丙

　　见民国二十五年《平度县续志》卷八

《素问注解》 清　毛景义

　　见民国二十三年《静海县志·人物志》

《读素问钞》 清　张武伟

见光绪十三年《平望县志》卷八

《内经集注》 清　黄元裳

见干隆四十八年《上海县志》卷十

《内经注疏》 清　唐千顷

见嘉庆十九年《上海县志》卷十八

《内经疏释》 清　王梦翔

见民国八年《太仓州志》卷二十五

《内经义疏》 清　臧寿恭

见同治十三年《湖州府志》卷六十一

《内经注》 二卷　清　娄桂

见同治十二年《如皋县续志》卷九《娄士塏传》

《内经翼注》 十二卷　清　周长有

见光绪二十二年《遂昌县志》卷十

《内经述》 清　方本恭

见光绪四年《嘉兴府志》卷八十一

《内经本论》 清　沈彤

见道光四年《苏州府志》卷一百二十六

《内经必读》 清　蒋师仁

见雍正九年《昭文县志》卷九

《内经类疏》 清　葛天民

见嘉庆十五年《扬州府志》卷五十四

《内经指要》 清　李枝桂

见嘉庆十九年《上海县志》卷十八

《内经素问摘注》 清　窦光彝

见道光十四年《诸城县志》卷六

《内经博议》 清　罗美

见光绪九年《苏州府志》卷一百三十八

《内经知要》 清　萧麟长

见光绪十年《黄州府志》卷三十四

《内经度蒙》 清　秦守诚

　　见光绪十三年《平望续志》卷十一

《内经旁训》 清　许行

　　见民国二十二年《吴县志》卷五十七

《内经摘粹》 清　李维麟

　　见康熙二十二年《常熟县志》卷二十三

《内经合璧》 清　柯琴

　　见光绪二十五年《慈溪县志》卷四十八

《内经指要》 清　孙荣台

　　见光绪四年《嘉兴府志》卷八十一

《内经纂要》 清　王佑贤

　　见康熙五十七年《钱塘县志》卷二十六

《内经详解》 清　彭之惠

　　见光绪十六年《山东通志》卷一百三十六

　　按：民国三十年《潍县志稿》卷三十七"详解"作"详释"

《内经注解》 清　谭昺煦

　　见民国三十年《潍县志稿》卷三十二

《内经纂要》 清　靳鸿绪

　　见康熙五十七年《钱塘县志》卷二十六《靳儁传》

《内经难字音义》一卷　清　陆懋修

　　见民国二十二年《吴兴县志》卷五十八

《黄帝内经集注》九卷　清　黄以周

　　见民国二十年《镇海县志》卷四十

《内经精华》 清　梅光鼎

　　见民国十七年《泸县志》卷六

《内经揭要》 清　刘汉臣

　　见宣统续纂《泰州志》（抄本）卷三十二

《内经概要》 清 任厚琨

　　见民国三十二年《兴化县志》卷十四

《内经西法参同》二卷 清 徐诚

　　见光绪二十六年《井研县志》卷十四

《医经原始》 清 芮养仁

　　见康熙十二年《太平府志》卷三十三本传

《医经读》 清 沈又彭

　　见嘉庆五年重修《嘉善县志》卷十八

《医经精义》二卷 清 程镲

　　见光绪十五年《罗店镇志》卷六

《医经允中》十二卷 清 黄德嘉

　　见光绪五年《武进阳湖县志》卷二十八

　　按：光绪十二年《武进阳湖县志》卷三十三"《医经允中》李时育撰"，编著人与五年志异。

《医经必读》 清 郭沈动

　　见民国十一年《海宁州志稿》卷十五

《读医经笔记》三卷 清 邹澍

　　见光绪十三年《武阳志余》卷七之二

《读经真要》 清 盛熙

　　见光绪二十年重修《嘉善县志》卷二十六

　　除上目外，其他如关于《素问》《难经》合编者，有：

《难素笺释》八卷 明 黄渊

　　见干隆四十六年《余姚县志》卷三十五

《针灸素难要旨》三卷 明 高武

　　见一九五一年《鄞县通志·文献志》戊编

《内难经撮》 清 余祚宸

　　见民国六年《丹徒县志摭余》卷九

　　关于运气者，有：

《五行运气》一卷　梁　陶弘景

　　见光绪三十年《句容县志》卷十八

《素问要旨论》八卷　金　刘完素

　　见光绪十年《畿辅通志》卷一百三十五

《医学运气考正》　明　潘弼

　　见万历十九年《兴化县志》卷六

《运气发挥》　明　吕夔

　　见道光二十年《江阴县志》卷十八

《运气说》　明　钱宝

　　见康熙二十三年《江南通志》卷五十九

《运气指明》　明　王三乐

　　见道光二十三年《高邮州志》第三册《人物志》

《运气化机》　明　石震

　　见光绪十二年《武进阳湖县合志》卷三十二

《运气类注》　明　楼英

　　见干隆五十七年《绍兴府志》卷七十八

《运气图说》　明　吕复

　　见咸丰六年《鄞县志》卷二十五

《运气常变释》　明　吕复

　　见光绪三年《鄞县志》卷五十五

《五运六气》　明　周述学

　　见嘉庆八年《山阴县志》卷十四

《运气辨》　清　陆儋辰

　　见宣统钞本续纂《泰州志》卷二十七

《运气纂要》一卷　清　何渌

　　见光绪五年《丹徒县志》卷四十六

《运气指掌》　清　张伯元

　　见光绪七年《崇明县志》卷十六

《内经运气表》 清　陆懋修

　　见民国二十二年《吴县志》卷五十八

《内经运气病释》 清　陆懋修

　　见民国二十二年《吴县志》卷五十八

《运气便览》 清　童增华

　　见光绪二十五年《慈溪县志》卷四十九

　　关于专论者，有：

《素问天倾西北之妄辨》 明　薄珏

　　见干隆十八年《长洲县志》卷十八上

《黄帝内经鬼臾区之术其来甚远论》 清　汪椿

　　见民国八年补刻《清河县志》卷二

附录二

《素问》佚文

黄帝问曰：余闻胃气手少阳三焦四时五行脉法，夫人言脉有三阴三阳，知病存亡，脉外以知内，尺寸大小愿闻之。岐伯曰：寸口之中，外别浮沉，前后左右，虚实死生之要，皆见寸口之中。脉从前来者为实邪，从后来者为虚邪，从所不胜来者为贼邪，从所胜来者为微邪，自病者为正邪，外结者病痈肿，内结者病疝瘕也，间来而急者，病正在心症气也，脉来急者为风也，脉来滑者为病食也，脉来滑躁者，病有热也，脉来涩者，为病寒湿也，脉逆顺之道，不与众谋。（《脉经》卷一第十三）

春无食肝、夏无食心，季夏无食脾，秋无食肺，冬无食肾。（《五行大义》卷三第四）

皮应大肠，其荣毛，主心。脉应小肠，其荣色，主肾。筋应胆，其荣爪，主肺。肉应胃，其荣唇，主肝。腠理毫毛应三焦膀胱，其荣发，主脾。（《五行大义》卷三第四）

地洌为寒。（《北堂书钞》卷一百五十六《岁时部》）

肾实则消，消者，不渴而利。（《千金方》卷二十一第一）

风邪客于肌中，则肌虚。（《千金方》卷二十二第五）

缓风湿痹。（《外台秘要》卷十八）

当风取凉，醉已入房。（《外台秘要》卷十八）

卒风暴雨，风吹水势。（《文选·高唐赋》善注引）

人面独能寒，何也？曰：头者，诸阳之脉会也，诸阴脉皆至颈项不

独上，独诸阳脉上头，故面能寒。(《太平御览》卷三百六十五)

心为火，火炎则焦；肺为金，金铦则夷；肝为木，木滋则痹；脾为土，土湿则滞；肾为水，水竭则枯，是逆四时之序，损五脏之宜，故有五禁。(《类说》卷三十七)

诸浮者，肾不足也。(《难经·六难》丁注引)

肝部在目下，于此视色，以参脉证。心部在口，视色合脉。脾部在唇，色见其中，以应脉状。(《难经·十三难》虞注引)

怒则血菀积于上焦，名曰逆厥。怒甚呕血，气逆使然。(《难经·四十九难》虞注引)

千疾万病，无病非风。(《医心方》卷三第一)

赤疹怒起如蚊蚋，烦痒，重沓袭起，搔之逐手起也。(《医心方》卷十三第十八)

攻所热者死。(《史载之方》卷下《诊胃脉》)

醇酒冷饮，久必发热。(《伤寒微旨论》卷上)